Klinik und Atlas

der chronischen Krankheiten

des Zentralnervensystems.

Von

Professor **Dr. August Knoblauch,**

Direktor des städt. Siechenhauses zu Frankfurt a. M.

Mit 350 zum Teil mehrfarbigen Textfiguren.

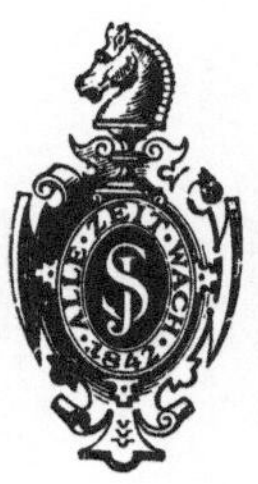

Berlin.

Verlag von Julius Springer.

1909.

ISBN-13:978-3-642-89956-0   e-ISBN-13: 978-3-642-91813-1
DOI: 10.1007/978-3-642-91813-1
Softcover reprint of the hardcover 1st edition 1909

Vorwort.

Das städtische Siechenhaus zu Frankfurt a. M. ist aus der ehemaligen Krankenstation des Armenasyls, die der ärztlichen Leitung des städtischen Krankenhauses unterstellt gewesen ist, hervorgegangen und am 1. Juni 1898 in Betrieb genommen worden. Als wenige Jahre später ärztliche Fortbildungskurse eingerichtet wurden, wurde das reiche neurologische Material der jungen Anstalt, die Chronisch-Kranke aller Art vom 12. Lebensjahre an verpflegt, zu klinischen Demonstrationen aus dem Gebiete der chronischen Krankheiten des Zentralnervensystems herangezogen. Die Kurse fanden zuerst im Frühjahr 1901 (dreiwöchentlicher Ferienkurs) und in den späteren Jahren während der Wintermonate einmal wöchentlich statt. Die klinischen Krankenvorstellungen wurden durch Demonstration zahlreicher makroskopischer und mikroskopischer Präparate aus der normalen und pathologischen Anatomie und Entwickelungsgeschichte des Zentralnervensystems ergänzt. Zur Erläuterung der theoretischen Ausführungen dienten außerdem Zeichnungen, die während des Vortrags vor den Augen der Hörer entworfen wurden, und viele selbstverfertigte Wandtafeln, auf denen Abbildungen, zumeist der neueren anatomischen und neurologischen Literatur, besonders den Werken von Brissaud, Edinger, Erb, Hermann, v. Monakow, Retzius u. a., entnommen, in vergrößertem Maßstab dargestellt sind. Ein großer Teil dieser Zeichnungen und Wandtafeln ist in dem nachfolgenden Text wiedergegeben.

Der Wunsch meiner Zuhörer hat mich veranlaßt, meine Vorträge, die ursprünglich für einen kleinen Kreis praktischer Ärzte bestimmt gewesen sind, zu einer Sammlung vereinigt, dem Drucke zu übergeben. Zu diesem Zweck war eine Umarbeitung insofern nötig, als die einzelnen Vorträge nicht immer in der zeitlichen Reihenfolge, in der sie gehalten worden sind, aneinandergereiht werden konnten, sondern soviel wie möglich nach den Symptomenkomplexen und Krankheitsbildern, deren klinische Demonstration ihnen zugrunde gelegen hat, gruppiert werden mußten. Die einzelnen Vorträge sind dabei möglichst unverändert geblieben. Nur wo das rasche Fortschreiten der neurologischen Wissenschaft zu Berichtigungen und Ergänzungen der vorgetragenen Anschauungen Anlaß gegeben hat, wurden Änderungen und Zusätze vorgenommen, durch die ich bestrebt gewesen bin, die vorliegende Sammlung klinischer Vorträge dem heutigen Stand unseres Wissens anzupassen. Selbstverständlich wurde bei ihrer Ausarbeitung die ältere und neuere Literatur in weitestem Umfange benützt; es wurde aber, ausgenommen bei den aus anderen Werken entnommenen Abbildungen, davon abgesehen, im Texte auf die benützten Quellen stets besonders hinzuweisen, um den Charakter der Vorlesungen nicht zu beeinträchtigen.

An Stelle der Krankendemonstrationen sind in vielen Fällen, in denen einzelne Symptome oder charakteristische Haltungen der vorgestellten Kranken photographisch wiedergegeben werden konnten, Abbildungen getreten, die zum größten Teil nach ausgezeichneten Originalaufnahmen des Kgl. Hofphotographen T. H. Voigt Inh. W. Hatzig in Homburg v. d. H. in künstlerischer Weise hergestellt worden sind. Von der Wiedergabe der demonstrierten Präparate aus der Sammlung des städtischen Siechenhauses wurde dagegen meistens Abstand genommen. Die wenigen beigegebenen Mikrophotogramme sind von E. Leitz, Optische Werkstätte in Wetzlar, aufgenommen.

So ist das Werk mit verhältnismäßig vielen Abbildungen ausgestattet worden, wie es unumgänglich nötig gewesen ist, um möglichst zur Anschauung zu bringen, was bei den Vorträgen selbst das gesprochene Wort illustriert hat. Ihrer ursprünglichen Bestimmung gemäß richtet sich die vorliegende Sammlung klinischer Vorträge, die keineswegs ein Lehrbuch sein will, nicht nur an den Kreis der Fachgenossen, sondern vor allem an die große Zahl der praktischen Ärzte und der älteren Studierenden der Medizin, denen sie in Wort und Bild die Klinik der chronischen Krankheiten des Zentralnervensystems vorzuführen beabsichtigt.

Der Verlagsbuchhandlung von Julius Springer in Berlin sei für die künstlerische Ausstattung des Buches mein herzlichster Dank ausgesprochen!

Frankfurt am Main, im Mai 1909.

August Knoblauch.

Inhaltsverzeichnis.

Hysterie und Epilepsie.

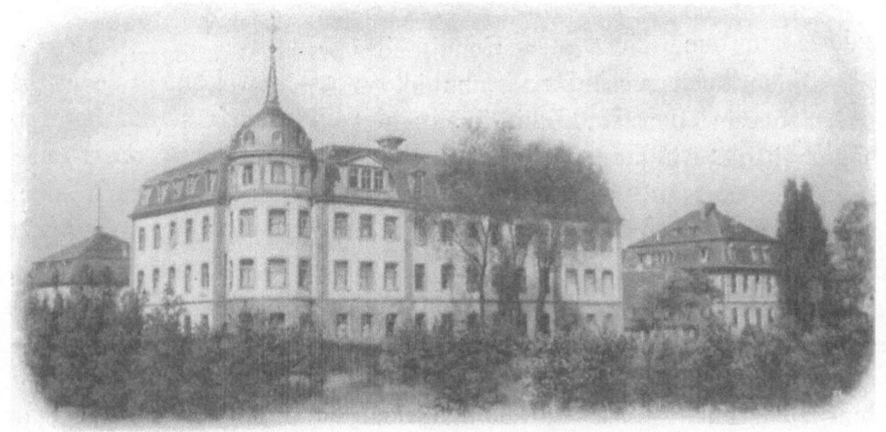

Das städtische Siechenhaus zu Frankfurt am Main.

Meine Herren!

Von den chronischen Krankheiten, die wir bei den Pfleglingen eines Siechenhauses antreffen, verlaufen im allgemeinen die **Erkrankungen des Zentralnervensystems** am langsamsten. Alle übrigen chronischen Krankheiten führen meist nach kürzerer Dauer zum letalen Ende, während gerade bei den chronischen Nervenfällen eine Krankheitsdauer von langen Jahren und selbst Jahrzehnten — denken Sie an die Tabes, an die multiple Sklerose — keineswegs zu den Seltenheiten gehört. Deshalb pflegen sich in den großen Siechenhäusern die Nervenfälle anzuhäufen, und auch unsere junge Anstalt verfügt schon über ein ganz ansehnliches Material. Dieser Umstand, sowie Beruf und Neigung haben mich bestimmt, unseren Besprechungen die **Klinik der chronischen Krankheiten des Zentralnervensystems** zugrunde zu legen. Ich bin dabei von der Voraussetzung ausgegangen, daß es Ihnen vielleicht erwünschter sein dürfte, recht viele Kranke und verschiedene Formen derselben Krankheit zu sehen, als theoretische Vorträge zu hören. Deshalb werde ich Ihnen geeignete Fälle des Siechenhauses vorstellen; wir wollen unsere Kranken gemeinsam untersuchen, und indem wir die Ätiologie, den klinischen Verlauf und die Differentialdiagnose der chronischen Nervenkrankheiten besprechen, wird sich fort und fort auch Gelegenheit zu theoretischen Erörterungen bieten. Gleichzeitig werden Ihnen Präparate aus unserer Sammlung einen Einblick in die pathologische Anatomie der vorgestellten Krankheitsfälle gewähren.

Freilich sind mir bei diesem Vorhaben durch den jeweiligen Krankenbestand unserer Anstalt gewisse Schranken gezogen. Ich werde nicht in der Lage sein, Ihnen sämtliche Krankheiten aus dem gewählten Gebiete vorzuführen, weil sie nicht alle auf der Abteilung vertreten sind, und weil ich die vorhandenen Lücken wohl auch nicht immer durch geeignete Fälle aus der Privatpraxis ergänzen kann.

Ich werde Ihnen auch nicht stets Schulfälle vorstellen können, wie sie in den Lehrbüchern beschrieben sind und uns in der Praxis so selten begegnen. Die Klinik hat eben die Aufgabe, die individuelle Ausprägung und die Kombinationen der Krankheiten zu studieren. In dieser Aufgabe liegt aber auch ein ganz besonderer Reiz. Indem wir die einzelnen Krankheitsfälle sorgfältig analysieren und die beobachteten Erscheinungen mit uns geläufigen Krankheitsbildern vergleichen, bereichern wir den Schatz unserer Erfahrung, die es uns ermöglichen soll, am Krankenbette erkennend und helfend zu wirken.

Wenn also auch in den Siechenhäusern die Zahl der chronischen Nervenkranken weitaus überwiegt, so kommen doch andererseits selbstverständlich in einer großen, 300 Kranke verpflegenden Anstalt auch fortwährend akute und heilbare Krankheiten zur Beobachtung, die interkurrent zu dem chronischen Leiden hinzutreten, wegen dessen der betreffende Pflegling Aufnahme gefunden hat. So bin ich in der Lage, unsere Besprechung mit einer akuten Nervenkrankheit zu beginnen.

Krankheiten des Rückenmarks, der peripheren Nerven und der Muskulatur.

I. Spinale segmentäre Sensibilitätsinnervation.

1. Herpes zoster.

Sie sehen zunächst ein junges Mädchen (Fig. 1), das seit $3^1/_2$ Jahren wegen vorgeschrittener Lungenschwindsucht in dem Siechenhause verpflegt wird. Interkurrent und wohl unabhängig von ihrem Lungenleiden ist bei der Kranken ein Herpes zoster am Rumpfe aufgetreten. Der charakteristische Bläschenausschlag ist bereits vor neun Tagen erfolgt; der Prozeß ist demgemäß schon im Abheilen begriffen. Für unseren Zweck ist dies jedoch ohne Belang. Es kann mir nicht darauf ankommen, Ihnen Form und Aussehen der Herpesbläschen, die Ihnen allen aus der Praxis bekannt sind, zu zeigen, vielmehr die eigenartige Lokalisation derselben auf der Haut, und daran diejenigen Betrachtungen zu knüpfen, zu denen uns die neueren Forschungen der Neuropathologie anregen.

Seit langer Zeit hat man in dem Herpes zoster eine Erscheinung gesehen, die mit Störungen im Nervensystem in innigstem Zusammenhange stehen muß. Sie finden diese Anschauung in allen älteren und neueren Lehrbüchern sowohl der Hautkrankheiten als auch der Nervenkrankheiten vertreten. Welcher Art aber die supponierten kausalen Beziehungen zwischen Nervensystem und Zoster seien, ist bis in die jüngste Zeit unklar geblieben. Das häufige Zusammentreffen des Herpes mit ausgesprochenen Neuralgien und das Auftreten der charakteristischen Bläschengruppen auf Hautbezirken, die anscheinend genau den Verbreitungsgebieten bestimmter Nerven entsprechen, hat zunächst zu der Annahme eines engen Zusammenhanges zwischen der Herpeseruption und einer Erkrankung des peripheren Nerven, der Neuralgie, geführt. Zwei vortreffliche Abbildungen aus den „Leçons sur les maladies nerveuses" von Brissaud (Fig. 2) zeigen Ihnen

1*

die eigenartige Lokalisation der Bläschen bei der Gürtelrose und zugleich den Verlauf der Interkostalnerven, dem sie anscheinend vollständig entspricht. Auffällig blieb aber, daß der Herpes zoster ein äußerst inkonstantes Symptom der Interkostalneuralgie ist — in kaum 2% aller Fälle wird er beobachtet —, auffällig ferner, daß keineswegs alle Fälle von Herpes zoster von neuralgischen Erscheinungen begleitet sind, daß die Krankheit vielmehr, angeblich besonders bei jugendlichen Individuen, ganz schmerzlos verlaufen kann.

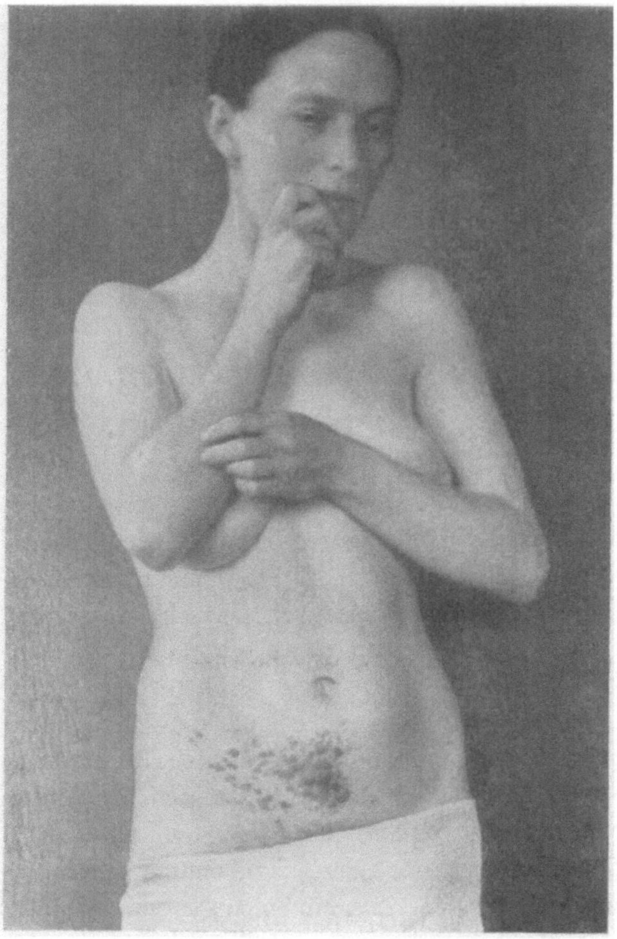

Die anatomischen Untersuchungen schienen indessen diese Annahme zu bestätigen, wenn auch mit einer gewissen Einschränkung. In allen Fällen, in denen eine exakte Untersuchung vorgenommen worden ist, fanden sich an den zum Gebiet des Zoster gehörigen Nerven die ausgesprochenen Zeichen der Entzündung, Rötung, Schwellung und Infiltration des Neurilemms u. dergl., so daß es nahe liegen mußte, die Herpeseruption mit einer Entzündung des Nerven, einer Neuritis, in Zusammenhang zu bringen. Ja, es schien sogar, wenn ein Herpes in Begleitung einer Neuralgie auftrat, der Schluß berechtigt, eine auf Neuritis beruhende Neuralgie zu diagnostizieren. Ein Befund von Bärensprungs aus dem Jahre 1861, der die gleichen entzündlichen Veränderungen im Ganglion intervertebrale nachwies, blieb unbeachtet

Fig. 1.

Herpes zoster. Eigene Beobachtung.

und wurde lediglich neben den zahlreichen anatomischen Befunden am peripheren Nerven als unwesentlich in den Lehrbüchern registriert.

Nun sehen Sie sich die Ausbreitung der in Abheilung begriffenen Herpesbläschen bei unserer Patientin an (Fig. 3). Die Affektion ist eine vollkommen einseitige; sie ist auf die rechte Seite beschränkt. Haarscharf in der Mittellinie des Leibes hört sie auf; ihre obere Grenze liegt vorn etwa im ersten Drittel einer Linie, die wir vom Nabel zur Symphyse führen, ihre untere Grenze etwa im letzten Viertel dieser Linie. Nach außen hin führt die obere Grenze fast genau in einer

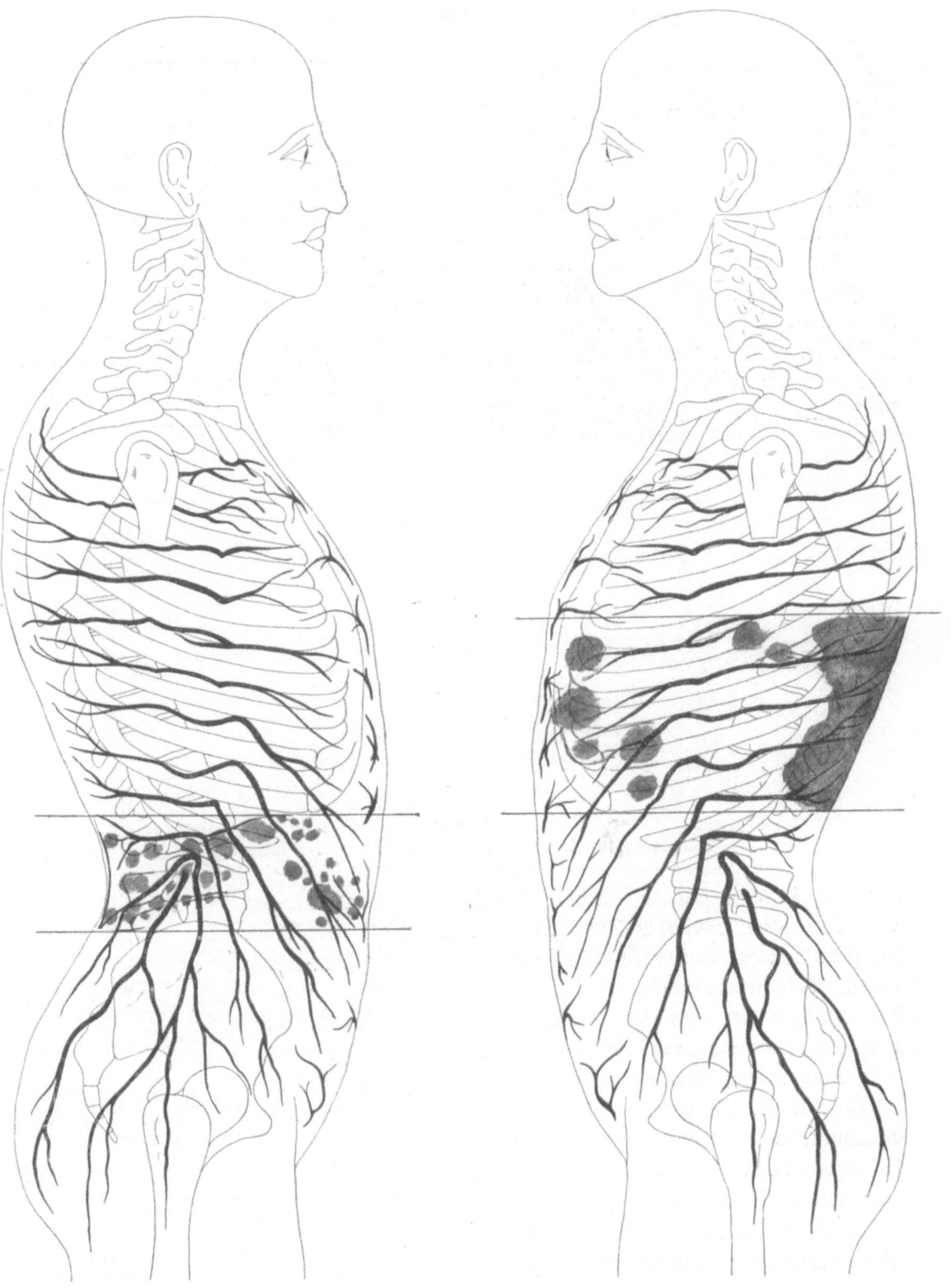

Fig. 2.

Verlauf der Nervenstämme und Lokalisation der Herpesbläschen. Nach Brissaud.

Horizontalen; die untere Grenze verläuft etwas unterhalb der Inguinalfalte. Am Rücken ist der Ausbreitungsbezirk der Bläschen unten von einer geschweiften Linie begrenzt, die von der Außenseite des Oberschenkels handbreit unter der Spina iliaca beginnend nach der oberen Kante des Kreuzbeines führt, während die obere Grenze vom Dornfortsatze des IV. Lendenwirbels wiederum horizontal nach außen verläuft. Auch hier liegt die mediale Grenze der Eruption haarscharf in der Mittellinie.

Ein Vergleich dieses Eruptionsbezirkes mit den Brissaudschen Abbildungen (Fig. 2) zeigt uns, daß hier die Gruppierung der Bläschen keineswegs mehr dem Verlauf der Nervenstämme folgt, wie es den Anschein hat, wenn die Affektion etwas höher am Rumpfe sitzt, wenn sie die Haut des Thorax befällt. Ebensowenig fällt die Gruppierung der Bläschen, wie wir sie in unserem Falle beobachten, mit den Ausbreitungsbezirken der Hautnerven zusammen, die Ihnen

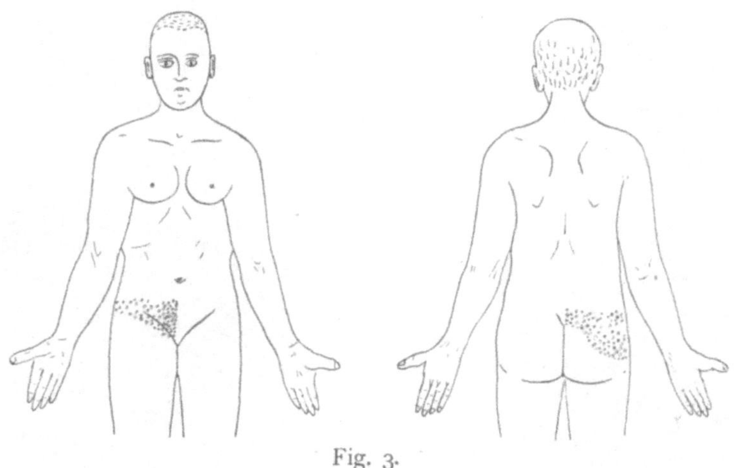

Fig. 3.

Herpes zoster, Lungentuberkulose. Eigene Beobachtung.

Figur 4 in den bunten Farben des Hasseschen Atlasses zeigt. Wohl aber wird Ihnen bei näherem Zusehen die Ähnlichkeit des Ausbreitungsbezirkes der Herpesbläschen in unserem Falle mit dem schraffierten Bezirk der Figur 5 auffallen. Sie bringt nach den Angaben Kochers in verschiedenen Farben resp. Farbentönen schematisch die Hautbezirke zur Anschauung, die den einzelnen Rückenmarkssegmenten und hinteren Wurzeln entsprechen.

Erst in den letzten zwölf bis fünfzehn Jahren ist das Verhalten der Hautsensibilität bei Verletzungen der einzelnen sensiblen Wurzeln resp. der einzelnen Segmente des Rückenmarks in sehr exakter Weise erforscht worden, und es ist in erster Linie das Verdienst hervorragender Chirurgen, durch diese Untersuchungen einen außerordentlich wichtigen Beitrag zur Physiologie des menschlichen Rückenmarkes geliefert zu haben. Im Jahre 1893 hat Sherrington auf Grund experimenteller Beobachtungen gezeigt, daß den einzelnen sensiblen Wurzeln resp. Segmenten des Brustmarkes gürtelförmige Bezirke der Haut des Rumpfes als Innervationsgebiete entsprechen. Annähernd gleichzeitig und in den folgenden

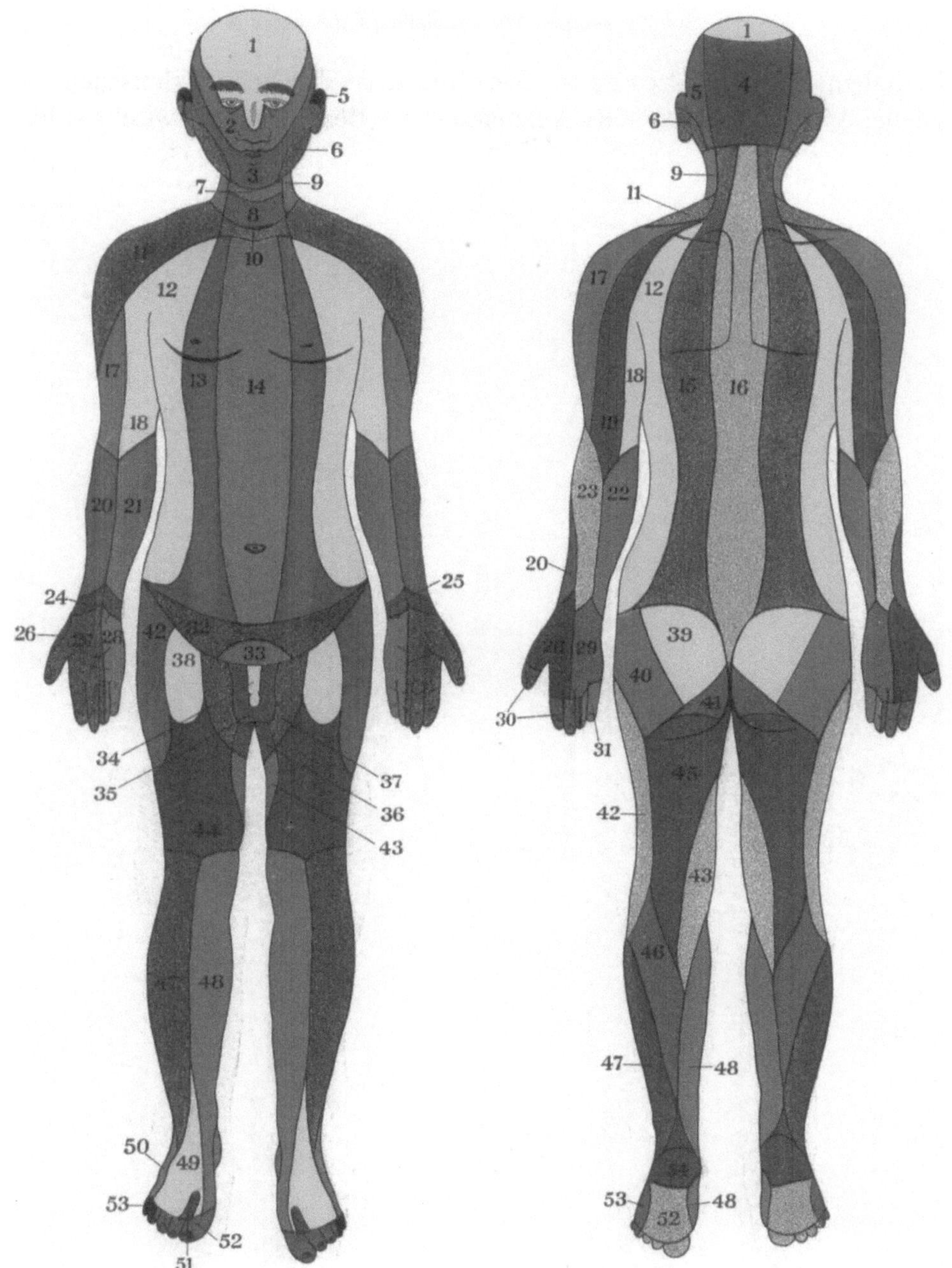

Fig. 4.

Hautnervenbezirke. Nach Hasse.

1 N. trigeminus I.
2 „ „ II.
3 „ „ III.
4 „ occipitalis major.
5 „ „ minor.
6 „ auricularis magnus.
7—9 N. cutaneus colli.
10 u. 11 Nn. supraclaviculares.
12 Rami cutanei laterales Nn. intercostalium.
13 u. 14 Rami cutanei anteriores Nn. intercostalium.
15 u. 16 Rami posteriores (Nn. spin.).
17 N. cutaneus brachii lateralis (N. axillaris).
18 N. cutaneus brachii medialis.
19 „ „ „ posterior (N. radialis).
20 N. cutaneus antibrachii lateralis (N. musculo-cutaneus).
21 Ramus volaris d. Nerv. cutaneus antebrachii medialis.
22 Ramus ulnaris d. Nerv. cutaneus antebrachii medialis.

23 N. cutaneus antebrachii dorsalis (N. radialis).
24 Ramus cutaneus palmaris d. N. medianus.
25 Ramus cutaneus palmaris d. N. ulnaris.
26 Ramus superficialis d. N. radialis.
27 Nn. digitales volares d. N. medianus.
28 Ramus superficialis d. N. ulnaris.
29 „ dorsalis manus d. N. ulnaris.
30 Nn. digitales volares proprii d. N. medianus.
31 Nn. digitales volares proprii d. N. ulnaris.
32 Ramus cutaneus anterior d. N. ilio-hypogastricus.
33 N. ilio-inguinalis.
34 N. dorsalis penis a. d. N. pudendus.
35 Rami scrotales anteriores d. N. spermaticus externus.
36 u. 37 N. ilio-inguinalis u. N. spermaticus externus.
38 N. lumbo-inguinalis.

39 Nn. clunium superiores aus d. Rami posteriores Nn. lumbalium.
40 Ramus iliacus d. N. ilio-hypogastricus.
41 Nn. clunium inferiores a. d. N. cutaneus femoris posterior.
42 N. cutaneus femoris lateralis.
43 Ramus cutaneus d. N. obturatorius.
44 Rami cutanei anteriores d. N. femoralis.
45 N. cutaneus femoris posterior.
46 „ „ cruris posterior med. d. N. peronaeus communis.
47 N. cutaneus cruris posterior lateralis d. N. peronaeus communis.
48 Nn. cutanei cruris mediales d. N. saphenus.
49 N. peronaeus superficialis.
50 „ cutaneus surae medialis a. d. N.
51 N. peronaeus profundus.
52 „ plantaris medialis d. N. tibialis.
53 „ „ lateralis „ „ „
54 Rami calcanei mediales d. N. tibialis.

Jahren haben Starr, Thorburn, Kocher u. a. durch ihre klinischen Beobachtungen bei Verletzungen des Rückenmarkes die Beziehungen zwischen der Haut-

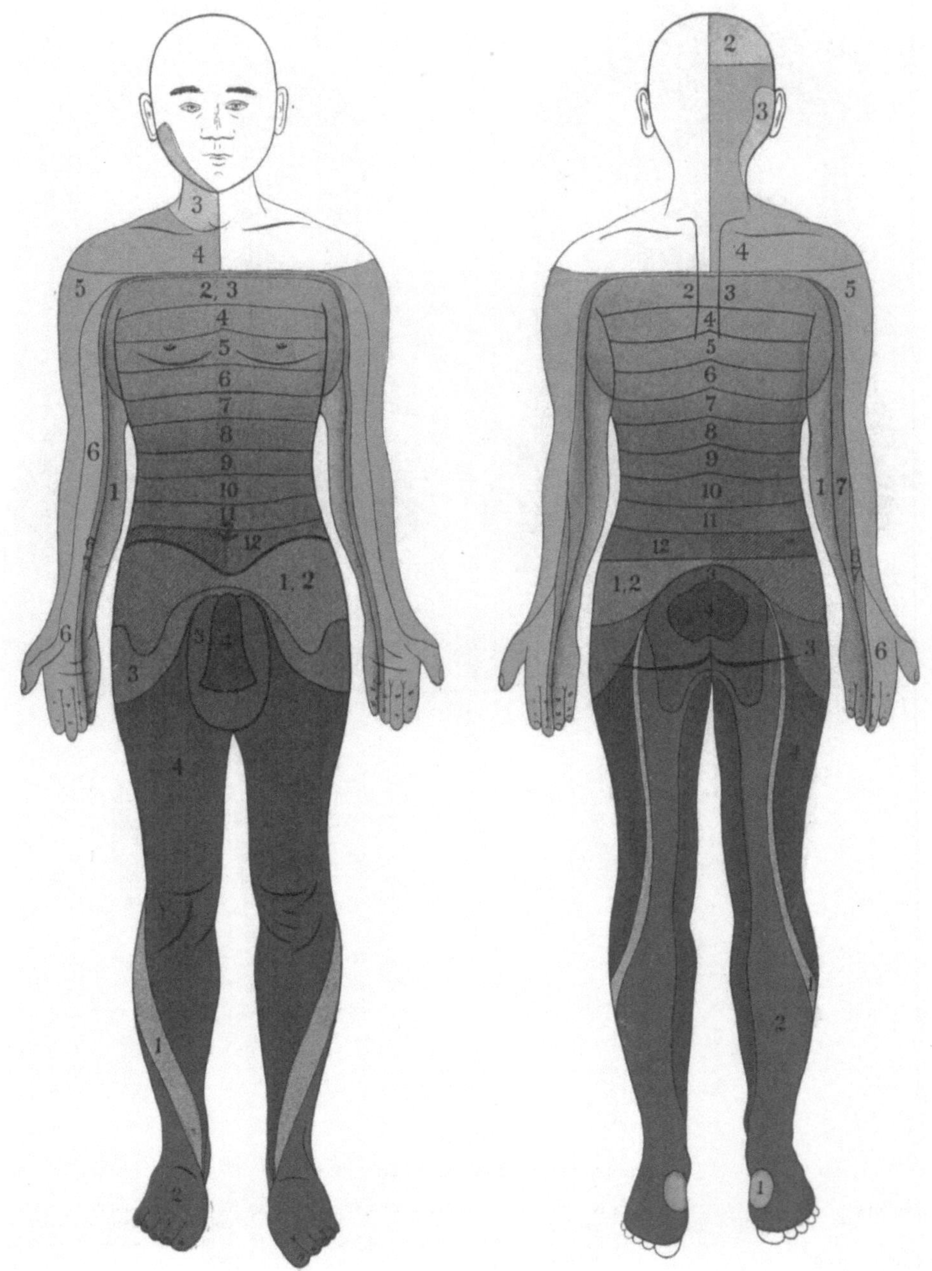

Fig. 5.
Spinale segmentäre Sensibilitätsinnervation. Nach Kocher.

(Erklärung im Text.)

sensibilität der Extremitäten und des Halses und den übrigen Abschnitten der
Medulla spinalis aufgedeckt. Das Ergebnis dieser wichtigen Untersuchungen und

Beobachtungen führt Ihnen die „spinale Sensibilitätstafel" Kochers vom Jahre 1896 (Fig. 5) vor Augen, die unsere damaligen Anschauungen wiedergibt. Hier sind die Hautbezirke, die den einzelnen Rückenmarkssegmenten entsprechen, mit verschiedenen Farben und Farbentönen bezeichnet und zwar die Hautbezirke der Cervikalsegmente mit rot, der Dorsalsegmente mit braun, der Lumbalsegmente mit violett und der Sakralsegmente mit blau. Die Intensität der Färbung ist in dem Maße stärker gewählt, als es sich um tiefer liegende Segmente handelt. Zu beachten ist hierbei jedoch, daß sich, wie schon Sherrington bei seinen Tierexperimenten feststellen konnte, die Hautbezirke der einzelnen Segmente (Dermatome, Dermatomeren etc.) nicht einfach aneinander legen, sondern sich teilweise derart überlagern, daß jede obere segmentäre Sensibilitätszone die untere gewissermaßen dachziegelförmig überdeckt. Die zwischen den einzelnen Zonen des Kocherschen Schemas gezogenen Grenzlinien tragen dieser Tatsache Rechnung. Sie stellen die unteren Grenzen der spinalen Segmentzonen vor, während die oberen Grenzen derselben aus dem Schema nicht ersichtlich sein sollen. So entspricht z. B. der gürtelförmige Hautbezirk, der in dem Schema mit dem dunkelsten Braun koloriert ist, nur der unteren Partie des Dermatoms des XII. Dorsalsegments, in dem die hinteren Wurzeln des letzten Dorsalnervenpaares in das Rückenmark eintreten. Die obere Partie dieses Dermatoms wird von der XI. Dorsalsegmentzone überdeckt, während seine untere Partie noch teilweise das Dermatom des I. Lumbalsegmentes von oben her überlagert.

Die klinischen Erfahrungen der letzten Jahre haben indessen ergeben, daß Kochers Schema, wie er es übrigens selbst vorausgesehen hat, Abänderungen und Ergänzungen bedurfte, um den zahlreichen Beobachtungen gerecht zu werden, die inzwischen bekannt geworden sind. Vor allem hat es sich als unmöglich erwiesen, an der haarscharfen unteren Begrenzung der einzelnen Dermatome, besonders an den Extremitäten, festzuhalten, die Kocher in seiner spinalen Sensibilitätstafel eingezeichnet hat. Vielmehr hat es sich ergeben, daß eine scharfe Begrenzung der einzelnen Dermatome überhaupt nicht möglich ist, da in jedem einzelnen von ihnen, wie es scheint, zugleich auch die Spinalnerven des nächst höheren und des nächst tieferen Segmentes, vielleicht selbst mehrerer Segmente des Rückenmarkes anastomosieren. Jede Stelle der Haut wird also mindestens von drei Segmenten aus innerviert. Hinzu kommt ferner, daß offenbar auch individuelle Schwankungen nicht selten sind, indem ein in der Regel von einem bestimmten Segment versorgtes Hautgebiet ausnahmsweise einmal von dem nächst höher oder tiefer gelegenen Segment aus innerviert wird. Diese Umstände machen es erklärlich, daß die verschiedenen Autoren in ihrer Beurteilung hinsichtlich der Begrenzung der einzelnen Dermatome nicht völlig übereinstimmen, und daß die von ihnen entworfenen Schemata der segmentären Sensibilitätsbezirke nicht unerheblich voneinander abweichen. Die Lehre von der spinalen Hautinnervation ist eben noch in voller Entwickelung begriffen und noch keineswegs ein abgeschlossenes Forschungsgebiet, wie es vor einigen Jahren den Anschein hatte. Es würde zu weit führen, Sie mit den verschiedenen Schemata

(Starr, Thorburn, Head, Wichmann und Edinger) bekannt zu machen;
doch möchte ich Ihnen wenigstens noch das Schema Seiffers (Fig. 6) vor Augen

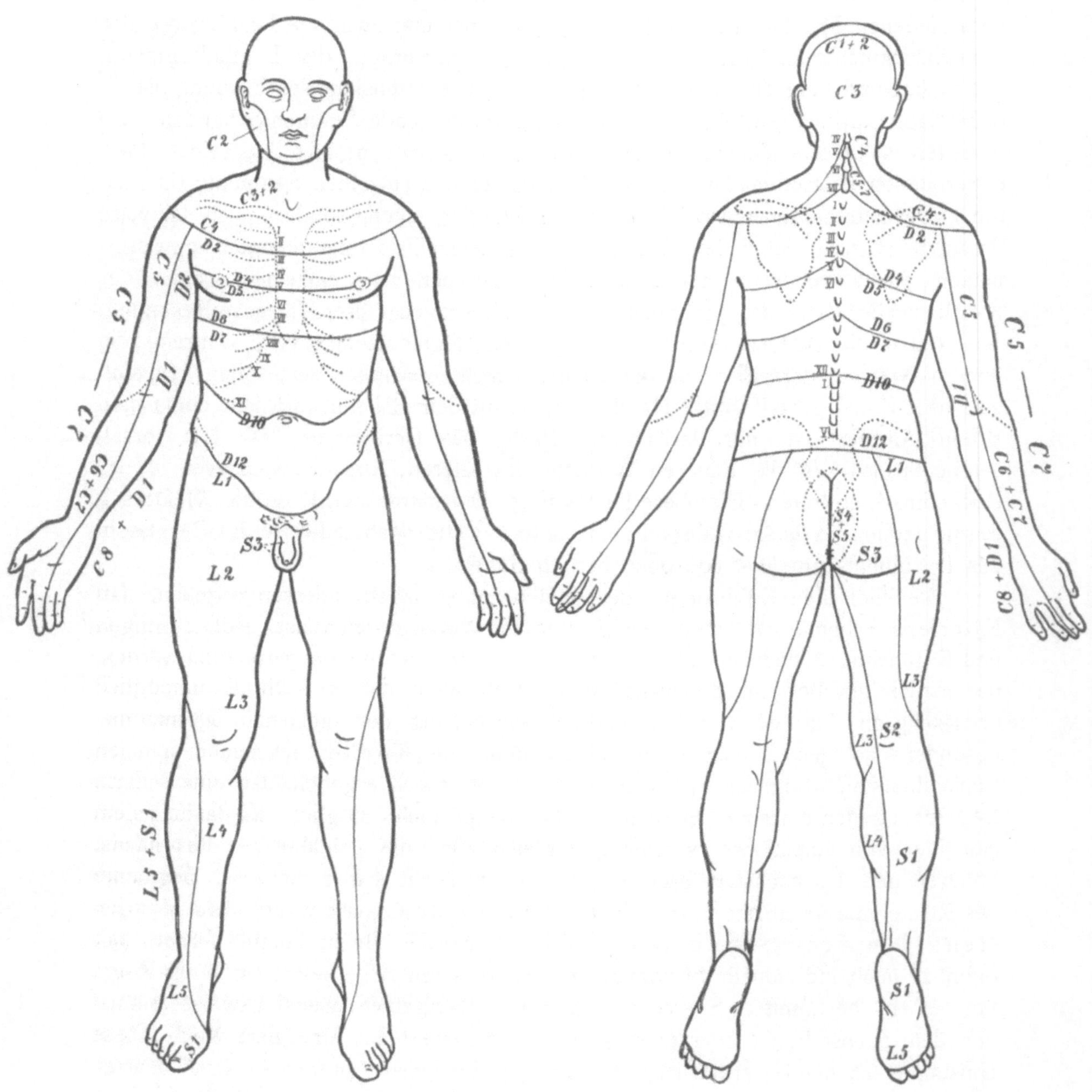

Fig. 6.

Spinale segmentäre Sensibilitätsinnervation. Nach Seiffer.

führen. Seiffer hat darauf verzichtet, alle einzelnen Segmentzonen scharf zu
begrenzen; er begnügt sich damit, in sein Schema elf Hauptlinien einzuzeichnen,
welche einzelne Gruppen von Segmentgebieten voneinander trennen, und bringt

damit den derzeitigen Stand unserer Kenntnisse über die spinale Segmentinnervation der Haut am besten zum Ausdruck, ohne den Ergebnissen späterer Forschungen vorzugreifen.

Kehren wir zu unserer Kranken zurück! Bei ihr ist von dem Bläschenausschlag ein Hautbezirk befallen, der nach dem Seifferschen Schema etwa der Segmentzone des XII. Dorsal- und des I. Lumbalsegmentes des Rückenmarkes entspricht. Diese eigenartige Ausbreitung, die die Herpeseruption in unserem Falle auf der Haut der Kranken zeigt, deutet auf eine Affektion hin, die nicht mehr allein im peripheren Nerven liegen kann, deren Sitz vielmehr weiter zentralwärts gesucht werden muß, in den Spinalganglien, in den hinteren Wurzeln oder im Rückenmark selbst. Daß dieses eigenartige Verhalten der Ausbreitung der Bläscheneruption beim Herpes bisher übersehen und mit dem Verlauf der Nervenstämme in Zusammenhang gebracht worden ist, liegt eben daran, daß die häufigste

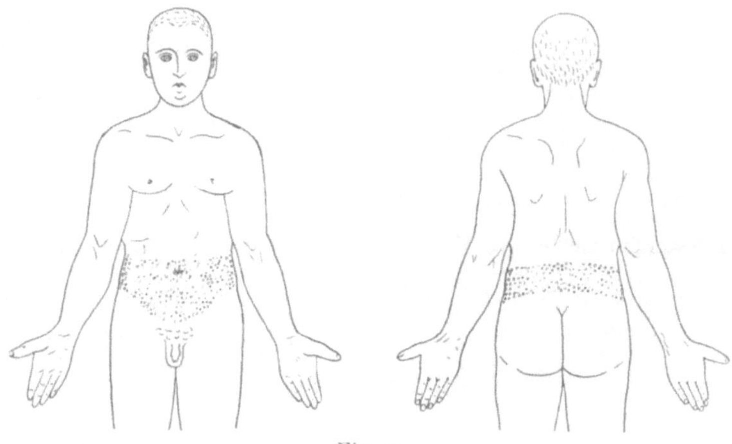

Fig. 7.

Herpes zoster im Gebiet des VIII.—XII. Dorsalsegments beiderseits.   Eigene Beobachtung.

Form des Herpes zoster, die Gürtelrose κατ' ἐξοχήν, höher am Thorax sitzt, zwischen den Schulterblättern und dem Kreuze, wo der Verlauf der Nervenstämme annähernd mit den spinalen segmentären Sensibilitätsbezirken zusammenfällt. Solche Fälle haben wir auch im Siechenhause wiederholt beobachtet. Auf kleinen Zeichnungen, die wir unseren Krankengeschichten beizugeben pflegen, sind unsere Befunde dargestellt. Hier ist eine typische Form der Gürtelrose, bei der die Haut des Rumpfes ringsum in der Höhe des VIII. bis XII. Dorsalsegmentes mit den charakteristischen Bläschengruppen besetzt gewesen ist (Fig. 7). Zwei andere Fälle betreffen das VI. (Fig. 8) und das VI. und VII. Dorsalsegment (Fig. 9). Sie sehen an den Patienten selbst, daß unter Umständen noch nach Monaten und Jahren die Residuen sichtbar bleiben, die der Herpes zoster auf der Haut hinterläßt. In diesen drei Fällen fällt der Ausbreitungsbezirk des Bläschenausschlages wirklich annähernd mit dem Verlauf der Nervenstämme zusammen.

Nicht so in unserem ersten Falle und in zwei weiteren, in denen die Herpesbläschen vorwiegend an den Nates lokalisiert sind. Bei einer Kranken mit Tabes

dorsalis im paralytischen Stadium ist die Eruption bereits vor vier Wochen aufgetreten und die Affektion also ebenfalls schon abgelaufen. Sie sehen hier auf
beiden Nates die Residuen des Herpes in einem ovalen Gebiet, das dem spinalen
Sensibilitätsbezirk des IV. (und V.) Sakralsegments entspricht (Fig. 10). Bei dem
Manne, einem Fall von chronischem Glaukom im hohen Senium, ist die Krankheit
erst vor zwei Tagen zum Ausbruch gekommen. Hier ist die Affektion einseitig

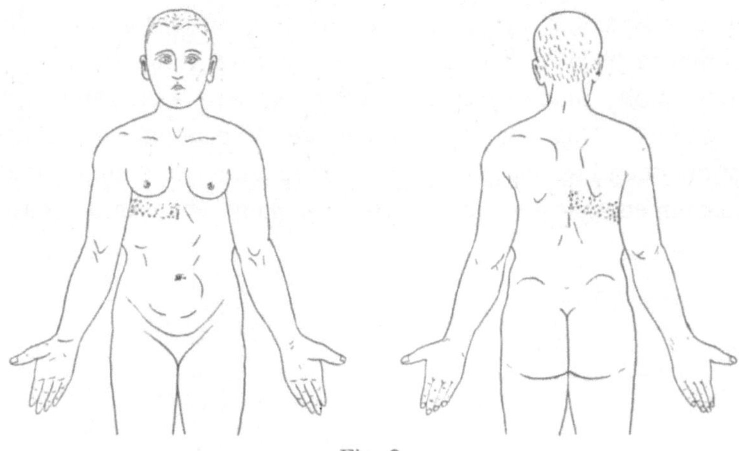

Fig. 8.

Herpes zoster im Gebiet des VI. Dorsalsegments rechts.   Eigene Beobachtung.

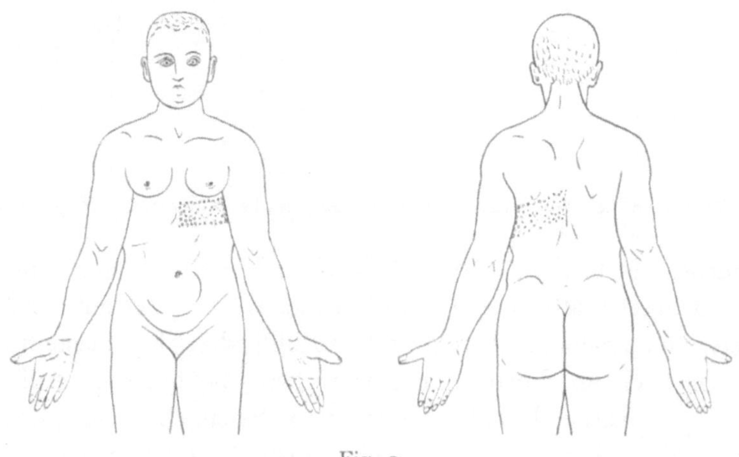

Fig. 9.

Herpes zoster im Gebiet des VI. und VII. Dorsalsegments links.   Eigene Beobachtung.

und zwar auf die linke Seite beschränkt (Fig. 11). Am Gesäß ist hauptsächlich
der gleiche Bezirk befallen wie bei der tabeskranken Frau; nur finden wir auch
noch einige frische Bläschen außerhalb der ovalen Zone des IV. (und V.) Sakralsegmentes an der Hinter- und Innenseite des linken Oberschenkels und am Perineum und außerdem auch auf der linken Seite des Skrotums, vorne und hinten
bis zur Raphe reichend, und auf der Vorderseite des Penis. Es ist also hier auch
noch ein Teil des Innervationsbezirkes des III. Sakralsegmentes betroffen.

Zahlreiche ähnliche Beobachtungen von Herpes zoster, bei denen die Bläschen-eruption nicht an der Haut des Thorax, sondern an der Haut des Kopfes (Fig. 12) und Halses, sowie am Bauch und Gesäß oder an den Extremitäten (Fig. 13) auf-getreten war, und der Vergleich der befallenen Hautbezirke mit den spinalen seg-mentären Sensibilitätsgebieten bezw. das völlige Übereinstimmen beider haben zwei englische Forscher, Head und Campbell, zu neuen anatomischen Unter-suchungen angeregt, in die sie nicht nur die peripheren Nerven sondern auch die

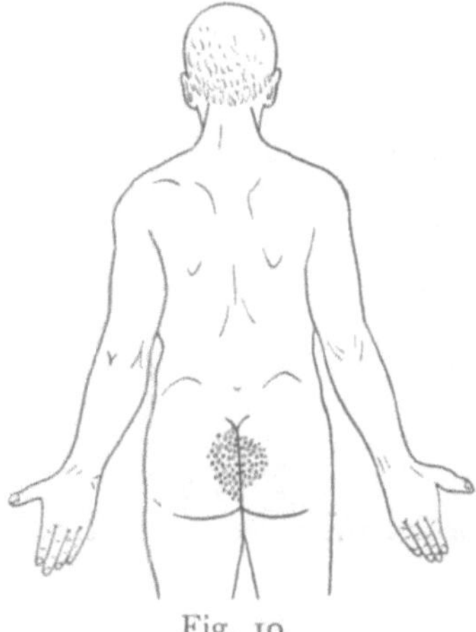

Fig. 10.

Herpes zoster im Gebiet des IV. (und V.) Sakralsegments beiderseits. Eigene Beobachtung.

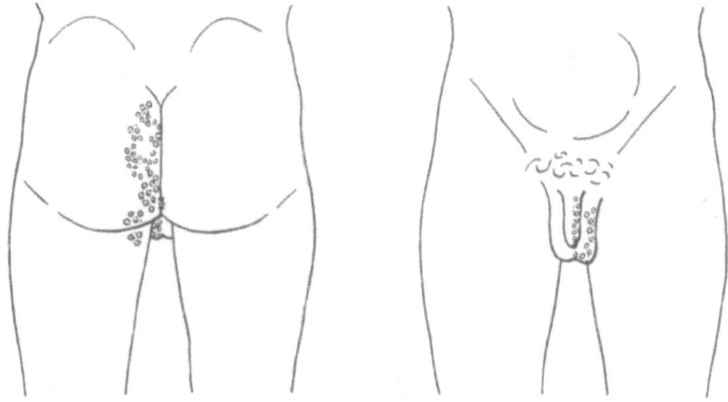

Fig. 11.

Herpes zoster im Gebiet des III., IV. (und V.) Sakralsegments links. Eigene Beobachtung.

Spinalganglien, die hinteren Wurzeln und das Rückenmark selbst mit größter Exaktheit einbezogen haben. In einer umfangreichen Arbeit haben sie 1900 im „Brain" die Ergebnisse ihrer langjährigen Forschungen veröffentlicht, die inzwischen von Head und anderen durch eine Reihe weiterer Arbeiten bestätigt und ergänzt worden sind. Aus der Literatur der letzten Jahre sei nur die Arbeit Hedingers[1] erwähnt.

---

[1] Hedinger, „Beitrag zur Lehre vom Herpes zoster". Deutsche Zeitschrift für Nerven-heilkunde, 24. Bd., 1903, pg. 305.

Bevor ich Sie mit diesen wichtigen Forschungen bekannt mache, möchte ich Ihnen in Kürze die anatomischen Verhältnisse des Nervensystems, soweit sie in Betracht kommen, ins Gedächtnis zurückrufen, nämlich die Beziehungen zwischen peripheren Nerven, Nervenwurzeln und Rückenmark. Bekanntlich verlaufen im Stamme der peripheren Nerven motorische und sensible Fasern miteinander gemischt; erst nahe am Rückenmark, noch außerhalb des Duralsackes, trennen sie sich voneinander (Fig. 14); die motorischen Fasern treten direkt als vordere Wurzel

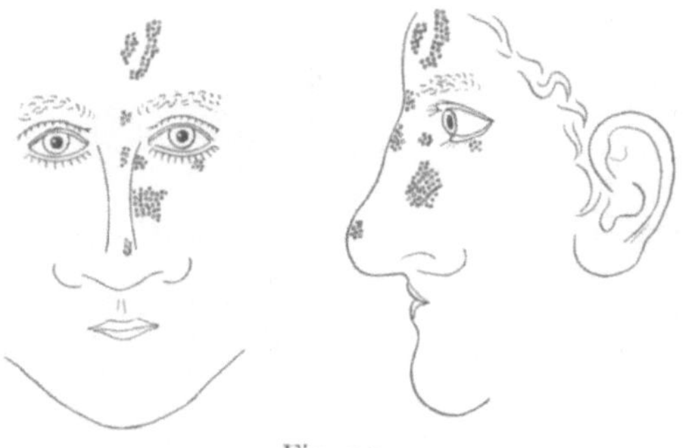

Fig. 12.

Herpes zoster im Gebiet der oberen Äste des linken N. trigeminus. Eigene Beobachtung.

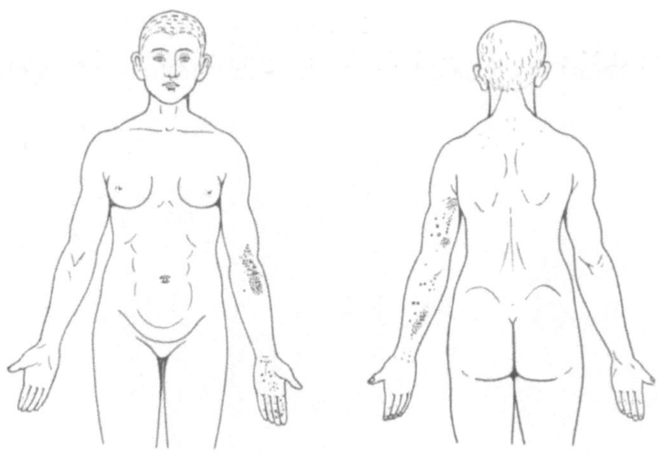

Fig. 13.

Herpes zoster am linken Arm (Teilgebiete des V.—VIII. Cervikal- und I. Dorsalsegments).
Nach Mannkopf.

aus dem Rückenmark aus; die sensiblen Fasern entstammen den Spinalganglien, die in den Intervertebrallöchern der Wirbelsäule gelegen sind. Von den großen Zellen der Spinalganglien zeigen einige zwei, die meisten aber nur einen Fortsatz (Fig. 15). Dieser letztere teilt sich indessen fast unmittelbar nach seinem Austritt aus der Zelle, so daß in Wirklichkeit auch hier zwei Fortsätze gebildet werden. Beide wachsen aus der Zelle heraus; der periphere Fortsatz tritt als sensible Faser in den peripheren Nerven, der zentrale in die hintere Wurzel. Die Zelle des Spinalganglions ist also das nutritive Zentrum der Faser, sowohl des sensiblen

Nerven wie der hinteren Wurzel. Als hintere Wurzel treten die zentralen Fortsätze der Spinalganglienzellen in das Rückenmark ein; sie teilen sich dann nach ihrem Eintritt in dasselbe in längere aufsteigende und in kürzere absteigende Äste und geben zugleich eine Menge von Kollateralen ab, die sich in der grauen Substanz des Rückenmarkes aufzweigen (Fig. 16). Der Vollständigkeit wegen sei noch angeführt, daß das Spinalganglion auch von einzelnen Nervenfasern durchzogen wird, die mit den Ganglienzellen nicht in Verbindung stehen, ihren Ursprung vielmehr im Rückenmarke selbst nehmen.

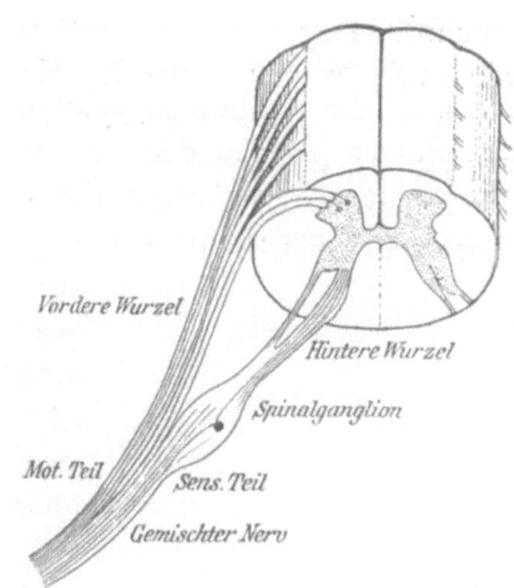

Fig. 14.

Rückenmark und Rückenmarkswurzeln.

Die Untersuchungen Heads und Campbells haben nun die Angaben von Bärensprungs vollauf bestätigt, der bereits im Jahre 1861 das Spinalganglion als Sitz der Erkrankung beim Herpes zoster erkannt hat. In 21 klinisch beobachteten und anatomisch genau untersuchten Fällen konnten Veränderungen in den Spinalganglien festgestellt werden und zwar gerade in denjenigen Spinalganglien, deren Innervationsgebiet die Herpeseruption auf der Haut exakt entsprach. In allen Stadien kamen diese Fälle zur anatomischen Untersuchung, ein paar Tage bis viele Jahre nach der Eruption des Herpes. In frischen Fällen handelte es sich um eine akute hämorrhagische Entzündung im dorsalen Teil des Ganglions mit größerer oder geringerer Zerstörung der Zellen, in alten Fällen um Narbenbildung an derselben Stelle mit völligem Schwund der Ganglienzellen. Zugleich fand sich auch die Scheide des Ganglions verdickt. In einzelnen Fällen, die sich klinisch als besonders schwere charakterisiert hatten, ließ sich die hämorrhagische Entzündung selbst ein Stück weit in den gemischten Nerven hinein verfolgen. In allen Fällen wurde auch eine sekundäre Degeneration der Nervenfasern beobachtet und, wenn Sie sich noch einmal vergegenwärtigen wollen, daß die Zelle des Spinalganglions das nutritive Zentrum sowohl für die peripherwärts wie die zentralwärts verlaufenden Fasern darstellt, und daß jede Nervenfaser entartet, wenn sie von ihrem nutritiven

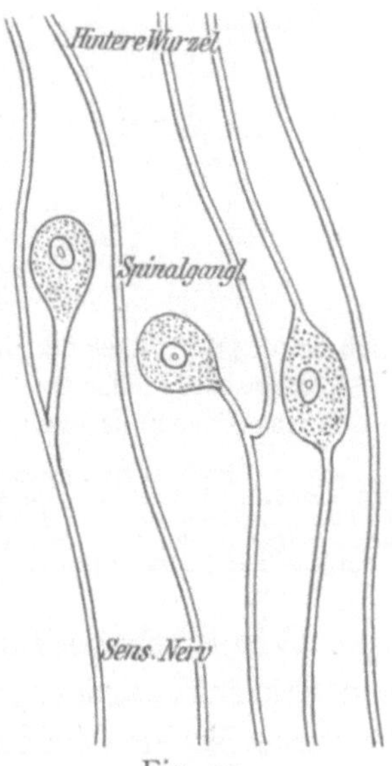

Fig. 15.

Schema der Faserung in einem Spinalganglion. Nach Edinger.

Zentrum getrennt wird, oder wenn das letztere selbst untergeht, so ist es selbstverständlich, daß dieser sekundären Degeneration peripherwärts die sensiblen Fasern im gemischten Nerven anheimfallen, und daß zentralwärts nicht nur die

hinteren Wurzeln sondern auch die in das Rückenmark eintretenden auf- und absteigenden sensiblen Fasern sekundär degenerieren müssen. Tatsächlich ist diese
sekundäre Degeneration von Head und Campbell sowohl im peripheren Nerven
wie auch in den hinteren Wurzeln und im Rückenmark selbst nachgewiesen
worden. Im peripheren gemischten Nerven läßt sie sich in einer großen Anzahl
von Fasern, nämlich den sensiblen, bis in die feinsten Hautnerven hinein verfolgen.
Die sekundäre Degeneration der hinteren Wurzel erreicht am neunten bis zehnten
Tage nach der Eruption der Herpesbläschen auf der Haut das Rückenmark, wo
sie die bekannten, den betreffenden hinteren Wurzeln
zugehörigen Zonen befällt und sowohl in den aufsteigenden wie in den absteigenden Fasern fortschreitet. Entsprechend der Kürze der letzteren erreicht die absteigende Degeneration im Rückenmark
höchstens noch das nächst untere Segment, während
die aufsteigende Degeneration durch mehrere (3—5)
Segmente hindurch zu verfolgen ist. Etwa am vier-
zehnten Tage nach der Eruption der Herpesbläschen
erreicht diese akute Degeneration ihren Höhepunkt;
dann beginnt allmählich eine Resorption der Zerfallsprodukte. In leichteren Fällen bot die befallene hintere
Wurzel, wenn sie später als vier bis fünf Wochen nach
Beginn der Erkrankung zur Untersuchung kam, wieder
ein normales Aussehen; in schwereren Fällen war eine
Sklerose eingetreten. Oftmals ließen sich noch nach
zwei bis drei Monaten Zerfallsprodukte nachweisen.

So charakterisiert sich der genuine
Herpes zoster als eine akute Erkrankung
der Spinalganglien. Er repräsentiert auf
sensiblem Gebiete diejenige Krankheitsform, die wir in der motorischen Sphäre
akute Poliomyelitis anterior nennen, und
deren bekanntester und am häufigsten auftretender Typus die spinale Kinderlähmung

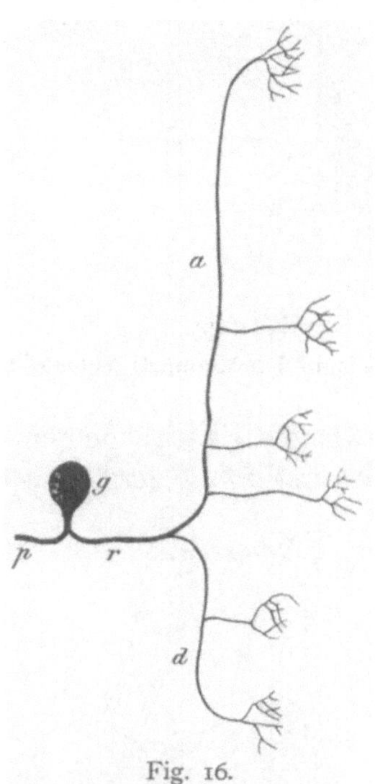

Fig. 16.

Schema des Verlaufs der hinteren Wurzelfasern.
Nach Obersteiner.

p periphere Nervenfasern. g Spinal-
ganglienzelle. r Wurzelfaser, die sich
in einen aufsteigenden (a) und einen
absteigenden Ast (d) mit ihren Kollateralen und Endbäumchen teilt.

ist. Wie Ihnen bekannt, ist das anatomische Substrat der Poliomyelitis anterior
eine Erkrankung der grauen Vordersäulen des Rückenmarkes, die zum Untergang
der motorischen Vorderhornzellen führt. Die großen Ganglienzellen in den Vorderhörnern des Rückenmarkes sind aber die nutritiven Zentren der motorischen
Nerven; mit ihrem Untergang degeneriert das ganze periphere motorische Neuron:
die vordere Wurzel, die motorischen Fasern des gemischten Nerven und der
Muskel. In analoger Weise sind die Ganglienzellen des Spinalganglions die
nutritiven Zentren des peripheren sensiblen Neurons; mit ihrem Untergang fallen
die sensiblen Fasern des peripheren Nerven, die hinteren Wurzeln und die sensiblen
Fasern des Rückenmarkes der Degeneration anheim.

Wie bei der akuten Poliomyelitis anterior meist nur die Ganglienzellen an einer zirkumskripten Stelle der grauen Vordersäulen untergehen, so wird bei dem Herpes zoster, der sich nach den neueren Forschungen gewissermaßen als eine akute „Poliomyelitis posterior" darstellt, meist nur ein Spinalganglion, seltener zwei bis drei befallen. Gerade wie bei der akuten Poliomyelitis anterior bleibt auch beim Herpes zoster die Erkrankung meist auf eine Körperseite beschränkt; hier wie dort können aber auch gelegentlich beide Körperseiten betroffen werden. Wie in seltenen Fällen die spinale Kinderlähmung alle vier Extremitäten befällt, so kann sich auch die Herpeseruption mehr oder weniger über den ganzen Körper ausdehnen. Ich habe einen einzigen solchen Fall gesehen; er betraf eine junge Kranke mit den Erscheinungen einer schweren Sepsis. Wir sind nach den Untersuchungen von Head und Campbell berechtigt, in diesen seltenen Fällen eine Erkrankung der Spinalganglien in der ganzen Ausdehnung des Rückenmarkes anzunehmen.

Die Eruption des Herpes betrifft bei der Erkrankung eines bestimmten Spinalganglions immer bestimmte Hautbezirke und zwar diejenigen, die dem Innervationsgebiet der betreffenden hinteren Wurzel entsprechen. Wir sind mithin sehr wohl imstande, in jedem einzelnen Falle von Herpes zoster exakt zu diagnostizieren, welches Spinalganglion der Sitz der Erkrankung ist.

Es war meine Absicht, Sie heute mit der Lehre von der spinalen segmentären Sensibilitätsinnervation vertraut zu machen, die ich für eine der wichtigsten neueren Errungenschaften der Neuropathologie halte. Wir werden uns noch öfters mit dieser Lehre befassen müssen, namentlich bei der Besprechung der Tabes dorsalis und der Pachymeningitis spinalis externa. Die segmentären Sensibilitätsbezirke, die wir uns in diesen Fällen durch die genaueste Prüfung der verschiedenen Qualitäten der Empfindung oft unter recht schwierigen Verhältnissen, die uns die schwankenden und unsicheren Angaben des Exploranden bereiten, mühsam aufsuchen müssen, sie werden uns bei der Erkrankung der Spinalganglien durch die Herpeseruption förmlich auf die Haut aufgezeichnet, so daß wir sie auf den ersten Blick sicher erkennen können.

2. Ausbreitungsbezirke der Hautnerven und Wurzelzonen. Segmentäre Sensibilitätsstörungen bei Tabes dorsalis und bei Läsionen der Cauda equina.

Bekanntlich entsprechen den einzelnen Spinalganglien und sensiblen Wurzeln bezw. den einzelnen Segmenten des Rückenmarkes ganz bestimmte Innervationsgebiete auf der äußeren Haut, und diese Gebiete, die man auch Wurzelzonen (Dermatome, Dermatomeren etc.) nennt, decken sich keineswegs mit den Ausbreitungsbezirken der Hautnerven, wie ein Blick auf Fig. 4 und 5 lehrt. Diese diagnostisch ungemein wichtige Tatsache findet ihre Erklärung in der Plexusbildung, die die gemischten Nerven meistens eingehen. Hier in dem Plexus flechten sich die sensiblen Fasern des gemischten Nerven gerade so wie seine motorischen Fasern derart ineinander, daß jeder einzelne aus dem Plexus hervortretende Nerv Fasern aus mehreren hinteren Wurzeln enthält, indem jede einzelne hintere Wurzel ihre Fasern in mehrere Nerven sendet. So gelangen die Fasern jeder einzelnen sensiblen Wurzel auf verschiedenen Bahnen nach der Peripherie; hier aber lagern sich ihre Innervationsgebiete wieder derartig aneinander, daß sie eine gemeinsame Wurzelzone bilden. Die Ausbreitungsbezirke der Hautnerven dagegen, in denen Fasern aus verschiedenen hinteren Wurzeln verlaufen, setzen sich mosaikartig aus den kleinen Innervationsgebieten jeder einzelnen dieser Fasern zusammen.

Eine ganz grob schematische Darstellung dieser Verhältnisse, die Edingers „Vorlesungen" entnommen ist, möge zum besseren Verständnis des Gesagten

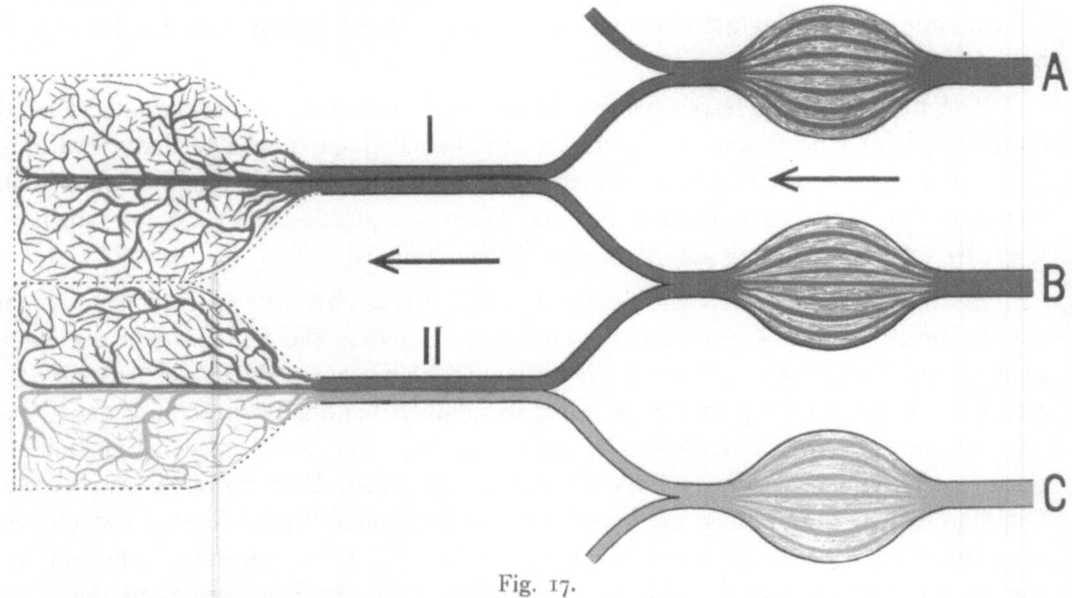

Fig. 17.

Wurzelzonen und Hautnervenbezirke. Nach Edinger. (Erklärung im Text.)

dienen (Fig. 17). Die hintere Wurzel B sendet sensible Fasern nach den Nerven I und II; auf getrennten Bahnen verlaufen diese Fasern nach der Peripherie; auf der äußeren Haut aber lagern sich ihre Innervationsgebiete direkt aneinander, so daß sie eine Wurzelzone bilden, die man als „Area radicis B" bezeichnet. Jeder der Nerven I und II führt aber außer den Fasern der hinteren Wurzel B auch noch Fasern aus anderen hinteren Wurzeln, der Nerv I Fasern aus der hinteren Wurzel A, der Nerv II Fasern aus der hinteren Wurzel C. Der Ausbreitungsbezirk des Nerven I auf der äußeren Haut, der obere der beiden mit punktierten Linien begrenzten Bezirke („Area nervi I"), setzt sich infolgedessen aus den Innervationsgebieten eines Teiles der Wurzelfasern A und eines Teiles der Wurzelfasern B zusammen. Dieses Schema zeigt Ihnen auf den ersten Blick, daß sich die Wurzelzonen und die Hautnervenbezirke wohl teilweise überlagern, aber keineswegs decken.

Diese Inkongruenz der beiden Sensibilitätsgebiete möchte ich Ihnen zunächst an zwei Kranken zeigen, bei denen eine objektiv nachweisbare Empfindungsstörung

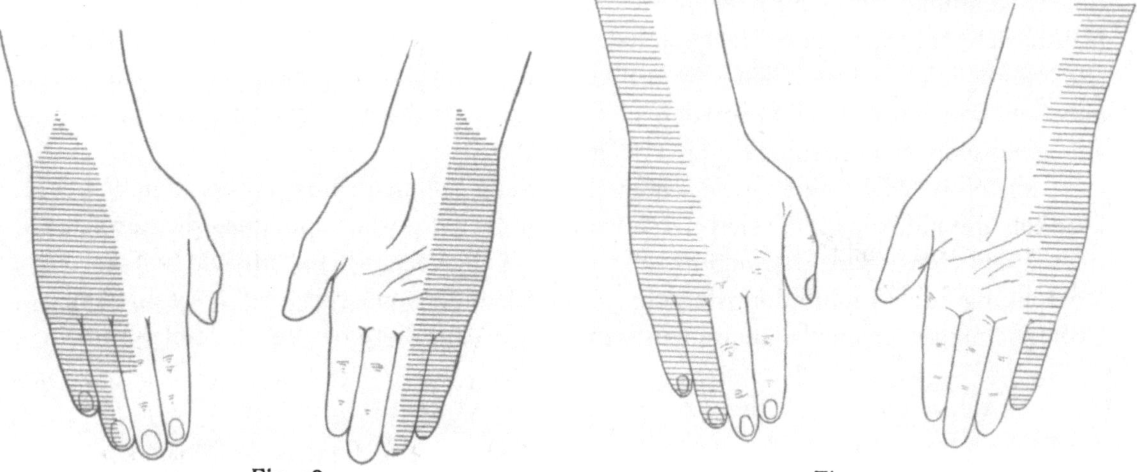

Fig. 18.
Sensibilitätsstörung an der Hand in einem Falle
von tuberkulöser Polyneuritis.
Eigene Beobachtung.

Fig. 19.
Sensibilitätsstörung an der Hand in einem Falle
von Tabes dorsalis.
Eigene Beobachtung.

an der Hand besteht, die sich in dem einen Fall als Wurzelhypästhesie, in dem anderen als Anästhesie infolge einer peripheren Nervenerkrankung charakterisiert. Sie werden sehen, daß sich die sensiblen Ausfallsgebiete in diesen beiden Fällen keineswegs decken. Bei der ersten Patientin, einer sehr kachektischen Frau von 44 Jahren, die an einer tuberkulösen Pleuritis exsudativa und chronischen Enteritis leidet, betrifft die Empfindungsstörung, die ich Ihnen zeigen möchte, an der Volarseite der rechten Hand den kleinen und den Ringfinger, an der Dorsalseite außerdem auch noch den Mittelfinger (Fig. 18). Bei dem anderen Kranken, bei dem es sich um eine Tabes dorsalis handelt, ist die Sensibilitätsstörung nicht nur auf die Hand beschränkt, sondern auch an der Ulnarseite des Armes vorhanden. An der Hand betrifft sie auf der Vola nur den kleinen Finger, auf der Dorsalseite auch den Ringfinger, während die Sensibilität am Mittelfinger vollkommen erhalten ist (Fig. 19).

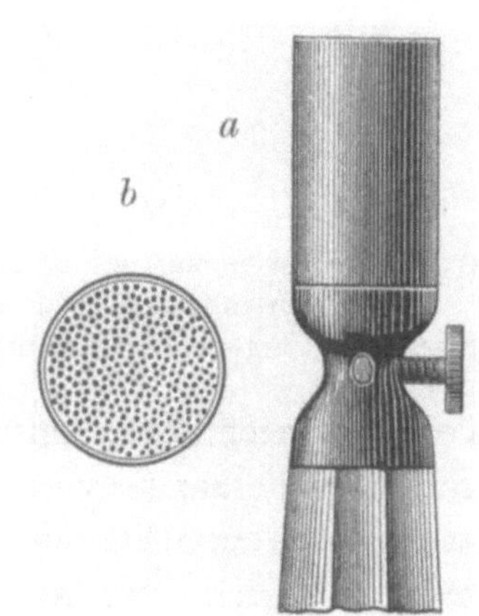

Fig. 20.
Elektrode zur faradokutanen
Sensibilitätsprüfung nach Er b.

a Hartgummiröhre, b freie Fläche der
Elektrode.

Wir wählen zur Feststellung der vorhandenen Empfindungsstörung eine rasch ausführbare Methode, die bereits vor mehr als 20 Jahren von Er b zur Prüfung der faradokutanen Sensibilität angegeben worden ist, aber noch immer nicht die allgemeine Anwendung gefunden hat, die sie nach meiner Ansicht durchaus verdient. Als Reizelektrode wird eine flache Scheibe aus Hartgummi (Fig. 20) von 2 cm Durchmesser benützt, die von 400 feinen Metalldrähten durchbrochen ist. An der Außenseite (b) ist die Scheibe poliert, so daß sie beim Aufsetzen auf die Haut den Eindruck einer glatten Metallfläche macht. Bei Anwendung dieser Erbschen Elektrode treten in einem kleinen, kreisförmigen Hautbezirk von 3,14 qcm Flächeninhalt gleichzeitig 400 Stromfäden ein, wodurch alle möglichen Fehlerquellen, wie sie bei Anwendung von Knopfelektroden unvermeidlich sind, ausgeschaltet werden und eine gleichmäßige Einwirkung des Stromes auf zahlreiche Nervenendigungen erzielt wird.

Kleine Abweichungen, wie wir sie bei wiederholten Prüfungen bei dem Tabeskranken gefunden haben, sind irrelevant; denn haarscharf pflegen die Grenzen derartiger Sensibilitätsstörungen bei einem Tabischen, bei dem wir immer die Verspätung der Empfindungsleitung berücksichtigen müssen, bei verschiedenen Untersuchungen niemals übereinzustimmen. Wenn Sie nun bei beiden Kranken

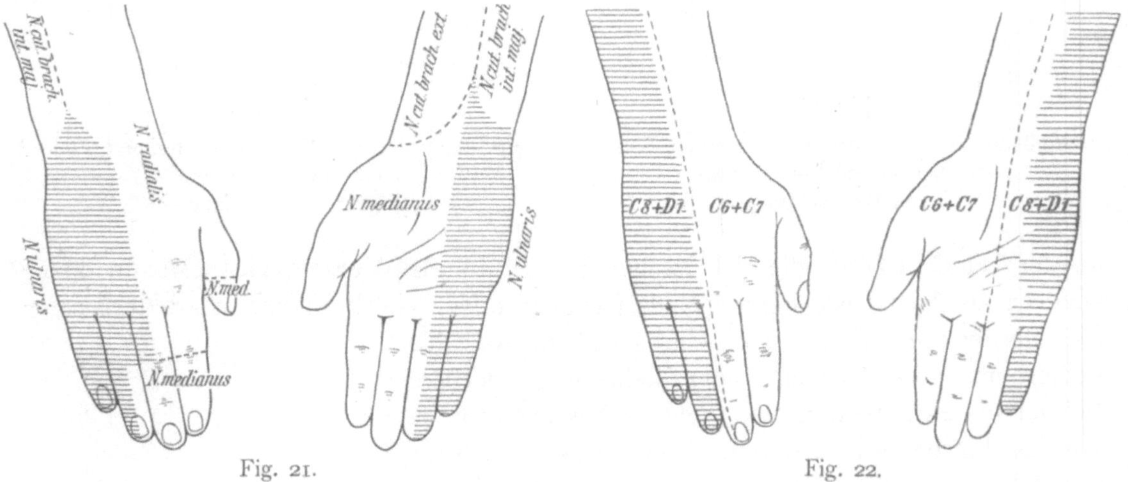

Fig. 21.

Fig. 22.

Anästhesie im Gebiet des N. ulnaris in einem Falle von tuberkulöser Polyneuritis. Eigene Beobachtung.

Hypästhesie im Gebiet des VIII. Cervikal- und I. Dorsalsegments in einem Falle von Tabes dorsalis. Eigene Beobachtung.

die aufgezeichneten sensiblen Ausfallsgebiete, namentlich an der Hand (Fig. 21 und 22), miteinander vergleichen, so werden Sie eine sehr große Ähnlichkeit, aber keineswegs eine Übereinstimmung finden. Wie ein Vergleich mit Figg. 4, 5 und 6 zeigt, entspricht das anästhetische Gebiet bei der Frau dem Ausbreitungsbezirk der Hautäste des N. ulnaris (Fig. 21), das hypästhetische Gebiet bei dem Manne der Wurzelzone des VIII. Cervikal- (und des I. Dorsal-) segmentes (Fig. 22). Charakteristisch für die Wurzelläsion, die sich auch auf die Haut des Armes fortsetzt, ist, daß bei ihr die Sensibilitätsstörung auf der Rückseite der Hand am Ring- und Mittelfinger nicht mit der Linie abschließt, die den Ausbreitungsbezirk der Hautäste des N. medianus begrenzt, sondern bis zu den Fingerspitzen reicht. Bei der peripheren Ulnarislähmung dagegen bleibt das Empfindungsvermögen am Endglied des Mittelfingers und an der medialen Hälfte des Endgliedes des Ringfingers intakt, und auch an dem Arme ist eine Sensibilitätsstörung nicht vorhanden.

Im ersten Falle müssen wir also nach der Ausdehnung der nachgewiesenen Sensibilitätsstörung eine Läsion im peripheren Nerven annehmen, im zweiten eine Läsion, die ihren Sitz im Spinalganglion, in den hinteren Wurzeln oder im Rückenmarke selbst hat. Bei der Frau handelt es sich tatsächlich um eine multiple periphere Neuritis, die besonders auffällig am rechten N. ulnaris in die Erscheinung tritt. Auch die motorischen Fasern des Nerven sind von dem degenerativen Krankheitsprozeß betroffen. Sie sehen es an der Andeutung von Klauenhand, die für die Ulnarislähmung charakteristisch ist. Aber auch die Nervenstämme des linken Armes sind befallen; auch sind beiderseits, rechts wiederum stärker als links, Lähmungserscheinungen an den Beinen vorhanden, die vorwiegend das Peronaeusgebiet betreffen. Bei dem Manne dagegen wird sehr wahrscheinlich die bei der Tabes oft beobachtete Degeneration der hinteren Wurzeln und zwar der Wurzeln des VIII. Cervikal- (und des I. Dorsal-) segmentes die anatomische Ursache der Sensibilitätsstörung sein.

Von besonderer diagnostischer Wichtigkeit sind die segmentären Sensibilitätsstörungen bei der Beurteilung von Krankheitszuständen, die durch die Einwirkung einer stumpfen Gewalt auf die Wirbelsäule und ähnliche Läsionen derselben hervorgerufen sind. Zwei weitere Fälle mögen dies erläutern, über deren ersten ich Ihnen allerdings nur nach der Krankengeschichte berichten kann. Er betraf einen jungen, 20jährigen Taglöhner, der am 14. Oktober 1896 an einem Neubau zwei Stockwerke tief vom Gerüste abgestürzt ist. Es fand sich bei der ersten ärztlichen Untersuchung am Tage des Unfalles eine komplette motorische und sensible Lähmung beider Beine, eine Anästhesie derselben bis zum unteren Abschnitte des Rumpfes, totale Stuhl- und Harnverhaltung. Eine Fraktur oder Luxation der Wirbelsäule und des Beckens war nicht nachzuweisen. Schon in den ersten Tagen nach dem Unfall bildeten sich die motorischen Lähmungserscheinungen an den Extremitäten ganz zurück; vorübergehend trat an die Stelle der Harnverhaltung eine Inkontinenz der Blase, die sich noch einige Zeit hindurch lediglich beim Husten und Niesen bemerkbar gemacht hat. Dann verlor sich auch diese Störung; der Mann gab aber nach wie vor an, arbeitsunfähig zu sein und zwar wegen fortdauernder heftiger Schmerzen im Rücken und in der Kreuzbeingegend und wegen quälender Sensationen (Kriebeln, Gefühl von Abgestorbensein u. dergl.) an den Genitalien, am Gesäß und an den Beinen. Auf Grund eines ärztlichen Gutachtens vom 9. März 1897, in dem ausgeführt wurde, daß die Beschwerden des Exploranden durchaus subjektive seien, für die sich irgend ein Anhaltspunkt objektiv nicht nachweisen lasse, wurde dem Manne die Vollrente, die er bis dahin erhalten hatte, entzogen und eine Rente von 15% festgesetzt. Der Kranke wandte sich an einen anderen Arzt, dessen Gutachten zu einer neuen Verhandlung vor dem Schiedsgericht führte, bei der ich als Sachverständiger zu fungieren hatte. Diesem Gutachten vom 14. Dezember 1897 war eine kleine Skizze der Sensibilitätsstörung beigegeben, die der Gutachter bei wiederholten Untersuchungen im Verlauf von mehreren Wochen regelmäßig in annähernd gleicher Ausdehnung nachgewiesen hatte (Fig. 23a).

Fünfeinhalb Monate später, mehr als anderthalb Jahre nach dem Unfall, hatte ich am Tage der Schiedsgerichtsverhandlung Gelegenheit, den Kranken eingehend zu untersuchen. Er brachte die gleichen Beschwerden vor wie früher und gab u. a. auf das Bestimmteste an, nicht entscheiden zu können, ob er auf einer harten Steinbank oder auf einem Polsterkissen sitze, wie überhaupt nicht recht zu merken, wann er beim Niedersetzen mit dem Gesäß den Stuhl erreicht habe. Auf motorischem Gebiete und hinsichtlich der Reflexe waren keinerlei Krankheitserscheinungen aufzufinden; die Muskulatur des Peronaeusgebietes war vollkommen intakt;

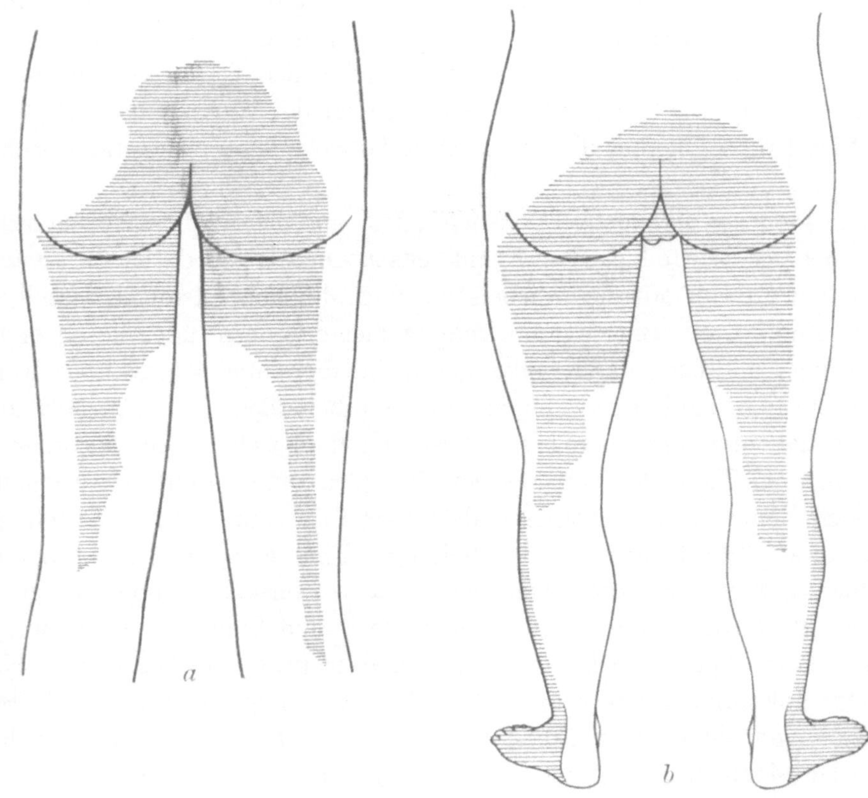

Fig. 23.

Wurzelanästhesie bei traumatischer Läsion der Cauda equina. Eigene Beobachtung.

a und b in einem Zwischenraum von einem halben Jahre von zwei verschiedenen Beobachtern aufgezeichnet.

die Kniephänomene und Achillessehnenreflexe ließen sich beiderseits in normaler Weise auslösen, ebenso die Fußsohlenreflexe. Wohl aber konnte ohne Mühe ein scharf begrenztes, reithosenförmiges Gebiet kompletter Anästhesie, Analgesie und Thermanästhesie am Rumpfe und an den Beinen des Exploranden festgestellt werden (Fig. 23b). Ein Vergleich der beiden Skizzen wird Sie überzeugen, daß die von zwei verschiedenen Ärzten in einem Zwischenraum von etwa einem halben Jahre nachgewiesenen Gebiete einer kompletten Anästhesie auffallend gut übereinstimmen. Die zweite Zeichnung ist die vollständigere, insofern sie auch die Sensibilitätsstörung an der Außenseite der Unterschenkel zur Anschauung bringt, die in der Skizze des früheren Gutachters nicht dargestellt, wohl aber in dem ausführlichen Gutachten erwähnt gewesen ist.

Ein Vergleich dieser beiden Figuren mit dem Seifferschen Schema der spinalen segmentären Sensibilitätsinnervation (Fig. 6) wird Ihnen zeigen, daß das anästhetische Gebiet unseres Unfallskranken in der Hauptsache den Wurzelzonen des V. Lumbal- bis IV. (und V.) Sakralsegmentes entspricht. Auf Grund dieses Befundes war ich damals in der Lage, vor dem Schiedsgericht mit aller Entschiedenheit dafür einzutreten, daß bei dem Exploranden eine organische Läsion der hinteren Wurzeln am unteren Ende des Duralsackes und zwar beiderseits vorliegen müsse. Es wurde daraufhin die Unfallsrente des Mannes wieder auf 80 % in die Höhe gesetzt.

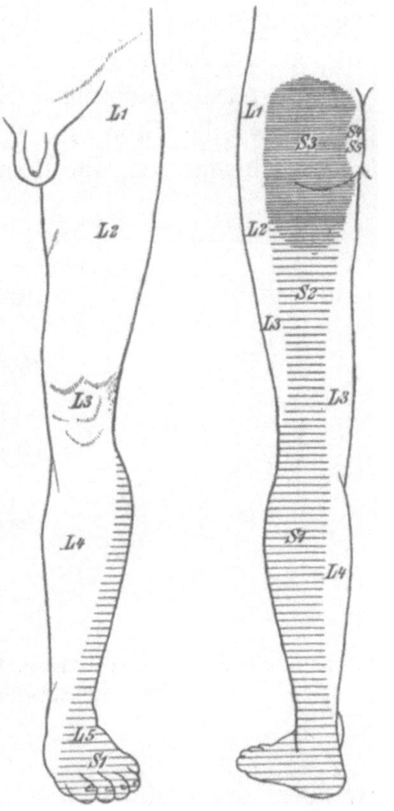

Die praktische Wichtigkeit derartiger Befunde möchte ich Ihnen noch an einem anderen Kranken zeigen, einem Manne von 54 Jahren, der vor einem Vierteljahr einen Unfall erlitten hat. Er war mit dem Montieren eines Glasdaches beschäftigt und wollte gerade eine Leiter von der einen Seite des Daches nach der anderen tragen, als er mit dem linken Fuß auf einen Meißel trat und mit diesem ausglitt. Dadurch drohte die Leiter nach hinten umzukippen, und der Kranke mußte sich mit aller Gewalt dagegenstemmen, damit er nicht selbst von der Leiter mit hintenüber gerissen würde. In diesem Augenblick hat er einen heftigen Schmerz im Kreuz, in das linke Bein ausstrahlend, verspürt, der ihm das Weiterarbeiten unmöglich machte und ihn bis jetzt noch nicht verlassen hat.

Objektiv finden wir nicht viel an dem Kranken. Sein Gang ist offenbar nur durch die vorhandenen Schmerzen behindert; denn irgendwelche motorischen Lähmungserscheinungen waren und sind nicht vorhanden. Besonders sei wiederum hervorgehoben, daß sich auch in der Muskulatur der Peronaeusgruppe nicht die geringste Parese nachweisen läßt, und daß die elektrische Untersuchung ein normales Verhalten der Nerven und Muskeln ergibt. Auch die Funktionen der Blase und des Mastdarmes waren von Anfang an ungestört; die Kniephänomene, Achillessehnen- und Plantarreflexe sind in normaler Weise vorhanden. Wohl aber sind die taktile Sensibilität, die Schmerzempfindung und der Temperatursinn am linken Bein in erheblicher Ausdehnung deutlich herabgesetzt.

Diese Störung der verschiedenen Qualitäten der Empfindung (Fig. 24) betrifft die linke Seite des Gesäßes und den linken Ober- und Unterschenkel; sie reicht

Fig. 24.
Wurzelhypästhesie bei traumatischer Läsion der Cauda equina.
Eigene Beobachtung.

auf den Nates nicht ganz bis zur Mittellinie, läßt vielmehr hier eine ovale Zone frei. Während ihre obere Grenze in einem Bogen nach außen verläuft, dehnt sie sich nach unten auf die Hinterseite des linken Oberschenkels aus. Hier grenzen zwei hypästhetische Gebiete von verschiedener Intensität aneinander; im oberen Gebiete sind alle Qualitäten der Empfindung noch mehr herabgesetzt als im unteren, so daß sich bei allen Untersuchungen regelmäßig dieselbe Grenzlinie ergeben hat. Auf der Hinterseite des linken Beines verläuft die hypästhetische Zone nach unten; am Unterschenkel erreicht sie dessen Außenrand, ja greift sogar auf dessen Vorderseite über. Hier verläuft die Grenze etwa nach der Mitte des inneren Fußrandes.

Die Ausbreitung dieser Sensibilitätsstörung ähnelt sehr der vorhin besprochenen (Fig. 23 b); die Störung ist aber einmal nicht so hochgradig wie in jenem Fall, bei dem beiderseits eine komplette Anästhesie vorlag, und ferner ist sie insofern

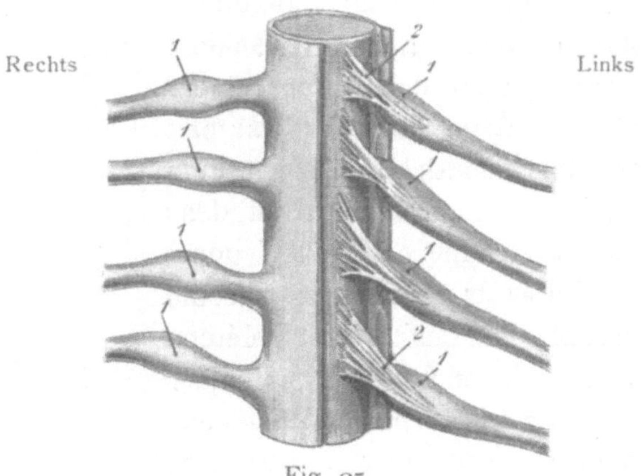

Fig. 25.

Unteres Cervikalmark von vorn. Duralsack der Länge nach eröffnet; Dura mater rechts in situ, links abgetragen, so daß die vorderen Wurzeln sichtbar sind.

1 Spinalganglien, 2 vordere Wurzeln.

weniger ausgedehnt, als sie eine kleine, ovale Zone an der Mittellinie des Gesäßes ganz frei läßt. Diese kleine Zone entspricht genau dem IV. (und V.) Sakral-segment des Seifferschen Schemas. Die Hypästhesie beschränkt sich also hier auf die Innervationsgebiete des V. Lumbal- bis III. Sakralsegmentes, während in dem vorher erwähnten Falle auch die Wurzeln des IV. (und V.) Sakralnerven-paares betroffen waren.

Wir sind also ohne Zweifel in der Lage, die Sensibilitätsstörung, die sich bei unserem Kranken objektiv nachweisen läßt, segmentär zu lokalisieren. Es fragt sich nun, liegt eine Läsion des Rückenmarks, der hinteren Wurzeln oder der Spinalganglien vor? Eine Läsion des Markes selbst, und zwar seines untersten Abschnittes — es kommt hier vorwiegend der Epikonus in Betracht —, können wir mit voller Sicherheit ausschließen, weil sie noch andere Symptome als die isolierten Hypästhesien machen würde, vor allem motorische Lähmungserschei-nungen von seiten des Plexus sacralis und Atrophie in den Muskeln der Peronaeusgruppe. So müssen wir in erster Linie an eine Läsion der hinteren Wurzeln denken, auf die uns auch die heftigen Schmerzen hinweisen, und es wirft sich die Frage auf, an welche Stelle ihres Verlaufes wir den Sitz der Erkrankung zu verlegen haben. Zur Beantwortung dieser Frage wollen wir uns zunächst die topo-

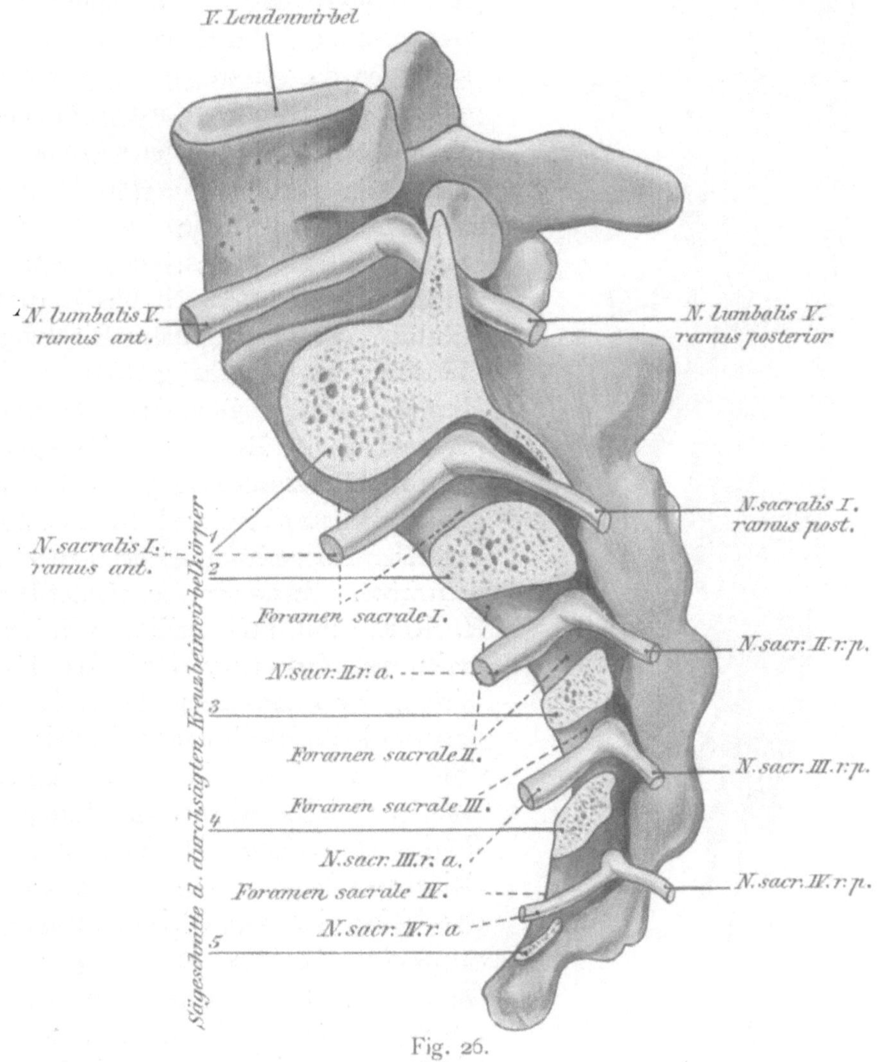

Fig. 26.

Sagittalschnitt durch die Foramina sacralia ant. und post. In der Tiefe der kurzen Kanäle, deren Öffnungen die Foramina sacralia sind, liegen die Spinalganglien. Natürliche Größe.

graphisch-anatomischen Verhältnisse des untersten Rückenmarksabschnittes und der austretenden Wurzeln in ihrer Lage zu der Wirbelsäule ins Gedächtnis zurückrufen.

Die Spinalganglien, von deren akuter Entzündung beim Herpes zoster wir bei unseren Besprechungen ausgegangen sind, liegen, wie Sie an dem frischen Präparate (Fig. 25) sehen, mit Ausnahme der beiden letzten außerhalb des Duralsackes und zwar an derjenigen Stelle, an der die Rückenmarksnerven den Wirbel-

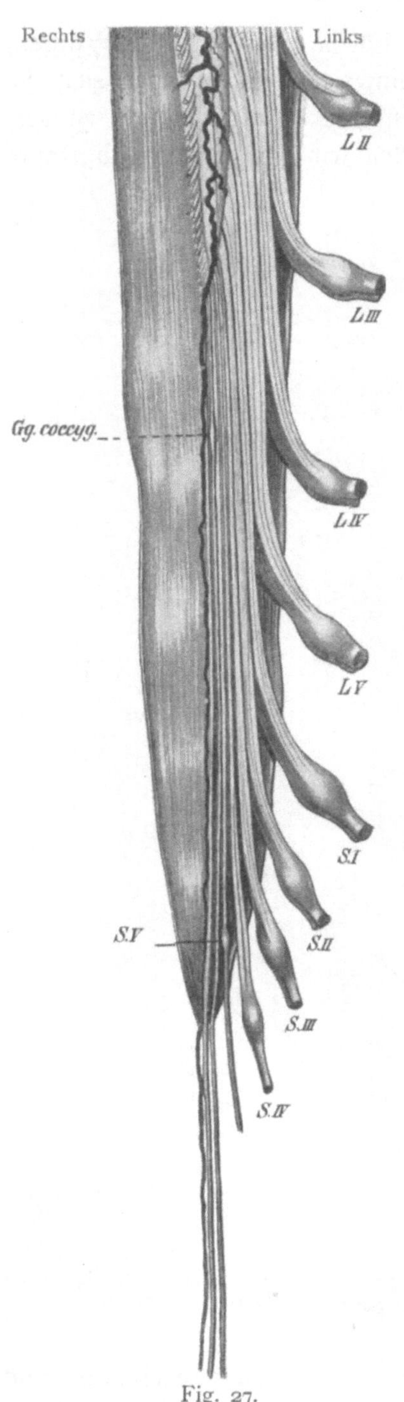

Fig. 27.

Die Spinalganglien der untersten Rückenmarksnerven. Nach F. Arnold.

Duralsack von vorn, der Länge nach eröffnet und ausgebreitet. Rückenmarksnerven links in situ, rechts an
ihrer Austrittsstelle aus dem Rückenmark abgetragen.
L II—L V die vier unteren Lumbal-, S I—S IV die vier
oberen Sakralnerven mit ihren extradural liegenden
Spinalganglien. S V Spinalganglion des V. Sakralnerven,
Gg. coccyg. Spinalganglion des N. coccygeus, beide
innerhalb des Duralsackes liegend.

kanal verlassen. Die Spinalganglien der
Hals-, Brust- und Lendennerven sind innerhalb der engen Foramina intervertebralia
gelegen; die Spinalganglien der vier ersten
Sakralnerven dagegen in kleinen, seitlichen
Ausbuchtungen des Canalis sacralis, die sich
nach den das Kreuzbein in sagittaler Richtung durchziehenden Kanälen öffnen, deren
Mündungen die Foramina sacralia anteriora
et posteria sind. Die versteckte Lage der
sakralen Spinalganglien an dieser schwer
zugängigen Stelle des Sakralkanals ist aus
einem Sägeschnitt durch das Kreuzbein ersichtlich, der in sagittaler Richtung durch
die Foramina sacralia geführt ist (Fig. 26).
Nur die Spinalganglien des V. Sakralnerven-
paares und der Nn. coccygei liegen innerhalb des Duralsackes (Fig. 27). Das Rückenmark reicht nur bis zur Höhe der Zwischen-
wirbelscheibe zwischen dem I. und II. Lendenwirbel. Etwa an der Unterfläche des
II. Kreuzbeinwirbels endigt auch der Duralsack; von hier aus verläuft das Filum terminale, der Piaüberzug des Rückenmarkes,
das am Ende des Conus medullaris beginnt,
durch den engen Sakralkanal hindurch bis
zum II. Steißbeinwirbel, an dessen hinterer
Fläche es endigt. Es sind also nur die
Spinalganglien des Hals- und Brustmarkes in
der Höhe der zugehörigen Rückenmarkssegmente oder um ein weniges tiefer als
diese gelegen; am oberen Lendenmark liegen
sie schon wesentlich weiter von der Eintrittsstelle der hinteren Wurzeln in das Mark
entfernt. Am unteren Lendenmark und am
Conus medullaris, wo die Eintrittsstellen
der Wurzeln immer näher aneinander
rücken, liegen die Spinalganglien sehr
viel tiefer, schließlich um die ganze Länge
der Cauda equina, die ja im wesentlichen
durch die Lumbal- und Sakralnerven-
paare und die Nn. coccygei gebildet wird
(Fig. 28).

Würde nun in unserem Falle ein extraduraler Krankheitsprozeß Ursache der vorhandenen Schmerzen und der beobachteten Hypästhesie sein, so müßte es sich um eine Affektion handeln, die einseitig nahezu in der ganzen Länge des Kreuz-beins in der Richtung der Foramina sacralia etabliert ist, z. B. um eine Fraktur

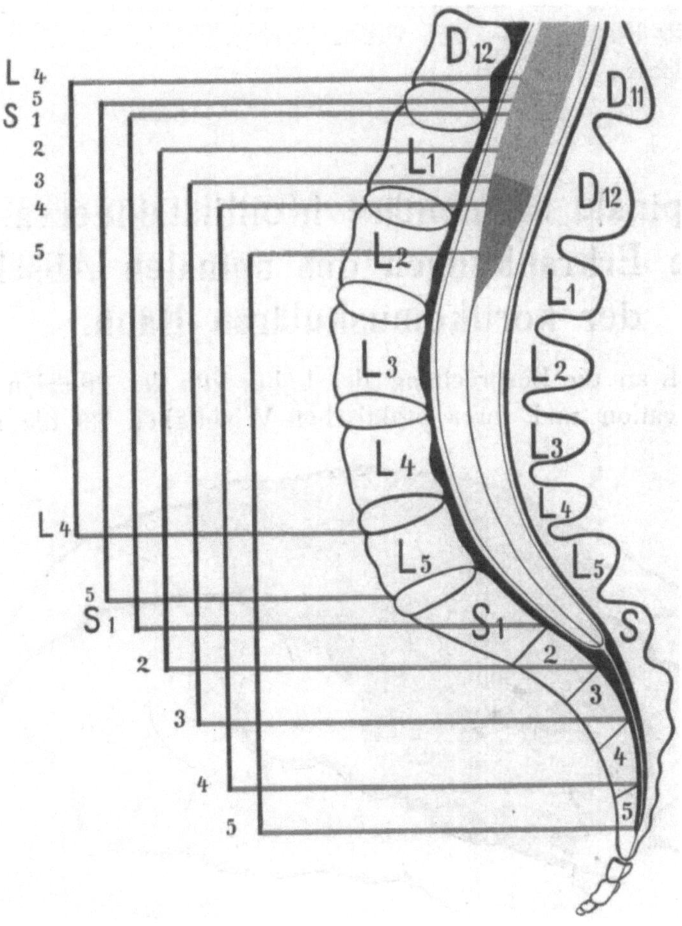

Fig. 28.

Das untere Ende der Wirbelsäule in seiner topographischen Beziehung zum Lenden- und Sakral-mark und zu den Ursprüngen und Austrittsstellen der Lenden- und Sakralnerven. Nach Raymond.

In der schematischen Darstellung der Wirbelsäule sind der XI. und XII. Brustwirbel mit D 11 und D 12, die Lendenwirbel mit L 1—L 5, das Kreuzbein mit S, S 1—5 bezeichnet. Der dunkler gekörnte Teil des Rückenmarks stellt den Conus medullaris (nach Raymond) vor; an ihn schließt sich nach unten das Filum terminale an. Der weiß gelassene Teil des Duralsacks wird von der Cauda equina durchzogen.

Die oberen horizontalen Linien zeigen die Höhe an, in der die Nervenwurzeln (L 4 und 5 die Wurzeln des IV und V. Lendennerven, S 1—5 des I.—V. Sakralnerven) aus dem Rückenmark entspringen, während die damit durch Vertikallinien verbundenen unteren Horizontalen die Austrittsstellen der entsprechenden Wurzeln aus dem Wirbel-kanal bezeichnen. Die vertikalen Verbindungslinien geben also die Länge der einzelnen Wurzeln der Cauda equina an.

der Massae laterales des Kreuzbeines. Eine solche ist indessen nicht nachgewiesen. Sie ist auch bei der Art des Traumas, das der Kranke erlitten hat, und bei dem massiven Bau des Knochens an dieser Stelle nicht wahrscheinlich, und schließlich würde eine solche schwere Verletzung des Kreuzbeins wohl kaum die den Spinal-ganglien dicht anliegenden motorischen Wurzeln intakt gelassen haben. So liegt

es viel näher, eine intradurale Schädigung der sensiblen Wurzeln des V. Lumbal-
und der oberen Sakralsegmente anzunehmen, die von einer umschriebenen Stelle
am unteren Ende des Duralsackes aus das beobachtete Zustandsbild auslösen wird.
Eine einseitige subdurale Hämorrhagie im Gebiete der geschädigten Wurzeln
erklärt uns vollständig die mit dem Unfall aufgetretenen Schmerzen und die
Herabsetzung der Empfindung, von deren Vorhandensein bei dem Kranken Sie
sich überzeugt haben.

II. Spinale segmentäre Motilitätsinnervation und die Erkrankungen des spinalen Abschnitts der kortikomuskulären Bahn.

Im Anschluß an die Besprechung der Lehre von der spinalen segmentären
Sensibilitätsinnervation und ihrer praktischen Wichtigkeit für die neurologische

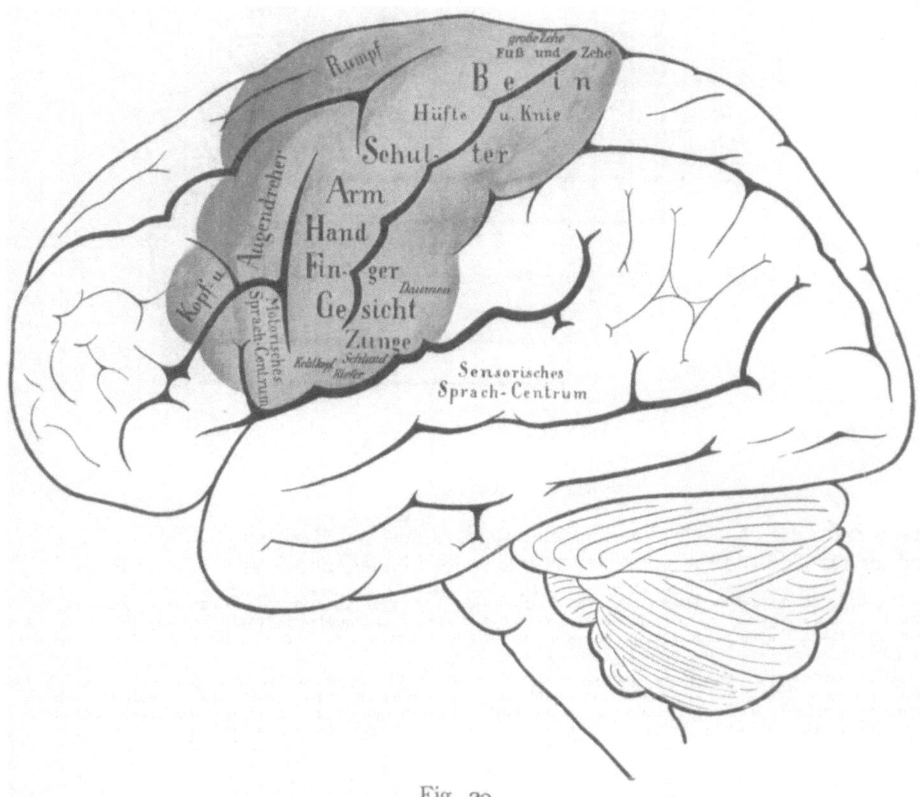

Fig. 29.

Großhirnoberfläche von außen.   Motorische Rindenfelder.

Diagnostik liegt es nahe, auch die spinale Motilitätsinnervation in den
Kreis unserer Betrachtung zu ziehen. Das Studium derselben ist mit ungleich

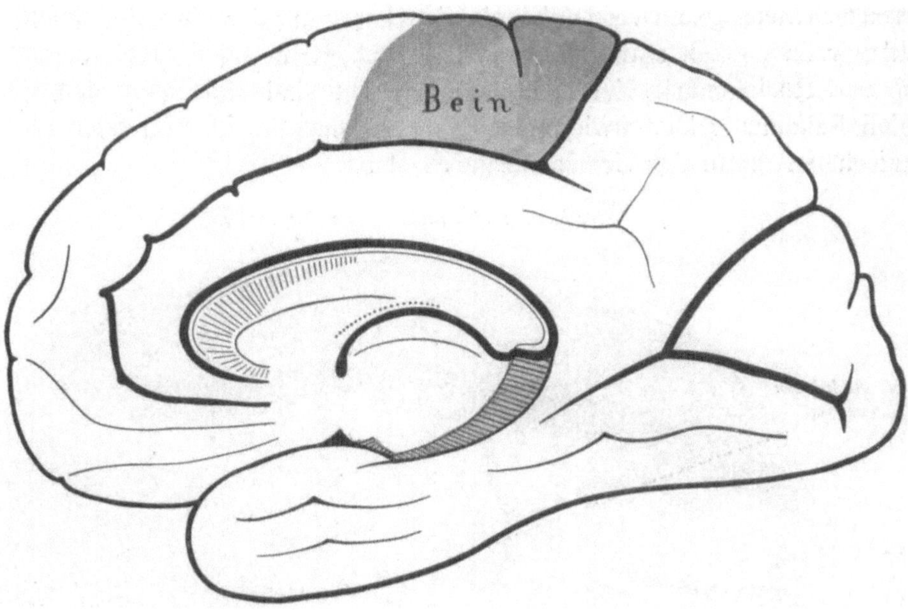

Fig. 30.

Großhirnoberfläche auf dem Medianschnitt. Motorische Rindenfelder.

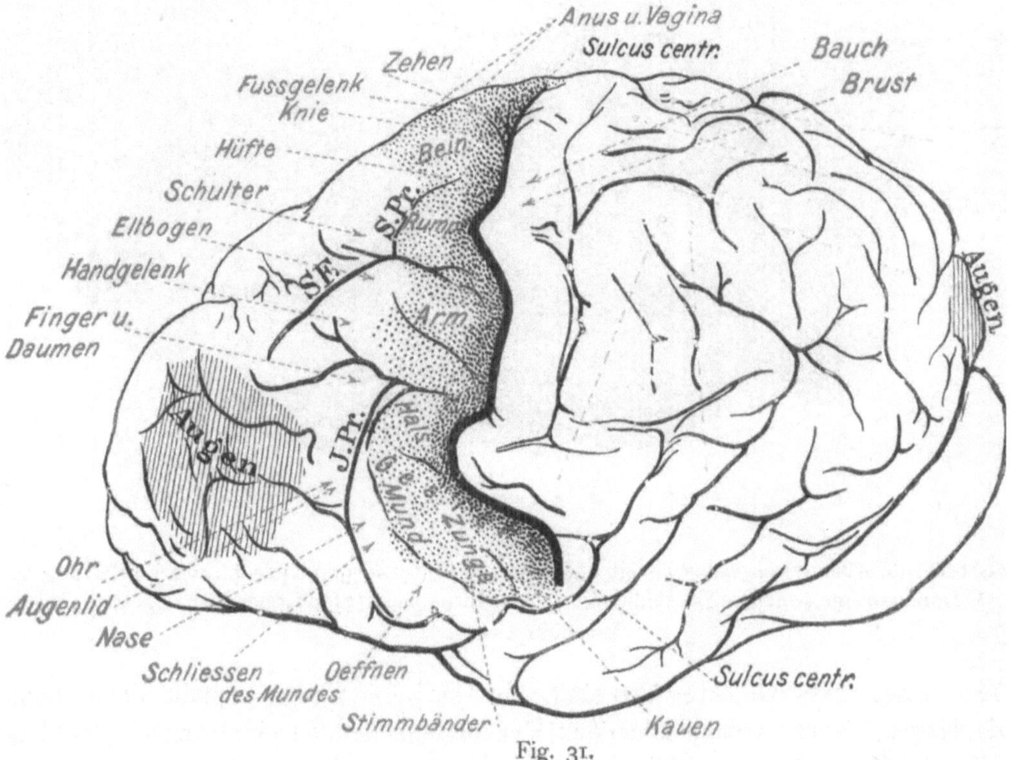

Fig. 31.

Linke Großhirnhemisphäre eines Schimpansen (*Troglodytes niger* L.) mit den faradisch bestimmten motorischen Zentren nach Sherrington und Grünbaum.

SF. Sulcus frontalis superior, S.Pr. Sulcus praecentralis superior, J.Pr. Sulcus praecentralis inferior.

größeren Schwierigkeiten verbunden als die Klarlegung der Sensibilitätsverhältnisse, obwohl wir im großen und ganzen über den Verlauf der motorischen Bahn im Gehirn und Rückenmark viel besser unterrichtet sind als über den Verlauf der sensiblen Bahnen. Die Schwierigkeit des Problems liegt in letzter Linie in dem anatomischen Aufbau des Zentralorganes selbst.

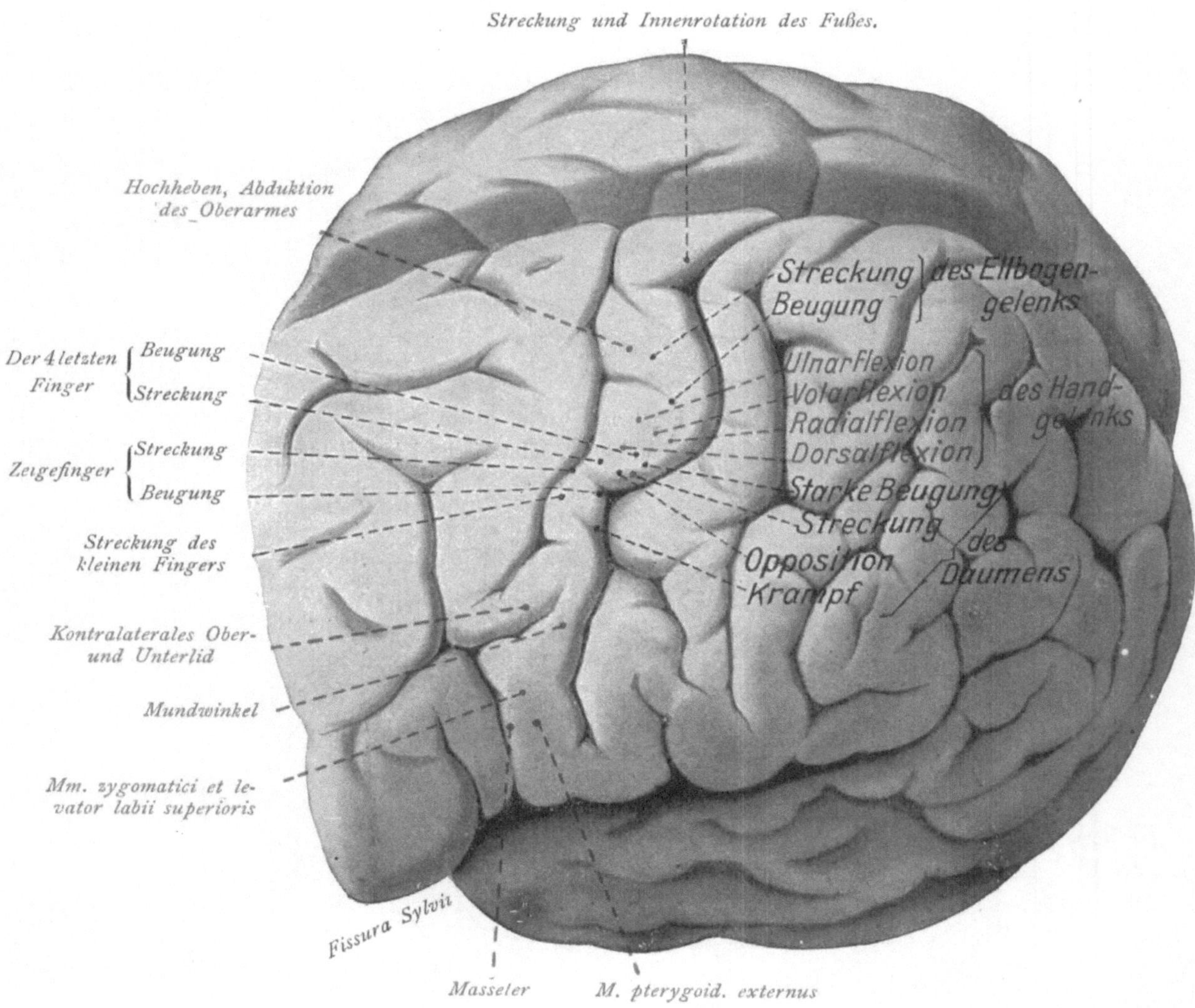

Fig. 32.

Linke Großhirnoberfläche des Menschen mit den von F. Krause durch die faradische Reizung bei 12 Operationen gewonnenen Ergebnissen. (Der Stirnpol der Hemisphäre ist abgetragen). Nach Krause.

Die motorische oder kortikomuskuläre Bahn zerfällt bekanntlich in zwei Neuren, deren zentrales in den Pyramidenzellen der motorischen Rindenfelder des Großhirns beginnt. Die sogen. motorischen „Zentren" sind in manchen Lehrbüchern noch immer ziemlich gleichmäßig auf die vordere und hintere Zentralwindung des Eckerschen Schemas und auf die an erstere angrenzenden Windungen

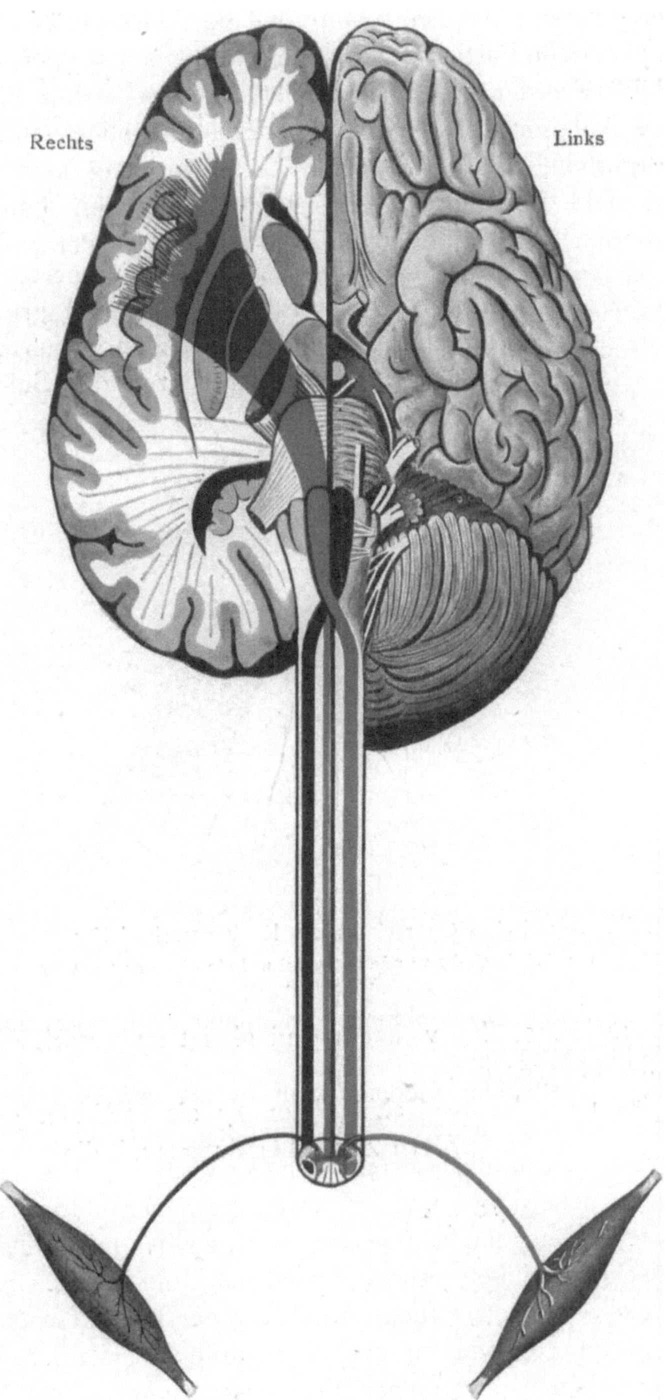

Fig. 33.

Schema der kortikomuskulären Bahn.

Gehirn von unten gesehen. Rechts ist die untere Hälfte der Großhirnhemisphäre durch einen Horizontalschnitt abgetragen gedacht, ebenso das Kleinhirn. Die rechts entspringende kortikomuskuläre Bahn ist rot, die links entspringende kortikomuskuläre Bahn (von der Pyramide an) schwarz eingezeichnet.

verteilt dargestellt (Fig. 29 und 30). Wir dürfen aber nicht vergessen, daß Hitzig bei seinen Experimenten an Affen schon 1874 die vordere Zentralwindung als die „eigentliche motorische Partie der Hirnrinde" erkannt hat. Sherrington und Grünbaum haben neuerdings durch ihre Versuche am Gorilla, Schimpanse und Orang-Utan diese Auffassung bestätigt und durch einpolige faradische Reizung der Hirnrinde festgestellt, daß der hinteren Zentralwindung keine Bedeutung als motorisches Rindenfeld zukommt. Vielmehr nimmt bei den anthropoiden Affen die motorische Region (Fig. 31) die ganze Länge der vorderen Zentralwindung ein; sie breitet sich in die Tiefe der Zentralfurche aus und greift auch auf die mediale Fläche der Hemisphäre über, ohne jedoch bis zum Sulcus calloso-marginalis herabzureichen. Nach vorn ist sie indessen nicht durch den Sulcus praecentralis

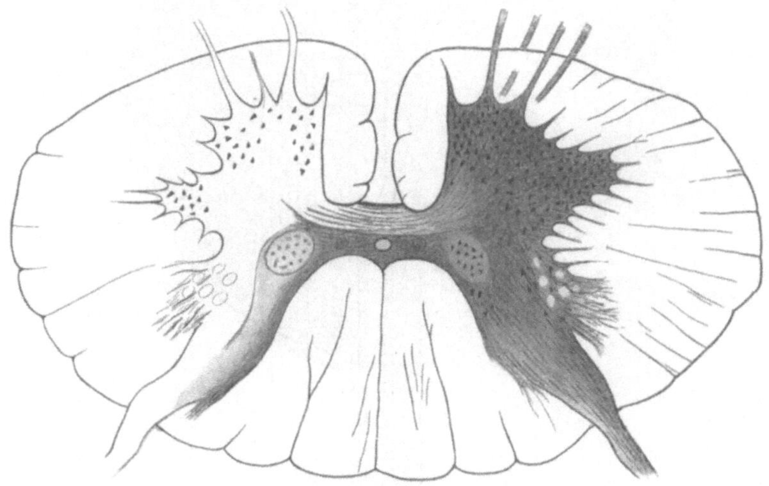

Fig. 34.

Halbschematischer Querschnitt des Rückenmarks. Nach Erb.

Die beiden Rückenmarkshälften sind durch die vordere (weiße) und die hintere (graue) Kommissur miteinander verbunden.

begrenzt; sie überschreitet ihn vielmehr und nimmt auch noch die benachbarten Teile der Frontalwindungen ein.

Auch für das menschliche Gehirn kann es als erwiesen gelten, daß die motorische Region auf die vordere Zentralwindung und die angrenzenden, vor ihr gelegenen Partien beschränkt ist (v. Monakow u. a.). Die bei Herderkrankungen des Gehirnes neuerdings häufiger vorgenommenen chirurgischen Eingriffe haben dem Operateur Gelegenheit gegeben, auch an der menschlichen Hirnrinde explorative elektrische Reizungsversuche anzustellen, und kürzlich hat Krause in seiner „Hirnchirurgie" eine vortreffliche Abbildung der linken Großhirnhemisphäre des Menschen (Fig. 32) gegeben, in der er seine durch die faradische Rindenreizung bei 12 Operationen gewonnenen Ergebnisse eingezeichnet hat. Während also, wie aus dieser Abbildung ersichtlich ist, in der vorderen Zentralwindung die sogenannten „Zentren" für die Muskulatur des Gesichtes und der Extremitäten gelegen sind, sehen wir am Fuße der dritten (linken) Stirnwindung das Broca-sche Sprachzentrum (Fig. 29), am Fuße der zweiten Stirnwindung das Zentrum

für die Kopf- und Augendrehung und am Fuße der ersten Stirnwindung das
Zentrum für die Muskulatur des Rumpfes.

Das zentrale motorische Neuron verläuft von der Pyramidenzelle der motorischen Region in der sogen. Pyramidenbahn durch das weiße Marklager der
Hemisphären, durch den hinteren Schenkel der Inneren Kapsel und den Hirnstamm
nach dem Rückenmark, wo es sich in den
grauen Vordersäulen in zahlreiche Verästelungen auflöst (Fig. 33). In der Pyramidenkreuzung tritt der größte Teil der Fasern in
den Seitenstrang der anderen Seite, hier als
gekreuzte Pyramidenseitenstrangbahn weiter
verlaufend; ein kleiner Teil verläuft ungekreuzt im Vorderstrang derselben Seite als
Pyramidenvorderstrangbahn abwärts. Er ist
nur bis in das oberste Lendenmark zu verfolgen. Auch diese Fasern treten sukzessive
in der vorderen Kommissur des Rückenmarkes
(Fig. 34) auf die gegenüberliegende Seite, so
daß schließlich sämtliche motorische Fasern
der rechten Hemisphäre des Großhirns nach
den Vorderhörnern der linken Seite des
Rückenmarks gelangen und umgekehrt. Hier
beginnt das periphere Neuron der motorischen Bahn in den großen Ganglienzellen der grauen Vordersäulen, deren Ausläufer mit den Ausläufern des zentralen
Neurons in innige Berührung treten. Das
periphere Neuron verläuft weiter durch die
vorderen Wurzeln und die motorischen Fasern
des gemischten peripheren Nerven zum Muskel,
in dessen Substanz es sich wiederum in feinste
Verästelungen aufzweigt (Fig. 35).

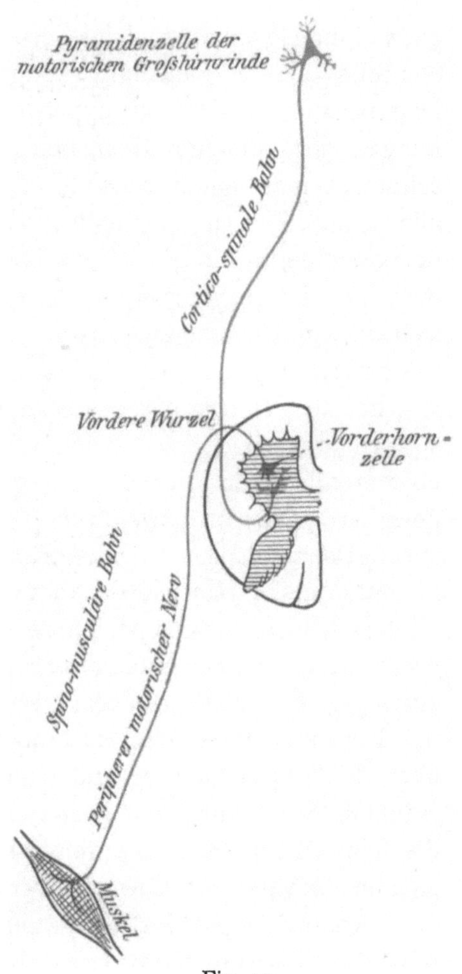

Fig. 35.
Schema der kortikomuskulären Bahn.

Dieser anatomische Aufbau der motorischen Bahn von den Rindenfeldern des Groß-
hirns bis zum Muskel zeigt uns, daß die Pyramidenzelle der Großhirnrinde das
nutritive Zentrum für das zentrale Neuron und die Vorderhornzelle des Rückenmarks
das nutritive Zentrum für das periphere Neuron ist. Eine Zerstörung dieser nutritiven Zentren führt zur sekundären Degeneration des betreffenden Neurons
in seiner ganzen Ausdehnung; eine Zerstörung der Pyramidenzellen in der Großhirnrinde also zur Degeneration der Pyramidenbahn im Gehirn und Rückenmark,
eine Zerstörung der großen Ganglienzellen im Vorderhorn zur Degeneration der
vorderen Wurzeln, der motorischen Fasern im peripheren Nerven und des Muskels.

Zur spinalen Lokalisation bedürfen wir also nur der genauen Kenntnis des

peripheren Neurons. Dies vorausgeschickt, wollen wir nun den derzeitigen
Stand unserer Kenntnisse hinsichtlich des sensiblen und des motorischen peripheren
Neurons miteinander vergleichen. Aus den großen Zellen der Spinalganglien
treten zwei Fortsätze aus, von denen der eine peripherwärts in den gemischten
Nerven, der andere zentralwärts durch die hintere Wurzel in das Rückenmark
auswächst (Fig. 16). So charakterisiert sich die Zelle des Spinalganglions schon
entwicklungsgeschichtlich als der eigentliche Ursprungskern des peripheren sensiblen
Neurons. Zu der gleichen Erkenntnis führt uns auch das Studium der sekundären
Degenerationen, die auf experimentellem Wege hervorgerufen oder bei Erkrankungen der Spinalganglien, beim Herpes zoster, beobachtet worden sind. Durchschneidet man einen sensiblen Nerven dicht vor dem Spinalganglion, so gehen
alle seine Fasern zugrunde, während das Ganglion selbst und die aus ihm
hervortretende hintere Wurzel im wesentlichen intakt bleiben. Durchschneidet
man die hintere Wurzel, so degenerieren ihre Fasern, und die Degeneration setzt
sich auf- und absteigend in die sensiblen Fasern des Rückenmarks fort, während
das Spinalganglion und die sensiblen Fasern des peripheren Nerven intakt bleiben.
Nur bei dem Untergang des Spinalganglions selbst ist die sekundäre Degeneration
sowohl im peripheren Nerven wie in der hinteren Wurzel und in den auf- und
absteigenden sensiblen Fasern des Rückenmarks nachzuweisen, soweit sie dem
peripheren Neuron angehören. Es ist also die Zelle des Spinalganglions der Ursprungskern und das nutritive Zentrum für das ganze periphere sensible Neuron und
in funktioneller Hinsicht der motorischen Vorderhornzelle vollkommen gleichwertig.

Hier also, für das periphere sensible Neuron, liegt der Ursprungskern außerhalb des Zentralorgans, im Spinalganglion, das einer direkten Untersuchung
zugängig ist, sobald wir die geringen technischen Schwierigkeiten der Eröffnung
der Foramina intervertebralia überwunden haben. Und einen sicheren Aufschluß
über den Verlauf der zentralen und peripheren Ausläufer des Kerns gibt uns das
Studium der sekundären Degenerationen, die wir nach der Peripherie hin bis in
die feinsten Hautäste des gemischten Nerven und in das Rückenmark hinein bis
zu ganz bestimmten Grenzen verfolgen können.

Anders liegen die Verhältnisse für das periphere motorische Neuron. Hier
liegt der Ursprungskern innerhalb des Zentralorgans, in den grauen Vordersäulen, an einer Stelle, die isoliert dem experimentellen Eingriff überhaupt nicht
zugängig ist, so daß wir nicht imstande sind, eine sekundäre Degeneration hervorzurufen, deren Studium uns Rückschlüsse auf die Lage des Kerns ermöglichen
würde. Wir sind vielmehr lediglich darauf angewiesen, kaum anders als der
deskriptive Anatom, dem Verlaufe der peripheren Nerven bis zum Austritt der
motorischen Wurzeln aus dem Rückenmark zu folgen und das Segment zu bestimmen, an dem dieser Austritt erfolgt[1]).

So sehen Sie auf Figur 36 nach den Angaben Kochers die Beziehungen der
peripheren Nerven der unteren Körperhälfte zu den vorderen Wurzeln und den

---

[1]) Cf. Wichmann, „Die Rückenmarksnerven und ihre Segmentbezüge. Ein Lehrbuch der
Segmental-Diagnostik der Rückenmarkskrankheiten". Berlin, 1900.

Segmenten des Rückenmarks dargestellt. Die vordere Wurzel des IV. Lumbalsegments innerviert durch den N. femoralis den M. quadriceps femoris und die
vordere Wurzel des V. Lumbalsegments durch den N. ischiadicus die Mm. semitendinosus, semimembranosus und biceps. Daraus dürfen wir aber noch nicht
schließen, daß wir bei einer degenerativen Atrophie des M. quadriceps zentralen
Ursprungs einen Schwund der Vorderhornzellen im IV. Lumbalsegment annehmen
könnten. Das Segment gibt uns nur die Stelle an, wo die den Muskel inner-

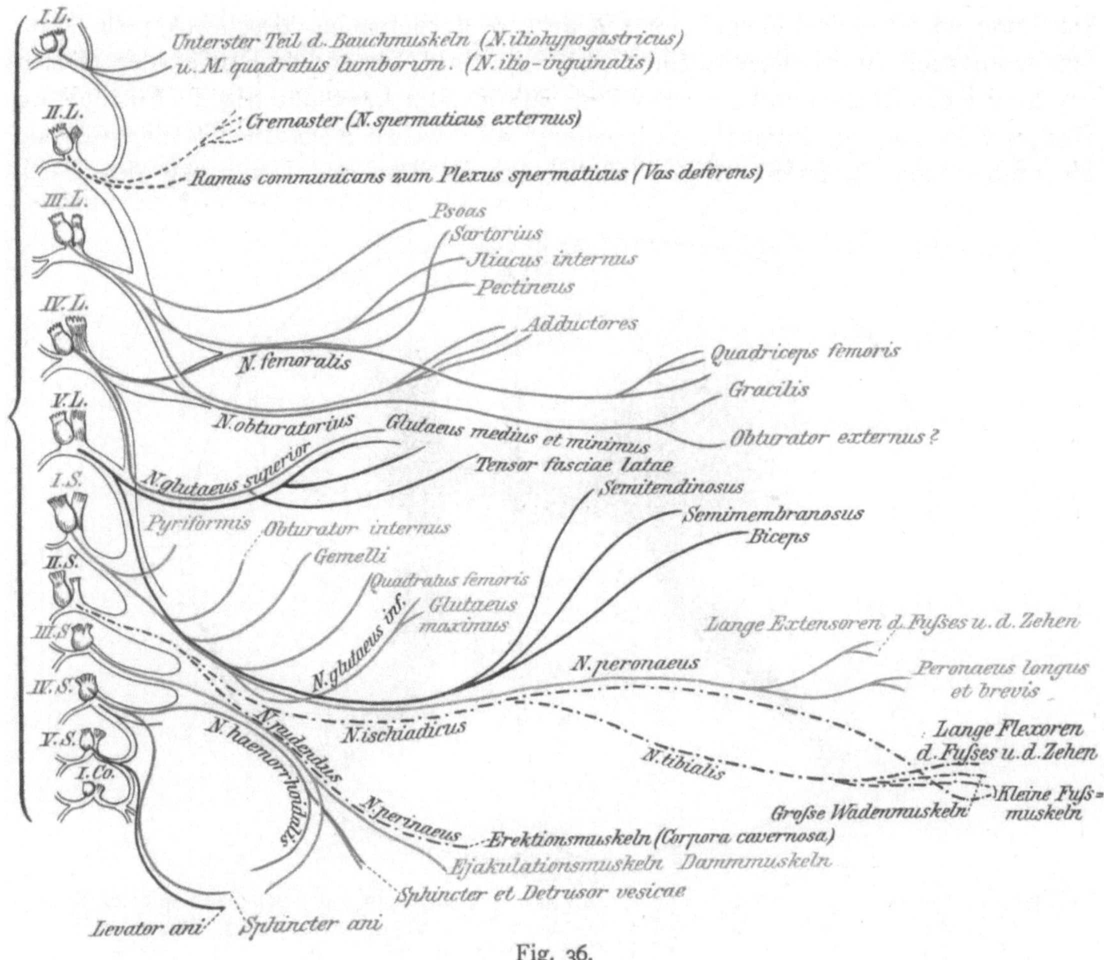

Fig. 36.

Spinale segmentäre Motilitätsinnervation (Lendenanschwellung). Nach Kocher.

vierenden Fasern aus dem Rückenmark austreten. Wo die zu diesen Fasern
gehörigen Kerne liegen, ist vorläufig noch nicht gesagt. Aber auch dieses Dunkel
beginnt sich zu lichten, und damit gewinnt die Erkrankung der grauen Vordersäulen des Rückenmarks, die Poliomyelitis anterior, ein neues Interesse
und eine theoretisch wie praktisch gleich wichtige Bedeutung.

Der bekannteste Typus der Poliomyelitis anterior ist die spinale Kinderlähmung. Sie ist eine der sowohl in ihrem anatomischen Sitz wie auch ihrem
klinischen Verlauf nach bestgekannten Rückenmarkskrankheiten; darum sei es mir

erlaubt, sie zum Ausgangspunkt für unsere Besprechung der Läsionen der kortiko-muskulären Bahn zu machen.

3. Poliomyelitis anterior infantum acuta (Spinale Kinderlähmung).

Die spinale Kinderlähmung charakterisiert sich als eine akute Ent-zündung der Vordersäulen des Rückenmarks oder vielmehr meist einer derselben, die zum Untergang der großen motorischen Ganglienzellen führen kann. Die Ent-zündung bleibt in der Regel auf die grauen Vordersäulen beschränkt; sie kann indessen auch auf die angrenzende weiße Substanz oder andere Partien der grauen Substanz des Rückenmarks übergreifen. Mit größter Intensität tritt die Entzündung in der Cervikal- und Lumbal-Anschwellung auf, wo sie meist auch allein dauernde Veränderungen hinterläßt (Fig. 37). Im Anschluß an den Untergang des nutri-

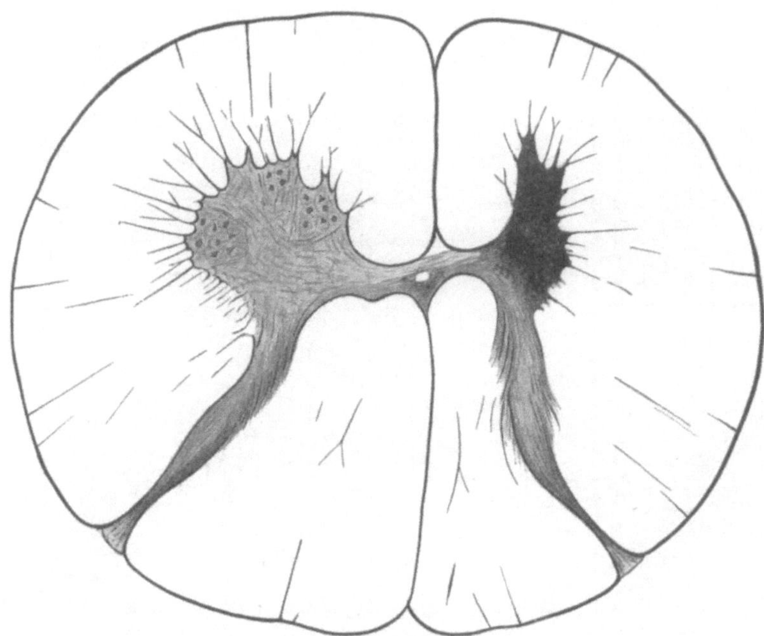

Fig. 37.

Poliomyelitis anterior. Querschnitt durch das Halsmark in einem Falle von alter spinaler Kinder-lähmung des rechten Arms. Atrophie des rechten Vorderhorns. Nach Charcot.

tiven Zentrums in der Ganglienzelle des Vorderhorns kommt es zu einer sekundären Degeneration des ganzen motorischen Neurons, die sich auf die vorderen Wurzeln, die peripheren motorischen Nerven und die zugehörigen Muskeln erstreckt. Die letzteren zeigen anatomisch eine echte degenerative Atrophie mit Ersatz des Muskelgewebes durch Binde- und Fettgewebe. Zugleich tritt eine trophische Störung des Knochenwachstums und eine Deformierung der Gelenke zutage, während die übrigen Organe normal bleiben.

Die klinischen Erscheinungen der akuten Poliomyelitis anterior infantum sind Ihnen aus der Praxis bekannt. Ohne auffällige Prodromalerscheinungen erkranken die Kinder ganz plötzlich mit schweren Störungen des Allgemeinbefindens und mit einer Temperatursteigerung auf 40⁰ und darüber. Sie werden rasch benommen und somnolent, und sehr bald stellen sich unter gänzlichem Verlust des Bewußtseins allgemeine Konvulsionen ein, die nur kurze Zeit, einen bis drei Tage, dauern und dann wieder verschwinden. Zugleich tritt eine Besserung des Allgemeinbefindens ein; die kleinen Patienten werden wieder munter und gesprächig; aber in wenigen Stunden, oft über Nacht, ist eine komplette motorische Lähmung einer oder beider Ober- oder Unterextremitäten entstanden, während die Sensibilität der gelähmten Glieder völlig normal geblieben ist. Gleich mit ihrem Eintritt hat die Lähmung ihre größte Intensität erreicht; allmählich, im Verlauf von einigen Wochen, tritt eine fortschreitende Besserung ein, indem sich die Lähmungserscheinungen auf bestimmte Muskelgruppen beschränken, die dann allerdings dauernd gelähmt bleiben. Meist ist ein Arm oder ein Bein der erkrankte Teil, der für den Patienten zeitlebens mehr oder weniger verloren bleibt. Die gelähmten Muskeln atrophieren rasch; es tritt in ihnen EaR. ein; die Sehnenreflexe erlöschen. Auch im Knochenwachstum bleibt die Extremität zurück, und paralytische Kontrakturen und Deformitäten der Gelenke stellen sich ein, unter denen der paralytische Klumpfuß die bekannteste ist. Im Gegensatz zu der zerebralen Kinderlähmung, deren Beginn dem Beginn der spinalen Lähmung derart gleicht, daß in den ersten Tagen der Erkrankung eine sichere Diagnose überhaupt nicht möglich ist, ist bei der spinalen Kinderlähmung von irgendwelcher Schädigung der geistigen Funktionen und von dem Persistieren oder späterer Wiederholung der initialen Konvulsionen epileptischen Charakters keine Rede. Das Kind wächst heran, es gedeiht geistig und auch körperlich vortrefflich; es bleibt aber zeitlebens ein Krüppel.

Diese schweren und irreparablen Läsionen auf rein motorischem Gebiete, wie sie die akute Entzündung der grauen Vordersäulen des Rückenmarks zur Folge hat, möchte ich Ihnen zunächst an einem Patienten demonstrieren, lange Jahrzehnte nach dem Ablauf der Erkrankung selbst. Der Patient bietet für uns ein doppeltes Interesse, weil bei ihm in späteren Jahren eine ähnliche, nicht gerade häufige Erkrankung des Rückenmarks hinzugetreten ist. Er ist im Jahre 1852 geboren; von seiner Familie wissen wir so gut wie nichts. Seine Mutter ist wenige Tage, nachdem sie ihm das Leben geschenkt hatte, gestorben. Vorher hatte sie schon zwei Kinder geboren, einen Sohn, der bei Sedan gefallen ist, und eine Tochter, die gleichfalls im Puerperium starb. Der Vater des Kranken soll mit 74 Jahren an „Altersschwäche" gestorben sein. Eine erbliche Disposition zu Nervenkrankheiten ließ sich also nicht nachweisen.

Wann der Knabe erkrankt ist und unter welchen Erscheinungen, wissen wir auch nicht. Seiner Erinnerung nach ist er „von Geburt an verkrüppelt" gewesen und hat erst mit dem sechsten Lebensjahre an Krücken laufen gelernt. Die erste authentische Mitteilung, die wir von dem Zustande des Kranken besitzen, ist ein ärztliches Attest aus seinem 12. Lebensjahre. Es handelte sich damals um die Aufnahme des kleinen Patienten in die Kgl. Erziehungsanstalt für krüppelhafte Knaben in München, in der der Kranke vom 8. Oktober 1864 bis zum Ende des

Schuljahres 1868 verblieben ist. Das Attest bezeichnet den Knaben als „seit seiner frühesten Kindheit mit unheilbarer Verkrüppelung des rechten Fußes in der Art behaftet, daß er nur mittelst einer Krücke sich mühsam fortzubewegen imstande ist", aber in „psychischer Hinsicht seinem Lebensalter entsprechend entwickelt". Daß dies letztere tatsächlich der Fall gewesen ist, zeigt uns das Abgangszeugnis der Lehranstalt, in dem der Kranke in sämtlichen Fächern das Prädikat „vorzüglich" erhalten hat.

Während dieser Zeit hatte nun der Kranke das Glück, von einem der größten Chirurgen des abgelaufenen Jahrhunderts behandelt zu werden, von Prof. v. Nuß-baum. Der Kranke erzählt uns, wie ihm in vierjähriger Behandlung das stark kontrakturierte rechte Bein auf unblutigem Wege gestreckt und eine Schiene angelegt worden ist, durch die ihm die Gebrauchs-fähigkeit des rechten Beines gegeben und bis jetzt erhalten worden ist. Nach seiner Entlassung aus der Erziehungsanstalt trat der Kranke zunächst in die Lehre; dann ist er vier Jahre lang auf der Wander-schaft gewesen, und trotz der nahezu voll-ständigen Lähmung des rechten Beines, die er von seiner spinalen Kinderlähmung zurückbehalten hat, konnte er an einem Stocke gehen und seinem Beruf als Porte-feuiller obliegen, bis sr vor wenigen Jahren durch eine neue Erkrankung der grauen Vordersäulen des Rückenmarks gezwungen wurde, diese Tätigkeit auf-zugeben.

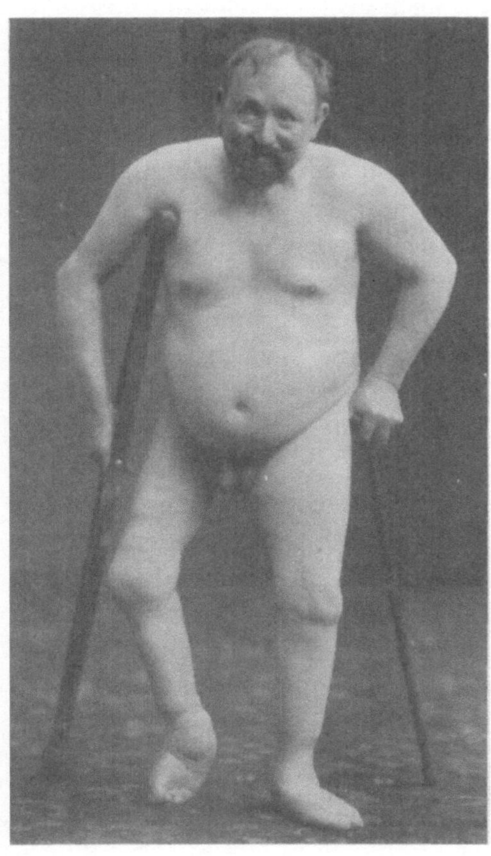

Fig. 38.

Alte Poliomyelitis anterior infantum acuta (Lähmung des rechten Beins) und frische Poliomyelitis anterior adultorum chronica (Lähmung des linken Beins). Eigene Beob-achtung.

Absichtlich habe ich Ihnen diese Daten ausführlich vorgetragen, weil ich mit Rücksicht auf die später hinzuge-tretene Rückenmarkskrankheit, die zu einer Lähmung des linken Beines geführt hat, gleich von vornherein soweit als möglich anamnestisch feststellen wollte, daß die aus der zarten Kindheit des Patienten stammende Lähmung auf das rechte Bein beschränkt gewesen ist. Wir wollen jetzt den Kranken gemeinsam unter-suchen und dabei zunächst unser Augenmerk allein auf sein gelähmtes r e c h t e s B e i n richten.

Die erhebliche Verkürzung des r e c h t e n B e i n e s ist auf den ersten Blick auffällig (Fig. 38). Wenn der Kranke im Bette aufrecht sitzt, liegt sein rechtes

Bein mit der Außenseite des Oberschenkels, mit der Außenseite und Vorderkante des Unterschenkels und mit dem Fußrücken auf der Unterlage auf; die Sohlenfläche des Fußes und der Zehen ist dabei nach oben gerichtet. Sitzt der Kranke am Bettrande, so daß die Unterschenkel herabhängen (Fig. 39), so ist der rechte Oberschenkel im Hüftgelenk auffallend stark nach außen rotiert und abduziert und der Unterschenkel teils in Abhängigkeit von der Stellung des Oberschenkels, teils durch Drehung um seine eigene Achse derart auswärts gedreht, daß der Malleolus externus fast senkrecht unter der Mitte der Kniekehle liegt. Der Fuß hängt in der typischen Stellung des paralytischen Klumpfußes herab. Auch am Kniegelenk zeigt sich eine deutliche Deformierung; die untere Epiphyse des Femur und die obere der Tibia zeigen eine zu der Dicke des Knochenschaftes unverhältnismäßig mächtige Entwickelung. Am Fußrücken ragt das Caput tali deutlich hervor.

Passiv sind im Hüftgelenk alle Bewegungen leicht ausführbar, sowohl die Beugung und Streckung wie auch die Abduktion, Adduktion und Rotation. Nicht der geringste Muskelwiderstand stellt sich den passiven Bewegungsversuchen entgegen; ja, alle Bewegungen sind sogar infolge der großen Schlaffheit des Gelenkes in außergewöhnlich weiter Exkursion möglich. In dem deformierten Kniegelenk dagegen ist die passive Beugung und Streckung des Unterschenkels durch Knochenwiderstand leicht beschränkt, und aus dem gleichen Grunde sind alle passiven Bewegungen des Fußes nur in sehr geringem Umfange möglich. Aktiv kann der Kranke nur sehr wenige Bewegungen ausführen. Im Hüftgelenk sind Beugung und Streckung, Abduktion, Adduktion und Rotation ganz unmöglich.

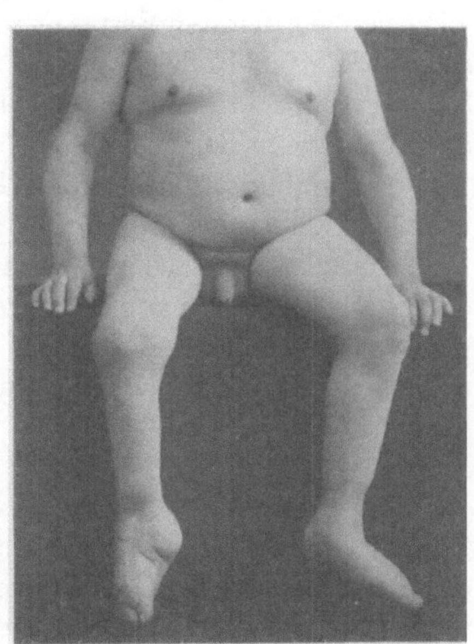

Fig. 39.

Poliomyelitis anterior infantum acuta et adultorum chronica. Rechts paralytischer Klumpfuß, links Plattfuß. Eigene Beobachtung.

Im Kniegelenk führt der Kranke mühsam eine Beugung des Unterschenkels um etwa 90^0 aus; die Streckung will ihm nicht gelingen. Im Fußgelenk kann der Kranke nur eine geringe Plantarflexion zuwege bringen; dorsalflektieren kann er den Fuß nicht. Auch an den Zehen ist nur eine ganz geringe Dorsal- und Plantarflexion möglich.

Wir konstatieren hier also eine totale schlaffe Lähmung nahezu sämtlicher Muskeln des rechten Beines mit Ausnahme der Flexoren des rechten Fußes, des M. triceps surae, der nur in relativ geringem Grade paretisch ist. Sämtliche gelähmten Muskeln sind in toto atrophisch, wenn auch die Atrophie bis zu einem gewissen Grade durch die gleichzeitig vorhandene Lipomatose verdeckt wird. In sämtlichen Nerven und Muskeln des Beines ist die galvanische und faradische

Erregbarkeit vollständig erloschen, wie es bei einer degenerativen Atrophie, die mehr als 50 Jahre besteht, nicht anders zu erwarten ist.

Das Kniephänomen fehlt auf der rechten Seite; der Achillessehnenreflex ist aber vorhanden und sogar ziemlich lebhaft. Beides ist leicht erklärlich. Für das Kniephänomen ist der motorische Schenkel des Reflexbogens unterbrochen, indem ja der M. quadriceps femoris komplett gelähmt ist. Die Lebhaftigkeit des Achilles-sehnenreflexes aber erklärt sich dadurch, daß bei relativ geringer Schädigung des M. triceps surae die Hemmung, die unter normalen Verhältnissen die Antagonisten dem Auftreten des Reflexes entgegen zu setzen pflegen, hier, wo die Antagonisten, nämlich die Extensoren des Fußes, gänzlich gelähmt sind, in Wegfall kommt. Mit einer Sensibilitätsprüfung brauchen wir uns nicht lange aufzuhalten. Der Kranke lokalisiert die feinsten Berührungen mit einem Wattebausch ganz genau; er unter-scheidet Pinsel, Nadelspitze und Knopf haarscharf. Auch der Temperatur- und Schmerzsinn und alle übrigen Qualitäten der Empfindung sind vollständig intakt; die Sphinkteren der Blase und des Mastdarms funktionieren normal.

Wir finden also am rechten Bein unseres Patienten eine schlaffe Läh-mung nahezu sämtlicher Muskeln mit degenerativer Muskelatrophie, ein Erloschensein der Sehnenreflexe im Bereich der gelähmten Muskeln und eine erhebliche Verkürzung der ganzen Extremität, Deformitäten am Kniegelenk und paralytischen Klumpfuß, und das alles bei vollkommen intakter Sensibilität. Dies ist das vollständige und charakteristische Bild einer alten spinalen Kinder-lähmung.

Zahlreiche Leichenbefunde sprechen dafür, daß in einem solchen Falle der Sitz der Erkrankung in der rechten grauen Vordersäule der Lendenanschwellung des Rückenmarks liegt. Wir wollen näher untersuchen, ob wir aus einer Läsion dieser Gegend die klinischen Erscheinungen, die wir bei unserem Kranken fest-gestellt haben, herleiten, bezw. ob wir aus den klinischen Erscheinungen einen Schluß auf die Lokalisation des Krankheitsherdes im Rückenmark ziehen können. Die Bauchmuskulatur und der Kremaster des Kranken — wir sprechen zunächst nur von der rechten Seite — sind nicht paretisch; auch der Sphinkter ani, der Sphinkter und Detrusor vesicae, die Erektions- und Ejakulationsmuskeln sind in Ordnung. Daraus können wir mit Sicherheit den Schluß ziehen, daß die aus dem I. und II. Lumbalsegment und die aus dem III., IV. und V. Sakralsegment des Rückenmarks austretenden motorischen Wurzeln, von denen die genannten Muskeln innerviert werden (Fig. 36), intakt sind. Dagegen ist fast die gesamte Muskulatur des rechten Beines gelähmt oder wenigstens mehr oder weniger pare-tisch, mit Ausnahme der großen Wadenmuskeln und vielleicht der langen Flexoren des Fußes und der Zehen. Wir müssen daraus schließen, daß alle zwischen dem III. Lumbal- und II. Sakralsegment aus dem Rückenmark austretenden vorderen Wurzeln mehr oder weniger durch die sekundäre Degeneration in Mitleidenschaft gezogen sind. Eine weitere, exakte Lokalisation des Herdes im Rückenmark selbst ist zurzeit nicht möglich; denn wir wissen noch nicht mit voller Sicherheit, in welcher Höhe die Ursprungskerne für die einzelnen Fasern liegen, die in den verschiedenen Segmenten als vordere Wurzeln das Rückenmark verlassen.

Und doch dürfen wir uns mit einer topischen Diagnose, die vor dem Zentralorgan Halt macht, nicht begnügen. Wir müssen die austretenden Fasern rückwärts in das Mark hinein zu verfolgen suchen bis zu den Kerngebieten, in denen sie ihren Ursprung nehmen. Ein Weg dazu ist uns durch die Nisslsche Färbungsmethode gebahnt, durch die Nissl selbst schon vor Jahren den Nachweis erbracht hat, daß in der Struktur der Ganglienzelle ganz bestimmte Veränderungen — die sogen. „Distanzreaktion" — auftreten, sobald der zugehörige Achsenzylinder lädiert wird. Diese Nisslsche Entdeckung bedeutet einen hervorragenden Fortschritt in der Erkenntnis der Physiologie und Pathologie der Nervenzelle. Wir wußten lange, daß der Untergang der Ganglienzelle den Untergang der zugehörigen Nervenfaser zur Folge hat; durch die Nisslschen Untersuchungen wissen wir jetzt, daß auch die Läsion der Nervenfaser, obwohl sie nicht zum Untergang der zugehörigen Ganglienzelle führt, vorübergehend ganz bestimmte Veränderungen in der Struktur der Zelle mit sich bringt. Durch die Nisslsche Methode ist der experimentellen Erforschung der spinalen Motilitätsinnervation der Weg gewiesen. Schon ist dieser Weg von einer Anzahl von Forschern betreten worden, und

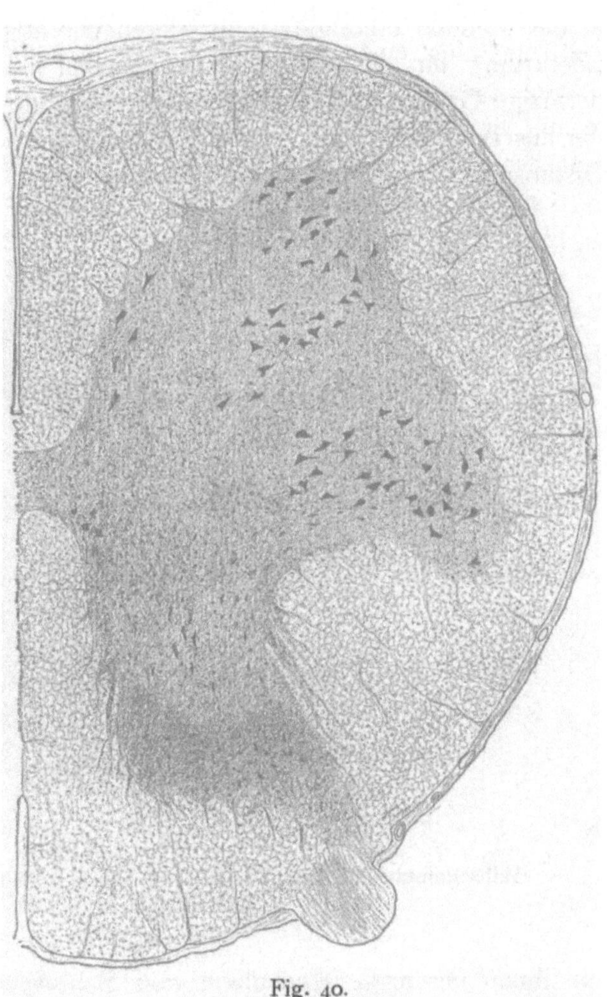

Fig. 40.

Schnitt aus dem Lendenmark (Mensch), $^{20}/_1$. Nach Schmaus. Karminfärbung. Die Ganglienzellen etwas vergrößert eingezeichnet. Man erkennt im Vorderhorn eine mediale (links), eine laterale (rechts), eine ventrale (oben) und eine zentrale (mittlere) Gruppe.

wenn auch die gewonnenen Befunde in ihrer Deutung noch unsicher und zum Teil widerspruchsvoll sind, so lohnt es sich doch, an einem Beispiel die große Wichtigkeit dieser aussichtsvollen Untersuchungen zu erläutern.

Bekanntlich pflegen die Ganglienzellen der grauen Vorderhörner in bestimmten Gruppen zusammen zu liegen, wie Sie z. B. an einem Querschnitt durch das menschliche Rückenmark (Fig. 40) erkennen. Die nächste Abbildung (Fig. 41), die einer Arbeit von Parhon und Goldstein aus dem Marinescoschen Laboratorium in Bukarest (Neur. Zentralbl. 1901) entnommen ist, stellt einen Querschnitt aus dem unteren Teil des III. Lumbalsegmentes des Hundes vor. Hier sind vier solcher getrennter Zellgruppen in dem Vorderhorne vorhanden. Jede Gruppe entspricht vermutlich einem Nervenkern etwa von der Art der Hirnnervenkerne in der Medulla oblongata, oder sagen wir allgemeiner, sie entspricht wohl einem „Zentrum" für einen bestimmten Muskel oder eine Muskelgruppe. Geht eine derartige Gruppe von Ganglienzellen zugrunde, so degenerieren alle Nervenfasern, die aus ihr entspringen. Es zeigen aber auch die Ganglienzellen die Nisslsche Distanzreaktion, wenn an der Peripherie die zugehörigen Nervenfasern und die

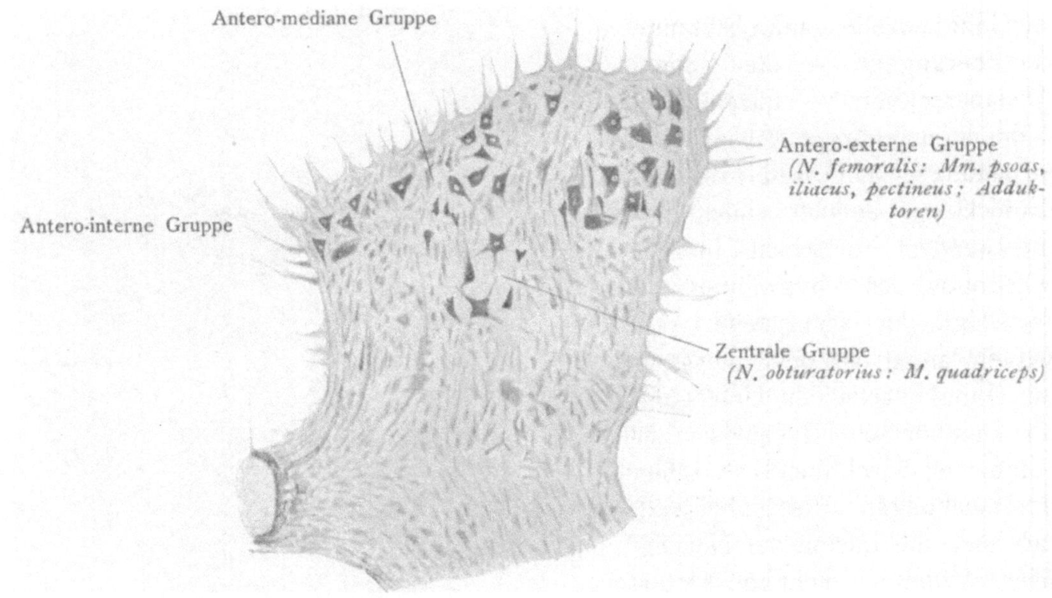

Fig. 41.
Halbschematischer Schnitt aus dem unteren Teil des III. Lumbalsegments (Hund).
Nach Parhon und Goldstein.

von ihnen versorgte Muskulatur eine Schädigung erleiden. Wenn wir also einen Muskel oder eine Muskelgruppe exstirpieren oder einen peripheren motorischen Nerv durchschneiden, so werden wir in ganz bestimmten Zellgruppen der Vordersäule die Distanzreaktion erwarten dürfen und zwar in denjenigen Ganglienzellengruppen, aus denen die Fasern für den betreffenden Nerven oder Muskel ihren Ursprung nehmen.

  Parhon und Goldstein haben bei einer Anzahl von Hunden nach dieser Richtung hin Experimente angestellt. Sie haben bei verschiedenen Individuen einmal den Fuß, dann den Unterschenkel und den Oberschenkel exartikuliert und einzelne Muskeln bezw. Muskelgruppen exstirpiert und, nachdem sie die Tiere etwa vierzehn Tage bis drei Wochen am Leben erhalten hatten, die Lendenanschwellung des Rückenmarks auf Schnittserien mit der Nisslschen Färbungs-

methode untersucht. Hierbei konnten sie in den einzelnen Segmenten des Lendenmarks in ganz bestimmten Ganglienzellengruppen die Distanzreaktion nachweisen
und daraus den Schluß ziehen, daß diese Gruppen die Kerne für die Muskulatur
des Fußes, des Unter- bezw. Oberschenkels sind.

Ich möchte Ihnen nun, damit Sie sich eine Vorstellung von der Lage und
Ausdehnung dieser Kerne in den grauen Vordersäulen des Rückenmarks machen
können, einige Abbildungen aus dieser interessanten Arbeit vor Augen führen.
Auf dem Schnitt durch die untere Hälfte des III. Lumbalsegments (Fig. 41) sind vier
Zellgruppen vorhanden, die man ihrer Lage nach als antero-interne, antero-mediane,
antero-externe und zentrale bezeichnet. Nach Exartikulation des Oberschenkels
zeigt die antero-externe und die zentrale Gruppe die Distanzreaktion; die erstere

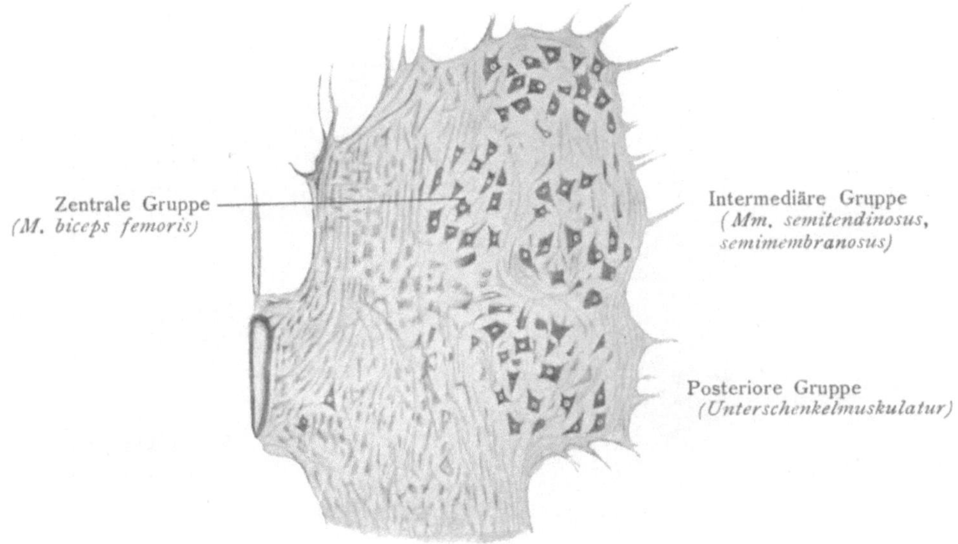

Fig. 42.
Halbschematischer Schnitt aus dem oberen Teil des IV. Lumbalsegments (Hund).
Nach Parhon und Goldstein.

ist der Kern des N. femoralis, die letztere der Kern des N. obturatorius. Auf einem
Schnitt aus dem oberen Teil des nächsttieferen, IV. Lumbalsegmentes (Fig. 42)
sehen Sie wiederum vier Gruppen von Ganglienzellen; sie sind etwas anders ge-
lagert wie in dem vorhergehenden Schnitte. Die relative Lage der einzelnen
Gruppen zueinander ist freilich die gleiche geblieben; aber die antero-externe
Gruppe ist zu einer posterioren geworden. Auf diesem Schnitt entspricht sie der
Unterschenkelmuskulatur; die beiden vor ihr liegenden Gruppen den Muskeln an
der Hinterfläche des Oberschenkels und zwar die zentrale dem M. biceps femoris
und die intermediäre den Mm. semitendinosus und semimembranosus. Auf einem
Schnitt aus dem unteren Teil desselben Segments (Fig. 43) erscheinen sechs
Zellgruppen, indem sich die Kerne für die Mm. semitendinosus und semimem-
branosus voneinander getrennt haben, und indem sich der Kern für die Unter-

schenkelmuskulatur in besondere Kerne für den N. peronaeus communis und den
N. tibialis differenziert. So sehen Sie, daß diese Kerne nicht in der Querschnitts-
fläche des Vorderhorns liegen; sie dehnen sich auch in der Längsachse des Zentralorgans aus. Die antero-externe Zellgruppe (N. femoralis) der Fig. 41 stellt das
untere Ende eines Kernes dar. Die posteriore Zellgruppe (Unterschenkel) der
Fig. 42 den Anfang eines anderen, der sich noch in demselben Segmente in zwei
Kerne (postero-interner und postero-externer Kern der Fig. 43) sondert, der noch
durch das folgende Segment hindurchzieht und erst im nächsten endet. So
repräsentieren die Kerne nicht flächenhaft ausgebreitete Gruppen,
sondern kleine Säulchen von Ganglienzellen in den grauen Vordersäulen des Rückenmarks. Zugleich lehren uns diese Befunde — und

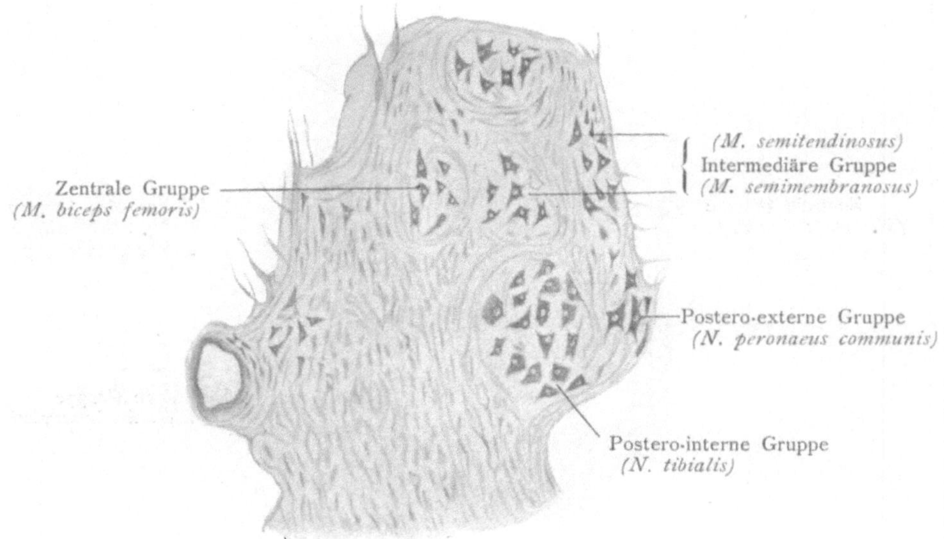

Fig. 43.
Halbschematischer Schnitt aus dem unteren Teil des IV. Lumbalsegments (Hund).
Nach Parhon und Goldstein.

dies ist zunächst in praktischer Hinsicht das Wichtigste —, daß wir die Kerne für
einen bestimmten Nerven oder für eine Muskelgruppe nicht in demjenigen Segment
des Rückenmarks zu suchen haben, aus dem die betreffende motorische Wurzel
austritt, sondern höher oben. Die vordere Wurzel, aus welcher der N. femoralis
stammt, verläßt das Rückenmark im IV. Lumbalsegment; der Femoraliskern dagegen hört schon im III. Lumbalsegment auf. Der N. ischiadicus nimmt seinen
Ursprung aus den vorderen Wurzeln des V. Lumbal- und des I. und II. Sakralsegmentes; die Kerne der Nn. peronaeus und tibialis beginnen aber schon im IV.
Lumbalsegment.

   Es würde zu weit führen, wenn wir auf diese bemerkenswerten Befunde näher
eingehen würden. Ich wollte Ihnen nur den Weg andeuten, auf dem wir hoffen
können, zu einer exakten Kenntnis der spinalen Motilitätsinnervation zu kommen,

und wollte Sie dazu anregen, sich eine räumliche Vorstellung von der Lage der einzelnen Muskelkerne in den grauen Vordersäulen des Rückenmarks zu machen.

4. Poliomyelitis anterior adultorum chronica.

Wir wollen mit der Untersuchung des Kranken fortfahren, bei dem wir die Residuen einer vermutlich im ersten Lebensjahre aufgetretenen spinalen Kinderlähmung aufgefunden haben. Wir hatten bei dem Kranken eine schlaffe Lähmung nahezu sämtlicher Muskeln des rechten Beines bei vollkommen intakter Sensibilität festgestellt, sowie eine degenerative Atrophie der gelähmten Muskeln, ein Fehlen der Sehnenreflexe im Bereich derselben und außerdem eine Verkürzung der ganzen Extremität, Deformierung des Kniegelenks und paralytischen Klumpfuß.

Mit diesem gelähmten Beine hat der Kranke dank des Stützapparates, den ihm Prof. v. Nußbaum konstruiert hat, nicht nur vollständig gehen gelernt; er hat es auch vermocht, sich wie ein körperlich gesunder Mensch seinen Lebensunterhalt zu erwerben, bis ihn etwa 45 Jahre nach der ersten Krankheit ein anderes, ähnliches Leiden befallen hat. Wie Sie aus der Anamnese erfahren haben, gibt uns der Kranke mit aller Bestimmtheit an, daß sein linkes Bein früher immer normal und vollkommen gebrauchsfähig gewesen sei. Ein Kollege, der ihn seit ca. 15 Jahren kennt und früher mehrfach behandelt hat, bestätigt diese Angabe. Bis Ende 1896 hat der Kranke mit einem Stock gehen können; seit jener Zeit aber mußte er einen zweiten Stock zu Hilfe nehmen, weil damals auch sein linkes Bein allmählich schwächer zu werden anfing. Da traf den Kranken noch dazu am 18. Juni 1897 ein an und für sich unbedeutender Unfall; beim Abspringen von der Trambahn fiel er auf das Straßenpflaster, auf die Kante des Trottoirs, und zog sich eine Fraktur des rechten Schlüsselbeins und des rechten Oberarms zu. Er trat sofort in ärztliche Behandlung; die Knochenbrüche heilten glatt, aber die Schwäche des linken Beines, die schon vorher bestanden hatte, nahm relativ rasch an Intensität zu, so daß der Kranke im November 1897 einen Versuch, die Arbeit wieder aufzunehmen, nach wenigen Tagen aufgeben mußte. Bei seiner Aufnahme in eine hiesige Krankenanstalt wurde bereits am 25. November desselben Jahres eine vollständige Lähmung des linken Beines festgestellt, die sich also offenbar in wenigen Monaten entwickelt hatte. Am 5. Januar 1898 wurde der Kranke in unsere Anstalt überführt; ich sah ihn zuerst, als ich die ärztliche Leitung derselben im Juni 1898 übernahm. Seitdem ist die Krankheit bis heute stationär geblieben. Wir dürfen also annehmen, daß wir es jetzt, zehn Jahre später, mit einem längst abgelaufenen Krankheitsprozeß zu tun haben werden.

In der Ruhelage ist die linke Unterextremität des Kranken abduziert und nach außen rotiert, sowie von der Unterlage derart abgehoben, daß sie zwischen dem aufliegenden äußeren Fußrand und dem Tuber ossis ischii einen leicht konvexen Bogen bildet. Die Innenseite des Kniegelenks ist dabei nach oben gerichtet, die Patella nach außen und etwas nach oben, die Kniekehle nach innen und etwas nach unten. Der linke Fuß zeigt eine exquisite Plattfußbildung (Fig. 38

und 39). Sie mag wohl hauptsächlich dadurch zustande gekommen sein, daß der Kranke von Kindheit an beim Stehen und Gehen wegen der kompletten Lähmung des rechten Beines das linke Bein übermäßig stark belastet hat, und so kann sie uns vielleicht als objektiver Anhaltspunkt dafür dienen, daß sich die aus der Kindheit stammende Lähmung wirklich auf das rechte Bein beschränkt hat. Als weiterer Anhaltspunkt für diese Annahme dient uns der Umstand, daß wir ein Zurückbleiben des Knochenwachstums am linken Bein und eine Deformierung des Fuß- und Kniegelenks, wie sie auf der rechten Seite vorhanden sind, nicht auffinden können.

Wenn der Kranke mit Krücke und Stock vor Ihnen auf- und abgeht, bemerken Sie, daß er das linke Bein etwas bewegen kann. Diese aktive Bewegungsfähigkeit ist aber eine sehr geringe. Im Hüftgelenk beschränkt sie sich auf eine höchst unvollständige Aus- und Einwärtsrollung des Oberschenkels und eine geringe Beugung desselben. Der linke Unterschenkel kann weder vollständig gestreckt noch vollständig gebeugt werden; ebenso gering ist die Bewegungsfähigkeit des Fußes und der Zehen, und zwar ist gerade wie auf der rechten Seite die Beugung des Fußes noch am ausgiebigsten möglich. Passive Bewegungen dagegen sind in allen Gelenken leicht und in normaler Weise ausführbar, und Spasmen oder Kontrakturen fehlen vollständig. Auch hier ist die gesamte Muskulatur atrophisch und die elektrische Erregbarkeit in den Nerven und Muskeln der ganzen Extremität völlig erloschen. Auch auf der linken Seite fehlt das Kniephänomen, weil der motorische Schenkel des Reflexbogens infolge der Lähmung des M. quadriceps unterbrochen, bezw. das Reflexzentrum selbst zerstört ist. Der Achillessehnenreflex ist dagegen vorhanden und gerade wie auf der rechten Seite besonders leicht auszulösen, weil der Widerstand, den der normale Muskeltonus der Extensoren des Fußes dem Auftreten des Reflexes entgegensetzt, hier, wo die Extensoren gelähmt sind, in Wegfall kommt. Das gleiche Verhalten der Sehnenreflexe hatten wir auch am rechten Beine festgestellt. Sensibilitätsstörungen fehlen auch links vollständig. An den Oberextremitäten, am Kopf und Rumpf sind krankhafte Veränderungen nicht aufzufinden; auch psychische Anomalien sind nicht vorhanden; die Intelligenz des Kranken ist ausgezeichnet.

Wir finden also auch am linken Beine unseres Patienten eine schlaffe, atrophische Lähmung, die ganz genau die gleichen Muskelgruppen wie am rechten Beine betrifft und wiederum in der Beugemuskulatur am wenigsten ausgesprochen ist. Nur in der Intensität der Erscheinungen ist ein geringer Unterschied zwischen beiden Seiten vorhanden, indem die Lähmung des linken Beines nicht ganz so hochgradig ist als die des rechten. Wir stellen also auch hier die Diagnose Poliomyelitis anterior und unter Berücksichtigung des allmählichen Eintritts der Lähmungserscheinungen und des Lebensalters des Kranken mit dem Zusatz „adultorum chronica".

Wir wollen uns nun die Frage vorlegen: Stehen bei unserem Patienten die destruktiven Krankheitsprozesse, die sich in den beiden grauen Vordersäulen des

Lumbalmarks abgespielt haben, und zwar im linken 45 Jahre später als im rechten, in irgend einem Zusammenhang miteinander und in welchem?

Häufig genug kommt es vor, daß die akute Poliomyelitis anterior der Kinder nicht auf ein Vorderhorn beschränkt bleibt, daß sie vielmehr auch auf das andere Vorderhorn übergreift oder sogar die Vorderhörner der Hals- und Lendenanschwellung einer oder in seltenen Fällen selbst beider Seiten befällt. Wir sehen also bei der Poliomyelitis anterior acuta sowohl spinale Monoplegien (eines Armes oder Beines) wie auch spinale Paraplegien und Hemiplegien (selbst gekreuzte Lähmung von Arm und Bein) auftreten. In unserem Falle könnte also sehr wohl die Erkrankung des rechten Vorderhorns der Lendenanschwellung, die in der Kindheit des Patienten aufgetreten ist, damals auch auf das linke Vorderhorn übergegriffen haben, so daß vielleicht schon von Kindheit an bei unserem Kranken eine ganz leichte Parese des linken Beines bestanden hat, eine Parese so geringen Grades, daß sie dem Kranken selbst, namentlich im Vergleich zu der vollständigen Lähmung seines rechten Beines, nicht zum Bewußtsein gekommen ist. Wir können diese Möglichkeit nicht mit voller Sicherheit ausschließen; wir müssen jedoch registrieren, daß der Kranke tatsächlich Jahrzehnte hindurch im Gebrauche seines linken Beines nicht im mindesten gehindert gewesen ist.

Mit größerer Wahrscheinlichkeit können wir die Frage beantworten, ob das Leiden, wie der Kranke meint, „von Geburt an" bestanden, oder ob es sich im zartesten Kindesalter entwickelt hat. Poliomyelitiden der Vordersäulen kommen höchstwahrscheinlich während des intrauterinen Lebens nicht vor; wohl aber gibt es kongenitale Mißbildungen des Rückenmarks und seiner Hüllen, die zu vollständiger Paraplegie mit Atrophie der gesamten Extremitätenmuskulatur oder infolge partieller Lähmung der Unterschenkelmuskulatur bei Freibleiben des M. tibialis anterior zu paralytischer Klumpfußbildung führen, wie sie unser Patient am rechten Fuße zeigt. Es ist dies vor allem die Spina bifida. Nun, von einer doppelseitigen, auch nur annähernd gleich intensiven Lähmung beider Beine kann bei unserem Kranken nach der Anamnese keine Rede sein, und auch eine Spina bifida ist bei ihm gewiß nicht vorhanden gewesen. Oft bleibt wenigstens über der Stelle der Spaltbildung als deren letzte Spur ein kleines Haarbüschel zurück; auch hiervon ist am Rücken unseres Kranken nichts zu bemerken.

So sind wir also der Meinung, daß es sich bei ihm um die Residuen einer post partum aufgetretenen, typischen spinalen Kinderlähmung des rechten Beines handelt, zu der in den letzten Jahren eine Poliomyelitis anterior chronica des linken Beines hinzugetreten ist.

Andererseits ist es eine außer allem Zweifel stehende Tatsache, auf die schon Charcot hingewiesen hat, daß Individuen, die in der Kindheit eine spinale Lähmung erlitten haben, in ihrem späteren Leben eine Prädisposition für atrophische Lähmungszustände behalten. Es ist vorwiegend das Verdienst der französischen Schule, auf diese in theoretischer wie praktischer Hinsicht gleich wichtigen Verhältnisse aufmerksam gemacht zu haben. Namentlich haben sich Landouzy und Dejerine, Ballet und Dutil dem Studium dieser „Atrophies musculaires tardives", die auf die spinale Kinderlähmung folgen können, gewidmet und vier Formen aufgestellt, unter denen dieselben im späteren Leben in die Erscheinung zu treten pflegen. Vor allem kommen bei solchen Individuen, die in der Kindheit eine akute Poliomyelitis anterior überstanden haben, später besonders häufig professionelle atrophische Paresen zur Beobachtung, d. h. rückbildungsfähige Lähmungserscheinungen in einzelnen Muskeln und Muskelgruppen, deren andauernde Überanstrengung durch die berufliche Beschäftigung des Kranken bedingt ist, z. B. in den kleinen Handmuskeln bei Büglerinnen, Zigarrenwicklerinnen oder bei Tischlern, Schlossern und anderen Handwerkern, die tagaus, tagein mit einem Hobel, einem Bohrer und anderen Instrumenten in derselben Weise arbeiten.

In zweiter Linie kommt wiederum die akute Form der Poliomyelitis anterior in Betracht, die beim Erwachsenen im allgemeinen unter den gleichen Erscheinungen zu verlaufen pflegt wie beim Kinde. Charakteristisch für diese Form ist das brüske, oft momentane Einsetzen der Lähmungserscheinungen nach einer kurzen Periode initialen Fiebers, und der Umstand, daß die Lähmung gerade wie bei der infantilen Form gleich bei ihrem Eintritt die größte Intensität und Ausdehnung erreicht und sich allmählich im Verlauf von einigen Wochen auf engere Muskelgruppen begrenzt, die alsdann rasch atrophieren und dauernd gelähmt bleiben. Die dritte Form ist die subakute oder chronische Poliomyelitis anterior, für die unser Patient ein typisches Beispiel ist. Sie unterscheidet sich hinreichend von der akuten Form durch das fieberlose Einsetzen der motorischen Schwäche, die sich erst allmählich zu einer vollständigen Lähmung steigert. In unserem Falle ist das Leiden stationär geworden, nachdem im wesentlichen die gleichen motorischen Zellgruppen in der linken Vordersäule des Rückenmarks ergriffen waren, die in der rechten Vordersäule derselbe Krankheitsprozeß in der Kindheit zerstört hat. In anderen Fällen kommt die Krankheit erst später zum Stillstand, wenn beide Beine oder Arme oder alle vier Extremitäten von der Lähmung ergriffen sind. Das Leiden braucht aber nicht stationär zu werden. Es sollen Fälle vorkommen, in denen selbst noch nach sechs bis acht Monaten eine Besserung, ja sogar eine Heilung eintritt. Andererseits gibt es endlich auch Fälle von progressivem Verlauf mit tödlichem Ausgang, der durch ein Übergreifen des Krankheitsprozesses auf die den motorischen Kernen der Vordersäulen des Rückenmarks entsprechenden motorischen Hirnnervenkerne in der Medulla oblongata, also vor allem auf die Kerne der Nn. glossopharyngeus, vagus und hypoglossus, bedingt wird.

Die vierte Form von Spätatrophie endlich, zu der die spinale Kinderlähmung zu disponieren scheint, ist die spinale progressive Muskelatrophie, deren anatomisches Substrat bekanntlich ebenfalls ein Untergang der motorischen Ganglienzellen der grauen Vordersäulen darstellt. Während aber bei allen Formen der Poliomyelitis anterior die räumlich beieinander liegenden Ganglienzellenhaufen stets gleichzeitig erkranken, pflegt der Krankheitsprozeß bei der spinalen progressiven Muskelatrophie meist isolierte Gruppen von Ganglienzellen zu befallen. Die Folge hiervon ist die Verschiedenheit der beiden klinischen Krankheitsbilder; bei der Poliomyelitis anterior treten, wie Sie es bei unserem Patienten gesehen haben, stets Atrophien en masse auf, während bei der spinalen progressiven Muskelatrophie der Muskelschwund einen mehr elektiven Charakter trägt, z. B. die kleinen Hand- oder Fußmuskeln zuerst und lange Zeit hindurch allein befällt und erst allmählich, oft sprungweise, auf andere Muskelgruppen übergreift. Abgesehen von dieser eigenartigen Lokalisation der Atrophien unterscheidet sich die spinale progressive Muskelatrophie auch durch ihren chronischen, sich durch lange Jahre erstreckenden Verlauf und durch ihren progressiven Charakter hinreichend von den verschiedenen Formen der Poliomyelitis anterior.

Der Vollständigkeit wegen ist noch anzuführen, daß auch ein Fall von Dystrophia musculorum progressiva nach spinaler Kinderlähmung von Cassirer beschrieben worden ist.

Wir müssen also hiernach annehmen, daß bei unserem Kranken die im ersten Lebensjahre aufgetretene spinale Kinderlähmung möglicherweise die Disposition für die spätere Erkrankung des Rückenmarks abgegeben hat. Wie haben wir uns aber diese Disposition zu denken? Wir wollen bei der Erörterung dieser interessanten Frage jede theoretische Spekulation beiseite lassen und uns streng auf dem Boden der beobachteten Tatsachen halten. Brissaud hat in seinen „Leçons sur les maladies nerveuses" (II. Serie, 1899, p. 266 ff.) einen Fall beschrieben, der uns sehr deutlich erkennen läßt, wie diese Disposition unter Umständen zustande kommen kann. Er war in der Lage, eine wesentlich vollständigere Anamnese dieses Falles mitzuteilen, als wir es bei unserem Kranken vermochten. In dem Brissaudschen Falle handelt es sich um einen Patienten, der im zweiten Lebensjahre eine typische spinale Kinderlähmung erlitten hat, und zwar betraf diese Lähmung auf dem Höhepunkt der Erkrankung beide Oberarme. Allmählich trat eine fortschreitende Besserung ein, indem sich die Lähmung auf die Schulter- und Oberarmmuskulatur der linken Seite begrenzte. Diese Muskeln atrophierten rasch und blieben dauernd vollständig gelähmt. Die grobe Kraft und die Motilität des rechten Armes dagegen waren nach den bestimmten Angaben des Kranken ein Halbjahr später wieder in einer Weise hergestellt, daß die Gebrauchsfähigkeit des Armes eine vollständig normale war. Dieser Patient erkrankte nun im Alter von 27 Jahren von neuem an einer Poliomyelitis anterior, die subakut verlief und zu einer atrophischen Lähmung der Schulter- und Oberarmmuskulatur der rechten Seite geführt hat. Der Krankheitsprozeß hat sich also offenbar in denselben Gruppen von Ganglienzellen abgespielt, die 25 Jahre früher bei der ersten Attacke schon einmal, damals aber nicht so intensiv befallen waren, daß sie sich nicht wieder hätten erholen können. Immerhin scheint aber der frühere Krankheitsprozeß diese Zellgruppen derart geschädigt zu haben, daß sich gerade in ihnen — und zwar in ihnen ausschließlich — der spätere Krankheitsprozeß etabliert hat. Wir können nun nicht ohne weiteres die Schlüsse, die sich aus dem Brissaudschen Falle ziehen lassen, — der übrigens nicht allein in der Literatur dasteht — auf unseren Fall übertragen. Immerhin ist es bei der Unvollständigkeit der Anamnese, mit der wir uns leider begnügen mußten, sehr wohl möglich, daß bei unserem Kranken während des akuten Stadiums der spinalen Kinderlähmung auch das linke Bein betroffen war, auch wenn es nachher, wie uns der Kranke mit aller Bestimmtheit angibt, seine volle Gebrauchsfähigkeit wiedergewonnen hat.

Für die Praxis folgt aus diesen Betrachtungen die wichtige Erkenntnis, daß wir niemals bei einem Falle von spinaler Kinderlähmung die Prognose so günstig stellen sollen, wie wir es begreiflicherweise zu tun geneigt sind, wenn wir nach Ablauf des akuten Stadiums die anfänglich ausgedehnte Lähmung sich auf eine kleine, vielleicht für das spätere Leben verhältnismäßig unwichtige Muskelgruppe beschränken sehen. Wir sollen vielmehr immer die Möglichkeit vor Augen haben, daß in allen ursprünglich gelähmten Muskeln sich später wieder — und sei es vielleicht auch erst nach Jahrzehnten — aufs neue schwere Lähmungserscheinungen einstellen können. Übrigens scheint die Prognose des Leidens quoad vitam keineswegs so günstig zu sein, wie allgemein angenommen wird. Eine 1905 in verschiedenen Teilen Schwedens aufgetretene Epidemie, in deren Verlauf mehr als tausend Krankheitsfälle gemeldet worden sind, hat neuerdings Wickmann in Stockholm (Zeitschr. f. klin. Medizin, 36. Bd., 1907) Gelegenheit zur statistischen Bearbeitung dieses großen Materiales gegeben. Er hat — unter Außerachtlassung derjenigen Todesfälle, die nach dem 15. Krankheitstage an interkurrenten Krankheiten eingetreten sind, — die Mortalität für das 1.—11. Lebensjahr auf 12,2%, für das 12.—32. Lebensjahr auf 27,7% berechnet. Wickmann zieht hieraus den Schluß, daß die Sterblichkeit bei älteren Kindern und bei Erwachsenen, bei denen das Leiden freilich seltener auftritt, weit größer ist als in der frühen Kindheit. Am größten war sie um die Mitte der ersten Krankheitswoche; mit Beginn der zweiten Woche erwies sich die Prognose quoad vitam wesentlich günstiger. Wickmann hat ferner darauf hingewiesen, daß im Verlauf der erwähnten Epidemie auch zahlreiche (157 von 1025) abortive Fälle von Poliomyelitis anterior acuta zur Beobachtung kamen, die in wenigen Tagen in volle Genesung ausgegangen sind, ohne daß überhaupt Lähmungserscheinungen aufgetreten waren. Diese Mitteilung scheint mir von großer Bedeutung; denn auch bei uns mögen abortive Fälle der Krankheit vorkommen, die bei Ausbleiben atrophischer Paresen wohl kaum mit Sicherheit zu diagnostizieren sein werden.

5. Poliomyelitis anterior adultorum acuta.

Die akute atrophische Spinallähmung der Erwachsenen, die sich in ihrer Symptomatologie und in ihrem Verlaufe in wesentlichen Punkten nicht von der spinalen Kinderlähmung unterscheidet, ist weniger häufig als diese und anscheinend auch weniger bekannt, so daß sie wohl vielfach mit anderen Erkrankungen verwechselt wird. Um so wichtiger ist es mir, Ihnen heute einen Fall von Poliomyelitis anterior bei einem Erwachsenen zeigen zu können. Er betrifft einen 18jährigen Gymnasiasten, bei dem das Leiden vor etwa 1¹/₂ Jahren aufgetreten ist. Eines Nachmittags kam er mit allgemeinem Unbehagen aus der

Schule nach Hause, mit Kopfschmerz, Mattigkeit, leichtem Frösteln und Appetitmangel. Zunächst wurde diesen vagen Allgemeinerscheinungen keine besondere
Bedeutung beigelegt, trotzdem die Beschwerden in den nächsten Tagen an Intensität allmählich zunahmen. Wahrscheinlich war zu dieser Zeit schon Fieber vorhanden; die Temperatur wurde indessen nicht gemessen, da der Zustand wegen
des Appetitmangels und der Stuhlverhaltung anfangs für eine leichte Verdauungs-
störung gehalten wurde. Erst am dritten Tage trat hohes Fieber auf, 39,6 °; der
Kranke delirierte zeitweise — offenbar infolge des Fiebers —; eine stärkere Trübung des Bewußtseins war jedoch nicht vorhanden. Irgend welche örtlichen Erscheinungen, die auf die Erkrankung eines bestimmten Organs hingewiesen hätten,
fehlten vollständig. Vielmehr deuteten die schweren Allgemeinerscheinungen
lediglich auf eine akute Infektionskrankheit hin und erweckten den Verdacht eines
Typhus oder einer beginnenden Meningitis. Dieser letzte Verdacht schien um so
mehr berechtigt, nachdem am nächsten Tage vage Schmerzen im Nacken aufgetreten waren, die nach beiden Schultern und den Rücken entlang ausstrahlten.
Ausdrücklich sei aber hervorgehoben, daß keine Nackensteifigkeit vorhanden war,
und daß in diesem Stadium der Erkrankung irgend welche Lähmungserscheinungen
vollständig fehlten. Vier Tage lang hielt eine Febris continua in der Höhe von
39,5 °—40,0 ° an, ohne daß weitere, eindeutige Krankheitserscheinungen hinzugetreten wären. Zu dieser Zeit war also eine sichere Diagnose unmöglich. Der
folgende Tag sollte indessen Klarheit bringen. Unter profusem Schweiß fiel die
hohe Temperatur zur Norm ab, und jetzt zeigte es sich, daß der linke Arm komplett
gelähmt war, der rechte Arm und das linke Bein hochgradig paretisch, während
die Motilität und grobe Kraft des rechten Beines nicht die leiseste Störung zeigte.
Die Gehirnnerven erwiesen sich als vollkommen intakt. Störungen der Sensibilität waren, abgesehen von den vagen initialen Schmerzen, nicht vorhanden; sie
blieben auch während des ganzen späteren Verlaufs der Krankheit völlig aus.
Blase und Mastdarm funktionierten normal.

So beschränkte sich also das Zustandsbild auf motorische Lähmungserscheinungen an den Extremitäten beider Seiten, von denen allein das rechte Bein verschont war und blieb. Bei diesem Befund konnte nur eine akute Poliomyelitis
anterior in Frage kommen. Der weitere Verlauf der Krankheit hat diese Annahme bestätigt. Schon in den nächstfolgenden Tagen zeigte sich ein merklicher
Rückgang der Lähmungserscheinungen am rechten Arm und am linken Bein. In
kurzer Zeit war die Motilität in ihnen wieder vollständig zurückgekehrt; es war
nur noch eine geringe Verminderung der groben Kraft vorhanden. Am rechten
Arm waren die Sehnen- und Periostreflexe normal; am linken Bein war das Kniephänomen herabgesetzt, aber deutlich nachweisbar. Nur am linken Arm bestand die Lähmung fort, und in den nächsten 14 Tagen traten in einzelnen Muskelgruppen fibrilläre Zuckungen und eine zunehmende Muskelatrophie ein, die sich
bei der Prüfung mit dem elektrischen Strom durch den Nachweis der EaR. als
eine degenerative Muskelatrophie erwiesen hat.

Es sei hier auf die außerordentlich große Bedeutung einer exakten elektrischen

Untersuchung in prognostischer Hinsicht hingewiesen. Im vorliegenden Falle ließ sich EaR. nur in der Hebemuskulatur der Schulter, in den Streckern an der Ulnarseite des Unterarms und in den kleinen Handmuskeln, besonders am Daumenballen, feststellen. In allen übrigen Muskelgruppen des gelähmten Arms war wohl eine mehr oder weniger hochgradige Herabsetzung der elektrischen Erregbarkeit, aber keine EaR. vorhanden, und dieser Befund der elektrischen Untersuchung war ein konstanter. Es durfte hieraus mit Sicherheit geschlossen werden, daß nur die genannten Muskeln dauernd geschädigt bleiben würden; für alle übrigen Muskelgruppen ließ sich mit voller Bestimmtheit voraussagen, daß sich ihr Volum, ihre Funktionsfähigkeit und ihre Kraft mit der Zeit, im Verlaufe von langen Wochen und Monaten, wiederherstellen würden.

Und nun überzeugen Sie sich von dem Zustand, in dem sich der junge Herr $1^{1}/_{2}$ Jahre nach dem Auftreten der Krankheit befindet. An seinem linken Arm ist eine deutliche Muskelatrophie vorhanden, und zwar hauptsächlich an der Schulter- und Oberarmmuskulatur (Fig. 44) und an den kleinen Handmuskeln, besonders am Daumen, also gerade in denjenigen Muskelgruppen, in denen seinerzeit EaR. eingetreten ist. In allen übrigen Muskeln, in denen nur eine Herabsetzung der elektrischen Erregbarkeit ohne qualitative Veränderung derselben vorhanden war, hat sich die frühere Atrophie wieder vollständig ausgeglichen. Und ganz entsprechend ist auch das Verhalten der Motilität. Wesentlich das Emporheben des linken Arms ist infolge der irreparabelen Lähmung der betreffenden Muskeln unmöglich. Auch die Motilität der Finger, namentlich des Daumens der linken Hand, ist etwas erschwert, und die Bewegungen erfolgen mit verminderter Kraft.

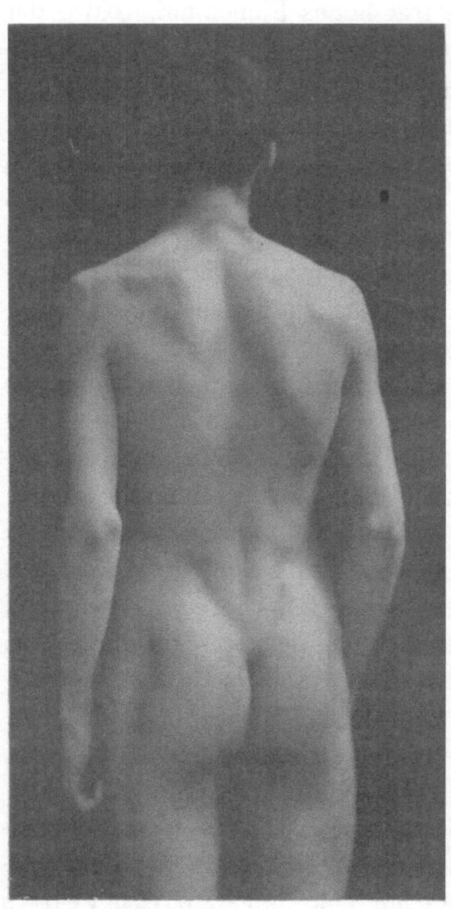

Fig. 44.

Poliomyelitis anterior adultorum acuta. Atrophie der linksseitigen Schultermuskulatur. Eigene Beobachtung.

Bezeichnenderweise gibt uns der junge Herr ferner an, daß ihm das Aufrichten Schwierigkeiten macht, wenn er sich dabei auf die Hände aufstützt. Es ist eben eine geringe Parese der Strecker der linken Hand zurückgeblieben, die sich schon im Beginn des Leidens auf Grund des Vorhandenseins der EaR. in dieser Muskelgruppe voraussehen ließ.

An den übrigen Extremitäten sind Störungen der Motilität nicht mehr vorhanden. Der rechte Arm und das linke Bein haben ihre frühere Kraft wieder vollständig gewonnen. Herr S. macht große Spaziergänge, ohne besonders zu ermüden. Er fühlt überhaupt fast keine Behinderung mehr durch die Folgen der überstandenen, längst abgelaufenen Krankheit, und zwar deshalb, weil er es vermöge seiner guten Intelligenz gelernt hat, durch die intakt gebliebenen Muskeln die paretischen derartig zu unterstützen, daß die Funktion des geschädigten Arms nur in relativ geringem Maße gestört ist.

Weniger günstig ist ein zweiter Fall von Poliomyelitis anterior adultorum acuta verlaufen, den ich im vergangenen Jahre zu beobachten Gelegenheit hatte. Ein bis dahin gesunder Kaufmann von 26 Jahren erkrankte plötzlich ohne erkennbare Ursache unter vagen Störungen des Allgemeinbefindens mit hohem Fieber, Mattigkeit und Appetitmangel. Nachdem sich sein Zustand im allgemeinen schon wieder etwas gebessert hatte und das Fieber beinahe bis zur Norm abgefallen war, verspürte der Patient am fünften Krankheitstage eine rasch zunehmende Schwäche zuerst im rechten, dann auch im linken Bein, so daß er mehrfach beim Versuche, das Bett zu verlassen, sich nicht auf den Beinen halten konnte, und als er am nächsten Morgen erwachte, waren beide Beine vollständig gelähmt. Auch das Aufrichten im Bett war dem Kranken nur mit großer Mühe und unter Rückenschmerzen möglich, während Schmerzen in den Extremitäten vollständig fehlten. Außerdem bestand Harn- und Stuhlverhaltung. Der hinzugezogene Arzt konstatierte eine Paraplegie der Beine mit Lähmung von Blase und Mastdarm und ein Fehlen der Kniephänomene und Achillessehnenreflexe auf beiden Seiten bei vollkommen intakter Sensibilität. Während nun unter Nachlassen der Rückenschmerzen und zunehmender Besserung des Allgemeinbefindens im Laufe der zweiten Woche nach Eintritt der Lähmungserscheinungen sich die Fähigkeit, spontan Urin und Stuhl zu entleeren, wiederherstellte, blieb die schlaffe Lähmung beider Beine zunächst eine komplette, und es trat rasch eine hochgradige Atrophie der gelähmten Muskulatur mit fibrillären Zuckungen und EaR. ein. Erst nach Ablauf der fünften Krankheitswoche kehrte die Motilität am linken Bein und zwar zunächst am Fuße und an den Zehen ganz allmählich wieder. Die Besserung schritt äußerst langsam vorwärts, aber die Atrophie der Muskulatur nahm nicht weiter zu.

Heute, nach Jahresfrist, ist der Kranke imstande, alle Bewegungen des linken Fußes und der Zehen mit guter Kraft auszuführen und auch im Hüft- und Kniegelenk das linke Bein wieder etwas zu bewegen. Am schwächsten ist noch immer die Kraft der Unterschenkelstrecker. Das Kniephänomen ist erloschen geblieben, während der Achillessehnenreflex wieder auszulösen ist. Am rechten Bein dagegen ist die Muskelatrophie eine auffällig starke. Neben leidlich guten Bewegungen im Hüftgelenk ist nur die Dorsal- und Plantarflexion des rechten Fußes und der Zehen ausführbar. Beugung und Streckung im Kniegelenk sind unmöglich. Die elektrische Erregbarkeit der gelähmten Muskeln ist nicht wiedergekehrt; das Kniephänomen ist erloschen; nur der Achillessehnenreflex ist auch am rechten Fuße wieder vorhanden. Trotzdem hat es der Kranke in den letzten Monaten unter kompensatorischer Ausnützung der nicht gelähmten oder weniger betroffenen Beckenmuskulatur mühsam gelernt, zunächst im Laufstuhl, dann auch mit Hilfe von Krücken zu stehen und einige Schritte zu machen. Es hat den Anschein, als ob auch jetzt noch die Besserung des linken Beines langsame Fortschritte machen würde. Rechterseits ist dagegen seit Monaten eine wesentliche Änderung nicht mehr eingetreten. Nur der Umfang des rechten Oberschenkels ist infolge nachträglicher Fettwucherung in den atrophierten Muskeln wieder etwas stärker geworden.

Dieser zweite Fall von akuter Poliomyelitis anterior bei einem Erwachsenen ist dadurch ausgezeichnet, daß auf der Höhe des akuten Stadiums der Erkrankung nicht nur beide Unterextremitäten sondern auch Blase und Mastdarm vollständig gelähmt gewesen sind, ein Anzeichen dafür, daß der Krankheitsprozeß auch den untersten Rückenmarksabschnitt in Mitleidenschaft gezogen hat, wie es seither nur in vereinzelten Fällen beobachtet worden zu sein scheint.

Das akute Stadium der atrophischen Spinallähmung der Erwachsenen unterscheidet sich von demjenigen der Poliomyelitis anterior des Kindesalters in der Regel — so auch in unseren beiden Fällen — nur dadurch, daß die Initialsymptome weniger stürmisch auftreten, daß vor allem eine tiefere Störung des Bewußtseins und die initialen Konvulsionen fehlen. Die Prognose des Leidens ist beim Erwachsenen quoad vitam weniger günstig, quoad functionem dagegen günstiger als beim Kinde, insofern die Wachstumshemmung der gelähmten Glieder wegfällt, die regelmäßig einzutreten pflegt, wenn die Krankheit in den ersten Kinderjahren, also zur Zeit des stärksten Wachstums, einsetzt.

Während man in früherer Zeit die akute Poliomyelitis anterior der Kinder auf Erkältung, Traumen und andere in ihrer Wirkung auf das Zentralorgan noch wenig gekannte Einflüsse zurückführen zu können geglaubt hat, neigt man neuerdings mehr und mehr der Ansicht zu, daß die Krankheit infektiösen Ursprungs sei. Ihr Beginn mit hohem Fieber und einer schweren Beeinträchtigung des Allgemeinbefindens, ihr Vorkommen im Anschluß an vorausgegangene oder bestehende Infektionskrankheiten (Masern, Scharlach, Keuchhusten) und das gelegentlich gehäufte, epidemieartige Auftreten der Krankheit sprechen für die Berechtigung dieser Ansicht, namentlich aber auch der neuerdings wiederholt gelungene Nachweis von pathogenen Mikroorganismen (Pneumokokken, Fr. Schultze u. a.) in der Punktionsflüssigkeit des Arachnoidealraums in frischen Fällen von kindlicher Poliomyelitis anterior. Die akute atrophische Spinallähmung der Erwachsenen ist voraussichtlich ebenfalls infektiöser Natur; die Ursachen der chronischen Poliomyelitiden sind indessen noch unbekannt. Die Ähnlichkeit ihres Verlaufs mit den verschiedenen Formen der Bleilähmung, ihr gelegentliches Vorkommen bei Diabetes mellitus (Nonne) und andere Beobachtungen scheinen dafür zu sprechen, daß sie vielleicht toxischen Ursprungs sind. Andererseits hat Erb wiederholt auf die traumatische Ätiologie des Leidens hingewiesen, und darum ist es von Interesse und Wichtigkeit, daß auch in dem S. 45 geschilderten Falle das erlittene Trauma, weise scheint, die weitere Entwickelung der Krankheit beschleunigt hat.

Auf die Differentialdiagnose zwischen der Poliomyelitis anterior infantum acuta und der zerebralen Kinderlähmung wollen wir heute nicht eingehen. Ich möchte mir vorbehalten, hierauf später zurückzukommen, wenn wir erst die Symptome besprochen haben werden, die aus einer Läsion des zentralen Neurons der kortikomuskulären Bahn resultieren.

Wohl aber wollen wir eine Reihe anderer Erkrankungen des Rückenmarks in differentialdiagnostischer Hinsicht in Betracht ziehen. Da das anatomische Substrat der Poliomyelitis anterior eine Läsion der motorischen Vorderhornzellen darstellt, muß die Differentialdiagnose sämtliche Rückenmarkskrankheiten berücksichtigen, bei denen eine Läsion der grauen Vordersäulen dem Wesen der Erkrankung eigentümlich ist oder sekundär hinzutreten kann, bei denen also spinale Muskelatrophien zu erwarten sind. Für die erste Gruppe dieser spinalen Muskelatrophien hat Charcot die Bezeichnung „protopathische" vorgeschlagen, die zweite Gruppe hat er „deuteropathische" genannt. Die protopathischen spinalen Muskelatrophien sind ausschließlich durch die alleinige Erkrankung der kortikomuskulären Bahn im Rückenmark bedingt; das Zustandsbild wird sich in diesen Fällen deshalb aus Krankheitserscheinungen zusammensetzen müssen, die ausschließlich die motorische Sphäre betreffen. Hierher gehören die verschiedenen Formen der akuten und chronischen Poliomyelitis anterior, die spinale progressive Muskelatrophie und die amyotrophische Lateralsklerose. Bei denjenigen Rückenmarkskrankheiten hingegen, die zu deuteropathischen Muskelatrophien führen, steht die Erkrankung der grauen Vordersäulen und ihrer Ganglienzellen erst in zweiter Linie. Der ursprüngliche Sitz der Erkrankung liegt an einer anderen Stelle des Rückenmarksquerschnitts, von der aus der Krankheitsprozeß erst auf die Vorderhörner übergreift. So ist es begreiflich, daß in diesen Fällen die spinalen Muskelatrophien gleichsam nur eine Beigabe zu den klinischen Symptomen der primären Rückenmarkskrankheit bilden werden. Hierhin gehören die verschiedenen Formen der Myelitis, die Syringomyelie und die Pachymeningitiden, die intramedullären Geschwülste, die multiple Sklerose u. a. Bei keiner dieser Erkrankungen werden dauernd nur motorische Störungen zu beobachten sein; sie können also mit Sicherheit ausgeschlossen werden, sobald die beobachteten Symptome ausschließlich der motorischen Sphäre angehören.

Es kommen also für die Differentialdiagnose der Poliomyelitis anterior von anderen Rückenmarkskrankheiten wesentlich die spinale progressive Muskelatrophie und die amyotrophische Lateralsklerose in Betracht. Beides sind ihrer Entwicklung und ihrem Verlauf nach chronische Krankheiten. Vor der Verwechslung mit ihnen schützt der brüske Beginn der akuten Poliomyelitis anterior der Kinder und der Erwachsenen. Dagegen kann die Unterscheidung der chronischen Form des Leidens von der spinalen progressiven Muskelatrophie im Beginn der Krankheit sehr große Schwierigkeiten machen und unter Umständen eine scharfe Abgrenzung beider Zustandsbilder überhaupt nicht möglich sein. Viel leichter ist die Differentialdiagnose zwischen der chronischen Poliomyelitis anterior und der spinalen progressiven Muskelatrophie einerseits und der amyotrophischen Lateralsklerose andererseits. Bei der letzteren bleibt der Krankheitsprozeß nicht auf das periphere Neuron der kortikomuskulären Bahn, von der Ganglienzelle im Vorderhorn des Rückenmarks bis zur Endigung der motorischen Nervenfaser im Muskel beschränkt; er überschreitet dasselbe vielmehr zentralwärts, indem er auf die Pyramidenbahn im Rückenmark, in der Medulla oblongata und oft genug auch im Großhirn übergreift. Die klinische Folge dieser größeren anatomischen Ausbreitung des Krankheitsprozesses in der kortikomuskulären Bahn ist, daß bei der amyotrophischen Lateralsklerose, neben der Muskelatrophie und Lähmung, Spasmen vorhanden sind, und daß die Sehnenreflexe, soweit die betreffende Muskulatur nicht völlig funktionsunfähig ist, erhöht erscheinen. Wo wir also bei einer Muskelatrophie spinalen Ursprungs, erhöhte Sehnenreflexe und Spasmen beobachten, können wir mit Sicherheit die chronische Poliomyelitis anterior und die spinale progressive Muskelatrophie ausschließen.

6. Spinale progressive Muskelatrophie.

Wie ähnlich dem Zustandsbilde einer abgelaufenen akuten Poliomyelitis anterior der Erwachsenen das klinische Bild der spinalen progressiven Muskelatrophie sein kann, zeigt Ihnen ein Fall dieser Krankheit, der einen 38jährigen Gärtner betrifft. Der Kranke steht seit fünf Jahren unter unserer Beobachtung, allerdings nicht ständig; denn der Drang, sich der Anstaltsdisziplin zu entziehen, veranlaßt ihn immer wieder, seinen Austritt zu verlangen. In jedem Jahre ist der Kranke aber doch einige Wochen oder Monate in der Anstalt verpflegt worden, und so hatten wir Gelegenheit, sein Leiden unter unseren Augen ganz allmählich, aber stetig fortschreiten zu sehen. Wann seine Krankheit begonnen hat, ließ sich mit Sicherheit nicht feststellen, weil sich alle Erscheinungen so schleichend und allmählich entwickelt haben, daß dem Patienten selbst lange Zeit hindurch sein Leiden offenbar nicht zum Bewußtsein gekommen ist. Er hat von seinem 19. bis 22. Jahre als Infanterist gedient. Damals soll ihm schon das Turnen schwer gefallen sein und zwar besonders das Turnen am Querbaum, während Freiübungen, Gewehrgriffe und Bajonettfechten ohne Schwierigkeit auszuführen gewesen sein sollen. Auch nach seiner Entlassung vom Militär hat der Kranke noch zwei Jahre lang als Gärtner gearbeitet, ohne irgend welche Behinderung verspürt zu haben. Erst von dieser Zeit an ist ihm gelegentlich eine Schwäche in den Händen und Armen aufgefallen, so daß ihm schwere Gärtnerarbeiten, wie Graben u. dergl., bald unmöglich geworden sind.

Nach dieser Anamnese scheint das Leiden bereits 12 bis 14 Jahre zu bestehen. Trotzdem sind die Krankheitserscheinungen noch immer verhältnismäßig geringfügig. Der erste Eindruck, den wir von dem Kranken bei entblößtem Körper gewinnen, ist der eines auffallend hageren Menschen. Die Muskulatur seiner Arme und Beine ist wenig voluminös; dies ist aber keine Magerkeit, vielmehr eine Atrophie, die allerdings bis jetzt nirgends einen sehr hohen Grad erreicht hat. Diese Muskelatrophie ist aber nicht wie bei dem Gymnasiasten mit den Residuen einer akuten Poliomyelitis anterior, den Sie kürzlich gesehen haben (S. 52), auf eine Extremität beschränkt; sie ist vielmehr ziemlich gleichmäßig über beide Arme und Beine und über den Rumpf verbreitet (Fig. 45).

Sehr deutlich ist der Muskelschwund an den Händen des Kranken, an der Daumen- und Kleinfingerballenmuskulatur, an den Mm. interossei und lumbricales. Infolgedessen ist der Patient nicht imstande, die Hände aktiv zur Faust zu schließen. Das Beugen der Endglieder der Finger wird ihm schwer, so daß er hierzu die andere Hand zu Hilfe nehmen muß. Durch das häufige Auftreten von fibrillären Zuckungen in der atrophierenden Muskulatur und durch den Nachweis der EaR. bei der elektrischen Prüfung ist die Muskelatrophie als eine degenerative gekennzeichnet. Auch an der Muskulatur beider Unter- und Oberarme ist eine Atrophie vorhanden; die Sehnen- und Periostreflexe an den Oberextremitäten sind sämtlich beiderseits erloschen. Die Bewegungsfähigkeit ist indessen, entsprechend dem geringen Grade des Muskelschwunds, nur wenig beeinträchtigt; doch ist die grobe Kraft schon recht erheblich herabgesetzt. Am Rumpfe ist die Atrophie der Muskulatur aus dem flügelförmigen Abstehen der beiden Schulterblätter und der beträchtlichen Abflachung der Rückenmuskulatur erkenntlich. An den Beinen sind Ober- und Unterschenkel von dem Muskelschwund betroffen, und zwar die Glutäalmuskulatur und die Flexoren des Fußes in höherem Maße. Besonders auffällig ist die Atrophie an der rechten Wade, deren Umfang nur 31 cm gegen $33^{1}/_{3}$ cm an der gleichfalls atrophischen linken Wade beträgt. Die Kniephänomene und die Achillessehnenreflexe sind beiderseits erloschen. Eine Atrophie der mimischen Gesichtsmuskulatur läßt sich nicht feststellen.

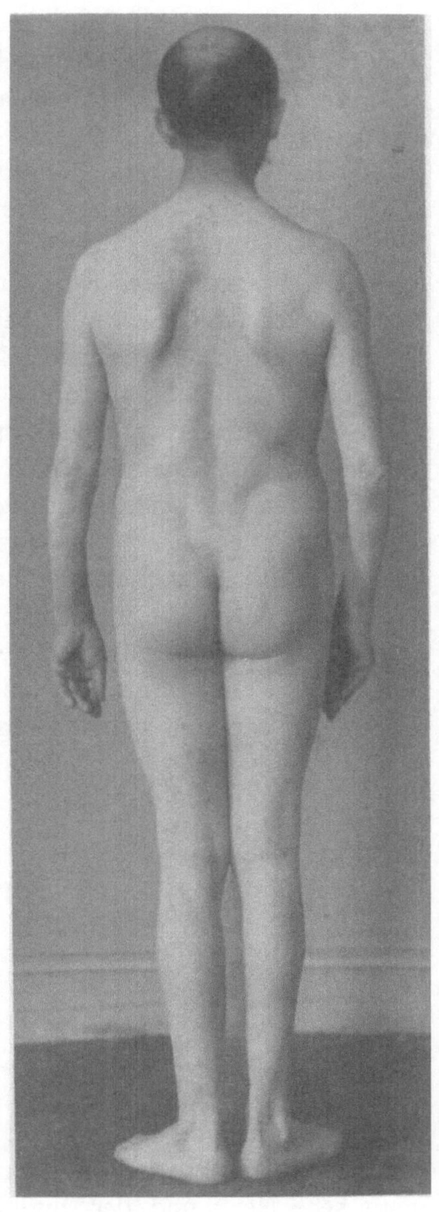

Fig. 45.
Spinale progressive Muskelatrophie.
Eigene Beobachtung.

Störungen der Sensibilität, trophische und vasomotorisch-sekretorische Anomalien sind nicht vorhanden.

So ist also ein Zustandsbild zustande gekommen, dessen Diagnose in bezug auf den Sitz des Krankheitsprozesses im Zentralorgan gar keine Schwierigkeiten macht. Es muß sich um eine Erkrankung des Rückenmarks handeln, die auf die grauen Vordersäulen beschränkt geblieben ist, und zwar um eine Erkrankung, die sich mehr oder weniger in der ganzen Länge des Marks in symmetrischer Weise und nahezu in gleicher Intensität auf beiden Seiten abspielt. Da die Krankheit erst im dritten Jahrzehnt des Lebens eingesetzt hat und chronisch verlaufen ist, handelt es sich selbstverständlich nicht um eine spinale Kinderlähmung oder um eine akute Poliomyelitis anterior des Erwachsenen. Es kann also nur die chronische Poliomyelitis anterior adultorum oder die spinale progressive Muskelatrophie in Frage kommen. Hier aber stößt die Differentialdiagnose auf gewisse Schwierigkeiten. Denn auch die chronische atrophische Spinallähmung der Erwachsenen ist eine Erkrankung des Rückenmarks, die sich in der ganzen Länge der grauen Vordersäulen und zwar auf beiden Seiten abspielen kann. So wird sie unter Umständen zu einem Zustandsbilde führen, das demjenigen der spinalen progressiven Muskelatrophie außerordentlich ähnlich ist. Entscheidend ist hier im wesentlichen der Verlauf. Die chronische Poliomyelitis anterior der Erwachsenen ist freilich eine Krankheit, die sich durch Monate und Jahre hinziehen kann. Die Gesamtdauer des Leidens erstreckt sich indessen höchstens auf 2—3 Jahre. In dieser Zeit pflegt der Krankheitsprozeß abzulaufen, sei es, daß er zum Stillstand kommt, oder daß das Leiden früher zum Tode führt. In unserem Falle aber wissen wir aus der Anamnese, daß die ersten Krankheitserscheinungen vor etwa 12 Jahren aufgetreten sind; wir haben in den letzten 5 Jahren durch unsere eigenen Beobachtungen ein stetiges Fortschreiten des Leidens festgestellt, und deshalb sind wir berechtigt, hier eine spinale progressive Muskelatrophie zu diagnostizieren.

Periphere Neuritis.

Ähnliche Erwägungen, wie sie für die Differentialdiagnose der Poliomyelitis anterior gegenüber anderen Erkrankungen des Rückenmarks maßgebend gewesen sind, ermöglichen es, die verschiedenen Formen der Vorderhornerkrankung von den peripheren Neuritiden zu unterscheiden.

Ein Blick auf unser Schema (Fig. 46) zeigt uns, daß wir eine wichtige Gruppe von Symptomen, die motorischen Lähmungserscheinungen und die Muskelatrophien, bei beiden Krankheiten in gleicher Weise zu erwarten haben. Der periphere motorische Nerv und der zugehörige Muskel degenerieren, sobald sie von ihrer Ursprungszelle in den Vordersäulen des Rückenmarks getrennt sind, ganz einerlei, wo diese Trennung stattfindet, im gemischten Nerven oder in der vorderen Wurzel, oder ob die Vorderhornzelle selbst untergeht. In allen Fällen haben wir eine schlaffe Lähmung mit Muskelatrophie und EaR. und ein Verschwinden der Sehnenreflexe zu erwarten. Der periphere Nerv enthält aber nicht nur motorische Fasern; er enthält auch sensible Nervenfasern und Fasern mit vasomotorischer, trophischer und sekretorischer Funktion. Deshalb pflegen wir, wenn sich der Krankheitsprozeß im peripheren Nerven abspielt, neben der degenerativen motorischen Lähmung auch sensible und andere Störungen anzutreffen. Hierin liegt das differentialdiagnostisch wichtige Moment.

7. Polyneuritis alcoholica.

Wir wollen unserem Falle von Poliomyelitis anterior (S. 37) einen Fall von peripherer Polyneuritis gegenüberstellen, der sich hierzu besonders eignet, weil auch hier der Krankheitsprozeß zu einer kompletten Lähmung beider Beine geführt hat. Es handelt sich um ein junges Mädchen, eine frühere Puella publica, die durch ihr schweres Leiden seit acht Jahren dauernd ans Bett gefesselt ist. Aus der in sozialer und psychologischer Hinsicht interessanten Anamnese sei nur einzelnes hervorgehoben. In jungen Jahren verführt, lebte das schöne Mädchen eine Zeitlang mit seinem reichen Liebhaber zusammen, bis er ihrer nach einigen Jahren überdrüssig geworden ist. Dann sank sie rasch immer mehr; sie akquirierte Lues, wurde unter sittenpolizeiliche Aufsicht gestellt; aber sie hat es bis zu dem Ausbruch ihres jetzigen Leidens verstanden, auf dem großen Fuße weiter zu leben, an den sie ihr Verführer gewöhnt hatte. Sie hat jahrelang zusammen mit ihren Freundinnen und Freunden alltäglich zehn bis zwölf Flaschen Champagner getrunken. Hierin liegt die Ursache ihrer Krankheit; es handelt sich um eine **Polyneuritis alcoholica** und zwar um einen besonders schweren Fall von sogenannter **Alkoholparaplegie**. Eigen-

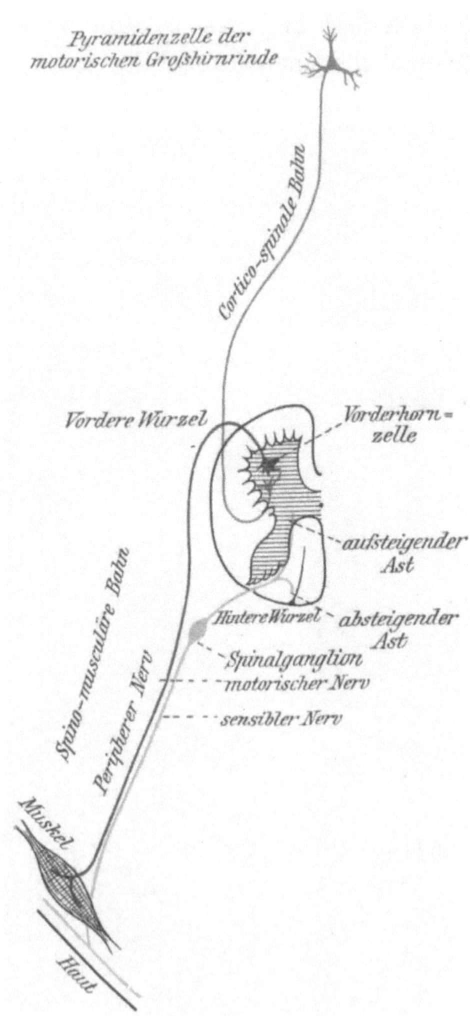

Fig. 46.

Schema der kortikomuskulären Bahn und der sensiblen Fasern des gemischten Nerven.

tümlicherweise betrifft diese Krankheit in der Form, in der Sie sie hier vor sich sehen, vorwiegend das weibliche Geschlecht, während der Alkoholmißbrauch bei Männern meist zu anderen psychischen und somatischen Krankheitsbildern zu führen pflegt. Ich erinnere mich, nur einen derartigen Fall gesehen zu haben; es handelte sich dabei sogar um eine vollständige Lähmung sämtlicher vier Extremitäten. Er betraf einen Deutsch-Amerikaner, der sich in Newyork nach dem plötzlichen Tode seiner Gattin dem Trunke ergeben hatte und von dort in völlig gelähmtem Zustande hierher gebracht worden ist. Lanceraux, der sich eingehend mit der

Alkoholparaplegie beschäftigt hat, hat unter 15 Fällen 12 bei Frauen auftreten sehen.

Die Alkohollähmung zeigt sich gewöhnlich als Paraplegie, die hauptsächlich die Unterextremitäten betrifft, und hier sind es wieder die Extensoren, die besonders leiden, und zwar namentlich die Extensoren des Fußes. Wenn wir die Kranke einmal für einen Augenblick auf den Rand des Untersuchungstisches setzen, hängen ihre Beine und vor allem ihre Füße infolge der kompletten Peronaeuslähmung ganz schlaff in ausgesprochener Spitzfußstellung herab, und die Patientin ist nicht imstande, die Fußspitzen zu erheben (Fig. 47). Es ist ein Analogon und gewissermaßen das Gegenstück zu einer anderen Form der peripheren Polyneuritis, zur Bleilähmung. Bei ihr sind vorwiegend und am stärksten die Streckmuskeln der Hände ergriffen, bei der Alkohollähmung die Streckmuskeln der Füße. Wie bei der Poliomyelitis anterior ist hier die Lähmung eine degenerative; es besteht eine deutliche Muskelatrophie mit gänzlichem Verlust der elektrischen Erregbarkeit an den Ober- und Unterschenkeln und am Fuße, besonders im Peronaeusgebiet beider Seiten. Diese Atrophie kann in frühen Stadien der Krankheit durch Ödeme und später, wie es hier der Fall ist, durch die dem Alkoholismus häufig eigene Adipositas maskiert sein. Selbstverständlich sind im Bereich der gelähmten Muskeln die Sehnenreflexe erloschen. So fehlen bei unserer

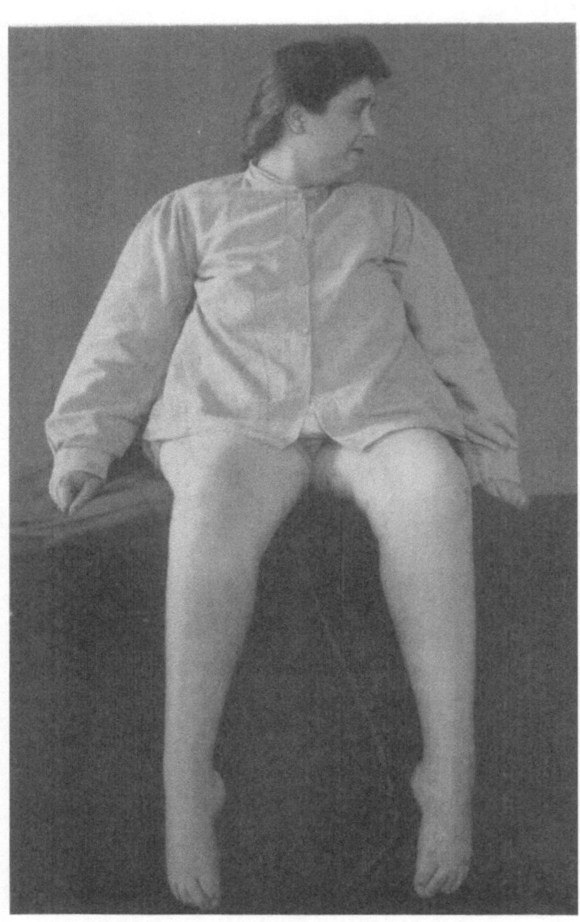

Fig. 47.
Polyneuritis alcoholica. Paraplegie der Unterextremitäten. Eigene Beobachtung.

Kranken die Kniephänomene auf beiden Seiten; auch die Achillessehnenreflexe sind beiderseits nicht auszulösen. Dies hat aber einen anderen Grund, wie wir gleich sehen werden.

Es findet sich bei der Alkoholparaplegie außer den Lähmungserscheinungen, der Muskelatrophie und dem Erlöschen der Sehnenreflexe auch noch eine Reihe vasomotorischer, trophischer und sensibler Störungen, die bei der Poliomyelitis anterior natürlich fehlen müssen, und die ich Ihnen größtenteils an unserer Patientin zeigen kann. Wenn sie zu Bett liegt und gar, wenn sie nur kurze Zeit aufgedeckt ist, fühlt sich die Haut der Beine von der Mitte der Oberschenkel an abwärts kühl an und zwar um so kühler, je näher Sie nach der Fußspitze zu fühlen. Die Hauttemperatur der Füße und Zehen ist geradezu kalt. Dabei ist die Haut, namentlich am Fußrücken, glatt, glänzend und von weißer Farbe. Hängen die Beine dagegen längere Zeit herab, so ändern sich diese vasomotorischen Phänomene; die Hautfarbe wird etwas röter, nach violettrot hin, ohne daß sich aber die Haut wärmer anfühlt als vorher. Diese Beobachtung, die wir an unserer Kranken machen können, verdient hervorgehoben zu werden, weil in den meisten Lehrbüchern angegeben ist, daß bei der Alkohollähmung die Haut an den Unterschenkeln und Füßen lebhaft gerötet sei und sich wärmer anfühle als in der Norm. Dies trifft indessen nur für das erste, akute Stadium der alkoholischen Polyneuritis zu; im späteren Verlauf der Krankheit ist es meistens gerade umgekehrt.

Und nun betrachten und befühlen Sie die Achillessehnen an den beiden Füßen unserer Kranken. Sie werden hier Veränderungen finden, die für die Alkohollähmung geradezu von diagnostischer Bedeutung sind. Die Kontrakturstellung des Fußes ist nicht die Folge einer spastischen Muskelkontraktur spinalen Ursprungs, sondern einer trophischen Störung in der Sehne. Läge hier eine spastische Kontraktur vor, so würden wir bei dem Versuche, den Fuß dorsal oder noch mehr plantar zu flektieren, jenen federnden Widerstand verspüren, den Kontrakturen spinalen Ursprungs beiderlei Bewegungsrichtungen in charakteristischer Weise entgegensetzen. Dies ist hier nicht der Fall. Vielmehr verspürt man bei dem Versuche der Dorsalflexion des Fußes sofort und ohne jeden Übergang den denkbar stärksten Widerstand, der etwas ganz mechanisches an sich hat und lediglich durch Schrumpfungsprozesse an den Sehnen der Beugemuskulatur und durch Bindegewebsneubildungen in der Umgebung derselben bedingt ist. Außerdem würde hier das Auftreten eines exquisiten Fußklonus oder wenigstens eines lebhaften Achillessehnenreflexes zu erwarten sein, wenn es sich um eine spastische Kontraktur spinalen Ursprungs handeln würde. Charcot hat zuerst (Bulletin médical, 23. III. 1887) die Bedeutung dieser schrumpfenden Bindegewebswucherungen für die Klinik der Alkohollähmung vollauf gewürdigt und betont, daß sie nirgends anders in derart starker Entwickelung vorgefunden werden. Diese pathologischen Veränderungen pflegen sich nicht auf die Achillessehne und das periartikuläre Gewebe des Sprunggelenks zu beschränken; auch die Sehnen und das peritendinöse Gewebe der Unterschenkelbeuger können dem Schrumpfungsprozeß anheimfallen. So hat Lanceraux einen Fall von Alkoholparaplegie beobachtet, in dem eine vollständige Beugung des Unterschenkels gegen den Oberschenkel und des Oberschenkels gegen das Becken bestand. Diese Beugung hatte im Kniegelenk einen maximalen Grad erreicht, so daß die Wadenmuskulatur buchstäblich an der hinteren Oberschenkelmuskulatur anlag (Brissaud „Sur les paralysies toxiques" Thèse d'agrég. Paris, 1886). Auch bei unserer Kranken finden Sie in der Kniebeuge des linken Beines diese Sehnenschrumpfung, wodurch die fehlerhafte Stellung des Unterschenkels im Gelenk bedingt ist.

Eine andere, ebenfalls für die Alkohollähmung charakteristische Störung vasomotorisch-trophischer Art ist an der Innenfläche des rechten Kniegelenks unserer Patientin vorhanden, eine eigenartige teigige Infiltration des Unterhautzellgewebes. Beide Kniegelenke zeigen auch abnorme Konturen, zum Teil wegen der Sehnenschrumpfungen an der Beugemuskulatur, zum Teil auch durch trophische Störungen an den Knochen selbst bedingt. Besonders auffällig ist am linken Knie unserer Patientin die Verdickung des inneren Kondylus des Femur und eine sattelförmige Mulde unterhalb der Kniescheibe (Fig. 48). Die Gelenkveränderungen bei der Alkohollähmung haben eine große Ähnlichkeit mit den tabischen Arthropathien, die mitunter zu außerordentlich starker Deformierung der Gelenke führen können (Fig. 49). Andere trophisch-vasomotorische Störungen, die sich gelegentlich auch bei der Alkohollähmung finden, wie Ödeme, Hyperidrosis, Veränderungen des Haarwuchses, der Nägel u. dergl. sind bei unserer Patientin nicht vorhanden.

Neben diesen motorischen, trophischen und vasomotorischen Störungen kommen bei der Polyneuritis alcoholica auch subjektiv empfundene und objektiv nachweis-

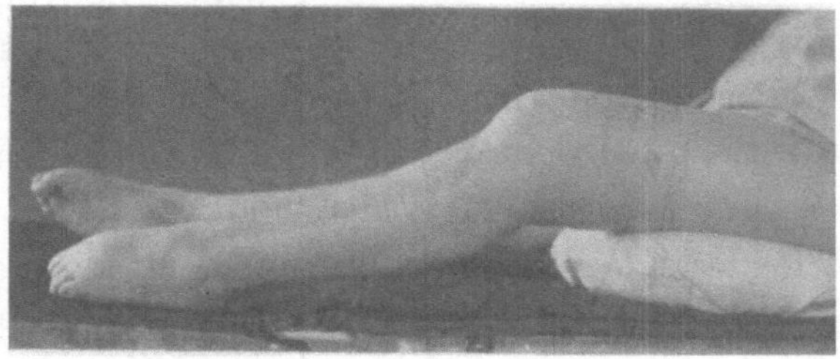

Fig. 48.

Arthropathie des Kniegelenks bei Polyneuritis alcoholica.   Eigene Beobachtung.

bare Störungen der Sensibilität vor, die der Poliomyelitis anterior gleichfalls fehlen müssen. Am lästigsten für die Kranken sind die unerträglichen Schmerzen. So hat unsere Patientin bei den zum Zweck der Untersuchung an ihren Beinen vorgenommenen Handgriffen wiederholt lebhafte Zeichen des Schmerzes geäußert. Ihre Beine sind tatsächlich außerordentlich empfindlich, und namentlich die Haut des linken Beines ist hyperästhetisch. In bezug auf die Schmerzen müssen wir bei der alkoholischen Polyneuritis zwischen den schmerzhaften und peinlichen Empfindungen, die ohne jede äußere Veranlassung auftreten, und jenen Schmerzen unterscheiden, die ausschließlich durch Berührung oder Druck hervorgerufen werden. Die spontan auftretenden Schmerzen sind zusammen mit anderen Symptomen, die uns die chronische Alkoholintoxikation bekunden, und von denen besonders die schreckhaften Träume, Alpdrücken und Visionen von allerlei Tiergestalten hervorgehoben seien, einer der ersten Vorboten der alkoholischen Polyneuritis. Sie haben sehr viel Ähnlichkeit mit den Schmerzen in der Initialperiode der Tabes; es sind stechende und brennende Empfindungen, Ameisenlaufen und wirkliche lanzinierende Schmerzen, die vorzugsweise die unteren Extremitäten blitzartig durchfahren. Sie treten ganz besonders in der Nacht auf. Deshalb sehen die Kranken auch immer mit Entsetzen der Nachtzeit entgegen, die während des Schlafes durch lebhafte Träume von allerhand schrecklichen Szenerien und während der langen, schlaflosen Stunden durch die unerträglichen Schmerzen gestört ist. So ist es auch noch immer bei unserer Patientin. Bei ihr treten aber auch in den Armen, besonders im rechten, spontane Schmerzen auf, ein Anzeichen dafür, daß bei ihr die Neuritis nicht auf die Nervenstämme der unteren Extremitäten beschränkt geblieben ist. Die Schmerzen, die wir unserer Kranken bei der Untersuchung notgedrungen verursacht haben, werden schon durch leise Berührungen hervorgerufen; noch heftiger aber treten sie auf, wenn man einen halbwegs stärkeren Druck auf die Muskelmassen, besonders an der Wade, auf die Sehnen oder gar auf die Nervenstämme der Nn. ischiadicus und peronaeus selbst ausübt. Die Gelenke dagegen sind nicht druckempfindlich. Aber nicht nur mit Parästhesien, spontanen Schmerzen und mit Druckschmerzhaftigkeit der Nerven, Muskeln und Sehnen ist die Alkohollähmung verbunden. Oft genug wird sie auch von anderen Störungen der Sensibilität begleitet, z. B. von einer Verzögerung der sensiblen Leitung, von Anästhesien oder Hyperästhesien, wie bei unserer Kranken, die wiederum vorwiegend an den Beinen auftreten. Überhaupt sind bei der Alkohollähmung alle Symptome an den Beinen am auffälligsten und zwar besonders

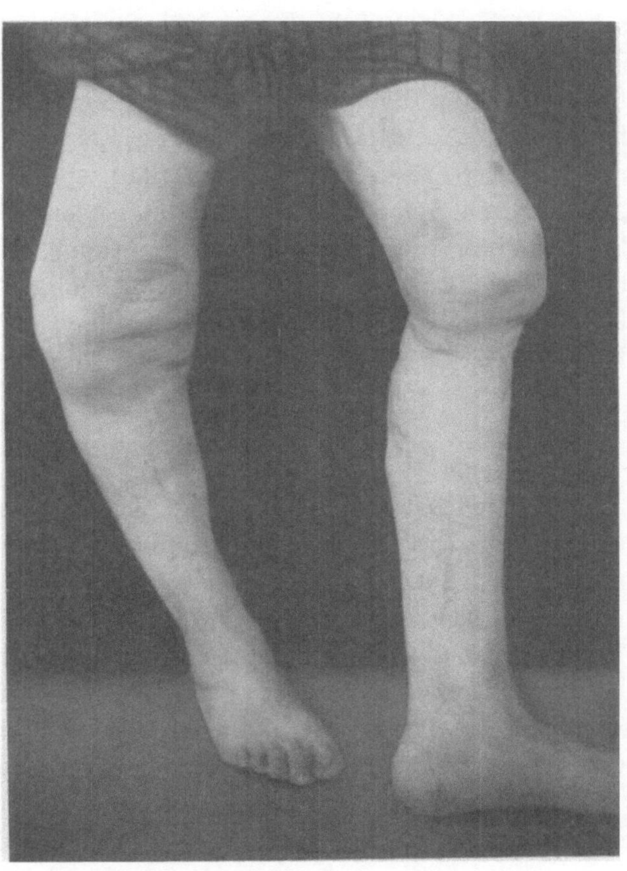

Fig. 49.
Arthropathie der Kniegelenke bei Tabes dorsalis.
Eigene Beobachtung.

an den Unterschenkeln und Füßen; an den Oberschenkeln sind die Krankheitserscheinungen meistens in wesentlich geringerem Grade vorhanden.

Mit der Aufzählung dieser verschiedenen Bewegungs-, Ernährungs- und Empfindungsstörungen haben wir das klinische Bild der Alkohollähmung in all seinen Zügen vollständig entworfen. Sie ist eine der häufigsten Formen der Polyneuritis und gewissermaßen deren Paradigma. Das differentialdiagnostisch wichtigste Moment zwischen ihr und der Poliomyelitis anterior liegt, wie schon wiederholt gesagt, in dem Vorhandensein oder Fehlen von Sensibilitätsstörungen und Schmerzen.

Dieselben beherrschen in der Regel das Krankheitsbild der Polyneuritis; sie fehlen dagegen vollständig bei der Poliomyelitis anterior. Denn das anatomische Substrat dieser Krankheit ist ganz ausschließlich eine Läsion der spinomuskulären Bahn, und deshalb kann sich ihr klinisches Bild nur aus motorischen Symptomen zusammensetzen. Die einzige Form der Polyneuritis, bei der — wenigstens meistens — Sensibilitätsstörungen gänzlich zu fehlen pflegen, ist die Bleilähmung. Bei ihr sind zumeist und in vielen Fällen ausschließlich die Extensoren der Hand und der Finger ergriffen, was bei der Poliomyelitis anterior nur sehr selten beobachtet wird. In zweifelhaften Fällen werden uns hier die Anamnese (vorausgegangene Bleikolik) und andere nachweisbare Anzeichen der chronischen Bleiintoxikation (Bleisaum der Zähne, Tremor saturninus) auf die richtige Diagnose hinweisen. Auch fast allen übrigen Formen der Polyneuritis gegenüber, die durch andere Gifte hervorgerufen sind, ist die Polyneuritis alcoholica durch den geschilderten Symptomenkomplex hinreichend charakterisiert. Die einzige Erkrankung, bei der wir unter Umständen ein ähnliches Zustandsbild und das Zusammentreffen mehrerer für die Polyneuritis alcoholica charakteristischer Symptome finden können, ist eine exotische Krankheit, die sogen. trockene atrophische Form der Beriberi.

8. Beriberi.

Wir dürfen diese eigenartige Tropenkrankheit, die sowohl in Japan, im Malayischen Archipel und im tropischen Afrika, wie in Mittel- und Südamerika und auf einigen westindischen Inseln endemisch ist, nicht mehr unbeachtet lassen. In den großen Hafenstädten Europas ist die Beriberikrankheit längst keine Seltenheit mehr, und vereinzelte Fälle werden hin und wieder auch in den Binnenstädten beobachtet. In unserer deutschen Literatur sind zahlreiche Fälle der Krankheit veröffentlicht, und in der Festschrift zu Erbs 60. Geburtstage haben Rumpf und Luce zehn Fälle aus dem Eppendorfer Krankenhause beschrieben.

Die Beriberi oder Kakke (Polyneuritis endemica) war schon den chinesischen Ärzten des 6. Jahrhunderts n. Chr. gut bekannt; die Ätiologie der Krankheit ist indessen auch heute noch nicht in allgemein anerkannter Weise aufgeklärt. Die berufensten Kenner des Leidens, wie Scheube, Bälz, Kinnosuke Miura u. a., halten die Beriberi für eine Infektionskrankheit, indem sie darauf hinweisen, daß das Leiden allem Anschein nach durch Kranke in vorher seuchenfreie Gegenden verschleppt werden kann, und daß es andererseits mit großer Hartnäckigkeit an bestimmten Örtlichkeiten haftet. So erkrankten z. B. in einigen Hospitälern Japans und Indochinas die Insassen in einzelnen Krankenzimmern immer wieder an Beriberi, während sie in anderen Zimmern von der Krankheit verschont blieben. Andererseits hat das überwiegende Vorkommen des Leidens bei reis-essenden Völkern schon lange zu der Vermutung geführt, daß dem Reisgenuß eine ätiologische Bedeutung zukommt, insofern ein im Reis entstehendes oder ihm anhaftendes Gift die Ursache der Erkrankung sei. Nach dieser Auffassung sollte also die Beriberi durch ein Nahrungsmittelgift hervorgerufen werden und in ätiologischer Hinsicht dem Ergotismus an die Seite zu stellen sein. Während uns aber beim Ergotismus der biologische Vorgang der Toxinbildung durch den auf unseren einheimischen Getreidearten wuchernden Bildner des Mutterkorns, die *Claviceps purpurea* Tul., genau bekannt ist, blieb die Frage offen, unter welchen Bedingungen das vorläufig noch unbekannte Beriberigift entsteht. Daß dieses Gift indessen nicht dem Reis allein anhaften konnte, bewies das epidemische Auftreten der Krankheit unter Verhältnissen, unter denen ein Reisgenuß überhaupt nicht stattgefunden hatte, wie bei den während des südafrikanischen Krieges auf der Insel St. Helena internierten Buren (Wheeler).

In den letzten Jahren ist nun Maurer[1]) mit gewichtigen Gründen für die Anschauung eingetreten, daß die Beriberi auf einer Autointoxikation des Organismus infolge besonders reichlicher Oxalsäurebildung beruht, und daß die letztere bei einseitiger, alkaliarmer und amylumreicher Nahrung (z. B. Reis) durch die Anwesenheit säurebildender Organismen im Darm der Kranken zustande kommt. Maurer hat bei Beriberi regelmäßig Oxalsäureausscheidungen gefunden und aus den Stühlen der Kranken niedere Organismen isolieren können, die in zuckerhaltigen Nährböden reichlich Oxalsäure produzieren. Es ist ihm außerdem bei geeigneter Versuchsanordnung gelungen, bei Hühnern durch Oxalsäurefütterung und durch Oxalsäure bildende Schimmelpilze beriberiartige Krankheitserscheinungen hervorzurufen. Neuerdings hat Treutlein[2]) die wichtigen Befunde Maurers bestätigt und bei seinen Versuchstieren (Hühnern) auch histologisch in den peripheren Nerven und im Herzmuskel Veränderungen festgestellt, wie sie bei der Beriberi des Menschen gefunden werden. Treutlein hat ferner die gleichen Ergebnisse wie durch Oxalsäure und oxalsaures Natrium auch durch weinsaures Natrium und schließlich auch durch reine Reisfütterung erzielt und nachgewiesen, daß sich im letzteren Fall im Kropf der Hühner anscheinend unter der Einwirkung von Bakterien Oxalsäure entwickelt.

Das klinische Bild der Beriberi setzt sich vorwiegend aus Krankheitserscheinungen im Gebiet des Nervensystems und der Skelettmuskulatur zusammen (sensibel-motorische und trockene atrophische Form), und nur in besonderen, schweren Fällen des Leidens treten ernste Störungen von seiten der Zirkulationsorgane hinzu (hydropisch-atrophische und kardio-vaskuläre Form). Hyp- und Parästhesien an Händen und Füßen, Unsicherheit und motorische Schwäche der Extremitäten und Druckschmerzhaftigkeit der Muskulatur, besonders der Waden, eröffnen die Szene. Meist pflegen aber auch in den leichtesten Fällen schon zu Beginn der Krankheit Herzklopfen, Pulsbeschleunigung und ganz leichte ödematöse Anschwellungen an den Knöcheln und an den Kanten der Tibien nicht zu fehlen. Zunächst

---

[1]) G. Maurer, „De aetiologie van beriberi en Psilosis", Geneeskundig Tijdschrift voor Ned. Ind., 1903 und „Das Wesen der Beriberi und der indischen Spruw", Verh. Ges. Deutsch. Naturf. u. Ärzte, 77. Vers., Meran, 1905, II. 2 pg. 473—475.

[2]) A. Treutlein, „Über chronische Oxalsäurevergiftung an Hühnern und deren Beziehung zur Ätiologie der Beriberi", Verh. Phys.- med. Ges. Würzburg. N. F., 38. Bd., pg. 1906, 323—346.

und am stärksten äußern sich die sensiblen und motorischen Krankheitserscheinungen an den distalen Enden der Extremitäten. Im weiteren Verlaufe erlöschen die Sehnenreflexe; es tritt eine degenerative Atrophie der Muskulatur und eine vollständige Lähmung ein, die vorwiegend das Peronaeus- und Radialisgebiet betrifft (Fig. 50 und 51), aber auch häufig auf die Rumpfmuskulatur, auf Oberschenkel und Oberarme übergreift. Bei längerer Dauer des Leidens stellen sich im Bereich der gelähmten Muskeln schmerzhafte myositische und tendinogene Kontrakturen

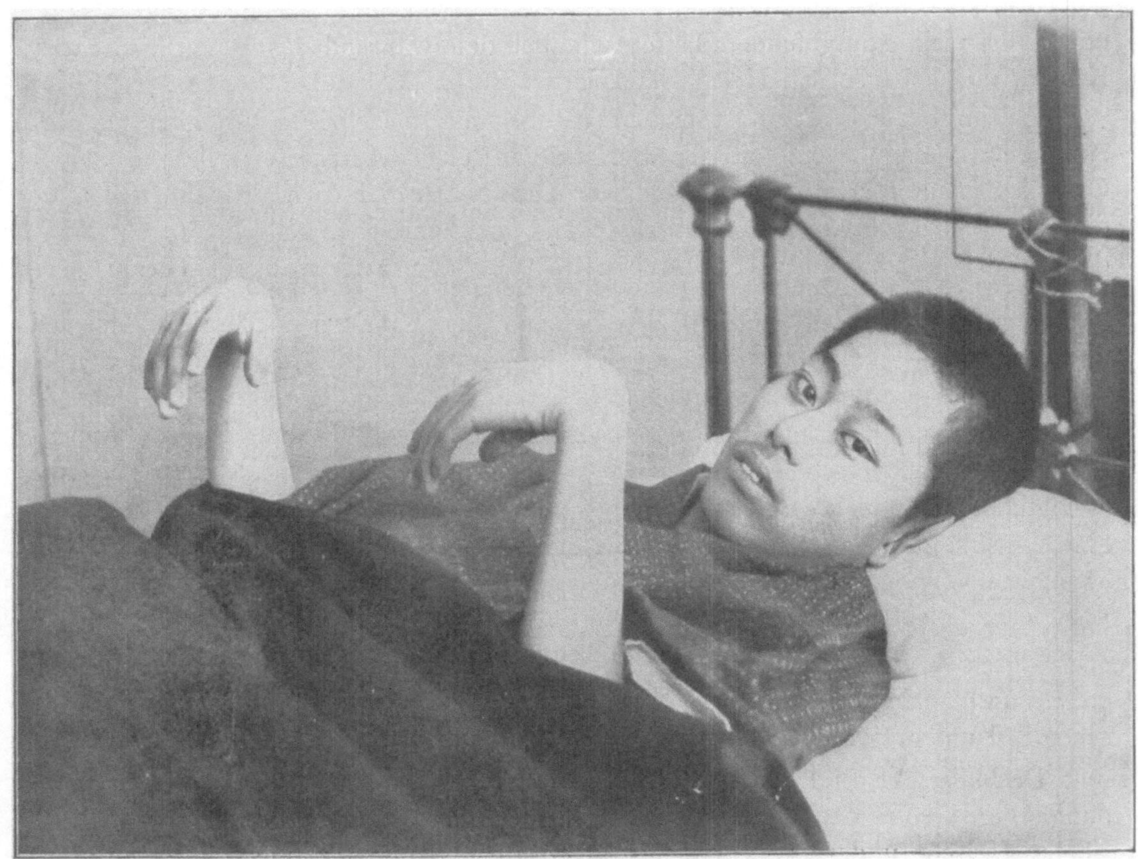

Fig. 50.
Beiderseitige Radialislähmung bei trockener, atrophischer Beriberi. Nach Bälz und K. Miura.

ein, die auch nach Ablauf der übrigen Erscheinungen dem Kranken das Gehen erheblich erschweren. Meist pflegen diese Formen der Beriberi zur Heilung zu führen; Rezidive der Krankheit werden aber recht häufig beobachtet.

Bei den schweren Formen des Leidens treten die geschilderten Erscheinungen des Nervensystems und der Skelettmuskulatur zurück gegen schwere Störungen von seiten der Zirkulationsorgane. Hier stehen die Erkrankung des Herzens (Dilatation des linken und namentlich des rechten Ventrikels), Herzklopfen und starke Pulsbeschleunigung, hochgradige Atemnot, Zyanose, Stauungserscheinungen in den serösen Höhlen (Hydroperikard, Hydrothorax, Aszites), Anasarka und Verminde-

rung oder gänzliches Versiegen der Harnsekretion im Vordergrund des schweren
Krankheitsbildes und führen in der Mehrzahl der Fälle unter zunehmender Insuffizienz des Herzens und Asphyxie zum Tode.

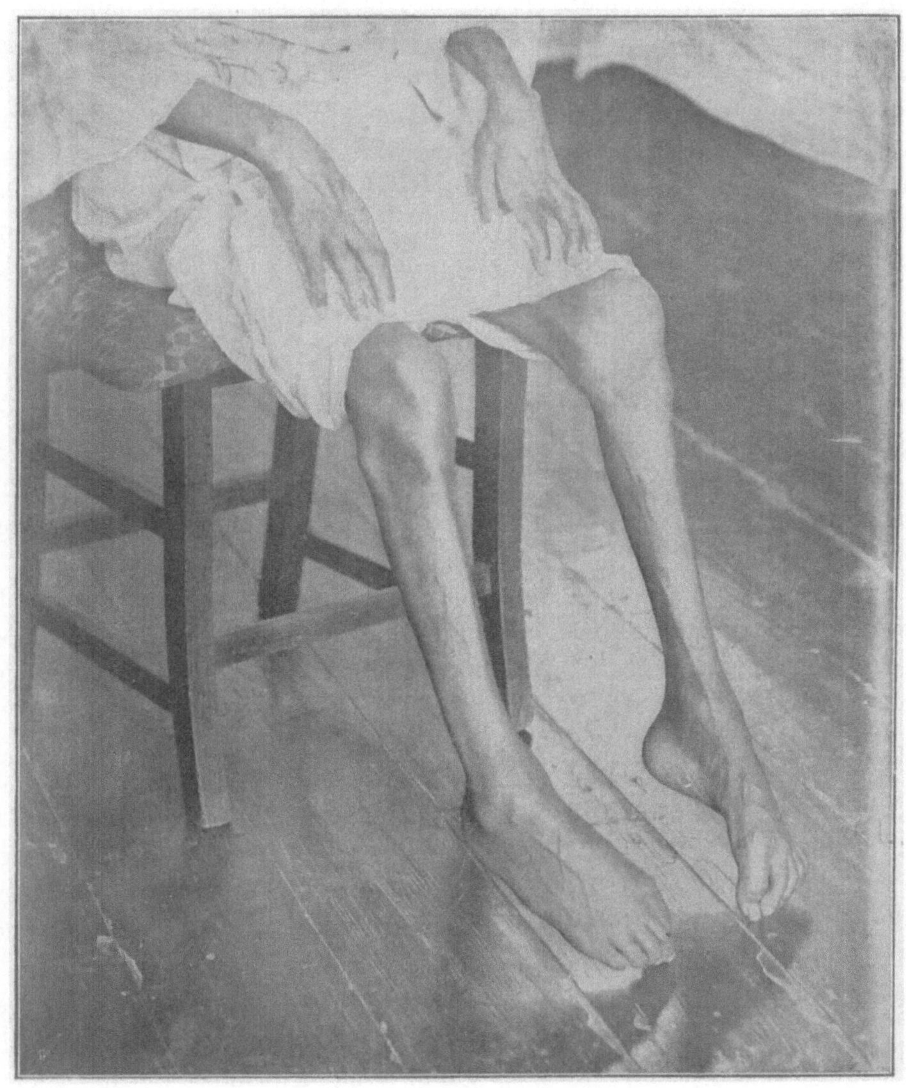

Fig. 51.

Beiderseitige Radialis- und Peronaeuslähmung bei trockener, atrophischer Beriberi. Myositische und
tendinogene Kontrakturen an beiden Beinen. Nach Bälz und K. Miura.

Am 21. Dezember 1903 wies mir ein hiesiger Kollege eine junge Dame aus
Trinidad zu, die zu ihrer Erholung von ihrem Hausarzte nach Europa geschickt
worden war und deshalb längere Zeit bei ihren Verwandten in Frankfurt bleiben
wollte. In einem Schreiben, das die Patientin überbrachte, hatte der Arzt den
seitherigen Verlauf ihres Leidens kurz geschildert. Etwa zwei Jahre zuvor hatte
die Krankheit mit trophischen Störungen, Parästhesien und Lähmungserschei-

5*

nungen an den oberen Extremitäten und zwar am distalen Ende derselben, an den Händen und Unterarmen, begonnen, die allmählich im Verlauf der nächsten sechs bis sieben Monate sich wieder nahezu vollständig zurückbildeten. Bald darauf traten indessen die gleichen Erscheinungen von neuem auf und diesmal nicht nur an den Oberextremitäten sondern auch an beiden Beinen: vasomotorische Störungen an der Haut der Füße und Unterschenkel, die anfangs als Lymphangitis und Erysipel imponierten, Taubheitsgefühl, Schwäche beider Beine, die das Gehen erheblich erschwerte und das Treppensteigen unmöglich machte, und eine hochgradige Schwäche der Rückenmuskulatur, so daß die Kranke gänzlich außerstande war, sich aus der liegenden Stellung ohne Hilfe aufzurichten. Zugleich bestand seit Beginn des Leidens eine Beschleunigung des Pulses, und bei geringer körperlicher Anstrengung trat Herzklopfen auf.

Der Zustand der Patientin hatte sich schon, ehe sie nach Europa kam, wesentlich gebessert. Damals waren an den Armen nur noch eine leichte motorische Schwäche im Radialisgebiet beiderseits bei geringer Herabsetzung der elektrischen Erregbarkeit, Hypästhesie und trophisch-vasomotorische Störungen an den Händen vorhanden. Die Haut derselben, namentlich des Handrückens, war bläulichrot verfärbt und fühlte sich derb an; es war eine deutliche Infiltration des Unterhautzellgewebes vorhanden; auch die Finger waren geschwollen; sämtliche Nägel waren rissig und die Haut der Fingerspitzen voll Schrunden, verdickt und rauh etwa wie bei einer Näherin, die ohne Fingerhut zu nähen gewohnt ist. An den Beinen war noch immer eine fast vollständige, doppelseitige Peronaeuslähmung mit EaR. vorhanden, so daß die Patientin beim Gehen den typischen Steppergang zeigte. Die Kniephänomene fehlten beiderseits, das Rombergsche Symptom war deutlich nachweisbar. Bei geringer Herabsetzung der taktilen Sensibilität, der Schmerzempfindung und des Temperatursinnes an der Haut der Unterschenkel und Füße waren die Muskeln und Nervenstämme an den Beinen exquisit druckschmerzhaft, und an den Unterschenkeln und in der Knöchelgegend der Füße waren starke Ödeme vorhanden. Gerade wie bei unserer Patientin mit der Alkoholparaplegie waren auch an den Achillessehnen und am periartikulären Gewebe des Sprunggelenks beider Füße eigenartige trophische Störungen bemerkbar, bindegewebige Verdickungen von außerordentlicher Druckschmerzhaftigkeit. Überhaupt war das ganze Krankheitsbild, das die Patientin bei ihrer Ankunft in Europa bot, dem der Polyneuritis alcoholica in hohem Grade ähnlich. Durch eine Gruppe von Symptomen unterschied es sich aber sehr wesentlich von jenem, nämlich durch ganz eigentümliche Erscheinungen an der Muskulatur. Namentlich die Wadenmuskulatur der Patientin fühlte sich buchstäblich bretthart an, und bei allen passiven Bewegungsversuchen kam auch in anderen Muskeln der Unterschenkel eine myositische Kontraktur derselben sehr deutlich zum Ausdruck. Diese Erscheinungen ließen sich durch die Annahme einer reinen Polyneuritis nicht erklären, und so war ich nicht im Zweifel, daß ich es mit einem Falle von Beriberi zu tun hatte. Denn gerade die geschilderten Veränderungen an der Muskulatur neben den Erscheinungen der Polyneuritis sind ja dieser Krankheit eigen, und diese Erscheinungen lassen sich durch eine degenerative Neuritis allein nicht erklären; sie sind vielmehr der Ausdruck einer gleichzeitigen Myositis, deren Vorhandensein auch in zahlreichen Fällen durch den an den erkrankten Muskeln konstatierten anatomischen Befund erwiesen ist. So stempeln klinische Symptome und die Ergebnisse der anatomischen Forschung die Beriberi-Krankheit zu einer Polyneuromyositis, bei der der krankhafte Prozeß in den Muskeln dem Prozeß in den Nerven koordiniert zu sein scheint.

Es ist kaum zwei Jahrzehnte her, seit die Beriberi auf einigen westindischen Inseln festen Fuß gefaßt hat. In seiner Poliklinik vom 6. März 1888 hat Charcot von einem Patienten mit Beriberi aus Puerto-Rico berichtet („Leçons du Mardi I.“). Er sagt: „Seit den Arbeiten auf der Landenge von Panama sieht man sie häufig in Paris. Ich habe mehrere Fälle von dorther bekommen, und es kann sich auch Ihnen treffen, daß Sie die Diagnose zu stellen haben. Die Beriberi sieht nun einer Alkoholparalyse zum Verwechseln ähnlich: Hängefüße und Hängehände, Muskelatrophie, hauptsächlich an den Extensoren, besonders der Beine, die Muskeln auf Druck schmerzhaft, obwohl minder als beim Alkoholismus, Reflexverlust, Rombergsches Symptom, Steppergang! Jener Mann von Puerto-Rico kommt also zu mir und sagt „Ich habe Tabes“. Ich untersuchte ihn — er war seit drei Monaten krank — und sagte: Sie haben Beriberi. „Aber bitte“, wendet er ein, „das gibt es nicht bei uns“. Sein Arzt, der ihn begleitet hatte, bestärkt seine Aussage „man hat in Puerto-Rico nie von Beriberi gesprochen“. Also muß man von jetzt ab davon sprechen, sage ich“. — In Trinidad soll die Krankheit, nach den Angaben meiner Patientin, nur selten und vorwiegend in den unteren Schichten der Bevölkerung, namentlich bei Seeleuten und Hafenarbeitern, vorkommen. Dies ist wohl die Ursache, weshalb ihr Hausarzt sich in diagnostischer Hinsicht auf die Angabe beschränkt hat: „En somme, je crois me trouver en présence d'une polynévrite, sans pouvoir en déterminer la cause.“

9. Polyneuritis tuberculosa.

In vorgeschrittenen Stadien der Lungen-, Knochen- und Darmtuberkulose beobachten wir gar nicht selten das Auftreten von Polyneuritiden und zwar nach unserer Erfahrung am häufigsten in den Gebieten der Nn. ulnaris und peronaeus, wo sie oft nur zu sensiblen Reizerscheinungen, gelegentlich aber auch zu degenerativer Muskelatrophie und motorischer Lähmung führen. Wie die diphtherische Lähmung ist auch die tuberkulöse Polyneuritis bakterio-toxischen Ursprungs, wenn wir es auch zunächst noch offen lassen müssen, ob sie auf tuberkulöse oder auf Mischinfektions-Toxine zurückzuführen ist. Ein Eindringen des Tuberkelbazillus selbst in das Nervengewebe und seine nächste Umgebung ist nicht nachgewiesen.

Da diese Erkrankung in den meisten Lehrbüchern nur flüchtig erwähnt wird, möchte ich Ihnen kursorisch zwei einschlägige Fälle zeigen, an denen sich auch demonstrieren läßt, wie verschiedenartig sich der Verlauf des Leidens gestalten kann. Der erste Fall betrifft ein junges Mädchen von 25 Jahren mit einer tuberkulösen Spondylitis der mittleren Brustwirbelsäule und mit Senkungsabszessen, die an zahlreichen Stellen des Rückens an die Oberfläche getreten sind. Obwohl die Erkrankung in ihrem langjährigen Verlaufe zu einer nahezu rechtwinkligen Abknickung des Rückgrats geführt hat, fehlen Erscheinungen der Kompression des Rückenmarks und der austretenden Nervenwurzeln vollständig. Wohl aber hat die Kranke in den letzten Wochen vielfach über Schmerzen in den Beinen und zwar im Verlauf der Nn. ischiadicus und peronaeus geklagt und zugleich auch über ein eigentümliches Prickeln und Ameisenlaufen in den Händen, besonders am Klein- und Ringfinger. Die Nervenstämme waren auf Druck empfindlich; objektiv ließ sich aber keine Störung des Gefühls feststellen. Auf kleine Gaben Aspirin trat stets eine prompte Linderung der Beschwerden ein. Die lästigen Sensationen im Ulnarisgebiet haben beiderseits inzwischen aufgehört; die Schmerzen in den Beinen bestehen in geringem Grade noch fort. In diesem Falle hat die Krankheit bis jetzt also nur zu sensiblen Reizerscheinungen geführt, und allem Anschein nach wird die Patientin von ihrer örtlichen Nervenaffektion genesen.

Schwerere Erscheinungen der Polyneuritis beobachten wir bei einer 47 jährigen Frau mit Lungen- und Darmtuberkulose. Hier bestanden anfänglich auch nur vage Parästhesien an beiden Beinen. Allmählich trat aber auch eine motorische Schwäche und zwar in der vom N. peronaeus versorgten Muskulatur ein, und heute besteht eine komplette Lähmung der Mm. extensor digitorum (pedis) comm. longus und brevis und des M. extensor hallucis longus. Sämtliche Zehen stehen infolge der Wirkung der Antagonisten in Beugestellung und können aktiv nicht im geringsten gestreckt oder gar dorsalflektiert werden. Auch der M. tibialis anterior ist paretisch. In allen gelähmten Muskeln ist EaR. vorhanden. Hier hat die Krankheit also zu schweren motorischen Lähmungserscheinungen geführt, die wir nach unserer Erfahrung als irreparable auffassen müssen.

In beiden Fällen hat der Krankheitsprozeß, wie es die Regel ist, in symmetrischer Weise beide Körperseiten befallen, ohne daß er durch besondere, etwa nur der tuberkulösen Grundlage zuzuschreibende Erscheinungen gekennzeichnet wäre (siehe S. 19).

10. Familiäre spastische Spinalparalyse und Littlesche Krankheit.

Zum Ausgangspunkt unserer Besprechung der Läsionen der kortikomuskulären Bahn haben wir einen Fall von alter spinaler Kinderlähmung gewählt, zu der neuerdings eine chronische Poliomyelitis anterior hinzugetreten ist (S. 37 u. 45). Wir haben diesem Krankheitsfall einen Fall von alkoholischer Polyneuritis gegenübergestellt, der uns Gelegenheit bot, die Differentialdiagnose zwischen beiden Krankheiten zu besprechen (S. 59). Im ersten Falle hat sich der Krankheitsprozeß in der spinomuskulären Bahn allein abgespielt und zwar in den großen Ganglienzellen der grauen Vordersäulen des Rückenmarks, deren Untergang zu einer sekundären Läsion des ganzen peripheren motorischen Neurons geführt hat. Im zweiten Falle war der periphere gemischte Nerv der Sitz der Erkrankung; hier war also nicht wie bei der Poliomyelitis anterior die spinomuskuläre Bahn allein befallen, vielmehr waren die sensiblen, trophischen und vasomotorischen Fasern des gemischten Nerven in Mitleidenschaft gezogen. In beiden Fällen aber spielte sich der Krankheitsprozeß im peripheren Neuron ab; das zentrale Neuron der kortikomuskulären Bahn dagegen war intakt geblieben. Wir haben nun bei unseren Kranken durch die vergleichende Untersuchung auf motorischem Gebiete ganz genau dieselben Erscheinungen feststellen können: schlaffe Lähmung, degenerative Muskelatrophie mit EaR. und ein Verschwinden der Sehnenreflexe im Bereich der gelähmten Muskeln. In diesem Symptomenkomplex haben wir das Charakteristikum für die Läsion im peripheren Neuron der kortikomuskulären Bahn erkannt und zugleich gefunden, daß er unter allen Umständen auftritt, ganz einerlei, an welcher Stelle desselben die Läsion stattfindet. Sobald die Vorderhornzelle selbst untergeht oder die vordere Wurzel bezw. die motorische Faser des gemischten Nerven erkrankt, finden wir den gleichen Symptomenkomplex. Dieses gesetzmäßige Verhalten ist bedingt durch die entwickelungsgeschichtliche Einheit des Neurons und durch die nutritive Abhängigkeit der Nervenfaser von der Nervenzelle.

Selbstverständlich finden wir das gleiche Verhalten am zentralen Neuron der kortikomuskulären Bahn. Mit dem Untergang der großen Pyramidenzelle in den motorischen Rindenfeldern des Großhirns degeneriert das ganze zentrale Neuron bis hinab in die Seitenstränge des Rückenmarks. Die gleiche Degeneration resultiert aber auch aus jeder anderen Läsion der Pyramidenbahn, einerlei, an welcher Stelle derselben sie ihren Sitz hat, aus einer Blutung in die Innere Kapsel, einer Geschwulst im Pons, einer Querschnittsmyelitis im Brustmark oder aus einer primären Erkrankung der Seitenstränge des Rückenmarks selbst. Wir werden daher bei allen Läsionen der Pyramidenbahn, wie sehr auch die einzelnen klinischen Krankheitsbilder im ganzen voneinander verschieden sein mögen, eine bestimmte Gruppe von Symptomen wiederfinden, die allen Fällen gemeinsam ist, einen Symptomenkomplex, der für die Läsion des zentralen Neurons gerade so charakteristisch ist wie die schlaffe Lähmung, die degenerative Muskelatrophie und das Erlöschen der Sehnenreflexe für die Läsion des peripheren Neurons der kortikomuskulären Bahn. Dieser Symptomenkomplex setzt sich in der Hauptsache zusammen aus einer spastischen Lähmung ohne degenerative Muskelatrophie, einer lebhaften Steigerung der Sehnenreflexe und dem Babinskischen Phänomen, d. h. der bei taktilen Reizen der Fußsohle auftretenden, isolierten Dorsalflexion der großen Zehe.

Diesen Symptomenkomplex möchte ich Ihnen nun in seiner reinsten Form an einem Krankheitsbilde zeigen, das seit einem Vierteljahrhundert im Vordergrunde des neurologischen Interesses steht. Die spastische Spinalparalyse ist zweifellos keine häufige Krankheit; sie ist aber auch nicht außergewöhnlich selten. Dennoch wird ihr Vorkommen noch heute von namhaften Klinikern überhaupt bestritten. Gerade dieser Umstand veranlaßt mich, Ihnen zwei Patienten aus meiner Privatpraxis vorzustellen, die an dieser eigenartigen Krankheit leiden. Es sind zwei Brüder; der ältere ist 1879 geboren, ich kenne ihn seit 15 Jahren. Er kam im Frühjahre 1894 mit seinem Vater, einem damals 48jährigen Herrn, in meine Sprechstunde und, da sein Vater einen ausgesprochen spastischen Gang bot und auf den Sohn gestützt mühsam ins Zimmer trat, während der Junge auf den ersten Blick gesund zu sein schien, hielt ich anfänglich den Sohn für den Begleiter und den Vater für den Kranken, der mich konsultieren wollte. Dies war ein verzeihlicher Irrtum. „Ich bringe

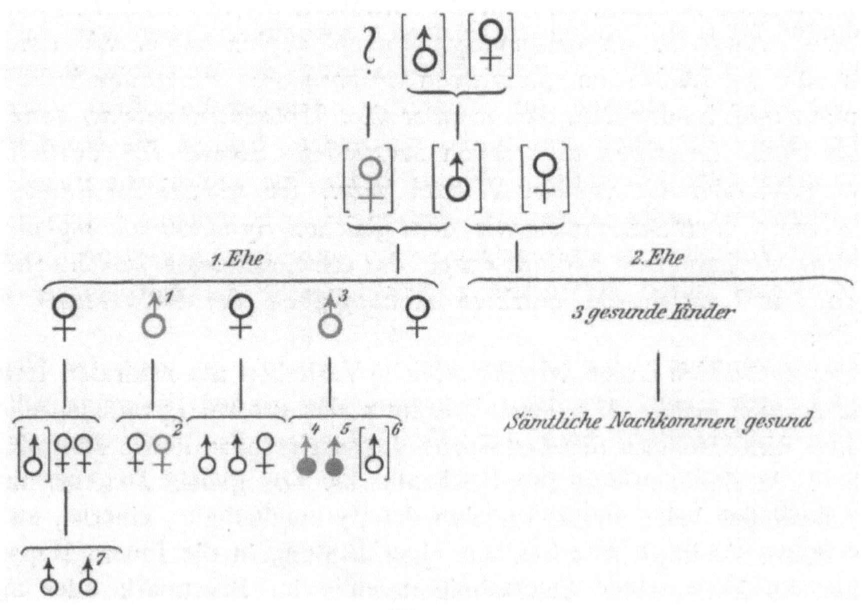

Fig. 52.
Stammbaum einer Familie mit spastischer Spinalparalyse.

Die in [ ] stehenden Personen sind †, die erkrankten Familienglieder sind mit roter Farbe bezeichnet. 1 cf. S. 77; 2 cf. S. 77; 3 cf. S. 75 (Fig. 53); 4 und 5 die beiden vorgestellten Brüder, cf. S. 73 und 74; 6 † an Stimmritzenkrampf im Alter von 11 Monaten; 7 zerebrale Kinderlähmung, cf. S. 78.

Ihnen meinen Sohn", sagte der ältere Herr. „Er hat dieselbe Krankheit wie ich. Helfen Sie ihm, wenn Sie können! Mir können Sie nicht mehr helfen." Ein solcher Eindruck haftet im Gedächtnis. Ich hatte einen Vater vor mir, der seinen ältesten Sohn an dem gleichen, schweren Leiden erkranken sah, das ihn selbst als Kind befallen, und das er nach mehr als 30jährigem Bestehen längst als unheilbar erkannt hatte.

Schon die nächsten Fragen, die ich an den Vater richtete, gaben mir die Gewißheit, daß es sich hier um ein Leiden von ausgesprochen familiärem Charakter handelte. Der Vater wußte mit aller Bestimmtheit anzugeben, daß sein älterer Bruder (siehe Stammbaum Fig. 52) ganz genau die gleiche Krankheit habe wie er, und daß auch seine verstorbene Mutter von jeher einen „schwerfälligen Gang" gehabt habe. Von den Eltern seiner Mutter wußte er nur, daß sie nicht blutsverwandt miteinander waren; über die Geschwister seiner Mutter war ihm nichts bekannt. Sie war mit etwa 52 Jahren gestorben, nachdem sie vom letzten Puerperium an jahrelang gekränkelt hatte. Nach ihrem Tode verheiratete sich der Vater wieder. Sämtliche drei Kinder aus seiner zweiten Ehe sind gesund geblieben, während von den Kindern aus erster Ehe die beiden Brüder das gleiche Leiden haben und drei Schwestern gesund sind. Diese Angaben ließen auf eine Vererbung der Krankheit von seiten der Mutter schließen, um so mehr, als der Vater selbst mit 82 Jahren an Altersschwäche und auch seine Eltern in hohem Alter gestorben waren, ohne jemals ähnliche Krankheitserscheinungen geboten zu haben.

Zur Ergänzung sei noch hinzugefügt, daß auch die Eltern unseres Kranken nicht blutsverwandt miteinander sind, und daß seine Mutter gesund ist und einer gesunden Familie entstammt, in der keinerlei Disposition zu Nervenkrankheiten beobachtet worden ist. Von einem jüngeren Bruder unseres Patienten, der damals 12 Jahre alt war — es ist derselbe, den Sie nachher ebenfalls sehen werden — hat mir der Vater 1894 mit aller Bestimmtheit angegeben, daß er gesund sei. Ein dritter Bruder ist im Alter von 11 Monaten an Stimmritzenkrampf gestorben.

Soviel über die Familienverhältnisse unseres Kranken. Bezüglich seiner eigenen Entwickelung verdanke ich seiner Mutter genaue Mitteilungen, die bei der Besprechung der Differentialdiagnose berücksichtigt werden müssen. Die Geburt des Kindes ist am normalen Ende der Schwangerschaft erfolgt und in jeder Hinsicht normal verlaufen, sogar ziemlich rasch, in etwa 5—6 Stunden. Das Kind wurde von der Mutter gestillt und entwickelte sich körperlich und geistig normal. Es zahnte ohne Schwierigkeit und lernte zur rechten Zeit laufen und sprechen. Nur eins fiel schon in frühester Kindheit auf; der Kleine kletterte nicht, wie andere Kinder es tun, und war nicht recht zum Treppensteigen zu bringen. Das letztere hat er erst im dritten Lebensjahre erlernt. Schon als Kind hatte der Kranke die Neigung, mit den Füßen einwärts zu gehen, und die „Angewohnheit", wie die Eltern sagen, die innere Sohlenfläche der Stiefel mehr abzutreten als die äußere. Beides ist noch immer der Fall. Von Kinderkrankheiten hat er Keuchhusten und Masern durchgemacht; aber niemals hat er irgend welche Krankheiterscheinungen gezeigt, wie Krämpfe u. dergl., die auf eine „Hirnentzündung" oder auf eine andere zerebrale Affektion in der Kindheit hätten schließen lassen.

Der Kranke selbst gibt an, daß er in der Schule ein guter Turner gewesen sei, soweit es sich um das Geräteturnen, um Armübungen am Reck und Barren u. dergl. gehandelt habe; dagegen habe er niemals recht springen gelernt. Etwa in seinem 12. Lebensjahre, eher noch etwas früher, will er beim Gehen eine gewisse Unsicherheit und Steifigkeit in beiden Beinen bemerkt haben, die ganz allmählich zugenommen haben soll, trotz deren er aber zurzeit immer noch 5 bis 6 Stunden hintereinander marschieren kann.

Die geschilderten Beschwerden des Kranken kommen in einer auffälligen Gehstörung zum Ausdruck. Der Gang ist eigentümlich wackelig; der Kranke hält beim Gehen die Kniegelenke beständig in leicht gebeugter Stellung fixiert und klebt mit den Füßen, besonders mit dem inneren Fußrand, am Boden. Dieser eigenartige Gang ist lediglich durch den abnormen Muskeltonus, namentlich durch Spasmen in der Beugemuskulatur beider Unterschenkel, bedingt, während eigentliche Paresen vollständig fehlen. Es ist ein spastischer Gang, wie man ihn namentlich bei den jugendlichen, d. h. bei allen in früher Jugend beginnenden Fällen von spastischer Spinalparalyse findet (v. Strümpell)[1]. Häufig pflegt mit einer Steigerung des Muskeltonus die Lebhaftigkeit der Sehnenreflexe Hand in Hand zu gehen; so ist bei unserem Kranken auf beiden Seiten ein äußerst lebhaftes Kniephänomen vorhanden, ebenso beiderseits ein lebhafter Achillessehnenreflex und ein leicht auszulösender, lange anhaltender Fußklonus. Aber noch ein anderes Symptom ist bei unserem Patienten vorhanden, das 1898 als Zeichen einer organischen Erkrankung der Pyramidenbahn durch Babinski bekannt gemacht worden ist, die reflektorische Dorsalflexion der großen Zehe. Sie tritt auf taktile Reizung der Fußsohle an Stelle des normalen Sohlenreflexes, der bekanntlich in einer Plantarflexion sämtlicher Zehen besteht, ein. Wir haben im Siechenhause diesem Reflex, der in der neurologischen Diagnostik eine hervorragende Rolle spielt, damals unsere besondere Aufmerksamkeit gewidmet. Über die Ergebnisse unserer interessanten Beobachtungen hat mein früherer Sekundärarzt A. Homburger wiederholt im Neurologischen Zentralblatt ausführlich berichtet. Alle Bewegungen der Beine kann der Patient aktiv vollkommen und auch mit guter Kraft ausführen; nur bei der vollständigen Streckung in den Kniegelenken ist eine gewisse Mühe unverkennbar. Führen wir die Streckung des Unterschenkels passiv aus, so fühlen wir ganz deutlich die vorhandenen Spasmen der Muskulatur auf beiden Seiten. Weitere Krankheitserscheinungen sind bei dem Patienten nicht vorhanden. Die sorgfältigste Untersuchung, die im Laufe der vergangenen Jahre wiederholt vorgenommen wurde, ergibt keine weiteren Störungen im Gebiet des zentralen und peripheren Nervensystems. Ausdrücklich sei hervorgehoben, daß Anomalien von seiten des Gehirns und der Hirnnerven, sowie Störungen der Sensibilität und der Funktion der Blase und des Mastdarms vollkommen fehlen.

Bevor wir in eine Besprechung der beobachteten Symptome eintreten, will ich Ihnen den jüngeren Bruder unseres Patienten vorstellen. Bezüglich der Anamnese kann ich mich kurz fassen. Der junge Herr ist mir im Jahre 1894 — er war damals 12 Jahre alt — von seinem Vater als gesund bezeichnet worden. Seit

---

[1] v. Strümpell erklärt die Beugestellung der Kniegelenke in diesen Fällen durch die verschiedenen Wachstumsverhältnisse der einzelnen Muskelgruppen. Ein in der Funktion gehemmter Muskel bleibt auch im Gesamtlängenwachstum zurück; nun leiden erfahrungsgemäß bei allen Pyramidenbahnläsionen die Beuger in der Regel mehr als die Strecker, und so wird es erklärlich, daß bei allen angeborenen und im kindlichen Alter entstehenden Läsionen der Pyramidenbahn, deren schädigender Einfluß den in der Entwickelung begriffenen Muskel trifft, die Beuger im Wachstum zurückbleiben. Hierdurch entsteht alsdann allmählich die beständige Beugestellung der betr. Gelenke, also insbesondere der Knie (Deutsche Zeitschrift für Nervenheilkunde, 27. Bd., 1904, pg. 327).

jener Zeit ist er nur einmal ernstlich krank gewesen; es war im Sommer 1900, in dem er gleichzeitig mit seinem Bruder einen schweren Abdominaltyphus durchgemacht hat. In der Rekonvaleszenz fiel den Eltern auf, daß sein Gang weniger sicher und ausdauernd sei als früher. Zurzeit aber halten sie ihren Sohn für völlig gesund, wie sie mich noch vor kurzem versichert haben, sei es, daß sie sich an die früher beobachtete geringe Gehstörung vielleicht gewöhnt haben, sei es, daß dieselbe wirklich wieder verschwunden ist. Auch der junge Herr selbst hält sich für ganz gesund und erklärt ausdrücklich, daß er beim Gehen nicht die leiseste Störung, keine Ermüdung, kein Spannungsgefühl u. dergl., bemerke. Tatsächlich ist eine Störung des Ganges nicht nachzuweisen; auch deutliche Spasmen oder Paresen bestehen nicht. Aber an beiden Beinen ist eine lebhafte Steigerung des Kniephänomens und ein deutlicher Fußklonus vorhanden, und an beiden Füßen gelingt es auch, das Babinskische Phänomen in unzweideutiger Weise auszulösen. Dies sind die einzigen Anomalien, die sich auffinden lassen. Zu bemerken ist indessen noch, daß der junge Herr neuerdings die Schuhe vorn an der Spitze am meisten abtritt, was früher nicht der Fall gewesen sein soll.

Ich will Ihnen nun in Kürze über die Krankheitssymptome berichten, die der Vater unseres Patienten und einige andere Verwandten desselben bieten. Bei dem Vater (Fig. 53) ist die Motilität der Beine durch enorme Spasmen im höchsten Grade behindert. Eine irgendwie beträchtlichere Abduktion der Oberschenkel und eine Streckung der Unterschenkel ist unmöglich, so daß die Oberschenkel

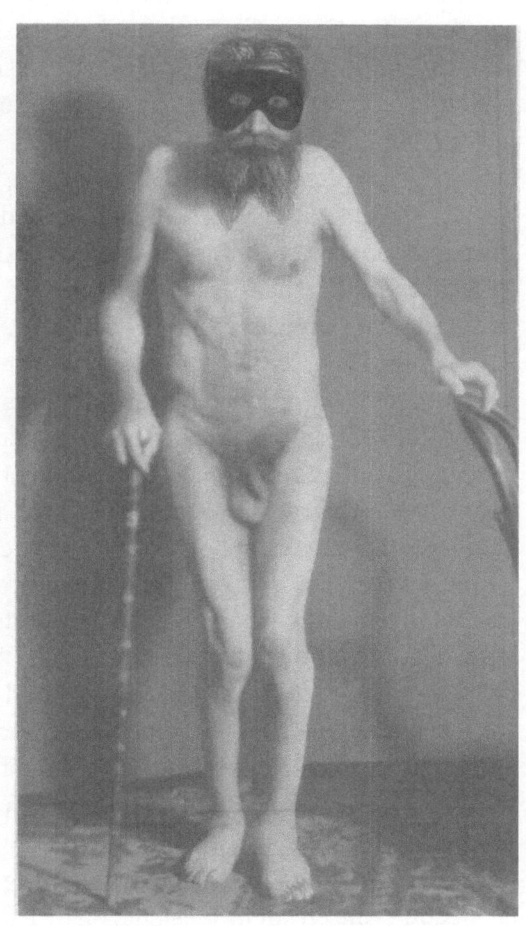

Fig. 53.
Familiäre spastische Spinalparalyse.
Eigene Beobachtung.

des Kranken dicht aneinander liegen und die Vorderfläche des gebeugten linken Knies fest an die rechte Kniekehle angepreßt ist. Beim Gehen reiben sich daher die Oberschenkel und namentlich die Knie dauernd aneinander, so daß im Verlauf von etwa sechs Wochen regelmäßig die Hosen stets an den gleichen Stellen durchgescheuert sind. Durch derartige enorme Spasmen in den Adduktoren und in der Beugungsmuskulatur der Beine ist natürlich das Gehvermögen aufs äußerste erschwert. Zudem klebt der Kranke mit den Füßen am Boden, so daß er sich

höchst mühsam herumschieben und drehen muß, um sich einigermaßen fortzubewegen. Passive Bewegungen sind nur in ganz geringem Maße ausführbar;
dabei ist die grobe Kraft der Muskulatur, soweit sich dies prüfen läßt, nicht im
mindesten herabgesetzt. Die Kniephänomene sind aufs lebhafteste gesteigert. Das
Babinskische Phänomen ist beiderseits sehr deutlich. Fußklonus und Achillessehnenreflexe sind dagegen nicht auszulösen; hierzu muß jedoch bemerkt werden,
daß an beiden Füßen im Jahre 1868 die Tenotomie der Achillessehne gemacht
worden ist. Diese Operation hat dem Kranken damals natürlich nicht nur keine
Erleichterung gebracht; im Gegenteil, sein Gehvermögen wurde dadurch plötzlich
wesentlich verschlechtert, indem die Füße durch die Spasmen in den Extensoren
mit einem Male in Dorsalflexion fixiert wurden.

Seit ich den Kranken kenne (1894), ist eine wesentliche Änderung in seinem
Zustand nicht eingetreten; freilich sind die damals schon außerordentlich hochgradigen Spasmen in der Muskulatur der Unterextremitäten allmählich noch stärker
geworden und haben den Kranken, der noch vor wenigen Jahren von seiner Wohnung in das im Erdgeschoß des Hauses gelegene Geschäftslokal mehrmals am
Tage treppab und -auf stieg, schließlich an den Rollstuhl gefesselt. Erst im Laufe
der beiden letzten Jahre traten, anfangs selten, jetzt fast täglich, äußerst schmerzhafte Muskelkrämpfe in den Waden und in der Adduktorengruppe an den Oberschenkeln auf; aber sämtliche Krankheitserscheinungen blieben auf die unteren Extremitäten beschränkt. Seit Jahresfrist hat sich aber auch eine zunehmende Rigidität
an einzelnen Muskeln der Arme und des Schultergürtels bemerkbar gemacht, und
heute sind in der ganzen Muskulatur der oberen Extremitäten mehr oder weniger
starke Spasmen vorhanden, die besonders bei passiven Bewegungen in allen Gelenken sehr deutlich hervortreten. Die Sehnen- und Periostreflexe sind an beiden
Armen äußerst lebhaft gesteigert, und von zahlreichen Stellen aus lassen sich
Reflexzuckungen hervorrufen, die normalerweise nicht einzutreten pflegen. So löst
z. B. ein leichtes Beklopfen des Capitulum radii oder der Metakarpalköpfchen
regelmäßig eine prompte Zuckung im M. biceps brachii, bezw. in den Finger-
beugern am Unterarm aus.

Die auffälligste Erscheinung im gegenwärtigen Zustandsbild der Krankheit
ist jedoch durch den Gesichtsausdruck und das ganze Verhalten des Patienten
bedingt. Seit etwa dreiviertel Jahren hat der Kranke offenbar die Gewalt über
seine mimische Gesichtsmuskulatur mehr und mehr verloren. In krampfhafter
Anspannung erscheinen alle Muskeln zu verharren; die Augen sind meist zugekniffen, der Mund ist grinsend in die Breite gezogen, und sobald der Kranke sich
bemüht zu sprechen, oder auch, wenn er nur irgend eine Bewegung mit den
Armen auszuführen sucht, verzieht sich seine Gesichtsmuskulatur noch mehr und
zwar in einer Weise, die unwillkürlich bei dem Zuschauer den Eindruck des
Lachens oder Weinens hervorruft. Zugleich treten eigenartige Störungen der
Respiration auf, krampfhafte Atembewegungen, die mit einer lauten, angestrengten
Inspiration und häufig mit rauhen, hohlklingenden Hustenstößen verbunden sind.
Mit Eintritt dieser „Anfälle“, die an Spasmus glottidis erinnern, wurde die Stimme

belegt, zeitweise stark heiser und die Sprache langsam und schwerfällig. Jetzt, wo jeder Versuch zu sprechen, sofort ein krampfartiges Lachen oder Weinen auslöst, ist die Sprache für jeden Fremden ganz unverständlich, grunzend und grölend geworden, zumal der Kranke nach den ersten Worten regelmäßig in ein lange anhaltendes Schluchzen und Husten gerät. Dabei sind die Stimmbänder vollkommen normal. Eine Parese des Gaumensegels ist nicht vorhanden; ebensowenig eine Atrophie der Zungen- und Lippenmuskulatur. Das Kauen und Schlucken vollzieht sich, wenn der Kranke sich in Ruhe selbst überlassen bleibt, langsam, aber ohne Störung. Eine exakte Prüfung der Gesichtsmuskeln im einzelnen ist nicht möglich, weil jeder Versuch sofort ein Zwangslachen oder Zwangsweinen zur Folge hat. Die Psyche des Kranken ist vollkommen frei.

Vor Monaten ist vorübergehend zweimal kurz nacheinander eine schmerzhafte Retentio urinae aufgetreten, die ein Anlegen des Katheters notwendig gemacht hat. Beim Einführen desselben hatte man beide Male das Gefühl, als ob das Instrument einen Krampf des M. sphincter vesicae zu überwinden hätte. Auffällige Anomalien der Stuhlentleerung sind nicht eingetreten. Auch Störungen der Sensibilität fehlen heute noch vollständig wie während der ganzen, seitherigen Dauer des langjährigen Leidens.

Ganz genau die gleichen Erscheinungen wie der Vater des Kranken bietet nun, allerdings nur in bezug auf die Unterextremitäten, sein Onkel, auch annähernd in der gleichen Intensität. Nur bezüglich des Gehvermögens ist er seit jeher wesentlich besser daran als sein Bruder, weil bei ihm die Achillessehnen nicht durchschnitten sind. Er lebte als junger Mann in München und hat damals die Gelegenheit wahrgenommen, Prof. v. Nußbaum zu konsultieren. Es ist Ende der 60er Jahre gewesen. Heilung von seinem Leiden hat der Kranke allerdings nicht gefunden; aber einen sehr guten Rat hat ihm der ausgezeichnete Münchener Chirurg erteilt: „Was dies für eine merkwürdige Krankheit ist, weiß ich nicht. Wenn Sie aber jemals ein Arzt tenotomieren will, so sagen Sie ihm, der Nußbaum in München hat's verboten." Auch bei diesem Kranken sind keine Paresen vorhanden, die Spasmen dagegen sind auch hier enorm. Die gesamte Muskulatur der Beine fühlt sich bretthart an, und die Knie können aktiv und passiv noch nicht einmal handbreit voneinander entfernt werden. Auch hier sind die Kniephänomene aufs lebhafteste gesteigert, und mit Leichtigkeit ist auf beiden Seiten Fußklonus und das Babinskische Phänomen auszulösen.

Von einer der beiden Töchter dieses Herren wird in der Familie befürchtet, daß sie das gleiche Leiden habe. Sie ist jetzt 36 Jahre alt. Die Dame will nicht krank sein; es ist ihr aber schon im Alter von 17 Jahren eine Schwierigkeit beim Tanzen und namentlich beim Schlittschuhlaufen aufgefallen, und in den letzten fünf Jahren bemerkt sie auch eine gewisse Behinderung, ein Spannungsgefühl und Steifigkeit beim Gehen. Ich hatte im März 1901 Gelegenheit, sie zu untersuchen, und fand geringe, aber deutliche Spasmen an beiden Beinen, keine Paresen, beiderseits lebhaft gesteigerte Kniephänomene und Babinskischen Reflex; Fußklonus nur angedeutet.

Von den übrigen Mitgliedern der Familie konnte ich nur noch den 16jährigen Enkel der ältesten Schwester des Vaters der beiden Brüder, die Sie gesehen haben, untersuchen. Bei ihm sind nur eine rechtsseitige Hemihypästhesie und Babinskisches Phänomen am rechten Fuße als Residuen einer zerebralen Kinderlähmung nachzuweisen, die er im zweiten Lebensjahre durchgemacht hat.

Wir haben also, abgesehen von der Großmutter, von der wir nur in Erfahrung bringen konnten, daß sie einen „schwerfälligen Gang" hatte, in einer Familie

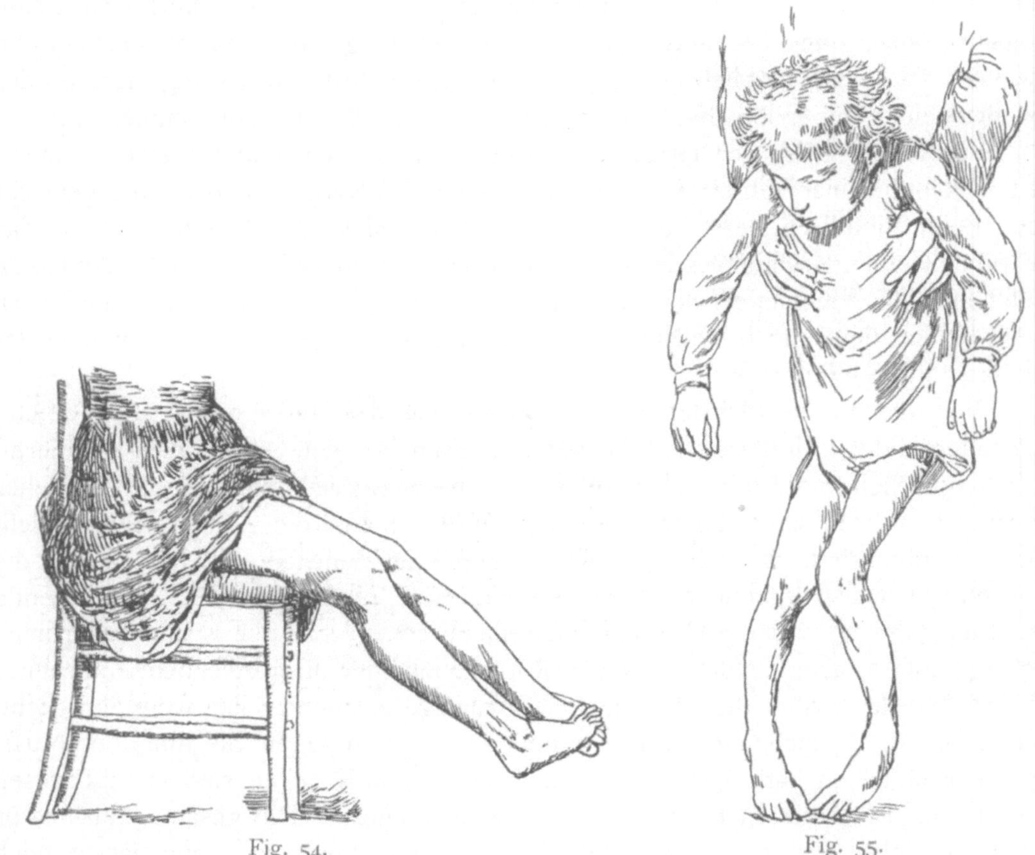

<table>
<tr><td align="center">Fig. 54.

Spastische Starre der Unterextremitäten.
Nach Charcot.</td><td align="center">Fig. 55.

Spastische Starre der Unterextremitäten.
Nach Charcot.</td></tr>
</table>

fünf Personen, die das gleiche, eigenartige Zustandsbild zeigen, das ich Ihnen skizziert habe: mehr oder weniger starke Hypertonie der Muskulatur mit erhöhten Sehnenreflexen, Babinskisches Phänomen und spastischen Gang. Sämtliche Symptome sind, wenn wir zunächst von dem Vater der vorgestellten Kranken absehen, ausschließlich an den Beinen vorhanden; Sensibilität und Sphinkteren sind normal, Paresen und Muskelatrophien fehlen, Gehirn und Hirnnerven sind vollkommen frei. Die nächste Frage, die sich uns aufdrängt, ist nun die: Was ist dies für eine eigenartige familiäre Erkrankung? Wo sind die anatomischen Veränderungen zu suchen, die hier offenbar vorliegen und die Basis des klinischen

Krankheitsbildes darstellen? Im zentralen Neuron der kortikomuskulären Bahn, wird die nächste Antwort auf diese Frage sein; denn gerade der Symptomenkomplex, den unsere Kranken zeigen, ist für die Läsion des zentralen Neurons der motorischen Bahn charakteristisch: spastische Lähmungserscheinungen, eine lebhafte Steigerung der Sehnenreflexe und das Babinskische Phänomen. Aber wo im zentralen motorischen Neuron ist der Sitz der Erkrankung, die sich in unseren Fällen offenbar bilateral und symmetrisch abspielt: im Gehirn oder im Rückenmark? Als Erb zuerst im Jahre 1875 auf diesen eigenartigen Symptomenkomplex

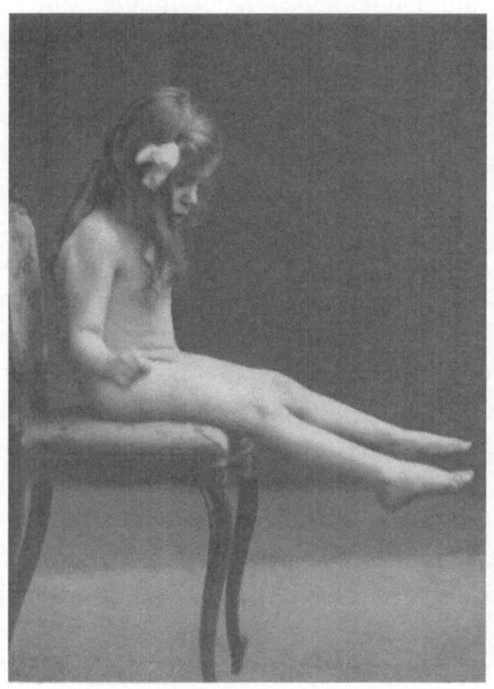

Fig. 56.
Angeborene spastische Starre der Unterextre-
mitäten in einem Falle von doppelseitiger
Athetose (Asphyxie bei protrahierter Zwillings-
geburt). Sitzend.
Eigene Beobachtung.

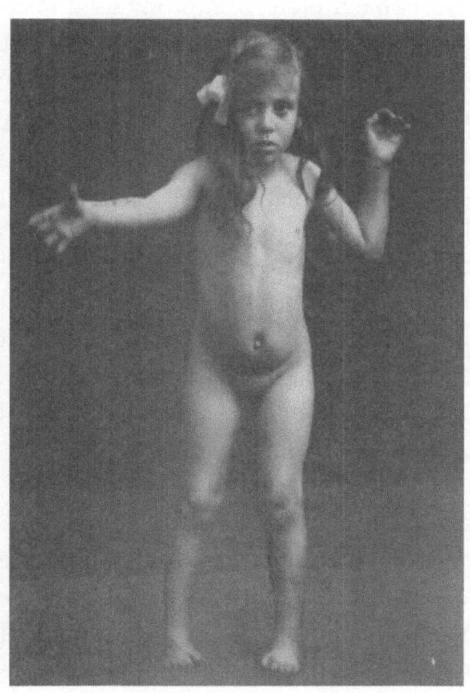

Fig. 57.
Angeborene spastische Starre der Unterextremitäten in einem Falle von doppelseitiger Athetose (Asphyxie bei protrahierter Zwillingsgeburt). Stehend.
Eigene Beobachtung.

aufmerksam gemacht hat, nahm er an, im Rückenmark, also am distalen Ende des zentralen Neurons und zwar in den Pyramidenseitenstrangbahnen. Erb hat deshalb das interessante Krankheitsbild „Spastische Spinalparalyse" genannt. „Tabes dorsal spasmodique" nannte es nahezu gleichzeitig Charcot.

Wie Sie wissen, ist seit jener Zeit ein heftiger Streit der Meinungen entbrannt darüber, ob die spastische Spinalparalyse wirklich als eine Rückenmarkskrankheit oder vielmehr als Folge einer bilateralen Gehirnaffektion aufgefaßt werden müsse, und ob es berechtigt sei, in diesem Symptomenkomplex ein Krankheitsbild sui

generis zu erkennen, oder ob er mit einer gewissen Regelmäßigkeit, und längere
Zeit hindurch isoliert bestehend, im Verlauf anderer Krankheiten des Zentralnervensystems zur Beobachtung komme, vor allem bei der multiplen Sklerose, bei der
Lues cerebrospinalis und bei der progressiven Paralyse. Noch heute ist dieser
Streit nicht endgültig beigelegt. Wohl hat man gelernt, die letztgenannten Krankheiten scharf von der eigentlichen spastischen Spinalparalyse zu trennen. Erb
selbst hat schon vor Jahren mit vollem Recht der syphilitischen spastischen Spinalparalyse eine besondere Stelle eingeräumt. Aber noch immer ist die Auffassung
des beobachteten Symptomenkomplexes keine einheitliche; noch immer sind die
Ansichten darüber geteilt, ob er durch eine primäre Erkrankung der Pyramidenseitenstrangbahnen im Rückenmark oder durch eine doppelseitige symmetrische
Erkrankung des Gehirns hervorgerufen sei. Namentlich wenn er bei kleinen
Kindern zur Beobachtung kam, hat man ihn zu den infantilen zerebralen Lähmungen gerechnet. Man hat die spastische Spinalparalyse als „paraplegische
Starre" der „allgemeinen Starre" oder Littleschen Krankheit gegenüber gestellt
und sie mit dieser identifiziert und hat beide Krankheiten mit der bilateralen
Hemiplegie, der allgemeinen Chorea und der doppelseitigen Athetose unter dem
Namen „zerebrale Diplegien" in einen Topf geworfen. Eine große Unklarheit
über dieses interessante Kapitel der Neurologie herrscht noch in manchen Lehrbüchern, und doch ist es durchaus nicht schwer, die Littlesche Krankheit und
die spastische Spinalparalyse von den genannten zerebralen Affektionen und auch
voneinander scharf zu unterscheiden.

Allerdings besteht in dem klinischen Bilde der sämtlichen genannten Krankheiten eine große Ähnlichkeit, die eben dadurch bedingt ist, daß bei allen der für
die Läsion des zentralen Neurons der kortikomuskulären Bahn charakteristische
Symptomenkomplex im Mittelpunkt des Zustandsbildes steht. Die augenfälligste
Erscheinung dieses Symptomenkomplexes ist die spastische Starre; sie äußert
sich in der gleichen Form, einerlei ob sie durch zerebrale oder spinale Krankheitsprozesse hervorgerufen ist. Besser als durch Worte wird diese spastische
Starre durch zwei Bilder gekennzeichnet, die Charcot seinen Vorlesungen über
die Lokalisationen der Gehirnkrankheiten aus dem Jahre 1875 beigefügt hat. Die
eine Abbildung (Fig. 54) ist eine Zeichnung Olliviers (von Angers); sie soll
zur Anschauung bringen, wie bei einem Patienten mit doppelseitigen spastischen
Lähmungserscheinungen an den Unterextremitäten — Charcot spricht von der
transversalen Myelitis —, der sich auf einem mäßig hohen Stuhle niederläßt, die
Beine in nahezu horizontaler Richtung ausgestreckt bleiben. Die nämliche Zeichnung bildet Brissaud in seinen „Leçons sur les maladies nerveuses" (Tome I,
Fig. 31, pg. 112) als „Attitude des jambes dans la station assise" bei der Little-
schen Krankheit ab. In den letzten Tagen habe ich eine kleine Patientin von
$5^{1}/_{2}$ Jahren mit doppelseitiger Athetose gesehen und sie auf einem Stuhle sitzend
photographieren lassen. Das Bild (Fig. 56) zeigt Ihnen die gleiche Stellung der
Beine wie die Zeichnung Olliviers; ein anderes Bild (Fig. 57), stellt die gleiche
Patientin stehend dar und bringt die Neigung derartiger Kranken, die Füße ein-

wärts zu stellen, zur Anschauung. Zugleich ist auf diesem Bilde auch an der rechten Hand der Patientin die Athetosestellung der Finger, besonders des Daumens, erkennbar.

Die zweite Abbildung Charcots (Fig. 55) ist einer These Brissauds entnommen; sie stellt eine „spastische Kinderlähmung" dar und zeigt die Art und Weise, wie solche Kinder zu gehen versuchen, wenn man sie unter den Armen festhält. „Les hanches sont légèrement fléchies, les genoux sont dans l'adduction, collés l'un à l'autre avec tant de force que les jambes et les pieds s'embarrassent en s'entrecroisant." Auch diese Abbildung trägt in Brissauds Vorlesungen (a. a. O. Fig. 30, pag. 112) die Unterschrift „Maladie de Little". Den gleichen Typus des Ganges zeigen unsere beiden älteren Patienten mit spastischer Spinalparalyse und ein weiterer Patient mit einer angeborenen zerebralen Lähmung beider Unterextremitäten (Fig. 58), auf dessen interessante Krankengeschichte wir später bei der Besprechung der zerebralen Diplegien und der doppelseitigen Athetose zurückkommen werden.

Heute wollen wir zunächst noch die Differentialdiagnose zwischen der spastischen Spinalparalyse und der Little schen Krankheit besprechen.

In einer kurzen Arbeit von 50 Seiten hat im Jahre 1861 der englische Chirurg Little[1]), zugleich Chefarzt des Kindersiechenhauses zu Earlswood, der Obstetrical Society in London seine reichen Erfahrungen über den Einfluß des abnormen Geburtsverlaufs, insbesondere der Frühgeburt und der Asphyxie des Neugeborenen auf die körperliche und geistige Entwickelung des Kindes überreicht. Er hat darin

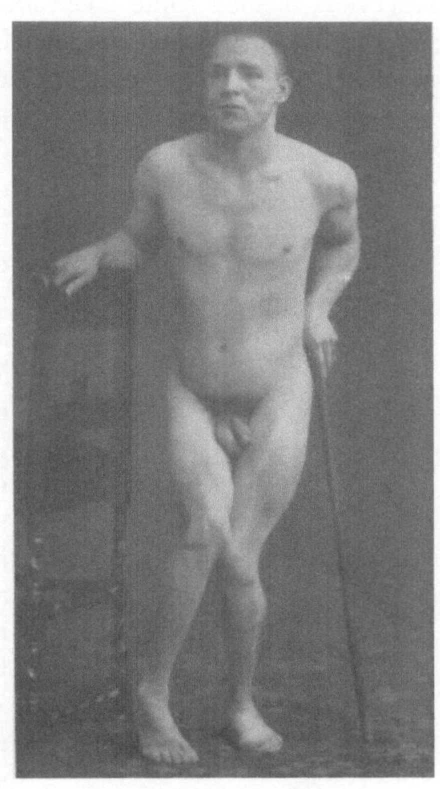

Fig. 58.
Angeborene spastische Starre der Unterextremitäten (Asphyxie durch Umschlingung der Nabelschnur).
Eigene Beobachtung.

in mustergiltiger und erschöpfender Weise die kongenitalen Anomalien und Lähmungserscheinungen der Kinder aufgeführt, die aus dem abnormen Geburtsverlauf resultieren können. Little hat in dieser Arbeit scharf unterschieden zwischen den Schädlichkeiten, die das Kind während des Geburtsaktes am normalen Ende der Schwangerschaft treffen, z. B. Verzögerung der Austreibungsperiode durch Aufhören der Wehen, Anlegen der Zange, Umschlingung der Nabelschnur u. dergl.,

---

[1]) „On the influence of abnormal parturition, difficult labours, premature birth, and asphyxia neonatorum, on the mental and physical condition of the child, especially in relation to deformities", by W. J. Little. Obstetrical Transactions, London, Vol. III., 1862, pg. 293—344.

und denjenigen Schädlichkeiten, denen der kindliche Organismus ausgesetzt ist, wenn die Schwangerschaft vorzeitig, etwa im Beginn oder in der Mitte des siebenten Monats, unterbrochen wird. Im ersten Falle treten ein- oder doppelseitige Hemiplegien, mit oder ohne Intelligenzstörungen, und epileptische Konvulsionen oder auch doppelseitige Athetose auf; im anderen Falle das eigenartige Krankheitsbild, für das allein der Name Littlesche Krankheit zu Ehren des englischen Arztes reserviert bleiben sollte. Die erste Gruppe dieser kongenitalen Lähmungserscheinungen ist also traumatischen Ursprungs; die Littlesche Krankheit dagegen resultiert aus einer vorzeitigen Unterbrechung der fötalen Entwickelung des Zentralnervensystems. Nun wissen Sie alle, daß gerade in den letzten Wochen des uterinen Lebens das embryonale Gehirn und Rückenmark seine Entwickelung vollendet. Wie in der Tierreihe die Pyramidenbahn die zuletzt auftretende motorische Bahn ist, so erreicht sie nach dem ontogenetischen Grundgesetz auch in der individuellen Entwickelung am spätesten ihre Ausbildung. Erst in den letzten Wochen des fötalen Lebens vollzieht sich durch den Tractus corticospinalis die Verbindung der Zelle des zentralen Neurons der motorischen Bahn mit der Zelle des peripheren Neurons derselben, und noch beim Neugeborenen sind von allen Bahnen im Rückenmark die Pyramidenbahnen allein nicht markhaltig (Fig. 59). So kann es uns nicht wundernehmen, daß aus der vorzeitigen Unterbrechung der fötalen Entwickelung des Zentralorgans kongenitale Lähmungszustände folgen, die wohl besserungsfähig, aber nicht heilbar sind; besserungsfähig, weil die Entwickelung der Pyramidenbahn bei einem Kinde, das zu Beginn des siebenten Monats geboren wurde, auch noch post partum bis zu einem gewissen Grade fortschreitet; aber unheilbar, weil sie niemals die normale Ausbildung erreicht. Dies zeigt sich auch im klinischen Verlaufe der Littleschen Krankheit.

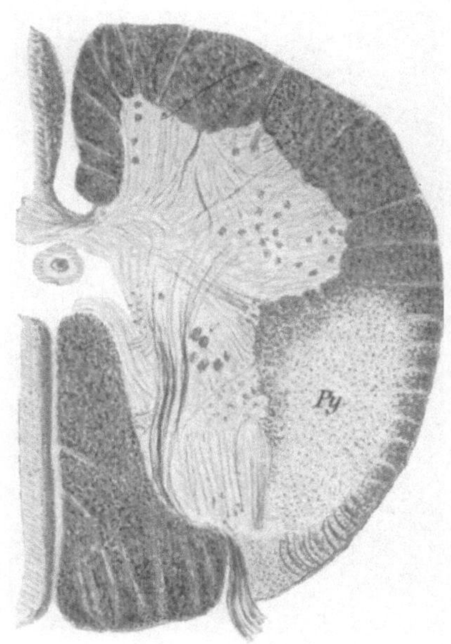

Fig. 59.

Querschnitt durch die Halsanschwellung eines menschlichen Neugeborenen. Das Areal der Pyramidenseitenstrangbahn (Py) ist noch nicht markhaltig. Nach Bechterew.

Während die spastische Spinalparalyse dauernd einen progressiven Verlauf nimmt, zeigt die Littlesche Krankheit vom ersten Augenblick an eine Tendenz zur Besserung, und diese Besserung schreitet langsam, aber dauernd fort, bis das Leiden schließlich in einem Falle früher, im andern später stationär wird. Durch diesen regressiven Verlauf und namentlich auch durch das ätiologische Moment eines sehr frühzeitigen Partus praematurus unterscheidet sich die Littlesche Krankheit ausreichend von der spastischen Spinalparalyse.

Das klinische Bild beider Krankheiten kann freilich in einem bestimmten Stadium ganz das gleiche, tatsächlich identisch sein. Im großen und ganzen wird auch das Zustandsbild der Littleschen Krankheit der Schilderung entsprechen, die ich Ihnen von dem Zustande des Onkels der beiden vorgestellten Brüder gegeben habe. Die Beine sind in den Hüft- und Kniegelenken mäßig flektiert, die Oberschenkel und die Knie sind durch enorme Spasmen fest aneinander gepreßt, die Füße plantarflektiert und adduziert. Kniephänomene und Fußklonus sind beiderseits außerordentlich lebhaft, und gewiß wird auch bei der Littleschen Krankheit das Babinskische Phänomen nachzuweisen sein. Wenn bei der Littleschen Krankheit auch Spasmen an den oberen Extremitäten vorhanden sind, so sind sie unverhältnismäßig geringer als an den Beinen. Weitere Symptome fehlen bei beiden Krankheiten vollständig; insbesondere fehlen auch bei der Littleschen Krankheit gröbere psychische Störungen, epileptische Krämpfe u. dergl. Und doch werden wir beide Krankheiten leicht voneinander unterscheiden können, wenn wir ihren Verlauf und die Anamnese berücksichtigen.

Welche Diagnose werden Sie nun bei den beiden Brüdern stellen, die Sie vorhin gesehen haben, zunächst bei dem älteren? Wie Sie aus der Anamnese gehört haben, ist seine Geburt am normalen Ende der Schwangerschaft erfolgt; er hat sich als Kind normal entwickelt, rechtzeitig laufen gelernt, und erst im 12. Lebensjahre sind Krankheitserscheinungen bei ihm aufgetreten. Seitdem jedoch ist die Krankheit ganz langsam aber dauernd schlimmer geworden. Diese Anamnese schließt die Littlesche Krankheit von vornherein aus. Also käme wohl die „Spastische Spinalparalyse" in Betracht; es wäre aber die Frage, ob als Krankheit sui generis im Sinne Erbs oder lediglich als Symptomenkomplex im Verlaufe einer anderen chronischen Krankheit des Zentralnervensystems. Der junge Mann ist erst 29 Jahre alt; es wäre gewiß nicht undenkbar, daß bei ihm im weiteren Verlauf der offenbar äußerst langsam fortschreitenden Krankheit noch andere Symptome von seiten des Nervensystems hinzutreten könnten. Vor allem käme die multiple Sklerose in Betracht, bei der ja oft genug lange Zeit hindurch dieser spastische Symptomenkomplex allein besteht. Nun denken Sie aber an die Familienanamnese unseres Kranken. Sein Vater und sein Onkel sind jetzt 60 und 66 Jahre alt; das gleiche Leiden besteht bei ihnen seit länger als 45 Jahren, bei dem älteren fast 50 Jahre lang, und noch immer bietet ihre Krankheit das Bild der spastischen Spinalparalyse, bei dem Onkel in seiner reinsten Form, bei dem Vater unter einem Symptomenkomplex, auf dessen Vorkommen erst neuerdings v. Strümpell aufmerksam gemacht hat. Da ist gewiß nicht mehr daran zu denken, daß die beobachteten Krankheitserscheinungen durch ein anderes Leiden, z. B. die multiple Sklerose, hervorgerufen seien. Wir müssen vielmehr bei dem Vater und dem Onkel unseres Patienten und bei ihm selbst die Diagnose „Spastische Spinalparalyse" stellen. Und der jüngere Bruder? Er hält sich für ganz gesund und wird auch von seinen Eltern für gesund gehalten. Trotzdem aber sind wir genötigt, aus der lebhaften Steigerung der Kniephänome, dem Fußklonus und dem Babinskischen Zehenreflex, die wir bei ihm nachgewiesen haben, und unter Berücksichtigung der Familienanamnese die gleiche Diagnose zu stellen.

6*

Die Krankheit des Vaters, die in dessen 11. Lebensjahre begonnen hat, ist länger als 45 Jahre unter dem von Erb gezeichneten Bilde der reinen spastischen Spinalparalyse verlaufen. Erst in den letzten Jahren sind Erscheinungen hinzugetreten, die in den meisten übrigen Fällen des Leidens nicht beobachtet worden sind. Es sind dies der krampfhaft starre Gesichtsausdruck, das Zwangslachen und Zwangsweinen, die eigenartige Sprachstörung und die krampfhaften Hustenanfälle. Alle diese Erscheinungen gehören aber in ihrer Pathogenese offenbar zusammen; sie sind die Folge einer beständigen Hypertonie der mimischen Gesichtsmuskeln und der Kehlkopf- und Respirationsmuskulatur, zu der anfallsweise tonische Muskelkrämpfe hinzutreten. Auch die vorübergehend beobachtete Blasenstörung trägt unverkennbar den gleichen Charakter. So sind diese im letzten Stadium des Leidens hinzugetretenen Erscheinungen also nichts dem Krankheitsbild Fremdes;

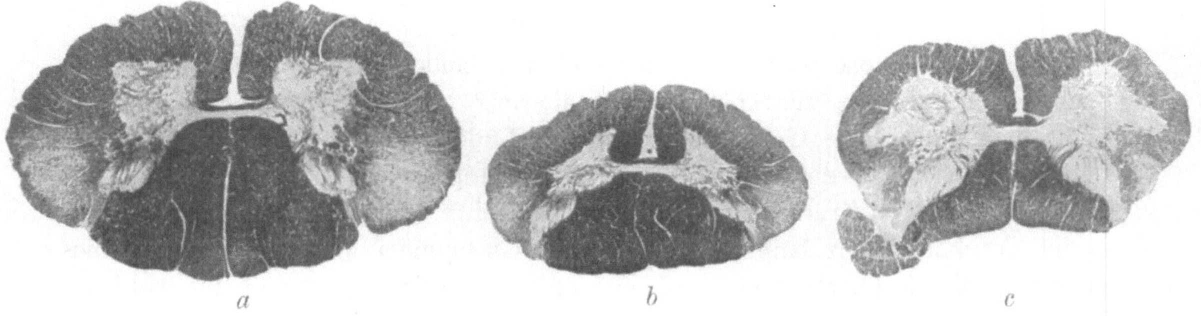

Fig. 60.

Pyramidenseitenstrang-Erkrankung in einem Falle von spastischer Spinalparalyse (Schweiger). Nach v. Strümpell.

a Mittleres Halsmark, b Unteres Brustmark, c Unteres Lendenmark.

sie sind vielmehr analog den seit Jahrzehnten bestehenden spastischen Erscheinungen in der Extremitätenmuskulatur und weisen nur auf eine weitere Ausbreitung des gleichen anatomischen Krankheitsprozesses hin, die in unserem Falle in den letzten Jahren eingetreten ist. Ähnliche Fälle hat v. Strümpell[1]) beschrieben; in einem derselben (Schweiger), der mit dem unsrigen eine weitgehende Übereinstimmung zeigt, sind in den letzten Lebensjahren des Kranken außerdem noch lokalisierte Muskelatrophien an der Zunge und den Extremitäten mit fibrillären Zuckungen, eine Abnahme und schließlich ein vollständiges Verschwinden der Spasmen beobachtet worden. v. Strümpell faßt diese Fälle nach ihrem klinischen Verlauf und nach den erhobenen anatomischen Befunden als „Übergangsfälle zwischen spastischer Spinalparalyse und amyotrophischer Lateralsklerose" auf.

An der Existenz einer reinen spastischen Spinalparalyse, die hereditär bezw. familiär auftritt, haben trotz allen Widerspruchs von autoritativer Seite Erb und Charcot, v. Strümpell, Brissaud u. a. auf Grund der klinischen Beobachtung

---

1) „Die primäre Seitenstrangsklerose (spastische Spinalparalyse)". Deutsche Zeitschrift für Nervenheilkunde, 27. Bd. 1904, pg. 291.

ihrer Fälle festgehalten, und schließlich hat ihnen die anatomische Untersuchung der in den letzten Jahren zur Obduktion gekommenen Fälle recht gegeben. Es fand sich in der Tat regelmäßig eine primäre systematische Erkrankung der Pyramidenseitenstrangbahnen des Rückenmarks (Fig. 60 a—c) neben ganz geringer Erkrankung der Kleinhirnseitenstrangbahnen und der Gollschen Stränge, die nur in einzelnen Fällen beobachtet worden ist. Meist ließ sich die Pyramidenbahndegeneration nur bis ins obere Halsmark verfolgen; in anderen Fällen (z. B. in v. Strümpells Fall „Schweiger") war sie noch durch das ganze verlängerte Mark hindurch, in der Brücke und in den Hirnschenkeln nachzuweisen. In der Inneren Kapsel war eine sichtbare Erkrankung der Pyramidenfasern nicht mehr vorhanden. Im Falle „Schweiger" fanden sich auch deutliche Veränderungen an den Vorderhornzellen im Halsmark und an den Zellen der Hypoglossuskerne, entsprechend den bei Lebzeiten des Kranken beobachteten, lokalisierten Muskelatrophien der Zunge und an den Extremitäten.

Es sind bis jetzt nicht viele Familien bekannt geworden, in denen das Leiden beobachtet wurde, und deshalb ist es mir besonders wichtig gewesen, Ihnen zwei Mitglieder aus einer solchen Familie zeigen zu können. Wenn man diese Fälle gesehen hat, oder, wie ich, in der Lage gewesen ist, an einem Tage fünf solcher Fälle in einer Familie zu sehen, kann man an der Existenzberechtigung der familiären spastischen Spinalparalyse nicht mehr zweifeln.

11. Spastische Paraparese der Greise.

Ein klassisches Analogon oder, wenn Sie wollen, Gegenstück zu den demonstrierten Fällen von spastischer Spinalparalyse ist ein alter Patient von 75 Jahren, der in erster Linie durch seinen eigenartigen, steifen, breitspurigen Gang unsere Aufmerksamkeit erregt. Offenbar verursacht es dem Alten bei jedem Schritt, den er macht, eine gewisse Mühe, seine Füße, die gleichsam an den Boden festgeklebt scheinen, aufzuheben, und während er sie mit großer Anstrengung vorwärts setzt, hält er seinen Rumpf auffallend steif, wodurch die ganze Haltung des Kranken eine unnatürliche und gezwungene, sein Gang unsicher und wackelig wird. Trotzdem ist der Kranke, dessen Leiden erst im Verlauf der letzten $1^1/_2$ Jahre zur Entwickelung gekommen ist, immer noch imstande, wenigstens im Zimmer ohne Stock zu gehen. Als „Greisenlähmung", „spastische Paraparese der Greise" pflegt diese Krankheit bezeichnet zu werden; „Paraspasmus senilis" wäre vielleicht zutreffender, denn von Lähmungserscheinungen auch nur allerleichtesten Grades ist wenigstens bei unserem Kranken nicht das geringste nachzuweisen. Vielmehr bestehen bei ihm lediglich hochgradige Spasmen in der Muskulatur der Unterextremitäten und eine lebhafte Steigerung der Kniephänomene und Achillessehnenreflexe, sogar Fußklonus auf beiden Seiten, und auch das Babinskische Phänomen ist beiderseits vorhanden. Anderweitige gröbere Störungen von seiten des Zentralnervensystems fehlen vollständig; namentlich lassen sich an den Armen des Patienten keinerlei Krankheitserscheinungen, keine Spasmen, keine auffällige

Steigerung der Sehnen- und Periostreflexe nachweisen. Wohl aber ist bemerkenswert, daß an den Beinen des Alten bei normaler taktiler Sensibilität die Schmerzempfindung etwas herabgesetzt zu sein scheint, insofern der Kranke auf
schmerzhafte Hautreize hier wesentlich weniger reagiert als an den Armen, am
Rumpf und Kopf. Auch die Sphinkterenfunktion ist normal. Daß die Urinentleerung
nach Angabe des Kranken in den letzten Jahren langsamer erfolgt als früher, ist
durch die vorhandene, in seinem Alter nicht auffällige Prostatahypertrophie erklärt
und läßt nicht auf eine Schwäche des M. detrusor vesicae schließen.

Auch in derartigen Fällen ist die gleiche Frage aufgeworfen worden wie
bei der spastischen Spinalparalyse im eigentlichen Sinne, die Frage, ob zerebrale
oder spinale Veränderungen das anatomische Substrat der beobachteten spastischen
Krankheitserscheinungen seien. Hier ist indessen diese Frage einfacher zu entscheiden gewesen, weil zahlreiche Obduktionsbefunde zur Verfügung standen. In
der Mehrzahl der Fälle, namentlich wenn der Symptomenkomplex in so reiner Form
zur Beobachtung kam wie bei unserem Kranken, hat man ausgedehnte arteriosklerotische Prozesse in dem Gefäßapparat des Rückenmarks und sklerotische
Veränderungen in der Umgebung der Gefäße in den Seitensträngen, weniger ausgesprochen in den Hintersträngen, des Rückenmarks gefunden. In anderen Fällen
finden sich multiple, kleine Erweichungsherde im Gehirn, besonders häufig im
Pons, die die kortikomuskuläre Bahn doppelseitig tangieren[1].

12. Amyotrophische Lateralsklerose.

Wir wollen heute ein Krankheitsbild betrachten, das auf den ersten Blick
eine große äußere Ähnlichkeit mit dem früher demonstrierten Fall von Alkoholparaplegie bietet (S. 59). Bei einer älteren Frau, aus gesunder Familie stammend,
ist im 53. Lebensjahre im Anschluß an eine schwere Verbrühung des linken Unterschenkels und Fußes anscheinend ganz allmählich eine zunehmende Schwäche in
beiden Beinen aufgetreten, die erst bemerkt wurde, als die Patientin nach einem
18-wöchentlichen Krankenlager den ersten Versuch machte, das Bett zu verlassen.
Langsam und stetig hat diese Schwäche in beiden Beinen zugenommen, und etwa
im vierten Jahre nach Beginn des Leidens ist auch eine Abmagerung an beiden
Händen auffällig geworden.

Um Ihnen die äußere Ähnlichkeit des Zustandsbildes, das die Kranke gegenwärtig bietet, mit unserem Falle von Alkoholparaplegie besonders auffällig zu
machen, lassen wir beide Kranken nebeneinander an den Rand des Untersuchungstisches setzen. Bei beiden Patienten hängen die Füße der Schwere nach abwärts,
die Zehen etwas gebeugt, schlaff und dicht nebeneinanderliegend nach unten.
Beide Kranken sind nicht imstande, die Fußspitzen auch nur im mindesten aktiv

---

[1] Eine zusammenfassende Darstellung der bei Greisen beobachteten Schwächezustände in
den unteren Extremitäten und eine kritische Würdigung der vorhandenen Literatur gibt S i e m e r-
ling in dem soeben erschienenen „Lehrbuch der Greisenkrankheiten", herausgegeben v. J. S c h w a l b e,
1909: „Paraplegia senilis", pg. 557 ff.

zu erheben. Diese auffallende Ähnlichkeit im äußeren Krankheitsbilde der beiden Fälle kommt dadurch zustande, daß in beiden eine komplette, doppelseitige Peronaeuslähmung vorhanden ist. Bei beiden Kranken ist die Lähmung eine degenerative; auch bei der älteren Frau ist in den Mm. peronaei und tibiales beiderseits eine deutliche Muskelatrophie mit EaR. zu konstatieren. Während aber bei der Alkoholpolyneuritis auch die Extensoren des Ober- und Unterschenkels komplett gelähmt sind, zeigt die Muskulatur derselben in unserem heutigen Falle keine Spur von Parese. Dagegen sind hier im Gegensatz zu der Alkohollähmung, bei der die Beugemuskulatur am geringsten geschädigt zu sein pflegt, auch die Flexoren des Fußes und der Zehen völlig gelähmt; die Wadenmuskeln fühlen sich schlaff an, ohne daß an ihnen eine deutliche Atrophie erkennbar wäre. So ist unsere Kranke nicht imstande, mit den Füßen oder den Zehen auch nur die geringste Bewegung auszuführen. Wie bei der Alkohollähmung sind auch hier die Achillessehnenreflexe erloschen. Dies ist nicht anders zu erwarten, da infolge der Lähmung des M. gastrocnemius die motorische Seite des Reflexbogens unterbrochen ist. Während wir aber bei der Alkohollähmung ein vollkommenes Erloschensein der Kniephänomene konstatiert haben, sind dieselben hier deutlich zu erzielen; ja, sie sind sogar auffallend lebhaft. Schon bei dem leichtesten Beklopfen der Patellarsehne mit dem Finger oder beim Auffallenlassen des Perkussionshammers auf die Sehne tritt der Reflex außerordentlich lebhaft auf. Es ist diese Prüfungsart ein kleiner Kunstgriff, den wir gerne anwenden, um uns von einer pathologischen Lebhaftigkeit des Reflexes zu überzeugen. Unter normalen Verhältnissen pflegt bei dieser Methode, die wirklich nur einen minimalen Reiz der Patellarsehne darstellt, das Kniephänomen kaum sichtbar ausgelöst zu werden. Der Lebhaftigkeit der Patellarsehnenreflexe, die wir bei unserer Kranken beobachteten, entspricht ein gesteigerter Muskeltonus im M. quadriceps, und tatsächlich fühlen wir auch bei passiven Beugungsversuchen im Kniegelenk einen unverkennbaren federnden Widerstand, der uns das Vorhandensein leichter Spasmen verrät. Auch an der Beugemuskulatur am Oberschenkel sind deutliche Spasmen zu fühlen.

Wir finden also bei unserer Kranken an einzelnen Muskelgruppen der Beine eine schlaffe, atrophische Lähmung mit EaR., an anderen deutliche Spasmen und eine auffällige Lebhaftigkeit der Kniephänomene. Ein Auftreten des Babinskischen Zehenreflexes dürfen wir in unserem Falle nicht erwarten, da auch die Extensoren der großen Zehe beiderseits gelähmt sind. Infolge dieser mannigfachen Krankheitserscheinungen an den Unterextremitäten ist der Gang unserer Patientin natürlich sehr erschwert. Bei jedem Schritt hebt und beugt sie die Beine in den Hüft- und Kniegelenken übermäßig, und zwar so weit, daß die schlaff herabhängenden Füße mit den Zehenspitzen den Boden nicht mehr berühren, und dann wirft sie dieselben schwerfällig wieder hin, ohne die Knie ganz durchzudrücken, und indem sie mit zurückgelegtem Oberkörper balanciert. Diese Gehstörung ist im wesentlichen der Effekt der doppelseitigen, kompletten Peronaeuslähmung; sie ist ein typisches Beispiel des sog. „Stepperganges (démarche du steppeur)". Diese Gangart finden wir natürlich auch in denjenigen Fällen von Alkohollähmung, in denen das Gehvermögen nicht wie bei unserer Kranken völlig aufgehoben ist, und bei der Beriberikrankheit, bei der ja ebenfalls gewöhnlich eine doppelseitige Peronaeusschwäche besteht. Der Steppergang ist hier nur insofern etwas modifiziert, als die Kranke nicht imstande ist, die Knie beim Gehen ganz durchzudrücken. Dieses Unvermögen ist durch die Spasmen in der Beugemuskulatur bedingt, die eine vollständige Streckung des Beines im Kniegelenk erschweren.

Während nun in dem Falle von Alkoholpolyneuritis die atrophische Lähmung trotz langjährigen Bestehens auf die unteren Extremitäten beschränkt geblieben ist, finden wir in unserem heutigen Falle auch an den oberen Extremitäten sehr ausgesprochene Muskelatrophien. Es ist hier die Muskulatur des Daumen- und Kleinfingerballens, es sind die Mm. interossei und lumbricales an beiden Händen atrophisch, wodurch eine Abflachung des Handtellers und eine deutliche Vertiefung der Spatia interossea auf dem Handrücken zustande gekommen, die Motilität der Hände beschränkt und ihre grobe Kraft erheblich vermindert ist. Die Atrophie ist beiderseits in symmetrischer Weise und in gleicher Stärke vorhanden; in den genannten kleinen Handmuskeln ist EaR. nachzuweisen. An den übrigen Muskeln der Arme und des Schultergürtels sind Atrophien oder Paresen nicht aufzufinden. Auch deutliche Spasmen fehlen an der Muskulatur der oberen Extremitäten; wohl aber sind hier sämtliche Sehnen- und Periostreflexe (Trizeps-, Radius- Ulna- und Palmarreflexe) auf beiden Seiten äußerst lebhaft. Außerdem zeigt sich an beiden Händen unserer Kranken ein eigenartiger, kontinuierlicher Tremor, sowohl im Handgelenk als auch in den einzelnen Fingern, besonders im Daumen. Es sind faszikuläre Muskelzuckungen, die wir als Äquivalent der fibrillären Zuckungen auffassen dürfen. Übrigens haben wir bei unserer Kranken vereinzelt auch deutliche fibrilläre Zuckungen in den atrophierenden Muskeln sowohl an den Händen wie an den Füßen unzweifelhaft beobachtet. Wohl ist die Ursache des Auftretens der sogen. fibrillären Zuckungen noch nicht in einwandfreier Weise erklärt; es ist aber eine feststehende Tatsache, daß bei den anatomisch untersuchten Fällen von Rückenmarkskrankheiten, in denen bei Lebzeiten fibrilläre Zuckungen beobachtet worden sind, degenerative Veränderungen an den Ganglienzellen der grauen Vordersäulen des Rückenmarks gefunden wurden. Diese Befunde machen die Vermutung fast zur Gewißheit, daß der Untergang der nutritiven Vorderhornzelle die Ursache der fibrillären Zuckungen ist. Aus dieser Ansicht würde folgerichtig zu schließen sein, daß fibrilläre Zuckungen nur in atrophierenden Muskeln auftreten, und daß sie in der atrophierten Muskelfibrille, deren nutritive Vorderhornzelle bereits völlig untergegangen ist, wieder fehlen. Diese Annahme erklärt es uns, weshalb bei unserer Kranken fibrilläre Zuckungen jetzt nur noch selten zur Beobachtung kommen.

Zur Vervollständigung des Status ist noch anzuführen, daß wir bei einer sorgfältigen, $2^{1}/_{2}$ jährigen Beobachtung unserer Kranken keine anderen Störungen von seiten des Zentralnervensystems oder der peripheren Nerven auffinden konnten.

Störungen der Sensibilität, der Sphinkteren, des Gehirns und der Hirnnerven fehlen vollständig.

Wir haben es also hier wiederum mit einer Krankheit zu tun, die sich ausschließlich in der motorischen Sphäre abspielt. Es fragt sich nun, in welcher Gegend der kortikomuskulären Bahn haben wir die anatomischen Veränderungen zu suchen, die dem beobachteten Krankheitsbilde zugrunde liegen? Wir haben hier schlaffe Lähmungen mit Muskelschwund, EaR. und fibrillären Zuckungen und mit einem Erlöschen der Sehnenreflexe konstatiert, wie bei der Poliomyelitis anterior; wir haben zugleich aber auch in anderen Muskelgruppen spastische Erscheinungen mit einer lebhaften Steigerung der Sehnenreflexe aufgefunden, wie wir sie bei der spastischen Spinalparalyse gesehen haben. Als anatomisches Substrat der Poliomyelitis anterior haben wir eine Erkrankung des proximalen Endes des peripheren motorischen Neurons, einen Schwund der großen Vorderhornganglienzellen, kennen gelernt; als Ursache der spastischen Spinalparalyse eine systematische Degeneration der Pyramidenseitenstrangbahnen im Rückenmark, also eine Läsion des distalen Endes des zentralen motorischen Neurons (Fig. 35). Indem wir das Krankheitsbild, das wir heute zu analysieren versucht haben, mit den uns geläufigen klinischen Bildern der Poliomyelitis anterior und der spastischen Spinalparalyse vergleichen, erkennen wir, daß es sich hier um eine Kombination der Symptome beider Krankheiten handelt. Und daraus ziehen wir den Schluß, daß hier gleichzeitig eine Erkrankung der grauen Vordersäulen und der Pyramidenseitenstrangbahnen vorliegt, eine Läsion des peripheren und des zentralen motorischen Neurons im Rückenmark. Das Krankheitsbild ist zuerst im Jahre 1869 von Charcot beschrieben worden; es trägt den unsterblichen Namen des großen Meisters: die Charcotsche Krankheit oder amyotrophische Lateralsklerose.

Freilich ist in unserem Falle das Krankheitsbild nicht in typischer Weise ausgebildet. Es treten die Spasmen in den Hintergrund; es fehlen Fußklonus und das Babinskische Phänomen, kurz eine Reihe derjenigen Erscheinungen, die wir bei der organischen Läsion der Pyramidenbahn zu beobachten gewohnt sind. Das gelegentliche Fehlen dieser Erscheinungen bei der amyotrophischen Lateralsklerose kann uns aber nicht wundern; das Fehlen des Fußklonus und des Babinskischen Zeichens in unserem Falle ist geradezu selbstverständlich. Denn wenn die Muskeln, die eine Plantarflexion des ganzen Fußes und eine Dorsalflexion der großen Zehe hervorrufen, derart gelähmt sind, daß die betreffenden Bewegungen überhaupt unmöglich werden, dann können sie natürlich auch nicht zustande kommen, wenn durch eine Läsion der Pyramidenbahn die Vorbedingungen für ihr reflektorisches Auftreten bezw. für eine Steigerung des Reflexes gegeben sind. Aus analogen Gründen sind wir gewohnt, bei kombinierten Systemerkrankungen der Seiten- und Hinterstränge des Rückenmarks, z. B. bei der progressiven Paralyse, eine Steigerung der Sehnenreflexe an den Unterextremitäten zu vermissen, wenn die Hinterstrangerkrankung die primäre ist und bereits zu einem Erlöschen des Kniephänomens geführt hat, bevor die Erkrankung der Seitenstränge eine Steigerung desselben zur Folge haben konnte. Und daß in unserem Falle die Spasmen in den Hintergrund treten, findet darin seine Erklärung, daß eben der Krankheitsprozeß in der grauen Substanz des Rückenmarks, der zu einer schlaffen Lähmung geführt hat, offenbar wesentlich stärker ist als die Erkrankung der weißen Substanz, die zu einer spastischen Lähmung hätte führen müssen, und daß der erstere der letzteren zeitlich lange vorausgegangen ist.

Es ist Ihnen bekannt, daß der Krankheitsprozeß bei der amyotrophischen Lateralsklerose oft genug nicht auf die grauen Vordersäulen und die Pyramidenbahnen im Rückenmarke beschränkt bleibt, daß er vielmehr, auf den Bulbus übergreifend, die motorischen Kerne am Boden des vierten Ventrikels in Mitleidenschaft zieht, so daß zu den beobachteten Krankheitserscheinungen noch das typische Bild der echten Bulbärparalyse hinzutritt. Die eigenartige, monotone Sprache unserer Patientin mahnt uns daran, an die Möglichkeit zu denken, daß dies auch in unserem Falle geschehen kann, obwohl zurzeit eine charakteristische Sprachstörung und andere bulbäre Symptome noch vollständig fehlen.

Das Leiden hat sich bei unserer Kranken, wie es stets der Fall ist, ganz allmählich im Verlauf von Jahren entwickelt; ungewöhnlicherweise sind aber bei ihr die ersten Störungen an den Füßen aufgetreten, Paresen und Atrophien der Fußmuskulatur (Peronaealtypus). Erst in den letzten $2^1/_2$ Jahren haben sich ganz allmählich auch an den kleinen Handmuskeln Atrophien entwickelt, und die spastischen Erscheinungen sind erst im Laufe des letzten Jahres hinzugetreten. Sie werden von Monat zu Monat deutlicher; im Vordergrund des gegenwärtigen Zustandsbildes stehen aber noch immer die spinalen Muskelatrophien.

Es ist sehr wichtig, diese Fälle von amyotrophischer Lateralsklerose, in denen die spastischen Erscheinungen in den Hintergrund treten, zu kennen, damit man mit der Diagnose nicht fehl geht. Ja, es gibt sogar Fälle, in denen spastische Symptome völlig fehlen. Dann hat freilich die Diagnose „amyotrophische Lateralsklerose" im klinischen Sinn keine Berechtigung; aber bemerkenswerterweise kann auch in diesen Fällen der anatomische Befund dem für die Charcotsche Krankheit charakteristischen gänzlich entsprechen. Eine andere, seltenere Modifikation des Leidens ist diejenige, bei der die spastischen Erscheinungen im Vordergrunde stehen und die Muskelatrophien wenig oder fast gar nicht ausgesprochen sind. Es wird dies eben davon abhängig sein, ob sich der Krankheitsprozeß mehr in der grauen oder in der weißen Substanz des Rückenmarks abspielt, und an welcher Stelle er am längsten besteht. Wo Sie immer neben Muskelatrophien mit EaR. und mit fibrillären Zuckungen spastische Erscheinungen und eine Erhöhung der Sehnenreflexe beobachten und sich die klinischen Symptome der Krankheit ausschließlich auf die motorische Sphäre beschränken, müssen Sie von allen Erkrankungen des Zentralnervensystems in differentialdiagnostischer Hinsicht in erster Linie die amyotrophische Lateralsklerose in Betracht ziehen.

III. Erkrankungen der Muskulatur.

13. Dystrophia musculorum progressiva.

Zur Ergänzung unserer Besprechung der Muskelatrophien stelle ich Ihnen einen Kranken vor, bei dem über weite Gebiete der Körpermuskulatur hochgradige Atrophien verbreitet sind. Aber diese Muskelatrophien sind nicht wie bei den Kranken, die Sie seither gesehen haben, spinalen oder neuritischen Ursprungs, sondern primär-myopathischer Natur. Es ist die Dystrophia musculorum progressiva. Unter diesem Namen hat bekanntlich Erb die verschiedenen, durch nebensächliche und unwesentliche Merkmale auseinander gehaltenen Typen der primären progressiven Muskelatrophie zusammengefaßt und sie der spinalen Muskelatrophie gegenübergestellt. Er hat damit zugleich der Zersplitterung auf dem Gebiete der ersteren ein Ende gemacht. Die frühere Einteilung der primären progressiven Muskelatrophie in eine hypertrophische, infantile, juvenile und hereditäre Form, wie sie von Duchenne, Landouzy und Dejerine, Erb und Leyden aufgestellt worden waren, ist heute gegenstandslos geworden, nachdem es sich erwiesen hat, daß alle diese Formen eine klinische und anatomische Einheit bilden, und daß es eine Reihe von Zwischenformen gibt, welche die früher für charakteristisch gehaltenen Unterscheidungsmerkmale der einzelnen Typen mehr und mehr verwischt haben.

Der Kranke ist am 13. November 1872 geboren und stammt aus einer gesunden Familie, in der ähnliche Erkrankungen der Muskulatur nicht vorgekommen sein sollen. Seine Mutter ist 1896 gestorben; sein 69 Jahre alter Vater lebt noch, ohne die Erscheinungen der Dystrophie zu bieten. Ebensowenig ist dies bei seiner verheirateten Schwester und vielleicht auch bei deren beiden Kindern der Fall. Der Kranke hat rechtzeitig laufen gelernt und sich in der Kindheit und Jugend körperlich und geistig normal entwickelt. Er hat in der Schule geturnt und gespielt wie die anderen Jungen; aber er erinnert sich genau, daß er niemals ordentlich pfeifen gelernt hat, und daß er schon als kleines Kind beim Schlafen die Augen nicht ganz geschlossen haben soll. Seine verstorbene Mutter hat ihn seinerzeit hierauf aufmerksam gemacht. Es ist dies tatsächlich eine Eigentümlichkeit, die um so mehr Beachtung verdient, als ihr Vorkommen bei Individuen, die später an Dystrophie erkranken, nicht sehr bekannt ist. v. Strümpell hat auf dieses angeborene, mangelhafte Funktionieren der Gesichtsmuskeln hingewiesen, dem sich unter Umständen später eine wirkliche Dystrophie zugesellt. Er hat auch besonders darauf aufmerksam gemacht, daß man bei Geschwistern von Individuen, die an dieser Krankheit leiden, eine gewisse Entwickelungsschwäche der Gesichtsmuskeln vorfindet, ohne daß bei ihnen die Krankheit selbst zum Ausbruch kommt. Wir haben deshalb die Schwester des Kranken und ihre Kinder daraufhin besonders untersucht und haben von ihr erfahren, daß auch sie schon als Kind die Augen beim Schlafen nicht ganz geschlossen hat, und daß auch ihr Töchterchen die „Gewohnheit" hat, mit halbgeöffneten Augen zu schlafen. Ich halte diese familiär auftretende, funktionelle Schwäche der Gesichtsmuskulatur für so wichtig, daß ich auch die Schwester unseres Kranken gebeten habe, mit ihren beiden Kindern hierher zu kommen. In unserem Falle ist also offenbar eine familiäre Disposition vorhanden. Dies ist in der Regel der Fall, wenn auch das sporadische Auftreten der Dystrophie nicht gerade ungewöhnlich ist.

Wie in allen Fällen haben sich auch bei unserem Kranken die Erscheinungen des Leidens sehr langsam entwickelt und sind wohl lange Zeit, vielleicht jahrelang,

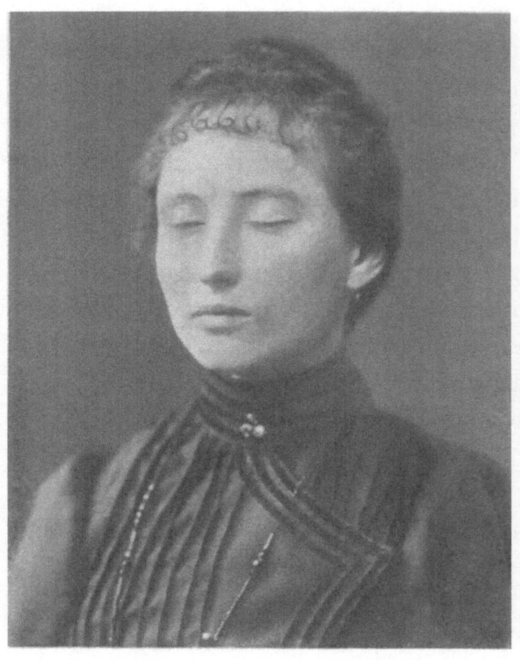

Fig. 61.

Mangelhafter Lidschluß bei der Schwester eines
Dystrophie-Kranken. Eigene Beobachtung.

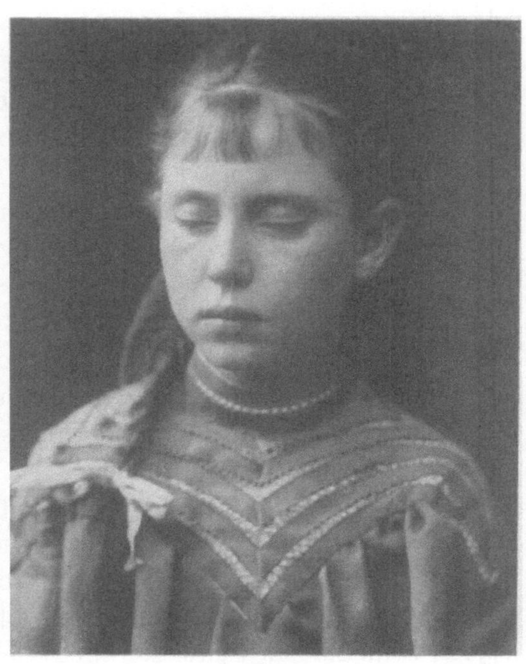

Fig. 62.

Mangelhafter Lidschluß bei der Nichte eines
Dystrophie-Kranken. Eigene Beobachtung.

unbeachtet geblieben. Erst in seinem 19. Lebensjahre ist ihm eine ganz allmählich zunehmende Schwäche und Abmagerung, anfangs nur im rechten Arm, bald auch im linken, aufgefallen, die ihn in der Ausübung seines Berufes als Sattler mehr und mehr behindert hat. Trotzdem — es sind seitdem 18 Jahre verflossen — hat unser Patient immer nur vorübergehend die Arbeit ausgesetzt, und noch heute ist er in einer Fabrik für elektrische Beleuchtungsanlagen tätig und verdient sich seinen Lebensunterhalt wie jeder andere gesunde Arbeiter. Wenn Sie nachher sehen werden, wie außerordentlich die Kraft unseres Kranken durch die ausgebreiteten Muskelatrophien am ganzen Körper gelitten haben muß, so werden Sie wohl mit mir die Energie und Ausdauer bewundern, mit der der Kranke seine Arbeit fortsetzt. Würde wohl ein Unfallskranker, der eine isolierte Deltoideuslähmung mit Atrophie erlitten hat und eine Rente von 50 oder 60% bezieht, eine solche Energie entwickeln?

Wollen Sie jetzt zunächst das Antlitz der Schwester unseres Kranken und ihrer Kinder genauer betrachten. Die junge Frau (Fig. 61) kann die Augen nicht ganz schließen, den Mund nicht recht spitzen und die Stirn, namentlich auf der rechten Seite, nicht vollständig runzeln. Außerdem ist ihre Nase auffallend schmal und spitz, wenn auch lange nicht in dem Maße wie bei ihrem Bruder. Es handelt sich also hier um eine voraussichtlich angeborene funktionelle Schwäche des rechten M. frontalis, beider Mm. orbiculares oculi, des M. orbicularis oris, sowie der Muskulatur des Nasenrückens und der Nasenflügel. Bei der kleinen Thea (Fig. 62) und dem Josephchen dagegen bemerken wir nur einen mangel-
haften Lidschluß an beiden Augen in
geringem Grade und ein unvollstän-
diges Spitzen des Mundes, während alle
übrigen Gesichtsmuskeln vollständig
normal erscheinen. Ich fasse diese
geringfügigen, aber deutlichen Anomalien bei der Schwester unseres Kranken, wie gesagt, als eine angeborene
Entwickelungsschwäche der Gesichtsmuskulatur auf; bei ihren Kindern dagegen möchte ich zunächst die Frage
offen lassen, ob diese Anomalien nicht
die Prodrome der Dystrophie sind.

An dem Kranken selbst sind zunächst der starre Gesichtsausdruck bei
Abflachung aller Züge, das starke Hervortreten der Jochbeine, die spitze Nase
und die abstehenden Ohren auffällig.
Es ist dem Kranken nicht möglich, die
Augen ganz zu schließen (Fig. 63); die
beiden Lider bedecken den Bulbus nicht

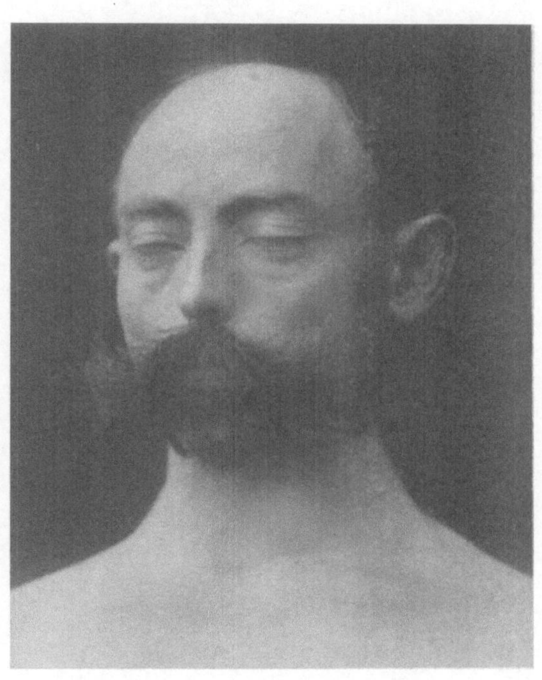

Fig. 63.

Mangelhafter Lidschluß bei Dystrophia musculorum progressiva. Eigene Beobachtung.

vollständig; es bleibt vielmehr ein Spalt zwischen beiden, in dem ein Stück Sklera sichtbar ist. Dieser Lagophthalmus, der in unserem Falle sehr ausgesprochen ist, ist bedingt durch die hochgradige Atrophie der Mm. orbiculares oculi beider Seiten. Infolge der Atrophie der Mm. frontales bleibt die Stirn glatt, wenn der Kranke sie zu runzeln versucht; die Atrophie der Mm. zygomatici, von denen der rechte völlig geschwunden ist, bedingt das starke Hervortreten der Jochbeine; die Atrophie der Muskeln des Nasenrückens und der Nasenflügel ist die Ursache der ganz auffällig spitzen Form der Nase. Aus dieser Muskelgruppe scheint überhaupt nur der linke M. levator alae nasi et labii superioris normal zu funktionieren, während alle übrigen Muskeln gänzlich geschwunden sind. Die Atrophie der Muskulatur des Kinns und des Mundes ist weniger gut zu demonstrieren, seitdem sie durch den Bartwuchs des Patienten verdeckt ist. Um so auffälliger ist dagegen die Atrophie der Muskulatur der Ohrmuscheln, die das starke Abstehen beider Ohren verursacht. Völlig intakt sind von sämtlichen Muskeln des Kopfes nur die äußeren und inneren Augenmuskeln, sowie die Kau-, Zungen-, Gaumen- und Schlund- muskulatur. Die maskenartige Starre des Gesichts, wie sie unser Patient infolge der hochgradigen Muskelatrophien zeigt, pflegt man als „Facies myopathica" zu bezeichnen.

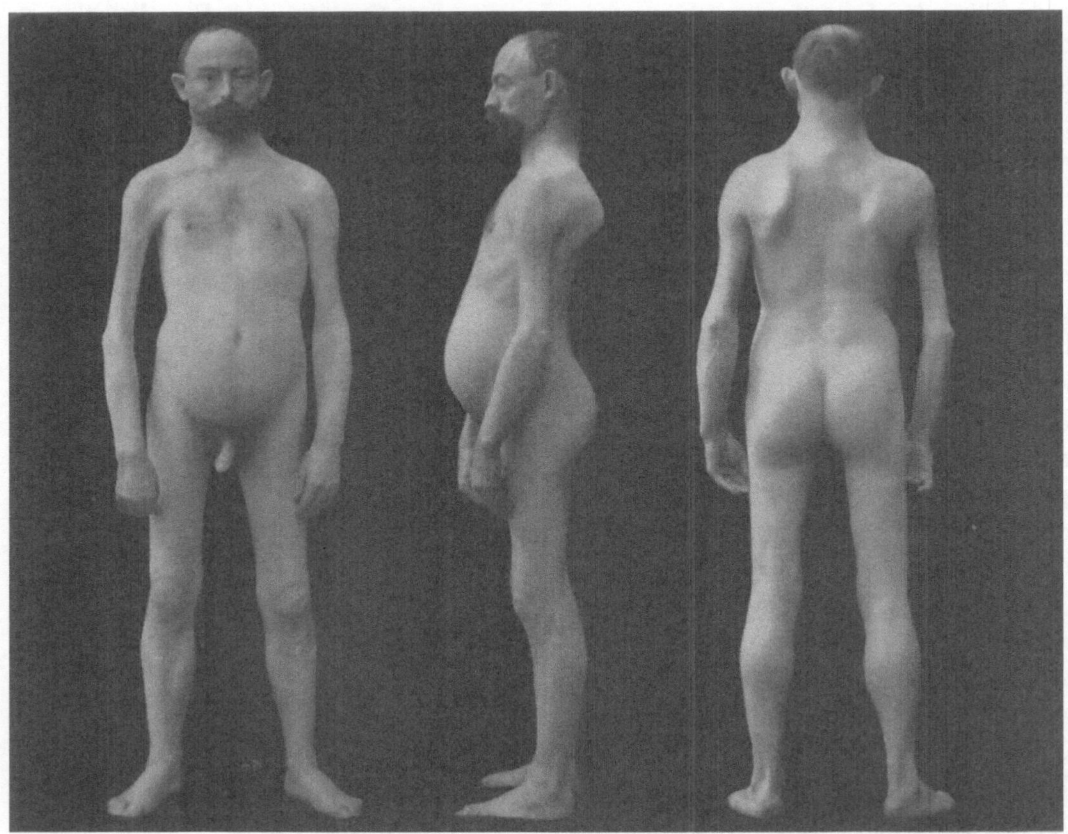

Fig. 64.

Dystrophia musculorum progressiva. Eigene Beobachtung.

Nachdem der Kranke seinen Oberkörper entblößt hat (Fig. 64), werden Ihnen zunächst die herabhängenden Schultern, die flache Brust und die kolos- sale Abmagerung der beiden Oberarme, namentlich des rechten, auffallen, während Ihnen die Muskulatur der Unterarme und Hände auf den ersten Blick wahrscheinlich normal erscheinen wird. Tatsächlich sind nahezu sämtliche Muskeln des Schultergürtels mehr oder weniger atrophisch, wenn auch nicht — wie es meistens der Fall zu sein pflegt — in symmetrischer Weise. Die Schwäche der Schultermuskulatur verursacht eine abnorme Haltung der Schulterblätter — das

starke Abstehen derselben — und Motilitätsstörungen, die sich besonders beim
Erheben der Arme geltend machen. Infolge des Schwundes der Muskeln, die
das Schulterblatt fixieren, wird es abnorm beweglich und folgt den Bewegungen
der oberen Extremität wie ein loser Appendix. Ich will nicht alle Muskeln, die
mehr oder weniger atrophisch sind, einzeln aufführen; es sind nahezu sämtliche
Muskeln des Schultergürtels. An den Oberarmen sind rechterseits die Beugemuskeln vollständig, linkerseits fast vollständig, geschwunden, während der rechte
M. triceps nahezu ganz geschwunden, der linke aber noch verhältnismäßig gut
entwickelt ist. Trotzdem bringt der Kranke die Beugung des linken Armes fast
ausschließlich vermittels einer energischen Kontraktion des M. supinator zustande. Entsprechend der hochgradigen Atrophie der betreffenden Muskeln fehlen
die Bizepssehnenreflexe auf beiden Seiten sowie der rechte Trizepssehnenreflex,
während der Reflex von der Sehne des linken M. triceps aus deutlich, wenn
auch nur ganz schwach, auszulösen ist. Bei genauerer Betrachtung der Unterarme, deren Muskulatur uns auf den ersten Blick beiderseits normal erschienen
ist, bemerken wir eine deutliche Schwäche und Atrophie am rechten Unterarm,
namentlich an den Streckmuskeln. Eine Streckung der Hand im Radiokarpal-
gelenk ist dem Kranken deshalb nur in geringem Grade möglich. An den
kleinen Handmuskeln der rechten Seite ist eine Atrophie nicht zu konstatieren.
Am linken Unterar und an der Hand sind alle Muskeln gut entwickelt mit Ausnahme der Strecker der Hand, in denen eine sehr geringe Atrophie besteht, die
dem Kranken selbst jedoch noch nicht aufgefallen ist. Entsprechend der Atrophie
fehlen auf der rechten Seite die Periostreflexe am Unterarm, während sich vom
linken Radius aus ein ziemlich lebhafter Periostreflex auslösen läßt. Links fehlen
auch der Ulna- und Palmarreflex.

Es sei hier darauf aufmerksam gemacht, daß bei allen Formen der Dystrophie
die kleinen Handmuskeln fast ausnahmslos gesund bleiben, während sie bei der
spinalen Muskelatrophie gewöhnlich zuerst in der typischen Weise zu erkranken
pflegen. Überhaupt beginnt bei unserer Krankheit die Atrophie an der Muskulatur
des Schulter- oder Beckengürtels und greift von hier aus auf die proximalen Enden
der Extremitäten über. Bei den spinalen Muskelatrophien ist es gewöhnlich gerade
umgekehrt; hier pflegt der Muskelschwund zuerst an den distalen Enden der
Extremitäten aufzutreten, meist in den kleinen Handmuskeln, am Daumen- und
Kleinfingerballen. So war es in charakteristischer Weise bei der Kranken mit
amyotrophischer Lateralsklerose der Fall, die Sie vor kurzem gesehen haben.
Auch bei unserem Patienten blieb die Atrophie lange Jahre hindurch auf die
Muskulatur des Schulter- und Beckengürtels und auf die proximalen Enden der
Extremitäten beschränkt. Ich kenne den Patienten seit dem Frühjahr 1893; damals
hatte die Dystrophie mindestens schon ein Jahr lang bestanden. Ich habe ihn dann
alljährlich in regelmäßigen Zwischenräumen untersucht, und erst im Dezember 1899
— also mindestens sieben Jahre nach Beginn der Erkrankung — ist dem Patienten
selbst eine Schwäche der rechten Hand aufgefallen, als deren Ursache im Januar
des folgenden Jahres die Atrophie am rechten Unterarm nachzuweisen war.

Die Lendenwirbelsäule zeigt eine deutliche Lordose, beide Oberschenkel, namentlich der linke, eine geringe Abmagerung. Tatsächlich ist in unserem Falle, der trotz seines späten Auftretens am Ende des zweiten Lebensjahrzehntes dem infantilen Typus von Landouzy und Dejerine zugezählt werden muß, der Muskelschwund an den Beinen viel weniger hochgradig als im Gesicht und an den Armen. Am rechten Unterschenkel ist die Wadenmuskulatur etwas hypervoluminös, eine Erscheinung, die hier wohl als Pseudohypertrophie zu bezeichnen ist, weil es sich lediglich um eine Vermehrung des interstitiellen Binde- und Fettgewebes handeln wird. Das Verhalten der Sehnenreflexe an den Beinen entspricht natürlich wieder dem Grad der Atrophie der betreffenden Muskeln. Der Patellarsehnenreflex fehlt auf der linken Seite, und rechts ist er nur schwach auszulösen. Die Achillessehnenreflexe sind beiderseits ziemlich lebhaft. Infolge der verhält-

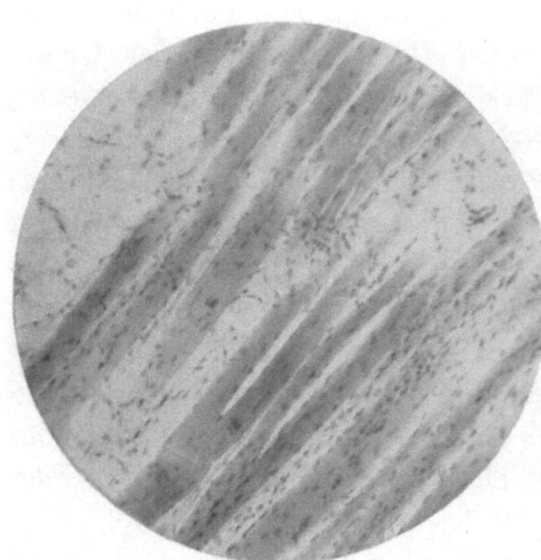

Fig. 65.

Längsschnitt aus dem M. biceps brachii in einem Falle von Dystrophia musculorum progressiva. Einzelne Muskelfasern mit dichotomischer Gabelung. Vergrößerung 70:1.

nismäßig geringen Beteiligung der Unterextremitäten an der Krankheit ist der Gang des Patienten nur etwas schwerfällig, ohne „watschelnd" zu sein, wie es namentlich bei der hypertrophischen Form der Dystrophie, die von Duchenne aufgestellt worden ist, der Fall zu sein pflegt. Bei dieser Form ist eben vorwiegend die untere Körperhälfte die erkrankte.

Nun noch einige Worte über das anatomische und klinische Verhalten der atrophischen Muskeln. Im Gegensatz zu den spinalen Muskelatrophien, deren anatomisches Substrat eine Erkrankung der motorischen Ganglienzellen der grauen Vordersäulen des Rückenmarks darstellt, die zum Untergang der Zelle und sekundär zur degenerativen Atrophie des ganzen peripheren motorischen Neurons führt, ist bei der Dystrophie die Muskelerkrankung eine primäre, rein myopathische. Charakteristische Veränderungen im peripheren und zentralen Nervensystem werden nicht gefunden. Die einzelnen Muskelfasern repräsentieren sich dagegen sowohl auf Längsals Querschnitten in sehr verschiedenem Volumen (Fig. 65—67); neben stark verschmälerten und auffallend dünnen (atrophischen) Fasern finden sich in wechselnder Zahl verschieden stark verbreiterte und verdickte (hypertrophische) Fasern, nicht selten mit dichotomischer Gabelung (Fig. 65) oder mit beginnender Abspaltung in zwei bis drei Teile (Fig. 66). Innerhalb der Fasern treten häufig Vakuolen auf (Fig. 67). Die Querstreifung ist in der Regel auch an den verschmälerten Fasern gut erhalten; die Zahl der Muskelkerne ist vermehrt, ihre Lagerung häufig eine innenständige. Daneben ist eine beträchtliche Hyperplasie und Kernwucherung des interstitiellen Bindegewebes und in späteren Stadien des Leidens eine hochgradige Fetteinlagerung vorhanden.

Entsprechend dem normalen histologischen Verhalten der grauen Vorder-säulen des Rückenmarks fehlen selbstverständlich im klinischen Bilde der Dystrophie die fibrillären Zuckungen, die für die spinalen Muskelatrophien charakteristisch sind. Aus dem gleichen Grunde fehlen qualitative Veränderungen der elektrischen Erregbarkeit; es fehlt die EaR. Die elektrische Erregbarkeit ist vielmehr nur quantitativ herabgesetzt und zwar durchaus dem Grade der Atrophie der einzelnen Muskeln entsprechend. Diese beiden Momente und die meist typische Lokalisation der Atrophie an den proximalen Enden der Extremitäten ermöglichen gewöhnlich ohne weiteres die Differentialdiagnose zwischen der Dystrophie und der spinalen progressiven Muskelatrophie.

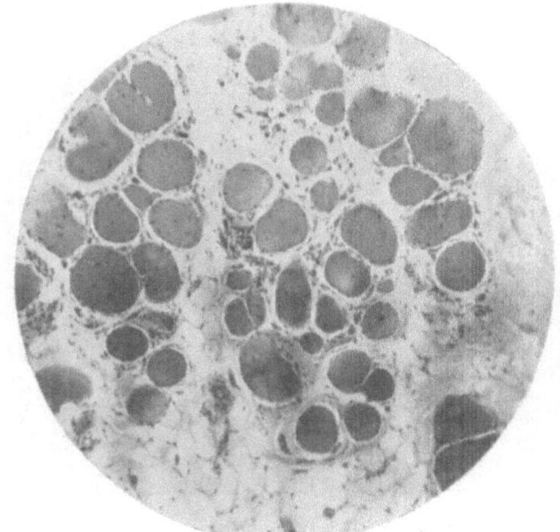

Fig. 66.

Querschnitt aus dem M. supinator in einem Falle von Dystrophia musculorum pro-gressiva. Vermehrung des Fettgewebes, Hypertrophie und Spaltung einzelner Muskel-fasern. Vergrößerung 80 : 1.

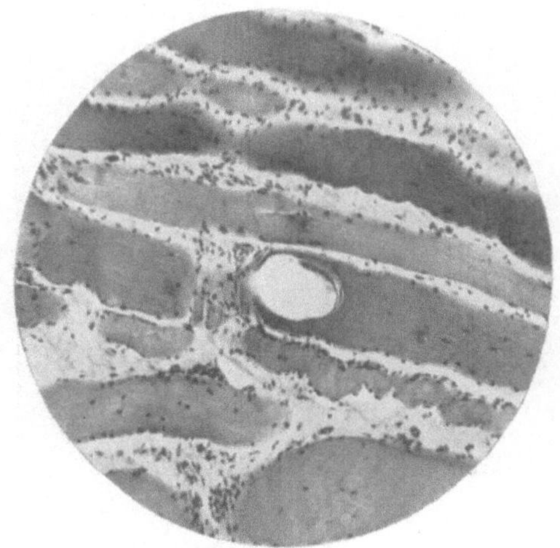

Fig. 67.

Längsschnitt aus dem M. deltoideus in einem Falle von Dystrophia musculorum pro-gressiva. Vakuolenbildung. Vergrößerung 115 : 1.

Sie haben sich gewiß vorhin über die Leistungen erstaunt, deren unser Patient trotz seiner ausgedehnten Muskelschwäche noch immer fähig ist. Sie haben sich selbst davon überzeugt, daß der Kranke trotz vollständigen Schwundes der Beugemuskulatur am linken Oberarm doch noch eine leidliche Beugung des Unter-arms durch eine energische Kontraktion des M. supinator zustande gebracht hat. Es ist dies begreiflich, wenn man bedenkt, daß die Fähigkeit, die in-takten Muskeln für die erkrankten eintreten zu lassen, bei einer so schleichend, Jahrzehnte hindurch verlaufenden Krankheit zur höchsten Ausbildung gelangt.

Die Prognose der Dystrophie ist quoad restitutionem eine trostlose; quoad vitam ist sie aber wenigstens nicht so schlecht, denn gewöhnlich wird das Leben nicht durch die Krankheit gefährdet. Meistens pflegen die Leute jedoch nicht sehr alt zu werden, da ein Fortschreiten des Krankheitsprozesses auf die Muskeln des

Brustkorbs und auf das Zwerchfell allmählich zu einer Schwächung der Exspirationsmuskulatur führen muß und damit eine Disposition zu Erkrankungen der Lungen schafft. In seltenen Fällen kann das Leiden aber auch stationär werden,

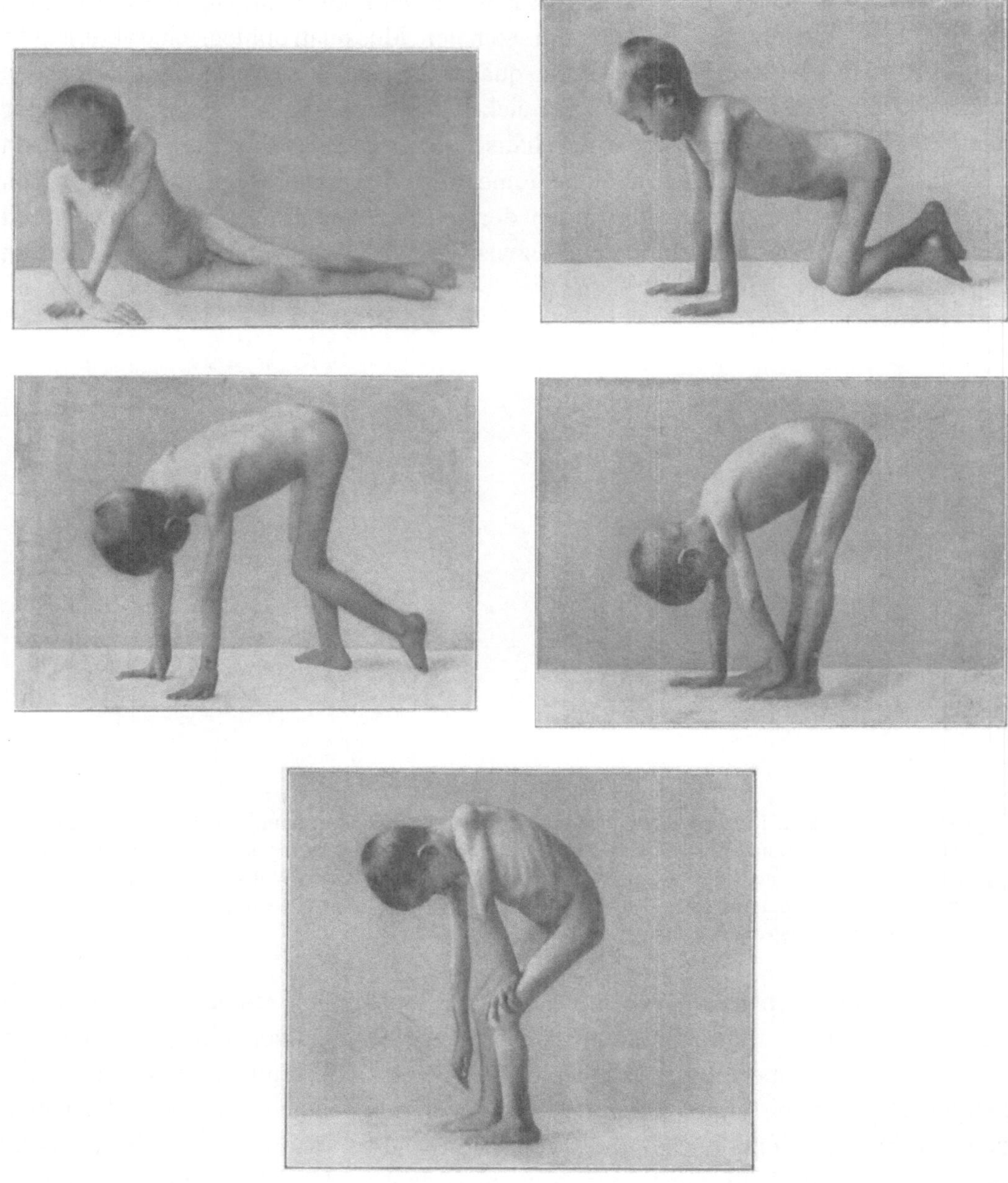

Fig. 68.
Art des Aufrichtens aus liegender Stellung bei Dystrophia musculorum progressiva.
Nach Curschmann.

indem der Krankheitsprozeß sich auf das zuerst befallene Muskelgebiet, z. B. auf die Muskulatur des Schultergürtels, beschränkt, ohne daß er die Tendenz hat, progressiv auf andere Muskelgebiete überzugreifen.

Zum Schlusse komme ich noch einmal auf die Schwester unseres Patienten und auf ihre beiden Kinder zurück. Es ist wohl anzunehmen, daß die Frau selbst von der Dystrophie trotz ihrer offenkundigen Disposition verschont bleiben wird, und zwar deshalb, weil sie bereits 31 Jahre alt geworden ist, ohne daß bis jetzt irgend welche Anzeigen einer progressiven Muskelatrophie hervorgetreten wären. Anders steht es mit ihren Kindern; das Mädchen ist jetzt $12^1/_2$ Jahre alt, der Knabe $7^1/_4$ Jahre. Beide Kinder sind also in dem Lebensalter, in dem die Dystrophie immer noch zur Entwickelung kommen kann. Um das Töchterchen ist die intelligente Mutter auch sehr besorgt, weniger um den Jungen, weil er so kräftig entwickelt ist und „so besonders starke Beinchen“ hat. Aber gerade dieser Umstand ist Grund genug zu einer gewissen Besorgnis. Es ist sehr wohl möglich, daß die starken Waden und Oberschenkel des Bübchens den allerersten Beginn der Dystrophie und zwar des hypertrophischen Typus Duchennes darstellen. Diese Befürchtung erscheint um so gerechtfertigter, als der kleine Junge gelegentlich beim Aufstehen vom Boden aus liegender Stellung sich erst auf die Seite und den Bauch legt, sich dann mit Händen und Füßen aufstützt und schließlich mit den Händen förmlich an den Beinen in die Höhe klettert. Diese Art, sich aus der liegenden Stellung aufzurichten, ist ja für die Dystrophie ziemlich charakteristisch (Fig. 68). Wie dem auch sei, ich halte beide Kinder für gefährdet und dies um so mehr, als erfahrungsgemäß die Krankheit besonders häufig durch die Mutter vererbt zu werden pflegt.

14. Hemiatrophia facialis progressiva.

Im Anschluß lege ich Ihnen die Photographie eines Kranken mit linksseitigem Gesichtsschwund (Fig. 69) vor, den ich vor einer Reihe von Jahren zu beobachten Gelegenheit hatte, und der bereits kurz beschrieben worden ist [1]). Es handelt sich hier nicht wie bei der Dystrophie um einen Muskelschwund, der über große Gebiete der Skelettmuskulatur ausgebreitet ist; vielmehr bleibt der Krankheitsprozeß meist auf eine Körperregion beschränkt, auf das Gesicht, und außerdem sind alle übrigen Gewebe mehr von der Atrophie betroffen als gerade die Muskulatur. Die Hemiatrophia facialis progressiva ist eine seltene Krankheit, die meistens in jugendlichem Alter, etwa im zweiten Jahrzehnt des Lebens, im Anschluß an Infektionskrankheiten, besonders an septische Prozesse in der Mundhöhle (Angina, Zahnkaries), oder auch an Traumen des Gesichts u. dergl. zur Entwickelung kommt. So ist es auch in unserem Falle gewesen. Der Kranke, bei dem eine neuropathische Belastung nicht nachzuweisen war, und der, wie Photographien aus seinen Kinderjahren unzweideutig erkennen ließen, vorher ein normal gebildetes Antlitz hatte, hat, soweit sich anamnestisch feststellen ließ, in seinem 14. Jahre eine fieberhafte Angina mit starker Anschwellung der linken

---

[1]) Baerwald, „Zur Kasuistik der Hemiatrophia facialis progressiva“. Deutsche Zeitschrift für Nervenheilkunde, 5. Bd., 1894, pg. 492.

Glandula submaxillaris durchgemacht. Im Anschluß an diese Erkrankung trat die Atrophie der linken Gesichtshälfte ein, die in der Folgezeit ganz allmählich an Intensität zunahm, bis sie etwa 8 Jahre nach dem Auftreten der ersten Krankheitsanzeichen angeblich stationär geworden ist.

Genaues über die Entstehung des Leidens, insbesondere darüber, von welcher Stelle des Gesichtes aus die Atrophie ihren Ausgang genommen hat, ließ sich nicht mehr feststellen; am stärksten ausgeprägt war sie zur Zeit der Beobachtung an der Seite des linken Unterkiefers, am linken Mundwinkel und am Kinn. Der Schwund betraf mehr oder weniger alle Gewebe der befallenen Region. Die ganze Haut der linken Gesichtshälfte zeigte sich verdünnt, glatt und glänzend, an

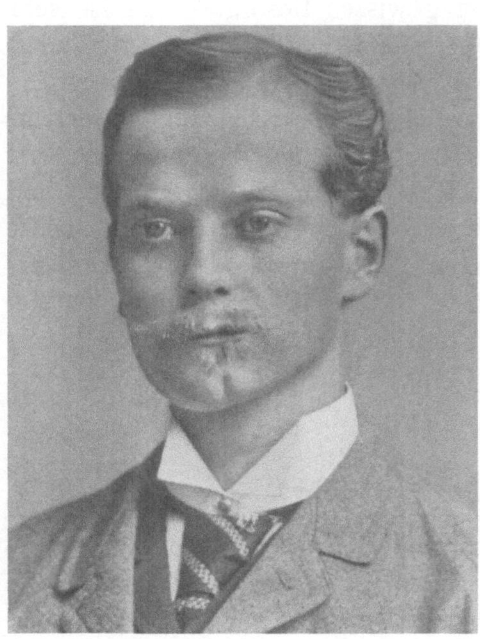

Fig. 69.
Hemiatrophia facialis progressiva sinistra.
Eigene Beobachtung.

den meisten Stellen pigmentarm, und nur in der Kinngegend und an der Nasenwurzel hatte sie eine abnorme, bräunliche Färbung angenommen. Infolge der Atrophie des Unterhautzellgewebes, die besonders deutlich an der Oberlippe der linken Seite in die Erscheinung trat, erschien an dieser Stelle die Haut gerunzelt, wie narbig eingezogen, und die Oberlippe kürzer und schmäler als auf der rechten Seite. Das gleiche Aussehen zeigte die Unterlippe. Das Fettpolster in der linken Wangengegend war fast völlig geschwunden und die Wange dadurch merklich abgeflacht. Besonders auffällig war die Differenz in der Stärke und Länge des Schnurrbartes auf beiden Seiten; er war links wesentlich dünner und kürzer als rechts, und der Kranke machte die charakteristische Angabe, daß er sich eigentlich nur auf der rechten Seite zu rasieren brauche, weil die Haare seines Backenbartes links nur sehr spärlich seien und sehr langsam wüchsen. Eine Differenz in der Stärke der Augenbrauen und der Wimpern zu Ungunsten der atrophischen Seite war nicht festzustellen. Wohl aber war das Kopfhaar auf der linken Seite etwas dünner, und vor allem lag die vordere Haargrenze links sehr viel weiter zurück als rechts. Während in den meisten Fällen von Hemiatrophia facialis die Muskeln des Gesichtes nicht beteiligt zu sein pflegen, waren in unserem Falle die Kaumuskulatur, und zwar namentlich die Mm. temporalis und masseter der linken Seite, und die linksseitige Zungenmuskulatur, wenn auch in geringem Grade, von der Atrophie befallen. Doch war durch diese Muskelatrophie, wie es stets der Fall ist, wenn die Muskulatur überhaupt in den Krankheitsprozeß einbezogen ist, keine wesentliche Beschränkung der Funktion bedingt. Die Motilität der Kaumuskeln und der Zunge war vollständig normal; nur zeigte die letztere beim Hervorstrecken einen geringen Tremor. Auch die Motilität der mimischen Gesichtsmuskulatur zeigte keinerlei Störung. Quantitative und qualitative Veränderungen der elektrischen Erregbarkeit an den Nerven und Muskeln der linken Gesichtshälfte waren nicht nachzuweisen; wohl aber war infolge des Schwundes der Haut und des Unterhautzellgewebes der elektrische Leitungswiderstand auf der erkrankten Seite auffallend gering. Die Austrittsstellen der einzelnen Äste des N. trigeminus waren nicht druckschmerzhaft; abgesehen von einer leichten Abstumpfung des Wärmegefühls auf der atrophischen Seite waren alle Qualitäten der Empfindung im Gesicht normal. Neuralgische Schmerzen sollen während des ganzen Verlaufes des Leidens nicht aufgetreten sein, ebensowenig wie jemals ein Herpesausschlag im Gesicht beobachtet wurde. Auch ticartige Konvulsionen im Fazialisgebiet fehlten vollständig. Anomalien der Tränenabsonderung, der Sekretion der Talg- und Schweißdrüsen und vasomotorische Störungen waren nicht vorhanden. Von den Knochen des Gesichtsskelettes zeigten der Ober- und Unterkiefer auf der linken Seite die stärkste Atrophie; der Körper des letzteren erschien dünner und niedriger als normal. Eine wesentliche Differenz in der Entwickelung und im Erhaltungszustand der Zähne war zwischen beiden Seiten nicht erkennbar. An allen übrigen Regionen des Körpers waren ähnliche Krankheitsanzeichen nicht aufzufinden.

Die anatomischen Veränderungen, die zu diesem eigenartigen Zustandsbilde führen, sind uns noch unbekannt, und so müssen wir uns, solange eindeutige und überzeugende Obduktionsbefunde fehlen, zunächst auf Hypothesen zur Erklärung der beobachteten Symptome beschränken. Entzündlich-degenerative Veränderungen in den peripheren Ästen des N. trigeminus und in der spinalen Trigeminuswurzel, die einige Male gefunden worden sind, ließen auf eine periphere Neuritis im Gebiet dieses Nerven bezw. auf einen Krankheitsprozeß im Ganglion Gasseri oder im Kerngebiet des N. trigeminus schließen. Indessen sprechen die klinischen Beobachtungen in Fällen peripherer Neuritis anderer Nerven gegen die Annahme, daß die erhobenen anatomischen Befunde die Ursache der Hemiatrophia facialis seien. Wenn auch ziemlich häufig neuralgische Schmerzen mit dieser Krankheit verbunden sind, so ist doch das Auftreten einer auf das Trigeminusgebiet beschränkten Anästhesie etwas Ungewöhnliches, und auch qualitative Veränderungen der elektrischen Erregbarkeit im Sinne der EaR. bleiben in den atrophischen Muskeln vollständig aus. Es fehlen also gerade diejenigen Krankheitsanzeichen, die neben den trophisch-vasomotorischen Störungen im Gebiet der erkrankten Nervenstämme für die periphere Neuritis charakteristisch sind. Wollten wir also an der neuritischen Natur des Krankheitsprozesses festhalten, so würden wir zu der Annahme genötigt sein, daß bei der Hemiatrophie die trophisch-vasomotorischen Fasern des N. trigeminus isoliert von dem Krankheitsprozeß befallen würden. Die Symptomatologie der Affektionen des Ganglion Gasseri kennen wir bis jetzt nur höchst unvollständig; nach Heads Ansicht über die Entzündung der Spinalganglien als Ursache des Herpes zoster dürfen wir aber wohl annehmen, daß die Erkrankung des Ganglion Gasseri einen Gesichtsherpes (Fig. 12) zur Folge haben würde. Ein solcher gehört aber jedenfalls nicht zum gewöhnlichen klinischen Bilde der Hemiatrophia facialis, wenn er auch vereinzelt beobachtet worden ist (Höflmeyer). Schließlich sind neben den typischen Fällen, die eine ganze Gesichtshälfte betrafen, und neben rudimentären Formen, in denen die Atrophie auf einen Teil dieser Region beschränkt blieb, Fälle bekannt geworden, in denen auch die Gewebe am Halse, am Rumpf und an den Extremitäten der gleichen Seite in den Krankheitsprozeß einbezogen waren. Selbstverständlich können derartige typische Fälle, für die die Bezeichnung Hemiatrophia facialis schon nicht mehr zutrifft, durch eine periphere Neuritis im Gebiet des N. trigeminus oder durch eine Affektion des Ganglion Gasseri allein nicht erklärt werden. Seltener greift die Atrophie auf die gegenüberliegende Gesichtshälfte über. Schließlich sind aber auch vereinzelte Fälle von Hemiatrophia cruciata beschrieben worden, d. h. Fälle, in denen die charakteristischen Veränderungen der Gewebe auf der einen Seite im Gesicht und auf der anderen Seite am Rumpf und an den Extremitäten vorhanden waren.

Gerade diese letzteren Fälle, in denen die Lokalisation der Krankheitserscheinungen der alternierenden Lähmung bei Ponsherden entspricht, haben Brissaud veranlaßt, anatomische Veränderungen in der subependymären grauen Substanz der Brücke und des verlängerten Markes als Ursache der Hemiatrophie anzunehmen und sie in gewisser Hinsicht als ein Analogon zur Syringomyelie aufzufassen. Brissaud spricht geradezu von einer „syringomyélie cérébrale" oder „syringo-encéphalie" (Maladies nerveuses, II. pg. 379). Indessen sprechen gerade die klinischen Beobachtungen in Fällen von Syringomyelie gegen diese Analogisierung, denn zu den Kardinalsymptomen dieser Krankheit gehören neben den atrophischen Prozessen in den anderen Geweben die degenerativen Muskelatrophien, die bei der Hemiatrophie vollständig fehlen.

Die Erwägung, daß die eigenartige Krankheit häufig im Anschluß an infektiöse und traumatische Affektionen der Mundhöhle aufzutreten scheint, z. B. im Anschluß an eine Angina, wie in unserem Falle, an ein Zahngeschwür, an die Extraktion eines kariösen Zahnes oder die Tonsillotomie u. dergl., hat Möbius veranlaßt, die Hemiatrophie als eine örtliche Erkrankung der Gewebe, bedingt durch die an Ort und Stelle erfolgte Ansiedelung eines von den Tonsillen bezw. von der Stelle des Traumas aus eingedrungenen Infektionsträgers aufzufassen. Diese Hypothese trifft hinsichtlich des ätiologischen Momentes vielleicht für gewisse Fälle zu, andererseits aber scheint die Halbseitigkeit der Krankheitserscheinungen, die in der weitaus größten Mehrzahl aller bekannten Fälle beobachtet worden ist, gegen die Annahme einer örtlichen Erkrankung im Bereich der befallenen Region zu sprechen. Gerade die halbseitige Lokalisation der Atrophie weist uns auf eine nervöse Erkrankung hin und, da uns die Annahme einer Affektion des zerebrospinalen Nervensystems das klinische Bild der Hemiatrophie nicht in befriedigender Weise zu deuten vermag, ist die naheliegende Erwägung berechtigt, ob die Krankheit nicht vielleicht auf eine Affektion des Sympathikus zurückzuführen sein dürfte. Theoretische Gründe sowie einige klinische und anatomische Beobachtungen sprechen für diese Hypothese, die zuerst von Stilling aufgestellt worden ist, und für die neuerdings Oppenheim auf Grund eigener Beobachtungen eintritt (Lehrbuch, 5. Auflage II. pg. 1549). Zweifellos kommt dem Sympathikus durch seinen Einfluß auf den Gefäßapparat eine große Bedeutung für die trophischen Vorgänge in den verschiedenen Geweben des Körpers zu; der Hemiatrophia facialis ähnliche Formen der Gesichtsabmagerung sind bei Läsionen des Sympathikus beobachtet worden, und in einem Falle der Krankheit wurde post mortem eine Verwachsung des Ganglion cervicale inferius mit der schwielig verdickten Pleura gefunden (Jaquet). Auch das Tierexperiment spricht nicht gegen die Sympathikustheorie. Angelucci (Dejerine, Arch. de physiol. 1895, Nr. 5, pg. 796), hat nach Exstirpation des Ganglion cervicale supremum bei neugeborenen Hunden und erwachsenen Katzen einen Ausfall der Haare am Gesicht, Atrophie der Gesichts- und Schädelknochen und mangelhafte Zahnentwickelung auftreten sehen. So ist es nicht unwahrscheinlich, daß die Hemiatrophie durch eine Erkrankung des sympathischen Nervensystems bedingt ist, die in einer Reihe von Fällen von der Mundhöhle (Tonsillen usw.) aus eindringende Infektionsträger hervorrufen. In den typischen Fällen von Hemiatrophie des Gesichts dürfte der Sitz der Erkrankung im Halssympathikus oder in dessen Ursprungsgebiet zu suchen sein.

15. Osteomalazische Lähmung.

Der unbeholfene, „watschelnde" Gang der Osteomalaziekranken ist eine bekannte Erscheinung. Man ist geneigt, ihn auf die Skelettveränderungen zurückzuführen, die durch den Krankheitsprozeß bedingt sind: in leichten Fällen auf die Deformierung des Beckens, die Verkrümmung der Oberschenkel und die begleitenden Schmerzen im Kreuz und in den Beinen; in schweren Fällen auf eine direkte Kompression des Rückenmarks und der austretenden Wurzeln im Wirbelkanal und in den Intervertebrallöchern oder auf eine Läsion des Plexus lumbosacralis im osteomalazischen Becken.

Indessen werden schwere Motilitätsstörungen an den Extremitäten gelegentlich auch als Frühsymptome der Osteomalazie beobachtet, zu Zeiten, in denen eine Deformierung des Skeletts und namentlich der Wirbelsäule und des Beckens noch gänzlich fehlt. Sie werden als osteomalazische Lähmung bezeichnet, bedauerlicherweise aber in den neurologischen Lehrbüchern meist in kurzen Worten abgehandelt, ohne die ihrer praktischen Bedeutung entsprechende Berücksichtigung zu finden. Es liegt mir deshalb daran, Ihnen heute einen einschlägigen Fall vorzustellen, in dem auch jetzt noch charakteristische Veränderungen am Skelett nicht nachzuweisen sind. Der Fall betrifft ein junges Mädchen von 23 Jahren, bei dem im Verlauf der ersten Gravidität eine Lähmung beider Beine aufgetreten ist. Anhaltspunkte für Lues oder Tuberkulose ließen sich nicht gewinnen; auch in der Familie der Patientin sind tuberkulöse Erkrankungen nicht beobachtet worden. Die ersten drei Monate der Gravidität verliefen ohne besondere Störung. Alsdann traten bei stärkerer Anstrengung leicht Ermüdung und

zunächst anfallsweise Schmerzen im Rücken, in der rechten Hüfte und in beiden
Beinen auf. Bald wurden die Schmerzen heftiger und anhaltend und erschwerten
dadurch das Stehen und Gehen mehr und mehr. Der Gang wurde unbeholfen
und watschelnd. In den nächsten Wochen gesellte sich eine Steifigkeit und
Schwäche der Unterextremitäten hinzu, die in kurzer Zeit zu einer ausgesprochenen
Lähmung geführt hat. Im Hinblick auf die Hilflosigkeit der Kranken, die durch
die Paraplegie der Beine dauernd ans Bett gefesselt war, und unter Würdigung
des Umstands, daß die Gravidität anscheinend eine hervorragende Rolle in dem
Entstehen der schweren Lähmungserscheinungen gespielt hatte, war die Einleitung
des künstlichen Abortus indiziert. Sie wurde am Ende des fünften Monats der
Schwangerschaft vorgenommen und die Wöchnerin acht Tage später nach dem
Siechenhause überführt.

Hier wurde bei der Aufnahme eine hochgradige Parese der Muskulatur des
Beckengürtels und der Oberschenkel festgestellt, die auf der rechten Seite etwas
stärker war als auf der linken. Die Kranke war nicht imstande, im Liegen die
Unterextremitäten an den Rumpf anzuziehen, die im Kniegelenk gestreckten Beine
höher als bis zu einem Winkel von etwa 30 ^{0} von der Unterlage zu erheben und
sie einigermaßen zu abduzieren. Auch das Aufrichten des Rumpfes war ohne
Unterstützung der Arme unmöglich. Beim Versuch, zu stehen, knickte die Kranke
in den Knien ein. Auf beiden Seiten geführt, konnte sie sich nur mühsam einige
Schritte vorwärts bewegen. Es wurden dabei unter Drehungen des Oberkörpers
abwechselnd die rechte und die linke Seite des Beckens gehoben und gesenkt und
die Füße ruckweise mit kleinen Schrittchen mühsam auf dem Boden vorgeschoben,
ohne daß die Oberschenkel im Hüftgelenk merklich gebeugt wurden. Der typische
Watschel- oder Entengang der Osteomalazischen! Auch das Aufstehen aus
sitzender Stellung war in hohem Maße erschwert, das freie Sitzen überhaupt
unmöglich.

Die aktive Adduktion der Oberschenkel, die Beugung der Unterschenkel bei
passiv erhobenen Beinen und alle Bewegungen des Fußes und der Zehen erfolgten
beiderseits in normaler Exkursionsbreite und mit unverminderter Kraft. Passiv
konnten auch die Bewegungen im Hüftgelenk und die Streckung der Unterschenkel
ohne Schwierigkeit ausgeführt werden. Bei der Abduktion und Außenrotation
des rechten Oberschenkels trat eine geringe Anspannung der Muskulatur in der
Adduktorengruppe zutage.

Eine Atrophie der paretischen Muskeln ließ sich nicht nachweisen; auch
Änderungen der direkten und indirekten galvanischen und faradischen Erregbarkeit
waren nicht vorhanden.

Kniephänomene und Achillessehnenreflexe waren sehr lebhaft. Auf taktile
Reize der Fußsohle erfolgte beiderseits eine Plantarflexion aller fünf Zehen. Trotz
Schlaffheit der Bauchdecken waren die Abdominalreflexe deutlich auszulösen.

Das Rombergsche Symptom konnte bei der Unfähigkeit der Kranken, allein
zu stehen und frei zu sitzen, nicht geprüft werden. Auch der Kniehackenversuch
war nicht auszuführen.

Störungen der taktilen Sensibilität, der Schmerz- und Temperaturempfindung ließen sich am Rumpf und an den unteren Extremitäten nicht auffinden; auch Parästhesien schienen zu fehlen. Die Klagen der Kranken bezogen sich lediglich auf Schmerzen im Kreuz, in der Gegend der rechten Hüfte und in beiden Beinen. Indessen waren diese Schmerzen, seitdem die Patientin dauernd zu Bett lag, nach ihrer Angabe viel geringer geworden. Die großen Nervenstämme der Unterextremitäten waren nicht druckempfindlich, ebensowenig die Weichteile und Knochen. Wohl aber vermochte ein stärkerer Druck auf die unteren Rippen der rechten Seite und auf das Brustbein lebhafte Schmerzäußerungen auszulösen. Wirbelsäule und Beckenknochen waren nicht druckempfindlich.

Weitere Störungen des Nervensystems konnten nicht festgestellt werden. Der Augenhintergrund, die Gesichtsfelder und das Verhalten der Pupillen waren normal und blieben es auch bei der nachfolgenden, fünfmonatlichen Beobachtung der Patientin. Nystagmus und Sprachstörung fehlten gänzlich. Motilität, grobe Kraft, Koordination und Sensibilität der oberen Extremitäten zeigten keine Störung. Die Sehnen- und Periostreflexe an den Armen waren lebhaft. Blase und Mastdarm funktionierten normal.

So beschränkte sich das ganze Zustandsbild, das die Patientin bei der Aufnahme bot, auf Krankheitserscheinungen, die der Osteomalazie eigen sind, und in deren Vordergrund die hochgradigen Motilitätsstörungen der Unterextremitäten standen. Weitere Anzeichen der Osteomalazie ließen sich aber nicht auffinden. Eine Schmerzhaftigkeit der Becken- und Oberschenkelknochen war nicht vorhanden; die äußeren und inneren Maße des Beckens wichen nicht von den normalen Verhältnissen ab.

Trotzdem haben wir die Diagnose „osteomalazische Lähmung" gestellt. In differentialdiagnostischer Hinsicht mußte freilich eine Reihe anderer Krankheiten, die Polyneuritis, die Kompression des Rückenmarks, die spinale Lues und die multiple Sklerose in Betracht gezogen und auch an Hysterie gedacht werden. Die Unempfindlichkeit der Nervenstämme auf Druck, das Fehlen quantitativer Veränderungen der elektrischen Erregbarkeit der paretischen Muskeln, sowie die Lebhaftigkeit der Sehnenreflexe ließen die Polyneuritis ausschließen. Bei der Kompression des Rückenmarks oberhalb der Lendenanschwellung würde eine spastische Paraparese der Beine, bei Kompression der Lendenanschwellung selbst eine atrophische Lähmung zu erwarten gewesen sein. Beides war nicht der Fall; Spasmen, Fußklonus und das Babinskische Phänomen waren ebensowenig vorhanden wie eine Hypotonie und degenerative Atrophie der Muskulatur und das Westphalsche Zeichen. Auch fehlten Wurzelsymptome vollständig. Anhaltspunkte für eine syphilitische Infektion und für eine Karies der Wirbelsäule, wie überhaupt für Tuberkulose, ließen sich aus der Anamnese und aus dem Untersuchungsbefund nicht gewinnen. Die Beschränkung der motorischen Lähmungserscheinungen auf die unteren Extremitäten, das normale Verhalten der Sehnervenpapillen und das Fehlen von Nystagmus, Sprachstörung und Intentionstremor machten die Annahme der multiplen Sklerose in hohem Maße unwahrscheinlich, zumal auch im Beginn

dieses Leidens in der Regel spastische Paresen beobachtet werden. Stigmata der
Hysterie, wie Störungen der Sensibilität und der Sinnesempfindungen, Gesichtsfeldeinengung u. dergl., konnten nicht aufgefunden werden. Psychische Anomalien
und Krampfanfälle waren nicht vorhanden.

Andererseits entsprach das Zustandsbild durch die eigenartige Lokalisation
der Paresen vollkommen dem klinischen Bilde der osteomalazischen Lähmung,
wie es von Köppen, Stieda, v. Hösslin u. a. geschildert worden ist. Denn
gerade die Parese der Muskulatur des Beckengürtels und der Oberschenkel,
namentlich der Mm. ileopsoas, quadriceps femoris und der Abduktoren ist für die
osteomalazische Lähmung charakteristisch. Der Beginn des Leidens während
der Gravidität mit vagen Schmerzen im Kreuz, in der Hüftgegend und in den
Beinen und die Druckempfindlichkeit des Sternums und der Rippen sprachen gleichfalls für Osteomalazie. Dem gegenüber war es für die Differentialdiagnose irrelevant,
daß osteomalazische Veränderungen an der Wirbelsäule und an den Becken- und
Oberschenkelknochen fehlten.

War unsere Auffassung des beobachteten Krankheitsbildes richtig, so durfte
auch die Prognose günstig gestellt werden, zumal die Schwangerschaft, deren
nachteiliger Einfluß auf das Fortschreiten der Osteomalazie bekannt ist, durch die
Einleitung des künstlichen Abortus bereits unterbrochen war. Tatsächlich ist auch
in dem Befinden der Kranken bei fortgesetzter Bettruhe und Darreichung von
Phosphorlebertran bald eine merkliche Besserung eingetreten. Die spontanen
Schmerzen und die Druckempfindlichkeit der Knochen verschwanden, und durch
vorsichtige, systematische Übungen, die durch Vibrationsmassage und leichte
Faradisation der paretischen Muskulatur unterstützt wurden, besserte sich auch
die Gehfähigkeit ganz allmählich. Heute ist nach fünfmonatlicher Behandlung die
Motilität und grobe Kraft der Unterextremitäten wieder völlig normal; der frühere
Watschelgang ist gänzlich verschwunden, und die Patientin ist als genesen zu
betrachten. So hat der Verlauf des Leidens die Diagnose ebenfalls bestätigt.

Freilich ist die eingetretene „Heilung" wahrscheinlich nur eine temporäre.
Erfahrungsgemäß führen wiederholte Schwangerschaften zu einem erneuten Ausbruch der Krankheitserscheinungen; auch kann das Leiden wieder manifest werden,
ohne daß eine zweite Gravidität eintritt. So müssen wir auch in unserem Falle
einer Wiederkehr der Beschwerden gewärtig sein.

In vorgerückteren Fällen von Osteomalazie, in denen die charakteristischen
Knochenveränderungen vorhanden sind, stößt die Diagnose natürlich auf keine
Schwierigkeiten mehr; andererseits ist aber der Typus der Lähmungserscheinungen
nicht mehr so leicht zu erkennen wie in den Anfangsstadien des Leidens. Bemerkenswert ist es, daß selbst bei hochgradiger Deformierung der Wirbelsäule,
des Beckens und der Oberschenkel die Paresen der Muskulatur gering bleiben
können, so daß wohl der Gang der Kranken mühselig und watschelnd, die Gehfähigkeit aber nicht ganz aufgehoben wird (Fig. 70). Auch in diesen Fällen bleiben
die Sehnenreflexe gewöhnlich lebhaft, obwohl allmählich eine Atrophie der paretischen Muskeln mit Herabsetzung der elektrischen Erregbarkeit einzutreten pflegt.

Bei einer unserer Patientinnen ist es im langjährigen Verlauf des Leidens zu einer eigentümlichen Rigidität der Muskulatur an den unteren Extremitäten gekommen, durch die auch die Ausführung passiver Bewegungen außerordentlich erschwert ist. Schließlich sind die Beine der Kranken so steif wie ein Stock geworden (Fig. 71). Merkwürdigerweise ist bei ihr auch eine Chondromalazie vorhanden, die in der abnormen Weichheit und Biegsamkeit der Knorpel der Nase

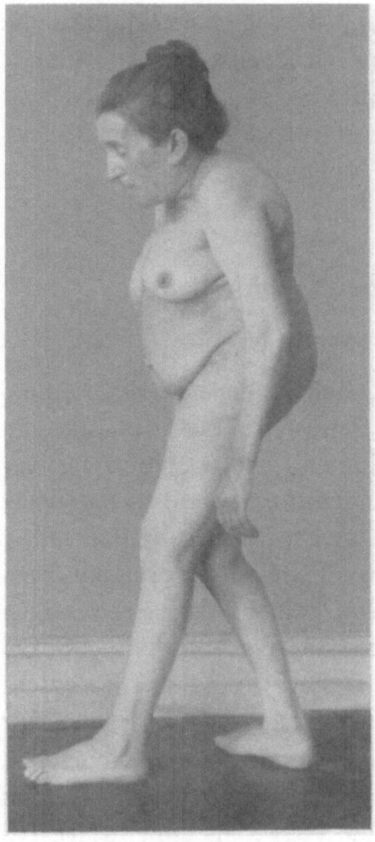

Fig. 70.
Osteomalazische Lähmung.
Erhaltene Gehfähigkeit.
Eigene Beobachtung.

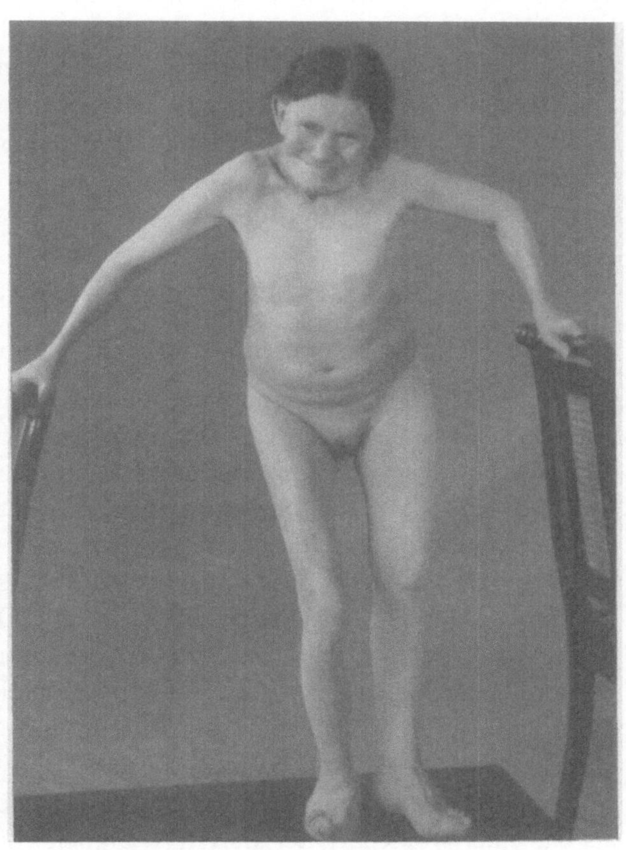

Fig. 71.
Osteomalazische Lähmung. Starre der Unter-
extremitäten und Aufhebung der Gehfähigkeit.
Eigene Beobachtung.

und der Ohrmuscheln zum Ausdruck kommt, während sich am Kehlkopf keine Veränderungen nachweisen lassen.

Die osteomalazische Lähmung braucht nicht wie bei unserer jungen Patientin auf die Unterextremitäten beschränkt zu bleiben. Oft wird auch die Muskulatur des Schultergürtels und der Oberarme betroffen, während die Unterarme und Unterschenkel, die Hände und Füße in der Regel verschont bleiben. So finden wir also bei der osteomalazischen Lähmung die Paresen in denselben Muskelgruppen lokalisiert, die auch bei der Dystrophia musculorum progressiva mit

Vorliebe befallen sind. Deshalb ist beiden Affektionen auch die gleiche Gehstörung, das Watscheln, eigen.

Die Pathogenese des Leidens ist noch nicht genügend geklärt. Histologisch nachgewiesene atrophische Prozesse in den paretischen Muskeln mit einem auffälligen Kernreichtum und Vermehrung des Fettgewebes haben schon Friedreich veranlaßt, eine primäre Erkrankung der Muskulatur anzunehmen. Zweifellos spricht das Auftreten der Lähmungserscheinungen zu einer Zeit, in der nachweisbare Veränderungen des Skeletts noch gänzlich fehlen, für die Ansicht, daß die Krankheitsprozesse in der Muskulatur und im Knochengewebe einander koordiniert und auf die gleiche, schädigende Ursache zurückzuführen sind. Köppen hat deshalb das eigenartige Leiden mit dem Namen „Dystrophia osteomalacica" bezeichnet.

16. Myasthenie und Thomsensche Krankheit.

a) Myasthenia gravis pseudoparalytica[1]).

Im Jahre 1878 hat Erb „über einen eigentümlichen bulbären Symptomenkomplex" berichtet, in dem Doppelsehen, Ptosis, Schwäche der Kaumuskeln, Erschwerung der Zungenbewegungen und des Schlingens, sowie Schwäche der Gesichts- und Extremitäten-Muskulatur beobachtet wurden, der aber im Gegensatz zur typischen progressiven Bulbärparalyse einer weitgehenden Besserung und selbst Heilung fähig schien. Die anatomische Untersuchung des Zentralnervensystems in ähnlichen Fällen, die in der Folgezeit zur Obduktion kamen, führte zu einem negativen Ergebnis, und dies hat Oppenheim veranlaßt, die einschlägigen Beobachtungen als „Bulbärparalyse ohne anatomischen Befund" zusammenzufassen. Während so die pathologische Anatomie des Leidens zunächst gänzlich unklar blieb, gelang es allmählich, das klinische Bild desselben von den verschiedenen Formen der chronischen Bulbärparalyse schärfer abzugrenzen, und heute steht es als das einer wohlcharakterisierten Krankheit vor uns, die Jolly als „Myasthenia gravis pseudoparalytica" bezeichnet hat. Das Krankheitsbild wird von einer auffälligen Erschöpfbarkeit der Muskulatur beherrscht, als deren Folge schon eine geringfügige körperliche Anstrengung zu schweren, lähmungsartigen Erscheinungen führt. Bezeichnend für die Myasthenie ist indessen der häufige Wechsel der scheinbar vorhandenen Paresen in bezug auf Intensität und Ausbreitung, ihr vorübergehendes Verschwinden bei genügend langer Erholung, ihr Wiederauftreten bei erneuter Anstrengung.

Dieses eigenartige Krankheitsbild möchte ich Ihnen zunächst an einem unserer Patienten demonstrieren, einem 42jährigen Gärtner, in dessen Familie sowohl Nervenkrankheiten als auch Geschwülste vorgekommen sind. Der Patient selbst

---

[1]) Knoblauch, „Das Wesen der Myasthenie etc." Frankfurter Zeitschrift f. Pathologie, 2. Bd., 1908, pg. 57 ff.

hat keine ernsten Krankheiten durchgemacht; er hat stets mäßig gelebt; eine luetische Infektion hat nicht stattgefunden. 1886—1888 hat er bei der Festungsartillerie gedient und alle Strapazen des Dienstes gut ertragen. Seit 1899 ist er verheiratet und hat einen jetzt 7jährigen, etwas nervösen, im übrigen gesunden Jungen. Schon vor der Militärzeit — 1885 — war bei dem damals 19jährigen Kranken anscheinend im Anschluß an eine starke Erkältung zum ersten Male Doppelsehen aufgetreten. Nach einer dreiwöchentlichen elektrischen Behandlung verschwand die Sehstörung vollständig, und erst 14 Jahre später — 1899 — stellte sie sich von neuem ein, jetzt, wie es scheint, immer wieder nach kürzerem oder längerem Bestehen verschwindend und in wechselnder Intensität aufs neue auftretend. Im März 1901 gesellte sich eine leichte, rechtsseitige, nach deren Rückgang im April 1901 eine linksseitige Ptosis hinzu. Seit jener Zeit bis zum Ende des Jahres 1904 sind Doppelsehen und Lidlähmung immer wieder aufgetreten, nachdem sie in der Zwischenzeit mehrfach für einige Wochen gänzlich verschwunden waren. Wie wechselvoll sich damals das Zustandsbild hinsichtlich der äußeren Augenmuskeln und der Lider gestaltet hat, zeigen die Photographien des Kranken, die vor 6 Jahren an zwei aufeinander folgenden Tagen aufgenommen worden sind (Fig. 72—76). Zunächst eine rechtsseitige Ptosis und — soweit es sich aus dem Bilde schließen läßt — Doppelsehen infolge von Insuffizienz des M. rectus medialis am linken Auge; wenige Minuten später eine beiderseitige Ptosis. Am folgenden Tage zuerst wiederum nur eine rechtsseitige Ptosis und bei aufwärts gerichtetem Blick ein Zurückbleiben des rechten Auges. Kurze Zeit darauf eine doppelseitige Ptosis geringen Grades, der der Kranke durch eine energische Kontraktion des M. frontalis entgegenzuwirken sucht; schließlich fast komplette Ptosis beiderseits bei merklicher Erschlaffung der Frontaliskontraktion.

An diesen Krankheitserscheinungen waren die inneren Augenmuskeln nicht beteiligt. Akkommodation und Irisbewegungen zeigten ein völlig normales Verhalten; das Gesichtsfeld bot keine Einschränkung für Weiß und die Farben; die Sehschärfe war und blieb $^6/_6$ bei Emmetropie, der Augenhintergrund normal.

Bis zum Sommer 1903 blieben die geschilderten Krankheitserscheinungen auf die Augenmuskeln beschränkt. Erst damals, als der Kranke während einer mehrwöchentlichen Kneippkur in Wörishofen eine Postkarte an seine Angehörigen schreiben wollte, trat zum ersten Male eine so starke Ermüdung der rechten Hand ein, daß er die Karte nicht zu Ende brachte. Die gleiche, schnelle Ermüdung zeigte sich auch bald in beiden Händen beim Zitherspiel, während dessen der Kranke sich nach kurzer Zeit immer wieder ausruhen mußte. Allmählich trat ein Schwächegefühl in den Beinen hinzu. Es steigerte sich im Laufe des Tages derart, daß sich der Kranke allabendlich nur mit Mühe von seiner Arbeitsstätte in die nahe gelegene Wohnung schleppen konnte, während er sich morgens beim Aufstehen und beim Gang zur Arbeit vollständig kräftig auf den Beinen fühlte. Zugleich traten bei körperlicher Anstrengung Anfälle von Bangigkeit, Kurzatmigkeit und das Gefühl von Herzschwäche auf, einmal auch während der Untersuchung mit dem elektrischen Strom ein bedrohlicher Ohnmachtsanfall. Im Jahre 1903 stellten sich zeitweise auch Beschwerden beim Sprechen und Kauen ein, während das Schlucken anscheinend niemals gestört gewesen ist.

Unter abwechselnden Remissionen und Exazerbationen der Beschwerden blieb der Zustand des Patienten auch im Jahre 1904 im wesentlichen der gleiche und zwar ein solcher, daß der Kranke fast dauernd arbeitsfähig blieb. Da stellte sich plötzlich zu Ende des Jahres 1904 eine allgemeine Besserung ein; das Ermüdungsgefühl in den Extremitäten trat weniger hochgradig und seltener auf; die Doppelbilder verschwanden mehr und mehr; die Ptosis ging vollständig zurück. Der Kranke selbst hielt sich für vollkommen gesund.

Diese scheinbare Heilung hat knapp $^5/_4$ Jahre angehalten. Ohne erkennbare Ursache, ohne daß eine besondere körperliche Anstrengung vorausgegangen wäre,

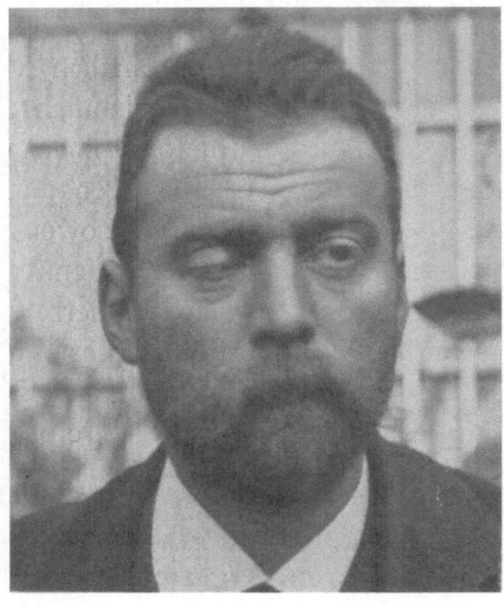

Fig. 72.

Myasthenie. Rechtsseitige Ptosis und Insuffizienz des linken M. rectus medialis. Eigene Beobachtung.

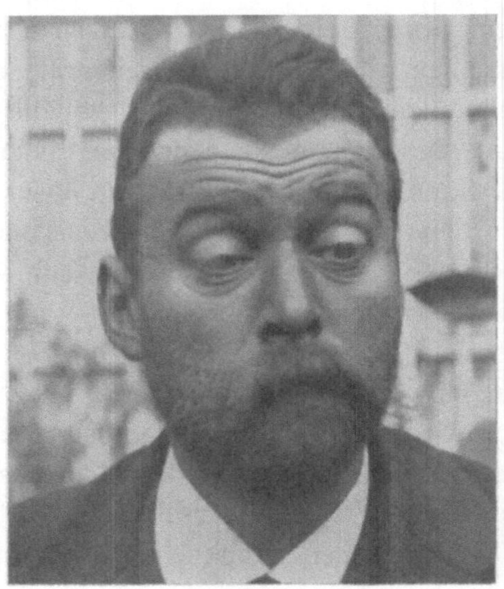

Fig. 73.

Myasthenie. Doppelseitige Ptosis, energische Kontraktion der Mm. frontales. Eigene Beobachtung.

traten Anfang Januar 1906 die früheren Erscheinungen mit erneuter Heftigkeit auf: linksseitige Ptosis, Diplopie, unverhältnismäßig schnell eintretende Ermüdung der Arme und Beine, die bald zur vollständigen Arbeitsunfähigkeit führte. Das Pikieren kleiner Pflänzchen wurde dem Kranken wegen des Doppelsehens, und weil ihm die Finger versagten, unmöglich; beim Hochbinden von Ranken an einem Spalier mußte er die Arbeit beständig unterbrechen, weil er die Arme nicht mehr in die Höhe bringen konnte. Die Schwäche in den Beinen erreichte schon in den frühen Morgenstunden einen so hohen Grad, daß sich der Kranke untertags längere Zeit hinlegen mußte. Das beängstigende Gefühl der Herzschwäche stellte sich immer häufiger und bei ganz geringen Anstrengungen ein.

Heute fällt an dem Kranken, der allerdings bis vor einer Viertelstunde zu Bett gelegen hat, zunächst nichts weiteres auf, als daß seine Stirn in tiefen Falten

liegt und seine Augenbrauen hochgezogen sind (Fig. 77). Ptosis ist nicht vorhanden. Der Kranke hat auch im Augenblick kein Doppelsehen, überhaupt keine

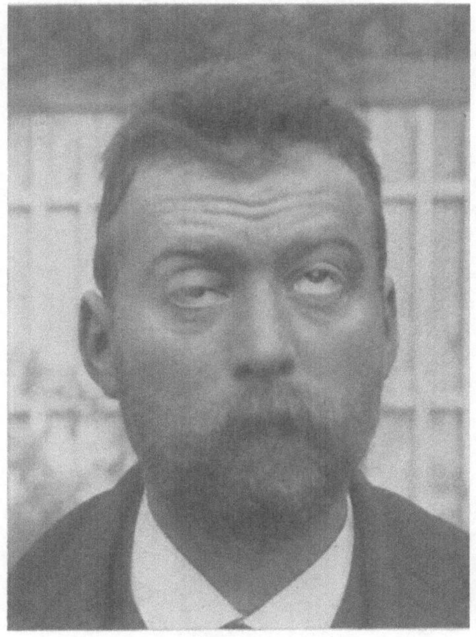

Fig. 74.

Myasthenie. Rechtsseitige Ptosis, Zurückbleiben des rechten Auges bei aufwärts-
gerichtetem Blick. Eigene Beobachtung.

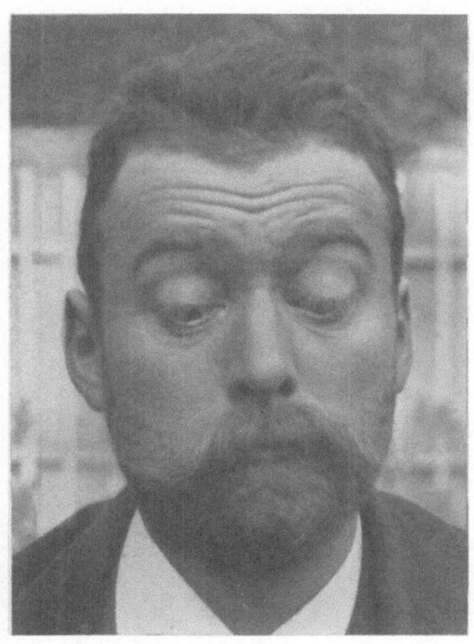

Fig. 75.

Myasthenie. Doppelseitige Ptosis geringen
Grades, energische Kontraktion der Mm.
frontales. Eigene Beobachtung.

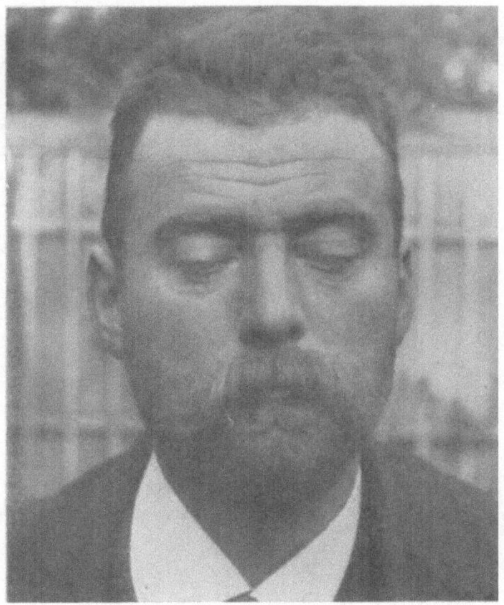

Fig. 76.

Myasthenie. Komplette doppelseitige Ptosis, Erschlaffung der Mm. frontales.
Eigene Beobachtung.

besonderen Beschwerden. Freilich hat es ihm einige Mühe verursacht, die Treppe
zum ersten Stockwerk heraufzusteigen; er hat sich dabei wiederholt ausruhen

müssen, weil ihm die Beine zu versagen drohten. Es ist ein schön gebauter Mann
mit kräftig entwickelter Muskulatur, die nirgends eine Spur von Atrophie oder
fibrillären Zuckungen erkennen läßt. Aber jetzt, während Sie Ihr Augenmerk
auf den Kranken richten und er Sie fixiert, sinkt allmählich sein linkes Oberlid
herab, und nachdem er einige Male hintereinander seine Augen fest zugekniffen

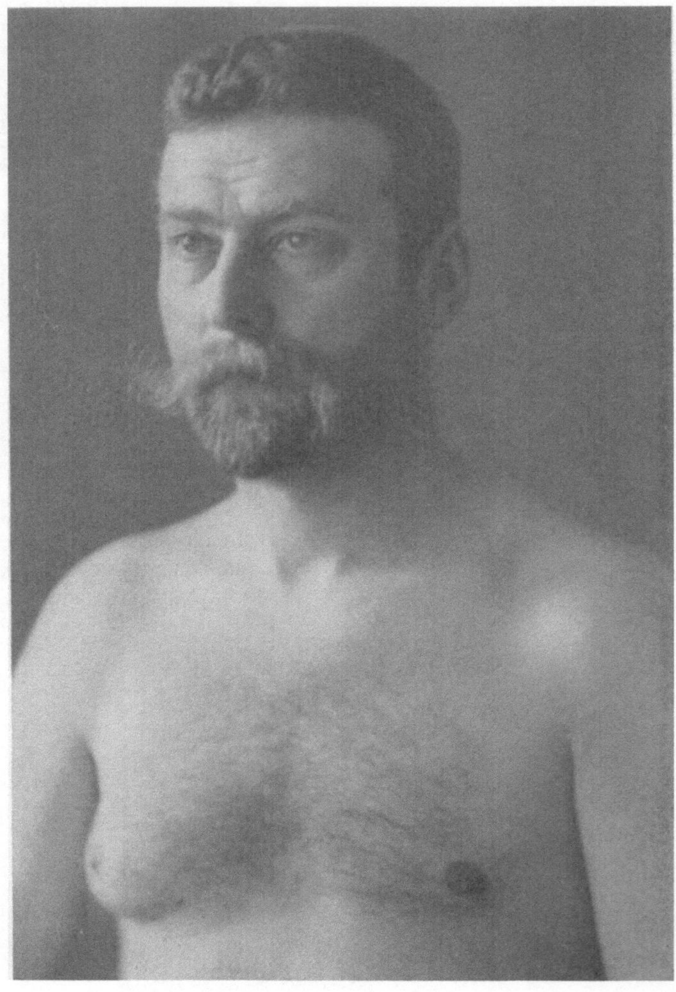

Fig. 77.

Myasthenie. Vollständiger Rückgang der Insuffizienz der Augenmuskeln nach genügend langer
Erholung. Rechtsseitige Brustdrüse. Eigene Beobachtung.

hat, ist eine deutliche linksseitige Ptosis eingetreten (Fig. 78). Gönnen wir aber
dem Kranken nur einige Minuten des Ausruhens, so wird die Ptosis merklich
geringer; jetzt blickt der Kranke wieder mit offenen Augen um sich.

    Der Aufforderung, die gestreckten Arme in den Schultergelenken bis zur
Vertikalen zu erheben, kommt der Kranke prompt — ja, geradezu auffallend hastig
— und anscheinend mit normaler Kraft nach. Wiederholt er aber die gleiche Be-

wegung etwa 10—12 mal schnell hintereinander, so ist er nicht imstande, die Oberarme viel über die Horizontale zu erheben, während die Unterarme in den Ellbogengelenken einknicken und trotz aller Anstrengung mäßig gebeugt bleiben.
Und während der Kranke sich vergeblich bemüht, die Arme zu strecken und
emporzuheben, sinkt wiederum sein linkes Oberlid herab, so daß es das obere Drittel

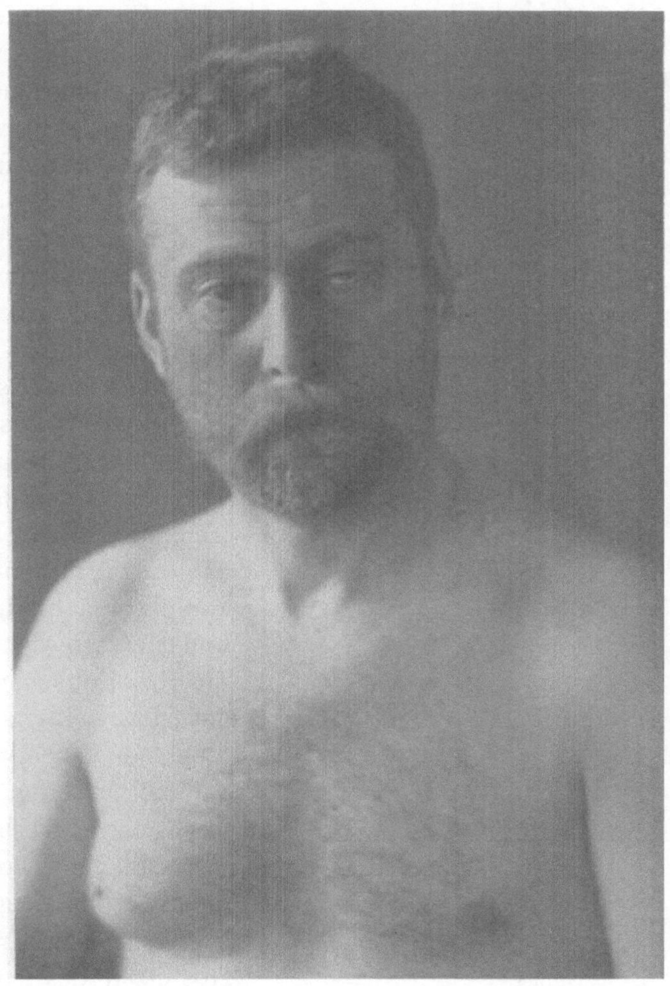

Fig. 78.
Myasthenie. Linksseitige Ptosis nach wiederholtem Blinzeln. Rechtsseitige Brustdrüse.
Eigene Beobachtung.

der Pupille verdeckt (Fig. 79). Ruht sich nun der Kranke genügend lange Zeit
aus, so erfolgt zunächst das Erheben der Arme wieder mit guter Kraft und in
normaler Weise, um nach wiederholter Ausführung derselben Bewegung allerdings bald wieder unmöglich zu werden. Es handelt sich also offenbar nicht
um eine Lähmung oder Parese der Schulter- und Armmuskulatur und des M.
levator palpebrae sup. sin., sondern um eine infolge der ausgeführten Bewegungen

unverhältnismäßig schnell eingetretene Ermüdung der in Anspruch genommenen Muskeln, um eine förmliche Erschöpfung der Muskelkraft; und dieses eigenartige Phänomen tritt nicht nur in derjenigen Muskelgruppe auf, die die Bewegung ausführt (hier z. B. in den Schultermuskeln), sondern auch in anderen Gebieten der Körpermuskulatur (in unserem Falle besonders deutlich am linken Oberlid).

Diese schnelle Erschöpfbarkeit der Muskulatur ist es, die dem klinischen Bild der Krankheit ihr Gepräge aufdrückt. Sie erklärt die wechselnde Stärke und Ausbreitung der scheinbar vorhandenen Paresen; sie macht es verständlich, weshalb in den frühen Morgenstunden die Anzeichen der Krankheit meistens mehr oder weniger zurücktreten, um sich erst im Laufe des Tages mit zunehmender Inanspruchnahme der Muskulatur in immer stärkerem Maße einzustellen. Das Eintreten der Erschöpfung in anderen Muskelgruppen als gerade den in Aktion tretenden erklärt das oft beobachtete Auftreten bedrohlicher Anfälle von Engigkeit, Dyspnoe und Herzschwäche, je nachdem die Respirationsmuskulatur oder das Herz selbst an der Erschöpfung teilnehmen. So beobachten wir bei unserem Kranken eine wechselnde Verbreiterung der Herzdämpfung, vorwiegend nach rechts, Ungleichmäßigkeit der Pulswelle, selbst Irregularität und Aussetzen des Pulses, je nachdem sich der Kranke ruhig im

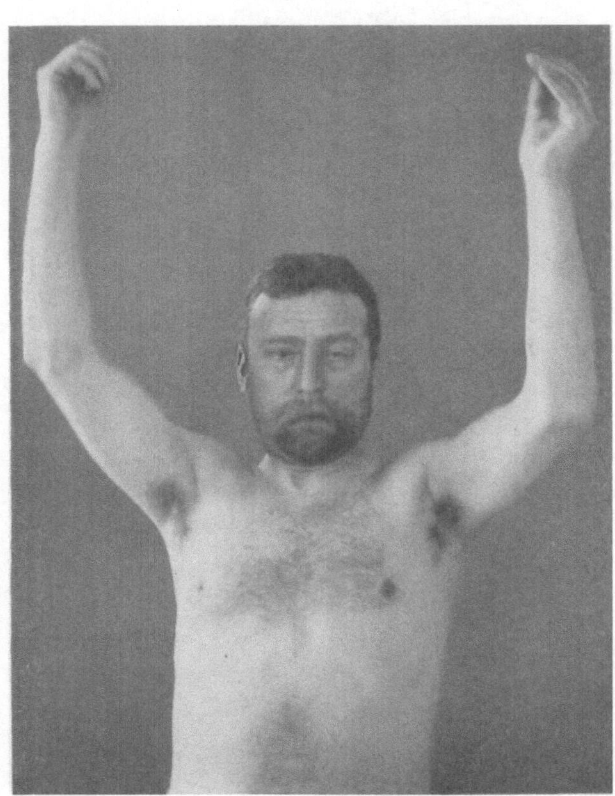

Fig. 79.

Myasthenie. Linksseitige Ptosis und Erlahmen beider Arme nach wiederholtem Erheben derselben. Eigene Beobachtung.

Bett hält oder während des Aufseins auch nur durch das Auf- und Abgehen im Zimmer u. dergl. eine gewisse Muskelarbeit verrichtet.

Die gleiche Erschöpfbarkeit der Muskulatur zeigt sich, wenn der Patient mehrmals rasch hintereinander die Unterarme in den Ellbogengelenken beugt und wieder streckt, sich aus der Kniebeuge aufrichtet oder andere Bewegungen ausführt, die ein Gesunder Dutzende von Malen hintereinander spielend vollbringen würde. Sie zeigt sich in anderen Fällen von Myasthenie besonders deutlich auch beim Sprechen, Kauen und Schlingen. Oft wird die Sprache, die nach längerem Schweigen anfangs völlig ungestört ist, beim anhaltenden Sprechen, besonders beim lauten Vorlesen, in dem keine Pause eintritt, infolge der Erschwerung der Zungen- und Lippenbewegungen immer undeutlicher, schließlich unverständlich. Unter Umständen tritt schon nach wenigen Kaubewegungen eine zunehmende Schwäche der Kaumuskulatur auf, die in Gemeinschaft mit der sich gleichzeitig einstellenden Schwäche der Zungen- und Schlundmuskulatur die Nahrungsaufnahme sehr erheblich erschweren kann. Oppenheim ist in einem solchen, verzweifelten Fall zur Sondenfütterung geschritten; er mußte es jedoch erleben, daß die durch die Einführung der Sonde ausgelösten Reflexbewegungen die allgemeine Muskelerschöpfung des Kranken derartig steigerten, daß infolge von Herzschwäche der Tod eintrat.

In unserem Falle ist eine Behinderung des Sprechens, Kauens und Schlingens nicht vorhanden. Wohl aber ist auffällig, daß der Kranke außerordentlich hastig spricht, wie er überhaupt alle Bewegungen zunächst mit einer ihm selbst auffallenden Hast ausführt.

Die der Myasthenie eigentümliche, abnorme Erschöpfbarkeit der Muskulatur zeigt sich in charakteristischer Weise auch im Verhalten derselben gegenüber dem tetanisierenden faradischen Strom. Es ist das große Verdienst Jollys, auf diese „myasthenische Reaktion" des Muskels aufmerksam gemacht zu haben, die seitdem für die Diagnose der Krankheit von großer Bedeutung geworden ist. Der normale Muskel reagiert auf den faradischen Strom bei direkter Reizung und vom Nerv aus bekanntlich durch einen Tetanus, der während der ganzen Dauer der Einwirkung des Stroms annähernd in gleicher Stärke anhält und sofort in derselben Stärke von neuem eintritt, wenn der faradische Strom nach kurzer Unterbrechung wieder geschlossen wird. Ganz anders ist bei der Myasthenie das Verhalten der Muskulatur gegenüber faradischen Reizen. Wohl tritt im Augenblick der Schließung des Stroms der Tetanus in normaler Stärke auf; aber bald läßt er bei fortdauernder Einwirkung des gleichen Stroms an Intensität merklich nach, um schließlich gänzlich zu erlöschen. Wird der einwirkende Strom mehrmals hintereinander schnell unterbrochen, so tritt beim Stromschluß wohl die ersten Male der Tetanus in normaler Weise ein; allmählich tritt aber an seine Stelle eine einfache Schließungszuckung, und endlich bleibt auch diese aus; der Muskel ist für den faradischen Strom völlig unerregbar geworden. Nach kürzerer oder längerer Ruhe erholt er sich indessen wieder vollständig und zeigt nun bei neuer Einwirkung eines gleich starken Stromes dasselbe Verhalten wie vorher, bei fortdauernder Reizung oder bei schneller Aufeinanderfolge einzelner kurzdauernder Reize ein allmähliches Nachlassen des Tetanus und schließlich ein völliges Erlöschen der faradischen Erregbarkeit.

Bei unserem Kranken ist die schnelle Erschöpfbarkeit der Muskulatur bei wiederholten aktiven Bewegungen und dem faradischen Strom gegenüber an allen Extremitätenmuskeln vorhanden, die wir daraufhin untersucht haben. Am linken M. biceps brachii ist die Mya R. besonders auffällig; hier tritt nach etwa 10—12 rasch aufeinander folgenden Reizen ein gänzliches Erlöschen der faradischen Erregbarkeit ein, während bei fortdauernder Einwirkung eines mäßig starken

Stromes der Tetanus nach wenigen Minuten verschwindet. Bei der Prüfung ist indessen mit großer Vorsicht zu verfahren; denn wie bei Ausführung aktiver Bewegungen die Erschöpfung nicht auf den gerade in Aktion getretenen Muskel beschränkt zu bleiben pflegt, so wird auch bei faradischer Reizung einer Muskelgruppe mehr oder weniger die ganze Körpermuskulatur erschöpft.

Weitere Krankheitsanzeichen der Muskulatur und des Nervensystems sind in unserem Falle nicht vorhanden. Störungen der Sensibilität fehlen, ebenso eigentliche Schmerzen; wohl aber klagt der Kranke gelegentlich über schmerzhafte Empfindungen in der Muskulatur des Rückens und der Waden, die offenbar den Sensationen entsprechen, die ein gesunder Mensch bei übermäßiger Muskelanstrengung empfindet. Die Haut- und Sehnenreflexe sind normal, sofern sie nicht infolge der Erschöpfbarkeit der Muskulatur eine Änderung in ihrem Ablauf erfahren. So ist z. B. das Kniephänomen bei unserem Kranken nur bei den ersten Versuchen in normaler Stärke auszulösen; bei schnell aufeinander folgender Beklopfung der Patellarsehne läßt es allmählich nach, und schließlich scheint es ganz zu fehlen, bis es nach kurzer Zeit der Ruhe wieder in der ursprünglichen Stärke auftritt.

Die direkte mechanische Muskelerregbarkeit ist nicht erhöht; idiomuskuläre Wulstbildung ist beim Beklopfen der Muskulatur niemals beobachtet worden. Dagegen führt ein Beklopfen des N. ulnaris in der Gegend des Olekranon mit dem Perkussionshammer nicht nur zu der bekannten Sensation im kleinen Finger, sondern häufig auch zu einer kurzen Zuckung der vom N. ulnaris innervierten Hand- und Fingermuskulatur.

Blase und Mastdarm funktionieren normal. Die Potenz und die Libido sexualis sind ungestört. Bei dem Kranken hat sich in der Pubertätszeit eine rechtsseitige Brustdrüse entwickelt (Fig. 77 und 73), die nach seiner Angabe bei sexueller Erregung merklich anschwillt.

Das Leiden verläuft gewöhnlich unter Remissionen und Exazerbationen. Häufig hält eine weitgehende Besserung, die selbst eine Heilung vortäuschen kann, monate- und jahrelang an. Oft tritt aber auch ganz plötzlich und unvermutet der Tod ein, infolge von Herzinsuffizienz oder Erstickung bei Erlahmung der Respirationsmuskulatur. Die Prognose der Myasthenie ist deshalb, seitdem die Krankheit zuerst erkannt worden ist, von allen Klinikern als dubiös und ernst bezeichnet worden.

Über das Wesen und die Natur der Myasthenie herrscht noch völlige Unklarheit. Trotz sorgfältigster histologischer Untersuchung des gesamten zentralen und peripheren Nervensystems, die sich im Hinblick auf das klinische Bild der Krankheit in erster Linie auf das Kerngebiet in der Brücke und im verlängerten Mark erstreckt hat, sind eindeutige, charakteristische Veränderungen nicht aufgefunden worden, und auch gelegentliche Obduktionsbefunde in anderen Organen haben das Leiden nicht in befriedigender Weise erklärt. Bei dieser Sachlage begnügte man sich mit der Annahme, daß es sich bei der Myasthenie um eine funktionelle Neurose oder eine toxische Erkrankung des Nervensystems handele. Eine auf Stoffwechselanomalien beruhende Autointoxikation soll die Ursache des Leidens sein. Auf wie schwachen Füßen indessen diese Hypothese vorläufig noch steht, geht daraus hervor, daß von den verschiedenen Autoren buchstäblich jede einzelne Stelle der kortikomuskulären Bahn als Angriffspunkt der Toxinwirkung angesprochen wird, vom Muskel und vom Achsenzylinder des peripheren Nerven an bis zur Pyramidenzelle in der Großhirnrinde.

Diese Anschauungen waren die herrschenden geworden, als Weigert 1901 seinen interessanten Befund in einem von Laquer diagnostizierten Myasthenie-fall mitteilte, in dem sich neben einem malignen Thymustumor Thymommeta-stasen in der Skelettmuskulatur gefunden haben. Mit dieser Aufsehen erregenden Mitteilung Weigerts beginnt eine neue Periode in der Geschichte der Myasthenie. Mit derselben Gründlichkeit, wie bis dahin das Kerngebiet am Boden des Aquädukts und des IV. Ventrikels, wurde von jetzt ab die Muskulatur histo-logisch untersucht, und von verschiedenen Seiten wurde alsbald über das Vor-kommen von Anhäufungen „lymphoider“ Zellen in der Muskulatur berichtet, die mit dem Weigertschen Befunde identisch sein und das Wesen der Myasthenie erklären sollten. Man stellte sich vor, daß durch die Anhäufung dieser lymphoiden Zellen im Muskelgewebe die Abführung der im tätigen Muskel entstehenden Er-müdungsstoffe mechanisch behindert und somit die Vorbedingung für eine Auto-intoxikation des Organismus geschaffen werde.

Auch in unserem Falle wurden in einem intra vitam aus dem linken M. biceps brachii ausgeschnittenen Muskelstückchen die erwähnten Zellanhäufungen gefunden, die für das Leiden charakteristisch sein sollen[1] (Fig. 80). An zirkumskripten Stellen des Perimysium internum ist eine zum Teil sehr reichliche perivaskuläre Infiltration mit Rundzellen (Lymphozyten und Leukozyten) vorhanden, die an manchen Stellen in schmalen Zügen zwischen die einzelnen Muskelfasern eindringen und sie gleichsam ringförmig umgeben. Eine auffällige Vermehrung der Muskel-kerne ist entschieden nicht vorhanden, wenn sie auch dadurch vorgetäuscht werden könnte, daß die Rundzellen den Muskelfasern dicht und oft in größerer Menge anliegen. Die Zahl der Muskelkerne ist sogar auffällig gering. Es finden sich durchschnittlich nur zwei Kerne in der Faser. Weitaus die meisten Kerne sind randständig gelagert; nur in spärlichen Fasern liegen die Kerne auch im Innern des Faserquerschnitts. Die Querstreifung der Muskelfasern ist überall ganz auf-fallend gut erhalten und zweifellos deutlicher, als man sie in der Regel zu sehen gewohnt ist. Die Längsstreifung tritt dagegen ganz in den Hintergrund.

Es fragt sich nun, steht eine derartige Anhäufung von Rundzellen in irgend einer Beziehung zur Myasthenie? Sie als Geschwulstmetastasen zu deuten, wie es Weigert in seinem Fall getan hat, ist nicht für alle Fälle zulässig. In Wei-gerts Fall waren sie zweifellos Muskelmetastasen eines malignen Thymustumors. Dort war die Zellanhäufung aber auch eine weit massigere als in unserem

---

[1] Archiv für Psychiatrie, 42. Bd., 1907, pg. 283.

Myastheniefall, wie eine Betrachtung des Weigertschen Präparats zeigt (Fig. 81), das in der Sammlung des Dr. Senckenbergischen pathologischen Instituts aufbewahrt wird. Auch in einem von Goldflam veröffentlichten Fall hat es sich anscheinend um Geschwulstmetastasen (Lymphome) im Muskel bei einem primären Lungentumor gehandelt. Für andere Fälle aber ist die Annahme, daß die Zellanhäufungen Geschwulstmetastasen seien, deshalb unzulässig, weil bei der Obduktion keine primären Geschwülste aufgefunden worden sind. Überhaupt sind diese Befunde im Muskelgewebe so außerordentlich geringfügige, daß sie wohl kaum die Ursache der schweren klinischen Erscheinungen der Myasthenie sein können, oder gar des Todes, der oft plötzlich eintritt, ohne daß die Obduktion eine greifbare Ursache erkennen läßt.

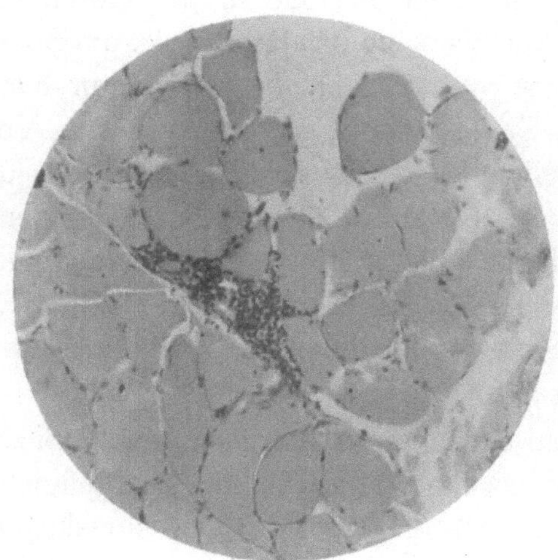

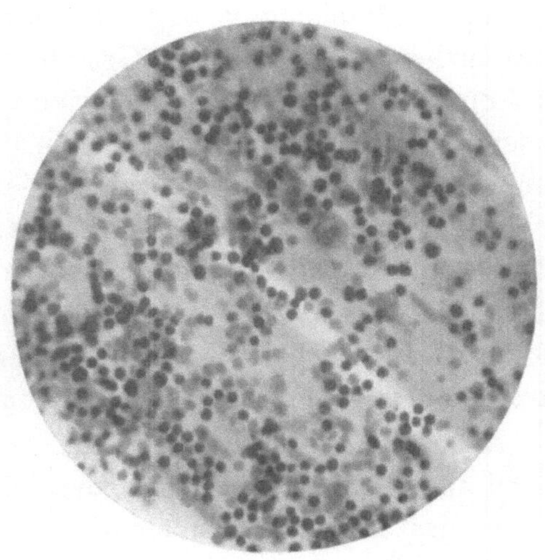

Fig. 80.

Querschnitt aus dem linken M. biceps brachii (intra vitam exzidiert). Kleinzellige perivaskuläre Infiltration bei Myasthenie. Vergrößerung 105 : 1.

Fig. 81.

Thymommetastase im M. deltoideus in dem Weigert-Laquerschen Falle von Myasthenie. Vergrößerung 335 : 1.

Nachdem ich zu dieser Einsicht gekommen war, galt es, das Wesen der rätselhaften Krankheit anders zu erklären, und hierzu war der Weg durch die geschilderten Befunde in der Muskulatur unseres Kranken gewiesen, die unverkennbar die für die sogen. „hellen" Muskelfasern charakteristischen Struktureigentümlichkeiten zeigen. Anatomie und Physiologie haben uns bekanntlich zwei verschiedene Arten von quergestreiften Muskeln kennen gelehrt, die sich durch ihre histologische Struktur, durch den Ablauf der Kontraktion bei faradischer Reizung, durch ihr chemisches Verhalten und andere Eigenschaften ausreichend voneinander unterscheiden. Sie werden als „flinke" und „träge" Fasern bezeichnet. Die flinken Fasern reagieren bei faradischer Reizung prompt, ermüden aber schnell; die trägen Fasern reagieren langsam, aber ausdauernd, ohne in erkennbarer Weise zu ermüden. Beide Faserarten finden sich in der ganzen Tierreihe, bei Wirbellosen und bei Wirbeltieren; und zwar verlaufen sie bald innig miteinander ge-

mischt in demselben Muskel, bald zu geschlossenen Bündeln vereint. Im letzteren
Falle sind die flinken Muskeln gewöhnlich — wenigstens bei den Vögeln und
Säugetieren — durch eine hellere Farbe schon für das bloße Auge von den
trägen, roten Muskeln zu unterscheiden. Physiologische Versuche an beiden Faserarten, deren Ergebnisse zum Teil schon in der Literatur der 60er und 70er Jahre
des vorigen Jahrhunderts niedergelegt sind, und eine vergleichend-biologische
Betrachtung über die Ortsbewegung der Wirbeltiere, auf die an dieser Stelle
nicht näher eingegangen werden kann[1]), haben mich zu dem Schluß geführt, daß
sich auch an der quergestreiften Muskulatur, deren funktionelle
Leistung seither als eine einheitliche aufgefaßt worden ist, das
biologische Grundgesetz der Arbeitsteilung zeigt. Die flinke Muskulatur leitet die Bewegung lediglich ein;
die träge Muskulatur setzt die eingeleitete
Bewegung ausdauernd fort.

Die Angaben über helle Fasern in der
Muskulatur des Menschen, fast ausnahmslos
von physiologischer Seite beigebracht, sind
außerordentlich spärlich. Man weiß oder
vermutet wenigstens, daß sich normalerweise
in sämtlichen Skelettmuskeln des Menschen
helle Fasern finden, und daß sie anscheinend
innig gemischt zwischen zahlreichen roten
Fasern verlaufen. Von besonderem Interesse ist für mich eine Arbeit J. Arnolds
aus dem Jahre 1886, „Über das Vorkommen
heller Muskeln beim Menschen"[2]) gewesen.
Sie betrifft einen Fall, in dem die Skelettmuskulatur schon für das bloße Auge das
Kolorit der weißen Kaninchenmuskulatur
zeigte. Auch bei der mikroskopischen Be-

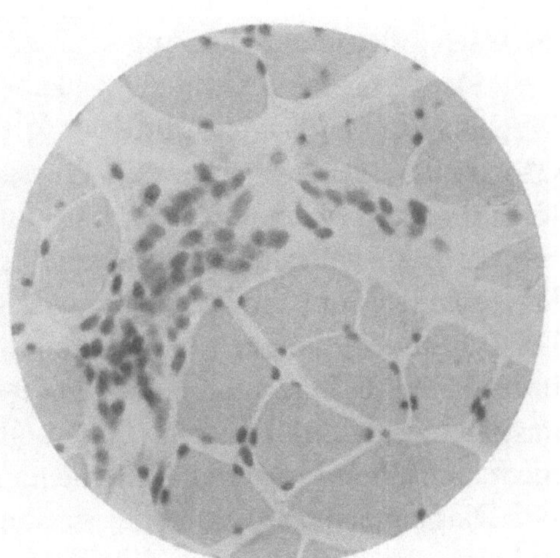

Fig. 82.
Querschnitt aus dem M. sartorius. Klein-
zellige perivaskuläre Infiltration in Arnolds
Fall „von hellen Muskeln".
Vergrößerung 335 : 1.

trachtung trugen die untersuchten Muskelstückchen die Struktureigentümlichkeiten,
die nach Ranvier für die helle Muskulatur des Kaninchens charakteristisch sind,
nämlich auffällig deutliche Querstreifung und spärliche Zahl ausschließlich rand-
ständiger Muskelkerne. Arnold war so liebenswürdig, mir einige mikroskopische
Schnitte dieses Falles zum Vergleich zu überlassen. Es zeigte sich hierbei, daß
die Muskelfasern in unserem Myastheniefall die gleichen histologischen Charaktere
trugen wie die hellen Muskeln in Arnolds Fall. Das gleiche galt für den Fall
Weigerts und für sechs weitere Fälle von Myasthenie, von denen ich mikroskopische Muskelpräparate durchzusehen Gelegenheit hatte.

Wie steht es nun mit dem Falle Arnolds? Auch hier findet sich im Peri-

---

[1]) Knoblauch, „Die Arbeitsteilung der quergestreiften Muskulatur und die funktionelle
Leistung der „flinken" und „trägen" Muskelfasern". Biologisches Zentralblatt, 28. Bd , 1908, pg. 468 ff.
[2]) Festschrift des Naturh.-Med. Vereins. Heidelberg 1886.

mysium internum die Rundzellenanhäufung, die bisher nur in Fällen von Myasthenie beschrieben worden ist (Fig. 82).

Der Fall betraf eine 38jährige Bäuerin aus der Pfalz, die anscheinend bis zum Jahre 1885 gesund gewesen ist. Damals machte sich bei der blühend aussehenden, kräftigen Frau ein allmählich zunehmendes Gefühl von Ermüdung bemerkbar, das anfangs erst im Laufe des Tages nach längerem Arbeiten auf dem Felde eintrat. Ihre Beschäftigung bestand darin, daß sie beim Tabaksbau einzelne Blätter der Tabakspflanzen abzubrechen hatte, damit die stehenbleibenden Blätter um so saftiger würden. Es erlahmten ihr hierbei die Hände, so daß sie die Arbeit öfters unterbrechen und sich ausruhen mußte, ehe sie weiter arbeiten konnte. In den nächsten Monaten trat zu dieser unerklärlichen Müdigkeit Doppelsehen hinzu, und zwar nur am Abend, wenn das Licht brannte, also in den Stunden, in denen die Bäuerin zu lesen pflegt und die Augen anstrengt.

Der Arzt stellte eine Unterleibsgeschwulst fest, die bis dahin keine direkten Erscheinungen gemacht hatte, und führte alle Beschwerden der Kranken auf diese Geschwulst zurück. Bei der Operation, die in der Heidelberger chirurgischen Klinik vorgenommen worden ist, fand sich ein Cystadenoma ovarii; der Wundverlauf war fieberlos und normal. Am 16. Tage stand die Patientin zum ersten Male wieder auf, und in wenigen Tagen sollte sie aus der Klinik entlassen werden. Da stürzte sie plötzlich am folgenden Tage bewußtlos vom Stuhle, nachdem sie bereits einige Zeit außer Bett gewesen war, und verstarb. Bei der von Arnold ausgeführten Obduktion ließ sich eine Ursache des plötzlich eingetretenen Todes nicht auffinden. Es fand sich nichts Pathologisches außer der „hellen" Muskulatur. Die Diagnose der Myasthenie ist damals nicht gestellt worden. Dies ist aber ganz selbstverständlich; denn Mitte der 8oer Jahre ist selbst das klinische Bild der Krankheit noch kaum bekannt gewesen.

Die Annahme eines pathologischen Überwiegens der hellen Muskelfasern zu Ungunsten der roten in Fällen von Myasthenie gibt uns den Schlüssel zur Pathogenese der Krankheit. Rufen wir uns das physiologische Verhalten der beiden Faserarten ins Gedächtnis zurück: Die helle, flinke Faser leitet die Bewegung ein und ermüdet rasch; die rote, träge Faser setzt die eingeleitete Bewegung ausdauernd fort. Auf faradische Reizung spricht die helle Faser prompt an und zeigt wiederum eine schnell eintretende Ermüdung; die rote Faser reagiert langsam, aber die Kontraktion hält lange an.

Ist nun die helle Muskulatur zu Ungunsten der roten in krankhafter Weise vermehrt, so wird die Bewegung zunächst prompt eingeleitet werden. Infolge der schnellen Erschöpfbarkeit der hellen Fasern einerseits und der pathologischen Verminderung der roten Fasern andererseits wird es aber unmöglich sein, die gleiche Bewegung oft und schnell hintereinander zu wiederholen. Vielmehr wird sich unverhältnismäßig rasch die Ermüdung einstellen, und erst nach genügender Zeit der Ruhe werden die inzwischen erholten hellen Fasern die gleiche Bewegung wieder einzuleiten vermögen.

Analog wird das Verhalten der Muskulatur gegenüber dem faradischen Strom sein: bei rascher Aufeinanderfolge kurzer Induktionsströme schnelle Abnahme der Intensität der Zuckung bis zum Erlöschen derselben; bei längerer Tetanisierung Nachlassen des Tetanus und Erschlaffung des Muskels noch während der Fortdauer des Reizes.

Es wird also bei einer pathologischen Vermehrung der hellen Muskelfasern zu Ungunsten der roten ein Krankheitsbild entstehen, das in seinen prägnantesten Symptomen dem klinischen Bilde der Myasthenie in allen Einzelheiten vollständig entspricht.

Und wenn wir ferner in Betracht ziehen, daß in der ganzen Säugetierreihe und auch beim Menschen nächst dem Herzen die äußeren Augenmuskeln, die Atmungs-, Kau- und Schlingmuskulatur sich normalerweise fast ausschließlich aus roten Fasern zusammensetzen, so würde ein Überwiegen der hellen Fasern gerade in diesen Muskelgruppen, die während des Wachseins ständig in Tätigkeit sind, auch erklären, weshalb in ihnen die ersten Erscheinungen der Myasthenie manifest werden: Doppelsehen, Ptosis, Kau- und Schlingbeschwerden, Störungen der Respiration und Herzschwäche, die in so vielen Fällen das klinische Bild der Krankheit beherrschen.

Das voraussichtliche Vorkommen von hellen Fasern in allen Skelettmuskeln des Menschen erklärt auch die Tatsache, daß die „myasthenische Reaktion", die in der Hauptsache die „Reaktion der hellen Muskulatur" ist, nicht ausschließlich der Myasthenie zukommt. Sie wird auch in Fällen zu erwarten sein, in denen die Mehrheit der roten Fasern eine Schädigung erlitten hat, ohne daß es zu einer pathologischen Vermehrung der hellen Fasern gekommen ist. Tatsächlich wird die myasthenische Reaktion auch gelegentlich bei apoplektischen Lähmungen, Poliomyelitis, multipler Sklerose, Tabes usw. beobachtet.

Wenn es sich nun bei der Myasthenie um eine pathologische Vermehrung der flinken Muskulatur handelt, so ist a priori zu erwarten, daß auch eine pathologische Verminderung derselben vorkommt. Aus einem solchen Fehlen der hellen Fasern müßte ein klinisches Krankheitsbild resultieren, das in einem markanten Gegensatz zum Bilde der Myasthenie steht. Ein solches Krankheitsbild kennt die menschliche Pathologie; es ist die Thomsensche Krankheit. Bei der Myasthenie werden die ersten Bewegungen prompt eingeleitet und mit guter Kraft ausgeführt; die ausdauernde Fortführung der Bewegung wird aber wegen der schnell eintretenden Erschöpfung unmöglich. Bei der Thomsenschen Krankheit dagegen ist gerade die Einleitung der ersten Bewegungen aufs äußerste erschwert, indem der in Aktion getretene Muskel zunächst längere Zeit in einer tonischen Kontraktion verharrt und erst allmählich wieder erschlafft. Bei mehrfacher Wiederholung wird die Bewegung indessen immer glatter und leichter, und schließlich ist sie ohne jede Schwierigkeit und ohne Ermüdung auszuführen. Bei der Myasthenie führt der faradische Strom zu prompten, aber an Intensität schnell nachlassenden Zuckungen, die Tetanisierung des Muskels sogar zu einem Abklingen der Kontraktion während des Reizes. Für die Thomsensche Krankheit dagegen ist der träge, tonische Charakter der Muskelzuckungen und die lange Nachdauer derselben bezeichnend. Dieser eklatante Gegensatz im klinischen Bilde der Thomsenschen Krankheit und der Myasthenie führt zu der berechtigten Vermutung, daß bei der Thomsenschen Krankheit die hellen Muskelfasern eine pathologische Verminderung erfahren haben[1]).

Über weitere Veränderungen, die bei der Myasthenie an der Muskulatur vorhanden sind, habe ich in meiner ausführlichen Mitteilung berichtet. Kurz zusammengefaßt geht meine Ansicht dahin: Der Myasthenie liegt ein — wahrscheinlich auf Entwickelungsanomalien beruhendes — krankhaftes Überwiegen der hellen Muskelfasern zu Ungunsten der roten und eine einfache Atrophie der hellen Fasern zugrunde, die mit den Erscheinungen einer chronisch verlaufenden Entzündung, der perivaskulären Rundzelleninfiltration, verbunden ist.

Die geschilderten Befunde und ihre Deutung werden weiterer Nachprüfung bedürfen. Vor allem aber wird es nötig sein, in Zukunft dem Vorkommen von hellen Fasern in der Skelettmuskulatur des Menschen unter normalen und pathologischen Verhältnissen eine viel größere Aufmerksamkeit als bisher zu widmen. Denn offenbar spielt in der menschlichen Pathologie die helle Muskulatur eine Rolle, deren Bedeutung bis jetzt überhaupt noch nicht erwogen worden ist.

b) Myotonia congenita und acquisita.

Eine Ergänzung meiner Ausführungen über das Wesen der Myasthenie möge die Besprechung der Myotonia congenita bilden, von der ich Ihnen heute einen noch nicht beschriebenen Fall vorzustellen in der Lage bin. Nach Westphals Vorschlag ist das eigenartige Symptomenbild „Thomsensche Krankheit" genannt worden, zu Ehren des Arztes Dr. Thomsen in Kappeln (Schleswig), der in seiner eigenen Famlie in fünf Generationen mehr als 20 Fälle der Krankheit beobachtet und sie 1876 als „tonische Krämpfe in willkürlich bewegten Muskeln" beschrieben hat. Schon früher ist übrigens von Ch. Bell (1832), Benedikt (1864) und v. Leyden (1874) auf die Krankheit hingewiesen worden, die v. Strümpell unter Würdigung des Umstands, daß sie angeboren auftritt, als „Myotonia congenita" bezeichnet hat.

Unser Fall betrifft einen 19jährigen Schneidergesellen, der im letzten Herbst in einer benachbarten Garnison eingestellt, inzwischen aber wegen seines Leidens als dienstunbrauchbar entlassen worden ist. Von ähnlichen Krankheitsfällen in seiner Familie ist dem Patienten nichts bekannt. Seine Eltern und fünf Geschwister sollen gesund sein; seine beiden älteren Brüder haben ihrer Militärpflicht bereits genügt. Von Kindheit an, und zwar seitdem er als kleines Kind laufen gelernt hat, ist dem Patienten, wie er von seiner Mutter weiß, wegen „Muskelkrämpfen" in den Beinen das Gehen schwer geworden, und soweit seine eigene Erinnerung

---

[1]) Auf eine gewisse Übereinstimmung der physiologischen Charaktere der roten Muskulatur mit den Befunden bei der Thomsenschen Krankheit hat bereits Erb („Die Thomsensche Krankheit, Myotonia congenita", Leipzig 1886, pg. 113) hingewiesen.

zurückreicht, haben „Muskelkrämpfe und Steifigkeit" auch die Bewegungen seiner Arme und Hände behindert. Trotzdem hat er, wenn auch nach Überwindung großer Schwierigkeiten, das Schneiderhandwerk gelernt und wird von seinem Meister als ein fleißiger, nicht ungeschickter Geselle bezeichnet.

Zunächst fällt an dem jungen Menschen die im Verhältnis zu seiner geringen Körpergröße (1,61 m) förmlich athletenhafte Entwickelung einzelner Gruppen

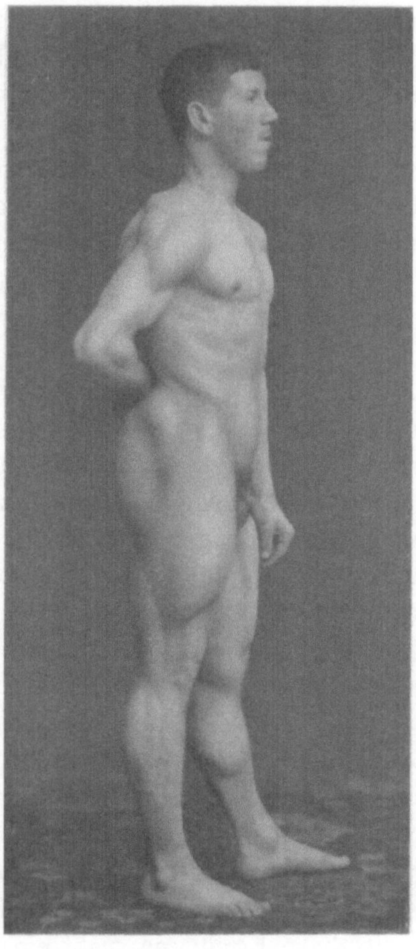

Fig. 83.
Thomsensche Krankheit, Myotonia congenita. Eigene Beobachtung.

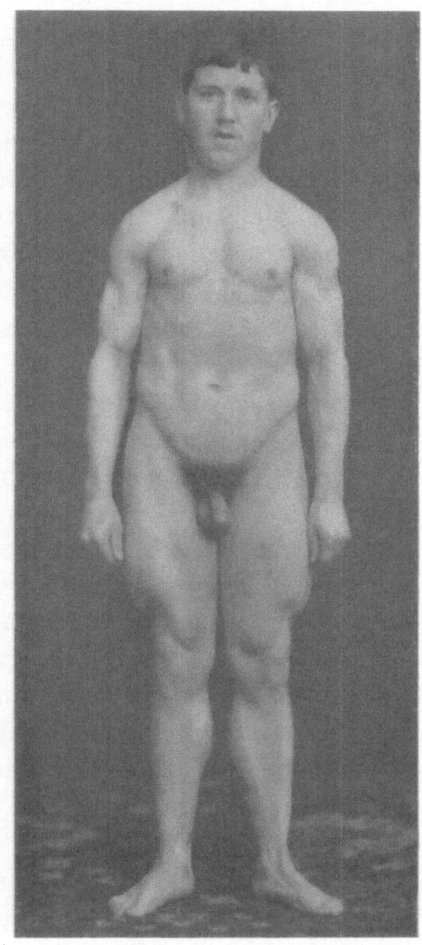

Fig. 84.
Thomsensche Krankheit, Myotonia congenita. Eigene Beobachtung.

der Skelettmuskulatur auf, namentlich der Strecker an den Oberschenkeln und der Wadenmuskeln, deren Konturen überall mit besonderer Deutlichkeit hervortreten. Weniger voluminös sind die Muskeln der Arme (Fig. 83 u. 84). Die Brustmuskulatur ist eher dürftig entwickelt. In der unteren Rückengegend springen die Längsmuskeln vor, so daß über den Dornfortsätzen der Lendenwirbel eine tiefe Rinne gebildet wird. Bei der Palpation fühlen sich die hypervoluminösen Muskeln in der Ruhe etwas derber als normal an, keineswegs weniger derb, weicher, wie es bei der pseudohypertrophischen Form der Dystrophie zu sein pflegt, wo das stärkere Volumen einzelner Muskeln vorwiegend durch Wucherung des Fettgewebes bedingt ist. Auch ist die Muskulatur nicht druckempfindlich. Fibrilläre Zuckungen kommen nirgends zur Beobachtung.

Wohl aber ziehen sich manchmal einzelne Muskelbäuche, z. B. der M. quadriceps femoris, spontan zusammen; sie fühlen sich alsdann bretthart an, verharren längere Zeit in einem maximalen Kontraktionszustand und treten dadurch noch stärker hervor als sonst. Viel deutlicher wird diese lange Nachdauer der Muskelkontraktionen bei willkürlichen Bewegungen. Der Kranke ist nur mit Mühe imstande, die Hände zur Faust zu schließen. Es geschieht dies auch mit geringer Kraft, und doch genügt schon dieser kraftlose Faustschluß, um eine Dauerkontraktion der Handmuskeln herbeizuführen und dadurch das Wiederöffnen der Hand sichtlich zu erschweren. Läßt man sich von dem Kranken die Hand fest drücken und fordert ihn alsdann auf, gleich wieder loszulassen, so fühlt man, daß seine Hand die eigene wie eine Klammer umschlossen hält, bis ihm endlich ein Nachlassen der Muskelkontraktion das Öffnen der Hand wieder ermöglicht.

Und nun der auffällige Gegensatz zum klinischen Bilde der Myasthenie, auf den ich kürzlich schon hingewiesen habe (S. 121). Der Myastheniker führt die ersten Bewegungen prompt, ja hastig, aus und erlahmt erst allmählich, indem bei mehrfacher Wiederholung der gleichen Bewegung eine zunehmende Ermüdung eintritt, bis schließlich die Bewegung überhaupt unmöglich wird. Erst nach längerer Ruhe gelingt es ihm wieder, dieselbe Bewegung mit der ursprünglichen Promptheit auszuführen. Bei unserem Kranken tritt dagegen die Bewegungsstörung wie in allen Fällen von Myotonie gerade nach längerer Ruhe am deutlichsten hervor. Schon die Einleitung der ersten Bewegungen macht ihm unverkennbare Schwierigkeiten. Versucht er die Arme in die Höhe zu heben oder in den Ellbogengelenken zu beugen, so tritt alsbald eine tonische Anspannung der in Anspruch genommenen Muskeln ein, und erst nach Lösung dieses Krampfzustandes ist der Kranke imstande, die gleiche Bewegung zu wiederholen. Jetzt aber geht sie mit jeder neuen Wiederholung weniger mühsam vonstatten, bis sie schließlich ohne Schwierigkeit ausgeführt werden kann. Und auch bei vielfacher Wiederholung derselben Bewegung tritt eine sichtbare Ermüdung nicht ein.

Die gleiche Erschwerung aller willkürlichen Bewegungen durch die lange Nachdauer der Muskelkontraktionen zeigt sich auch an den Beinen unseres Kranken. Ebenso langsam, schwerfällig und ungeschickt wie mit den Armen und Händen ist er auch beim Gehen und gar beim Laufen. So ist es begreiflich, daß er im Dienst auffiel, als er keinen Laufschritt machen konnte. Wohl aber ist der Kranke imstande, größere Märsche zurückzulegen, ohne besonders zu ermüden.

Gelegentlich gehen auch energische Reflexbewegungen in den tonischen Krampf über. So ist es unserem Kranken einmal begegnet, als er im Schrecken vor einem Radfahrer zurückwich, daß ein Krampf der Rückenmuskulatur seinen Oberkörper nach hinten überbog, ihn zu Fall brachte, und er nun unbeweglich und steif auf dem Rücken liegen blieb, bis sich schließlich der Krampf wieder gelöst hatte.

Bei der Myasthenie gelingt es nicht, durch Perkussion des Muskels eine Dauerkontraktion zu erzielen. In unserem Falle von Thomsenscher Krankheit ist dagegen die direkte mechanische Muskelerregbarkeit enorm gesteigert. Das Beklopfen beliebiger Muskeln am Rumpfe und an den Extremitäten führt zu einer langanhaltenden Wulstbildung. Das umgekehrte Verhalten zeigt die indirekte mechanische Erregbarkeit der Muskeln von den motorischen Nerven aus. Bei unserem Myastheniekranken hat ein Beklopfen des N. ulnaris in der Gegend des Olekranon zu einer blitzartigen, ausgiebigen Zuckung der von diesem Nerven versorgten Hand- und Fingermuskulatur geführt. Hier erfolgt bei dem gleichen Reize eine langsame, kaum wahrnehmbare Zuckung. Es ist also eine Herabsetzung der indirekten mechanischen Muskelerregbarkeit vorhanden.

Am auffälligsten ist die lange Nachdauer der Kontraktion bei direkter Reizung der Muskeln mit galvanischen oder faradischen Strömen, während die motorischen Nerven in ihrem Verhalten gegen beide Stromarten keine Störung aufweisen. Normalerweise hält bei direkter Reizung mit tetanisierenden faradischen Strömen die Kontraktion des Muskels während der ganzen Dauer des Reizes in annähernd gleicher Stärke an, überdauert den Reiz aber nicht. Bei der Myasthenie läßt die Muskelkontraktion sogar bei fortdauerndem Reiz an Intensität merklich nach, um schließlich ganz abzuklingen. Bei der Thomsenschen Krankheit aber hält die Kontraktion noch an, nachdem der Reiz längst aufgehört hat. Sie sehen dieses Phänomen, die Nachdauer der faradischen Kontraktion, sehr deutlich an der Wadenmuskulatur unseres Kranken noch sekundenlang, nachdem die Reizelektrode bereits abgenommen ist. Es ist die typische „myotonische Reaktion", auf die Erb zuerst hingewiesen hat. Sie ist identisch mit dem, was die Physiologen als „Reaktion des trägen Muskels" bezeichnen.

Es bedarf nach Demonstration all dieser Erscheinungen keines weiteren Beweises dafür, daß es sich bei unserem Kranken um einen typischen Fall von Myotonie handelt, und zwar, wie wir aus der Anamnese schließen dürfen, um einen Fall von Myotonia congenita. Wie Sie wissen, ist diese Krankheit eine ausgesprochen familiäre. Daß in unserem Falle der familiäre Charakter des Leidens von mir nicht nachgewiesen ist, ist kein durchschlagender Beweis gegen das Vorhandensein desselben. Es gibt Familien, in denen bei einem Gliede die Störung über weite Gebiete der Skelettmuskulatur verbreitet ist, während bei den Geschwistern des Patienten die Erscheinungen der Myotonie auf engbegrenzte, relativ unwichtige Muskelgruppen beschränkt sind, so daß das Krankhafte des Zustandes den Leuten gar nicht zum Bewußtsein kommt. Wollen wir also den Nachweis des familiären Charakters des Leidens erbringen, so müssen wir von Rechts wegen sämtliche Familienglieder untersuchen, und dies wird eben in vielen Fällen nicht möglich sein.

Bei unserem Kranken sind die Erscheinungen der Myotonie auf die Muskulatur des Rumpfes und der Extremitäten beschränkt. Das Fazialisgebiet, die Augenmuskeln, sowie Zunge, Kau- und Schlingmuskeln und die Respirationsmuskulatur sind verschont geblieben, also gerade diejenigen Muskelgruppen, die bei der Myasthenie vorzugsweise und zumeist am frühesten befallen sind. Auch hierin scheint mir ein bemerkenswerter Gegensatz in bezug auf das klinische Bild der beiden Krankheiten zu liegen. Wie es aber bei der Myasthenie Fälle gibt, in denen die genannten Muskelgruppen mehr oder weniger frei bleiben, so werden auch bei der Myotonie Fälle beobachtet, in denen sie in den Krankheitsprozeß einbezogen sind. Die Zunge ist nicht selten ergriffen. Im Bereich des Fazialis und in den Kaumuskeln ist die myotonische Störung meistens nur angedeutet. Die Rachen- und Respirationsmuskulatur sind nur ausnahmsweise betroffen. Eine Störung in den äußeren Augenmuskeln ist nur in vereinzelten Fällen beobachtet worden.

Der Nachweis eines pathologischen Überwiegens der „hellen" Muskelfasern bei der Myasthenie, der markante Gegensatz im klinischen Bild derselben und der Thomsenschen Krankheit und die große Ähnlichkeit der „myotonischen Reaktion" mit der „Reaktion des trägen Muskels" haben mich zu der Ansicht geführt, daß die Myotonia congenita auf einer angeborenen Verminderung der hellen, flinken Fasern, also auf einem Prävalieren der roten, trägen Muskulatur, beruht. So lange indessen histologische Untersuchungen von Muskeln kleiner Kinder, die an Thomsenscher Krankheit leiden, noch ausstehen, muß es dahin gestellt bleiben, ob die von Erb bereits 1886 in Fällen des Leidens bei Erwachsenen beschriebene Hypertrophie der Muskelfasern gleichfalls eine angeborene Eigentümlichkeit ist, oder ob sie erst im Verlauf der Krankheit zur Entwickelung kommt. Es ließe sich denken, daß die abnorm veranlagte Muskulatur zur Ausübung ihrer Funktion einer vermehrten Arbeitsleistung bedarf, und daß infolgedessen in den Muskelfasern mit der Zeit eine Arbeitshypertrophie eintritt. Auf dem Boden der angeborenen Anomalie kommt es alsdann im späteren Leben des Individuums sowohl bei der Thomsenschen Krankheit als auch bei der Myasthenie zur Degeneration der Muskelfasern. Bei der Myotonie ist diese Degeneration von Erb (Vakuolenbildung), Dejerine und Sottas, J. Hoffmann und Koch längst in einwandfreier, allgemein anerkannter Weise nachgewiesen worden. Bei der Myasthenie ist sie schon vielfach beschrieben, aber bis in die letzte Zeit hinein für einen nebensächlichen Befund gehalten worden. Und doch spielt sie nach meiner Ansicht bei der Myasthenie und bei der Thomsenschen Krankheit die gleiche Rolle.

Die Thomsensche Krankheit ist ein äußerst langsam verlaufendes Leiden, das nur eine sehr geringe Tendenz zum Fortschreiten zeigt. Die Myasthenie ist besserungsfähig, vielleicht heilbar. Man hat hierin ein gewichtiges Argument gegen die Annahme erblicken zu dürfen geglaubt, daß das Überwiegen der hellen Muskulatur bei der Myasthenie angeboren sei. Im Gegenteil! Die Besserungsfähigkeit der Myasthenie spricht vielmehr für diese Annahme.

Neben anderen Umständen hat mich das Vorherrschen der hellen Muskelfasern bei jugendlichen Säugetieren einer Art, bei deren erwachsenen Individuen die roten Fasern überwiegen, zu der Auffassung geführt, daß sämtliche rote Fasern der quergestreiften Muskulatur gewissermaßen das „helle Stadium" durchlaufen, und daß erst während der späteren Entwickelung des Individuums „rote Muskelfasern" an die Stelle der „hellen" treten. Lamm und Kalb — mit ihrem weißen Fleisch im Vergleich zum roten Fleisch des Schafes und Rindes — sind sprechende Beispiele für das Vorhandensein einer überwiegenden Zahl heller Fasern im jugendlichen Alter des Tieres. Ein Übergang der roten Muskulatur in die helle ist dagegen meines Wissens in der ganzen Wirbeltierreihe bis jetzt nicht beobachtet worden.

Nach dieser Auffassung ist es möglich, daß unter pathologischen Verhältnissen auch noch im späteren Leben des Individuums die helle Muskelfaser zur roten wird, wie es normalerweise für eine bestimmte Anzahl von Fasern wahrscheinlich im embryonalen Leben oder in der frühen Kindheit geschieht. Damit ist

1. für die Myasthenie die Möglichkeit gegeben, daß sich im Verlauf des Leidens Remissionen, ja Heilungen einstellen,

und 2. das Auftreten derjenigen Fälle von Myotonie erklärt, die erst im späteren Leben zur Entwickelung kommen, und die deshalb als Myotonia acquisita der Myotonia congenita oder Thomsenschen Krankheit gegenübergestellt worden sind.

Ist aber — sei es bei der Geburt resp. in früher Kindheit oder im späteren Leben — die helle Muskelfaser erst einmal zur roten geworden, so ist eine Rückwandlung unmöglich. Damit ist bei der Thomsenschen Krankheit und bei der Myotonia acquisita jede Besserungsmöglichkeit ausgeschlossen und der chronisch-progressive Verlauf des Leidens in befriedigender Weise erklärt.

Nach den Untersuchungen Goldflams (1898), Frugonis (1907) u. a. und nach unseren eigenen Befunden muß die Myasthenie nunmehr zu den primären Erkrankungen der Muskulatur gerechnet werden, in gleicher Weise wie die Thomsensche Krankheit, deren myopathische Natur längst außer Zweifel steht. Sind wir aber einmal zu dieser Erkenntnis gelangt, so ist es nicht weiter auffällig, daß sich an der abnorm veranlagten Muskulatur, die ein pathologisches Überwiegen der hellen (Myasthenie) oder der roten Fasern (Myotonie) aufweist, unter Umständen dieselben primären Krankheitsprozesse abspielen wie an der normal veranlagten Muskulatur, d. h. diejenigen pathologischen Vorgänge, die zu den verschiedenen klinischen Bildern der Dystrophia musculorum progressiva führen. In der Tat sind sowohl Fälle von Myasthenie als auch von Myotonie beobachtet worden, die mit Dystrophie kombiniert gewesen sind. Die letztere Kombination scheint die häufigere zu sein, wie sich überhaupt in der Muskulatur der Dystrophiekranken neben den atrophischen auch hypervoluminöse Muskelfasern mit zahlreichen Kernen finden, die sich von den bei der Myotonie erhobenen, histologischen Befunden wohl nur durch die deutlichere Querstreifung unterscheiden. So liegt der Gedanke nahe, daß auch die Hypertrophie einzelner Fasern bei der Dystrophie eine kompensatorische Arbeitshypertrophie ist, d. h.

eine Folge der vermehrten Arbeitsleistung, welche die zunächst intakt gebliebenen Muskelfasern angesichts der Funktionsuntüchtigkeit der atrophierenden und atrophischen Fasern zu verrichten haben, um das frühere Arbeitsmaß des gesunden Muskels zu erreichen.

Ein klassisches Beispiel des Zusammentreffens von Myotonia acquisita und Dystrophia musculorum progressiva ist der bekannte Patient Georg R., der schon vielfach vorgestellt und dessen Krankengeschichte u. a. auch von Mannel[1]) in seiner Dissertation ausführlich beschrieben worden ist. Bei diesem Patienten ist nichts von der herkulischen Entwickelung der Muskulatur zu sehen, die den reinen Fällen von Myotonie eigen ist. Vielmehr ist hier der Muskelschwund über weite Gebiete der Körpermuskulatur ausgedehnt, namentlich auch im Gesicht, wodurch dasselbe den Ausdruck annimmt, den man als „Facies myopathica" bezeichnet (Fig. 85 und 86).

Unser Patient mit Thomsenscher Krankheit ist leider nicht zu bewegen gewesen, sich ein Muskelstückchen zum Zweck der histologischen Untersuchung ausschneiden zu lassen. So muß ich mich darauf beschränken, Ihnen eine Abbildung vorzulegen, die Erb seiner grundlegenden Monographie beigegeben hat. Fig. 87 stellt einen Querschnitt aus dem M. biceps brachii in einem Fall von Thomsenscher Krankheit vor, der zwar klinisch nicht beobachtet, aber post mortem von Erb aus dem anatomischen Befund diagnostiziert worden ist. Hier zeigen die Muskelfasern eine sehr beträchtliche Hypertrophie und starke Vermehrung der Kerne, die zum Teil im Innern der Faserquerschnitte gelagert sind. Das interstitielle Bindegewebe ist vermehrt. Auf Längsschnitten tritt fast überall die Längsstreifung der Muskelfasern mit besonderer Deutlichkeit hervor, während eine klare Querstreifung fast nirgends zu erkennen ist (Struktureigentümlichkeit der roten, trägen Muskulatur).

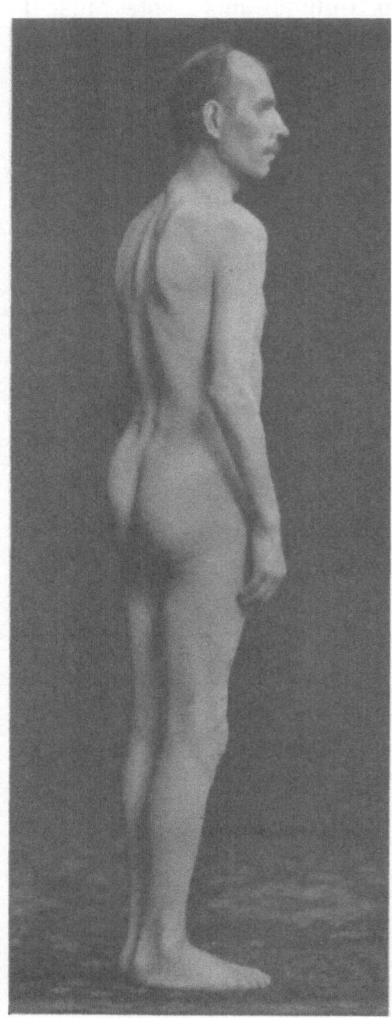

Fig. 85.
Myotonia acquisita und Dystrophia musculorum progressiva.   Eigene Beobachtung.

Bekanntlich tritt die myotonische Bewegungsstörung in der Regel unter dem Einfluß der Kälte stärker hervor als sonst. Diese Eigentümlichkeit ist dadurch bedingt, daß die hellen Muskelfasern weniger widerstandsfähig sind, schneller

---

[1]) Mannel, „Ein Fall von Myotonia congenita (Thomsenscher Krankheit), verbunden mit progressiver Muskeldystrophie." Inaug.-Diss. Kiel 1907.

ermüden, nach Nervendurchschneidung früher entarten und anscheinend unter der Einwirkung der Kälte auch schneller unerregbar werden als die roten Fasern. Liegt der Thomsenschen Krankheit also eine pathologische Verminderung der hellen Fasern zugrunde, so wird ihre Minderzahl unter der Einwirkung der Kälte früher insuffizient als die Normalzahl des gesunden Muskels, d. h. es tritt die isolierte Wirkung der roten Muskulatur, die myotonische Störung, deutlicher hervor als sonst.

Die ausgesprochenen Fälle von Thomsenscher Krankheit und von Myasthenie sind die Endglieder einer langen Reihe, zwischen denen das Verhalten der normalen Muskulatur in der Mitte liegt. Nach beiden Richtungen hin kommen allmähliche Übergänge vor, und zwar sowohl hinsichtlich der Ausdehnung der abnormen Veranlagung über verschieden weite Gebiete der Skelettmuskulatur als auch hinsichtlich des verschiedenen, von der Norm abweichenden Mischungsverhältnisses der beiden Faser-

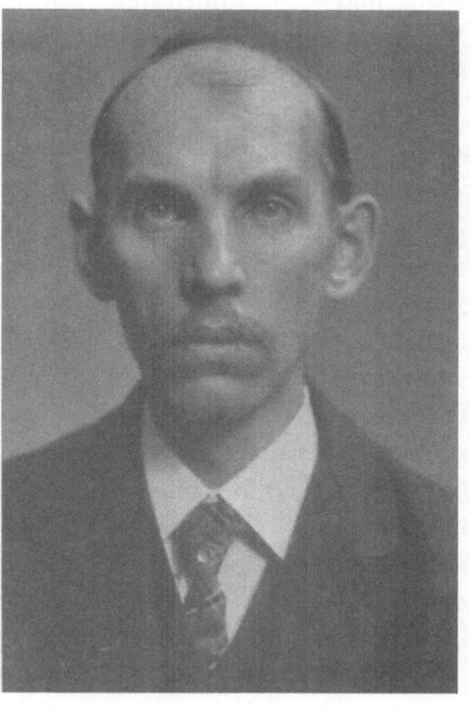

Fig. 86.
Myotonia acquisitâ und Dystrophia musculorum progressiva. „Facies myopathica."
Eigene Beobachtung.

arten zueinander. Es kann bei der Myotonie die Verminderung der hellen Muskelfasern so gering sein, daß hieraus eine Bewegungsstörung für gewöhnlich nicht resultiert, daß sie vielmehr erst unter Verhältnissen manifest wird, die zu einer funktionellen Hemmung der an Zahl verminderten hellen Fasern führen, also vor

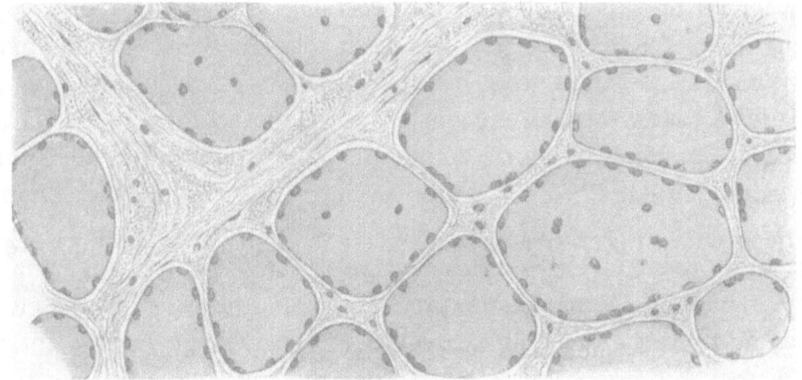

Fig. 87.
Querschnitt aus dem M. biceps brachii in einem Falle von Thomsenscher Krankheit. Hypertrophie der Muskelfasern mit großem Kernreichtum. Vergrößerung etwa 300:1.
Aus Erbs Monographie.

allem unter der Einwirkung der Kälte. Zu dieser Gruppe sind die Fälle von Martius und Hansemann („Myotonia congenita intermittens", 1889)[1] und von Rich („An unique form of motor paralysis due to cold", 1894)[2] zu zählen.

Diese beiden Beobachtungen weisen neue Wege, auf denen vielleicht der exakte Beweis für die Richtigkeit unserer Auffassung erbracht werden kann. Denn wahrscheinlich tritt bei jedem gesunden Menschen die myotonische Störung in die Erscheinung, sobald die normalerweise vorhandene helle Muskulatur funktionell ausgeschaltet ist. Es muß also die elektrische myotonische Reaktion nachzuweisen sein: 1. bei erstarrten Individuen am ganzen Körper, sofern ihre Muskulatur überhaupt noch elektrisch erregbar ist, und 2. bei erschöpften Individuen an den durch körperliche Anstrengung erschöpften Muskelgruppen. Die marschierende Truppe bietet vielleicht die beste Gelegenheit, an einem großen Material gesunder, junger Leute exakte Untersuchungen über das Verhalten der Nerven und Muskeln an den unteren Extremitäten gegenüber elektrischen und mechanischen Reizen nach anstrengenden Märschen anzustellen, und die Ergebnisse solcher Untersuchungen werden voraussichtlich die Frage nach der Bedeutung der roten und hellen Muskelfasern für die menschliche Pathologie ihrer Beantwortung wesentlich näher bringen.

Unsere Auffassung über das Wesen der Myotonie schließt jede Hoffnung aus, daß es unseren therapeutischen Bemühungen jemals gelingen wird, die Krankheit zu heilen; vielmehr müssen wir uns mit der Einsicht bescheiden, daß wir ihr gänzlich machtlos gegenüberstehen. Im günstigsten Falle dürfen wir vielleicht hoffen, durch geeignete Maßnahmen, wie Schonung der abnorm veranlagten Muskulatur, einen gewissen Einfluß auf den Verlauf des Leidens zu gewinnen und einem Fortschreiten desselben vorzubeugen.

17. Polymyositis interstitialis chronica.

Im Anschluß an unsere kurze Besprechung der Beriberi (S. 64) möchte ich Ihnen ein Krankheitsbild zeigen, das nach verschiedenen Richtungen hin ein besonderes Interesse verdient. Es handelt sich um einen 20jährigen Schlosser, der mir von der Landesversicherungsanstalt zur Begutachtung zugeschickt worden ist. Der Patient entstammt einer Familie, in der wiederholt Fälle von Tuberkulose vorgekommen sind. Sein Vater ist an Lungen- und Kehlkopfschwindsucht gestorben; sein älterer Bruder leidet an derselben Krankheit; drei jüngere Geschwister sind gesund; ein kleines Schwesterchen ist mit anderthalb Jahren an Hirnhautentzündung verstorben. Der Kranke selbst ist indessen bis zum Beginn seines jetzigen Leidens im wesentlichen gesund gewesen. Im Frühjahre 1900 hat er einen Mittelohrkatarrh durchgemacht und vor etwa zwei Jahren an einem Hautausschlag (Psoriasis) gelitten, der nach kurzer Behandlung mit einer

---

[1] Virchows Archiv, 117. Bd., 1889, pg. 587—606 mit 1 Tafel.
[2] The Medical News, Vol. 65 II., 1894, pg. 210–213.

gelben Salbe abgeheilt sein soll. Eine luetische Infektion ließ sich nicht nachweisen; der Kranke selbst stellt sie auch in Abrede. Im Frühjahr 1905 hat er
sich zum Militär gemeldet; er wurde aber zunächst für zwei Jahre zurückgestellt.

Seit etwa zwei Jahren bemerkte der Kranke eine zunehmende Bewegungsbehinderung und leichte Schwäche in seinen Extremitäten, die ohne jeden äußeren
Anlaß so allmählich und schleichend begonnen hat, daß er keinen bestimmten An-
fangstermin anzugeben weiß. Wir dürfen hieraus schließen, daß die Krankheit
jedenfalls nicht mit einer auffälligen Störung des Allgemeinbefindens — Fieber
oder dergl. — angefangen hat. Auch Schmerzen haben im seitherigen Verlauf
des Leidens vollständig gefehlt. Die Störung ist zunächst in dem linken Arm des
Kranken aufgetreten, in dem der Krankheitsprozeß offenbar jetzt auch am weitesten
vorgeschritten ist. Zuerst fiel dem Patienten auf, daß er bei seinen Schlosserarbeiten den linken Arm im Ellbogengelenk nur mit einer gewissen Mühe beugen
und strecken konnte. Jedem Versuche, diese Bewegungen auszuführen, stellte
sich ein nur allmählich zu überwindender Widerstand entgegen, der schließlich
im Verlauf von Wochen und Monaten so stark geworden ist, daß eine vollständige
Beugung und Streckung des linken Armes im Ellbogengelenk nicht mehr möglich war. Gleichzeitig stellten sich ähnliche Beschwerden auch an der linken Hand
ein; die Flexion und Extension im Handgelenk wurden durch den gleichen Widerstand zunächst behindert, dann in ihrer Exkursionsweite beschränkt; schließlich
konnte die Hand nicht mehr zur Faust geballt werden, und auch die Pro-
und Supination des Unterarms wurde immer schwieriger. Diese Bewegungsbehinderung in den einzelnen Gelenken der linken Oberextremität trat ohne
Schwellung der Gelenke in die Erscheinung, wie es scheint, auch ohne Temperatursteigerung und zwar ganz allmählich und progressiv, ohne Remissionen und
nicht in Schüben. Irgend welche Momente, die als Gelegenheitsursachen für den
Ausbruch der Krankheit gedeutet werden könnten, wie Überanstrengung, Erkältung, Trauma, Alkoholmißbrauch, Genuß von trichinenhaltigem Fleisch u. dergl.
ließen sich nicht auffinden. Im Gefolge der geschilderten Bewegungsbehinderung
und -beschränkung kam es auch zu einer allmählichen, noch immer nur geringen
Verminderung der groben Kraft, die weniger objektiv nachzuweisen ist, als sie
von dem Patienten selbst empfunden wird; er ist nicht mehr imstande, schwere
Schlosserarbeiten zu verrichten, was ihm früher ohne besondere Anstrengung
möglich gewesen ist.

Allmählich kam es zu ähnlichen Beschwerden in dem linken Bein, die indessen
dem Patienten noch nicht recht zum Bewußtsein gekommen waren, als ich ihn
am 22. Juni 1905 zum ersten Male sah. Das Ergebnis meiner damaligen Untersuchung war folgendes: Eine Beschränkung der Motilität war nur an der linken
Oberextremität vorhanden und zwar in der Art, wie sie eben geschildert worden
ist; Spasmen waren nicht nachweisbar, die Reflexe waren in vollkommen normaler
Stärke auszulösen, der Trizepsreflex war nicht gesteigert. Wohl aber war eine
deutliche Muskelrigidität an der Gesamtmuskulatur des Ober- und Unterarms unverkennbar; sie war besonders auffällig an den Mm. biceps und triceps, die sich

gleichmäßig hart anfühlten, auch wenn sich der Patient alle Mühe gab, die Muskulatur möglichst vollständig zu entspannen. Die direkte mechanische Erregbarkeit
war erhöht; bei jedem stärkeren Beklopfen des Bizeps- und Trizepsbauches trat
eine deutliche Wulstbildung auf. Eine Motilitätsbeschränkung des rechten Armes
und der beiden Beine ließ sich nicht nachweisen; alle Reflexe waren vollständig
normal; bei taktilen Reizen der Fußsohle trat beiderseits prompt eine Plantarflexion
sämtlicher Zehen ein. Aber dieselbe Muskelrigidität wie am linken Arme bestand,
wenn auch in wesentlich geringerer Intensität, auch an den Mm. quadriceps und
gastrocnemius des linken Beines und noch geringer am rechten M. biceps brachii.
Abgesehen von einer leichten Struma, deren Vorhandensein dem Kranken unbekannt war, so daß sich keine Anhaltspunkte für die Dauer ihres Bestehens gewinnen ließen, und einer mäßigen Schwellung der beiderseitigen Inguinaldrüsen,
für die sich auch keine Ursache auffinden ließ, einer sehr spärlichen Psoriasis-
eruption auf der Haut des Rückens und an der Streckseite des linken Vorder-
arms waren weitere Krankheitsanzeichen nicht vorhanden. Weder die Muskulatur
und die Sehnen, noch die großen Nervenstämme waren druckschmerzhaft. Die
elektrische Erregbarkeit der untersuchten Muskeln und Nerven an den Armen
und Beinen erwies sich als völlig normal; jedoch fiel auf, daß der Leitungswiderstand über den erkrankten Muskeln ein unverhältnismäßig großer war. Irgend
welche krankhaften Erscheinungen von seiten des zentralen und peripheren Nervensystems fehlten also vollständig.

Bei diesem spärlichen Befund habe ich mich in meiner ersten gutachtlichen
Äußerung sehr vorsichtig ausgesprochen und zwar dahin, daß eine in der Entwickelung begriffene Erkrankung des Zentralnervensystems mit allergrößter Wahrscheinlichkeit auszuschließen sein und vermutlich eine primäre Erkrankung der
Muskulatur vorliegen dürfte. Ich bat, mir Gelegenheit zu einer erneuten Untersuchung des Exploranden nach einem Vierteljahre zu geben. Ende Oktober sah
ich den Kranken wieder. Das Leiden hatte sich inzwischen sichtlich progressiv
entwickelt; alle bereits früher vorhandenen Erscheinungen waren stärker geworden,
und früher nicht oder nicht sicher nachweisbar in den Krankheitsprozeß einbe-
zogene Muskeln oder Muskelgruppen waren jetzt deutlich befallen.

Heute (12. III. 1906) ist das Krankheitsbild folgendes: An der linken Oberextremität ist die bereits vorhin geschilderte Motilitätsbeschränkung vorhanden;
im Schultergelenk wird der Arm in normaler Weise, aber mit einer unverkennbaren Anstrengung bis zur Vertikalen erhoben; auch alle übrigen Bewegungen
im Schultergelenk sind in normaler Exkursion ausführbar. Die vollständige
Beugung und Streckung im Ellbogen und im Handgelenk, die Pro- und Supination
des Unterarms sind nicht möglich, die Finger können nicht vollständig gestreckt
und die Hand kann nicht zur Faust geballt werden. Es sind deutliche Kontrakturen
vorhanden, die auch passiv nicht überwunden werden können. Dabei sind die
Reflexe durchaus normal, nicht gesteigert. Die Muskulatur selbst fühlt sich schon
in der Ruhe bretthart an. Befallen sind an der linken Oberextremität die Mm.
trapezius und pectoralis in mäßigem Grade, die Mm. biceps, triceps und die ge-

samte Unterarmmuskulatur sehr stark, die kleinen Handmuskeln zum Teil. Frei sind links der M. sternocleidomastoideus und die übrige Hals- und Nackenmuskulatur, der M. deltoideus und die Muskulatur des Kleinfingerballens. An dem rechten Schultergürtel und Arm sind in den Krankheitsprozeß einbezogen, wenn auch in geringerem Maße als links, die Mm. trapezius, biceps, die gesamte Unterarmmuskulatur und ein Teil der kleinen Handmuskeln. An den Beinen sind erkrankt die linksseitige Glutäalmuskulatur partiell, der M. quadriceps beiderseits partiell und zwar nicht an symmetrischen Stellen und links stärker als rechts, die Adduktoren, die Mm. biceps femoris, semimembranosus und semitendinosus ebenfalls partiell und zwar vorwiegend in ihren distalen Partien und wiederum links stärker als rechts, der linke M. gastrocnemius wie überhaupt die gesamte linke Unterschenkelmuskulatur. Die übrigen Muskeln und die beiderseitige Fußmuskulatur sind anscheinend frei. Vollkommen frei ist auch die Muskulatur des Gesichtes, einschließlich sämtlicher Augenmuskeln und der Zunge, des Rückens und der rechten Bauchseite; in den Krankheitsprozeß partiell einbezogen ist dagegen die linksseitige Bauchmuskulatur. Auch an den Unterextremitäten sind die Sehnenreflexe normal; der Sohlenreflex zeigt den plantaren Typus; Bauch- und Kremasterreflexe sind sehr lebhaft; an allen Stellen der Haut ist ein negativer Gefäßreflex vorhanden. Weitere vasomotorische, sowie sensible und trophische Störungen fehlen vollständig. Der Umfang der Extremitäten ist an den entsprechenden Stellen der beiden Seiten gleich stark. Auch heute noch ist überall die galvanische und faradische Erregbarkeit der Nerven und Muskeln vollkommen normal bei erhöhtem Leitungswiderstand über den erkrankten Muskeln. Fibrilläre und faszikuläre Zuckungen der Muskulatur sind nirgends zur Beobachtung gekommen. Die direkte mechanische Muskelerregbarkeit ist bis zur Wulstbildung gesteigert. Dagegen sind in den letzten Wochen eigenartige Veränderungen auf der Haut des Kranken in die Erscheinung getreten. Während die bei der Aufnahme des Kranken im Dezember 1905 vorhandenen Psoriasiseffloreszenzen unter Aufpinselung von Lithanthrol bezw. mit Liq. carbon. deterg. und innerer Darreichung von Acid. arsenic. zum Teil mit Pigmentverlust abgeheilt sind, sind am Kopf, am Rumpf und an den Extremitäten des Kranken immer wieder neue Psoriasiseffloreszenzen aufgetreten. An einigen zirkumskripten Stellen der Haut ist eine eigenartige teigige Infiltration wahrzunehmen, so z. B. auf der Haut des Rückens zwischen dem linken Schulterblatt und der Wirbelsäule. Am auffälligsten ist aber, daß über den am stärksten befallenen Muskeln der linken Oberextremität (Mm. trapezius und biceps brachii) die Haut nicht mehr über der Unterlage verschieblich und in Falten abhebbar ist wie an den übrigen Stellen des Körpers. Krankhafte Veränderungen der inneren Organe sind nicht nachweisbar (kein Milztumor, keine Anzeichen für Tuberkulose), und auch die mikroskopische Untersuchung des Blutes in frischen und gefärbten Präparaten ergab normale Verhältnisse.

Nach diesem Befund kann es keinem Zweifel unterliegen, daß es sich hier sicherlich nicht um eine Erkrankung des zentralen oder peripheren Nervensystems handelt, sondern um eine primäre Erkrankung der Skelettmuskulatur. Solcher Krankheiten gibt es nicht viele; die Dystrophia musculorum progressiva, die Myotonia congenita oder Thomsensche Krankheit mit ihren Abarten, z. B. die Myotonia acquisita, die Myasthenie, die verschiedenen Formen der Polymyositis und die Trichinose und schließlich die progressive Myositis ossificans. Aber zu keiner dieser Krankheiten paßt das gegenwärtige Zustandsbild und noch weniger der seitherige Verlauf des Leidens. Vor allem auszuscheiden haben die Dystrophie und die Myasthenie, allein schon mit Rücksicht auf den gegenwärtigen Befund, und die Thomsensche Krankheit, weil es sich hier nicht um eine angeborene, sondern um eine erst gegen Ende des zweiten Lebensjahrzehntes aufgetretene Krankheit handelt, und ferner mit Rücksicht auf den Verlauf des Leidens auch die verschiedenen Formen der Polymyositis, die Trichinose und die Myositis ossificans progressiva.

Während die zirkumskripte Myositis interstitialis mit dem Ausgang in Schwielenbildung schon den älteren Autoren bekannt gewesen ist, stammen unsere Kenntnisse über die akute Polymyositis aus der neueren Zeit, nachdem zuerst Wagner, Hepp und Unverricht 1887 auf diese eigenartige, noch immer selten beobachtete Krankheit aufmerksam gemacht hatten. Sie beginnt meist akut, wenn auch nicht immer plötzlich, mit Störungen des Allgemeinbefindens: Schwere in den Gliedern, Kopfschmerz, gastrische Symptome, Fieber bis zu 40°, manchmal Schüttelfrost. Nach einem kürzeren oder längeren Prodromalstadium treten ziehende und reißende Schmerzen in der Muskulatur der Extremitäten und des Rumpfes hinzu, die zunächst zu Steifigkeit und zu einer Beschränkung der aktiven Bewegungen und bald zu einer vollständigen Funktionsunfähigkeit der ergriffenen Muskeln führen. Dabei zeigt sich eine erhebliche Schwellung der Muskulatur und der über ihr gelegenen Weichteile, eine ödematöse Infiltration des Unterhautzellgewebes und der Haut, die später auch auf den übrigen Körper, auf Brust und Bauch, übergreift und besonders häufig im Gesicht, namentlich an den Augenlidern, zu konstatieren ist. Auch eine erysipelatöse Rötung der Haut, Roseolen, Urticaria, Herpes und psoriasisartige Eruptionen sind beobachtet worden. Man hat deshalb die Krankheit als Dermatomyositis bezeichnet. Daneben bestehen meistens profuse Schweiße, Fieber und eine Vergrößerung der Milz. Der Verlauf des Leidens ist gewöhnlich ein akuter, selten ein chronischer; es kann in wenigen Wochen in Heilung ausgehen oder nach Wochen und selbst nach Monaten unter schließlichem Übergreifen des Krankheitsprozesses auf die Schlund- und Kehlkopfmuskeln mit dem Tode endigen. Sehr ähnlich ist bekanntlich auch der Verlauf und das Symptomenbild der Trichinose, so ähnlich, daß man die Polymyositis auch als Pseudotrichinosis bezeichnet hat.

Auch mit diesen Krankheiten stimmt unser Fall in seinem ganzen Verlaufe nicht überein; es fehlen die Muskelschmerzen, die Fieberbewegungen, die Milzschwellung, und auffällige Erscheinungen von seiten der Haut sind erst etwa $1^1/_2$ Jahre nach Beginn der Krankheit hinzugetreten. So blieb bei der Aufnahme des Kranken schließlich die Myotonia acquisita in differentialdiagnostischer Hinsicht in Betracht zu ziehen, mit der das damalige Zustandsbild auf den ersten Blick eine oberflächliche Ähnlichkeit hatte. Allerdings fehlten die charakteristischen Veränderungen der elektrischen Erregbarkeit an den befallenen Muskeln (die myotonische Reaktion), und die Muskelspannung war in unserem Falle auch spontan in der Ruhe vorhanden; aber ein derartiger Fall ist von Fürstner beschrieben worden. Um uns Klarheit zu verschaffen, entschlossen wir uns zur Exstirpation eines kleinen Muskelstückchens zum Zweck der histologischen Untersuchung und nahmen am 12. November den unbedeutenden Eingriff vor. Wir haben hierzu

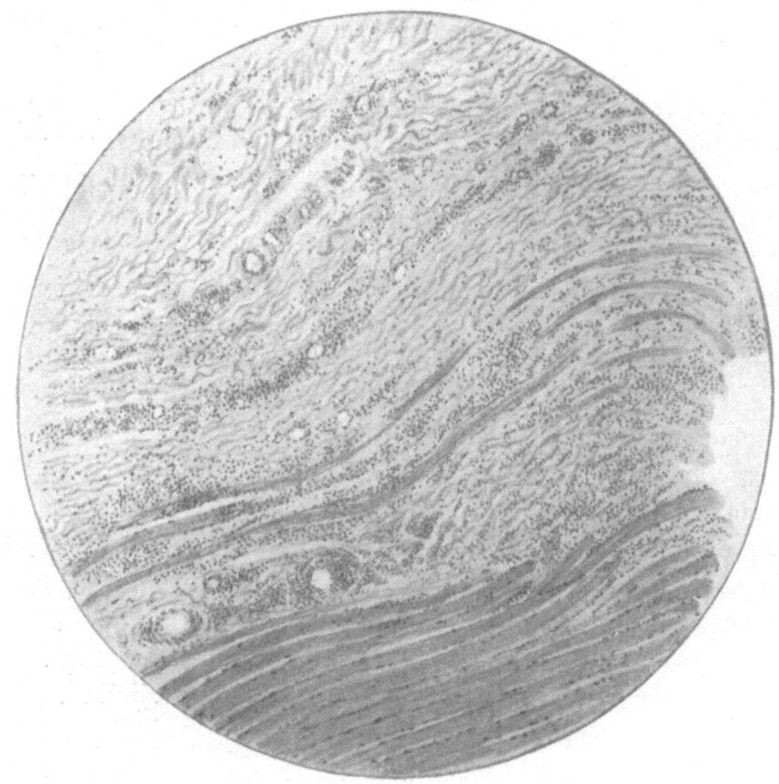

Fig. 88.

Längsschnitt aus dem linken M. biceps brachii (intra vitam exzidiert) in einem Falle von Polymyositis interstitialis chronica. Entzündliche Infiltration und Bindegewebswucherung. Vergrößerung 60 : 1. Eigene Beobachtung.

den linken M. biceps gewählt, weil an diesem Muskel der Krankheitsprozeß offenbar am weitesten vorgeschritten ist.

Das Ergebnis der histologischen Untersuchung war nun ein in jeder Hinsicht überraschendes. Die für die Myotonie charakteristische Hypertrophie der Muskelprimitivfasern fand sich nicht; wohl aber eine mächtige Bindegewebswucherung von entzündlichem Charakter. Diese Alteration des interstitiellen Bindegewebes zeigt sich hauptsächlich im Perimysium externum und in den gröberen Septis des Perimysium internum und am stärksten in der Umgebung der Gefäße. Hier findet sich auch die kleinzellige Infiltration am stärksten. Das

Muskelgewebe selbst ist dagegen relativ wenig verändert; nur einzelne Fasern zeigen auf Quer- und Längsschnitten eine Verschmälerung mit zahlreichen wandständigen Kernen (Fig. 88). Bei der von Prof. Karl Herxheimer vorgenommenen histologischen Untersuchung eines exzidierten Stückchens aus der Haut des linken Oberarms in der Gegend des Schultergelenks fanden sich in der Epidermis keinerlei Veränderungen. In der Kutis fällt ein Rundzelleninfiltrat auf, das die Gefäße scheidenartig umgibt. Zwischen den Bindegewebszügen liegen einzelne Mastzellen. Das elastische Gewebe hat durch das Infiltrat nicht gelitten; es ist vollständig erhalten und besonders im Papillarkörper (Lustgartensches Netz) und um die Schweiß- und Talgdrüsen herum deutlich sichtbar. Auch um die Haarscheiden und Drüsengänge liegen Rundzellen in geringer Menge im Gewebe.

In histologischer Beziehung haben diese Befunde eine gewisse Ähnlichkeit mit dem ersten Stadium der progressiven ossifizierenden Myositis, in dem eine beginnende Verknorpelung oder Verknöcherung des Muskelgewebes gewöhnlich noch nicht nachzuweisen ist. Der klinische Verlauf der Krankheit ist indessen ein ganz anderer, als er in unserem Falle zur Beobachtung gekommen ist. Auch die Myositis ossificans pflegt mit Schmerzhaftigkeit und Schwellung der ergriffenen Muskeln, Hautödem und Fieber zu beginnen, und zwar lokalisiert sich bei ihr der Krankheitsprozeß am häufigsten und meistens zuerst am Nacken und Hals, um dann konstant die Rückenmuskeln zu befallen. Erst später ergreift er die Thorax- und Oberarmmuskulatur, während die Muskeln der Beine erst in dem letzten Stadium der Erkrankung der Verknöcherung anheimfallen. In unserem Falle sind schon im ersten Stadium des Leidens die Muskeln der Beine befallen gewesen, während die Muskulatur des Nackens, Halses und Rückens noch gänzlich freigeblieben ist. Zudem ist in sämtlichen Beschreibungen des seltenen Krankheitsbildes aus der neueren Zeit übereinstimmend hervorgehoben, daß gleichzeitig gewisse kongenitale Deformitäten an den Daumen und Großzehen der unglücklichen Patienten in Form von Mikrodaktylie, allein oder mit Schwimmhautbildung kombiniert, vorhanden waren. Auch derartige Mißbildungen fehlen in unserem Falle vollständig.

So sind wir schließlich zu der Auffassung gekommen, daß wir es hier mit einem Krankheitsbilde zu tun haben, das klinisch von den bekannten Formen der Myositis abweicht und nach seinem Verlauf, sowie auf Grund des Ergebnisses der histologischen Untersuchung als „chronische Polymyositis interstitialis progressiva" bezeichnet werden muß.

IV. Diffuse Erkrankungen des Rückenmarks.

18. Syringomyelie.

Ein ähnlicher Zustand, wie ihn am Gehirn der Hydrocephalus internus darstellt, kommt auch am Rückenmark vor, nämlich eine abnorme Weite des Zentralkanals, die man Hydromyelus oder Hydromyelie zu nennen pflegt. Beide Zustände können sowohl angeboren wie erworben sein; beim Hydromyelus handelt es sich aber wohl in den meisten Fällen um eine angeborene Anomalie, bedingt durch ein Offenbleiben des Zentralkanals, durch ein Verharren desselben auf einer frühen Stufe der embryonalen Entwickelung. Zum besseren Verständnis dieser Verhältnisse wollen wir uns die embryonale Entwickelung des Rückenmarks kurz ins Gedächtnis zurückrufen. Das Rückenmark stammt vom äußeren Keimblatt ab, vom Ektoderm. Durch eine anfänglich seichte Vertiefung desselben in der vorderen Hälfte der Embryonalanlage bildet sich die sogenannte „Medullarrinne" (Fig. 89 a—e, *m*), die sich allmählich nach hinten ausdehnt, indem sich gleichzeitig ihre seitlichen Ränder mehr und mehr erheben und einander nähern. Den Boden der Rinne bildet ein mehrschichtiges Epithel, die sogenannte „Medullarplatte" (*p*); sie ist die erste Anlage des Zentralnervensystems. Indem sich die Ränder der Rinne immer mehr nähern (Fig. 89e) und schließlich miteinander verwachsen, kommt es zu einem vollständigen Verschluß der Rinne (Fig. 89f) und damit zur Bildung eines Kanals, der in der Längsachse der Körperanlage verläuft. Ventralwärts von diesem Kanal, dessen Wandung das Zentralnervensystem darstellt, hat sich vom Entoderm die Chorda dorsalis abgesondert, die erste Anlage eines Achsenskelettes, an deren Stelle später die Wirbelsäule tritt (Fig. 89 c—f, *ch*). Diese Lage der Chorda ventralwärts von dem primitiven Zentralnervensystem ist sehr deutlich an zwei mikroskopischen Präparaten zu erkennen, von denen das eine (Fig. 90) einen Längsschnitt durch die Larve des Amphioxus, das andere (Fig. 91) einen Querschnitt durch die Schwanzflosse des Haifischembryos darstellt.

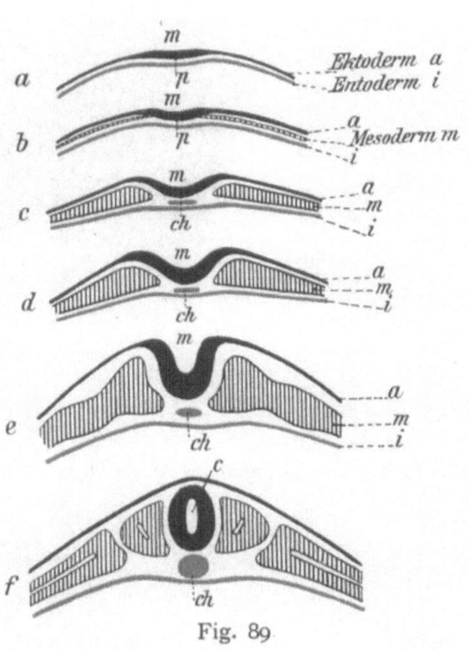

Fig. 89

Medullarrinne und Medullarrohr. Schematisch. Nach Gegenbauer.

m Medullarrinne, p Medullarplatte, ch Chorda dorsalis, c Zentralkanal.

So zeigt also das embryonale Rückenmark einen Zentralkanal mit sehr weitem
Lumen, während die nervöse Substanz desselben anfänglich nur durch die dünne

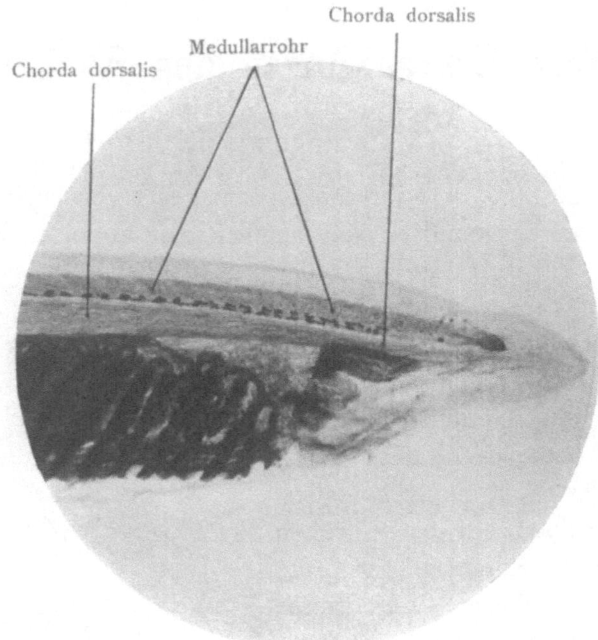

Fig. 90.
Larve von *Amphioxus lanceolatus* Pall., Helgoland   Längsschnitt.   Vergrößerung 24 : 1.

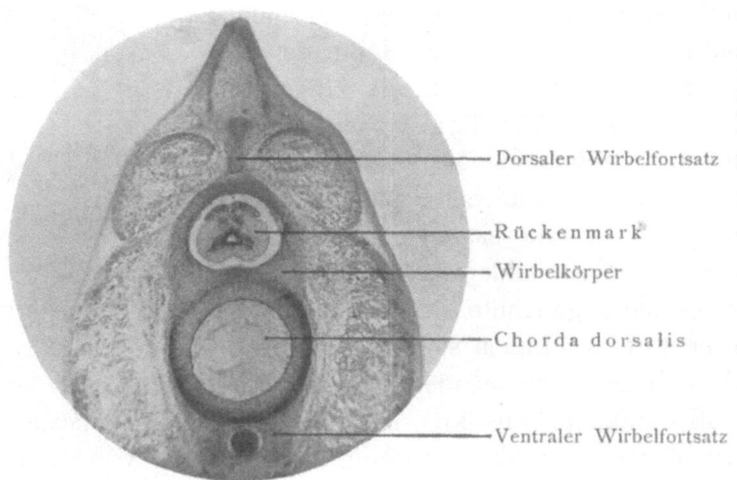

Fig. 91.
Embryo von *Mustelus laevis* Rond., Mittelmeer.   Querschnitt durch die Schwanzflosse.
Vergrößerung 24 : 1.

Wandschicht des Kanals repräsentiert wird.   Alsbald aber tritt eine Massenzunahme
der nervösen Substanz ein und zwar an den Seitenteilen des Zentralkanales in
stärkerem Maße als an der dorsalen und ventralen Partie desselben, so daß die

beiden Hälften des Zentralorganes schon jetzt durch eine vordere und eine hintere Kommissur miteinander verbunden erscheinen. Zugleich erfährt das Lumen des Zentralkanals eine fortschreitende Verengerung, indem die nervöse Substanz nicht nur an der Peripherie, sondern auch nach der Achse zu an Masse erheblich zunimmt und sich von vier Stellen aus nach der Mitte des Zentralkanals vorwölbt. So wird aus der ursprünglichen Eiform desselben eine rautenförmige Figur, wie Sie aus dem Querschnitt des oberen Brustmarks eines sechs Wochen alten menschlichen Embryos ersehen (Fig. 92). Sie erkennen außerdem auf diesem Schnitt auch die beginnende Anlage der weißen Substanz und zwar der Vorderstränge, der

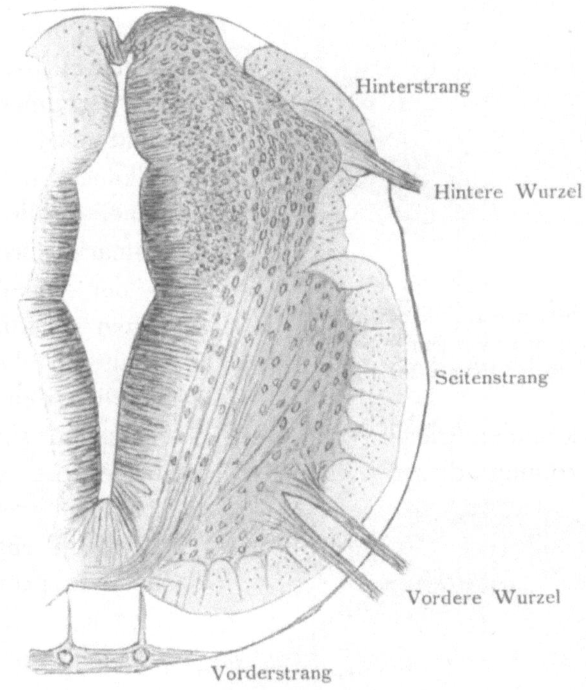

Fig. 92.

Querschnitt durch das obere Brustmark eines menschlichen Embryos von 13,8 mm N.-L. (Anfang der 6. Woche). Vergrößerung 100:1. Nach His.

Seiten- und Hinterstränge, sowie die vorderen und hinteren Wurzeln. Die vorderen Wurzeln sind als Fortsätze der Zellen der grauen Substanz aus dem Rückenmark heraus gewachsen; die hinteren Wurzeln wachsen aus den Zellen der Spinalganglien in dasselbe hinein und haben in der sechsten Woche des embryonalen Lebens die graue Substanz noch nicht erreicht. Durch die weitere Ausbildung der Hinterstränge in dorsaler und namentlich in medianer Richtung wird der Zentralkanal auch an seiner hinteren Zirkumferenz mehr und mehr von weißer Substanz umgeben, so daß seine hintere Wand, die ursprünglich dicht an die Peripherie des Rückenmarks heranreicht, immer mehr nach dessen Mitte zu vorrückt. Erst im dritten Monat ist der Zentralkanal ganz in das Innere des Rückenmarks gerückt, wo er im postembryonalen Leben gefunden wird. So zeigt also der Zentralkanal vom ersten Augenblick seiner Anlage an eine unverkennbare Tendenz zu fortschreitender Verengerung. Beim Neugeborenen und in noch höherem Maße beim erwachsenen Menschen ist das Lumen des Zentralkanals auf ein Minimum reduziert bezw. in großer Längsausdehnung des Rückenmarks vollständig verschlossen. Am häufigsten offen befunden wird der Zentralkanal beim Erwachsenen in der Hals- und Lendenanschwellung, im Halsmark als ein enger Querspalt, im Lendenmark als eine sagittalgestellte Ellipse; im Brustmark dagegen und fast regelmäßig auch in den übrigen Abschnitten des Rückenmarks ist der Zentralkanal normalerweise obliteriert. An seiner Stelle findet sich ein in der Rückenmarksachse verlaufender solider Faden, der aus einer regellos zusammengelagerten Zellmasse besteht. Es sind die Ependymzellen, die entwickelungsgeschichtlich den Epithelzellen des Zentralkanals vollkommen gleichwertig sind. Nicht selten sind indessen bei röhrenförmiger Anordnung dieser Zellen ein oder mehrere sekundäre Zentralkanäle vorhanden, deren Lumen natürlich enger ist als das Lumen des ursprünglichen Zentralkanals (Fig. 93). Bei vielen Tieren, z. B. beim Kaninchen, bleibt der Zentralkanal auch im erwachsenen Zustand in der ganzen Längsausdehnung mit weitem Lumen offen, so daß man ihn ohne Mühe schon mit bloßem Auge erkennen kann (Fig. 94).

Wenn wir also im menschlichen Rückenmark einen abnorm weiten, mit normalem Epithel ausgekleideten Zentralkanal finden, wie ihn Fig. 95 zeigt, so handelt es sich um eine Entwickelungsanomalie, um einen aus dem Embryonalleben her zu weit offen gebliebenen Zentralkanal. Die Hydromyelie an und für sich hat in der Mehrzahl der Fälle

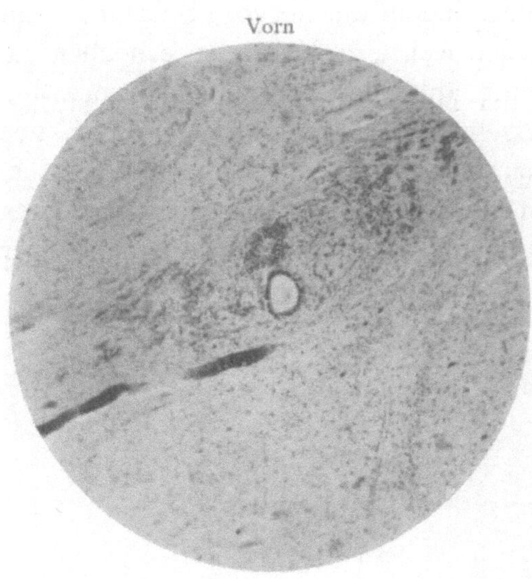

Fig. 93.

Querschnitt aus dem Brustmark des Menschen. Sekundärer Zentralkanal. Vor demselben Haufen von Ependymzellen. Vergrößerung 70 : 1.

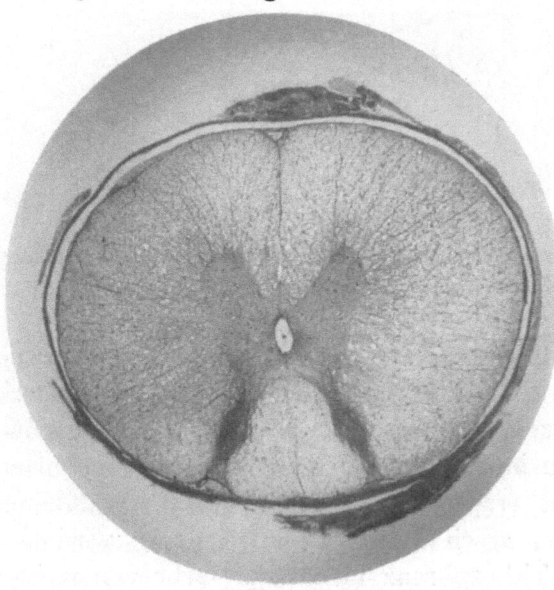

Fig. 94.

Querschnitt aus dem Rückenmark eines erwachsenen Kaninchens. (Traumatische Degeneration nach experimenteller Halbseitenläsion.) Weiter Zentralkanal. Vergrößerung 18 : 1.

keine klinische Bedeutung, nämlich dann, wenn die nervösen Elemente des Rückenmarks nur einfach räumlich verschoben, aber normal ausgebildet sind und infolgedessen auch im späteren Leben in normaler Weise funktionieren.

Schwieriger als die Genese der angeborenen Hydromyelie und des erworbenen
Hydrocephalus internus ist das Auftreten der erworbenen Hydromyelie zu erklären.
Im Gehirn handelt es sich stets um die krankhafte Erweiterung während des
ganzen Lebens persistierender Hohlräume, des Ventrikelsystems, die durch
entzündliche Prozesse (eiterige und tuberkulöse Meningitis, M. serosa ventriculorum)
oder durch mechanische Verhältnisse (Stauung, Rindenatrophie u. dergl.) bedingt
ist. Im Rückenmark des Erwachsenen kommen aber persistierende Hohlräume
von größerer Ausdehnung in der Längsachse des Organs unter normalen Verhältnissen nicht vor. Der erworbene
Hydromyelus muß deshalb auf die passive
Dehnung eines abnormerweise persistierenden Zentralkanals, resp.
enger, sekundärer Kanäle durch Flüssigkeitsansammlung, Lymphstauung infolge
meningitischer Verwachsungen, Druck-
erhöhung im Rückenmark, Tumoren im
Schädel u. dergl. zurückgeführt werden,
wenn man nicht einen primären Wachs-
tumsreiz der Ependymzellen des Zentralkanals annehmen will (Schmaus, Vorlesungen über die pathologische Anatomie
des Rückenmarks, 1901, S. 520).

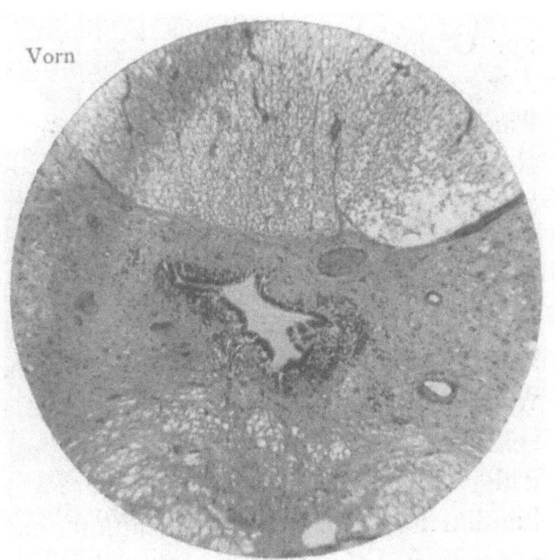

Fig. 95.

Querschnitt aus dem Brustmark des Menschen.
Hydromyelie geringen Grades.
Vergrößerung 70:1.

Diese Erklärung genügt indessen
nicht für andere Formen langgestreckter
Höhlenbildungen im Rückenmark, denen
Ollivier in den zwanziger Jahren des
18. Jahrhunderts den bezeichnenden Namen „Syringomyelie" beigelegt hat. Derartige Höhlen waren vereinzelt schon im 17. Jahrhundert bei Obduktionen angetroffen und als anatomische Kuriosa beschrieben worden. Ollivier hat den
Ausdruck „Syringomyelie" (ἡ σῦριγξ = die Röhre) gewählt und hat damit
treffend zum Ausdruck gebracht, daß es sich bei diesen Höhlenbildungen im
Rückenmark nicht um das Vorhandensein von zirkumskripten, geschlossenen Höhlen,
sondern von röhrenförmigen Hohlräumen handelt, die das Rückenmark
mehr oder weniger in seiner ganzen Länge durchziehen von der Medulla oblongata
an bis in die Nähe des Conus medullaris. Lange Jahrzehnte hindurch behielt aber
die Syringomyelie ein ausschließlich anatomisches Interesse. Man machte die Befunde entweder zufällig, d. h. ohne daß man intra vitam Symptome eines Nerven-
leidens beobachtet hatte, oder man hatte während des Lebens merkwürdige Krankheitserscheinungen festgestellt, die auf eine Läsion des Rückenmarks hinwiesen,

hatte aber nicht vermocht, sie zu deuten. Je mehr sich aber die Befunde von Höhlenbildungen im Rückenmarke häuften, um so sorgfältiger und vollständiger wurde die pathologische Anatomie der Syringomyelie studiert; und so ist es gekommen, daß sie wenigstens im groben zu einem gewissen Abschluß gebracht worden ist, lange bevor der Kliniker es gelernt hatte, das Krankheitsbild am Lebenden zu diagnostizieren.

Um sich zunächst über die Ausdehnung der Syringomyelie in der Längsachse zu orientieren, bitte ich Sie, die folgenden Abbildungen (Fig. 96 u. 96 1 a—k) aus einer Arbeit J. Hoffmanns („Zur Lehre von der Syringomyelie", Deutsche Zeitschrift für Nervenheilkunde, 3. Band, 1892, pg. 26—28) zu beachten. Sie stellen den Rückenmarksbefund bei einem Syringomyeliekranken dar, der längere Zeit hindurch auf der Heidelberger Klinik beobachtet wurde und schließlich im Juli 1889 zur Obduktion kam. Die Erkrankung erstreckt sich hier nahezu auf die ganze Länge des Rückenmarks vom mittleren Lendenmark an bis etwa zur Höhe des Fazialiskernes in der Medulla oblongata (Fig. 96). Die erkrankten Partien des Rückenmarks sind von einem derben pathologischen Gewebe eingenommen, das große, in der Richtung der Rückenmarksachse verlaufende, röhrenförmige Hohlräume einschließt. Schon im mittleren Lendenmark beginnt die pathologische Neubildung und zwar im linken Hinterhorn. Es ist ein keilförmiger Herd, der sich scharf gegen das Gewebe der grauen Substanz abhebt und weder Ganglienzellen noch Nervenfasern in sich einschließt. Er besteht aus einer dichten Gliawucherung. Auf einem Querschnitt durch das mittlere Lendenmark (Fig. 96 1a) schließt die gliöse Neubildung keine Höhle in sich ein und steht mit dem zentralen Ependymfaden, der hier an Stelle des embryonalen Zentralkanals vorhanden ist, in keinerlei Zusammenhang. Außerdem ist auf diesem Rückenmarksquerschnitt die Gegend der Pyramidenseitenstränge schwach abgetönt; es soll damit zur Anschauung gebracht werden, daß hier beiderseits eine absteigende Degeneration der Pyramidenbahn vorliegt, auf deren Ursache wir nachher zu sprechen kommen werden.

Von hier an nimmt die Glianeubildung nach oben allmählich an Umfang zu; sie ist noch in der Höhe des IX. Dorsalsegmentes (Fig. 96 1b) ganz solide und an dieser Stelle etwa von eiförmiger Gestalt. Auf dem Querschnitt nimmt der Tumor bereits fast das ganze linke Hinterhorn ein; er hat auch das hintere Drittel der linken Clarkeschen Säule durchsetzt und reicht nahe an die Peripherie des Rückenmarks, an die Pia, heran. Auch hier ist eine absteigende Degeneration der Pyramidenbahnen vorhanden. In der Höhe des VII.—VIII. Dorsalsegments (Fig. 96 1c) trifft man in der bis dahin soliden, stabförmigen Neubildung eine kleine, epithellose Höhle, die sich, an Ausdehnung kontinuierlich zunehmend und in der Gestalt vielfach wechselnd, nach oben und medianwärts fortsetzt. Zugleich dehnt sich der Tumor auch nach vorn und nach der Mitte zu aus; auf den Querschnitten Fig. 96 1d und e hat er bereits die linke Clarkesche Säule ganz zerstört und zu einer Verdrängung des zentralen Ependymfadens und des rechten Hinterhorns geführt. In Fig. 96 1e hat er auch das linke Vorderhorn

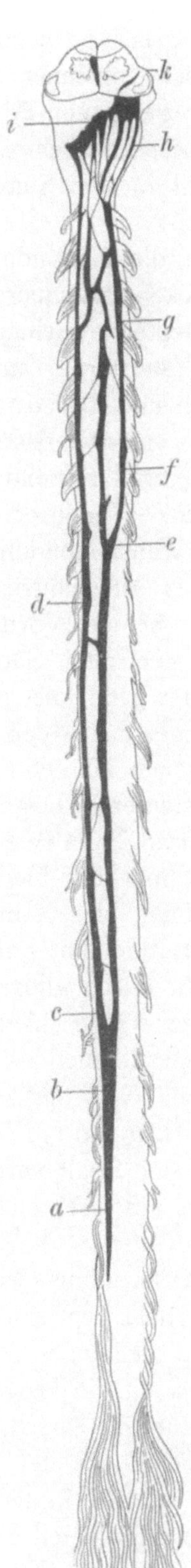

Fig. 96.

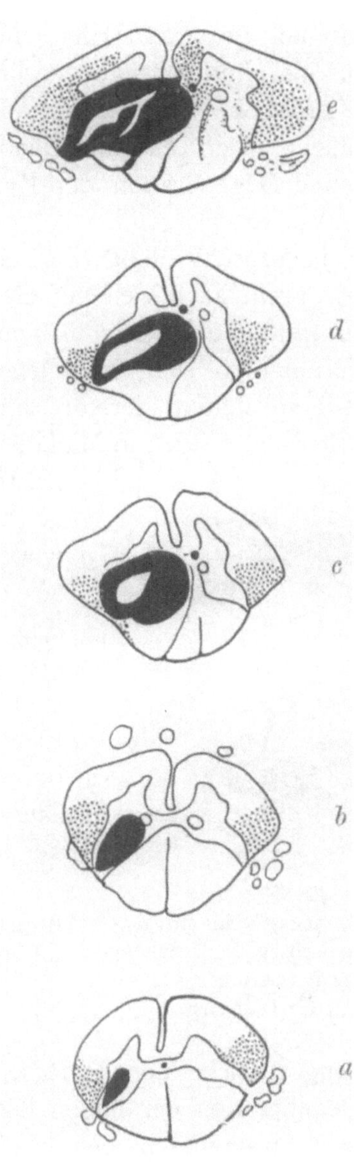

Fig. 96 I.

Fig. 96. Rückenmark eines Syringomyeliekranken. Schematisch; auf die Hälfte der natürlichen Größe verkleinert. Nach J. Hoffmann.

Fig. 96 I. Lenden- und Brustmark eines Syringomyeliekranken. Schematisch. Vergrößerung 3 : 1. Nach J. Hoffmann.

in Mitleidenschaft gezogen. Hier, im oberen Brustmark, greift er schon recht erheblich auf die Hinterstränge der linken Seite über, so daß von ihnen, namentlich vom Burdachschen Strang, nur noch die peripher gelegenen Abschnitte intakt erscheinen. Der zentrale Ependymfaden ist noch deutlich zu sehen, ebenso die absteigende Degeneration der Pyramidenbahnen sowohl in den Seiten-, wie auch in den Vordersträngen.

In der Halsanschwellung (Fig. 96 1f) verbreitert sich die Neubildung sehr erheblich; sie greift auch weit auf die rechte Seite des Rückenmarksquerschnittes über, vielfach ausgebuchtete, zum Teil durch massive Gliasepten voneinander getrennte Hohlräume in sich einschließend. Hier sind die Hinterhörner auf beiden Seiten nahezu vollständig zerstört und auch die Gollschen und Burdachschen Stränge stärker als seither in Mitleidenschaft gezogen. Von einem persistierenden

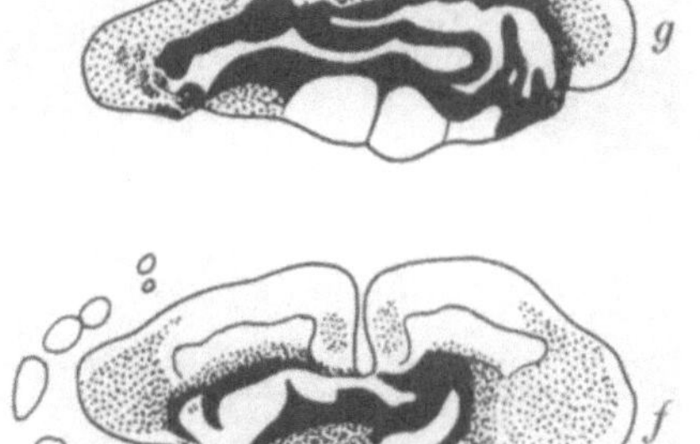

Fig. 96 I.
Rückenmark eines Syringomyeliekranken (Halsanschwellung). Schematisch. Vergrößerung 3 : 1.
Nach J. Hoffmann.

Zentralkanal oder einem zentralen Ependymfaden ist nichts mehr zu sehen. Wenige Segmente weiter oben nimmt die Gewebsneubildung nahezu die ganze Breite des Rückenmarkes ein (Fig. 96 1g). Sie hat die beiden Vordersäulen bis auf einen schmalen, ventralen Saum vollständig zerstört; überhaupt sind die nervösen Elemente auf einen dünnen, an den Hinterhörnern ganz durchbrochenen Mantel reduziert. Zugleich ist hier eine aufsteigende Degeneration der linken Kleinhirnseitenstrangbahn zu erkennen.

In dem unteren Abschnitt der Medulla oblongata (Fig. 96 1h) erscheint der Zentralkanal wieder in normaler Weise, und hinter ihm liegt die Höhle als querer Spalt, durch gliöse Septen in zahlreiche, einzelne Kammern geschieden. Die Gliawucherung erreicht hier beiderseits die Pia mater. Sehr deutlich ist die aufsteigende Degeneration der linken Kleinhirnseitenstrangbahn. Von der Stelle an, wo sich der Zentralkanal in den vierten Ventrikel erweitert (Fig. 96 1i), setzt sich die Affektion aufwärts nur noch auf der rechten Seite fort; der Spalt wird immer enger und die Neubildung endigt schließlich in der Höhe des rechten Fazialiskernes (Fig. 96 1k), wie sie begonnen, als ein solider Gliastreifen.

Dieser Fall ist ein klassisches Paradigma für die Ausbreitung der Syringomyelie im Rückenmark. In anderen Fällen werden Sie natürlich eine andere Lokalisation des Krankheitsprozesses finden, der auf jede beliebige Stelle des Marks übergreifen kann. Vor allem aber wird Sie ein Blick auf die Hoffmannschen Abbildungen überzeugen, daß alle klinischen Symptome, die überhaupt von seiten des Rückenmarks möglich sind, bei der Syringomyelie auftreten können. Aus der anatomischen Lokalisation des Krankheitsprozesses, der sich in der ganzen Länge des Rückenmarks abspielt, aber in den verschiedenen Segmenten eine ganz verschiedene Ausbreitung auf dem Querschnitte hat, resultiert das proteusartige

Krankheitsbild, dessen Mannigfaltigkeit den Klinikern so lange Zeit die Diagnose der Syringomyelie geradezu unmöglich gemacht hat. Hier galt es, aus dem bunten Heer der Krankheitserscheinungen die Kardinalsymptome herauszufinden. Unabhängig voneinander haben Fr. Schultze und Kahler sich dieser Aufgabe gewidmet; seit dem Jahre 1882 haben sie eine Reihe bedeutender Arbeiten veröffentlicht, und wesentlich ihren bahnbrechenden Forschungen, ihrem kritischen Sinne ist es zu danken, daß wir heute die Syringomyelie mit der gleichen Sicherheit diagnostizieren können, wie jede andere Krankheit des Zentralnervensystems. Von neueren Arbeiten sei besonders auf die vorzügliche Monographie von H. Schlesinger (Die Syringomyelie, 2. Aufl., Leipzig u. Wien, 1902) hingewiesen.

Bevor wir nun in eine Besprechung des Wesens der Syringomyelie und ihrer Pathogenese eintreten, möchte ich Ihnen zwei Patienten vorstellen, die an dieser eigenartigen Krankheit leiden. Sie werden sehen, wie bei diesen Patienten der gleiche Krankheitsprozeß zu ganz verschiedenen klinischen Erscheinungen geführt hat. Andererseits aber werden Sie eine Reihe von Symptomen erkennen, die beiden Fällen gemeinsam ist, und dies sind eben die Kardinalsymptome der Syringomyelie.

Der erste Kranke ist von Herrn Kollegen Leop. Laquer auf dem mittelrheinischen Ärztetag in Homburg v. d. H. im Juni 1900 vorgestellt worden. Seine Krankengeschichte ist in der „Zeitschrift für praktische Ärzte", No. 14, 1900, publiziert (Fig. 97 u. 98). Herr Laquer hat den Patienten seit dem Herbste 1889 beobachtet und kürzlich seine Überführung in das Siechenhaus veranlaßt. Im 18. Lebensjahre

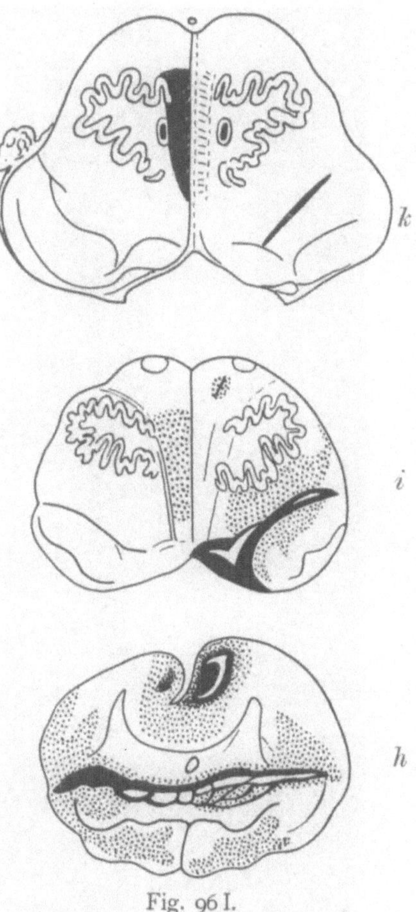

Fig. 96 I.

Medulla oblongata eines Syringomyeliekranken. Schematisch. Vergrößerung 3 : 1. Nach J. Hoffmann.

des Kranken — er ist am 1. April 1871 geboren — war im Verlaufe eines Katarrhs, dem eine Affektion beider Lungenspitzen zugrunde liegt, eine Heiserkeit aufgetreten, die bis heute fortbesteht, und als deren Ursache schon damals von Professor Moritz Schmidt-Metzler eine linksseitige Postikuslähmung festgestellt worden ist. Außerdem bestanden schon im Jahre 1889 eine leichte Parese des linken Gaumensegels und eine Reihe subjektiv empfundener und objektiv nachweisbarer Sensibilitätsanomalien in der linken Gesichtshälfte und am linken Arm. Ganz allmählich traten im Verlauf von 6—7 Jahren zu diesen

Krankheitserscheinungen eine atrophische Lähmung des linken Armes und der Hand, nekrotisierende Prozesse an den Fingergliedern derselben, sowie eine Verkrümmung der Wirbelsäule und eine leichte Parese der rechten Hand und des linken Beines hinzu, so daß der Patient im April 1896 genötigt war, seine Berufs-

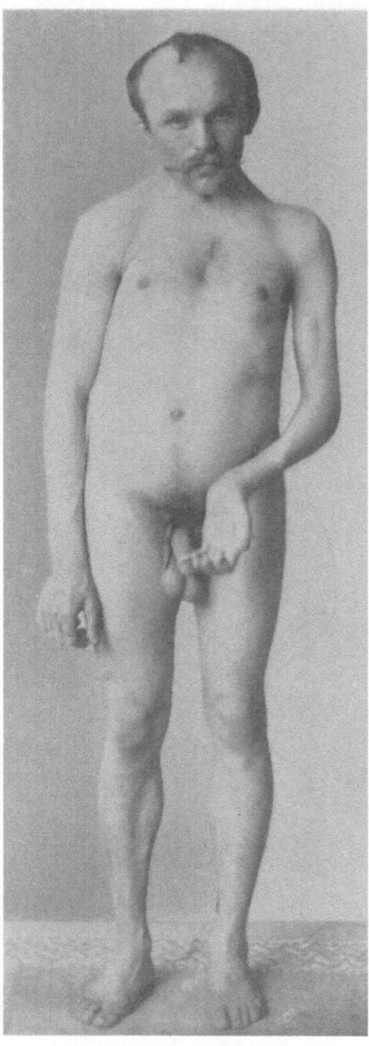

Fig. 97.

Syringomyelie, Hydrocephalus internus. Aufnahme: Juni 1900.

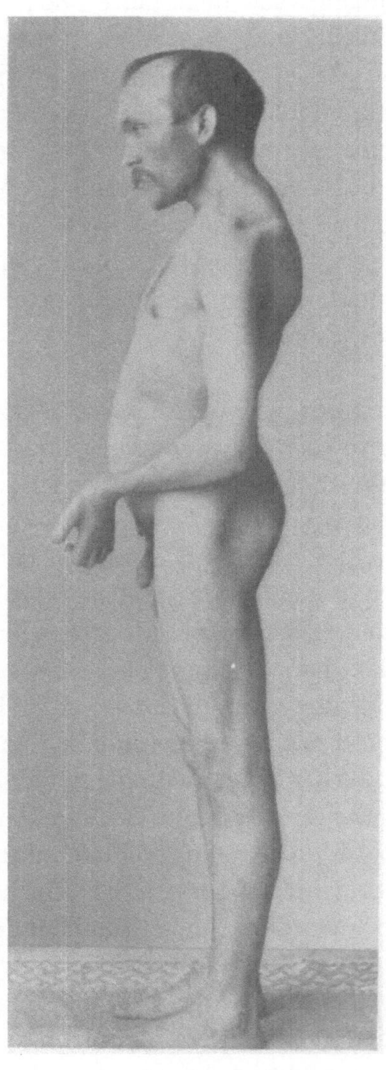

Fig. 98.

Syringomyelie, Hydrocephalus internus. Nach Laquer. Aufnahme: Juni 1900.

tätigkeit als Gürtler aufzugeben. Erst im Laufe des letzten Jahres hat sich das Krankheitsbild derart entwickelt, wie wir es heute vor uns sehen.

Im Vordergrund stehen z. Zt. motorische Lähmungserscheinungen an den Extremitäten (Fig. 99). Sie sind auf der linken Seite wesentlich stärker als auf der rechten und tragen an beiden Armen in unverkennbarer Weise die Charaktere der schlaffen, an beiden Beinen dagegen die Charaktere der spastischen Lähmung.

Der linke Arm des Kranken ist vollständig unbeweglich; schlaff im Schultergelenk herabhängend, steht er im Ellbogengelenk in stumpfwinkeliger Beugekontraktur, während Hand und Finger die sogen. Krallenstellung, die „main en
griffe", zeigen. Sehr deutlich ist die hochgradige Atrophie des linken Arms und
Schultergürtels. Die sämtlichen kleinen Handmuskeln sind mehr oder weniger

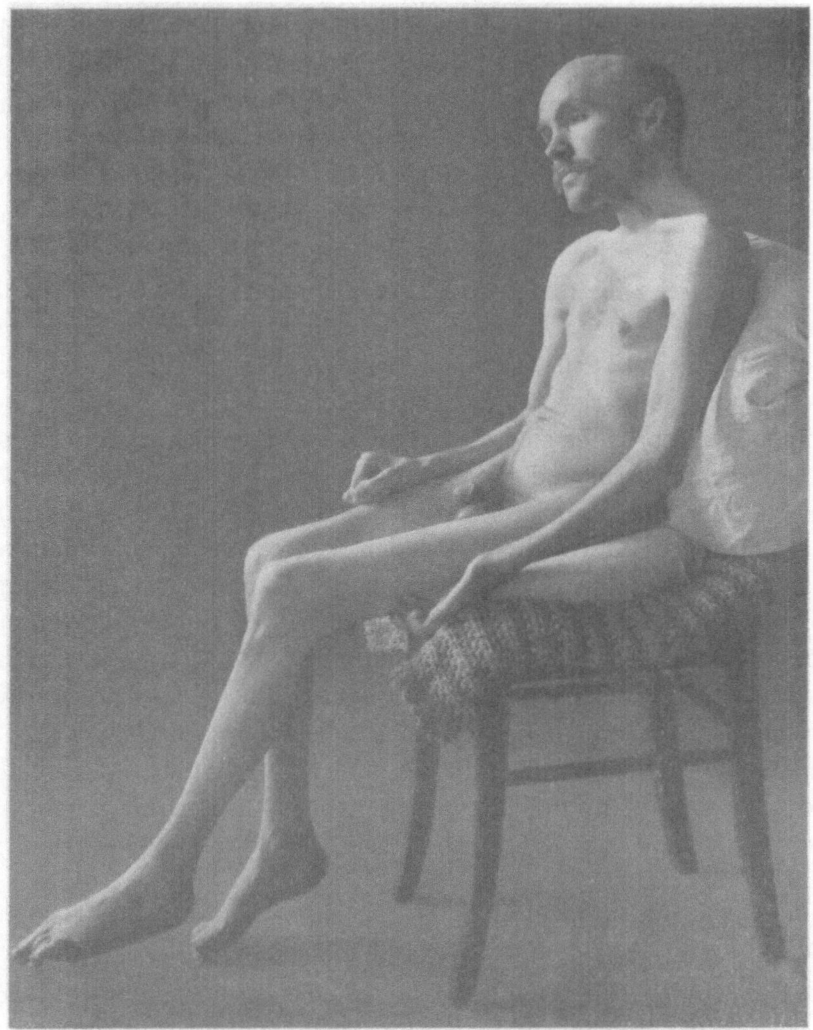

Fig. 99.

Syringomyelie, Hydrocephalus internus. Eigene Beobachtung. Aufnahme: Februar 1906.

atrophisch, ebenso die Strecker und Beuger des Unterarms, weniger die Mm. biceps
und triceps, sehr auffällig aber wieder die gesamte Schultermuskulatur. Dabei
sind namentlich in dem linken M. biceps lebhafte fibrilläre Zuckungen sichtbar.
Entsprechend der hochgradigen Atrophie und der kompletten Lähmung ist die
elektrische Erregbarkeit in den Nerven und Muskeln des linken Arms fast überall
vollständig erloschen; an einzelnen Stellen ist noch EaR. vorhanden. Die Sehnen

und Periostreflexe fehlen gänzlich. Am linken Bein dagegen ist eine erkennbare Atrophie nicht vorhanden; die Muskulatur zeigt ein normales Volumen und normale elektrische Erregbarkeit, aber eine hochgradige Schwäche und enorme Spasmen, die bei jedem aktiven und passiven Bewegungsversuch, vor allem aber auch in der ungemein großen Lebhaftigkeit der Sehnenreflexe, zum Ausdruck kommen. Schon bei leichtem Beklopfen der Patellarsehne zeigt sich ein äußerst lebhaftes Kniephänomen, ein förmlicher Patellarklonus; ebenso tritt bei der Perkussion der Achillessehne ein langanhaltender Fußklonus auf. Auch das Babinskische Phänomen, die isolierte Dorsalflexion der großen Zehe, ist am linken Fuße vorhanden und zwar in einer Stärke, die manchmal zu einem isolierten Klonus der großen Zehe führt. Und wenn wir jetzt den Patienten auffordern, abwechselnd das linke und das rechte Bein an den Rumpf heranzuziehen, so sehen Sie wohl deutlich, daß am linken Bein, gleichzeitig mit der Beugung im Knie- und Hüftgelenk, der Fuß durch eine unbewußte Anstrengung des M. tibialis anterior dorsalflektiert wird, während beim Anziehen des rechten Beines diese Mitbewegung des Fußes nicht eintritt. v. Strümpell hat schon vor langen Jahren auf diese eigenartige Erscheinung aufmerksam gemacht, die er Tibialisphänomen nennt.

Weniger ausgesprochen sind die Erscheinungen der schlaffen bezw. spastischen Lähmung am rechten Arm und Bein unseres Patienten; dafür ist aber die Lokalisation der Muskelatrophie am rechten Arm um so charakteristischer. Es ist der bekannte Duchenne-Aransche Typus der progressiven spinalen Muskelatrophie: an der Hand eine Atrophie der Muskulatur des Daumen- und Kleinfingerballens, der Mm. interossei und lumbricales, am Oberarm und Schultergürtel eine Parese und Atrophie der Mm. deltoideus, supra- und infraspinatus, trapezius und latissimus dorsi. Auch hier sind in den einzelnen Muskeln deutliche fibrilläre Zuckungen und EaR. vorhanden. Die Sehnenreflexe sind ebenfalls erloschen. Die spastische Parese des rechten Beines ist nur sehr gering. Kniephänomen und Achillessehnenreflex sind äußerst lebhaft; Fußklonus dagegen, die Babinskische Dorsalflexion der großen Zehe und das Strümpellsche Tibialisphänomen sind nicht vorhanden.

Neben diesen motorischen Lähmungserscheinungen an den Extremitäten besteht jetzt eine Parese des linken Gaumensegels (M. pharyngopalatinus) und eine komplette linksseitige Rekurrenslähmung (Unbeweglichkeit des linken Stimmbandes in Kadaverstellung), die aus der bereits vor 17 Jahren nachgewiesenen, linksseitigen Postikuslähmung hervorgegangen ist und zu einer leichten Atrophie des linken Stimmbandes geführt hat. Die Sprache ist infolgedessen heiser und hat einen nasalen Beiklang. Auch die Muskulatur des Pharynx ist beteiligt; das Schlucken fällt dem Kranken schwer, und zeitweise gelangen dabei Speiseteile, namentlich Flüssigkeiten, in die Nase. Dagegen ist in der Gesichts-, Zungen- und Kaumuskulatur eine Störung nicht nachzuweisen. Wohl aber sind der linke N. abducens und einzelne Äste des linken N. oculomotorius paretisch; es sind Doppelbilder vorhanden infolge leichter Parese der Mm. rectus lateralis und medialis und des M. obliquus inferior der linken Seite. Auch sind die Pupillen different; die linke ist enger als die rechte und irregulär; aber beide reagieren prompt auf Licht und bei Konvergenzbewegungen der Bulbi. An beiden Augen besteht ein sehr lebhafter Nystagmus rotatorius; der Augenhintergrund ist völlig normal.

Gleich schwere Krankheitserscheinungen wie auf motorischem Gebiete bestehen auch in der sensiblen Sphäre, und auch hier sind sie, von den Beinen abgesehen, auf der linken Körperseite wesentlich intensiver als auf der rechten und an den Armen erheblich früher aufgetreten und ausgesprochener als an den Beinen (Fig. 100). An der Haut der linken Gesichtshälfte ist die Temperatur- und

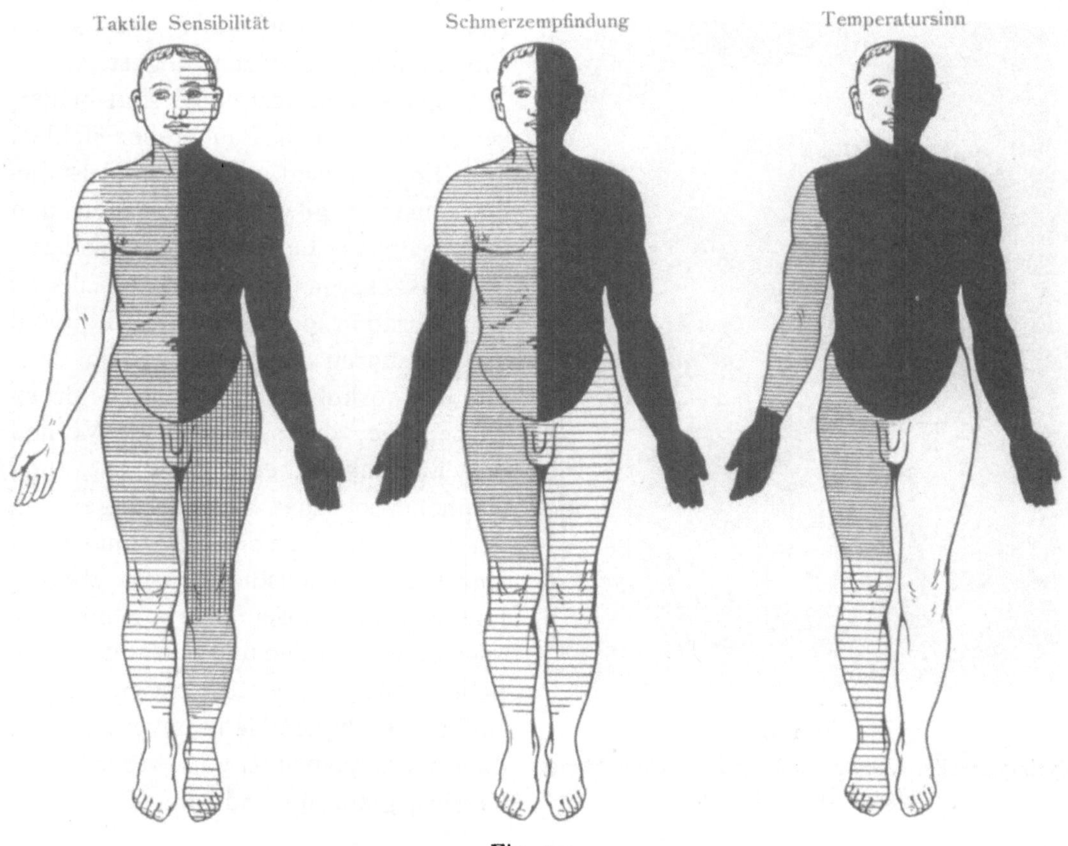

Fig. 100.

[Störungen der Sensibilität in einem Falle von Syringomyelie (Fall I). Eigene Beobachtung.

Schmerzempfindung vollkommen erloschen; auf der rechten Seite dagegen wird kalt und warm prompt und deutlich voneinander unterschieden, und schmerzhafte Reize werden als solche wahrgenommen. Die taktile Sensibilität ist auf der rechten Seite des Gesichts vollkommen normal und links nur in relativ geringem Grade herabgesetzt. Auf der linken Seite des Rumpfes sind alle Qualitäten der Empfindung total erloschen; auf der rechten Seite nur der Temperatursinn, während taktile Sensibilität und Schmerzempfindung hochgradig herabgesetzt sind. Am linken Arm sind gleichfalls alle Qualitäten der Empfindung vollständig aufgehoben; am rechten Arm und an der Hand ist die taktile Sensibilität bis zum oberen Drittel des Oberarms gänzlich normal, die Schmerzempfindung ist im gleichen Gebiet erloschen, der Temperatursinn ist nur an der Hand und am unteren Viertel des Unterarms aufgehoben, am übrigen Arm dagegen ziemlich stark herabgesetzt. Am rechten Oberschenkel und an der oberen Hälfte des rechten Unterschenkels sind alle Qualitäten der Empfindung herabgesetzt und zwar am Oberschenkel mehr als am Unterschenkel. Am rechten Fuß dagegen ist nur noch eine Herabsetzung des Temperatursinnes nachzuweisen. Am linken Bein ist die taktile Sensibilität noch stärker herabgesetzt als am rechten, die Schmerzempfindung dagegen schwächer, und der Temperatursinn ist, von einer verspäteten Empfindung abgesehen, ungestört.

Die Kremasterreflexe sind beiderseits vorhanden, die Bauchreflexe fehlen.

Endlich sind noch besonders bemerkenswert gewisse Anomalien und krankhafte Veränderungen des Skeletts: die ausgesprochene hydrocephalische Konfiguration des Schädels, die wohl als angeboren aufgefaßt werden darf, die Kyphoskoliose der oberen Brustwirbelsäule, die sich erst im Verlauf der Erkrankung entwickelt hat, und trophoneurotische Veränderungen an der linken Hand, an deren Endphalangen einzelne Knochenstücke nach wiederholten, schmerzlosen Eiterungen nekrotisch geworden sind und sich abgestoßen haben. Auch vasomotorische Störungen sind an der linken Hand unverkennbar; die Haut derselben ist von livider Farbe, haarlos, glänzend und ohne Falten.

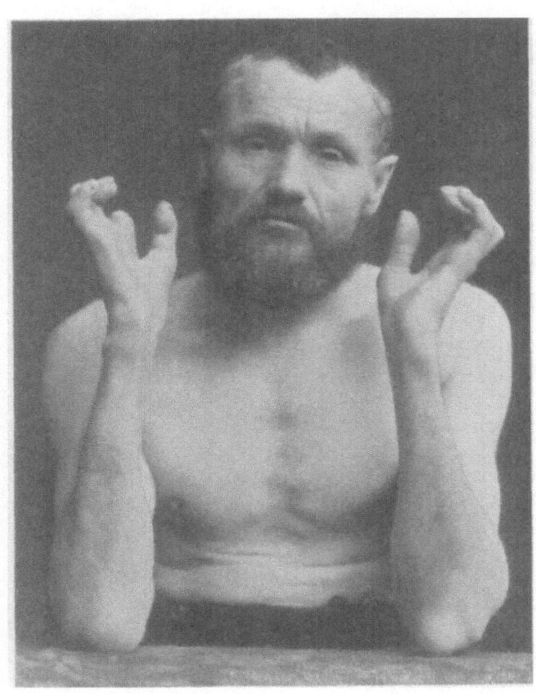

Fig. 101.

Syringomyelie. Verstümmelung der rechten Hand.
Eigene Beobachtung.

Bei dem zweiten Patienten stehen gerade derartige vasomotorisch-trophische Störungen der Haut und der tieferliegenden Gewebe an den beiden Händen im Vordergrund des Zustandsbildes. Auch seine Krankengeschichte ist bereits — wenigstens bis zum Jahre 1895 — von Karl Müller in der Deutschen Medizinischen Wochenschrift, 1895, S. 210 mitgeteilt worden. Im Jahre 1874 stürzte der Kranke 20 Meter tief von einem Neubau herunter und zog sich durch diesen Unfall eine schwere Quetschung der Wirbelsäule zu, die von einer monatelang anhaltenden Lähmung der Beine gefolgt war. Dreizehn Jahre später — 1887 — im 31. Lebensjahre des Kranken hat sein jetziges Leiden mit häufig wiederkehrenden phlegmonösen Prozessen, Knochennekrose, Panaritien und Schrundenbildung, zuerst an der rechten, drei Jahre später auch an der linken Hand begonnen. Infolgedessen zeigen die Hände unseres Kranken (Fig. 101 und 102) hochgradige Verstümmelungen, die zum Teil durch spontane Abstoßung von Phalangen zustande gekommen, zum Teil die Folge wiederholter operativer Eingriffe, von Amputationen und Exartikulationen, sind. Neben den vielen Narben sind gerade jetzt frische Wunden an der rechten Hand des Kranken vorhanden. Sie rühren von einer Verbrennung her, die sich der Kranke vor 14 Tagen zugezogen hat, ohne es zu merken, als er sich am Ofen wärmen wollte. Er wurde erst auf die Verletzungen aufmerksam, als seine Kleider in Flammen standen. Verbinden läßt er sich die Wunden nicht und nimmt überhaupt tunlichst keine ärztliche Hilfe in Anspruch, weil er nicht den leisesten Schmerz empfindet. Diesem auffallend gleichgültigen Verhalten des Kranken, Verletzungen gegenüber, entsprechen

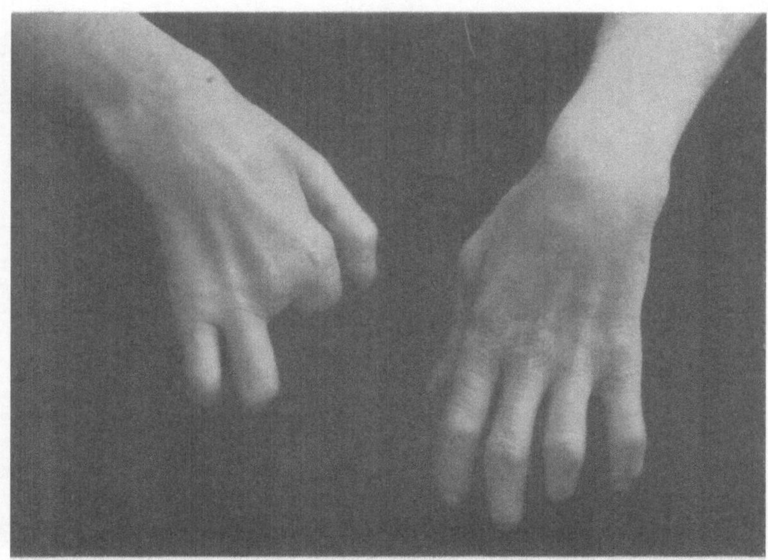

Fig. 102.

Syringomyelie. Verstümmelung der rechten Hand, degenerative Muskelatrophie an der linken Hand. Eigene Beobachtung.

hochgradige Störungen der Sensibilität, und aus den Umständen, unter denen sich der Kranke die Verbrennung zugezogen hat, dürfen wir schließen, daß diese Sensibilitätsstörungen in besonders hohem Grade den Temperatur- und Schmerzsinn betreffen. Tatsächlich ist die Temperaturempfindung an keiner einzigen Stelle des Körpers ganz normal (Fig. 103). Vollständig aufgehoben ist sie am rechten Arm und im Gebiet des oberen Astes des rechten N. trigeminus; am besten erhalten ist sie auf der linken Seite der Brust und des Bauches, an der linken Schulter und an beiden Oberschenkeln. An den Beinen ist lediglich die Empfindung für höhere Temperaturen erloschen, während kalt meist richtig wahrgenommen wird. Die Schmerzempfindung ist auf der rechten Seite des Gesichts und Rumpfes und an beiden Armen völlig aufgehoben; mehr oder weniger herabgesetzt ist sie auf der linken Gesichtshälfte und an beiden Beinen, am stärksten an beiden Unter-

schenkeln. Normal ist sie an der linken Seite des Rumpfes und an der linken
Schulter. Die Störungen der taktilen Sensibilität betreffen die gleichen Haut-
gebiete wie die Störungen der Schmerzempfindung. Vollständig erloschen ist der
Tastsinn auf der rechten Gesichts- und Rumpfseite und am rechten Arm, herabgesetzt an der linken Seite des Gesichts, am linken Arm und an beiden Beinen
und zwar an den Füßen und Unterschenkeln wesentlich stärker als an den Oberschenkeln, am stärksten an den Füßen. Normal ist er nur an der linken Seite
des Rumpfes und an der linken Schulter.

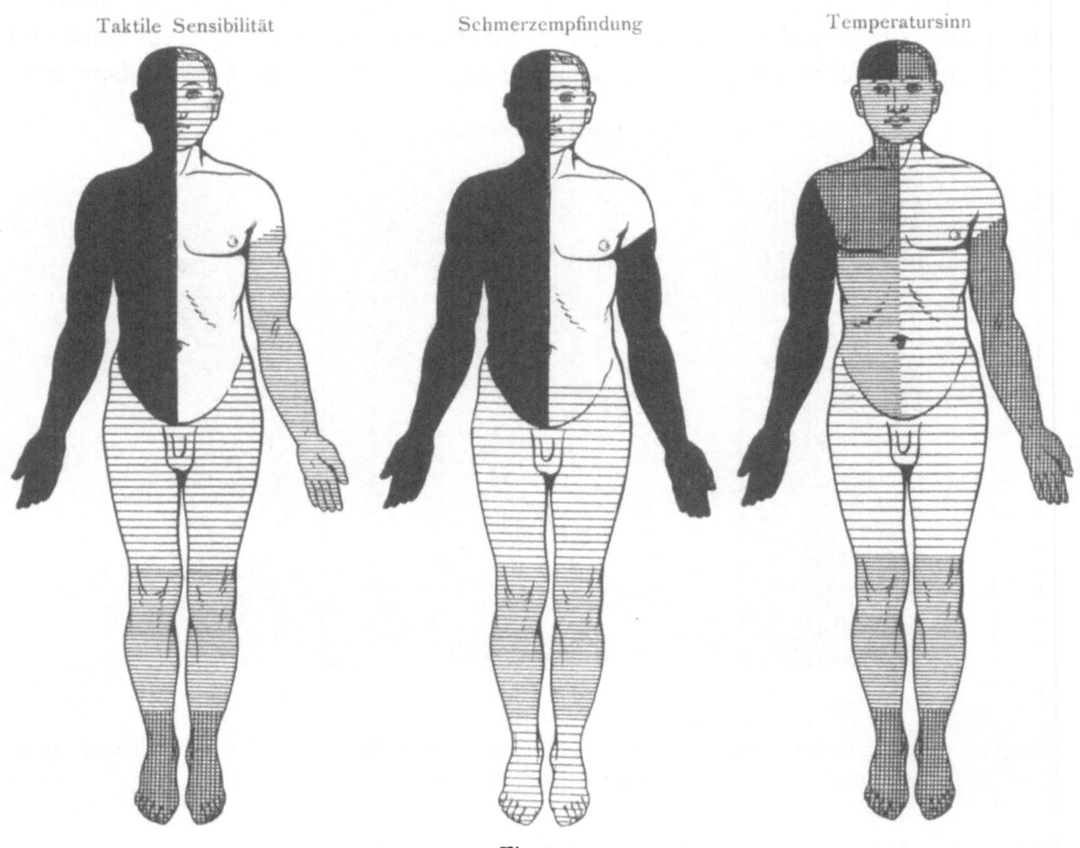

Fig. 103.
Störungen der Sensibilität in einem Falle von Syringomyelie (Fall II). Eigene Beobachtung.

Auch subjektive Störungen der Sensibilität fehlen nicht. Der Kranke klagt
über Parästhesien aller Art, über das Gefühl von Taubsein und Ameisenlaufen in
den Extremitäten, namentlich auf der rechten Seite. Wie stark die vasomotorische
Erregbarkeit seiner Haut ist, sehen Sie ohne weiteres. Hier an der linken Weiche
hat sich, freilich etwas verspätet, eine hochgradige und lange anhaltende Röte
eingestellt, nachdem ich nur ganz kurz ein Reagenzröhrchen mit heißem Wasser
hingehalten habe. Und wenn wir auch nur leicht mit der Nadelspitze über die
Haut des Kranken streichen, treten unverzüglich die Erscheinungen der Dermo-
graphie sehr deutlich auf. Als auffällige Störung der Sekretion ist hervorzuheben,

daß der Kranke auf der rechten Seite erheblich stärker transpiriert als auf der linken. Man hat bei ihm früher einmal diese einseitige Hyperidrosis experimentell durch vorsichtige Injektionen kleiner Pilokarpingaben hervorgerufen.

Auch hier hat sich wie in dem ersten Fall während des Verlaufes der Krankheit eine Verkrümmung der Wirbelsäule entwickelt und zwar eine Kyphose der unteren Brustwirbel und eine Lordose der oberen Brust- und der Lendenwirbelsäule.

Motorische Lähmungserscheinungen der Extremitäten intensiveren Grades fehlen, so daß der Kranke noch ganz gut imstande ist, grobe Arbeiten zu verrichten. Noch jetzt ist er im Sommer meistens bei der Trottoirreinigung beschäftigt, während er die Herbst- und Wintermonate im Siechenhause zu verbringen pflegt. Aber an beiden Händen ist eine deutliche Atrophie der kleinen Handmuskeln vorhanden, die im Laufe der letzten 12 bis 15 Jahre entstanden sein und ganz allmählich zugenommen haben soll. Betroffen sind besonders die Muskulatur des Daumen- und Kleinfingerballens, die Mm. interossei und lumbricales. Es ist wiederum das Bild des Duchenne-Aranschen Typus der progressiven spinalen Muskelatrophie.

Wie im ersten Falle sind auch hier die Pupillen different und nicht ganz kreisrund. Sie reagieren aber vollkommen normal auf Licht und bei der Konvergenz; Augenmuskellähmungen und Nystagmus fehlen. Die ophthalmoskopische Untersuchung ergibt keine Anomalie des Augenhintergrundes. Die Sprache ist etwas zischend, mit nasalem Beiklang. Sie soll erst im Laufe der Erkrankung so geworden sein.

Bei dem ersten Kranken haben wir an den Beinen ganz ausgesprochen spastische Erscheinungen getroffen: lebhafte Patellar- und Achillessehnenreflexe, die Babinskische Dorsalflexion der Großzehe und das Strümpellsche Tibialisphänomen. Dies ist hier nicht der Fall. Im Gegenteil, die Kniephänomene sind beiderseits erloschen; auch die Achillessehnenreflexe fehlen, und außerdem bestehen wie bei der Tabes auch leichte Koordinationsstörungen an den Unterextremitäten. Das Rombergsche Symptom ist in einem auffallend starken Maße vorhanden. Wenn der Kranke einen Augenblick mit geschlossenen Augen und Füßen stehen soll, droht er sofort hinzustürzen. Wie bei der Tabes ist auch hier die Libido sexualis seit Jahren erloschen. Erektionen treten nicht mehr auf. Auch eine Blasenschwäche ist vorhanden; der Kranke kann oft den Urin nicht halten, wenn er nicht alsbald Gelegenheit zum Urinieren hat.

Während wir also im ersten Falle an den Unterextremitäten Erscheinungen der Pyramidenseitenstrangerkrankung beobachtet haben, sind es hier Symptome von seiten der Hinterstränge, die das Krankheitsbild komplizieren, in beiden Fällen Erscheinungen von seiten der weißen Substanz des Rückenmarks. Gemeinsam aber ist beiden Fällen ein Kern von Krankheitserscheinungen:

1. trophische Störungen, die man zweckmäßigerweise aus praktischen Gründen trennt in: a) progressive Muskelatrophien spinalen Ursprungs mit den davon abhängigen Lähmungserscheinungen und b) trophische Störungen der anderen

Gewebe, der Haut, des Unterhautzellgewebes und der Knochen, sowie vasomotorische und sekretorische Anomalien, und

2. die dissoziierte Empfindungslähmung, d. h. ein Erlöschen des Temperatur-
und Schmerzsinnes bei völliger Intaktheit oder verhältnismäßig geringer Alteration
der Tastempfindung.

Dies sind die Kardinalsymptome der Syringomyelie; sie sind
charakteristisch für die Erkrankung der grauen Substanz des
Rückenmarks.

Versuchen wir jetzt einmal — wenigstens für den zuletzt demonstrierten Fall
—, uns eine Vorstellung über die Ausdehnung des Krankheitsprozesses in der
Längsachse des Rückenmarks zu bilden. Wichtige Anhaltspunkte für die obere
und untere Grenze desselben gewinnen wir aus zwei der beobachteten klinischen
Erscheinungen, aus der Sensibilitätsstörung auf der rechten Gesichtshälfte des
Kranken und aus dem Fehlen der Sehnenreflexe an seinen Beinen. Wir wissen,
daß die Gefühlsnerven für das Gesicht in der spinalen, sog. „aufsteigenden"
Wurzel des N. trigeminus enthalten sind, deren Kerne in den grauen Hintersäulen
etwa von der Mitte des Halsmarks an nach der Medulla oblongata zu liegen. Die
charakteristische Sensibilitätsstörung im Gesicht, die wir bei unserem Kranken
festgestellt haben, nötigt uns zur Annahme einer Läsion dieser Gegend. In dem
oberen Drittel des Halsmarks haben wir also in unserem Falle das obere Ende
des Krankheitsprozesses zu lokalisieren. Andererseits kennen wir die Reflexbögen
im Rückenmark für die Kniephänomene und die Achillessehnenreflexe. Der Reflexbogen für das Kniephänomen geht durch das II., III. und IV. Lumbalsegment und
die entsprechenden Wurzeln, für den Achillessehnenreflex kommt das V. Lumbal-
und das I. und II. Sakralsegment in Frage (Oppenheim). Bei unserem Kranken
sind die Sehnenreflexe an den Beinen völlig erloschen, und da eine Lähmung oder
Parese der Mm. quadriceps femoris und gastrocnemius nicht nachweisbar ist,
müssen wir die Unterbrechung des Reflexbogens auf seiner sensiblen, zentripetalen
Seite suchen und zwar — entsprechend unserer Annahme einer Erkrankung des
Rückenmarks — im Marke selbst. So kommen wir schon in die untersten, über
dem Conus medullaris gelegenen Rückenmarkssegmente hinein. Hier haben wir
in unserem Falle das untere Ende des syringomyelitischen Prozesses zu lokalisieren.

Ich sage absichtlich „oberes und unteres Ende"; denn der Ausgangspunkt
des ganzen Prozesses liegt wohl an derjenigen Stelle des Rückenmarks, wo er
noch jetzt die größte Querschnittsausdehnung besitzt, und durch deren Läsion er
seinerzeit die ersten klinischen Erscheinungen gemacht hat. Dies ist die Halsanschwellung, wie es meistens der Fall zu sein pflegt; denn bei unserem Kranken
hat das Leiden mit schweren trophischen Störungen an den Oberextremitäten,
mit Mutilationen an der rechten Hand, begonnen. Wir glauben also zu der Annahme berechtigt zu sein, daß in unserem Falle der syringomyelitische Krankheitsprozeß das Rückenmark in seiner ganzen Längsrichtung durchsetzt, vom oberen
Halsmark an bis in die Nähe des Conus medullaris, und daß er seine mächtigste

Breitenausdehnung in der Halsanschwellung besitzt. Wie weit wir es hier aber mit einer soliden Gliawucherung zu tun haben, und in welcher Ausdehnung, bezw. in welchen Rückenmarkssegmenten es zur Höhlenbildung gekommen ist, können wir natürlich intra vitam nicht beurteilen.

19. Drei weitere Fälle von Syringomyelie.

Bevor wir die Kardinalsymptome der Syringomyelie im einzelnen betrachten, möchte ich Ihnen drei weitere Fälle in verschiedenen Stadien der Erkrankung zeigen.

Der erste Patient ist ein 53 jähriger Tongräber, der erblich nicht zu Nervenkrankheiten disponiert und bis vor 5 Jahren niemals krank gewesen ist. Damals hat der Kranke bei der Arbeit einen schweren Unfall erlitten. Er wurde durch abrutschendes Erdreich verschüttet, wobei ihm ein mächtiger Klumpen Ton auf das linke Knie aufschlug und das Gelenk verletzte. Wie wir aus den Akten wissen, hat es sich um eine Kontusion des Kniegelenks und um eine Fraktur des Unterschenkels mit Dislokation der Fibula gehandelt, also um ziemlich schwere Verletzungen, die indessen im Verlauf von Monaten mit einer kaum nennenswerten Deformierung des linken Kniegelenks ausgeheilt sind. Das linke Bein ist immer steif und kraftlos geblieben. Infolgedessen wird dem Kranken das Gehen schwer und verursacht ihm zeitweilig Schmerzen im linken Knie selbst und in der Kreuzbeingegend. Wie es in solchen Fällen häufig zu gehen pflegt, wurde die Vollrente, die der Kranke 8 Monate lang bezogen hatte, allmählich immer mehr gekürzt, auf 60 %, dann auf 30 %, und schließlich wurde sie vor 3 Jahren auf 20 % festgesetzt; nicht etwa, weil eine wesentliche Besserung im Zustand des Verletzten eingetreten wäre, sondern weil, wie der ominöse Vordruck in den Formularen der Berufsgenossenschaften lautet: „durch den fortgesetzten Gebrauch des verletzten Gliedes eine größere Gewöhnung an die Folgen des Unfalls eingetreten war." Steifheit im Kniegelenk und Schwäche des linken Beins bestanden unterdessen unverändert fort. Auch im Oberschenkel und in der Schenkelbeuge traten Schmerzen auf, und nach 2 Jahren stellte sich auch eine Schwäche und Abmagerung im linken Arm und an der Hand ein. Von diesem Zeitpunkt an hat sich das Leiden des Kranken allmählich immer mehr verschlimmert. Bald zeigte sich auch in der rechten Hand eine zunehmende Kraftlosigkeit, verbunden mit Taubheitsgefühl und mannigfachen Parästhesien, die besonders bei kühler, regnerischer Witterung den Kranken stark belästigen. Und jetzt wurde es klar, daß es sich bei ihm nicht um eine örtliche Erkrankung des ursprünglich verletzten linken Beines, sondern um ein allgemeines Nervenleiden handelt.

Sehen wir zunächst einmal von der Gehstörung ab, die zum größten Teil durch die Verletzung und ihre unmittelbaren Folgen bedingt ist.

Im Vordergrund des gegenwärtigen Zustandsbildes stehen motorische Lähmungserscheinungen an den Extremitäten, die rechts und links nicht gleich stark sind. Die Parese der Arme ist eine atrophische. Die Motilität des linken Arms zeigt im Schultergelenk keine erhebliche Beschränkung trotz deutlicher Atrophie der Muskulatur (Mm. trapezius und rhomboidei). Wohl aber stehen beide Schulterblätter etwas ab; das linke ist gleichzeitig herabgesunken. Im Ellbogengelenk wird der Arm in leichter Beugestellung gehalten; Hand und Finger zeigen die sogen. „Krallenstellung". Die kleinen Hand- und Vorderarmmuskeln sind sämtlich mehr oder weniger atrophisch; es sind hier ziemlich lebhafte fibrilläre Zuckungen vorhanden; auch ist EaR. nachweisbar. Die Trizepssehnenreflexe und die Periostreflexe am Unterarm sind erloschen.

Ganz ähnlich ist der Befund an der rechten Oberextremität; auch hier ist die Lokalisation der Muskelatrophie annähernd die gleiche wie links; es ist der Duchenne-Aransche Typus der progressiven spinalen Muskelatrophie.

Die Paraparese der Beine ist nur sehr gering, aber im Gegensatz zur atrophischen Lähmung der oberen Extremitäten von spastischem Charakter. Links ist die Beurteilung natürlich durch die alte Kniegelenksverletzung sehr erschwert; aber eine gewisse Hypertonie der Muskulatur, namentlich der Beuger, ist sicher vorhanden. Rechts sind bei passiven Bewegungen deutliche Spasmen zu fühlen. Die grobe Kraft ist beiderseits erheblich herabgesetzt. Die Kniephänomene und Achillessehnenreflexe sind sehr lebhaft. Fußklonus und Babinskische Dorsalflexion der Großzehe sind nicht zu erzielen.

Die Sprache des Kranken ist heiser infolge einer linksseitigen Postikusparese. Die übrigen motorischen Hirnnerven sind nicht in den Krankheitsprozeß einbezogen. Die Pupillen reagieren normal; Nystagmus ist nicht vorhanden.

Den Klagen des Kranken über Taubheit und Abstumpfung des Gefühls an Händen und Füßen, über Prickeln und Kältegefühl entsprechen recht hochgradige, objektiv nachweisbare Störungen der Sensibilität. Das Ergebnis einer subtilen Prüfung der verschiedenen Qualitäten der Empfindung zeigt Figur 104, in der die Ausfallsgebiete der taktilen Sensibilität, der Schmerzempfindung und des Temperatursinns gesondert eingezeichnet sind. Eine grobe Störung der Berührungsempfindlichkeit ist nicht vorhanden. Auch an beiden Händen, an denen der Kranke über eine Abstumpfung des Gefühls klagt, empfindet er selbst leichte Berührungen mit einem Wattebausch ganz gut. Nur am linken Bein ist die taktile Sensibilität in geringem Maße herabgesetzt. Anders ist es mit der Schmerzempfindung und dem Temperatursinn. Die erstere ist an den linksseitigen Extremitäten abgeschwächt, am Bein mehr als am Arm, besonders am Unterschenkel und Fuß. An der Außenseite des linken Unterschenkels ist an einer nicht scharf abgrenzbaren Stelle von etwa Handtellergröße eine komplette Analgesie vorhanden. Hier werden selbst tiefe Nadelstiche nicht als schmerzhaft empfunden. An den rechtsseitigen Extremitäten, am Rumpf und Kopf läßt sich eine Störung der Schmerzempfindung nicht nachweisen. Auch die Alteration des Temperatursinns betrifft ausschließlich die linke Körperseite und zwar in toto. Hauptsächlich ist die Wärmeempfindung gestört, während Kälte fast überall deutlich empfunden wird. Am ausgesprochensten ist die Störung am| linken Fuß und an der Hand.

Endlich sind noch trophoneurotische Veränderungen an beiden Händen bemerkenswert. Verschiedene Metakarpophalangealgelenke sind aufgetrieben. Auf dem Handrücken ist das Unterhautzellgewebe geschwunden und die Haut dünn, haarlos und glänzend; an der Volarseite ist die Haut dagegen verdickt und mit zahlreichen Rissen und Schrunden bedeckt.

Die vierte Kranke ist eine 42jährige Scheuerfrau. Vor 3½ Jahren hat sie sich beim Putzen in einer Metzgerei ein langes, schmales Metzgermesser, das sie

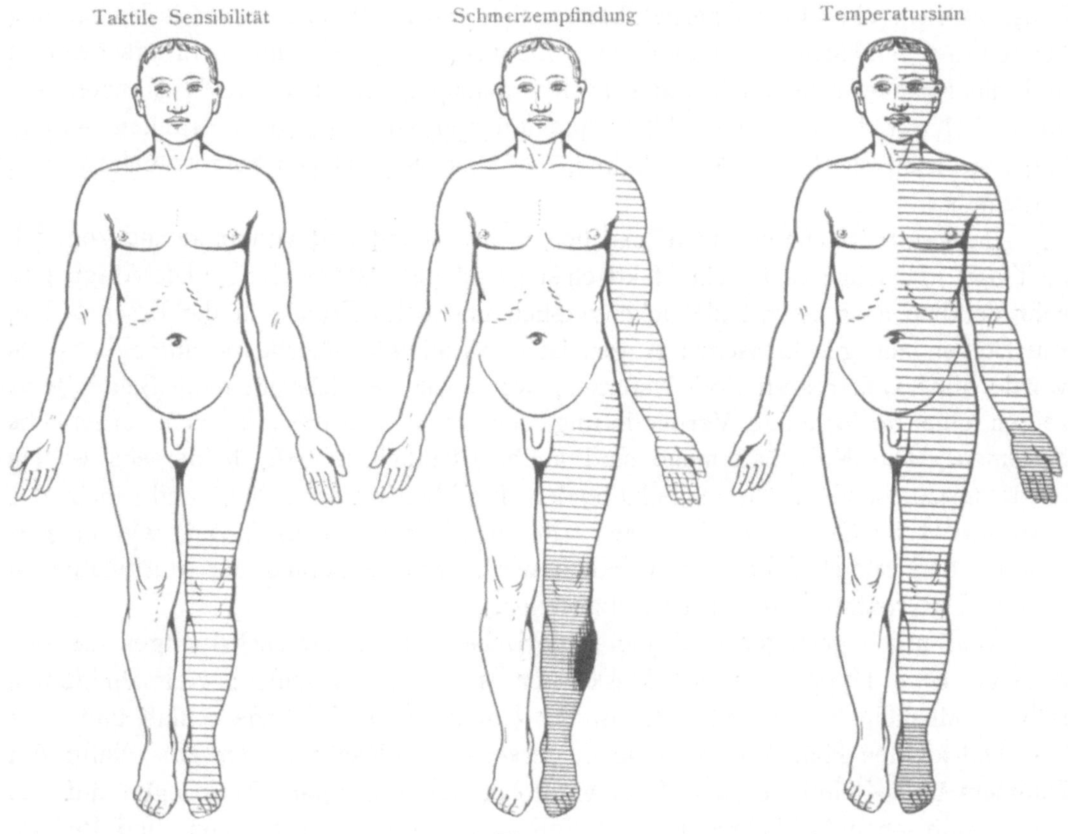

Fig. 104.

Störungen der Sensibilität in einem Falle von Syringomyelie (Fall III). Eigene Beobachtung.

offenbar mit der Spitze gegen sich zu hielt, tief in den Leib gestoßen, ohne es recht zu bemerken. Sie wurde sogleich ins Hospital gebracht, wo eine tiefe Stichverletzung der Leber festgestellt worden ist. Die Wunde heilte schlecht; sie brach immer wieder von neuem auf, bis schließlich nach 4 Monaten eine Heilung eingetreten zu sein schien. Indessen kam es nach ¾ Jahren ohne erkennbare Ursache zu tumorartigen Verdickungen in der Operationsnarbe, zu einem geschwürigen Zerfall derselben und zu Fistelbildungen, die wiederholt chirurgische Eingriffe notwendig machten. Dabei wurde ärztlicherseits zuerst eine „Gefühllosigkeit" der Bauchhaut unterhalb des Nabels aufgefunden, die beiderseits bis zu den Darmbeinkämmen herabreichte. Nach mehrmonatlicher Behandlung heilten die geschwürigen Prozesse an der Narbe; nach einem weiteren Vierteljahr traten sie jedoch von neuem auf. Die Sensibilitätsstörung am Leib bestand fort; andere nervöse Krankheitszeichen wurden nicht aufgefunden. Nur gelegentlich klagte die Patientin über Schmerzen im Leib und im Kreuz, die begreiflicherweise auf die frühere Verletzung der Leber zurückgeführt worden sind.

Erst vor Jahresfrist traten allmählich eindeutige Anzeichen einer schweren Erkrankung des Zentralnervensystems auf: Parästhesien am Hals und Rumpf, namentlich in der Gegend der linken Schlüsselbeingrube, Gürtelgefühl auf der Brust, Schwindel und Unsicherheit beim Gehen, sowie eine zunehmende Unempfindlichkeit und Schwäche in beiden Beinen, die das Gehen mehr und mehr erschwerten und die Kranke schließlich ganz hilflos machten. In den letzten Monaten hat auch die Kraft der Hände merklich abgenommen, so daß es der Kranken unmöglich geworden ist, die Stöcke zu halten, deren sie sich bis vor kurzem beim Gehen bedient hat.

Ihr Gang ist eigentümlich unsicher, schwankend und taumelnd und zugleich steif und mühselig; es ist ein ataktisch-spastisch-paretischer Gang. Die Ataxie tritt sehr deutlich auch beim Kniehackenversuch und beim Stehen in die Erscheinung. Ein Stehen mit geschlossenen Augen ist der Patientin überhaupt unmöglich; sie würde ohne weiteres zu Boden stürzen, wenn wir sie nicht hielten. Beide Beine zeigen eine hochgradige Verminderung der groben Kraft und recht erhebliche Spasmen. Die Kniephänomene sind außerordentlich lebhaft, beiderseits ist ein leicht auszulösender, lange anhaltender Fußklonus vorhanden, und auch das Babinskische Großzehenphänomen tritt mit einer Deutlichkeit auf, wie man es schöner und reiner nicht leicht erhalten wird. Eine Atrophie der Muskulatur ist an den Unterextremitäten nicht festzustellen.

Wesentlich geringer sind die motorischen Lähmungserscheinungen an den Armen. Eine Hypertonie der Muskulatur ist nicht vorhanden; vielmehr fühlen sich die Muskeln des Schultergürtels, der Unterarme und Hände schlaff und welk an. Die kleinen Handmuskeln sind beiderseits atrophisch; in der Muskulatur des Daumen- und Kleinfingerballens treten gelegentlich fibrilläre Zuckungen auf. In den atrophischen Muskelgruppen ist EaR. vorhanden. Die Sehnen- und Periostreflexe sind abgeschwächt, aber noch nicht gänzlich erloschen. Eine Störung der Koordination ist an den Armen nicht nachzuweisen.

Lähmungserscheinungen von seiten der Hirnnerven fehlen vollständig. Wohl aber ist neuerdings Nystagmus aufgetreten. Die Pupillen sind different (l. > r.); sie verengern sich in normaler Weise bei Lichteinfall und bei Konvergenzbewegungen der Bulbi. Schließlich ist auch noch eine motorische Schwäche der Blase vorhanden. Die Patientin gibt uns an, daß sie beim Urinieren stärker pressen muß als früher; gelegentlich ist sie auch inkontinent.

Auch die Störungen der Sensibilität sind bei unserer Kranken an den Beinen intensiver als an den Armen. An beiden Unterschenkeln und an der unteren Hälfte des Rumpfes ist die taktile Sensibilität vollständig erloschen. In der oberen

Hälfte des Rumpfes ist ein Unterschied zwischen beiden Seiten zu bemerken. Rechts hört das anästhetische Gebiet etwa handbreit unterhalb der Mammilla auf; links reicht es einige Finger breit höher nach oben. An beiden Armen und am Kopf ist die taktile Sensibilität normal (Fig. 105). Auch die übrigen Qualitäten der Empfindung, Schmerz- und Temperatursinn, sind in hohem Grade gestört, resp. aufgehoben, aber weit ausgedehnter als die Berührungsempfindlichkeit. Schmerzhafte Reize, wie Nadelstiche u. dergl., werden als solche an beiden Beinen und

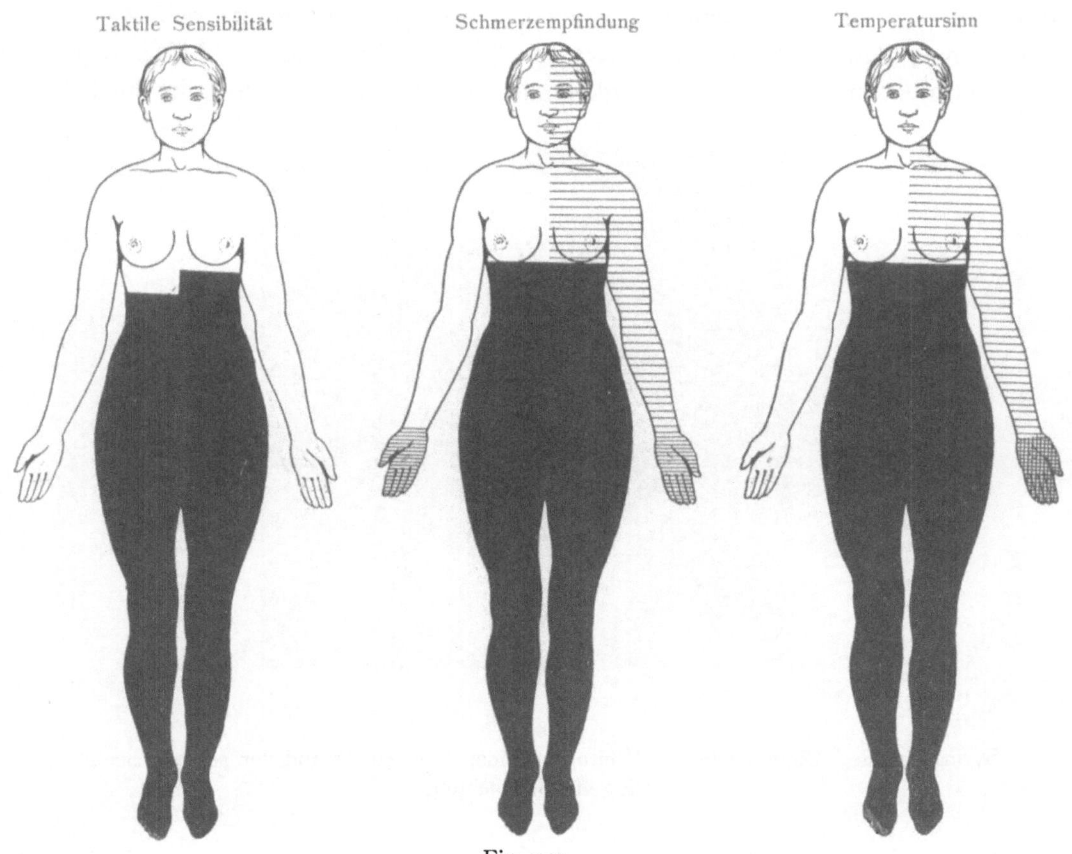

Fig. 105.

Störungen der Sensibilität in einem Falle von Syringomyelie (Fall IV). Eigene Beobachtung.

an der unteren Hälfte des Rumpfes überhaupt nicht wahrgenommen. Auf der Brust reicht die Analgesie rechts handbreit über das anästhetische Gebiet hinaus; links ist an Kopf, Brust und Extremitäten eine hochgradige Herabsetzung des Schmerzsinns vorhanden; rechts nur an der Hand. Die Unempfindlichkeit der Kranken für Temperaturunterschiede betrifft nahezu das gleiche Gebiet wie die Analgesie. Nur am Kopf und an der rechten Hand läßt sich eine Störung nicht nachweisen.

Seit Beginn des Leidens hat sich bei der Kranken eine Kyphoskoliose der oberen Brustwirbelsäule ausgebildet. Der rechte Daumen ist verkrüppelt, an seinem Endglied verdickt und im Interphalangealgelenk nach außen verkrümmt. Hartnäckige Panaritien und Entzündungen des Nagelbetts haben im vergangenen Jahre wiederholt chirurgische Eingriffe notwendig gemacht. Auf die langwierigen Eiterungen in der Bauchnarbe wurde schon hingewiesen.

Der letzte Fall von Syringomyelie betrifft eine junge Russin von 19 Jahren, die erst kurze Zeit in der Anstalt verpflegt wird. Bei der Aufnahme konnte sie kaum Deutsch sprechen, und auch jetzt können wir uns noch nicht recht mit ihr verständigen. So ist die Anamnese wohl leider etwas lückenhaft geblieben. Wir wissen nur, daß ihr Leiden vor etwa 2$^{1}/_{2}$ Jahren ohne äußeren Anlaß begonnen hat und zwar mit einer Kraftlosigkeit der rechten Hand, die allmählich zuge-

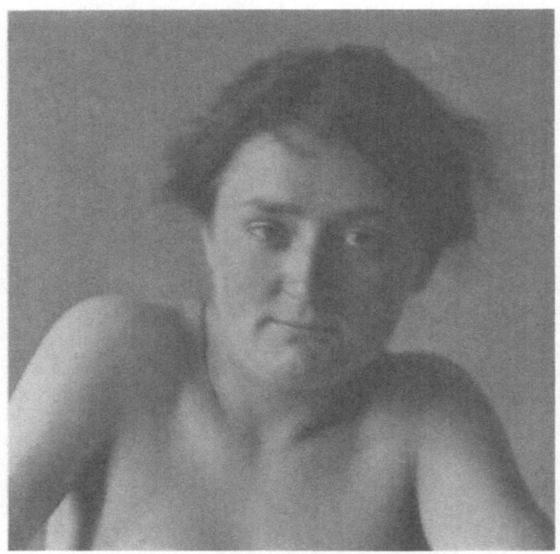

Fig. 106.
Syringomyelie. Differenz in der Weite der Lidspalten, Hochstand der rechten Schulter.
Eigene Beobachtung.

nommen und sich auf den ganzen rechten Arm ausgedehnt hat. Die Motilität des Arms im Schulter- und Ellbogengelenk ist erheblich vermindert und auch die Bewegungsfähigkeit der Hand und Finger nach allen Richtungen hin beschränkt. Die Muskulatur der rechten Schulter und des Unterarms, sowie die kleinen Handmuskeln sind atrophisch. Auch an der linken Hand ist eine Atrophie der Daumen- und Kleinfingerballenmuskulatur, der Mm. interossei und lumbricales vorhanden. In den atrophischen Muskeln treten anhaltend fibrilläre Zuckungen auf; auch ist EaR. nachweisbar. Entsprechend dem degenerativen Charakter der Lähmungserscheinungen sind die Sehnen- und Periostreflexe an den oberen Extremitäten erloschen.

An den Beinen sind Störungen der Motilität und eine Verminderung der groben Kraft nicht festzustellen. Der Gang der Patientin zeigt nichts Auffälliges.

Wohl aber ist eine Hypertonie der Muskulatur vorhanden; Patellar- und Achillessehnenreflexe sind sehr lebhaft; beiderseits tritt auf taktile Reize der Fußsohle das Babinskische Phänomen auf.

Auffällig ist ferner eine Differenz in der Weite der Augenlidspalten und der Pupillen (Fig. 106). Die rechte Lidspalte ist enger als die linke, ebenso die rechte Pupille. Lichtreaktion und Konvergenzverengerung der Pupillen erfolgen in normaler Weise.

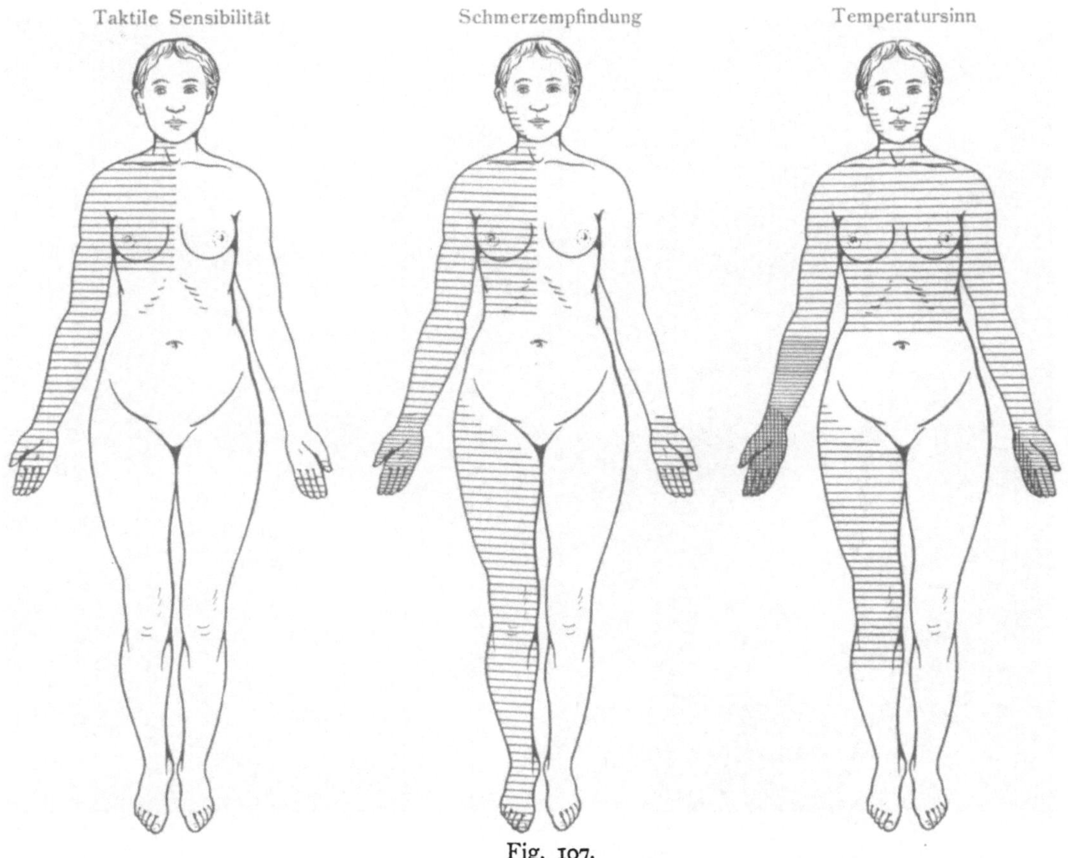

Fig. 107.

Störungen der Sensibilität in einem Falle von Syringomyelie (Fall V). Eigene Beobachtung.

Auch die Störungen der Sensibilität beschränken sich nicht auf die oberen Extremitäten. Wie es im Beginn des Leidens die Regel ist, sind sie noch verhältnismäßig gering, aber gerade deshalb um so bezeichnender. Während die taktile Sensibilität rechts nur an Brust und Arm, links nur an den Fingerspitzen in ganz geringem Maße herabgesetzt ist, ist an beiden Händen die Schmerzempfindlichkeit in hohem Grade gestört und der Temperatursinn nahezu ganz erloschen. Die Hypalgesie betrifft ferner rechterseits Brust und Hals, sowie Arm und Bein, die Störung des Temperatursinns beiderseits Brust und Hals und beide Arme. Am rechten Bein wird vom mittleren Drittel des Unterschenkels an Kalt und Warm wieder scharf unterschieden (Fig. 107).

An der Haut des rechten Unterarms und der Hand sind zahlreiche Narben vorhanden, die von Verbrennungen herrühren sollen (Fig. 108). Die rechte Hand und die Finger sind leicht ödematös; die Haut fühlt sich kühl an und zeigt eine livide Verfärbung.

Im Laufe der beiden letzten Jahre ist bei dem bis dahin gerade gewachsenen, jungen Mädchen eine Kyphoskoliose der unteren Hals- und oberen Brustwirbel-säule aufgetreten (Fig. 109).

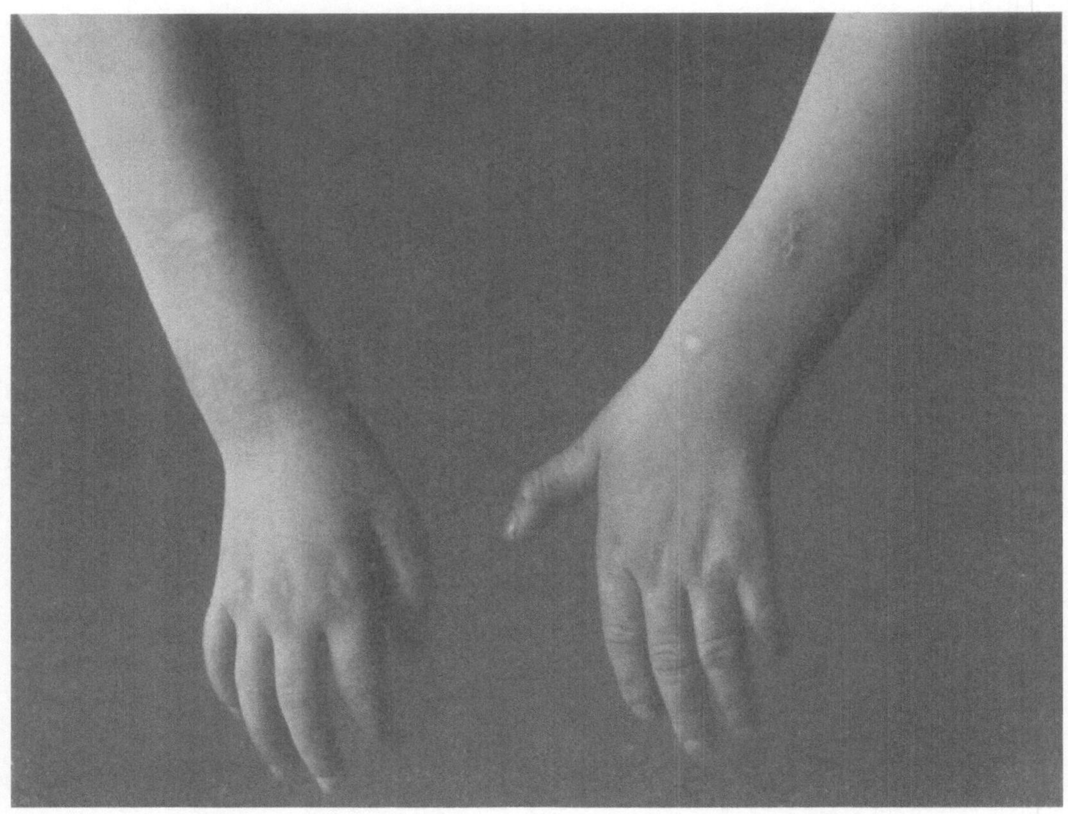

Fig. 108.

Syringomyelie. Trophisch-vasomotorische Störungen an den Händen, Narben von Brandwunden an den Unterarmen. Eigene Beobachtung.

Auch in diesen drei Fällen von Syringomyelie können wir, wie in den beiden früheren, eine Gruppe von Symptomen feststellen, die auf eine Erkrankung der grauen Substanz des Rückenmarks hinweisen, nämlich:

1. degenerative Muskelatrophien an den oberen Extremitäten von dem Duchenne-Aranschen Typus,
2. trophisch-vasomotorische Störungen der Haut, des Unterhautzellgewebes und der Knochen,
3. dissoziierte Empfindungslähmung.

Um diese Kernsymptome der Syringomyelie gruppieren sich in verschiedener Weise Krankheitserscheinungen, die durch eine Läsion der weißen Substanz des Rückenmarks bedingt sind, in sämtlichen drei Fällen spastische Phänomene an den Unterextremitäten, im vierten Falle auch Störungen der Koordination und des Gleichgewichts.

20. Syringomyelie (Schluß).

Wenn wir jetzt die Kardinalsymptome der Syringomyelie einer kurzen Betrachtung unterwerfen, werden wir auch Gelegenheit haben, die Differentialdiagnose anderer Krankheiten gegenüber ins Auge zu fassen. Die progressive Muskelatrophie, die wir bei der Syringomyelie zu treffen pflegen, ist spinalen Ursprungs. Sie ist bedingt durch einen Untergang der großen motorischen Ganglienzellen in den grauen Vordersäulen des Rückenmarks und kommt auf die

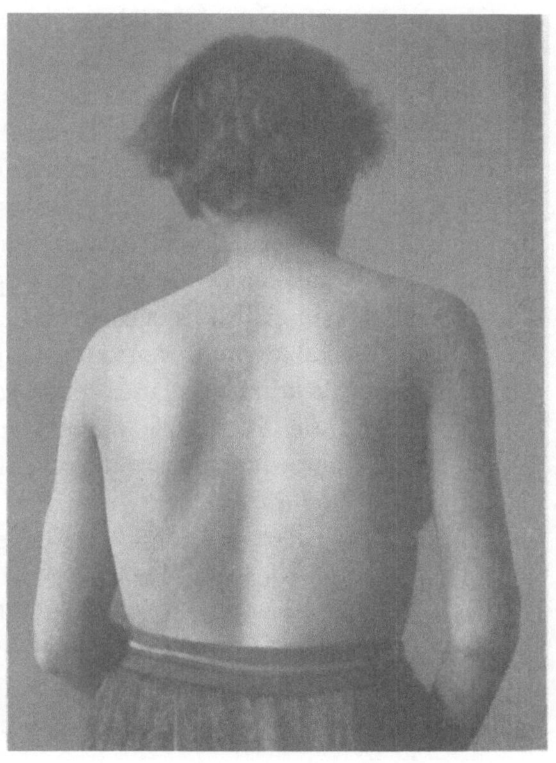

Fig. 109.

Syringomyelie. Kyphoskoliose der unteren Hals und oberen Brustwirbelsäule, Hochstand der rechten Schulter. Eigene Beobachtung.

gleiche Art und Weise zustande, die wir bei der Besprechung der Poliomyelitis anterior eingehend erörtert haben. Die Muskelatrophie ist eine degenerative; sie ist verbunden mit einer schlaffen Lähmung, mit einem Erlöschen der Sehnenreflexe, mit EaR. und fibrillären Zuckungen in den atrophischen Muskeln. Diese fibrillären Zuckungen einzelner Muskelfaserbündel, die, ohne irgend einen Bewegungseffekt hervorzubringen, wie kleine, schmale Wellen über die atrophische Muskulatur hinlaufen, konnten Sie neulich ganz besonders schön an dem ersten Patienten sehen. Die Muskelatrophie und Parese zeigt bei der Syringomyelie in der Mehrzahl der Fälle den Duchenne-Aranschen Typus, d. h. sie befällt zunächst die kleinen Handmuskeln, die Muskulatur des Daumen- und Kleinfingerballens, die Mm. interossei und lumbricales; weiterhin schreitet sie auf die Unterarme fort oder springt, die Arme zunächst verschonend, auf die eine oder andere Muskelgruppe am Schultergürtel über. Der Duchenne-Aransche Typus ist aber nicht charakteristisch für die Syringomyelie; er findet sich auch bei anderen spinalen Muskelatrophien. Wenn wir einem unserer Syringomyeliekranken die Patientin mit amyotrophischer Lateralsklerose gegenüberstellen, die Sie früher gesehen haben (S. 86), so erkennen Sie ohne weiteres, daß bei ihr die Atrophie an den Händen in den gleichen Muskeln lokalisiert ist. Dieselbe Lokalisation treffen wir bei der spinalen progressiven Muskelatrophie und bei der Pachymeningitis cervicalis hypertrophica und gelegentlich auch bei der multiplen Sklerose und bei der Tabes. Wir haben zurzeit drei solche Fälle auf der Abteilung; bei zwei von ihnen lassen der ausgesprochene Nystagmus, das Intentionszittern und die skandierende Sprache keinen Zweifel an der Natur des Leidens zu; es handelt sich bei ihnen um eine multiple Sklerose; bei dem dritten Fall schließen wir aus dem ataktischen Schleudergang, aus der reflektorischen Pupillenstarre und der hochgradigen Miosis, daß es sich um einen Tabiker handelt. An den Händen dieser drei Kranken ist der gleiche Muskelschwund vorhanden wie bei unseren Syringomyeliekranken.

Andererseits kommt es aber auch gar nicht so selten bei der Syringomyelie vor, daß nicht die kleinen Handmuskeln zuerst ergriffen werden, sondern die Schulter- und Oberarmmuskulatur, und daß erst später — manchmal nach Jahren — eine Atrophie und Parese der Unterarm- und Handmuskeln hinzutritt. Charcot hat diesen Typus der progressiven Muskelatrophie, die am Schultergürtel beginnt und nach den Händen zu fortschreitet, den „skapulohumeralen" genannt. Die Lokalisation der Atrophie ist also nicht von differentialdiagnostischer Wichtigkeit für die Syringomyelie, sondern ihre Kombination mit den trophisch-vasomotorischen Störungen der Haut und der tiefer liegenden Gewebe einerseits und mit der partiellen Empfindungslähmung andererseits.

Bei dem zweiten unserer Syringomyeliekranken stehen die trophisch-vasomotorischen Störungen an den Händen im Vordergrund des Krankheitsbildes; sie haben hier zu schweren Verstümmelungen, zu „Mutilationen" der Hände geführt, die die Arbeitsfähigkeit des Kranken weit mehr beeinträchtigen, als es die außerordentlich geringen Paresen tun. Das Überwiegen derartiger trophisch-vasomotorischer Störungen der Haut, des Unterhautzellgewebes und der Knochen über die anderen Erscheinungen ist ziemlich häufig bei der Syringomyelie und gibt dem Krankheitsbilde zweifellos ein ganz eigenartiges Gepräge. So ist es möglich gewesen, daß zu einer Zeit, in der eine größere Anzahl von Obduktionsbefunden noch ausstand, derartige Fälle gar nicht zur Syringomyelie gerechnet, vielmehr 1883 von dem französischen Arzte Morvan unter dem Namen „Parésie analgésique à Panaris des extrémités supérieures" oder „Paréso-analgésie des extrémités supérieures" als eine besondere Krankheit beschrieben worden sind. Über die Identität dieser „Maladie de Morvan" und der Syringomyelie, auf die alsbald von deutschen Forschern hingewiesen wurde, ist viele Jahre hindurch gestritten worden, und auch noch die Veröffentlichung der Krankengeschichte unseres zweiten Patienten aus dem Jahre 1895 trägt die Überschrift „Morvansche Krankheit oder Syringomyelie?" Inzwischen ist diese Streitfrage durch eine große Anzahl sorgfältig durchgeführter anatomischer Untersuchungen erledigt worden, und es ist erwiesen, daß der Morvanschen Krankheit ganz genau der gleiche pathologische Prozeß im Rückenmark zugrunde liegt wie der Syringomyelie.

Unter recht verschiedenen Formen pflegen diese trophisch-vasomotorischen

Störungen der Haut und der tiefer liegenden Gewebe in die Erscheinung zu
treten. Ich habe seinerzeit von den Händen eines Syringomyeliekranken, den ich
im Jahre 1894 beobachten konnte, eine kleine, farbige Skizze (Fig. 110) entworfen,

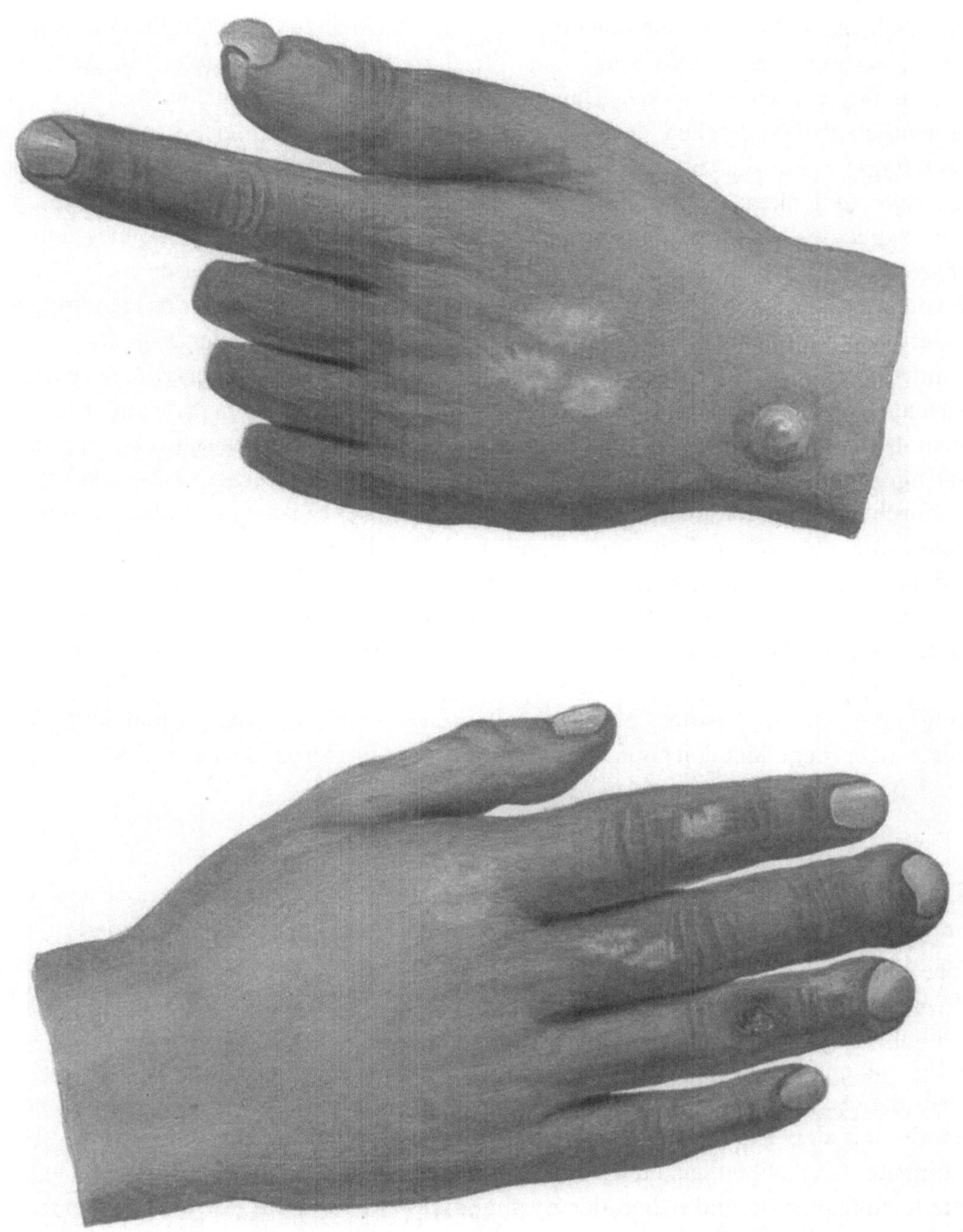

Fig. 110.
Syringomyelie. Mutilationen und trophisch-vasomotorische Störungen an den Händen.
Eigene Beobachtung.

die Ihnen diese charakteristischen Veränderungen in ihrer großen Mannigfaltigkeit zu demonstrieren geeignet ist. Die linke Hand des Kranken zeigt eine ausgesprochene Sklerodermie, die Haut fühlt sich derb und fest, an manchen Stellen förmlich knochenhart an; an den letzten drei Fingern fehlen die End- und Mittelphalangen; sie sind wegen wiederholter langanhaltender Eiterungen, die durch eine Nekrose des Knochens bedingt waren, nacheinander exartikuliert worden. Der Zeigefinger ist durch Ankylosen in den Interphalangealgelenken ganz steif und mäßig verdickt, und der Daumen ist geradezu riesenwuchsartig entwickelt, namentlich das Nagelglied desselben, ganz ähnlich wie bei der Akromegalie. Der Zeigefinger und die Stümpfe der drei letzten Finger sind in den Metakarpophalangealgelenken in einem Winkel von etwa 160° zur Mittelhand ankylosiert. Der Nagel des Daumens ist mißbildet und defekt, die Folge eines phlegmonösen Prozesses, der eine weißliche Narbe an der Fingerkuppe hinterlassen hat. Weitere Narben sind auf dem Handrücken vorhanden, und in der Gegend des Handgelenkes findet sich eine große, frische Brandblase. Die Hautfarbe der Finger und des Handrückens ist livide; erst vom Handgelenk nach dem Unterarm zu wird sie normal. Weniger intensiv sind die trophisch-vasomotorischen Störungen an der rechten Hand des Kranken. Es ist überhaupt ein charakteristisches Symptom der Syringomyelie, daß die Intensität sämtlicher Krankheitserscheinungen Jahrzehnte hindurch auf beiden Körperseiten eine verschiedene ist. Hier also zeigen der Unterarm, die radiale Seite der Hand und der Daumen ein normales Aussehen und normale Farbe; an den übrigen Partien der Hand ist die Haut livide verfärbt wie auf der linken Seite. Sämtliche Finger sind erhalten; aber die drei mittleren, namentlich der Mittelfinger, sind stark aufgetrieben und die Nagelglieder des Mittel- und Ringfingers kolbig verdickt. Die Nägel dieser Finger sind mißbildet. Am Ringfinger ist ein frisches, oberflächliches Geschwür; am Zeige- und Mittelfinger sowie über dem Metakarpophalangealgelenk des ersteren sehen Sie ältere, weißliche Narben.

Außerordentlich ähnliche Mutilationen, wie wir sie in mehr als der Hälfte aller Fälle von Syringomyelie beobachten, finden sich nun auch noch bei einer anderen Krankheit, die allerdings bei uns in Deutschland seit Jahrhunderten nicht mehr als einheimische Krankheit vorkommt, bei dem Aussatz, und zwar speziell bei derjenigen Form desselben, die man wegen der Verstümmelung an den Extremitäten „Lepra mutilans" nennt (Fig. 111 u. 112). Wer viele Lepröse gesehen hat — ich hatte vor einer Reihe von Jahren in Spanien Gelegenheit dazu —, dem wird die geradezu überraschende Ähnlichkeit im Aussehen ihrer verstümmelten Hände mit den Händen der Syringomyeliekranken nicht entgangen sein. Diese frappante Ähnlichkeit macht es uns erklärlich, daß in Ländern, in denen der Aussatz noch häufig ist und neben der Syringomyelie vorkommt, wie z. B. in Norwegen, Spanien und Frankreich, vereinzelte Gelehrte noch zu Anfang der neunziger Jahre des vorigen Jahrhunderts, also ein Jahrzehnt nach der Entdeckung des Leprabazillus durch Hansen und Neisser (1882), Syringomyelie und Lepra für identisch hielten. Trotz dieser großen äußeren Ähnlichkeit ist es aber nicht schwer, beide Krankheiten klinisch voneinander zu unterscheiden; und welche Kriterien hierbei vor allem berücksichtigt werden müssen, ergibt sich ohne weiteres aus den pathologischen Prozessen, die den beiden Erkrankungen zugrunde liegen. Bei der Syringomyelie handelt es sich um eine Affektion des Rückenmarks, bei der Lepra mutilans im wesentlichen um eine multiple periphere Neuritis. Wir werden deshalb bei der Lepra Krankheitserscheinungen an den peripheren Nervenstämmen finden, Druckschmerzhaftigkeit, Verdickungen u. dgl., Erscheinungen, die bei der Syringomyelie natürlich fehlen müssen. Andererseits sind

bei der Syringomyelie oft genug auch spastische Erscheinungen vorhanden, nämlich dann, wenn der Krankheitsprozeß auf die Pyramidenbahn im Rückenmark übergreift: spastische Lähmungen mit einer lebhaften Steigerung der Sehnenreflexe, mit dem Babinskischen Zehenreflex und dem Tibialisphänomen. Alle diese Erscheinungen fehlen der Lepra gänzlich, weil sich bei ihr der Krankheitsprozeß, soweit er die motorische Bahn tangiert, auf das periphere Neuron derselben beschränkt. Auch okulopupilläre Symptome sind bei der Lepra nicht vorhanden.

Es erübrigt sich, auf die Differentialdiagnose dieser beiden Krankheiten näher einzugehen, zumal ja der Aussatz bei uns in Deutschland keine allzugroße Wichtigkeit mehr für den praktischen Arzt hat. (Näheres siehe bei Hoffmann, Deutsche Zeit-

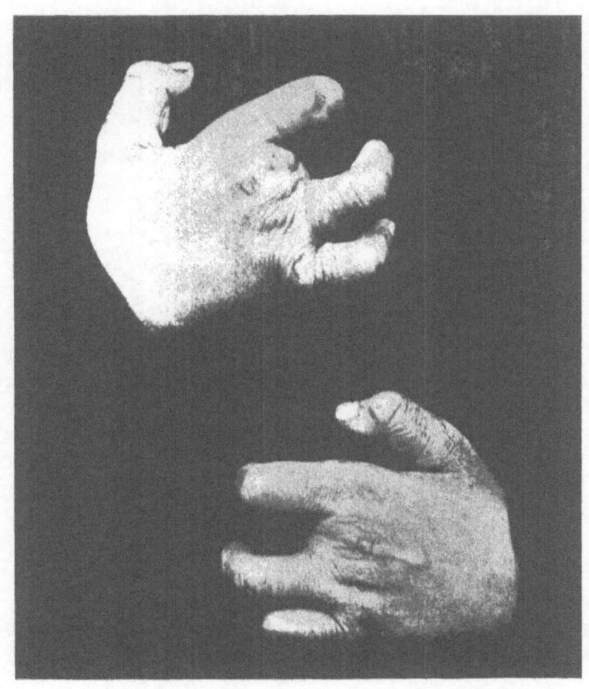

Fig. 111.
Lepra mutilans. Verstümmelung beider Hände.
Nach einem von O. Lassar gütigst überlassenen Diapositiv.

schrift für Nervenheilkunde, 3. Band, 1892, S. 59.) Nicht unerwähnt aber möchte ich lassen, daß man auch im Rückenmark Lepröser Veränderungen gefunden hat. Vor allem sind in zahlreichen Fällen Leprabazillen nachgewiesen worden und zwar innerhalb der Ganglienzellen und in den perizellulären Räumen, besonders der grauen Vordersäulen, und in den Spinalganglienzellen. Außerdem fand sich im Rückenmarke Lepröser häufig eine geringe Degeneration in den Hintersträngen und ein schwacher Faserausfall in den hinteren Wurzeln. Es muß vorläufig dahingestellt bleiben, ob es sich hierbei um die Folge von primären Zellveränderungen in den Spinalganglien oder um die Form der Hinterstrangdegeneration handelt, die man im Rückenmarke kachektischer Individuen fast regelmäßig findet.

Auch das dritte Kardinalsymptom der Syringomyelie, die „dissoziierte Empfindungslähmung", ist nicht dieser Krankheit allein eigentümlich. Man versteht darunter eine verschieden hochgradige Herabsetzung der einzelnen Qualitäten der Empfindung in der Art, daß Schmerz- und Temperatursinn allein oder wenigstens wesentlich intensiver geschädigt sind als die taktile Sensibilität. Am typischsten ist dieses Symptom im Beginn der Erkrankung bezw. an denjenigen Körperstellen, an denen auch die übrigen Krankheitserscheinungen, Muskelatrophie und andere trophische Störungen, noch nicht allzulange bestehen. Denn in späteren Stadien des Leidens kommt es dort, wo die ersten Anzeigen der Krankheit bemerkbar wurden, meist auch zu einem völligen Verlust des Tastsinns. Zudem ist gewöhnlich auch an anderen Körperstellen, namentlich an den Unterextremitäten, wie z. B. in unseren beiden ersten Fällen, die Schmerz- und Temperaturempfindung nur in höherem oder geringerem Grade herabgesetzt, ohne vollständig erloschen zu sein, während gleichzeitig auch eine Alteration des Tastsinns vorhanden ist. Dadurch kann natürlich die Beurteilung einer nachgewiesenen Sensibilitätsstörung unter Umständen recht schwierig werden, und deshalb

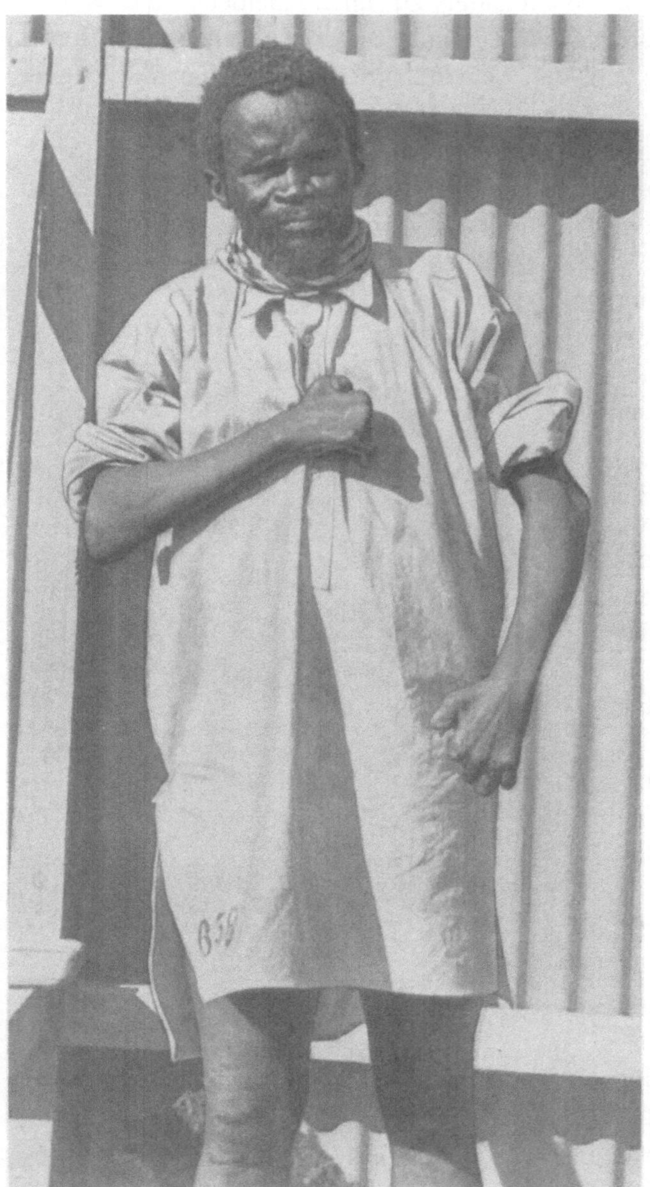

Fig. 112.
Verstümmelung beider Hände bei einem aussätzigen Neger auf Robben-Island bei Kapstadt. Originalaufnahme von A. Libbertz, 24. Juni 1906.

müssen wir uns stets vor Augen halten, daß nicht die völlige Intaktheit des Tastsinns, sondern seine relativ geringe Schädigung gegenüber der wesentlich

stärkeren Alteration des Schmerz- und Temperatursinns das Wesen der dissözi-
ierten Empfindungslähmung ausmacht.

„Dissociation syringomyélique de la sensibilité" nennen die Franzosen diese
eigenartige Störung. Sie wird aber keineswegs nur bei der Syringomyelie angetroffen; vielmehr findet sie sich auch manchmal bei peripheren Neuritiden, z. B.
wiederum bei der Lepra, auch bei der Brown-Séquardschen Halbseitenläsion,
bei der multiplen Sklerose und der spinalen Lues; sie spielt aber in diesen Krankheitsbildern nur eine untergeordnete Rolle gegenüber den anderen Krankheits-

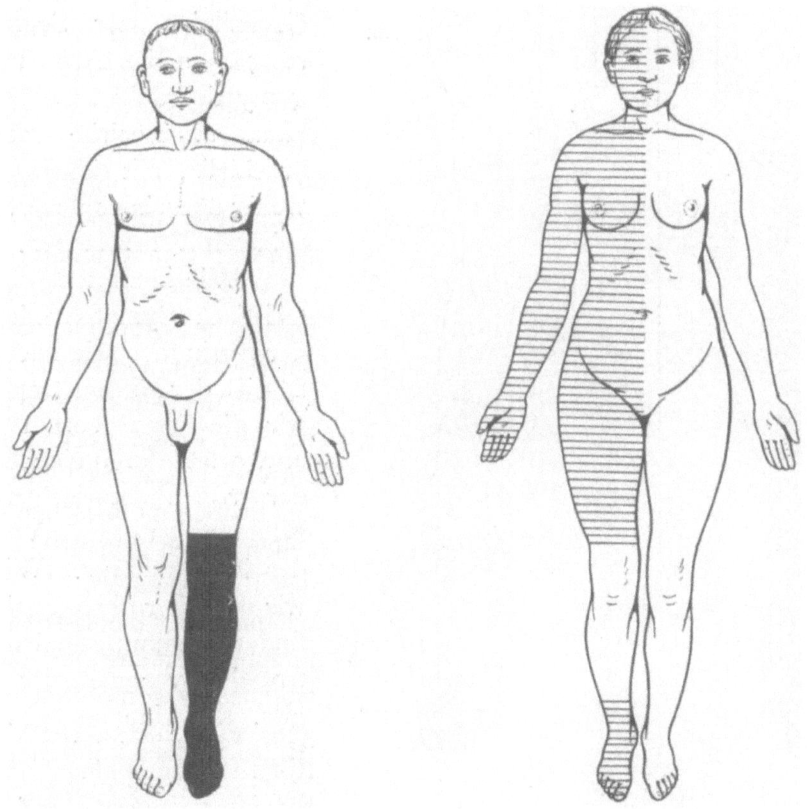

Fig. 113.
Sensibilitätsstörung in zwei Fällen von Hysterie. Eigene Beobachtung.

erscheinungen, deren Vorhandensein die Diagnose im Einzelfalle sicherstellen
wird. Gar nicht so selten findet sich die dissoziierte Empfindungslähmung auch
bei der Pachymeningitis cervicalis hypertrophica; überhaupt haben die klinischen
Erscheinungen dieser seltenen Krankheit und der übrigen spinalen Pachymeningitiden soviel Ähnlichkeit mit der Syringomyelie, daß wir später noch einmal
auf die Differentialdiagnose dieser Affektionen zurückkommen müssen.

Häufig sind bei der Syringomyelie, zumal im Beginn des Leidens, die Sensibilitätsstörungen auf eine Körperseite beschränkt oder wenigstens auf einer Seite
ausgesprochener als auf der anderen. Auch fallen nach unseren Beobachtungen

keineswegs immer die Hautbezirke, in denen Störungen der Sensibilität vorhanden sind, mit den segmentären Wurzelzonen (Fig. 5 und 6) zusammen; vielmehr verlaufen ihre Grenzen, namentlich an den Armen und Beinen, häufig in einer Ebene, die rechtwinkelig zur Achse der Extremität gelegen ist. So kommen handschuh-, manschetten- und strumpfförmige Sensibilitätsstörungen zustande von der gleichen Form, die wir oft auch bei der Hysterie beobachten (Fig. 113). Eine Abbildung Brissauds (Fig. 114) zeigt Ihnen derartige Grenzlinien der Sensibilitätsstörungen an den Armen bei Syringomyeliekranken und zugleich die Hautnervenbezirke des Plexus brachialis, mit denen sie ebensowenig übereinstimmen wie mit den spinalen Wurzelzonen.

Wie kommt nun der charakteristische Symptomenkomplex bei der Syringomyelie zustande? Bezüglich der Muskelatrophien haben wir die Frage vorhin schon beantwortet: durch einen Untergang der großen motorischen Ganglienzellen in den grauen Vordersäulen des Rückenmarks. Wie erklären wir uns aber die dissoziierte Empfindungslähmung und die anderen trophisch-vasomotorischen Störungen, die eine so hervorragende Rolle in dem klinischen Bilde der Syringomyelie spielen? Das eigenartige Verhalten der Sensibilität läßt sich an der Hand unserer heutigen Erfahrungen und allerdings noch unvollständigen Kenntnisse vom Faserverlauf im Rückenmark in ziemlich befriedigender Weise erklären (Fig. 115). Ein Teil der durch die hinteren Wurzeln in das Mark eintretenden Faserbündel (1) gelangt in der Höhe des Eintrittes sofort in die Hinterstränge, um in diesen hirnwärts zu ziehen. Es sind diejenigen Fasern der hinteren Wurzeln, die die Leitung der Tasteindrücke, die taktile Sensibilität, vermitteln. Andere Faserbündel (2) treten in die Hinterhörner ein und nehmen ihren Weg zunächst durch die graue Substanz des Rückenmarks; hier zweigen sie sich um die sogenannten

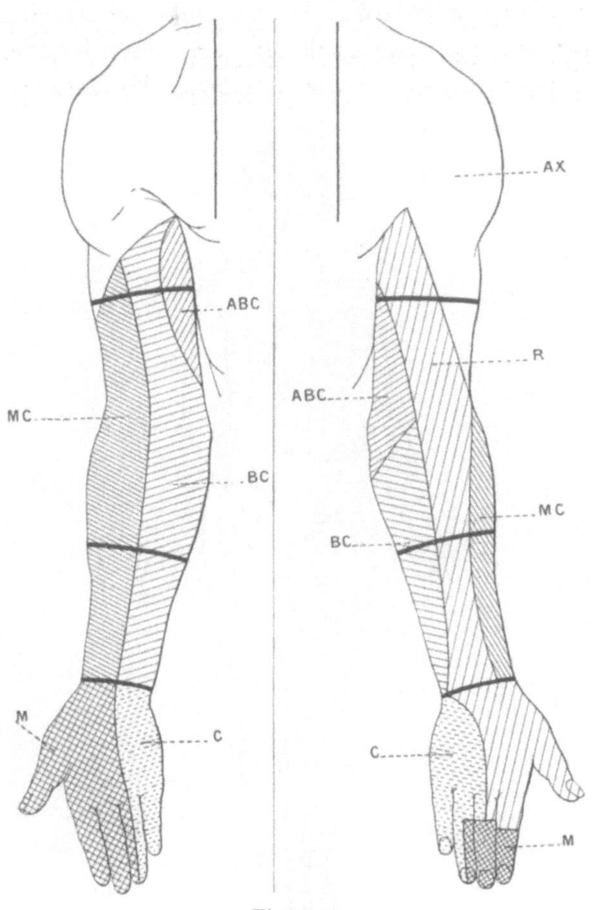

Fig. 114.

Hautnervenbezirke des Plexus brachialis und Grenzlinien der Sensibilitätsstörungen bei Syringomyelie.
Nach Brissaud.

Ax N. axillaris, R N. radialis, ABC N. cut. brach. med., BC. N. cut. antebrach. med., MC N. musculo-cutaneus, C N. ulnaris, M N. medianus.

„Strangzellen" auf, die in der Mittelzone der grauen Substanz liegen, und
von denen die Fasern eines neuen sensiblen Neurons ihren Ursprung nehmen.
Diese Fasern kreuzen sich in der Gegend des Zentralkanals und verlaufen in den
Vorderseitenstrangresten der anderen Rückenmarksseite aufwärts. Es sind vermutlich die Fasern, die der Leitung der Schmerz- und Temperaturempfindung
dienen. So weist uns also auch die dissoziierte Empfindungslähmung, bei der die
in den Hintersträngen der weißen Substanz verlaufenden Fasern des Tastsinnes
lange Zeit hindurch intakt bleiben, in gleicher Weise wie die degenerative Muskelatrophie auf eine Läsion der grauen Substanz des Rückenmarks hin. Während
aber der Muskelatrophie Veränderungen in den grauen Vordersäulen zugrunde
liegen, wird die Störung des Schmerz- und Temperatursinnes durch destruktive
Krankheitsprozesse in den Hintersäulen, bezw. in der Gegend des Zentralkanals hervorgerufen. Es dürfen wohl auch die trophisch-vasomotorischen Störungen der

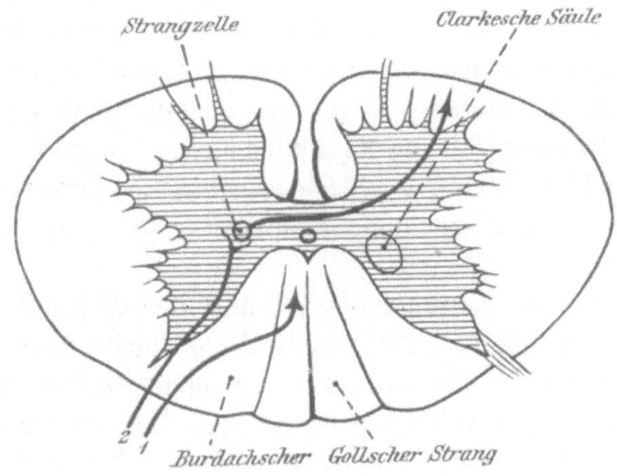

Fig. 115.
Verlauf der sensiblen Bahnen im Rückenmark. Schematisch.

Haut, des Unterhautzellgewebes und der Knochen, die zum klinischen Bilde der
Syringomyelie gehören, auf eine Läsion dieser Gegenden zurückgeführt werden,
vielleicht auf eine Läsion der Hinterhörner (?). Wir kennen freilich den zentralen
Verlauf der trophisch-vasomotorischen Fasern noch nicht; aber aus der Analyse
der Fälle von Tabes, in denen die graue Substanz der Hinterhörner verschont,
und anderer Fälle, in denen sie betroffen war, wie bei der Syringomyelie, bei
Tumoren des Rückenmarks u. dergl., dürfen wir schließen, daß gerade in den
Hinterhörnern die trophisch-vasomotorischen Fasern verlaufen.

So liegen also den Kardinalsymptomen der Syringomyelie ganz zweifellos
destruktive Prozesse im Rückenmarksgrau zugrunde. Und wenn wir in Betracht ziehen, daß von allen Erscheinungen der eigenartigen Krankheit die dissoziierte Empfindungslähmung die konstanteste ist, daß sie mit den trophischen
Störungen der Haut, der Knochen und Gelenke zuerst auftritt, und daß die progressive Muskelatrophie sich meistens erst nach und nach hinzugesellt, dann

werden wir durch den klinischen Verlauf der Syringomyelie auf die Gegend des Zentralkanals und der Hinterhörner als den Ausgangspunkt des pathologischen Prozesses hingewiesen.

Freilich ist die Pathogenese der Syringomyelie noch nicht für alle Fälle in einwandfreier Weise aufgeklärt, und sicherlich ist sie keine einheitliche; vielmehr können allem Anscheine nach sehr verschiedene Ursachen zur Höhlenbildung im Rückenmark führen. Zunächst beruht eine große Gruppe von Syringomyeliefällen wahrscheinlich auf einer primären Gliawucherung, die in der Form einer die Längsrichtung des Markes durchsetzenden, stabförmigen Gliose in die Erscheinung tritt. In den wenigsten Fällen ist aber diese primäre Gliawucherung, die man ihrer langgestreckten Form wegen im Gegensatz zu dem umschriebenen Gliom des Rückenmarks „Gliastift" bezeichnet hat, vollkommen solid; vielmehr zeigt sie, wie gelegentlich auch das eigentliche Gliom, die ausgesprochene Tendenz zu regressiven Prozessen und Zerfallserscheinungen in ihrem Innern, und deshalb finden wir neben soliden Gliastiften meistens solche mit ausgedehnten Zerfallshöhlen, die, wie die ursprüngliche primäre Gliawucherung, in der Längsrichtung des Rückenmarks gelegen sind. In diesen Fällen von Syringomyelie würde also nicht die Höhlenbildung das Wesentliche des Krankheitsprozesses sein, sondern die primäre Gliawucherung; zur Höhlenbildung würde es erst sekundär infolge von regressiven Prozessen und von Zerfallserscheinungen im Innern der ursprünglich soliden Glianeubildung kommen.

Welche Momente im Einzelfall die Bildung der Gliastifte hervorrufen oder begünstigen, wissen wir nicht. Für manche Fälle dürfte aber vielleicht eine Auffassung zutreffen, die J. Hoffmann aus der anatomischen Untersuchung ganz frischer Fälle von Syringomyelie gewonnen hat. Sie erinnern sich aus unserer neulichen, kurzen Besprechung der embryonalen Entwickelung des Rückenmarks, daß der Zentralkanal durch eine Einstülpung des äußeren Keimblatts zustande kommt (Fig. 89). Hieraus ergibt sich, daß die Zirkumferenz des Zentralkanals ursprünglich an seinem dorsalen, hinteren Abschnitt unterbrochen war. Erst durch die Verwachsung der sogen. Medullarwülste kommt der Verschluß der Medullarrinne, die Bildung des Medullarrohrs, zustande, wie Ihnen zwei Abbildungen v. Kupffers (Fig. 116) vom Rückenmarke des Hühnchens sehr anschaulich zeigen. Auf der ersten ist das Rückenmark im Augenblick der Schließung dargestellt (dorsale Naht, Schließungslinie); auf der zweiten Abbildung ist es vom Hornblatt des Ektoderms vollständig abgelöst, die Schließungslinie ist aber noch sehr deutlich zu erkennen. Diese Schließungslinie des Zentralkanals liegt also an dessen hinterem Abschnitt. Gar nicht so selten läßt sie sich auch noch in dem normalen Rückenmarke des Erwachsenen an einem spitzen Anhange des Kanalepithels erkennen. Unter Umständen aber findet man auch in der Schließungslinie des Zentralkanals ganze Haufen von Ependymzellen in Form von Nestern oder Zapfen zusammenliegend in der Weise, wie es das aufgestellte Präparat (Fig. 117) zeigt. Diese Zapfen von Ependymzellen stellen wohl Reste des embryonalen Keimgewebes vor, die beim Schluß des Medullarrohrs und bei der späteren Obliteration des Zentral-

kanals aus ihrem Verbande heraus in die Umgebung verlagert wurden. Hoffmann hat nun im Sinne der Cohnheimschen Lehre von der Geschwulstbildung
aus verlagerten embryonalen Keimen angenommen, daß von diesen in der
Schließungslinie des Zentralkanals liegen gebliebenen Ependymzellen der Krankheitsprozeß bei der Syringomyelie ausgeht. Ein Zurückbleiben von Nestern
embryonalen Keimgewebes hinter dem normalen Zentralkanal in der Schließungslinie desselben wäre somit für manche Fälle von Syringomyelie der Ausgangspunkt
für die Entwickelung des Leidens.

Aus dieser Auffassung Hoffmanns würde sich der Beginn des Krankheitsprozesses in den hinteren Abschnitten der grauen Substanz des Rückenmarks in
der Gegend des Zentralkanals ohne weiteres erklären. Von hier aus schreitet die

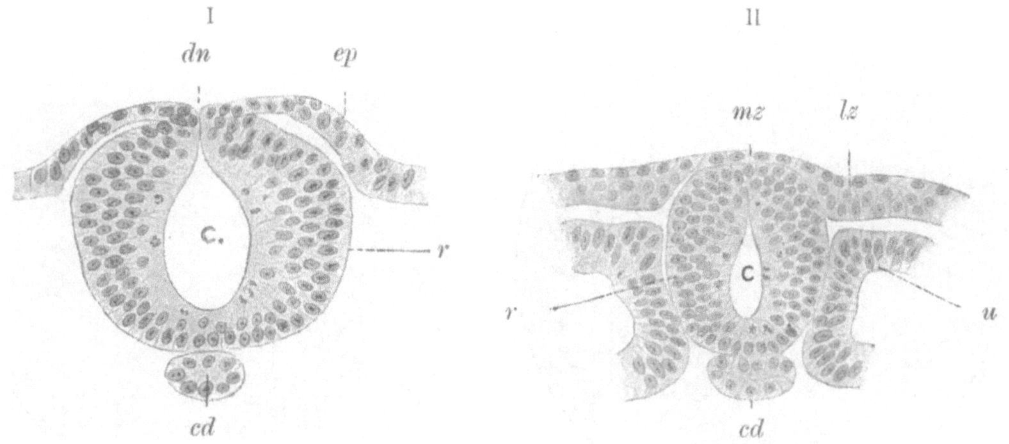

Fig. 116.
Bildung des Medullarrohrs. Nach v. Kupffer.
I. Hühnchen, 2. Tag, 9 Ursegmente. Rückenmark in Schließung.
II. Hühnchen, 2. Tag, Region des 9. Ursegments. Rückenmark abgelöst.

c Zentralkanal, r Seitenplatte des Rückenmarks, dn dorsale Naht, ep peripheres Ektoderm, cd Chorda dorsalis, u Ursegment,
mz dünne mediale Zone, lz dicke laterale Zone der Epidermis.

primäre Gliawucherung auf dem Querschnitt zunächst gewöhnlich nach dem Hinterhorn der einen Seite fort, dann dehnt sie sich auf das gleichseitige Vorderhorn
oder auch auf die andere Rückenmarkshälfte aus, in einzelnen Segmenten unter
Umständen das ganze Rückenmarksgrau zerstörend. Manchmal greift der Krankheitsprozeß auch direkt auf die weiße Substanz über, auf die Seiten- oder Hinterstränge, oder es kommt zu Zirkulationsstörungen und Kompressionserscheinungen
in denselben infolge des Drucks, den die wachsende Tumormasse auf die
Umgebung ausübt, und somit zu einer auf- und absteigenden sekundären Degeneration.

Nach der Hoffmannschen Auffassung würde also die Syringomyelie auf eine
Bildungsanomalie des Zentralkanals zurückzuführen sein. Mit dieser Auffassung
ist die Brücke geschlagen zur Hydromyelie. Wir haben uns ja neulich klar
gemacht, daß die angeborene Hydromyelie durch ein Verharren des Zentralkanals

auf einer frühen Stufe der embryonalen Entwickelung zustande kommt, durch ein Offenbleiben desselben in abnormer Weite. Wenn nun Syringomyelie und Hydromyelie beide auf einer kongenitalen Bildungsanomalie des Zentralkanals beruhen können, so kann es uns nicht wundernehmen, daß wir beide Zustände oft genug in demselben Rückenmarke antreffen. Konfluiert in einem solchen Falle die Syringomyelie-Höhle mit dem Hydromyelus, dann wird die so entstandene Kavität zum Teil auch mit Epithel ausgekleidet sein, nämlich an denjenigen Abschnitten ihrer Wandung, die dem Hydromyelus angehören. Der übrige Teil ihrer Wandung wird epithellos sein, wie es die Syringomyelie-Höhle gewöhnlich ist. Wuchert hingegen die Glianeubildung nach dem Lumen des Hydromyelus zu, so wird das Epithel des letzteren in der Gliawucherung untergehen (Fig. 118).

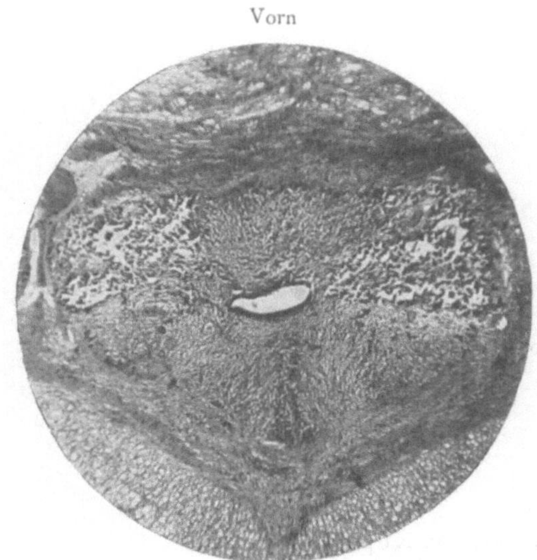

Fig. 117.

Querschnitt aus dem oberen Brustmark in einem Falle von Hydromyelie und Syringomyelie. Zapfen von Ependymzellen in der Schließungslinie des Zentralkanals. Vergrößerung 70:1.

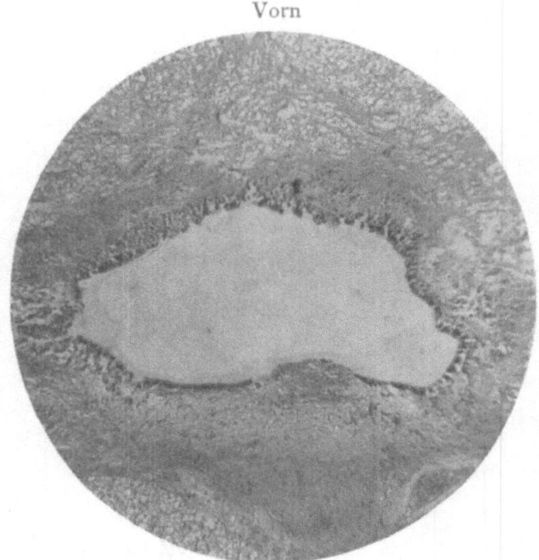

Fig. 118.

Querschnitt aus dem unteren Brustmark in einem Falle von Hydromyelie und Syringomyelie. Eindringen der Glianeubildung in das Lumen des Hydromyelus. Vergrößerung 70:1.

Für andere Fälle von Spalt- und Höhlenbildungen im Rückenmark, die im wesentlichen dasselbe klinische Bild und anatomische Verhalten wie alle Fälle von Syringomyelie zeigen, müssen wir indessen annehmen, daß sie nicht auf einer primären Gliawucherung beruhen. Einfache Ödemspalten können bei Stauungsprozessen im Rückenmark zustande kommen, kleinere und ausgedehntere Höhlen durch Gewebszerstörungen infolge von Blutungen, Erweichungen, anämischer Nekrose, infolge von entzündlichen Prozessen des Marks und der Meningen u. dergl. In allen diesen Fällen wird sich an den Untergang der nervösen Elemente eine sekundäre, reparatorische Gliawucherung anschließen, die bei größeren Zerstörungen den entstandenen Defekt nicht vollständig decken, vielmehr die Zerfallshöhle in ihrem Innern gegen das umgebende gesunde Gewebe abkapseln wird. Als ätiologisches Moment für das Zustandekommen derartiger Höhlenbildungen im Rückenmark ist gewiß in erster Linie das Trauma in Betracht zu ziehen, das tatsächlich auch in vielen Fällen von Syringomyelie nachgewiesen ist. Blutergüsse bei traumatischer Erschütterung der Wirbelsäule oder direkte Verletzungen des Markes u. dergl. sind hier vor allem zu berücksichtigen und werden deshalb ein der Syringomyelie entsprechendes Bild im Rückenmarke hervorrufen können, weil sie vorzugsweise in der grauen Substanz lokalisiert sind und den Charakter der Röhrenblutung, d. h. der Ausbreitung in der Längsrichtung des Rückenmarks, tragen.

In allen diesen Fällen wird die Gliawucherung zunächst eine sekundäre, reparatorische sein. Wie aber in anderen Organen aus ursprünglich rein reparatorischen Vorgängen sich gelegentlich progressive Prozesse entwickeln, die nicht mehr allein dem Ersatz verloren gegangener Teile dienen, sondern als selbständige Wucherungen aufgefaßt werden müssen, so wird auch unter Umständen im Rückenmark eine reparatorische Gliawucherung, die sich ursprünglich sekundär an eine traumatisch oder sonst wie entstandene Gewebszerstörung angeschlossen hat, zu einer progressiven Gliose werden und damit zur Entstehung der Syringomyelie führen können (Schmaus, Vorlesungen über die pathologische Anatomie des Rückenmarks, S. 523).

In drei von unseren fünf Syringomyeliefällen ist ein schweres Trauma nachgewiesen, bei zwei der Kranken (Fall 2 und 3) eine Erschütterung der Wirbelsäule selbst. Der eine von ihnen ist 20 m tief von einem Neubau abgestürzt und war längere Zeit hindurch an beiden Beinen gelähmt (S. 150). Dem zweiten Kranken hat abrutschendes Erdreich den linken Unterschenkel gebrochen, während er selbst auf den Rücken geworfen wurde (S. 155). In diesen Fällen drängt sich uns die Überzeugung auf, daß die traumatische Erschütterung der Wirbelsäule und des Rückenmarks die Ursache für das spätere Auftreten der Syringomyelie gewesen ist.

Im vierten Falle bestand das Trauma in einer Stichverletzung des Unterleibs und der Leber, nicht in einer Erschütterung der Wirbelsäule. Hier ist ein Zusammenhang des Leidens mit der Verletzung nicht ohne weiteres ersichtlich. Erfahrene Gutachter in Unfallsachen sind indessen geneigt, solche Fälle auf eine durch die Verletzung an sich oder durch Infektion der Wunde hervorgerufene periphere Neuritis zu beziehen, die zum Rückenmark aszendieren und dort zur Höhlenbildung führen soll. Es sei diese Ansicht erwähnt, obwohl ich sie nicht für zutreffend halte, weil ihr keine anatomischen Beweise zugrunde liegen. In unserem Falle erscheint es mir wahrscheinlicher, daß die Syringomyelie schon vor dem Unfall bestanden hat. Für diese Annahme scheint mir der Umstand zu sprechen, daß sich die Kranke aus Unachtsamkeit das lange Metzgermesser tief in den Leib gestoßen hat, ohne Schmerzen zu empfinden (S. 157).

Bei zwei unserer Syringomyeliekranken ist endlich ein Trauma dem Auftreten der ersten Krankheitserscheinungen nicht vorausgegangen. Beide Fälle haben das Gemeinsame, daß in ihnen das Leiden wesentlich früher als in den

übrigen, schon im 18. resp. 17. Lebensjahre der Kranken zur Entwickelung gekommen ist (S. 145 u. 160). Dieser Umstand läßt uns an eine kongenitale Anomalie des Zentralorgans denken. Begründet wird die Annahme einer solchen
wenigstens in dem ersten Falle durch die Schädelform des Kranken, die auf einen
angeborenen Hydrocephalus hinweist.

21. Gliose der Hirnrinde.

Der zweite unserer Syringomyeliekranken bietet außer den somatischen
Krankheitserscheinungen, die Sie gesehen haben, auch ein eigenartiges psychisches
Verhalten und gewisse Zerebralsymptome, die sich durch die zentrale Gliose des
Rückenmarks nicht erklären lassen. Wir wissen aus den Journalen des hiesigen
Hospitals zum Heiligen Geist, in dem der Kranke im Winter 1891/92 verpflegt worden
ist, daß er damals schon viel an Kopfschmerz, Schwindel und Schlaflosigkeit gelitten
hat. Er wußte oft gar nicht recht, wo er war, und zeigte sich für jüngst Ver-
gangenes auffallend vergeßlich. Im Frühjahr 1892, als er, kaum aus dem Hospitale
entlassen, die Arbeit in einer Gärtnerei wieder aufgenommen hatte, stürzte er
plötzlich bewußtlos zusammen, kam aber bald wieder zu sich und konnte nach
einiger Zeit nach Hause gehen. Dies war einer jener Anfälle, wie wir sie unter
anderem bei der progressiven Paralyse zu sehen gewohnt sind. Solche ohnmachts-
artigen Anfälle sind später wiederholt aufgetreten. Als ich im Sommer 1894 den
Patienten mehrere Monate lang stationär zu beobachten Gelegenheit hatte, bot er
mehrfach für kurze Zeit, meist nur für einige Tage, ganz auffällige psychische
Störungen: eine vollkommene Apathie, die an den Stupor der Epileptiker erinnerte, mit nachfolgendem partiellem Gedächtnisdefekt; oder er war erregt, moros,
aufs äußerste reizbar, querulierend, ohne jede Krankheitseinsicht, voll von Projektemacherei und wechselnden Plänen für die Zukunft, die alle Charaktere
der Kritiklosigkeit und des Schwachsinns trugen. Nach einigen Tagen wurde er
dann wieder klar, besonnen und wußte sich nicht viel aus der Zeit zu erinnern,
in der er gewissermaßen ein Traumleben geführt hatte. Auch im Hospital
zum Heiligen Geist sind ähnliche psychische Anomalien zur Beobachtung gekommen. Wie in der kasuistischen Mitteilung Müllers erwähnt ist, trat damals
bei dem Kranken „in regelmäßigen Intervallen von 8—10 Tagen eine 2—3tägige
Periode auf, in der der Kranke mürrisch war, fast nichts aß, schlecht schlief, auf
Fragen keine Antwort gab und über Schwindel und Kopfweh klagte. Er sei wie
chloroformiert, gab er einmal an. Nach Verlauf dieser schlimmen Tage, deren
Kommen er immer schon voraussagte, war der sonst intelligente Patient wieder
heiter“. Im Jahre 1900 hatten wir den Kranken vom 9. August an dreieinhalb
Wochen lang auf der Abteilung. Am 3. September war mir bei der Morgenvisite
sein verändertes Verhalten aufgefallen; er hatte eine starke psychische und
motorische Erregung gezeigt. Im Laufe des Tages suchte er Streit mit allen
anderen Kranken, und noch am selben Mittag brannte er durch, ohne daß es
damals gelungen wäre, seiner wieder habhaft zu werden. „Wenn mich nur

jemand zurückgehalten oder beruhigt hätte", sagte mir der Kranke bei seiner nächsten Aufnahme, als ich ihn an seine Flucht erinnerte, „in solchen Augenblicken weiß ich gar nicht, was mit mir geschieht." In den späteren Jahren ist der Kranke wiederholt wegen derartiger psychischer Störungen, in denen er sich auch dem Trunke ergibt, nach der Irrenanstalt verbracht worden.

Wenn man bei mehreren Syringomyeliekranken die gleichen eigenartigen Alterationen der Psyche zu beobachten Gelegenheit hat, die wirklich in einzelnen Zügen der progressiven Paralyse oder der Epilepsie sehr nahe kommen, so muß man an eine diffuse Erkrankung der Hirnrinde denken. Tatsächlich hat man auch bei den wenigen Fällen von Syringomyelie, bei denen intra vitam die Diagnose auf eine gleichzeitige zerebrale Affektion gestellt worden ist, anatomisch eine diffuse Gliose der Hirnrinde aufgefunden, und tumorartige, multiple Gliawucherungen in den oberflächlichen Rindenschichten mit Höhlenbildung gerade wie im Rückenmark. Dies eine Präparat (Fig. 119), an dem Sie schon makroskopisch den kleinen Tumor sehen, der der Oberfläche der Rinde aufsitzt, ist ein Präparat Fürstners; es rührt von einem der ersten Fälle her, die er mit Stühlinger zusammen im 17. Bande des Archives für Psychiatrie als „Gliose der Hirnrinde" beschrieben

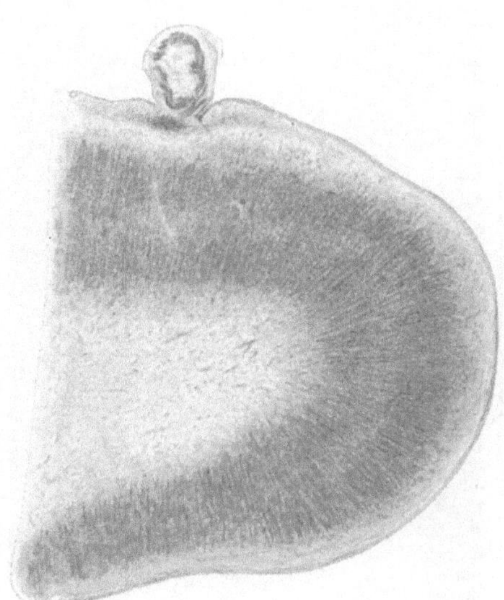

Fig. 119.
Gliose der Hirnrinde.

hat. Auch bei unserem Patienten sind wir wohl berechtigt, aus der psychischen Alteration intra vitam die Diagnose auf Syringomyelie und Gliose der Hirnrinde zu stellen.

22. Pachymeningitis spinalis externa.

Der Kranke (Fig. 120), den ich Ihnen heute im Anschluß an unsere Besprechung der Syringomyelie vorstelle, führt sein Leiden, das sich aus kleinen, schwer erkennbaren Anfängen im Verlauf von zwei Jahren zu einem höchst komplizierten, keineswegs alltäglichen Krankheitsbilde entwickelt hat, auf einen Unfall zurück. Die Berufsgenossenschaft, die für die Folgen jenes Unfalls aufzukommen hat, hat mit dem Kranken einen jahrelangen, hartnäckigen Kampf um die Rente geführt, bis schließlich das Reichsversicherungsamt endgültig zugunsten des Verletzten entschieden hat, indem es ihm die Vollrente zusprach. Der Fall ist besonders interessant durch die große Seltenheit des Krankheitsbildes, durch die verschiedene Auffassung, die es im Streit des Kranken gegen die Berufsgenossenschaft bei den einzelnen Gutachtern gefunden hat, und schließlich auch in differentialdiagnostischer und in therapeutischer Hinsicht.

Ich stelle unserem heutigen Patienten einen der beiden Syringomyeliekranken gegenüber, die Sie neulich gesehen haben (Fig. 99). Die Ähnlichkeit der beiden Zustandsbilder ist eine frappante. Im Vordergrund derselben stehen hier wie dort die gleichen Symptome: eine komplette schlaffe Lähmung des linken Arms mit hochgradiger degenerativer Atrophie der gesamten Muskulatur, mit andauernden fibrillären Zuckungen am Ober- und Unterarm und mit trophisch-vasomotorischen Störungen an der Hand, die zur Verkrümmung und Krallenstellung der Finger geführt haben. In beiden Fällen sind auch ganz ähnliche Sensibilitätsstörungen vorhanden. Hier wie dort haben wir an dem gelähmten Arm eine komplette Anästhesie für alle Qualitäten der Empfindung, und in beiden Fällen nimmt die Anästhesie auch die ganze linke Hälfte des Rumpfes ein (Fig. 100 und 121). Die Übereinstimmung geht so weit, daß bei beiden Patienten am nicht gelähmten rechten Arm auch die ersten Anfänge einer Atrophie der kleinen Handmuskeln vorhanden sind, und selbst eine unverkennbare dissoziierte Empfindungslähmung, eine hochgradige Störung des Temperatur- und Schmerzsinns bei normaler taktiler Sensibilität. In beiden Fällen bestehen außerdem spastische Erscheinungen an beiden Beinen mit lebhaft gesteigerten Sehnenreflexen, und hier wie dort sind sie am linken Beine stärker als am rechten. Zur Vervollständigung der weitgehenden Analogie sind bei beiden Kranken eine Kyphoskoliose der oberen Brustwirbelsäule und okulopupilläre Symptome vorhanden. Ich habe Ihnen den Kranken von neulich als einen typischen Fall von Syringomyelie vorgestellt; wenn ich bei unserem heutigen Patienten trotz der weitgehenden Übereinstimmung der beiden Krankheitsbilder eine andere Diagnose stelle, so werde ich meine Ansicht vor Ihnen ausführlich begründen müssen.

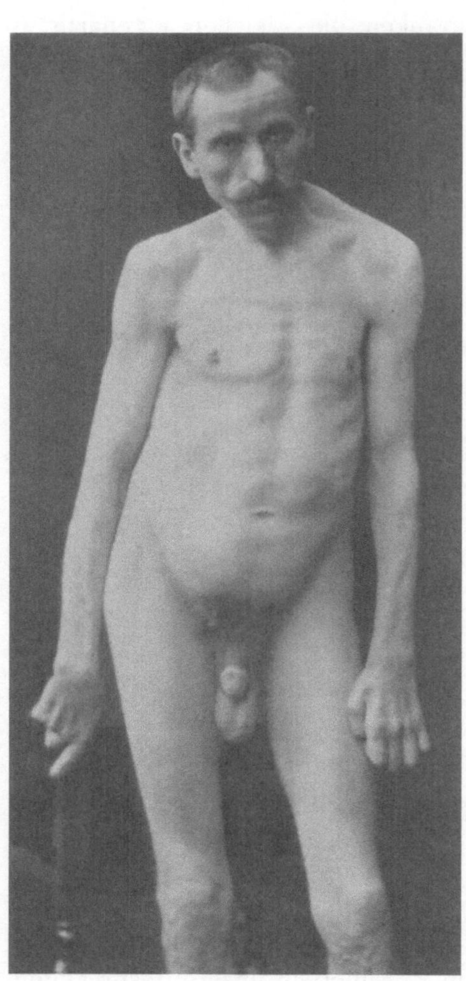

Fig. 120.
Pachymeningitis spinalis externa.
Eigene Beobachtung.

Es handelt sich um einen 34 Jahre alten Schlosser, dessen Leiden vor zwei Jahren mit heftigen Schmerzen in der linken Seite des Nackens, in der linken Schulter und im linken Arm begonnen hat, nachdem der Kranke einige Wochen vorher einen Unfall erlitten hatte. Eines Tages stemmte er sich mit der linken

Schulter gegen ein gefülltes Gießfaß und griff, auf der rechten Seite des Wagens stehend, mit beiden Händen in die Radspeichen ein, um den Wagen in Bewegung zu setzen. Er mußte sein Vorhaben aufgeben, weil er plötzlich einen heftigen Schmerz in der linken Seite des Nackens verspürte. Dieser Schmerz kann nicht lange angehalten haben, denn der Kranke holte sich gleich darauf andere Leute zu Hilfe und schob mit ihnen den Wagen an seinen richtigen Platz. Einige Wochen später traten die Schmerzen in der linken Seite des Nackens, ausstrahlend

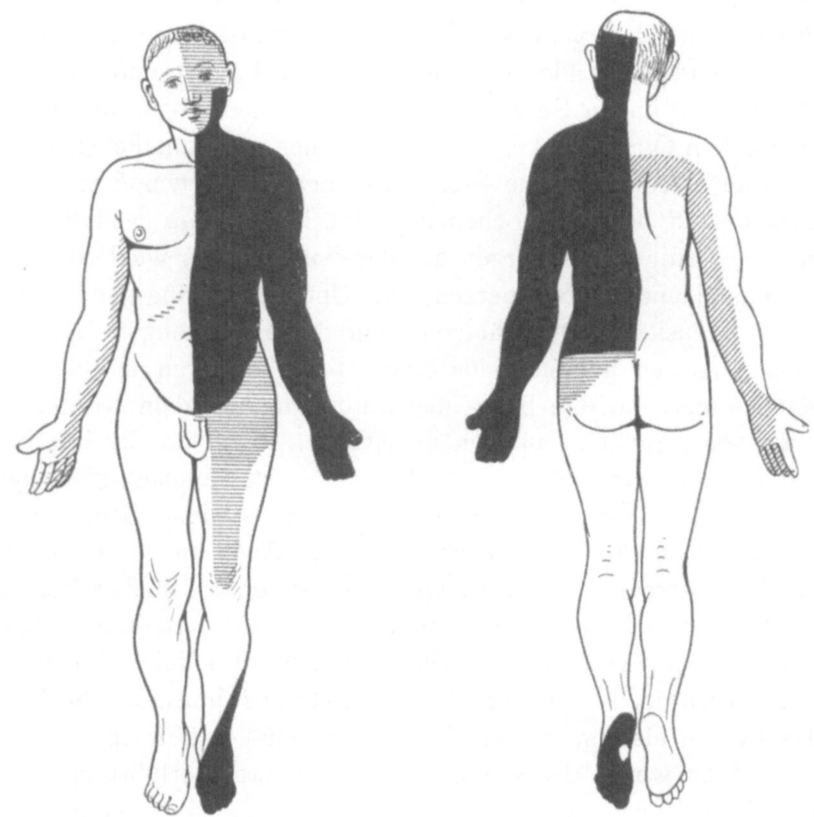

Fig. 121.

Sensibilitätsstörung in einem Falle von Pachymeningitis spinalis externa. Eigene Beobachtung.

 Herabsetzung für alle Qualitäten der Empfindung.

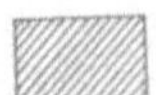 Herabsetzung für Schmerzempfindung und Temperatursinn bei erhaltener taktiler Sensibilität (Dissoziierte Empfindungslähmung).

nach der linken Schulter und dem Arme zu, von neuem auf, und der Kranke spürte auch damals schon, daß er den linken Arm und die Hand nicht mehr so gut bewegen konnte wie früher. Was ihn aber endlich zum Arzte geführt hat, war nicht die motorische Schwäche des linken Armes, sondern die unerträgliche Heftigkeit der Schmerzen. Der Arzt stellte eine Parese der Extensoren der linken Hand und der Finger fest und begnügte sich mit der Diagnose einer Bleilähmung. Die Berufsgenossenschaft wies daraufhin den Antrag des Kranken auf Gewährung einer Rente ab. Trotz eingeleiteter elektrischer Behandlung verschlimmerte sich das Leiden im Laufe der nächsten Wochen sehr erheblich, so daß der Patient bald gänzlich arbeitsunfähig wurde und sich in ein Krankenhaus begab. Schon bei der Aufnahme waren die Lähmungserscheinungen am linken Arm nicht mehr auf das Gebiet des N. radialis beschränkt, wie es dem typischen Bilde der Bleilähmung entsprochen haben würde; vielmehr hatte die linke Hand allmählich eine „Krallenstellung" angenommen infolge Beteiligung der Ulnarismuskulatur; es waren fibrilläre Zuckungen und Atrophie mit partieller EaR. in den gelähmten Muskeln, sowie Schmerzen im linken Beine und im Rücken hinzugetreten. Auch bestanden damals schon eine Kyphoskoliose der oberen Brustwirbelsäule nebst entsprechender Deformierung des Thorax und leichte Sensibilitätsstörungen auf der linken Seite der Brust, am linken Arm, besonders an der Hand, und am linken Oberschenkel. Während einer 3½ monatlichen Krankenhausbehandlung wurde wiederholt eine Steigerung der Körpertemperatur auf 38⁰ und mehr beobachtet. Oft bestand wochenlang eine hartnäckige Schlaflosigkeit, verursacht durch die heftigen Schmerzen auf der linken Seite; wiederholt traten Anfälle von Schwindel und Kopfschmerzen auf. Unter geringfügigen Schwankungen hinsichtlich der Intensität der Schmerzen und der Bewegungsbeschränkung des gelähmten linken Armes hat sich der Zustand des Kranken in dieser Zeit fortdauernd verschlimmert, so daß bei seiner Entlassung aus dem Krankenhause der linke Arm fast völlig gelähmt und an demselben, sowie an der linken Schulter, an Brust und Rücken der linken Seite bis fast zum Rippenbogen und an der Vorderfläche des linken Oberschenkels die taktile Sensibilität, Schmerz- und Temperaturempfindung fast gänzlich erloschen waren. Auch an der linken Seite des Halses und in den untersten Partien des Gesichtes schienen damals schon Störungen der Sensibilität vorhanden zu sein. Auf Grund dieser Krankheitserscheinungen wurde die Diagnose „Polyneuritis, Neuritis traumatica des linken Plexus brachialis, Anaesthesia dolorosa im N. cutaneus femoris externus links, Kyphoskoliose" gestellt und das Leiden als eine direkte Folge des Unfalles bezeichnet.

Vor 1½ Jahren wurde der Kranke nach Frankfurt überführt und zunächst in einem hiesigen Krankenhause verpflegt, bis er vor 11 Monaten nach dem städtischen Siechenhause verlegt wurde. Auch während dieser ganzen Beobachtungszeit wurden bei regelmäßigen, zweimal am Tage vorgenommenen Temperaturmessungen oft tage-, manchmal wochenlang abendliche Fiebersteigerungen auf 38,5⁰ bis 39,0⁰ und mehr festgestellt, während der Kranke morgens meist fieberfrei war. Auch in dieser Zeit verschlimmerte sich das Leiden mehr und mehr; ganz allmählich traten weitere Krankheitserscheinungen hinzu, während sich die bei der Aufnahme vorhandenen Erscheinungen langsam verschlimmerten. Die schlaffe atrophische Lähmung des Armes und Schultergürtels der linken Seite wurde komplett; die Anästhesie für alle Qualitäten der Empfindung dehnte sich auf die linke Unterkiefergegend und auf die ganze linke Rumpfhälfte aus. Es traten hinzu eine beginnende Muskelatrophie des Daumen- und Kleinfingerballens der rechten Hand, eine leichte spastische Parese beider Beine, Anfälle von Doppelsehen, verbunden mit stärkerem Kopfschmerz und intensivem Schwindel, und eine Herabsetzung der taktilen Sensibilität im Gebiet sämtlicher drei Äste des linken N. trigeminus. Vorübergehend ist auf der Innenseite des linken Unterarms eine Herpes-Eruption beobachtet worden.

Heute fällt uns zunächst die eigenartige Haltung des Kranken auf (Fig. 120). Der Kopf wird etwas nach rechts ge- neigt, mit dem Kinn entsprechend leicht nach links gedreht und nach vorn ge- beugt gehalten; die linke Schulter steht wesentlich höher als die rechte; der linke Arm ist gelähmt und hängt schlaff herab. Die Wirbelsäule zeigt eine hoch- gradige Verkrümmung (Fig. 122). Der Processus spinosus des VII. Halswirbels springt stärker vor als normal, und an ihm beginnt eine linkskonvexe, nach hinten stark vortretende, obere Thora- kalkyphoskoliose, die bis zum VII. Brust- wirbeldorn reicht und am II. Brustwirbel- dorn am höchsten ist. Die untere Brust- wirbelsäule zeigt eine entsprechende Lordose, aus der sie allmählich in die normal konfigurierte Lendenwirbelsäule übergeht. Die Rippen sind auf der linken Seite bis zur siebenten in einem rechts- konvexen Bogen winkelig geknickt, so daß die Höhe der Rippenkrümmung der linken Seite 4 cm über die rechte Skapula hinausragt. Die linke Seite des Schultergürtels ist im ganzen ge- hoben, und zwar steht die Spitze der linken Skapula $3^{1}/_{2}$ cm höher als die der rechten. In der Fossa supraclavi- cularis sinistra fühlt man die erste Rippe in einem spitzen Winkel zur Wirbelsäule aufgerichtet. Die Dornfortsätze des IV.

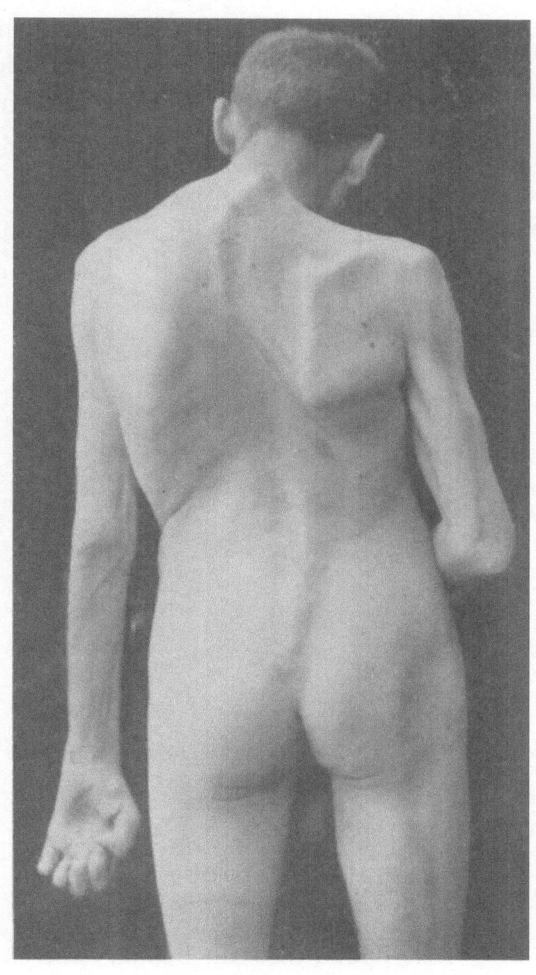

Fig. 122.
Pachymeningitis spinalis externa.
Eigene Beobachtung.

und V. Halswirbels sind nicht fühlbar; ein Druck auf die Gegend derselben und auf den Dornfortsatz des III. Halswirbels ist in intensivster Weise schmerzhaft; geringer ist die Druckempfindlichkeit der Dornfortsätze vom VI. Halswirbel an bis zum III. Lendenwirbel; hochgradig ist dieselbe wieder am IV. und V. Lenden- wirbel und am ganzen Kreuzbein.

Die untere Lungengrenze ist auf der rechten Seite des Rückens etwas weniger verschieblich als auf der linken, jedoch beiderseits an normaler Stelle. Nur über

der Buckelbildung ist der Perkussionsschall etwas abgeschwächt; an allen übrigen
Stellen des Thorax ist er im Bereiche der Lungen voll und sonor. Das Atmungs-
geräusch ist überall rein vesikulär. Husten und Auswurf sind nicht vorhanden.
Am Herzen und an den Unterleibsorganen lassen sich irgendwelche Krankheitserscheinungen nicht nachweisen.

Der linke Arm des Kranken ist adduziert und im Schultergelenk etwas einwärts rotiert; er hängt völlig schlaff herab. Die Finger zeigen Krallenstellung
(Fig. 123). Die aktive Beweglichkeit des linken Armes und der Hand ist vollständig aufgehoben. Sämtliche Muskeln der Extremität sind mehr oder weniger
atrophisch; am stärksten ist die Muskelatrophie an den kleinen Handmuskeln
und an der Muskulatur des Unterarms,
weniger stark ist sie an den Muskeln
des Oberarms und des Schultergürtels.
Andauernd kommen fibrilläre Zuckungen
an den gelähmten Muskeln zur Beobachtung. Die mechanische Muskelerregbarkeit ist bis zur Wulstbildung gesteigert. In allen Nerven und Muskeln
ist EaR. vorhanden. Sämtliche Sehnenreflexe am linken Arme sind erloschen.
Die Motilität des rechten Armes ist
normal; es besteht aber doch eine ganz
leichte Schwäche der Beuger und
Strecker am rechten Vorderarm, und
an der Hand ist eine geringe Atrophie
der Muskulatur des Daumen- und Kleinfingerballens, der Mm. interossei und
lumbricales vorhanden. Die drei letzten
Finger zeigen Krallenstellung. Der
Trizepsreflex fehlt, die Vorderarm-
reflexe sind erhalten.

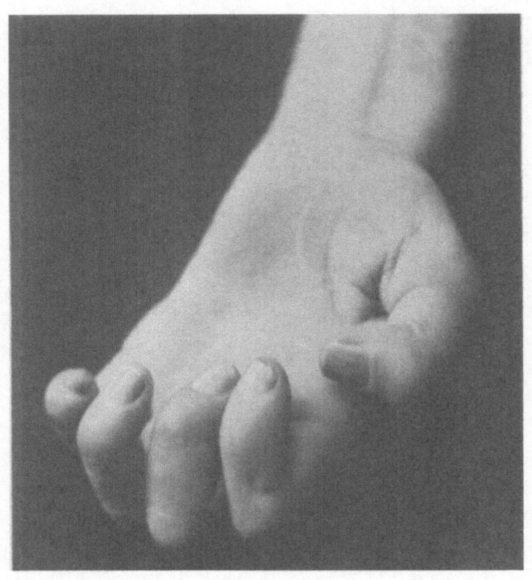

Fig. 123.

Pachymeningitis spinalis externa. Finger der
linken Hand in Krallenstellung.
Eigene Beobachtung.

Wir finden also an beiden Oberextremitäten unseres Kranken eine schlaffe
degenerative Lähmung, die links die gesamte Muskulatur des Schultergürtels, des
Arms und der Hand betroffen hat, rechts dagegen nur in den kleinen Handmuskeln
und in noch geringerem Maße am Vorderarm nachzuweisen ist. Es handelt sich
demnach um eine Erkrankung des peripheren Neurons der kortikomuskulären
Bahn, wobei der Sitz des Krankheitsherdes entweder im peripheren Nerven, in
den vorderen Wurzeln oder in den grauen Vordersäulen des Rückenmarks gelegen sein muß. Nun ist aber — wenigstens auf der linken Seite — eine motorische Lähmung der gesamten Schulterarmmuskulatur vorhanden und nicht eine
isolierte Lähmung im Radialis-, Medianus- oder Ulnarisgebiet; deshalb müssen wir
entweder eine multiple Neuritis annehmen oder die Läsion in den Plexus brachialis
bezw. höher hinauf in die vorderen Wurzeln oder in die Vordersäulen der ganzen

Halsanschwellung verlegen. Präziser können wir den Krankheitsherd aus den motorischen Lähmungserscheinungen, die wir am linken Arm unseres Kranken festgestellt haben, nicht bestimmen. Denn eine jede der genannten Läsionen wird die gleiche degenerative Lähmung zur Folge haben.

Im Gegensatz zu dieser degenerativen Lähmung an den Oberextremitäten finden wir an den Beinen des Kranken spastisch-paretische Erscheinungen, die auf eine Läsion des zentralen Neurons der kortikomuskulären Bahn hinweisen. Diese spastische Parese der Unterextremitäten war bei der Aufnahme des Kranken in das Siechenhaus wesentlich stärker als heute, $^3/_4$ Jahre später. Zurzeit ist nur

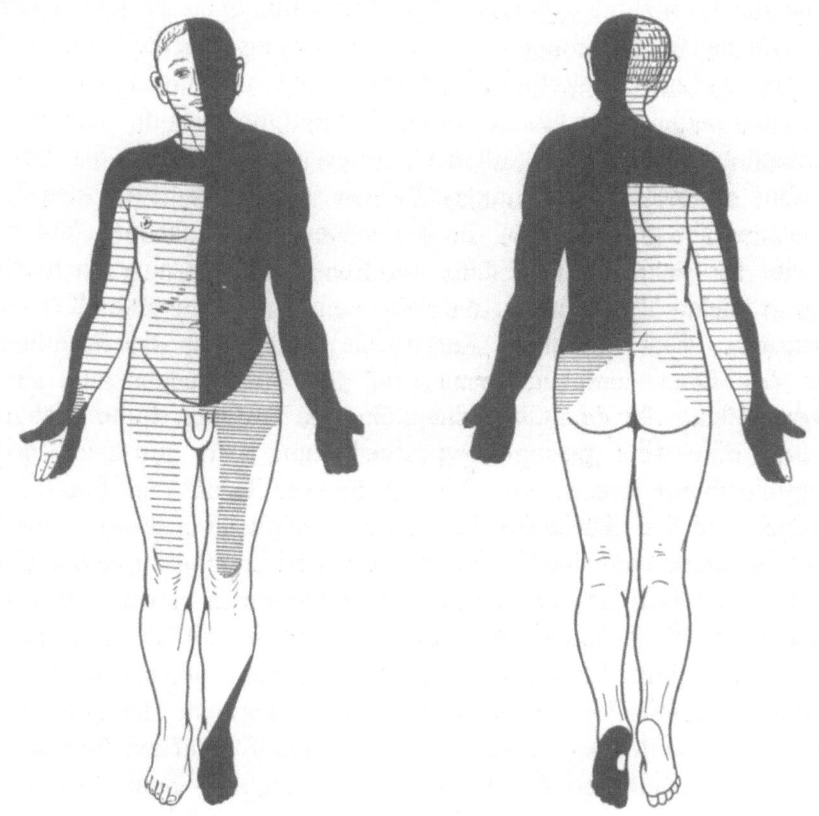

Fig. 124.

Sensibilitätsstörung in einem Falle von Pachymeningitis spinalis externa. Eigene Beobachtung.

noch eine leichte Schwäche des linken Beines vorhanden; aber die Kniephänomene und Achillessehnenreflexe sind beiderseits noch sehr lebhaft, und beiderseits ist noch immer ein deutlicher Fußklonus vorhanden, zumal wenn der Kranke längere Zeit hindurch gegangen ist. Bei anhaltender Bettruhe ist das Phänomen nicht auszulösen. Auf taktile Reize der Fußsohle erfolgt beiderseits eine deutliche Plantarflexion sämtlicher Zehen, und bei willkürlichem Anziehen der Beine an den Rumpf tritt keine Mitbewegung von seiten der Muskulatur des Tibialis-gebietes auf. An den Beinen des Kranken konnten wir also während einer 11 monatlichen Beobachtung einen deutlichen, wenn auch geringen Rückgang der Motilitätsstörungen beobachten. Dagegen sind die sensiblen Lähmungserscheinungen, die wir bei der Aufnahme des Kranken festgestellt haben, unter unseren Augen ganz allmählich noch etwas stärker geworden. Die Ergebnisse unserer minutiösen Sensibilitätsprüfungen sind in Fig. 121 und 124 dargestellt. Der ganze linke Arm sowie die linke Hälfte des Rumpfes und Kopfes unseres Kranken sind heute vollkommen anästhetisch für alle Qualitäten der Empfindung. Auf der rechten Gesichtshälfte dagegen ist nur eine geringgradige Hypästhesie vorhanden und zwar in einem schmalen Saum in der Unterkiefergegend, der von der Mitte des Kinns bis zum rechten Ohr reicht. Die obere Grenze dieses hypästhetischen Gebietes ist die Grenzlinie zwischen dem Ausbreitungsbezirk des unteren Trigeminusastes und den Wurzelzonen der oberen Cervikalsegmente. Am Hinterkopf erstreckt es sich bis zur Scheitelhöhe und wird nach vorn von einer Linie begrenzt, die etwa in einer senkrechten Ebene durchs rechte Ohr verläuft. Die untere Grenze des totalanästhetischen Gebietes auf der Vorder- und Rückseite der linken Rumpfhälfte ist ohne weiteres als die untere Grenze der Wurzelzone des XII. Dorsalsegments erkenntlich (Fig. 5 u. 6). In demselben Gebiet ist auch auf der Vorder- und Rückseite der rechten Rumpfhälfte eine Sensibilitätsstörung nachweisbar, aber nur eine ganz leichte Hypästhesie, die sich auch auf den größten Teil des rechten Armes erstreckt. Eine komplette Anästhesie ist nur an der Schulter, an der Streckseite des Ober- und Unterarms, auf dem Handrücken und an einzelnen Fingern vorhanden. An den Oberschenkeln des Kranken findet sich rechts eine stärkere, links eine sehr geringe Hypästhesie und zwar auf der Vorderseite in einem zungenförmigen Bezirk, der bis zur unteren Kante der Patella reicht und dessen Grenze auf der Rückseite in einem geschweiften Bogen zur Mittellinie verläuft. Es ist beiderseits das Gebiet des I. bis III. Lumbalsegments. Am rechten Unterschenkel und Fuß ist die Sensibilität vollkommen normal; am linken Fuß dagegen ist die Sohle anästhetisch mit Ausnahme eines kleinen, bohnenförmigen Ausschnitts am inneren Fußrande. Dieser Ausschnitt entspricht dem I. Sakralsegment, das anästhetische Gebiet dem II. Sakralsegment der spinalen Sensibilitätstafel K o c h e r s (Fig. 5). Es setzt sich auf den Fußrücken fort und auf einen schmalen Saum am äußeren Rande des Unterschenkels, ganz genau so, wie es auf K o c h e r s Tafel angegeben ist (S_1 und L_5 S e i f f e r s, Fig. 6).

An beiden Augen des Kranken bestehen hintere Synechien, Hornhaut- und Glaskörpertrübungen, eine alte Chorioiditis und partielle Sehnervenatrophie mit entsprechender Einengung des Gesichtsfeldes, totaler Starre der ungleich weiten Pupillen und Nystagmus, Reste einer schweren Augenerkrankung, die der Patient in seinem 10. Lebensjahre durchgemacht zu haben angibt.

Blase und Mastdarm funktionieren vollkommen normal.

Psychische Anomalien sind nicht vorhanden.

In diesem höchst komplizierten Krankheitsbilde haben uns nun gerade die sensiblen Lähmungserscheinungen den Weg zur Diagnose gewiesen. Wir haben zunächst die Trigeminusstörung, die bei der Aufnahme des Kranken nur als ganz leichte Hypästhesie nachzuweisen war, außer acht gelassen und lediglich die Sensibilitätsstörungen im Gebiete der Rückenmarksnerven zu verwerten gesucht. Diese Störungen tragen in ganz unzweideutiger Weise den Charakter der Wurzelläsionen. Am auffälligsten ist dies heute auf der rechten Gesichtshälfte des Kranken, wo sich die Wurzelzone des III. Cervikalsegments (nach K o c h e r) durch die vorhandene Hypästhesie von dem intakten Trigeminusgebiet und der stärker hypästhetischen Zone des IV. Cervikalsegments abgrenzen läßt. Ebenso war es noch vor drei Monaten auf der linken Gesichtshälfte des Kranken; erst durch das völlige Erlöschen der Empfindung im Gebiete des linken Trigeminus ist diese Grenze unkenntlich geworden. Besonders auffällig ist der Wurzelcherakter der Sensibilitätsstörungen außerdem auch an den beiden Oberschenkeln und am linken Fuße des Kranken, wo in der Wurzelzone des II. Sakralsegments (nach K o c h e r) eine totale Anästhesie, im I. Sakralsegment normale Empfindung vorhanden ist.

Die anästhetischen bezw. hypästhetischen Bezirke, die wir bei unserem Kranken aufgefunden haben, unterscheiden sich gerade durch den Wurzelcharakter wesentlich von den Gebieten, in denen w i r bei der Syringomyelie gewöhnlich die Sensibilitätsstörungen finden. Hier handelt es sich ja meistens, wie auch bei der Hysterie (Fig. 113), um handschuh- oder strumpfförmige Sensibilitätsstörungen, die namentlich an den Extremitäten durch zirkulär verlaufende Linien begrenzt sind. So sahen wir es auch an den Armen und Beinen unserer Syringomyeliekranken (Fig. 100, 103—105 u. 107). Segmentäre Sensibilitätsstörungen sind nach unseren Erfahrungen nicht häufig bei der Syringomyelie; ihr Nachweis genügt aber selbstverständlich nicht, um diese Krankheit differentialdiagnostisch auszuschließen. Andererseits wird uns aber der unverkennbare Wurzelcharakter der Sensibilitätsstörungen in unserem heutigen Falle den Entscheid hinsichtlich der Auffassung der beobachteten Motilitätsstörungen erleichtern. Wenn wir die Störungen der Sensibilität auf W u r z e l l ä s i o n e n zurückführen, dann liegt es natürlich am nächsten, auch die Motilitätsstörungen als Wurzelläsionen aufzufassen. Aus diesem Grunde glauben wir als Ursache der schlaffen atrophischen Lähmung des linken Armes eine multiple Neuritis, eine Erkrankung des Plexus brachialis und der grauen Substanz des Rückenmarks ausschließen zu dürfen und verlegen vielmehr den Krankheitsprozeß in die vorderen Wurzeln des Cervikalmarks.

So kommen wir dazu, einen Krankheitsprozeß anzunehmen, der sich — wenigstens in dar Höhe der Halsanschwellung — in den vorderen und hinteren Rückenmarkswurzeln abspielt. Wir sind nun in der Neurologie immer bestrebt, die verschiedenen Erscheinungen, die wir beobachten, wenn irgend möglich, auf e i n e n Krankheitsherd zurückzuführen. Versuchen wir dies in unserem Falle, so dürfen wir die Stelle der Läsion nicht in unmittelbarer Nähe des Austritts der vorderen und hinteren Wurzel aus dem Rückenmark suchen, wo dieselben räumlich immer noch getrennt voneinander verlaufen, vielmehr an einer Stelle, an der sich die austretenden Wurzeln dicht aneinander legen, also an die Stelle ihres Durchtretens durch die Dura mater (Fig. 125). Ein Krankheitsprozeß, der sich in oder auf der Dura des Cervikalmarks abspielt und die austretenden vorderen und hinteren Wurzeln einschnürt oder sich vielleicht auch schon auf diese fortsetzt, wird sowohl die schlaffe degenerative Lähmung des linken Armes bei unserem Kranken wie auch die beobachteten Sensibilitätsstörungen vollständig erklären.

Können wir nun aber auch die spastisch-paretischen Erscheinungen, die an den Beinen unseres Kranken noch angedeutet sind und früher sehr viel ausgesprochener waren, mit der Annahme eines duralen Krankheitsprozesses in Einklang bringen, oder müssen wir sie vielleicht doch auf eine organische Läsion der Pyra-

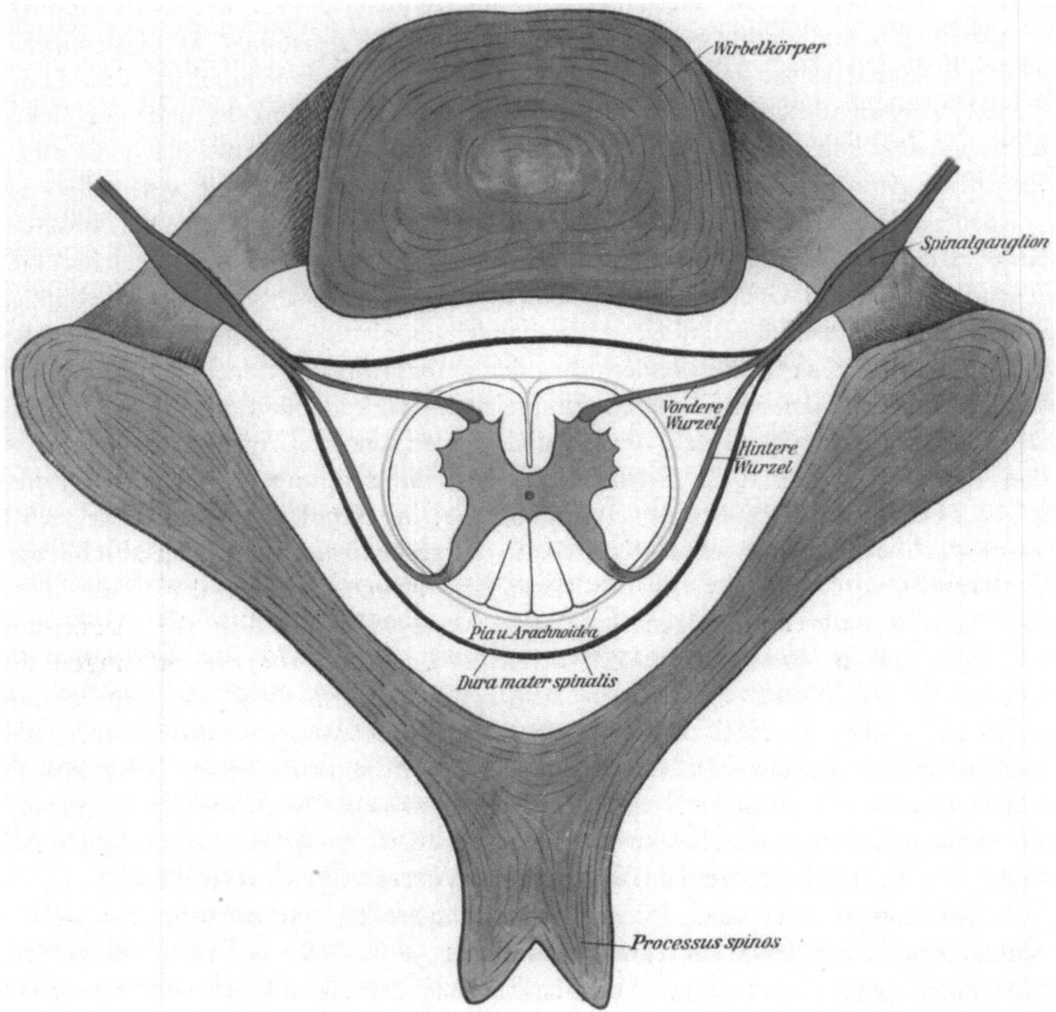

Fig. 125.

Schema des Querschnitts durch den Wirbelkanal und das Rückenmark mit seinen Hüllen.

midenbahn im Rückenmark zurückführen? Zur Klärung dieser Frage ist uns wieder einmal der Babinskische Zehenreflex und das Strümpellsche Tibialisphänomen von entscheidender Bedeutung. Bei unserem Syringomyeliekranken sind beide Erscheinungen wenigstens am linken Beine vorhanden; bei ihm müssen wir also eine organische Läsion der Pyramidenbahn annehmen. In unserem heutigen Falle sind beide Erscheinungen nicht nachzuweisen, weder am linken noch am rechten Beine; es liegt also kein zwingender Grund zur Annahme einer solchen Läsion vor. Vielmehr ist die leichte spastische Paraparese der Beine unseres Kranken auch vollständig aus der Annahme eines Krankheitsprozesses zu erklären, der sich in und auf der Dura abspielt. Ein solcher Krankheitsprozeß wird zu einer Verlegung der Gefäße und Lymphbahnen des Rückenmarks innerhalb der Dura und somit zu einer Anämie und einem Stauungsödem in der Marksubstanz führen. Es muß hieraus eine funktionelle Schädigung der Pyramidenbahn folgen, und diese funktionelle Schädigung tritt eben hier wie in allen Fällen als leichte spastische Paraparese in die Erscheinung.

Alle nervösen Erscheinungen, die wir am Rumpfe und an den Extremitäten unseres Kranken beobachtet haben, können wir also auf einen duralen Krankheitsprozeß zurückführen; kein einziges dieser Symptome nötigt uns zur Annahme einer Läsion des Rückenmarks selbst. Freilich muß sich dieser Krankheitsprozeß in der ganzen Längsausdehnung der Dura mater spinalis abspielen, vom Cervikalmarke an bis zum Ende der Cauda equina; er muß in der Höhe der Halsanschwellung am ausgebreitetsten sein und hier sowohl die vorderen wie auch die hinteren Wurzeln ergriffen haben, und zwar auf der linken Seite intensiver als auf der rechten entsprechend den verschiedenen Graden der motorischen und sensiblen Lähmungserscheinungen, die wir an beiden Armen des Kranken nachgewiesen haben. Vom unteren Halsmark an abwärts sind nur noch die hinteren Wurzeln in den Krankheitsprozeß einbezogen und zwar beiderseits kontinuierlich bis zum III. Lumbalsegment einschließlich; dies müssen wir aus der ausgedehnten Sensibilitätsstörung schließen, die als deutliche Hypästhesie auf der Vorderseite der beiden Oberschenkel des Kranken bis zur Kniescheibe herabreicht. Die folgenden Wurzeln scheinen nicht beteiligt, vermutlich deshalb nicht, weil sich der Krankheitsprozeß hier auf eine Stelle der Dura beschränkt, an der er keine nachweisbaren Symptome macht, z. B. auf die Vorderfläche des Duralsackes gegenüber den Wirbelkörpern. Erst die II. Sakralwurzel (Kocher) der linken Seite ist wiederum affiziert, wie wir aus der kompletten Anästhesie am linken Fuße schließen dürfen.

Bei diesen diagnostischen Erörterungen lag es nun nahe, an die Pachymeningitis cervicalis hypertrophica zu denken. Bei dieser seltenen Krankheit wird ja in exquisiter Weise die Dura mater spinalis in der Höhe der Halsanschwellung befallen, und zwar etabliert sich hier der Krankheitsprozeß in den inneren Schichten der Dura. Man sollte nun annehmen, daß ganz die gleichen Erscheinungen auftreten müßten, einerlei ob die inneren oder äußeren Schichten der Dura erkrankt sind. Dies ist auch der Fall, aber nur im ersten Beginn der Erkrankung. Im weiteren Verlauf derselben nicht mehr, weil der Krankheitsprozeß bei der Pachymeningitis interna eine ganz andere Ausbreitung zeigt als bei der Pachymeningitis externa. Spielt sich der Krankheitsprozeß auf den inneren Schichten der Dura ab, wie es bei der Pachymeningitis cervicalis hypertrophica der Fall ist, so bleibt er annähernd auf die gleiche Höhe beschränkt und greift rasch auf die ganze Zirkumferenz der Dura über, so daß er ringförmig das

Rückenmark umschnürt (Fig. 126). Die Folge hiervon ist das annähernd gleichzeitige Auftreten von gleich schweren Krankheitserscheinungen an beiden Armen und das frühzeitige Hinzutreten von beiderseitigen Erscheinungen der

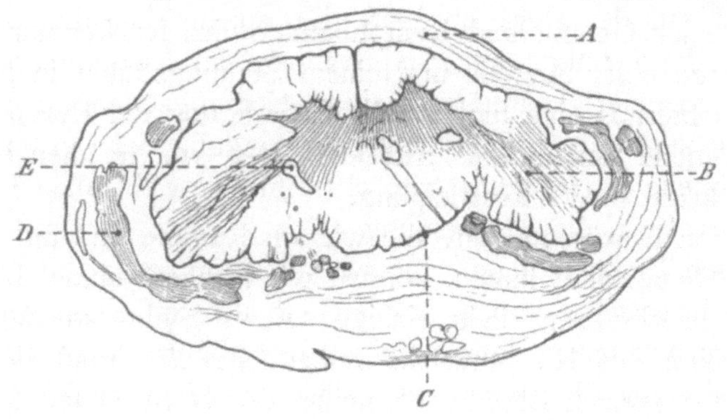

Fig. 126.

Querschnitt durch das mittlere Drittel der Halsanschwellung in einem Falle von Pachymeningitis cervicalis (interna) hypertrophica. Nach Joffroy.

A verdickte Dura, B hintere Wurzeln, C Pia, mit der Dura verwachsen, D chronische Entzündungsherde in der verdickten Dura, E neugebildete Hohlräume in der grauen Substanz.

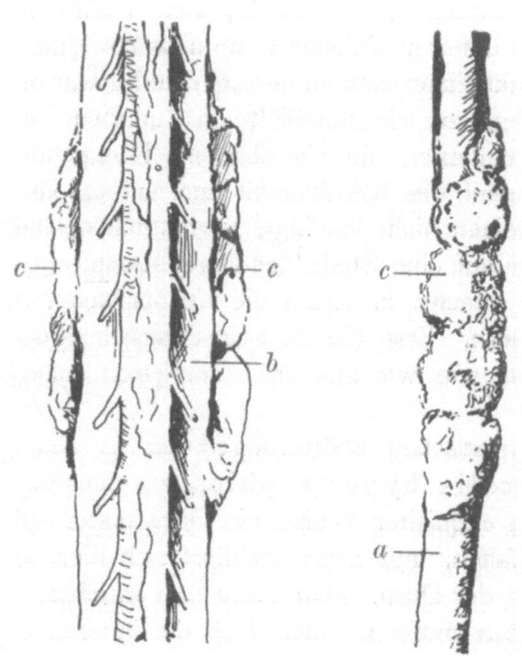

Fig. 127.

Käsige Pachymeningitis spinalis externa bei Wirbelkaries. Nach Charcot.

a äußere Fläche der Dura, b innere Fläche der Dura bei eröffnetem Duralsack, c pilzförmige, käsig-tuberkulöse Wucherungen.

Rückenmarkskompression. Bei der Pachymeningitis externa dagegen (Fig. 127) verbreitet sich der Krankheitsprozeß auf der Außenseite der Dura rasch in der Längsrichtung derselben und bleibt andererseits oft lange Zeit hindurch ganz oder hauptsächlich auf eine Seite beschränkt. Das letztere trifft für unseren Fall ganz auffällig zu. Deshalb können wir die Pachymeningitis cervicalis hypertrophica mit Sicherheit ausschließen. Es bleibt uns also die Pachymeningitis externa übrig.

Als ätiologisches Moment für diese Krankheit kommt in erster Linie die Karies der Wirbelsäule in Betracht. Denn die Lues, die ja bekanntlich eine große Rolle in der Ätiologie der chronischen Entzündungen der Meningen spielt, führt vorwiegend zu Krankheitsprozessen, die von den weichen Rückenmarkshäuten ausgehen und sehr rasch auf das Mark selbst übergreifen, zur spezifischen Meningomyelitis. Nur in seltenen Fällen führt die Lues zu einer primären Erkrankung der Dura, dann aber zu einer Pachymeningitis interna. Wir glauben übrigens, die akquirierte Lues auch aus der Anamnese ausschließen zu dürfen; der Kranke gibt uns wenigstens mit aller Bestimmtheit und vollkommen glaubwürdig an, daß ihm nichts von einer spezifischen Infektion bekannt sei. Auch Residuen einer alten Lues sind an der Haut, an den Schleimhäuten und an den Drüsen des Kranken nicht nachzuweisen. An seiner Wirbelsäule dagegen finden wir Veränderungen, die auf eine Karies bezogen werden müssen. Die gleiche Kyphoskoliose wie bei ihm ist freilich auch bei unserem Syringomyeliekranken vorhanden; während aber bei letzterem eine Druckschmerzhaftigkeit der Wirbelsäule sich nicht nachweisen läßt, sind hier die Dornfortsätze der einzelnen Wirbel in hohem Maße druckempfindlich und zwar nahezu in der ganzen Längsausdehnung der Wirbelsäule. Diese Druckschmerzhaftigkeit beginnt schon am Dorn des III. Halswirbels; am oberen Rande dieses Wirbels tritt aus dem Duralsack die III. Zervikalwurzel aus, mit deren Innervationsgebiet auf der äußeren Haut die totale Anästhesie der linken Seite begonnen hat. Und auch noch die untere Lendenwirbelsäule und das Kreuzbein selbst sind deutlich druckempfindlich.

Wir können diese exquisite Druckschmerzhaftigkeit der Wirbelsäule, ihre hochgradige Deformierung und das Zurücktreten der Dornfortsätze des IV. und V. Halswirbels nur auf eine bazilläre Spondylitis beziehen, trotzdem wir über den Lungen des Kranken nicht die geringsten Veränderungen auffinden können. Freilich ist der Perkussionsbefund angesichts der hochgradigen Thoraxdeformität nicht zu verwerten, aber auch durch die Auskultation können wir irgend welche Anzeichen einer vorhandenen Phthise nicht nachweisen. Einen sehr wichtigen Anhaltspunkt für die Annahme einer tuberkulösen Erkrankung haben wir indessen aus den regelmäßigen Temperaturmessungen gewonnen, die fast zwei Jahre lang täglich morgens und abends angestellt worden sind. Monatelang hat der Kranke gefiebert (Fig. 128), und zwar zu Zeiten, in denen keine anderen Erscheinungen nachzuweisen waren als diejenigen, die Sie selbst heute beobachtet haben. Eine Syringomyelie würde ein derartiges Fieber nicht erklären können.

Durch solche diagnostische Erörterungen sind wir nach kurzer Beobachtung des Kranken dazu gekommen, eine tuberkulöse Pachymeningitis spinalis externa anzunehmen. Aus dieser Annahme lassen sich alle nervösen Erscheinungen, die wir am Rumpf und an den Extremitäten unseres Kranken beobachtet haben, zwanglos erklären. Wie steht es aber mit der Sensibilitätsstörung im linken N. trigeminus und mit der passageren Diplopie? Lassen sich diese Symptome auch auf eine spinale Pachymeningitis zurückführen? Was das Auftreten von Doppelbildern anlangt, so muß ich offen bekennen, daß ich eine befriedigende Erklärung für diese auffallende Erscheinung nicht zu geben vermag. Es ist dies bei dem heutigen Stand unseres Wissens noch nicht möglich. Wir müssen uns vielmehr lediglich auf die Registrierung der Tatsache beschränken, daß das passagere Auftreten von Doppelbildern zu den regelmäßigen Erscheinungen aller Formen der Pachymeningitis cervicalis gehört.

Anders steht es mit der Sensibilitätsstörung im linken N. trigeminus. Solange sie, wie bei der Aufnahme des Kranken, in einer leichten Hypästhesie bestand, lag kein zwingender Grund zur Annahme einer organischen Läsion des Rückenmarks vor. Wir haben uns vielmehr die Herabsetzung der Empfindung im Gebiete sämtlicher drei Äste des linken N. trigeminus auf die gleiche Weise

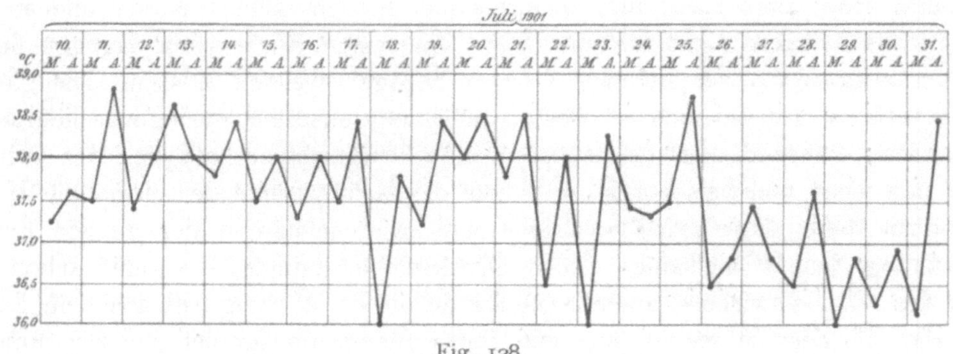

Fig. 128.

Temperaturkurve in einem Falle von tuberkulöser Pachymeningitis spinalis externa.
Eigene Beobachtung.

erklärt wie die spastisch-paretischen Erscheinungen an den Beinen, nämlich durch eine funktionelle Schädigung der spinalen Trigeminuswurzel, die bekanntlich die ganze Medulla oblongata durchzieht und bis in das obere Cervikalmark herabreicht. Gerade die spinale Wurzel des N. trigeminus enthält ja ausschließlich sensible Fasern. Jetzt aber, nachdem aus der leichten Hypästhesie auf der linken Gesichtshälfte eine komplette Anästhesie für alle Qualitäten der Empfindung geworden ist, kommen wir mit dieser Erklärung nicht mehr aus; wir müssen vielmehr eine Zerstörung der linken Trigeminuswurzel im Rückenmark annehmen. Wahrscheinlich hat das durch die Verlegung der Gefäße und Lymphbahnen innerhalb der Dura bedingte Stauungsödem und die Anämie zu einer Nekrose der Marksubstanz geführt, zu einer Erweichung und sekundären Höhlenbildung. Dann würde die beobachtete Trigeminusanästhesie nicht auf ein Fortschreiten des Krankheitsprozesses, sondern auf die lange Dauer desselben zurückzuführen sein. Trifft diese Annahme zu, so ist unser Fall ein sprechendes Beispiel für die Genese von Höhlenbildungen im Rückenmark, die nicht auf einer primären Gliose in der Gegend des Zentralkanals beruhen.

Nachdem wir so dazu gekommen waren, in unserem Falle eine tuberkulöse Erkrankung anzunehmen, lag es nahe, die Richtigkeit der Diagnose durch die Kochsche Tuberkulinprobe zu erweisen bezw. eine Tuberkulinbehandlung einzuleiten. Der Fall schien insofern günstig zu liegen, als keine nachweisbaren Veränderungen auf den Lungen vorhanden waren und sich der Krankheitsprozeß nach unserer Annahme auf die Außenseite der Dura beschränkte, ohne zu einer Kompression des Rückenmarks oder zu einer organischen Läsion desselben geführt zu haben. Andererseits war es uns klar, daß sich der extradurale Krankheitsprozeß in derjenigen Höhe des Rückenmarks am ausgebreitetsten etabliert hatte, die den lebenswichtigen Zentren am nächsten liegt. Angesichts dieses Umstandes schien die Frage berechtigt, ob nicht die örtliche Tuberkulinreaktion zu einer Schwellung und einem Ödem führen würde, die das Leben des Kranken gefährden konnten. Da mir selbst die Erfahrung zur Beantwortung dieser Frage fehlte, wandte ich mich an Herrn Geheimrat Dönitz in Berlin mit der Bitte um Äußerung seiner Ansicht. Er riet mir, ohne Bedenken die Kochsche Bazillenemulsion der Höchster Farbwerke (Neutuberkulin) anzuwenden, da nach seiner Erfahrung dieses Mittel viel milder auf das frisch tuberkulösinfiltrierte Gewebe wirke als die alten Tuberkuline und keine starke Injektion und Schwellung hervorrufe. So entschloß ich mich 4 Wochen nach der Aufnahme des Kranken zur ersten Einspritzung, nachdem ich ihn vorher eindringlich und offen über die Gefahr und über die Chancen der Behandlungsmethode belehrt hatte. Natürlich erfolgten die ersten Einspritzungen mit der denkbar größten Vorsicht, d. h. in der minimalen Dosis von $^1/_{1000}$ Milligramm Bazillensubstanz. Erst am 7. Tage trat nach einer Injektion von 0,015 Milligramm ein deutliche Reaktion ein; es folgte eine vorübergehende Temperatursteigerung auf 38,7°, verbunden mit einem äußerst heftigen Anfall von Doppelsehen, Kopfschmerz, Schwindel und Schmerzen in den Armen. Damit war die tuberkulöse Natur des Leidens erwiesen. Die gleichen Erscheinungen folgten zunächst, wenn auch in geringerer Intensität, auf die späteren Einspritzungen, während der Kranke in der Zwischenzeit stets fieberfrei gewesen ist. Im Verlauf eines halben Jahrs wurde allmählich auf das 15000fache der Anfangsdosis — 15 Milligramm angestiegen. Die Reaktion wurde immer geringer, die Temperatur stieg zunächst noch vorübergehend auf 37,4° und blieb schließlich normal; wohl aber traten immer noch im Anschluß an die Reaktion für einige Stunden Schmerzen im rechten Arm auf. Doppelsehen, Kopfschmerz, Schwindel und Schmerzen im linken Arm blieben gänzlich aus.

Offenbar ist es durch die Tuberkulinbehandlung noch nicht gelungen, den Krankheitsprozeß an der Dura mater des Rückenmarks zum Stillstand, geschweige denn zur Rückbildung zu bringen. Wohl sind die spastisch-paretischen Erscheinungen an den Beinen geringer geworden, und am rechten Bein ist die Parese vollständig geschwunden; solche Besserungen kommen aber bekanntlich auch spontan bei der tuberkulösen Pachymeningitis spinalis vor, und deshalb liegt es mir ferne, sie als Folge der Tuberkulinbehandlung in Anspruch zu nehmen. Vielmehr spricht die stärkere Ausbreitung der sensiblen Lähmungserscheinungen für ein Fortschreiten des Krankheitsprozesses nach oben und auf die rechte Seite. Wenn wir aber bedenken, daß sich das Leiden des Kranken von seinem ersten Auftreten an bis zum Beginn der Tuberkulinbehandlung rapid verschlimmert hat, daß in den ersten $^5/_4$ Jahren seines Bestehens unter anhaltenden, äußerst heftigen Schmerzen Schlag auf Schlag neue schwere Lähmungserscheinungen hinzugetreten sind, während der Kranke jetzt seit Monaten völlig schmerzfrei ist, so will es mir scheinen, als ob das Fortschreiten des Leidens in den letzten $^3/_4$ Jahren in wesentlich langsamerem Tempo erfolgt sei als vor Beginn der spezifischen Behandlung. Der Kranke fühlt dies selbst und bittet deshalb, die Tuberkulineinspritzungen fortzusetzen.

23. Karies der Wirbelsäule und Kompression des Rückenmarks.

Unsere Patientin ist eine Frau von 54 Jahren. Schon bei ihrem Eintreten fällt uns eine hochgradige Gehstörung auf, ein ausgesprochen spastischer bezw. spastisch-paretischer Gang. Die Zehen schleifen am Boden, und namentlich das rechte Bein wird fast ganz steif gehalten, nachgeschleift und zirkumduziert. An beiden Beinen ist die grobe Kraft etwas herabgesetzt; es sind ausgesprochene Spasmen in der Muskulatur vorhanden und zwar rechts stärker als links. Die Kniephänomene sind beiderseits gesteigert, ebenso die Achillessehnenreflexe. Am rechten Fuß ist sogar mit großer Leichtigkeit ein starker, langanhaltender Fußklonus auszulösen. Die Sohlenreflexe sind auf beiden Seiten lebhaft; links äußert sich der Reflex bei schwachen Reizen in der normalen Plantarflexion sämtlicher Zehen, bei stärkeren Reizen in einem fluchtartigen Zurückziehen der ganzen Extremität. Am rechten Fuß ist die Babinskische Dorsalflexion vorhanden. Die Abdominalreflexe fehlen konstant auf beiden Seiten.

Andere Störungen von seiten des Nervensystems sind bei der Kranken objektiv nicht nachweisbar, vor allem nicht die leisesten Störungen der Sensibilität, weder des Tastsinns, noch der Temperatur- und Schmerzempfindung. Die Kranke klagt aber über einen Schmerz im Rücken, der sich namentlich beim Bücken bemerklich macht, und der sie veranlaßt, sich steif zu halten und Bewegungen der Wirbelsäule zu vermeiden. Sie klagt außerdem über neuralgische Schmerzen auf beiden Seiten des Rumpfes im Verlauf der X. und XI. Interkostalnervenpaare und zwar besonders auf der linken Seite. Mit diesen Rückenschmerzen und beiderseitigen Interkostalneuralgien hat das jetzige Leiden der Kranken vor $^3/_4$ Jahren begonnen. Sie lebt bereits 10 Jahre lang in der Anstalt, bis vor kurzem aber im Armenhause, in dem sie lediglich ihrer sozialen Lage wegen Aufnahme gefunden hat. Als die Kranke wegen ihrer Schmerzen in das Siechenhaus aufgenommen wurde, ließ sich schon eine leichte spastische Parese beider Beine und das Fehlen der Abdominalreflexe nachweisen. Das Zusammentreffen dieser Symptome mit dem Schmerz an einer bestimmten Stelle des Rückens und mit der doppelseitigen Interkostalneuralgie mußte natürlich den Verdacht einer Wirbelerkrankung wachrufen, die durch Kompression des Rückenmarks das beobachtete Zustandsbild hervorrufen konnte. Tatsächlich sind auch geringfügige Anomalien in der Konfiguration der Wirbelsäule und außerdem über beiden Lungenspitzen eine deutliche Infiltration mit den Erscheinungen eines Katarrhs nachzuweisen, die auf eine beginnende Lungentuberkulose schließen lassen.

Bevor wir nun die Wirbelsäule selbst genauer untersuchen, wollen wir uns darüber klar zu werden suchen, ob hier eine anatomische Läsion der Rückenmarkssubstanz vorliegt, oder ob die beobachteten Krankheitserscheinungen durch eine Kompression des Markes und der austretenden Wurzeln bedingt sind, und wo wir überhaupt den Sitz der Läsion zu suchen haben. Den sichersten Fingerzeig für eine topische Diagnose geben uns die Neuralgien im Bereich des X. und XI. Interkostalnerven auf beiden Seiten. Denn die X. und XI. Dorsalnervenpaare, deren vordere Äste die Interkostalnerven sind, verlassen den Wirbelkanal durch die Intervertebrallöcher oberhalb und unterhalb des XI. Brustwirbelkörpers (Fig. 129). Ein Druck an dieser Stelle könnte die Interkostalneuralgie zur Folge haben. Es ließe sich also hieraus auf eine Läsion der hinteren Wurzeln in der Höhe des XI. Brustwirbels schließen und zwar lediglich auf eine Kompression derselben im Wirbelkanal. Der Höhe des XI. Brustwirbelkörpers entspricht der Beginn der Lendenanschwellung, etwa das XII. Dorsal- und das I. Lumbalsegment, also diejenige Höhe des Rückenmarks, in die wir den spinalen Reflexbogen der Abdominalreflexe verlegen. Mit der Annahme einer Läsion dieser Gegend stimmt also das Fehlen der Bauchdeckenreflexe in unserem Falle sehr wohl überein.

Wie steht es nun aber mit den spastischen Erscheinungen und der Erhöhung der Sehnenreflexe an den Beinen und mit dem Babinskischen Phänomen am rechten Fuße? Nach den übereinstimmenden Erfahrungen, die wir und andere mit diesem Reflexe gemacht haben, müssen wir aus dem Vorhandensein der reflektorischen Dorsalflexion der Großzehe auf eine organische Läsion der Pyramidenbahn schließen. In unserem Falle ist der Reflex nur am rechten Fuße vorhanden; also besteht zweifellos eine Erkrankung der rechtsseitigen Pyramidenbahn. Wir müssen diese organische Läsion des

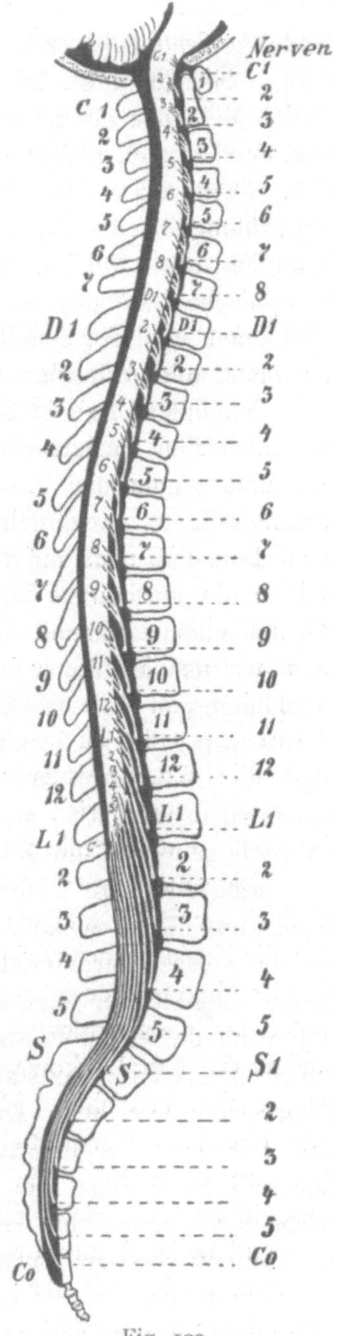

Fig. 129.

Topographie des Wirbelkanals. Schematisch. Nach Gowers.

Rückenmarks selbstverständlich in eine Höhe verlegen, deren Läsion auch die anderen Krankheitserscheinungen erklärt, also in den Beginn der Lendenanschwellung. Hieraus folgt mit Bestimmtheit, daß der Krankheitsprozeß sich auf die weiße Substanz des Rückenmarks beschränkt, auf den Pyramidenseitenstrang, und daß er sich noch nicht auf das rechte Vorderhorn der grauen Substanz ausgedehnt hat. Denn wäre dies der Fall, wären die grauen Vordersäulen der Lendenanschwellung in einer Weise erkrankt, die zum Untergang der großen motorischen Ganglienzellen geführt hätte, so müßte an Stelle der spastischen eine schlaffe, atrophische Lähmung des rechten Beines vorhanden sein. Es könnten das Kniephänomen und der Achillessehnenreflex nicht erhöht, sie müßten vielmehr abgeschwächt oder erloschen sein.

Am linken Bein ist bei unserer Kranken das Babinskische Phänomen nicht mit Sicherheit nachzuweisen; wir haben also hier keinen sicheren Anhaltspunkt für eine organische Läsion der Pyramidenbahn. Die große Lebhaftigkeit der Sehnenreflexe, namentlich des Kniephänomens, am linken Bein lassen aber darauf schließen, daß auch auf der linken Rückenmarkshälfte eine Schädigung der Pyramidenbahn vorhanden ist, vermutlich erst eine funktionelle Alteration derselben, die auf eine beginnende Kompression des Markes zurückzuführen sein dürfte. So sind wir also nicht nur in der Lage, aus den beobachteten nervösen Krankheitserscheinungen die Höhe der Läsion in der Längsausdehnung des Rückenmarks zu bestimmen; wir können uns auch annähernd eine Vorstellung über die Ausbreitung des Krankheitsprozesses auf dem Rückenmarksquerschnitt machen. Alle Symptome weisen darauf hin, daß es sich im vorliegenden Falle um eine Affektion des XI. Brustwirbels handelt.

Eine auffällige Deformität der Wirbelsäule ist, abgesehen von einer leichten, rechtskonvexen Cervikalskoliose, nicht vorhanden, namentlich kein Gibbus, wie er für die Karies charakteristisch sein würde. Wohl aber ist eine leichte Depression in der Gegend der letzten Brustwirbel vorhanden, und wenn wir von oben nach unten auf die Dornfortsätze der einzelnen Wirbel einen stärkeren Druck ausüben, äußert die Kranke konstant einen lebhaften Schmerz, sobald wir die Stelle der Depression erreichen. Die gleiche Stelle ist auch für Hitze sehr empfindlich. Die einzelnen Dornfortsätze sind bis zum X. Brustwirbel einschließlich deutlich fühlbar; dann folgt die Depression, die der Gegend des XI. und XII. Brustwirbeldorns entspricht. Hier ist offenbar der Sitz der kariösen Erkrankung. Vom I. Lendenwirbel an abwärts sind die Dornfortsätze wieder deutlich zu fühlen. So stimmt also mit der Lokalisationsdiagnose, die uns die Analyse der spinalen Symptome ermöglicht hat, der Palpationsbefund genau überein. Es liegt eine Erkrankung des XI. und XII. Brustwirbels vor, die zu Druckerscheinungen am Rückenmark und an den austretenden Nervenwurzeln auf beiden Seiten und zu einer beginnenden Kompressionsdegeneration geführt hat.

Das Zustandsbild, das die Patientin gegenwärtig bietet, setzt sich also aus vier verschiedenen Gruppen von Symptomen zusammen und zwar aus Krankheitserscheinungen

1. von seiten der Lungen (beiderseitige Spitzeninfiltration, Katarrh),
2. der kariösen Wirbel (Schmerz, Druckempfindlichkeit, Steifhaltung des Rückens),
3. der Rückenmarkswurzeln (beiderseitige Interkostalneuralgie) und
4. des Rückenmarks selbst (spastische Paraparese der Unterextremitäten etc.).

Anzeichen der Lungentuberkulose können indessen bei der tuberkulösen Kompressionsmyelitis vollständig fehlen. Es kann die Karies der Wirbelsäule die einzige manifeste Äußerung der tuberkulösen Infektion sein. Meistens werden sich aber auch in anderen Organen Erscheinungen der Allgemeinerkrankung oder ihre Residuen nachweisen lassen. Die übrigen drei Gruppen von Symptomen finden wir dagegen in allen Fällen des Leidens, freilich in mannigfacher Modifikation, je nach dem verschiedenen Höhensitz der Wirbelerkrankung.

Hinsichtlich der Lokalisation der tuberkulösen Spondylitis in den einzelnen Abschnitten der Wirbelsäule lehrt die Statistik, daß sie am häufigsten die Brust- und Lendenwirbelsäule betrifft, weniger häufig den Halsteil. Infolgedessen wird auch am häufigsten eine Kompression des Dorsal- und Lumbalmarks beobachtet. Das klinische Bild des Leidens ist indessen kein einheitliches. Es wird beeinflußt durch den Sitz des Herdes in den verschiedenen Höhen und durch die Ausbreitung des Krankheitsprozesses auf dem Querschnitt des Rückenmarks. Wir wollen deshalb noch kurz an zwei weiteren Fällen die Unterschiede in der Symptomatologie der tuberkulösen Kompressionsmyelitis besprechen, die durch die erwähnten zwei Faktoren bedingt sind. Beides sind vorgeschrittenere Fälle des Leidens; die Kranken sind durch die Lähmung der Unterextremitäten dauernd ans Bett gefesselt.

Die nächste Patientin ist eine 61 jährige Frau mit Darmtuberkulose, die bereits im 4. Jahre im Siechenhause verpflegt wird. Der Beginn ihres Wirbelleidens liegt noch weiter zurück. Die Inspektion der Wirbelsäule läßt uns einen deutlichen Gibbus, eine Prominenz des V. und VI. Brustwirbels erkennen, während der VII. eingesunken ist. Druckschmerzhaft sind die Dornfortsätze der prominenten Wirbel und auch noch diejenigen des VII. und VIII. Brustwirbels. An der gleichen Stelle des Rückens treten spontane, äußerst heftige Schmerzen auf. Es handelt sich also hier offenbar um eine Spondylitis der mittleren Brustwirbelsäule.

Als Wurzelsymptome fassen wir die Schmerzen auf beiden Seiten der Brust auf, über die uns die Kranke häufig klagt, und die sie als „Gürtelgefühl" bezeichnet. Sie tragen den Charakter der Interkostalneuralgie im Verlauf der mittleren Interkostalnerven beiderseits.

Stellen wir nun fest, welche Symptome von seiten des Marks selbst vorhanden sind. Am Kopf und an den oberen Extremitäten unserer Patientin lassen sich irgendwelche Krankheitserscheinungen nicht auffinden. Am Rumpfe dagegen beginnt vorn etwa in der Höhe der Mamilla, hinten am Processus spinosus des

VII. Brustwirbels eine hypästhetische Zone, die in der Höhe des XII. Brustwirbeldorns in ein Gebiet kompletter Anästhesie übergeht (Fig. 130). Von hier an abwärts ist am Rumpfe und an den Beinen das Gefühl vollständig erloschen. Auch
die aktive Motilität der Unterextremitäten ist gänzlich aufgehoben; die Kranke ist
nicht imstande, willkürlich die geringste Bewegung auszuführen. Wohl aber treten
ab und zu spontan und reflektorisch — z. B. gerade jetzt, nachdem wir die Patientin
aufgedeckt haben, infolge der Abkühlung der Haut — dem Willen entzogene
Beugebewegungen in beiden Beinen auf. Es sind motorische Reizerscheinungen,

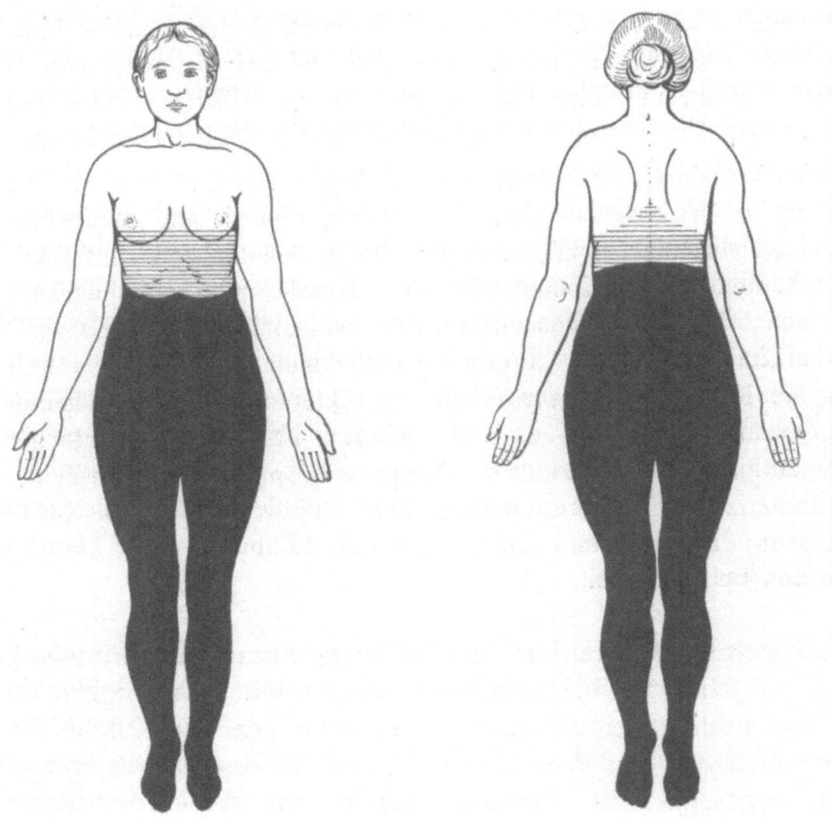

Fig. 130.

Sensibilitätsstörung in einem Falle von Kompression des Rückenmarks bei Karies der Brustwirbelsäule. Eigene Beobachtung.

die von den heftigsten Schmerzen begleitet sind. Die Paraplegie der Beine ist
eine spastische, obwohl die Spasmen noch immer gering sind und noch nicht zu Kontrakturen geführt haben. Kniephänomene und Achillessehnenreflexe sind beiderseits
außerordentlich lebhaft; meist kommt es sogar bei ihrer Auslösung zu einem lange
anhaltenden Patellar- und Fußklonus. Das Babinskische Phänomen ist nicht zu
erzielen, offenbar weil die Reflexerregbarkeit von der Fußsohle aus derart gesteigert
ist, daß schon die leisesten taktilen Reize starke Reflexzuckungen des ganzen
Beines auslösen. Blase und Mastdarm sind an der sensiblen und motorischen
Lähmung beteiligt. Die Kranke fühlt wohl den Drang zum Urinieren, aber sehr

verspätet; sie kann wegen der motorischen Schwäche des M. sphincter vesicae nur ganz kurz dem Drang widerstehen; alsdann erfolgt unwillkürlich der Urinabgang. Immerhin beträgt bei ihr die Dauer der Kontinenz bis zu 3 Stunden.

Die Kranke zeigt uns das für die Kompression des Brustmarks, die häufigste Form der tuberkulösen Kompressionsmyelitis, typische Bild, nämlich: Gürtelgefühl, Hyp- resp. Anästhesie des Rumpfes und der unteren Extremitäten, hinaufreichend bis zum Gebiet der aus dem erkrankten Rückenmarkssegment entspringenden hinteren Wurzeln, spastische Paraplegie der Beine mit äußerst lebhaften Sehnenreflexen, Steigerung der Hautreflexe, sowie Blasen- und Mastdarmschwäche.

Der dritte Fall betrifft eine 59jährige Patientin mit Lungentuberkulose und Drüseneiterungen am Halse, deren Wirbelleiden vor drei Jahren begonnen hat. Bei ihr handelt es sich um eine Karies der oberen Halswirbelsäule. Die Dornfortsätze des II. und III. Halswirbels sind prominent und, wie auch die Querfortsätze dieser Wirbel, exquisit druckschmerzhaft. Ein Drehen des Kopfes ist nicht möglich, offenbar weil auch der Zahnfortsatz und das Gelenk zwischen Epistropheus und Atlas in Mitleidenschaft gezogen sind. Auch die Nickbewegung des Kopfes wird von der Kranken vermieden, weil sie ihr starke Schmerzen verursachen würde. Sie ist übrigens wegen der fungösen Erkrankung des Atlantookzipitalgelenks auch nur in ganz beschränktem Maße möglich. Der Kopf der Kranken wird also dauernd in der gleichen Stellung steif gehalten.

Außer dieser Genicksteifigkeit sind beiderseits sehr heftige Okzipitalneuralgien vorhanden, Wurzelsymptome, analog den Interkostalneuralgien in den beiden früheren Fällen. Außerdem ist aber auch noch eine beiderseitige Zwerchfelllähmung nachzuweisen. Die palpierende Hand fühlt im Augenblick der tiefen Inspiration das Herabtreten des Zwerchfells und der Leber nicht; vielmehr weicht der untere Leberrand merklich zurück. Andererseits fällt bei der Exspiration die Vorwölbung des Epigastriums auf, während die Leber herabtritt. Der untere Rand der Lunge läßt sich nach oben drängen, wie sich durch die Perkussion der Lungenlebergrenze deutlich demonstrieren läßt. Die Paralysis diaphragmatica ist durch eine Lähmung des N. phrenicus bedingt, der seinen Ursprung aus der III. und IV. Cervikalwurzel nimmt. Eine deutliche Sensibilitätsstörung läßt sich noch nicht nachweisen.

Entsprechend dem hohen Sitz der kariösen Spondylitis in den obersten Halswirbeln ist es hier zu einer Kompression des Cervikalmarks oberhalb der Cervikalanschwellung gekommen. Deshalb ist auch an den Armen unserer Kranken eine Lähmung eingetreten und zwar eine spastische Paraplegie mit lebhafter Steigerung der Sehnen- und Periostreflexe. Die Muskulatur beider Arme und Hände ist im ganzen in geringem Maße atrophisch; qualitative Veränderungen der elektrischen Erregbarkeit sind indessen in den atrophischen Muskeln nicht vorhanden. Die Atrophie ist hierdurch als einfache Inaktivitätsatrophie gekennzeichnet.

An den Unterextremitäten der Kranken finden wir im wesentlichen die gleichen Erscheinungen wie in den beiden ersten Fällen: eine spastische Paraplegie mit außerordentlich lebhaften Sehnen- und Hautreflexen, und außerdem Störungen der Blasen- und Mastdarmfunktion.

Dieser Fall von tuberkulöser Kompressionsmyelitis unterscheidet sich von den früheren — entsprechend dem Sitz der Spondylitis in der oberen Halswirbel- säule — durch die andere Lokalisation der Neuralgien, die Beteiligung des N. phrenicus und die Einbe- ziehung der oberen Extremi- täten in die spastische Lähmung.

Die Karies der beiden obersten Halswirbel und des Atlanto-okzipitalgelenks schließt ganz besondere Gefahren in sich, die der Karies der übrigen Abschnitte der Wirbelsäule fremd sind. Diese Gefahren bestehen darin, daß gar nicht selten der Zahnfortsatz des Epistropheus unterminiert, los- gelöst und abgestoßen wird, oder daß es zu einer Fraktur des Atlas kommt. In diesen Fällen kann der abgesprengte Zahnfortsatz oder ein Splitter des Atlas direkt in das Hals- mark oder in die Medulla ob- longata eindringen und zu einem plötzlichen Tode führen. Einen solchen Fall haben wir in diesem Frühjahr bei einer 67 jährigen Frau erlebt, von der wir noch kurz vor dem Tode eine Pho- tographie aufnehmen konnten (Fig. 131 und 132). Bei ihr war es infolge Lähmung des N. accessorius und der obersten Cervikalnerven zu einer de- generativen Atrophie des M.

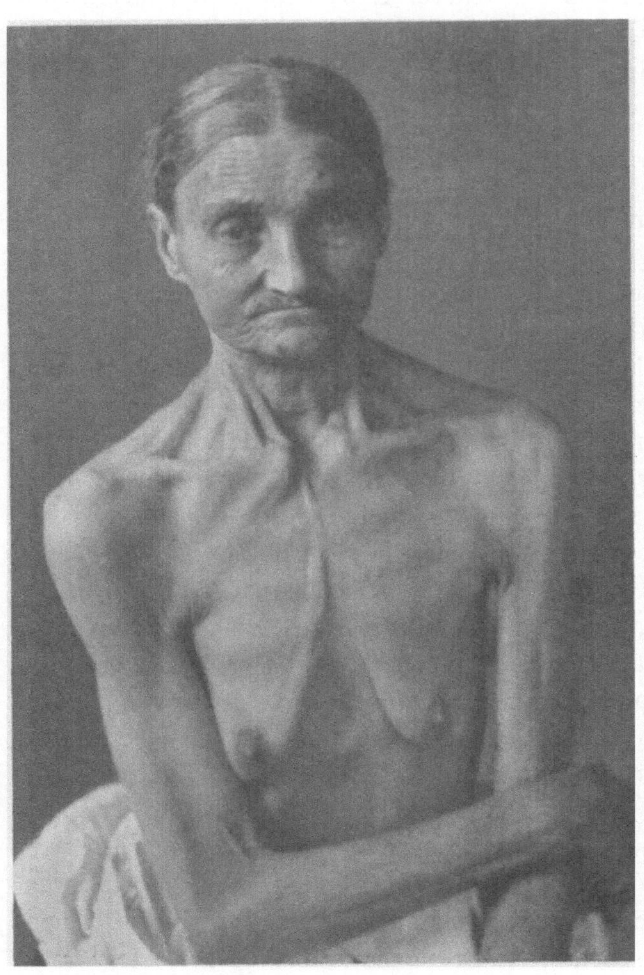

Fig. 131.
Karies der beiden obersten Halswirbel. Degenerative Atrophie der Muskulatur des Halses und Schultergürtels. Eigene Beobachtung.

trapezius und anderer Muskeln des Nackens und Schultergürtels gekommen. Bei der Obduktion fand sich nach Herausnahme des Gehirns aus der Schädelhöhle frei im Foramen magnum liegend der abgesprengte Zahnfortsatz des Epistropheus.

Die demonstrierten Fälle haben Ihnen die verschiedenen Zustandsbilder ge- zeigt, die durch eine Kompression des Lenden-, Brust- und Halsmarks bedingt sind. Freilich ist der erste Fall kein Schulfall gewesen, insofern trotz Kompression der Lendenanschwellung eine spastische Lähmung der Unterextremitäten vorhanden ist. In typischen Fällen und im späteren Verlauf des Leidens werden auch die grauen Vordersäulen in den Krankheitsprozeß einbezogen sein, und deshalb trägt die Paraplegie der Beine bei der Kompressionsmyelitis der Lendenanschwellung in der Regel alle Charaktere der schlaffen Lähmung (Erlöschen der Sehnenreflexe, degenerative Muskelatrophie). So lehrt dieser Fall, daß bei gleichem Höhensitz des Herdes Abweichungen vom typischen Krankheitsbild durch die verschiedene Ausbreitung der Kompressionsdegeneration auf dem Querschnitt des Rückenmarks bedingt sein können.

Analog liegen die Verhältnisse bei der Läsion der Halsanschwellung. Auch hier wird, sobald es zu einem Untergang der motorischen Vorderhornzellen gekommen ist, eine schlaffe Lähmung der Oberextremitäten eintreten und je nach dem Höhensitz des Herdes eine degenerative Atrophie in der Muskulatur der Oberarme oder der Unterarme und der kleinen Handmuskeln zu erwarten sein.

Besondere Erwähnung verdienen diejenigen Fälle, in denen sich der kariöse Prozeß gleichzeitig an verschiedenen, räumlich voneinander getrennten Abschnitten der Wirbelsäule abspielt. So werden wir bei einer tuberkulösen Spondylitis der obersten Halswirbel und der untersten Brustwirbel als Rückenmarkssymptome unter Umständen eine spastische Paraplegie der Arme und eine atrophische Lähmung der Beine beobachten.

Die geschilderten Fälle lehren ferner, daß bei der Kompressionsmyelitis die Motilitätsstörungen in der Regel stärker sind als die Störungen der Sensibilität,

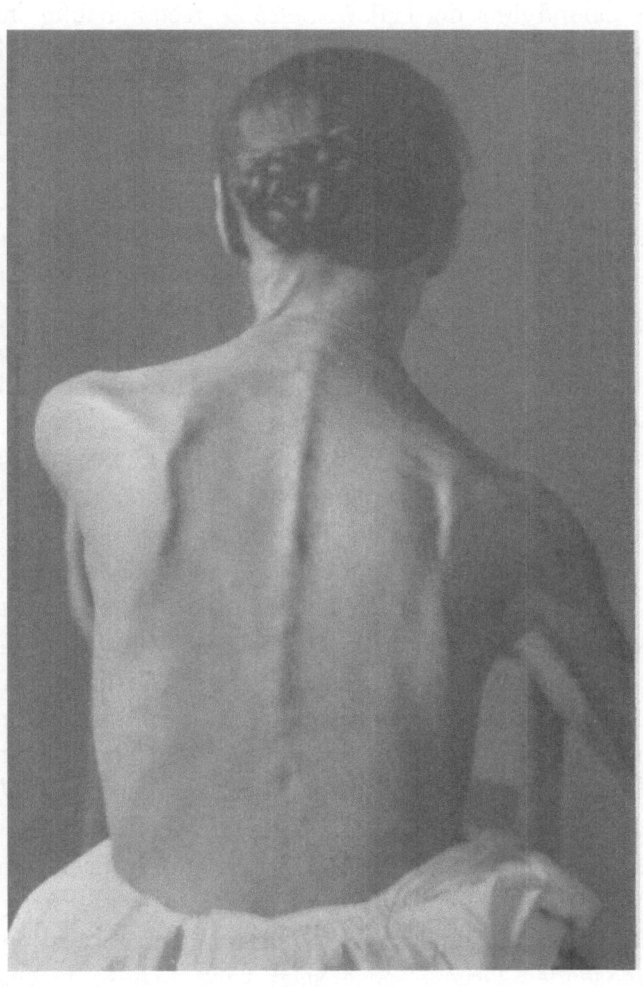

Fig. 132.
Karies der beiden obersten Halswirbel. Degenerative Atrophie der Muskulatur des Nackens und Schultergürtels. Eigene Beobachtung.

und schließlich, daß nicht nur die eigentlichen Marksymptome, sondern auch die Wurzelsymptome je nach dem Sitz der erkrankten Wirbel verschieden sind. In allen Fällen werden sensible Reizerscheinungen vorhanden sein (Interkostal-, Okzipitalneuralgien), die durch eine Schädigung der hinteren Wurzeln im Wirbelkanal oder bei ihrem Durchtritt durch die Foramina intervertebralia bedingt sind. Bei der Spondylitis der Halswirbelsäule treten häufig infolge der Läsion der vorderen Wurzeln auch motorische Lähmungserscheinungen (Nn. phrenicus, accessorius, hypoglossus) hinzu. Es kann sogar eine atrophische Lähmung im Gebiet einzelner Muskeln der Arme und Hände eins der ersten Anzeichen der Caries cervicalis sein (S. 179).

Zu diesen charakteristischen Krankheitserscheinungen gesellen sich im späteren Verlauf des Leidens häufig trophische Störungen, namentlich Dekubitus. Er kann an allen Körperstellen auftreten, die durch das Liegen der gelähmten Kranken einem ständigen Druck ausgesetzt sind; doch sind die Gegend des Kreuzbeins und der Trochanteren bevorzugte Stellen. Auch kommt es allmählich an Armen und Beinen zu einer Atrophie der Muskulatur mäßigen Grades, die bei Fehlen von qualitativen Veränderungen der elektrischen Erregbarkeit als einfache Inaktivitätsatrophie aufgefaßt werden muß. Dekubitus, Zystitis und Pyelonephritis führen unter septischen Erscheinungen schließlich zum Tode, wenn die Kranken nicht vorher ihrer allgemeinen Tuberkulose erliegen.

Die tuberkulöse Spondylitis ist die häufigste Ursache der Kompression des Rückenmarks. Natürlich kann dieses Leiden aber auch durch alle übrigen, raumbeengenden Momente im Wirbelkanal hervorgerufen werden, durch Blutergüsse, durch Frakturen und Luxationen der Wirbel, durch Geschwülste derselben und der Dura mater. Die Schädigung, die das Rückenmark bei der tuberkulösen Spondylitis erfährt, ist nur selten durch eine direkte Kompression von seiten des erkrankten Wirbels bedingt. Meist kommt die Verengerung des Wirbelkanals ganz allmählich durch das Wachsen der fungösen Massen von den Wirbelkörpern nach der Dura hin zustande. Es gesellt sich eine chronische Entzündung der äußeren Schichten der Dura, eine P a c h y m e n i n g i t i s   e x t e r n a, hinzu; schließlich wird die Dura so weit nach innen vorgestülpt, daß das Rückenmark einem wachsenden Drucke ausgesetzt wird. Diese mechanische Kompression, die Verlegung der Duralgefäße und der Lymphbahnen in den Rückenmarkshäuten bedingt zunächst eine Stauungshyperämie des getroffenen Rückenmarkssegments und weiterhin ein Stauungsödem, das lange Zeit hindurch bestehen kann, ohne daß die nervöse Substanz selbst wesentlich alteriert wird. Aber schließlich kommt es zu einem Zerfall derselben. Nur in einer kleineren Anzahl von Fällen greift die tuberkulöse Infiltration, die sich an den Meningen abspielt, auch den Septen entlang auf das Rückenmark selbst über; in diesen Fällen kommt es zu einer t u b e r kulösen Myelitis.

Oft genug breitet sich der Krankheitsprozeß über den ganzen Querschnitt aus und führt alsdann zu den hochgradigsten Veränderungen im Rückenmark, die man als t r a n s v e r s a l e M y e l i t i s zu bezeichnen pflegt. Infolge der Leitungsunterbrechung kommt es zu sekundären Degenerationen, die sich sowohl auf- wie abwärts verfolgen lassen. Die aufsteigende Degeneration betrifft die zentripetal-verlaufenden Fasern des Rückenmarks, also vorwiegend die Gollschen Stränge und die Kleinhirnseitenstrangbahnen; die absteigende Degeneration zeigt sich in den Fasern, die zentrifugal verlaufen, also vorwiegend in den Pyramidenvorder-strang- und Seitenstrangbahnen (Fig. 133).

Die Karies der Wirbelsäule braucht aber nicht unter allen Umständen zu einer Kompression des Rückenmarks zu führen; es gibt Fälle genug, in denen

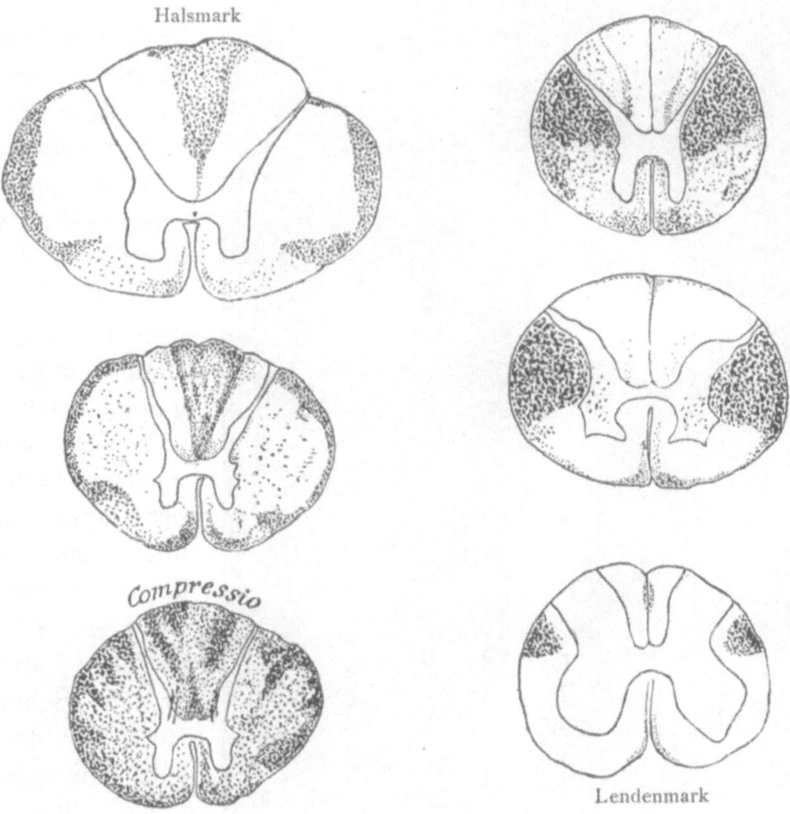

Fig. 133.

Kompression des Rückenmarks in der Höhe des VII. Dorsalsegments. Aufsteigende Degeneration im oberen Brust- und Halsmark, absteigende Degeneration im unteren Brust- und Lendenmark. Nach Hoche.

trotz jahrelangen Bestehens der Erkrankung spinale Erscheinungen vollständig fehlen. Es wird dies namentlich dann der Fall sein, wenn es frühzeitig zu einer Einschmelzung des Fungus und zu Senkungsabszessen kommt, die bekanntlich je nach dem Sitze des Krankheitsprozesses an den verschiedensten Stellen des Körpers an die Oberfläche treten können und zu einer gewissen Entlastung des Rücken-marks führen. Wir haben auch zahlreiche derartige Fälle auf der Abteilung, bei denen trotz mehrjähriger Dauer des Leidens und außerordentlich hochgradiger Verkrümmung der Wirbelsäule keine spinalen Erscheinungen vorhanden sind

(Fig. 134 u. 135). Sie alle haben das gemeinsam, daß es bei ihnen sehr frühzeitig zu Senkungsabszessen und zu Fistelbildungen gekommen ist.

24. Luxation der Wirbelsäule.

Der Fall, mit dem wir uns heute beschäftigen wollen, betrifft einen Patienten, der vor ³/₄ Jahren als unheilbar in das Siechenhaus eingewiesen worden ist, dessen Zustand sich aber derart gebessert hat, daß er kürzlich in seine Häuslichkeit entlassen werden konnte. Der Kranke, ein 63jähriger Schlosser, hatte vor etwa zwei Jahren einen eigenartigen Unfall erlitten. Während der Arbeit fiel er durch eigene Ungeschicklichkeit mit dem Rücken auf einen Haufen ungeordnet aufgeschichteter Steinplatten und blieb, ohne das Bewußtsein verloren zu haben, längere Zeit hilflos liegen, bis Leute kamen, die ihn in seine Wohnung brachten. Er war nicht gelähmt; aber äußerst heftige Schmerzen im Rücken hinderten ihn an jeder Bewegung der Beine und vor allem der Wirbelsäule selbst. In der Gegend des Kreuzbeins fühlte er eine deutliche „Geschwulst" über der Wirbelsäule; diese selbst war gänzlich unbeweglich und der Oberkörper etwas

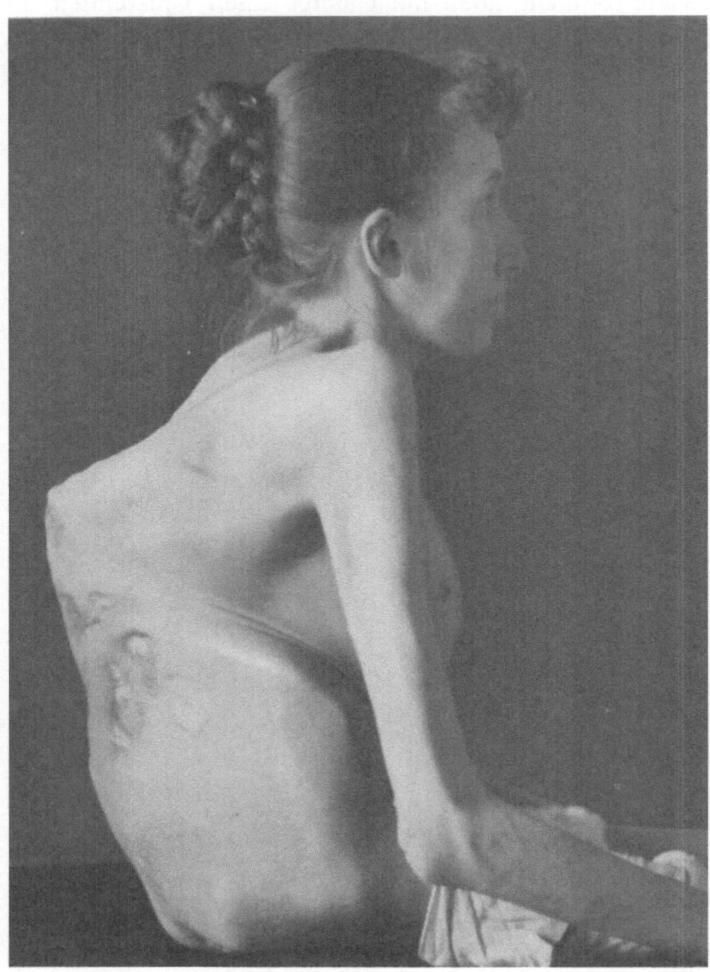

Fig. 134.

Karies der Brustwirbelsäule mit Senkungsabszessen und Fistelbildung ohne Erscheinungen der Rückenmarkskompression trotz nahezu rechtwinkeliger Abknickung der Wirbelsäule. Eigene Beobachtung.

nach rechts gedreht. Die nächsten beiden Tage lag der Kranke mit starken Schmerzen im Rücken hilflos zu Bett; dann verspürte er bei einer unbeabsichtigten Bewegung plötzlich einen heftigen Ruck und außerordentlich intensive Schmerzen; er merkte aber sofort, daß er sich wieder bewegen und umdrehen konnte. Die Schmerzen ließen sehr bald nach, und die Geschwulst an der Wirbelsäule war verschwunden. Nach weiteren vier Tagen versuchte der Kranke das Bett zu verlassen; er war aber so unsicher auf den Beinen, daß er kaum stehen und nur mit Unterstützung einige Schritte gehen konnte. Als uns der Patient diese Geschichte seines Unfalles erzählte, war uns der Weg zur Diagnose gewiesen. Ein Sturz auf den Rücken, Schwellung — wie der Patient sich ausdrückt — an einer bestimmten Stelle der Wirbelsäule, Rechtsdrehung des Oberkörpers und Bewegungsunfähigkeit wegen intensiver Schmerzen; dann zufällig eine heftige Bewegung, ein Ruck, verbunden mit äußerst heftigem Schmerz, die Schwellung ist plötzlich verschwunden, die Beweglichkeit der Wirbelsäule ist mit einem Male wiedergekehrt, die Schmerzen lassen nach, und der Kranke verläßt nach wenigen Tagen das Bett. Dies war eine Luxation der Wirbelsäule und zwar eine Rotationsluxation nach rechts und eine spontane Reposition des luxierten Wirbels. Aus der Schilderung, die uns der Kranke von den nächsten Begleiterscheinungen seines Unfalls gegeben hat, können wir schließen, daß es sich um eine Luxation der unteren Brust- oder der Lendenwirbelsäule gehandelt haben muß; da aber seine Angaben hinsichtlich der Gegend der Schwellung unklare waren und sich bei der Aufnahme an der Wirbelsäule selbst eine Deformität nicht mehr nachweisen ließ, konnten wir nicht feststellen, welcher Wirbel der luxierte gewesen ist.

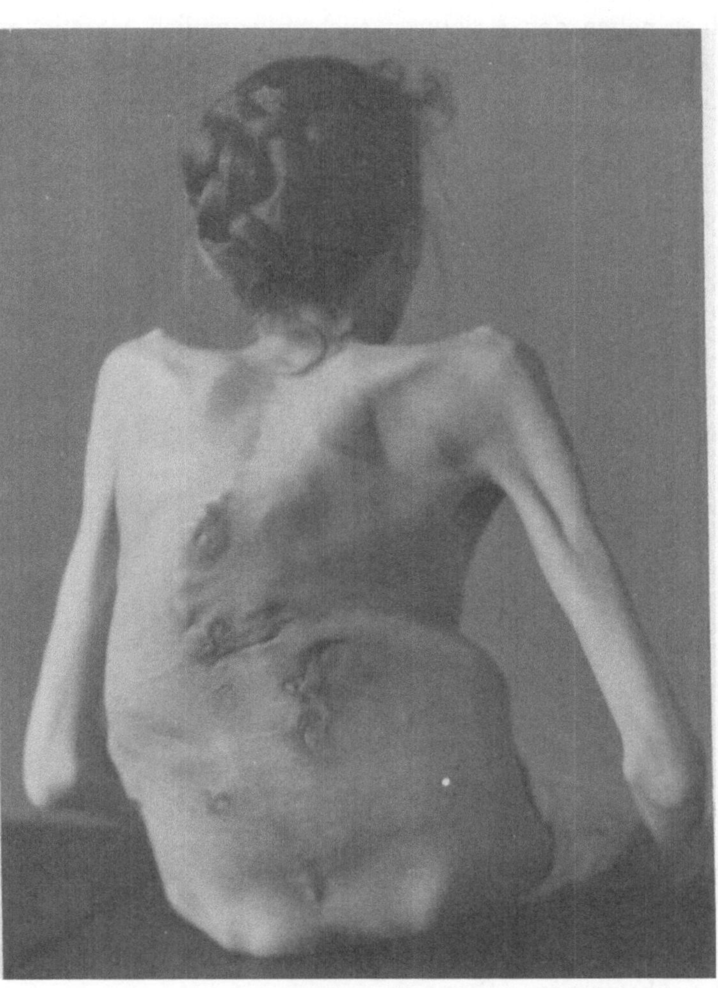

Fig. 135.
Karies der Brustwirbelsäule mit Senkungsabszessen und Fistelbildung ohne Erscheinungen der Rückenmarkskompression.
Eigene Beobachtung.

An der Brust- und Lendenwirbelsäule sind Luxationen bekanntlich erheblich seltener als Frakturen im Gegensatz zu der Halswirbelsäule, wo es gerade umgekehrt ist. Dies erklärt sich aus den anatomischen Verhältnissen, aus der großen Bewegungsfähigkeit der einzelnen Halswirbel im Gegensatz zur wesentlich geringeren Beweglichkeit der Brust- und Lendenwirbel gegeneinander. Die letzteren bilden sozusagen einen starren Stab, der durch übermäßiges Biegen gebrochen wird. Besonders trifft dies für die Brustwirbel zu, so daß Luxationen an ihnen, namentlich an den mittleren, zu den größten Seltenheiten gehören. Die Lendenwirbelsäule ist dagegen schon wieder etwas beweglicher, und infolgedessen kommen hier neben den Frakturen auch gelegentlich Luxationen zur Beobachtung.

Zwei Formen von Luxationen haben wir an der Wirbelsäule zu unterscheiden, die Beugungs- und die Rotationsluxation. Die Beugungsluxation ist die kom-

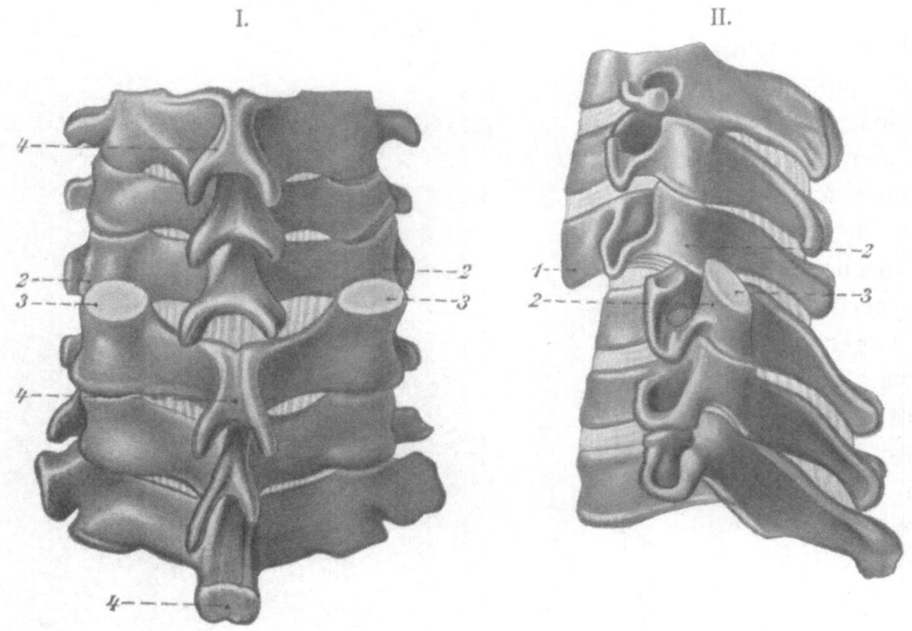

Fig. 136.

Doppelseitige (Beugungs-)Luxation der Halswirbelsäule. Nach Helferich.

I. von hinten, II. von der Seite. 1 Hervortretender Körper des luxierten Wirbels, 2 Verhackung der Gelenkfortsätze (beiderseitig), 3 Gelenkfläche der Proc. obl. sup., 4 gerade Richtung der Dornfortsätze.

pliziertere und schwerere Verletzung von beiden. Sie kommt zustande, indem bei übermäßiger Beugung des Rumpfes die unteren Gelenkfortsätze eines Wirbels über die oberen Gelenkfortsätze des darunter liegenden Wirbels vollständig hinweggleiten und sich an der Vorderfläche desselben festkeilen, so daß es sowohl rechts wie links zu einer Verhackung der beiden Processus obliqui kommt. Wegen dieser doppelseitigen Verhackung bezeichnet man die Beugungsluxation auch als doppelseitige Luxation. Wenn wir sie an der knöchernen Wirbelsäule hervorbringen, sieht man beim Betrachten des Präparates von hinten gegen die beiden freiliegenden, oberen Gelenkflächen desjenigen Wirbels, der direkt unterhalb des luxierten Wirbels liegt (Fig. 136). Zugleich sieht man aber auch, daß die Richtung der Dornfortsätze in keiner Weise von der Norm abweicht. Wenn Sie nun aber die Wirbelsäule von der Seite betrachten, fällt Ihnen ohne weiteres die starke Prominenz des luxierten Wirbels auf, dessen Körper um mehr wie 1 cm gegen die Körper der unterhalb der Luxationsstelle liegenden Wirbel hervortritt. Durch diese hochgradige Verschiebung der Wirbelkörper, die von einer Verschiebung und partiellen Zertrümmerung der zwischenliegenden Bandscheibe begleitet ist, wird begreiflicherweise der Wirbelkanal stark verengt und hierdurch eine Quetschung des Rückenmarks hervorgerufen, die zu den ernstesten Folgen führen kann, wenn nicht alsbald die Reposition des luxierten Wirbels gelingt. Der Repositionsversuch bei einer doppelseitigen Luxation der Halswirbelsäule —

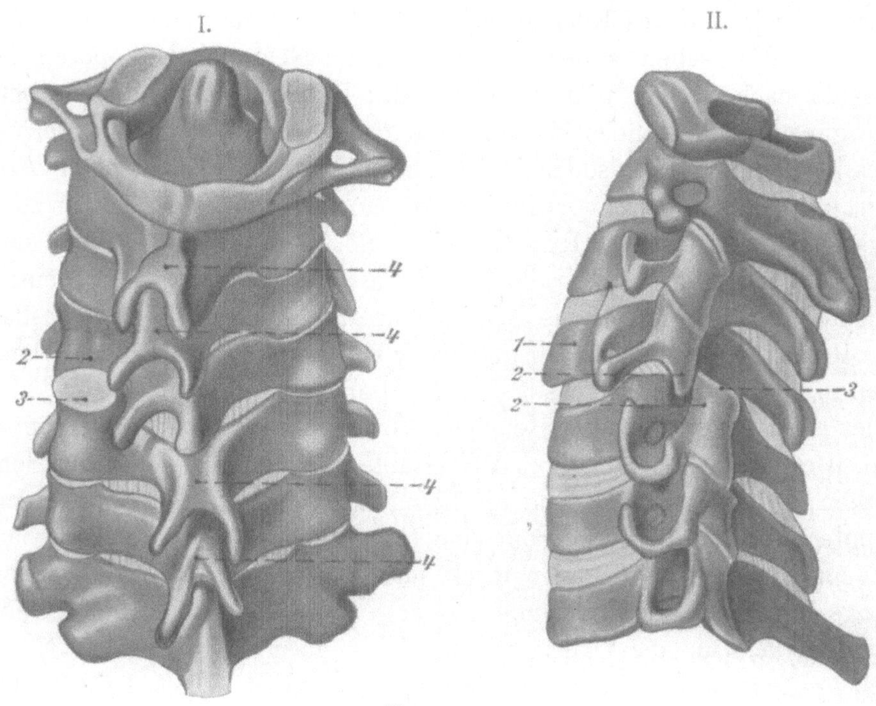

Fig. 137.

Einseitige (Rotations-)Luxation der Halswirbelsäule. Nach Helferich.

I. von hinten, II. von der Seite. 1 Hervortretender Körper des luxierten IV. Halswirbels, 2 Verhackung der Gelenkfortsätze (nur einseitig), 3 Gelenkfläche des Proc. obl. sup., 4 schiefe Richtung der Dornfortsätze.

an den übrigen Teilen der Wirbelsäule kommt diese Verletzung allein wohl nicht vor; sie ist dann gewöhnlich mit einer gleichzeitigen Fraktur der Wirbelkörper oder einer Absprengung der Wirbelbögen verbunden — ist immer lebensgefährlich, weil dabei das Rückenmark leicht noch mehr gequetscht werden kann, als es durch die Luxation selbst geschehen ist. Der Repositionsversuch muß aber unter allen Umständen unternommen werden zum Schutze des Lebens gegenüber den progressiven Störungen im Rückenmark, die sich bei dem Fortbestehen der Luxation entwickeln können.

Bei der Rotationsluxation dagegen, wie sie in unserem Falle vorhanden gewesen ist, handelt es sich nur um die Verhackung der Gelenkfortsätze zweier

Wirbel auf einer Seite. Diese Verletzung kommt bei einer gewaltsamen Seit-wärtsbewegung des Rumpfes, bei der Abduktion, zustande. Nehmen wir eine übermäßige Abduktion nach rechts an, so werden sich die Gelenkfortsätze der linken Seite ineinander verhacken wie bei der Beugungsluxation; auf der rechten Seite dagegen werden sich die Gelenkfortsätze nur relativ wenig aufeinander ver-schieben. Wir sehen deshalb bei der Betrachtung der Wirbelsäule von hinten nur auf der linken Seite gegen die obere Gelenkfläche des Wirbels, der direkt unterhalb des luxierten Wirbels liegt (Fig. 137). Wir sehen aber auch, wie die Dornfortsätze vom luxierten Wirbel an aufwärts nach links von der Mittellinie abweichen, wie also der luxierte Wirbel etwa um eine Achse, die mit der Achse des Wirbelkanals und des Rückenmarkes annähernd zusammenfällt, nach rechts gedreht ist. Wir sehen außerdem eine leichte Neigung des oberen Teils der Wirbelsäule nach rechts; und wenn wir das Präparat von der Seite betrachten, nur ein ganz unbedeutendes Hervortreten des luxierten Wirbels. Bei der Rota-tionsluxation kommt es also nicht zu einer wesentlichen, winkeligen Abbiegung der Wirbelsäule, vielmehr vorwiegend zu einer Drehung des luxierten Wirbels und zwar um die Achse des Rückenmarks selbst. Infolgedessen tritt auch keine erhebliche Quetschung des Markes ein. So ist die Rotationsluxation eine wesent-lich leichtere Verletzung als die Beugungsluxation; sie ist es auch deshalb, weil hier die Reposition, vorsichtig ausgeführt, viel weniger gefährlich und leichter ist, und weil sie unter Umständen sogar ganz spontan eintreten kann.

Dies ist in unserem Falle geschehen. Ganz plötzlich hat sich bei dem Kranken die volle Bewegungsfähigkeit der Wirbelsäule wieder eingestellt; die Schwellung am Rücken ist verschwunden, und die heftigen Schmerzen ließen auf einmal nach, als er unbewußt offenbar wiederum eine forcierte Abduktionsbewegung ausführte. Er verspürte einen momentanen Ruck, und der luxierte Wirbel war reponiert. Allerdings folgte auf die Verletzung für lange Zeit eine hochgradige Gehstörung, die den Kranken für die Dauer arbeitsunfähig zu machen schien. Nachdem er monatelang, teils weil er auf die Besserungsfähigkeit seines Leidens nicht auf-merksam gemacht worden war, teils aus Bequemlichkeit fast dauernd zu Bett ge-legen hatte, kam er mühselig an Krücken zu uns. Nachdem wir aber durch die ersten Untersuchungen festgestellt hatten, daß eine schwere organische Läsion des Rückenmarks nicht vorliegen konnte, durften wir ihm mit Zuversicht eine wesent-liche Besserung seines Gehvermögens in Aussicht stellen. Die Krankheitser-scheinungen, die der Patient bei der Aufnahme bot, waren im wesentlichen die einer spastischen Paraparese, eine Schwäche beider Beine mit sehr lebhaft ge-steigerten Kniephänomenen und Achillessehnenreflexen und mit deutlichem Fuß-klonus auf beiden Seiten. Bei diesem Befund war es von großer Wichtigkeit festzustellen, ob auch das Babinskische Großzehenphänomen vorhanden sei oder nicht. Bei einer organischen Läsion der Pyramidenbahn infolge einer Kompression des Brust- oder Lendenmarks durch die Luxation mußte das wichtige Symptom erwartet werden. Es war aber nicht auszulösen, von keiner Stelle der Fußsohle aus, bei keiner Prüfungsweise, weder am rechten noch am linken Fuße. Aus diesem

Grunde durften wir eine organische Läsion der Pyramidenbahn ausschließen. Der weitere Verlauf hat diese Ansicht bestätigt. Sie sehen hieraus, wie eminent wichtig das Vorhandensein oder Fehlen des Babinskischen Reflexes auch in prognostischer Hinsicht sein kann. Heute geht der Kranke leicht und frei durchs Zimmer, ohne Stock; er springt und tanzt, und selbst das Treppensteigen macht ihm keine nennenswerten Beschwerden mehr; ohne besondere Ermüdung steigt er jeden Tag zwei Stockwerke zu seiner Wohnung auf und ab. Nur eins macht ihm noch Schwierigkeiten, das Laufen; er kann sich nicht eilen, und öfters passiert es ihm, daß er seine Beine für den Augenblick nicht recht bewegen kann, nicht aus Schwäche, sondern wegen einer gewissen Steifigkeit. Tatsächlich besteht auch noch eine erhöhte Muskelspannung; sie äußert sich in der Lebhaftigkeit der Sehnenreflexe an den Beinen, der Kniephänomene und der Achillessehnenreflexe. Aber Fußklonus ist nicht mehr vorhanden. Bei der Entlassung des Kranken war er am linken Fuße noch deutlich auszulösen, am rechten war er auch damals schon verschwunden. Nur ein einziges Symptom ist heute noch gerade so konstant vorhanden wie früher, die Kremaster- und Abdominalreflexe sind weder rechts noch links auszulösen. Nun ist allerdings das Fehlen von Reflexen für die Diagnose von viel geringerer Bedeutung als der Nachweis ihres Vorhandenseins. Das Vorhandensein eines Reflexes spricht mit Sicherheit für die Intaktheit des Reflexbogens; das Fehlen des Reflexes spricht aber nicht unter allen Umständen für eine Unterbrechung desselben. Auch unter normalen Verhältnissen, bei ganz gesunden Menschen, kommt es vor, daß ein oder der andere spinale Reflex konstant fehlt. Für die mittleren Abdominalreflexe wird angegeben, daß sie bei Männern in 99, bei Frauen in 92 % aller Fälle vorhanden sind, für die Kremasterreflexe in 66 %. Also ist das Fehlen dieser Reflexe immerhin bemerkenswert, und wenn wir es bei einem Manne beobachten, der nachweislich eine schwere Verletzung der Wirbelsäule erlitten hat und zwar der unteren Brust- oder der oberen Lendenwirbelsäule, so ist vielleicht das Fehlen der Reflexe in einen ursächlichen Zusammenhang mit der Läsion zu bringen. Dies scheint uns um so wahrscheinlicher, als wir die unteren Reflexbögen für die Abdominal- und Kremasterreflexe gerade in die unteren Dorsal- und die oberen Lumbalsegmente verlegen müssen.

Wäre in unserem Falle die spontane Reposition des luxierten Wirbels nicht alsbald zustande gekommen, so würde die leichte Kompression des Rückenmarks, die damals offenbar vorhanden gewesen ist, voraussichtlich zu einer schweren organischen Läsion des Markes geführt haben, zu einer Kompressionsdegeneration, wie sie sich häufig an die durch Tuberkulose bedingten Veränderungen an der Wirbelsäule anschließt.

25. Brown-Séquardsche Halbseitenläsion des Rückenmarks.

Bei der Besprechung der Kardinalsymptome der Syringomyelie wurde bereits darauf hingewiesen, daß kein einziges dieser Symptome ausschließlich bei der Syringomyelie beobachtet wird. Die gleiche Muskelatrophie, sogar den gleichen

Duchenne-Aranschen Typus derselben, konnte ich Ihnen bei der amyotrophischen Lateralsklerose zeigen. Und wer von Ihnen Fälle von Lepra mutilans gesehen hat, wird sich selbst davon überzeugt haben, daß die trophisch-vasomotorischen Störungen an den verstümmelten Händen der Leprösen den trophisch-vasomotorischen Störungen bei der Syringomyelie vollkommen gleichen. Dasselbe gilt nun auch für die dissoziierte Empfindungslähmung, obwohl dieselbe von den Franzosen mit Vorliebe als „dissociation syringomyélique de la sensibilité" bezeichnet wird. Dies wird uns nun freilich ganz selbstverständlich erscheinen, wenn wir berücksichtigen, daß das einzelne klinische Symptom einer Rückenmarkserkrankung nicht durch die pathologisch-anatomische Natur des Krankeitsprozesses bestimmt wird, sondern durch den Sitz desselben im Zentralorgan. Aus unserem Schema (Fig. 115), das den getrennten Verlauf der taktilen Fasern und der Bahnen für die Schmerz- und Temperaturempfindung veranschaulicht, wird ohne weiteres verständlich, daß die dissoziierte Empfindungslähmung durch jede beliebige Läsion der Gegend des Zentralkanals zustande kommt, ganz einerlei ob derselben eine primäre Gliawucherung und eine Höhlenbildung zugrunde liegt oder ein Rückenmarkstumor oder ein Herd der multiplen Sklerose u. dergl. Das Schema lehrt uns aber auch, daß nicht einmal eine Läsion der grauen Substanz des Rückenmarks notwendig ist, um die dissoziierte Empfindungslähmung hervorzurufen; vielmehr wird der gleiche Symptomenkomplex auch zustande kommen, wenn die Bahnen für die Schmerz- und Temperaturempfindung weiter zentralwärts auf ihrem Wege durch die weiße Substanz, in den Vorderseitenstrangbahnen, eine Unterbrechung erleiden. Dies kann geschehen wiederum durch einen Herd bei multipler Sklerose, aber auch durch Schädlichkeiten, die von außen her, von der Wirbelsäule oder den Meningen aus, auf das Rückenmark einwirken, so z. B. bei Wirbelkaries, bei der syphilitischen oder tuberkulösen Meningitis und namentlich auch bei den Schnitt- oder Stichverletzungen, die das Rückenmark selbst treffen.

Unter diesen durch Rückenmarksverletzungen zustande kommenden Krankheitsbildern nimmt eins durch die besonders typische Gruppierung seiner Symptome und durch seine prinzipielle Bedeutung für die Physiologie des Rückenmarks eine besondere Stellung ein, die Brown-Séquardsche Halbseitenläsion. Sie hat, seitdem Brown-Séquard im Jahre 1849 die Ergebnisse seiner Tierexperimente bekannt gab und ihnen 24 klinische Beobachtungen am Menschen zur Seite stellte, in steigendem Maße das Interesse der Kliniker und Physiologen wachgerufen; denn kaum eine andere Krankheit des Zentralnervensystems eignet sich so gut zum Studium des Faserverlaufes im Rückenmark wie gerade die Halbseitenläsion. Ich möchte Ihnen heute eine Patientin zeigen, die den Brown-Séquardschen Symptomenkomplex in unverkennbarer Weise bietet. Sie steht im 52. Lebensjahre und ist mit einem arbeitsscheuen Taglöhner verheiratet, der sie nach wiederholten Mißhandlungen eines Tages auf der Straße überfallen und ihr dreimal sein Taschenmesser in den Nacken gestoßen hat. Beim dritten Stoß ist die Kranke zusammengebrochen, ohne das Bewußtsein zu verlieren. Unmittelbar nachher wurde eine Lähmung der ganzen rechten Körperseite festgestellt, an der auch die

Hals- und Rumpfmuskulatur und das Zwerchfell beteiligt waren. Bei rechtsseitiger Lähmung der Mm. sternocleidomastoideus und trapezius war der Kopf der Kranken im Sinne der Funktion der kontralateralen Muskeln mit leicht erhobenem Kinn nach der linken Seite gedreht; die rechte Thoraxhälfte blieb bei der Atmung fast unbewegt; bei tiefer Exspiration erschien der Leib auf der Seite der Lähmung durch die herabgedrängten Eingeweide aufgetrieben und stark vorgewölbt, während sich die linksseitige Bauchmuskulatur gut kontrahierte. Die rechte Pupille war erweitert; die rechte Gesichtshälfte schwitzte stark. Außerdem bestand Incontinentia urinae et alvi. Auf der motorisch nicht gelähmten linken Seite war vorn und hinten vom Halse und Nacken an abwärts eine komplette Analgesie und hochgradige Herabsetzung der Temperaturempfindung vorhanden, während auf der rechten Seite in gleicher Ausdehnung eine unverkennbare Hyperästhesie bestand. Die Heilung der Wunden im Nacken verlief glatt und ohne Fieber. Schon zu Ende der zweiten Woche nach der Verletzung war die Haltung und Beweglichkeit des Kopfes wieder völlig normal, so daß wir die anfängliche Lähmung der Mm. sternocleidomastoideus und trapezius wohl auf eine periphere Verletzung des R. descendens N. accessorii oder des II. und III. Cervikalnerven zurückführen dürfen. Auch die rechtsseitige Thorax- und Bauchmuskulatur trat wieder in Funktion; die Transpiration der rechten Gesichtshälfte ließ nach; in den nächsten Wochen verlor sich auch die Inkontinenz der Blase und des Mastdarms, und ganz allmählich, im Verlauf von Monaten, erholte sich die Kranke soweit von der schweren Rückenmarksverletzung, daß sie das Bett verlassen konnte und mühsam wieder gehen lernte. Heute zeigt sie in der Haltung des gelähmten, rechten Armes und im Gange den ausgesprochenen Typus der zerebralen Hemiplegie (Fig. 138 und 139). Dies ist selbstverständlich; denn Haltung und Gang sind die Folgen der Leitungsunterbrechung des zentralen Neurons der Pyramidenbahn, und diese Folgen müssen die gleichen sein, einerlei ob die motorische Bahn der Extremitäten in der Innern Kapsel oder in dem obern Halsmark lädiert ist. Die Lähmung des rechten Armes ist eine ausgesprochen spastische mit deutlichen Kontrakturen im Ellbogen- und Handgelenk. Folglich ist der Sitz der Läsion des zentralen Neurons der kortikomuskulären Bahn in unserem Falle oberhalb der Halsanschwellung zu suchen. Hätte einer der drei Stiche zu einer halbseitigen Durchtrennung der Halsanschwellung selbst geführt, so müßte eine schlaffe, atrophische Lähmung aller derjenigen Muskeln vorhanden sein, deren Vorderhornzellen oder vordere Wurzeln von der Läsion betroffen worden wären, also eine schlaffe Lähmung des rechten Armes, verbunden mit einer degenerativen Muskelatrophie, mit EaR., mit einem Erloschensein der Sehnenreflexe. Dies ist nicht der Fall; die Atrophie der Unterarm- und Handmuskulatur, die tatsächlich vorhanden ist, ist durch das vollkommen normale Verhalten der elektrischen Erregbarkeit als eine einfache Atrophie charakterisiert, wie wir sie auch bei der gewöhnlichen zerebralen Hemiplegie zu sehen pflegen. Und die Reflexe am Unterarm und an der Trizepssehne sind nicht erloschen, vielmehr außerordentlich lebhaft.

Die gleichen Erscheinungen sind am rechten Bein vorhanden, eine hochgradige spastische Parese ohne erkennbare Muskelatrophie, eine lebhafte Steigerung
des Patellarsehnenreflexes, Fußklonus, die Babinskische Dorsalflexion der Großzehe und das Tibialisphänomen.

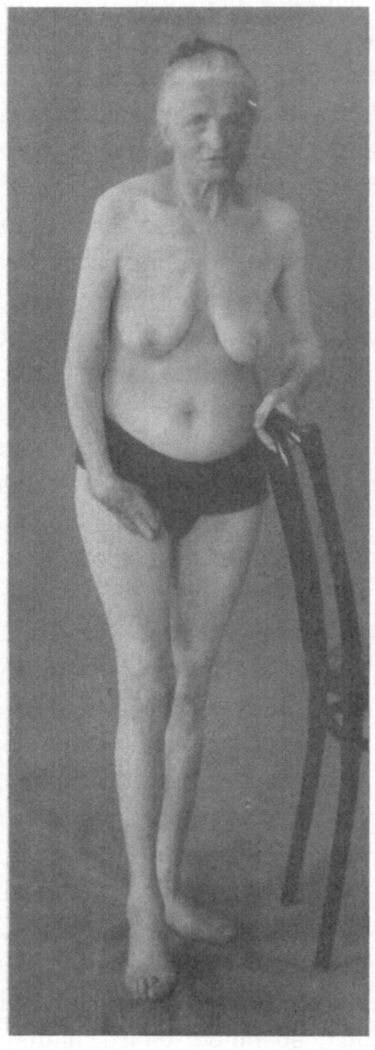

Fig. 138.
Brown-Séquardsche Halbseitenläsion des
Rückenmarks infolge von Stichverletzung.
Eigene Beobachtung.

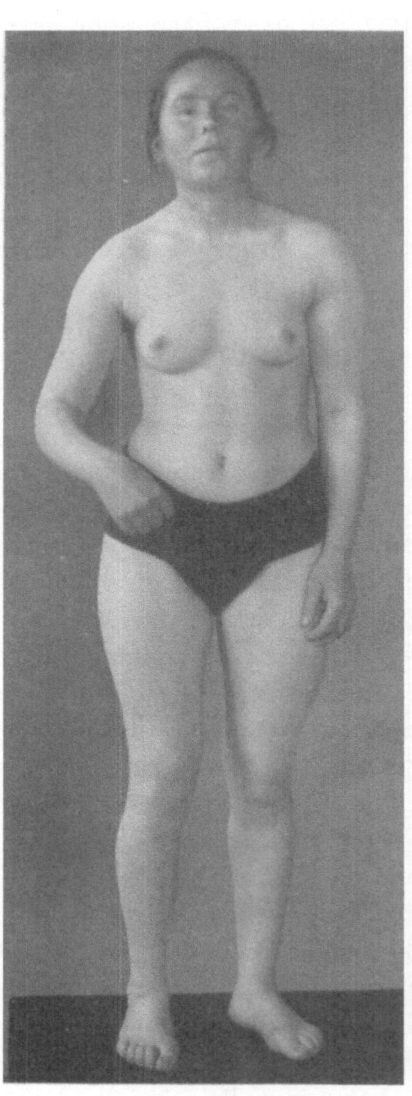

Fig. 139.
Zerebrale Hemiplegie. Eigene Beobachtung.

Wir müssen also wegen der spastischen Lähmung des rechten Arms annehmen,
daß durch die Stichverletzung im Nacken die rechtsseitige Pyramidenbahn im
Rückenmark oberhalb der Halsanschwellung unterbrochen worden ist. Der Halsanschwellung entspricht aber die Höhe des V. und VI. Halswirbels bezw. des
VI.—VIII. Cervikalsegments des Rückenmarks (Fig. 129). Oberhalb des VI. Cervi-

kalsegments muß also in unserem Falle die rechtsseitige Pyramidenbahn betroffen
sein; eine exaktere topische Diagnose der Läsion können wir aus den motorischen
Lähmungserscheinungen der Extremitäten nicht stellen. Hier hilft uns die Analyse
der vorhandenen Sensibilitätsstörungen weiter. Freilich werden wir bei der
Untersuchung auf einige Schwierigkeiten stoßen, die uns das psychische Verhalten der Patientin entgegensetzt. Sie ist offenbar von Jugend auf imbezill, und

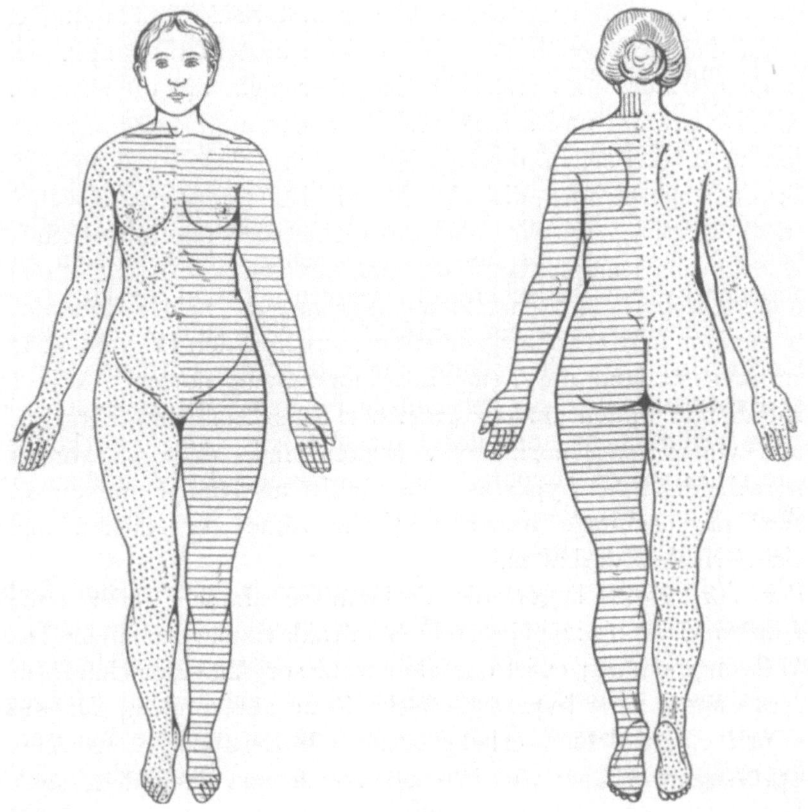

Fig. 140.

Störungen der Motilität und Sensibilität in einem Falle von Brown-Séquardscher Halbseitenläsion des Rückenmarks. Eigene Beobachtung.

Motorische Lähmung.

Herabsetzung der Schmerzempfindung und des Temperatursinns.

Steigerung der Schmerzempfindung und des Temperatursinns.

voraussichtlich hat ihre Psyche auch noch durch das Trauma gelitten. Taktile
Reize, leichte Berührungen mit dem Wattebausch, empfindet die Kranke auf
beiden Seiten, und wir gewinnen nicht den Eindruck, als ob ein gröberer Unterschied in der Intensität der Empfindung zwischen rechts und links vorhanden
wäre. Vielleicht ist die Wahrnehmung auf der rechten Seite eine Spur deutlicher;
aber die Angaben der Patientin sind nicht präzise genug, als daß wir hieraus
irgend einen Schluß ziehen könnten. Anders aber ist es mit der Temperatur-

und Schmerzempfindung. Auf der gelähmten rechten Seite wird überall kalt und heiß prompt und scharf unterschieden, sowohl am Rumpfe wie an den Extremitäten. Auf der linken Seite dagegen erfolgen die Angaben unsicher; oft empfindet die Kranke gar keinen Unterschied zwischen kalt und heiß; meist spürt sie wohl kalt, heiß dagegen nicht, oder sie empfindet es nur als „lau". Jedenfalls ist ein unverkennbarer Unterschied zwischen beiden Seiten vorhanden und zwar derart, daß bei normalem Verhalten auf der Seite der motorischen Lähmung eine Thermhypästhesie auf der nicht gelähmten linken Seite besteht (Fig. 140). Diese Herabsetzung des Temperatursinnes erstreckt sich aber nicht auf die Haut des Nackens. Hier wird wieder prompt und scharf zwischen kalt und heiß unterschieden und zwar an den unteren Partien des Nackens noch schärfer als in der Nähe der Haargrenze; oben bezeichnet die Kranke die Empfindungen als „heiß", weiter unten als „noch heißer". Es wird also das Gebiet der Thermhypästhesie, das die ganze linke Seite des Rumpfes und die linksseitigen Extremitäten einnimmt, am Nacken von einer hyperästhetischen Zone begrenzt, die in der Höhe des VII. Halswirbeldorns beginnt und etwa bis zur Mitte zwischen den IV. und V. Dornfortsatz reicht. Oberhalb ist dann die Temperaturempfindung normal. Wir finden also bei unserer Patientin hinten auf der ganzen rechten Seite hinsichtlich des Temperatursinns ein vollkommen normales Verhalten; links dagegen können wir drei Gebiete unterscheiden: das hypästhetische Gebiet am Rumpf und an den Extremitäten, darüber eine schmale hyperästhetische Zone am Nacken und oberhalb derselben ein normales Verhalten.

Auf der Vorderseite liegen die Verhältnisse ähnlich. Hier finden wir auf der ganzen linken Seite bis zur Gegend der Infraklavikulargrube eine Herabsetzung der Temperaturempfindung; es ist uns aber trotz sorgfältigster Untersuchung nicht, wie hinten, gelungen, eine hyperästhetische Zone aufzufinden. Dagegen können wir rechts vorn einen Befund erheben, der die Ergebnisse unserer seitherigen Sensibilitätsprüfungen ergänzt und in einer Weise vervollständigt, die uns für die topische Diagnose der Verletzung außerordentlich wichtig erscheint. Auf der rechten Seite des Halses, in der Gegend der Klavikula und noch unterhalb derselben, ist nämlich ebenfalls eine hypästhetische Zone vorhanden. Hier wird wiederum kalt und heiß nicht scharf voneinander unterschieden und heiß öfters als „lau" bezeichnet, während oberhalb und unterhalb dieser Zone die Angaben immer prompt und richtig erfolgen. Auf der Seite der motorischen Lähmung ist also nur vorn eine schmale hypästhetische Zone nachweisbar bei im übrigen normalem Verhalten der Temperaturempfindung. Ganz analog sind die Störungen des Schmerzsinns. Überall, wo die Temperaturempfindung herabgesetzt ist, ist es auch der Schmerzsinn; und hinten auf der linken Seite des Nackens ist in dem schmalen thermhyperästhetischen Bezirke auch eine deutliche Hyperalgesie nachweisbar. Freilich reagiert die Kranke, wie es Imbezille zu tun pflegen, in ganz übertriebener Weise auf schmerzhafte Reize, wo sie dieselben einigermaßen intensiv empfindet, und fängt dann sogleich zu weinen und schluchzen an.

Das Ergebnis unserer Sensibilitätsprüfung ist also folgendes: Bei normaler

Tastempfindung besteht auf der nicht gelähmten Seite eine Herabsetzung des Temperatur- und Schmerzsinns, also eine dissoziierte Empfindungsläh-mung, und das Gebiet der Hypästhesie ist am Nacken von einer schmalen hyperästhetischen Zone begrenzt. Auf der Seite der motorischen Lähmung dagegen ist nur vorn am Halse eine schmale Zone nachweisbar, in der Temperatursinn und Schmerzempfindung deutlich herabgesetzt sind. Wir wollen nun versuchen, die hyperästhetische Zone auf der linken Seite des Nackens und die hypästhetische Zone auf der rechten Seite des Halses segmentär zu lokalisieren. Ein Vergleich der beiden Bezirke mit dem Seifferschen Schema (Fig. 6) zeigt uns, daß es sich beidemale um die Wurzelzone des IV. Cervikalsegments handelt.

Dieses Ergebnis unserer Sensibilitätsprüfung wollen wir zunächst einfach registrieren und uns jetzt darüber klar zu werden suchen, wie diese eigenartige Gruppierung der beobachteten Reiz- und Lähmungserscheinungen des Temperatur- und Schmerzsinns bei der Brown-Séquardschen Lähmung eigentlich zustande kommt. Wir versuchen es an der Hand eines von Brissaud entworfenen Schemas (Fig. 141). Das Schema berücksichtigt freilich nur die sensiblen Bahnen, die sich bald nach ihrem Eintritt in das Rückenmark kreuzen. Dies sind aber gerade die Bahnen des Temperatur- und Schmerzsinns, die in unserem Falle noch jetzt am intensivsten durch die vor sieben Monaten erlittene Verletzung geschädigt sind. Die Bahnen der taktilen Sensibilität, in denen sich wenigstens jetzt eine Störung nicht mehr nachweisen läßt, verlaufen bekanntlich zunächst ungekreuzt in den Hintersträngen der gleichen Seite aufwärts. In grobschematischer Weise und unverhältnismäßig stark vergrößert ist in den Körper, von hinten betrachtet, das Rückenmark mit seinen sensiblen Leitungsbahnen und den hinteren Wurzeln der linken und der rechten Seite eingezeichnet. Ein Rechteck gibt die Höhe an, in der die sensible Bahn auf der rechten Rückenmarkshälfte durchschnitten ist. Wenn Sie nun einmal die sensible Wurzel L_l der linken Seite auf dem Schema ins Auge fassen wollen, so sehen Sie, wie ihre Faserbündel in der Mitte die Median-linie kreuzen und nach den Vorderseitensträngen der rechten Seite gelangen würden. Durch die Halbseitenläsion sind diese Fasern aber durchbrochen; also wird ihr peripherer Ausbreitungsbezirk anästhetisch sein. Das gleiche gilt für alle sensiblen Wurzeln der linken Seite, die in tiefer gelegenen Segmenten in das Rückenmark eintreten, denn sie alle gelangen nach ihrer Kreuzung in den Vorder-seitenstrang der rechten Seite, der infolge der Läsion leitungsunfähig geworden ist. Die Fasern der nächst höher gelegenen Wurzel L_2 sind nicht durchschnitten; sie werden aber durch die Läsion gerade noch tangiert und dadurch in einen gewissen Reizzustand versetzt, als dessen Folge sich in der peripheren Wurzel-zone eine Hyperästhesie bemerklich macht. Die noch höher gelegenen, links-seitigen Wurzeln L_3, L_4 usw. werden durch die Läsion nicht mehr berührt; ihre Fasern gelangen in den gegenüberliegenden Vorderseitenstrang oberhalb, zentral-wärts von der Läsionsstelle, und deshalb ist keine Sensibilitätsstörung in ihren peripheren Ausbreitungsbezirken auf der äußeren Haut vorhanden. Auf der rechten Seite des Rückenmarks, auf der Seite der Verletzung, werden die beiden untersten

Wurzeln, die in der Figur mit R bezeichnet sind, durch die Läsion nicht im mindesten berührt. Ihre Fasern gelangen ohne Ausnahme in dem Vorderseiten-strang der linken Seite nach dem Gehirn, und deshalb ist das Verhalten der Sensibilität in ihren Hautausbreitungsbezirken völlig normal. Die Faserbündel der nächst höher gelegenen Wurzel R_1 sind nicht durchschnitten, aber sie befinden

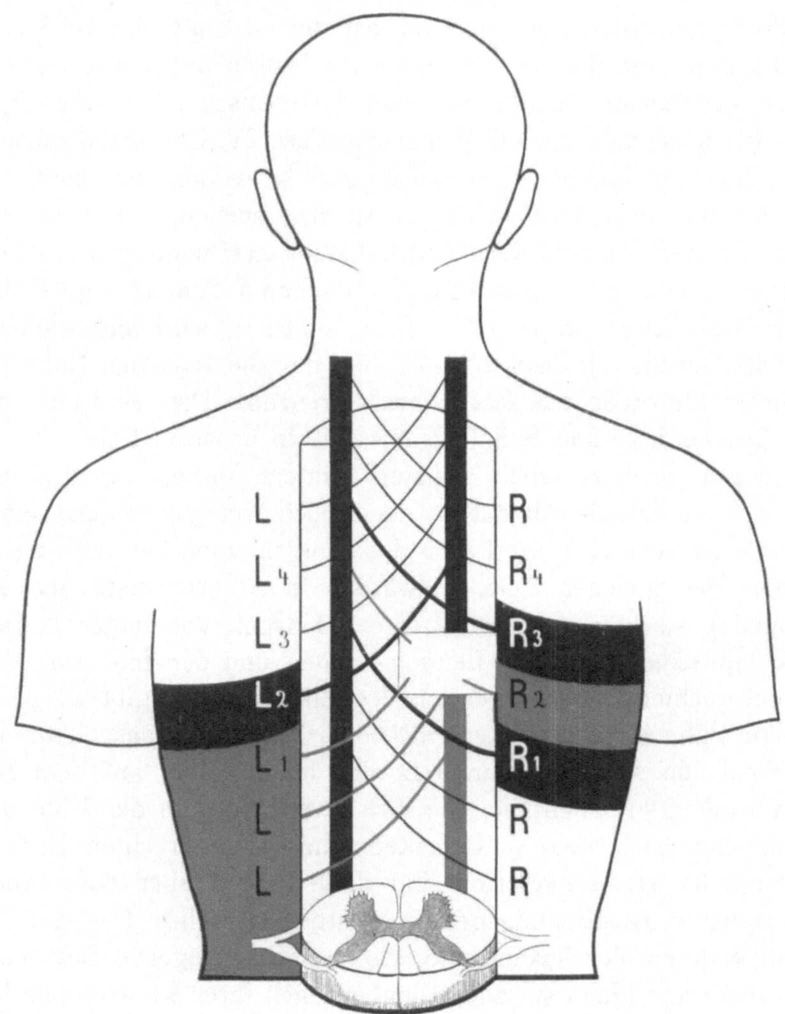

Fig. 141.

Schema des Zustandekommens der Sensibilitätsstörung bei der Halbseitenläsion des Rückenmarks.
Nach Brissaud.

sich infolge der Läsion, durch die sie gerade noch tangiert werden, in einem Zustande der Reizung, und deshalb ist ihre periphere Wurzelzone wiederum hyper-ästhetisch. Ein Segment höher kommen wir zur Läsionsstelle selbst: hier haben natürlich die Fasern der Wurzel R_2 eine vollständige Unterbrechung ihrer Konti-nuität erlitten, und somit besteht Anästhesie in dem entsprechenden Hautbezirk. Die Fasern der nächst höher gelegenen Wurzel R_3 sind wiederum durch die

Läsion nur in einen Zustand abnormer Reizung versetzt, ohne durchschnitten zu sein, und infolgedessen zeigt ihre Wurzelzone wiederum eine Hyperästhesie. Die Fasern aller anderen hinteren Wurzeln, die in höhere, oberhalb der Läsionsstelle gelegene Segmente eintreten, bleiben natürlich unversehrt, und deshalb ist auch in ihren Ausbreitungsbezirken die Sensibilität vollkommen normal. So können wir uns aus dem Brissaudschen Schema ohne Schwierigkeit die Störungen der Sensibilität herleiten, die bei der Halbseitenläsion des Rückenmarks zustande kommen müssen; auf der Seite der Läsion und zwar in der Höhe derselben ein schmales anästhetisches Gebiet, oberhalb und unterhalb desselben schmale hyperästhetische Zonen; auf der gegenüberliegenden Seite und zwar an allen Stellen des Körpers, die unterhalb der Läsion liegen, Anästhesie, begrenzt von einer schmalen hyperästhetischen Zone in der Höhe der Läsion.

Mit diesen theoretischen Erwägungen stimmen nun die Befunde des Tierexperiments bei halbseitiger Durchschneidung des Rückenmarks auffallend gut überein. Nicht ganz so ist es bei der Brown-Séquardschen Lähmung, wenigstens nicht in der überwiegenden Mehrzahl der Fälle. Dies ist aber gewiß nicht erstaunlich; der ruchlosen Hand des Verbrechers, der in sinnloser Erregung seinem Opfer das Messer in den Nacken stößt, wird es nur in den allerseltensten Fällen gelingen, das Rückenmark so genau halbseitig zu durchtrennen, wie es der Experimentator mit mathematischer Exaktheit auszuführen lernt. Es pflegen deshalb bei der Brown-Séquardschen Lähmung des Menschen, sofern sie durch eine Stichverletzung des Rückenmarks bedingt ist, die Störungen der Sensibilität wohl in der gleichen, typischen Anordnung, aber nicht in der Vollständigkeit beobachtet zu werden wie beim Tierexperiment.

Sehen wir jetzt einmal näher zu, inwieweit sich die Sensibilitätsstörung in unserem Falle mit dem Brissaudschen Schema deckt. Dabei müssen wir zunächst berücksichtigen, daß die Verletzung 7 Monate zurückliegt, und daß sich das Befinden der Kranken in dieser Zeit nach jeder Richtung hin, auch hinsichtlich der Sensibilität, in höchst erfreulicher Weise gebessert hat. Nachweisbare Störungen des Tastsinnes finden wir überhaupt nicht mehr, auch nirgends mehr eine komplette Analgesie und Thermanästhesie. Wohl aber ist auf der der motorischen Lähmung gegenüberliegenden linken Seite am Rücken, am Arm und am Bein eine unverkennbare Herabsetzung der Temperatur- und Schmerzempfindung vorhanden, die in der Höhe des VII. Halswirbeldorns von einer schmalen hyperästhetischen Zone überlagert wird. Dies stimmt haarscharf mit dem Schema überein, wenn auch diese Zone nicht ganz so ausgebreitet ist, wie wir es nach der Theorie erwarten dürften. Diese hyperästhetische Zone finden wir auf der linken Seite vorn am Halse nicht; wir finden auch auf der rechten Seite hinten am Nacken keine hyperästhetische oder anästhetische Zone mehr, wie das Schema verlangt; wohl aber finden wir auf der rechten Seite vorn am Halse und auf der Brust eine schmale Zone, in der Temperatur- und Schmerzsinn unverkennbar herabgesetzt sind. Dieses Gebiet entspricht der anästhetischen Wurzelzone R_2 des Schemas. Wir finden also, abgesehen von der Thermhypästhesie und Hypalgesie der ganzen linken Seite des Rumpfes und der Extremitäten, bei unserer Patientin, wenn wir die Befunde am Halse und am Nacken kollationieren, auf der Seite der Läsion eine schmale hypästhetische Zone und auf der gegenüberliegenden linken Seite eine schmale hyperästhetische Zone. Diese Feststellung ist aber auch von ganz besonderer Wichtigkeit für die topische Diagnose der Verletzung, zumal beide Zonen annähernd in gleicher Höhe liegen. Sie entsprechen sowohl auf der rechten wie auf der linken Seite dem Wurzelgebiet des IV. Cervikalsegmentes. Auch dieser Befund stimmt mit dem Schema haarscharf überein; die hyperästhetische Zone, die auf der nicht gelähmten Seite das Gebiet der Anästhesie begrenzt, liegt theoretisch in der gleichen Höhe wie die anästhetische Zone auf der gelähmten Seite, und zwar entsprechen beide Zonen demjenigen Segment des Rückenmarks, in dessen Höhe die Läsion selbst liegt. Wir sind also berechtigt, in unserem Falle eine Verletzung des IV. Cervikalsegments anzunehmen.

So kommen wir also aus einer sorgfältigen Analyse der beobachteten Sensibilitätsstörungen zu einer Bestätigung der topischen Diagnose, die wir aus der motorischen Lähmung gestellt haben. Wir hatten ja, weil die Lähmung des rechten Armes eine spastische und keine schlaffe ist, weil also die Cervikalanschwellung selbst nicht betroffen sein konnte, annehmen müssen, daß der Sitz der Läsion oberhalb der Cervikalanschwellung, also oberhalb des VI. Cervikalsegments, sein müsse. Jetzt können wir die Diagnose exakter stellen: auf eine Verletzung des Rückenmarks in der Höhe des IV. Cervikalsegments. In dieser Höhe wird das Mark getroffen, wenn ein spitzes Instrument direkt oberhalb des Dornfortsatzes des III. Halswirbels in den Wirbelkanal eindringt. Wir können also die Richtigkeit unserer Diagnose kontrollieren, indem wir nach der Narbe suchen. Dreimal hat der Mann unserer Kranken sein Messer in den Nacken gestossen; es sind drei Narben vorhanden (Fig. 142); zwei davon liegen in der behaarten Kopfhaut oberhalb des II. Halswirbeldorns etwas links, bezw. rechts von der Mittellinie; eine dritte liegt etwas weiter unten, unmittelbar oberhalb des III. Halswirbeldorns, genau an der Stelle, die wir nach der topographischen Lage des IV. Cervikalsegments angenommen hatten. Dies bestätigt unsere Diagnose. An der Stelle der untersten Narbe ist das Messer in das Rückenmark selbst eingedrungen.

Im IV. Cervikalsegment liegt, wie vor einigen Jahren Kohnstamm nachgewiesen hat, der Kern des N. phrenicus, das nutritive Zentrum der Zwerchfellnerven. Wir dürfen also a priori erwarten, daß bei unserer Kranken auch eine rechtsseitige Zwerchfellähmung vorhanden ist. Die einseitige Phrenikuslähmung ist keine häufige Erscheinung, und wo sie vorhanden ist, wird sie leicht übersehen, wenn man nicht, wie in unserem Falle, durch theoretische Erwägungen darauf hingewiesen wird, nach ihr zu suchen. Sie ist auch schwer zu erkennen, weil die durch sie bedingte Funktionsstörung des Zwerchfells im ganzen sehr geringfügig ist. Charakteristisch für die Paralysis diaphragmatica ist das Fehlen der inspiratorischen Kontraktion des Zwerchfells. Es ist infolgedessen bei der Inspiration das normale Herabtreten der Leber nicht zu fühlen, vielmehr weicht der untere Leberrand bei der Inspiration zurück, und erst bei der Exspiration

schlägt er deutlich an den palpierenden Finger an. Ein weiteres Charakteristikum
der Zwerchfellähmung ist es, daß sich das schlaffe Zwerchfell passiv durch einen
Druck der Hände nach oben drängen läßt; es wird hierdurch, wie perkutorisch
nachzuweisen ist, der untere Lungenrand nach oben verschoben. Beide Symptome
sind in unserem Falle vorhanden.

Zur Vervollständigung des klinischen Bildes der Brown-Séquardschen
Lähmung, das unsere Patientin bietet, sei noch auf zwei Erscheinungen aufmerksam
gemacht, auf eine Erweiterung der Pupille und auf Lähmungserscheinungen der
Vasomotoren auf der Seite der Läsion. Die rechte Pupille unserer Patientin ist

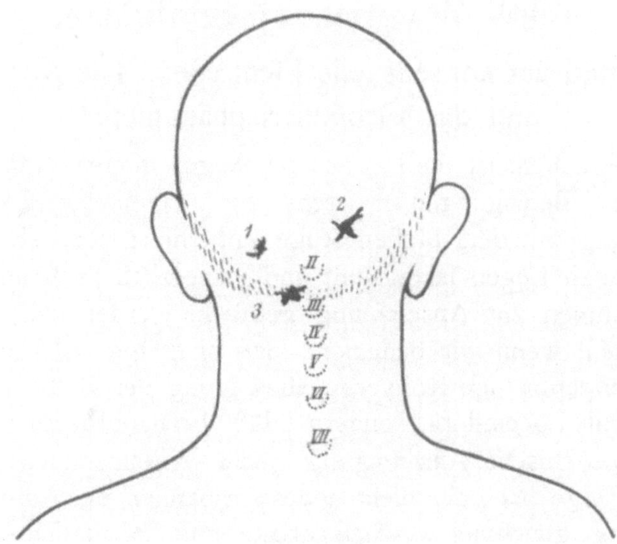

Fig. 142.

1, 2 und 3 Narben der Einstiche in einem Falle von Brown-Séquardscher Halbseitenläsion des
Rückenmarks; II—VII Dornfortsätze des II.—VII. Halswirbels.

weiter als die linke, und die Körpertemperatur in der Axilla ist regelmäßig rechts
drei bis vier Zehntel Zentigrad höher als links.

M. H.! Ich habe Ihnen absichtlich die Krankheitserscheinungen in diesem
Falle von Brown-Séquardscher Halbseitenläsion in der gleichen Reihenfolge
demonstriert, in der wir selbst sie festgestellt und zum Teil bei der hochgradigen
Imbezillität der Kranken recht mühsam aufgesucht haben. So ist es uns aber auch
gelungen, in einem Falle, der dem Experiment außerordentlich nahe kommt, den
vollen Einblick in den Mechanismus der Brown-Séquardschen Lähmung zu
gewinnen, den unsere augenblicklichen Kenntnisse ermöglichen.

Tabes dorsalis und Multiple Sklerose.

V. Ausgewählte Kapitel aus der Physiologie und Pathologie der Irisbewegungen[1]).

26. Der direkte und der konsensuelle Lichtreflex. Die Konvergenzreaktion und das Orbikularisphänomen.

Solange wir wachen, ist die Iris unseres Auges in einer ständigen Bewegung. Allerdings sind ihre Bewegungen meistens von so minimaler Exkursion, daß sie unserer Beobachtung mit dem bloßen Auge entgehen; aber sie sind vorhanden, wie es mit geeigneten Lupen festgestellt und namentlich auch mit Hilfe kinematographischer Aufnahmen zur Anschauung gebracht werden kann. Es ist dies ja a priori zu erwarten, wenn wir bedenken, daß nicht nur jeder wechselnde Lichtreiz, jede Akkommodation und Konvergenzbewegung der Bulbi, jedes Blinzeln die Weite unserer Pupillen beeinflußt, sondern „daß überhaupt jedes lebhaftere geistige Geschehen, jede psychische Anstrengung, jeder Willensimpuls, ob er nun eine Muskelaktion zur Folge hat oder nicht, jedes Anspannen der Aufmerksamkeit, jede lebhafte Vorstellung, gleichviel welchen Inhalts, und namentlich jeder Affekt ebensowohl eine Pupillenerweiterung bewirkt wie jeder dem Gehirn von der Peripherie zufließende sensible Reiz" (Bumke). Darum ist es angezeigt, bevor wir an die diagnostische Bedeutung der einzelnen Pupillenphänomene herantreten, all diese Momente, die normalerweise von Einfluß auf die Bewegungen der Iris sind, kurz zu besprechen.

Unsere Pupille verengert sich bekanntlich bei stärkerer Belichtung, bei der Akkommodation, bei Konvergenzbewegungen beider Augen und beim Lidschluß; sie erweitert sich unter den entgegengesetzten Verhältnissen und bei allen psychischen und sensiblen Reizen. Betrachten wir zunächst die Verengerung der Pupille. Wie sie zustande kommt, wollen wir uns an der Hand eines Schemas vergegenwärtigen (Fig. 143). Es zeigt Ihnen die beiden Bulbi, die Sehnerven, die partielle Kreuzung derselben im Chiasma und die Tractus optici. An Stelle der primären Sehzentren, die in den Thalamus opticus (Pulvinar, Corpora geniculata) und in die Vierhügel verlegt werden (Fig. 144), ist der Einfachheit halber nur ein Zentrum in das Schema eingezeichnet. Von hier aus sind einmal Fasern nach der Sehsphäre in der Rinde des Okzipitalhirns und zweitens Fasern nach dem Okulo-

---

[1]) Der Ausarbeitung dieses Abschnittes ist hauptsächlich Bumke „Die Pupillenstörungen bei Geistes- und Nervenkrankheiten", Jena 1904, zugrunde gelegt.

motoriuskern hinziehend gedacht. Der zentripetale Schenkel des Reflexbogens für die Verengerung der Pupille bei Lichteinfall verläuft also von der Retina durch die „Pupillarfasern" des Sehnerven und des Tractus opticus nach den primären Sehzentren und von hier aus zu dem Kern des N. oculomotorius am Boden des Aquaeductus Sylvii. Der Ausdruck „Pupillarfasern" bedarf vielleicht einer kurzen Erklärung; man versteht darunter diejenigen Fasern des Optikus, die nicht wie

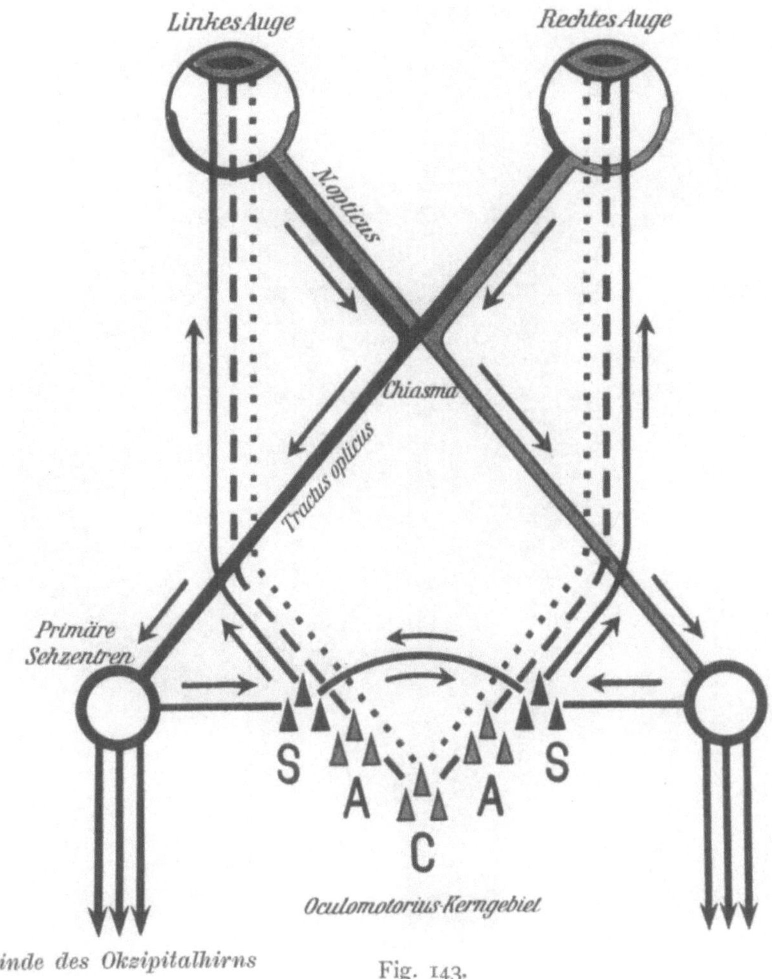

Fig. 143.

Schema der Pupillenreaktion.

S, S Sphinkterenkerne; A, A Akkommodationszentren; C Konvergenzzentrum.

die Sehfasern im eigentlichen Sinne die Lichtempfindung vermitteln, sondern den Lichtreiz, der zur Verengerung der Pupille führt. Der strikte Nachweis des Vorhandenseins solcher zentripetal verlaufender Pupillarfasern ist nicht erbracht. Gewisse anatomische und klinische Beobachtungen sind indessen als Wahrscheinlichkeitsbeweise für ihre Existenz gedeutet worden, wie z. B. die anatomische Tatsache, daß in der Nervenfaserschicht der Retina und im Optikus Fasern von zweierlei Dicke verlaufen (Gudden). Gerade die dickeren werden als „Pupillarfasern" angesprochen, während die dünneren die Sehfasern zu sein scheinen[1]). Auch klinische Befunde scheinen für die Annahme zu sprechen, daß die Sehfasern nicht identisch mit den Pupillarfasern sind, nämlich Beobachtungen, aus denen zu schließen ist, daß beide Arten von Fasern — ich will nicht sagen „unab-

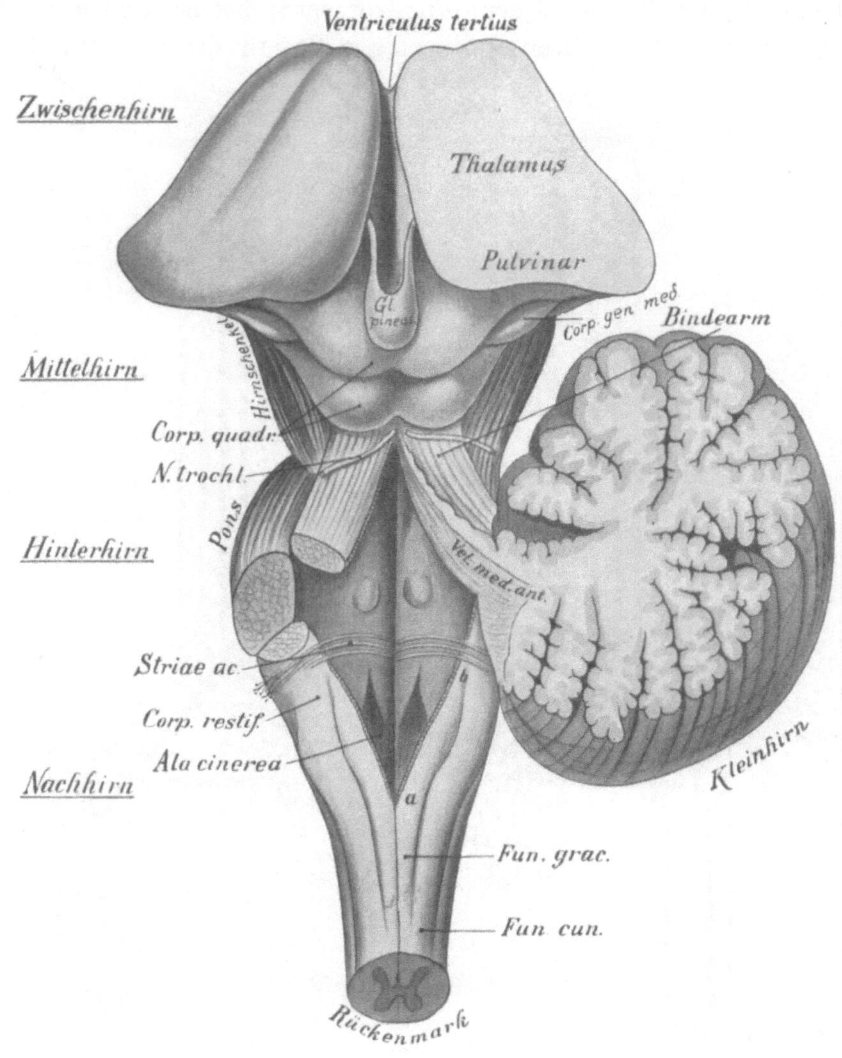

Fig. 144.
Hirnstamm. Nach Edinger.

1) Die seitherige Annahme, daß die sog. „Seh-" und „Pupillarfasern" von verschiedenen Stellen der Netzhaut ihren Ursprung nehmen, hat sich nach den sorgfältigen Untersuchungen von C. Hess („Untersuchungen zur Physiologie und Pathologie des Pupillenspiels". Archiv für Augenheilkunde, 60. Bd, 1908, S. 327—389) als irrig erwiesen. Hess vertritt deshalb die Anschauung, daß „Sehfasern" und „Pupillenfasern" lediglich optische und motorische Äste der vom Auge zum Gehirn ziehenden einheitlichen optiko-motorischen Fasern sind, die zunächst eine mehr oder minder große Strecke weit — vor allem noch im Sehnervenstamme — ungeteilt verlaufen, und daß erst an einer mehr zentral gelegenen Stelle (etwa im Traktus oder in der Gegend des äußeren Kniehöckers) von der optiko-motorischen Faser der motorische Ast zum Pupillenzentrum abgeht (a. a. O. S. 386).

hängig voneinander", aber doch — nacheinander und in verschiedener Intensität erkranken können. Ich hatte in den letzten Wochen einen Fall von Tumor cerebri zu beobachten Gelegenheit, der im Laufe eines Monats zu völliger Erblindung geführt hat. Bei der ersten Untersuchung war noch volle Sehschärfe vorhanden; vier Wochen später war die Lichtempfindung vollständig erloschen und zwar auf beiden Augen. Dabei war der Lichtreflex beider Pupillen deutlich vorhanden, wenn auch auf der weiteren rechten Pupille etwas träger als links und als normal. Zugleich ließen sich jetzt auch die ersten Anzeichen einer beiderseitigen Optikusatrophie erkennen. In diesem Falle ist also durch den Tumor — sei es durch den Druck des komplizierenden Hydrocephalus internus oder auf toxischem Wege — zunächst eine hochgradige Funktionsstörung der Sehfasern, eine völlige Erblindung, eingetreten, während jetzt erst die Pupillarfasern in Mitleidenschaft gezogen zu werden beginnen. Allerdings müssen wir, wo bei einseitiger Blindheit der Lichtreflex vorhanden ist, in erster Linie an Simulation oder an Hysterie denken; es gibt aber zweifellos auch Fälle, in denen diese Momente ausgeschlossen werden müssen. Bumke zählt eine Reihe derartiger Fälle aus der Literatur auf, deren erster schon von A. v. Graefe mitgeteilt worden ist. Schirmer erklärt sie damit, daß bei entzündlichen Erkrankungen des Sehnervenkopfes und -stammes mit der Herabsetzung des Sehvermögens zwar auch die Pupillenreaktion leidet, aber nicht in gleicher Weise. Während sich z. B. bei Rückgang der Entzündung die Sehfasern nur sehr unvollkommen erholen, kann die Pupillenreaktion wieder normal werden, ja sie kann selbst bei Eintritt völliger Amaurose erhalten bleiben. In anderen Fällen werden die Pupillarfasern später durch den Erkrankungsprozeß in Mitleidenschaft gezogen und brauchen längere Zeit zu ihrer Erholung als die Sehfasern.

Ich bin nun heute in der Lage, Ihnen einen solchen seltenen Fall von einseitiger, totaler Amaurose mit erhaltenem Lichtreflex der Pupille des blinden Auges zeigen zu können. Der Kranke galt begreiflicherweise zunächst für einen Simulanten; es ließ sich aber durch exakte Untersuchungsmethoden jede Täuschung mit Sicherheit ausschließen. So müssen wir den Angaben des Mannes Glauben schenken, daß er auf dem linken Auge gänzlich erblindet ist und nicht die geringste Lichtempfindung hat. Recherchen in seiner Heimat, namentlich bei seinen früheren Lehrern und bei dem Pfarrer des Ortes, haben ergeben, daß er seit seinem dritten Lebensjahre für einseitig blind galt. Er soll damals eine fieberhafte Erkrankung durchgemacht haben und im Anschluß daran erblindet sein. Möglicherweise hat es sich also um einen entzündlichen Prozeß am Sehnerven des linken Auges im Verlauf einer akuten Infektionskrankheit gehandelt. Mit dem Eintritt der einseitigen Erblindung in der frühesten Kindheit würde es auch in Einklang zu bringen sein, daß das erblindete Auge in seiner Entwickelung in toto etwas hinter dem gesunden, rechten Auge zurückgeblieben ist. Auch der linke Orbitalring ist etwas kleiner als der rechte. In der ganzen Wirbeltierreihe — und wohl auch beim Menschen — spielt ja die Ausbildung des Auges in dem Entwickelungsmechanismus des Kopfskeletts eine große Rolle. Mit dem Augenspiegel lassen sich nur geringfügige Veränderungen erkennen, die als Residuen einer abgelaufenen Neuritis gedeutet werden müssen. Eine Optikusatrophie ist indessen nicht nachweisbar. Trotzdem nun bei diesem Manne eine linksseitige totale Amaurose seit der frühesten Kindheit besteht, ist die Lichtreaktion der linken Pupille deutlich vorhanden. Die Pupille verengt sich prompt bei Lichteinfall, wobei die Verengerung allerdings nicht so ausgiebig wie auf dem gesunden, rechten Auge erfolgt.

Kehren wir nun zu unserem Schema zurück. Der zentrifugale, motorische Schenkel der Reflexbahn für die Verengerung der Pupille verläuft in den Wurzelfasern des N. oculomotorius, im Hirnschenkel und im Nerven selbst nach dem M. sphincter iridis. Trifft ein Lichtreiz die Retina, so tritt reflektorisch eine Pupillenverengerung ein. Dies ist ein echter Reflex, der durch den Willensimpuls nicht gehemmt werden kann.

Außerdem wird die Pupille bekanntlich auch bei dem Blick in die Nähe enger. Dies ist aber kein Reflex, sondern eine Mitbewegung. Der M. sphincter iridis kontrahiert sich bei der Akkommodation in die Nähe nicht reflektorisch, sondern synergetisch mit der Kontraktion des Ziliarmuskels, die eine stärkere Wölbung der Linsenflächen zur Folge hat und auf diese Weise das Auge für das Sehen in die Nähe einstellt. Auch der Ziliarmuskel wird vom N. oculomotorius innerviert; seine Wurzelfasern stammen anscheinend aus einer anderen Gruppe von Ganglienzellen im Okulomotoriuskern, weshalb in unserem Schema ein besonderes Akkommodationszentrum (A) angenommen ist. Die binokulare Akkommodation für die Nähe ist stets mit einer Konvergenzbewegung der Augen verknüpft; wir brauchen also ein besonderes Konvergenzzentrum nicht anzunehmen. Durch das im Schema in der Mittellinie eingezeichnete C soll nur angedeutet sein, daß die Konvergenzbewegung beider Augen eine gleichsinnige ist.

Wir dürfen uns freilich nicht verhehlen, daß hiermit unsere Anschauungen über die auf Konvergenz und Akkommodation erfolgende Pupillenkontraktion nur in ganz grob schematischer Weise zum Ausdruck kommen. Über das Wesen dieser Kontraktion wissen wir nichts. Man bezeichnet sie als Mitbewegung; es ist dies aber mehr ein Name als eine Erklärung. Denn auf welchen anatomischen Verhältnissen die Verknüpfung der drei verschiedenen Arten von Pupillenkontraktion — auf Licht, Konvergenz und Akkommodation — beruht, ist noch gänzlich unbekannt.

Die Zentren S für die Sphinkteren der Iris, die Sphinkterenkerne, sind durch eine Bogenlinie verbunden, die mit Pfeilen, die nach beiden Richtungen zeigen, versehen ist. Die Annahme einer solchen Verbindung sollte den anatomischen und physiologischen Verhältnissen Rechnung tragen; ob sie wirklich vorhanden ist, ist noch nicht erwiesen. Jedenfalls sind mikroskopisch Faserzüge erkennbar, die die vorderen Ganglienzellengruppen des Okulomotoriuskerns der beiden Seiten miteinander zu verbinden scheinen.

Neuere anatomische, entwickelungsgeschichtliche und experimentelle Untersuchungen aus den letzten Jahren, die hauptsächlich von Bernheimer herrühren, haben unsere Anschauungen von der Reflexbahn der Lichtverengerung der Pupille in wesentlichen Punkten berichtigt und erweitert und zur Aufstellung eines neuen Schemas (Fig. 145) geführt. Es besitzt mit dem älteren Schema eine weitgehende Ähnlichkeit, aber es scheint an Stelle von hypothetischen Bahnen anatomisch und experimentell sicher begründete zu setzen. Es ist Bernheimer gelungen, die dickeren, also vielleicht den Lichtreiz vermittelnden Pupillarfasern des Sehnerven

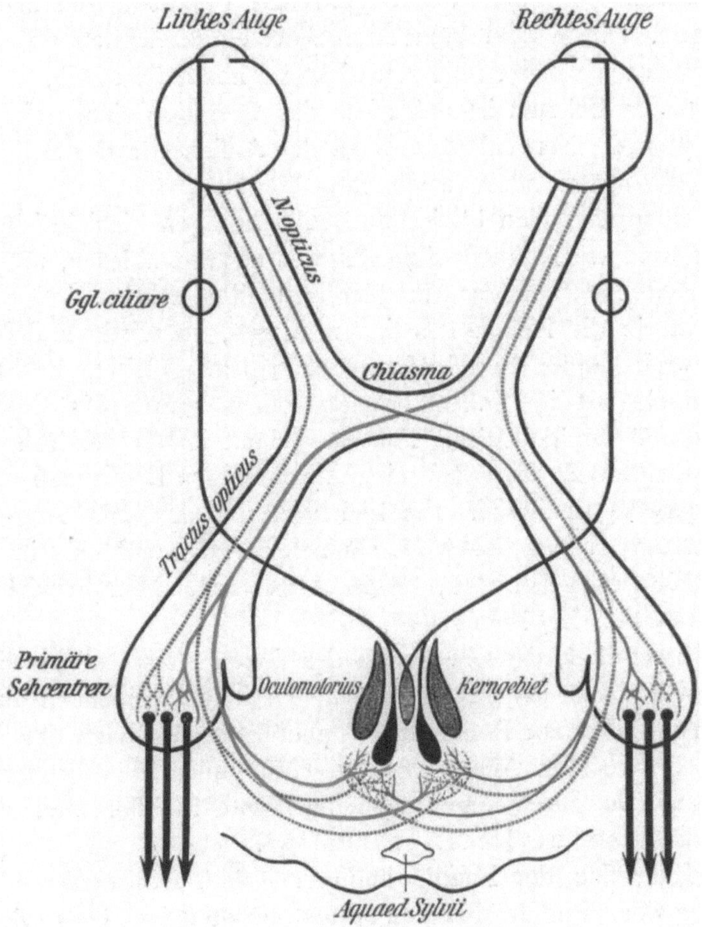

Fig. 145.
Schema der Pupillenreaktion. Nach Bernheimer.

weiter, als bisher bekannt war, zu verfolgen, und weiter als die dünneren, vermutlich der Lichtempfindung dienenden, eigentlichen Sehfasern. Wie erwähnt, endet die periphere optische Bahn, das erste Neuron der Sehleitung, im Kniehöcker, im vorderen Vierhügel und im Thalamus; während sich nun die Sehfasern im Kniehöcker aufsplittern — wie es hier grobschematisch dargestellt ist —, verlaufen die Pupillenfasern — nach Bernheimers Untersuchungen — direkt und ununterbrochen in den Okulomotoriuskern. Dicht vor dem äußeren Kniehöcker trennen sich die Pupillenfasern von den Sehfasern und verlassen den Tractus opticus, um in einem Bogen in die weiße Substanz der Vierhügel einzuziehen, und schließlich unter dem Aquädukt sich um Schaltzellen aufzusplittern, deren Fortsätze mit dem Sphinkterenkern in Verbindung treten. Ein Teil dieser Fasern tritt zum Sphinkterenkern der gleichen Seite; ein anderer Teil kreuzt sich mit den aus dem Traktus der gegenüberliegenden Seite stammenden Fasern und verläuft zum Sphinkterenkern der anderen Seite. Es treten somit zu jedem Sphinkterenkern sowohl gekreuzte wie ungekreuzte Pupillenfasern aus den Sehnerven beider Augen. Die in dem früheren Schema eingezeichnete Bahn zwischen beiden Sphinkterenkernen scheint indessen nicht vorhanden zu sein.

In Bernheimers Schema ist außerdem das Ganglion ciliare eingezeichnet, jenes stecknadelkopfgroße Nervenknötchen an der Außenseite des Sehnerven, auf dessen Bedeutung wir später noch zu sprechen kommen.

Das Schema entspricht allen klinischen Beobachtungen hinsichtlich des Lichtreflexes der Pupille, und wir können ohne weiteres aus ihm ablesen, unter welchen Bedingungen der Reflex vorhanden sein oder ausbleiben wird.

Trifft ein Lichtreiz die Retina des linken Auges, so wird er durch die im linken Sehnerven verlaufenden Pupillenfasern zentripetal geleitet. Ein Teil dieser Fasern verläuft ungekreuzt im linken Tractus opticus zum Sphinkterenkern der gleichen Seite. Ein anderer Teil dieser Fasern verläuft im rechten Tractus opticus und tritt zu demselben Kern, aber nach einer zweimaligen Kreuzung: im Chiasma und unter dem Aquaeductus Sylvii. Ein Lichtreiz, der das linke Auge trifft, erregt also das Zentrum für den linken M. sphincter iridis, und es tritt eine Verengerung der Pupille des belichteten, linken Auges ein. Man bezeichnet dieses Phänomen als „direkten Lichtreflex".

Derselbe Lichtreiz aber, der die Retina des linken Auges trifft, wird infolge der Kreuzung des einen Teils der Pupillenfasern des linken Sehnerven im Chiasma, sowie ihres anderen Teiles am Boden des Aquädukts auch nach dem Kern des M. sphincter iridis des rechten Auges geleitet. Infolgedessen verengert sich bei einseitiger Belichtung des linken Auges auch die rechte Pupille. Man nennt diese Erscheinung den „konsensuellen Lichtreflex".

Der direkte Lichtreflex der Pupille kann erloschen sein, während der konsensuelle Lichtreflex der Pupille desselben Auges erhalten ist. Dies wird nämlich immer dann der Fall sein, wenn die Läsion die Retina oder den Optikus eines Auges betrifft. Nehmen Sie z. B. eine isolierte Schußverletzung des linken Optikus an, so wird ein Lichtreiz, der allein das linke Auge trifft, da die Pupillenfasern des linken Optikus zerstört sind, überhaupt nicht nach dem linksseitigen Sphinkterenzentrum geleitet werden können; infolgedessen fehlt der direkte Lichtreflex, und das Auge erscheint auf den ersten Blick lichtstarr. Dabei ist die Verengerung der Pupille bei der Akkommodation und bei Konvergenzbewegungen der Bulbi natürlich vorhanden, denn die Bahnen vom Okulomotorius nach der Iris des linken Auges sind ja ganz intakt. Es scheint also auf diesem Auge eine „reflektorische Pupillenstarre" vorhanden zu sein, ein Ausbleiben des Lichtreflexes bei normaler

Akkommodations- und Konvergenzreaktion. Es scheint aber nur so. Das linke Auge, dessen Pupille reflektorisch lichtstarr zu sein scheint, zeigt sehr wohl einen Lichtreflex, nur nicht, wenn es von dem Lichtreiz direkt betroffen wird, sondern nur dann, wenn das andere, rechte Auge belichtet wird. Alsdann wird infolge der Kreuzung der im rechten Optikus verlaufenden Pupillenfasern im Chiasma und am Boden des Aquädukts der Lichtreiz, der das rechte Auge trifft, nach dem linken Iriskern geleitet, und die linke Pupille verengert sich. Hier ist also der konsensuelle Lichtreflex am linken Auge vorhanden, während der direkte Lichtreflex erloschen ist. Am rechten Auge ist es selbstverständlich umgekehrt. Hier ist der direkte Reflex vorhanden und der konsensuelle fehlt. Dieses wechselseitige Vorhandensein und Fehlen des direkten bezw. konsensuellen Lichtreflexes ist natürlich gar nicht selten. Sie werden es in allen Fällen finden, wo eine Läsion des nervösen Sehapparates vor dem Chiasma vorliegt, also u. a. auch beim Glaukom und bei allen traumatischen Affektionen des Optikus, die den Okulomotorius nicht mitbetreffen.

Die Prüfung des konsensuellen Lichtreflexes ist in der ärztlichen Praxis in jedem Einzelfall, in dem wir überhaupt veranlaßt sind, eine Untersuchung der Pupillen vorzunehmen, unerläßlich. Denn sie wird uns vor manchem Irrtum bewahren, wenn wir ohne sie geneigt sind, bei Fehlen des direkten Lichtreflexes eine einseitige reflektorische Pupillenstarre anzunehmen. Die Prüfung ist sehr einfach. Der Patient steht der Lichtquelle gegenüber, bei Tage also am Fenster, und blickt in das diffuse Tageslicht. Beschattet man nun genügend lange sein eines Auge mit der Hand, so erweitert sich normalerweise die Pupille des anderen Auges; zieht man alsdann die beschattende Hand von dem einen Auge wieder zurück, so verengert sich die Pupille des anderen Auges wieder. Tritt bei abwechselnder Beschattung und Belichtung des einen Auges die Erweiterung und Verengerung der Pupille des anderen Auges nicht ein, so fehlt eben der konsensuelle Lichtreflex.

Wir wollen das Phänomen des direkten und konsensuellen Lichtreflexes ganz kurz an zwei Fällen beobachten; zunächst bei einer kleinen Hysterika mit sehr erregbaren Pupillen, die jedoch eine normale Reaktion zeigen.

Und nun bei einem zweiten Fall. Hier fehlt der direkte Lichtreflex auf dem rechten Auge; bei der Konvergenz beider Bulbi verengert sich aber die rechte Pupille ganz prompt, und ebenso die linke. Links ist auch der direkte Lichtreflex vorhanden. Trotzdem handelt es sich aber nicht um eine rechtsseitige reflektorische Pupillenstarre. Denn der Lichtreflex ist auch auf dem rechten Auge vorhanden, nur nicht bei direkter Belichtung, sondern nur dann, wenn der Lichtreiz das linke Auge trifft. Dies ist der konsensuelle Lichtreflex; er fehlt nun natürlich auf dem linken Auge, auf dem der direkte Lichtreflex vorhanden ist.

Wir haben also hier einen ganz typischen Fall vor uns, wie er sich aus dem Schema theoretisch ableiten läßt: Erloschensein des direkten Lichtreflexes bei Erhaltung des konsensuellen auf dem einen Auge, und umgekehrt: Erloschensein des konsensuellen Lichtreflexes bei Erhaltung des direkten auf dem anderen Auge.

Wir müssen also eine Läsion des nervösen Sehapparates vor dem Chiasma annehmen. Tatsächlich handelt es sich am erblindeten, rechten Auge um eine totale Netzhautablösung mit konsekutiver Optikusatrophie, die infolge einer unglücklich verlaufenen Operation wegen starker Myopie eingetreten ist.

Und nun vergleichen Sie diesen Fall mit dem Falle einseitiger Erblindung, den Sie vorhin gesehen haben. In beiden Fällen ist die Funktion der Sehfasern des geschädigten Optikus aufgehoben, die Lichtempfindung fehlt; hier sind auch die Pupillarfasern, die den Lichtreiz vermitteln, betroffen, während sie in dem ersten Falle funktionstüchtig geblieben sind.

Was nun die verengernde Wirkung auf die Pupille ausübt, ist nicht die absolute Stärke des Lichtreizes, sondern seine relative Stärke im Verhältnis zur Helligkeit, an die das Auge gewöhnt ist. Die gleiche Belichtung wird einmal eine Verengerung, das andere Mal eine Erweiterung der Pupille zur Folge haben, je nachdem ob das Auge an eine geringere oder eine größere Helligkeit adaptiert ist, als sie die Lichtquelle ausstrahlt, von der der Reiz ausgeht. Löschen wir die drei 32kerzigen Lampen aus, die das Zimmer erhellen, so wird bei Belichtung des Auges mit einer 10kerzigen Lampe die Pupille sich erweitern. Andererseits wird die Belichtung des Auges mit derselben 10kerzigen Lampe die Pupille verengern, wenn wir auch zuvor diese Lampe auslöschen und dem Auge kurze Zeit lassen, sich an die Dunkelheit zu gewöhnen. Es ist dies ja ganz selbstverständlich; ich möchte es aber doch nicht unterlassen, hierauf ausdrücklich aufmerksam zu machen und zu betonen, welche außerordentlich wichtige Rolle diese „Adaptation" in der Physiologie der Irisbewegungen spielt. Wir müssen dieser physiologischen Tatsache eingedenk bleiben, wenn wir uns in der Beurteilung der Ergebnisse einer flüchtigen Pupillenuntersuchung nicht täuschen wollen. Prüfen wir z. B. den Lichtreflex in einer Weise, die vielfach geübt wird, indem wir den Patienten dem Fenster gegenüberstellen, sein eines Auge zuhalten und die Pupille seines anderen Auges nach kurzer Beschattung mit der vorgehaltenen Hand beobachten, so wird bei grellem Tageslicht keine Verengerung der Pupille eintreten; das Auge wird also lichtstarr erscheinen. Dies kommt aber lediglich daher, daß das Auge während der kurzen Beschattung durch die vorgehaltene Hand an die seitherige Helligkeit adaptiert geblieben ist, so daß das herrschende, grelle Tageslicht keinen neuen Lichtreiz ausübt, sondern den gleichen Reiz, dem das Auge vor der Beschattung ausgesetzt gewesen ist. Untersuchen wir dann denselben Patienten im Dunkelzimmer, selbst bei einer mäßigen Lichtquelle, so wird die vorher scheinbar lichtstarre Pupille die normale Verengerung zeigen, und wir werden vor dem verhängnisvollen Irrtum bewahrt bleiben, eine reflektorische Pupillenstarre angenommen zu haben.

Und noch einige andere Tatsachen müssen wir berücksichtigen, wenn wir die Pupille auf ihre Fähigkeit, sich bei Lichteinfall zu verengern, prüfen wollen. Ebenso wie bekanntlich nicht alle Stellen der Netzhaut in gleichem Maße lichtempfindlich sind, sind sie auch nicht in gleichem Maße reflexempfindlich, und der pupillomotorische Effekt eines Lichtreizes ist verschieden, je nach der Stelle, an der er die Netzhaut trifft. Ebenso wie die Macula lutea die Stelle des schärfsten Sehens darstellt, ist sie auch am reflexempfindlichsten. Von ihr aus nach der Peripherie der Netzhaut zu nimmt die Reflexempfindlichkeit allmählich ab. Wir müssen aus dieser physiologischen Tatsache für die klinische Untersuchung die Nutzanwendung ziehen, „daß gelegentlich eine Pupille, die selbst bei heller Tagesbeleuchtung auch nach langer Verdunkelung noch lichtstarr erscheint, im Dunkelzimmer durch eine quantitativ nicht stärkere, aber mit der Konvexlinse auf die Macula geworfene, künstliche Lichtquelle noch zur Verengerung gebracht werden kann" (Bumke).

Da normalerweise mit jeder Konvergenzbewegung der Bulbi eine Kontraktion des Sphinkter iridis — als Mitbewegung — eintritt, werden auch lichtstarre Pupillen sich verengern, sobald der Patient seine Augen für die Nähe einstellt. Wenn also ein Kranker mit lichtstarren Pupillen, z. B. ein Tabiker, eine Konvergenzbewegung der Augen in dem Augenblick ausführt, in dem wir den Lichtreiz auf seine Netzhaut einwirken lassen und seine Pupillen beobachten, so werden sich dieselben deutlich verengern, und es wird ein Lichtreflex vorgetäuscht, während es sich nur um eine Konvergenzreaktion handelt. Wir müssen also, um dieser Täuschung zu entgehen, bei jeder Untersuchung der Pupillen auf ihre Lichtreflexerregbarkeit den Exploranden in die Ferne sehen und den Ziliarmuskel gänzlich entspannen lassen.

Eine andere physiologische Mitbewegung der Iris kann uns gerade so gut das Vorhandensein eines Lichtreflexes vortäuschen, wo derselbe fehlt. Wenn ein Patient mit lichtstarren Pupillen, wie es Nervöse häufig tun, im Augenblick, wo der Lichtreiz sie trifft, seine Augen fest zukneift, so sind wir nur allzusehr geneigt, die Lidspalte des Kranken mit den Fingern auseinander zu halten. Nun kneift der Patient erst recht zu, und in diesem Moment erfolgt eine prompte Verengerung der Pupille. Berücksichtigen wir die Ursache, die dieser Pupillenverengerung zugrunde liegt, nicht, so kommen wir zu der Annahme, daß es sich bei dem Kranken um normal reagierende Pupillen handelt, während dieselben in Wirklichkeit lichtstarr sind.

Die Verengerung der Pupillen bei der Akkommodation und Konvergenz der Bulbi ist nämlich nicht die einzige Mitbewegung der Iris. Schon A. von Graefe hat beobachtet, daß eine mydriatische Pupille durch energisches Schließen des Auges verengert werden könne, und spätere Beobachter haben auf die gleiche Erscheinung aufmerksam gemacht und sie als ein pathologisches, seltenes Vorkommnis aufgefaßt. Erst vor zehn Jahren ist sie (1899) von A. Westphal und Piltz als eine physiologische Mitbewegung der Iris, die regelmäßig mit dem Lidschluß eintritt, erkannt und als Orbikularisphänomen beschrieben worden. Sie weist uns also auf enge, in anatomischer Hinsicht allerdings noch unaufgeklärte Beziehungen der Irismuskulatur zum N. facialis hin. Diese Verengerung der Pupille tritt nun bei jedem Lidschluss ein, beim willkürlichen, beim intendierten aber mechanisch verhinderten, und beim reflektorisch bewirkten Lidschluß (vom Optikus und vom Trigeminus aus); sie tritt also ein bei jedem Blinzeln, so oft wir bewußt ein Auge oder beide schließen, sobald der Explorand unserem Versuch, seine Lidspalte gewaltsam offen zu halten, entgegenarbeitet, und sobald sich dieselbe zum Schutze des Auges gegen eindringende Fremdkörper reflektorisch schließt, wenn Reize schnell und unvermutet das Auge treffen, mögen sie nun durch den Optikus oder den Trigeminus wahrgenommen werden, z. B. wenn uns eine Mücke ins Auge fliegt. So zeigt uns das Orbikularisphänomen, daß nicht nur Beziehungen zwischen der Irismuskulatur und dem Facialis, sondern auch zwischen ihr und dem Trigeminus bestehen.

Das Orbikularisphänomen kann — da es mit dem Schließen des Auges eintritt — natürlich nicht direkt wahrgenommen werden. Wohl aber läßt sich mit dem Öffnen des Auges die eintretende Erweiterung der Pupille beobachten, sofern sie nicht durch den Lichtreflex verdeckt wird. Deshalb ist das interessante Phänomen besonders gut an lichtstarren Pupillen festzustellen. Wir haben nun zufällig eine kleine Hysterika auf der Abteilung, bei der es uns regelmäßig gelingt, die Erweiterung der Pupille beim Öffnen des Auges zu beobachten, und ich will versuchen, Ihnen dieses Phänomen zu demonstrieren. Bei jedem Öffnen des Auges tritt trotz des einfallenden Lichtes eine deutliche Erweiterung der Pupille ein. Ich habe auch diese Erscheinung vorhin als „Mitbewegung" bezeichnet; ich möchte nochmals wiederholen, daß dies nur ein Name und keine Erklärung ist. Die theoretische Erklärung dieses Orbikularisphänomens ist noch strittig; eine diagnostische Bedeutung hat es meines Wissens bisher nicht erlangt; man muß es aber kennen, um nicht eine mit dem Lidschluß eintretende Verengerung der Pupille für einen Lichtreflex zu halten.

27. Die hemianopische Pupillenreaktion.

Als „Hemianopie" bezeichnet man bekanntlich den Ausfall einer Gesichtsfeldhälfte auf beiden Augen. Man unterscheidet zwei Arten dieser Störung: die bitemporale Hemianopie, wenn auf beiden Augen die äußere Gesichtsfeldhälfte ausfällt, und die homonyme bilaterale Hemianopie, wenn das Sehvermögen auf beiden Augen entweder in der linken oder in der rechten Gesichtsfeldhälfte erloschen ist. Wie diese Sehstörung zustande kommt, läßt sich ohne weiteres aus einer schematischen Zeichnung der optischen Bahn erkennen, auf der außer der Retina beider Augäpfel auch die Gesichtsfelder des linken und des rechten Auges dargestellt sind (Fig. 146). Infolge der partiellen Kreuzung der Sehfasern im Chiasma gelangt das mediale Faserbündel der beiden Tractus optici auf die gegenüberliegende Seite, während das laterale Bündel derselben ungekreuzt verläuft. Der Tractus opticus der rechten Seite steht deshalb in Beziehung zur rechten Netzhauthälfte beider Augen; der Tractus opticus der linken Seite zur linken Netzhauthälfte derselben. Mit anderen Worten dem rechten

Traktus entspricht die linke Hälfte beider Gesichtsfelder, dem linken Traktus die rechte Hälfte derselben.

Infolge dieser Semidekussation der Sehfasern im Chiasma führen Krankheitsprozesse, die sich unmittelbar vor oder hinter dem Chiasma abspielen, also die medialen Bündel beider Sehnerven bezw. beider Traktus in Mitleidenschaft ziehen, zur bitemporalen Hemianopie. Herde dagegen, die im Tractus opticus oder weiter

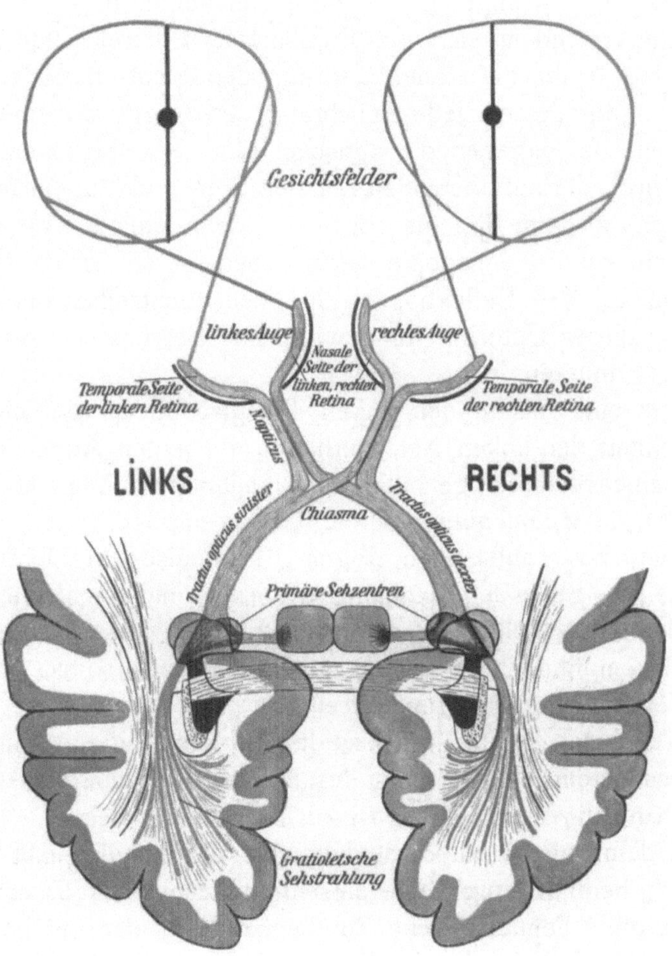

Fig. 146.
Schema der optischen Bahn.

kortikalwärts in der optischen Bahn liegen, müssen zur homonymen bilateralen Hemianopie führen. In solchen Fällen ist eben auf beiden Augen das Sehvermögen in derjenigen Hälfte des Gesichtsfelds erloschen, die dem Herd gegenüberliegt, also bei linksseitiger Läsion der optischen Bahn hinter dem Chiasma in der rechten Gesichtsfeldhälfte und vice versa.

Die Sehfasern des Tractus opticus endigen in den sogen. primären Sehzentren; hier beginnt das zentrale Neuron der optischen Bahn, die Gratioletsche Sehstrahlung. Sie verläuft bekanntlich durch den hintersten Abschnitt der inneren

Kapsel und durch das Centrum semiovale zur kortikalen Sehsphäre in der Rinde des Okzipitalhirns. Die Pupillarfasern des Tractus opticus trennen sich aber, wie aus dem Bernheimerschen Schema ersichtlich ist, dicht vor dem äußeren Kniehöcker von den Sehfasern; sie verlassen den Traktus und verlaufen ununterbrochen zum Okulomotoriuskerngebiet. Aus diesen anatomischen Verhältnissen ergibt sich bei bestehender Hemianopie ein verschiedenes Verhalten des Lichtreflexes der Pupille, je nach dem Sitz der Erkrankung, die zur Hemianopie führt. Trifft die Läsion die optische Bahn, nachdem sich die Pupillarfasern bereits von den Sehfasern getrennt haben, so bleibt die Reflexbahn für den Lichtreflex der Pupille völlig intakt. Es wird infolgedessen jede Belichtung des Auges zu einer Verengerung der Pupille führen. Ist dagegen die optische Bahn bei vorhandener Hemianopie an einer Stelle ihres Verlaufs betroffen, an der Seh- und Pupillarfasern noch miteinander verlaufen, also im Tractus opticus — denn eine Läsion des Sehnerven kann ja natürlich keine Hemianopie verursachen —, so ist damit zugleich der zentripetale Schenkel des Reflexbogens für den Lichtreflex der Pupille unterbrochen, und aus dieser Unterbrechung wird eine Störung im Ablauf des Lichtreflexes resultieren müssen.

Nehmen wir eine Läsion des linken Tractus opticus an; bei ihr wird die Lichtempfindlichkeit der linken Netzhauthälfte auf beiden Augen erloschen sein; es besteht also eine rechtsseitige bilaterale Hemianopie. Zugleich mit der Lichtempfindlichkeit hat die Retina aber auch die Reflexempfindlichkeit auf ihrer linken Seite verloren, und zwar auf beiden Augen. Trifft also ein Lichtreiz die reflexunempfindliche, linke Seite der Netzhaut, so wird er nicht zentripetal geleitet, und infolgedessen bleibt der Lichtreflex auf beiden Augen aus. Trifft hingegen der Lichtreiz die reflexempfindliche, rechte Seite der Netzhaut, so tritt an beiden Augen eine prompte Verengerung der Pupillen ein.

C. Wernicke hat vor mehr als 20 Jahren zuerst die Aufmerksamkeit der Kliniker auf diese eigenartige Störung des Lichtreflexes hingelenkt, die man als hemianopische Pupillenreaktion zu bezeichnen pflegt.

Wir haben demnach zu unterscheiden: eine „Hemianopie mit hemianopischer Pupillenreaktion", bedingt durch eine einseitige Läsion des Tractus opticus, und eine Hemianopie ohne hemianopische Pupillenreaktion, also mit normalem Ablauf des Lichtreflexes, bedingt durch eine Läsion des zentralen Neurons der optischen Bahn, bezw. einer Stelle derselben, an der Sehfasern und Pupillarfasern nicht mehr gemeinsam im Traktus verlaufen. In beiden Fällen wird die Störung des Lichtreflexes natürlich eine beiderseitige sein. Es gibt aber auch eine hemianopische Pupillenreaktion ohne Hemianopie, so paradox dies auch im ersten Augenblick erscheinen mag. Sie läßt sich theoretisch aus dem Schema Bernheimers herleiten. Wenn sämtliche aus einem Traktus stammenden Pupillarfasern isoliert erkranken, nachdem sie sich bereits von den Sehfasern getrennt haben, also jenseits des äußeren Kniehöckers, so muß hieraus eine typische hemianopische Pupillenreaktion resultieren. Eine Hemianopie dagegen wird nicht vorhanden sein, weil die Sehfasern nicht mit in den Krankheitsprozeß einbezogen sind. Auch in diesem Fall ist die Störung des Lichtreflexes an beiden Augen vorhanden.

Schließlich gibt es aber auch noch eine einseitige hemianopische Pupillenreaktion ohne Hemianopie. Sie ist nach Bernheimers Schema dadurch bedingt, daß von den aus einem Traktus stammenden Pupillarfasern entweder die zu dem Sphinkterenkern derselben Seite verlaufenden Fasern oder die zu dem Sphinkterenkern der entgegengesetzten Seite verlaufenden Fasern isoliert erkranken.

Vergegenwärtigen Sie sich die Folgen einer solchen Läsion. Es seien diejenigen Pupillarfasern des linken Tractus opticus betroffen, die zum rechtsseitigen Sphinkterenkern ziehen. Hemianopie kann nicht vorhanden sein, weil die Sehfasern intakt sind. Wie steht es aber mit dem Lichtreflex der Pupille? Trifft ein Lichtreiz die linke Netzhauthälfte beider Augen, so wird er durch die Pupillarfasern des linken Traktus zentripetal geleitet und erregt den Sphinkterenkern der linken Seite, so daß am linken Auge ein normaler Lichtreflex zustande kommt. Zum Sphinkterenkern der rechten Seite kann dagegen dieser Reiz nach unserer Annahme nicht gelangen. Infolgedessen wird auf dem rechten Auge die Verengerung der Pupille ausfallen. Es besteht also eine einseitige hemianopische Pupillenreaktion; denn, trifft der Lichtreiz die rechte Netzhauthälfte beider Augen, so ist natürlich der Reflex auf beiden Seiten normal.

Diese verschiedenen Formen der hemianopischen Pupillenreaktion sind nicht nur von hohem theoretischem Interesse, sondern auch von großer praktischer Wichtigkeit im Hinblick auf die topische Diagnostik der zerebralen Herderkrankungen. Wir haben vorhin schon gesehen, daß eine Hemianopie mit hemianopischer Pupillenreaktion nur bei einer Läsion der optischen Bahn zwischen dem Chiasma und derjenigen Stelle des Traktus vorhanden sein kann, an der die Pupillenfasern sich von den Sehfasern trennen, also bei einer Traktusläsion zwischen Chiasma und äußerem Kniehöcker. Ist dagegen bei vorhandener Hemianopie der Lichtreflex der Pupille normal, so muß die Läsion im äußeren Kniehöcker oder weiter kortikalwärts, in der Gratioletschen Sehstrahlung, bezw. in der Rinde des Okzipitalhirns, liegen. Schließlich werden wir bei dem Vorhandensein ein- oder doppelseitiger hemianopischer Pupillenreaktion ohne gleichzeitige Hemianopie berechtigt sein, einen Krankheitsherd in der weißen Substanz der Vierhügel oder am Boden des Aquädukts anzunehmen. Tatsächlich sind alle fünf Arten von hemianopischer Pupillenstarre, die sich aus dem Schema ableiten lassen, in Wirklichkeit beobachtet worden. Fälle, in denen dieses Phänomen ohne gleichzeitige Hemianopie ein- oder doppelseitig auftrat, sind von O. Schwarz in der Zeitschrift für Augenheilkunde 1899 beschrieben worden.

Schade nur, daß die außerordentlich große Bedeutung der hemianopischen Pupillenreaktion für die topische Diagnostik der zerebralen Herderkrankungen dadurch erheblich vermindert wird, daß sie so sehr schwer festzustellen ist, so schwer, daß ihr Vorhandensein lange Zeit von hervorragenden Nervenärzten und Ophthalmologen überhaupt in Abrede gestellt worden ist. Vor allem gehört eine gewisse Übung dazu, das Spiel der Pupillen im Dunkelzimmer oder wenigstens in einem nur sehr mäßig erleuchteten Raum zu beobachten. Die Hauptschwierigkeit der Feststellung des Symptoms ist aber in dem anatomischen Bau unseres Auges und in dem physiologischen Verhalten der Netzhaut begründet. Weil nämlich die Augenmedien nicht vollkommen durchsichtig sind, werden sie, sobald Licht in das Auge fällt, selbst leuchtend und lassen alsdann, auch wenn es uns gelingt, den Lichtstrahl nur auf die reflexunempfindliche Hälfte der Netzhaut zu werfen, auf die normal fungierende Hälfte derselben diffundiertes Licht gelangen. Es wird infolgedessen bei Belichtung der hemianopischen Netzhauthälfte immer nur eine mehr oder minder deutliche Abschwächung des Lichtreflexes der Pupille im Vergleich zur Stärke desselben bei Belichtung der intakten Netzhauthälfte zu erwarten sein und kein völliges Ausbleiben derselben. Da ferner die Macula lutea, in der bekanntlich gekreuzt und ungekreuzt verlaufende Optikusfasern entspringen,

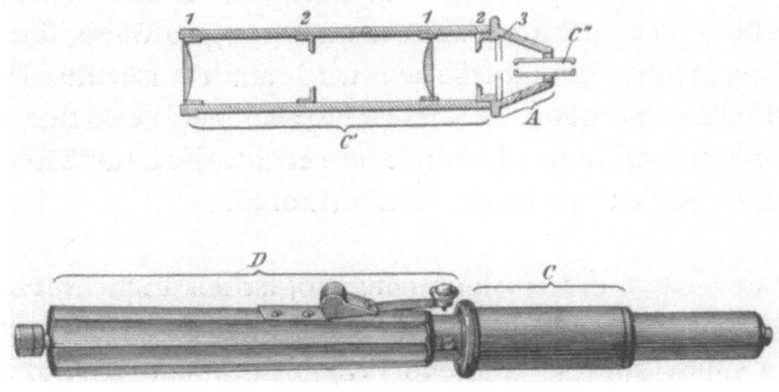

Fig. 147.

Pupillenreaktionsprüfer nach v. Fragstein und Kempner. Erklärung im Text.

die licht- und reflexempfindlichste Stelle der Netzhaut ist, müssen wir sie beim Einwerfen des Lichtstrahls tunlichst vermeiden, wenn wir das Vorhandensein der hemianopischen Pupillenreaktion nachweisen wollen. Wir müssen also die Peripherie der Netzhaut beleuchten; von der Macula nach der Peripherie hin nimmt aber die Reflexempfindlichkeit der Netzhaut kontinuierlich ab, und deshalb ist es unerläßlich, bei der Untersuchung eine unverhältnismäßig starke Lichtquelle in Anwendung zu bringen. Dieser Anforderung entsprechen besondere Beleuchtungsapparate, die von v. Fragstein und Kempner und von Wolff konstruiert worden sind und tatsächlich die geschilderte methodologische Schwierigkeit erheblich vermindern. Das Prinzip des „Pupillenreaktionsprüfers" von v. Fragstein und Kempner, den wir gebrauchen, beruht darauf, daß die Möglichkeit gegeben ist, einen punkt- (bezw. strich-)förmigen Lichtstrahl auf einen beliebigen Teil der Netzhaut zu werfen, so daß die Diffusion des Lichtes möglichst beschränkt wird. Der kleine Apparat (Fig. 147) besteht aus einem mit einem Linsensystem (1.1) und verschiedenen Blenden (2.2.3) zur Verhinderung seitlicher Reflexe versehenen Hohlzylinder C[1], dem an seinem vorderen Ende ein zugespitzter Kegel A aufsitzt.

An diesem ist ein zweiter, wesentlich engerer und kürzerer Zylinder C″ angebracht. Der Hauptzylinder endigt hinten in einer Hülse C, die über eine elektrische Glühlampe D geschoben wird. Die Lampe ist für eine Spannung von 8—10 Volt eingerichtet. Da der Brennpunkt des Beleuchtungsapparates in einer Entfernung von 4 cm liegt, muß der Abstand desselben von der Netzhaut des Auges diese Entfernung betragen, damit Zerstreuungskreise tunlichst vermieden werden.

Ein einfacheres Verfahren, das sich uns bei zahlreichen Untersuchungen als sehr zweckmäßig erwiesen hat, ist kürzlich von C. Hess („Untersuchungen zur Physiologie und Pathologie des Pupillenspiels", Archiv für Augenheilkunde, 60. Bd., 1908, S. 327—389) angegeben worden. In der Vorderwand eines geschwärzten, mit zwei elektrischen Mattglaslampen versehenen Blechkastens ist ein quadratischer Ausschnitt von 12 cm Seitenlänge durch eine Milchglasplatte verdeckt, über der die in Fig. 148 abgebildete Schiebervorrichtung angebracht ist. a und a_1 sind zwei rechteckige, 1 cm breite und 8 cm hohe Ausschnitte in einem mattschwarzen Bleche. Vor diesem ist in der Schieberführung ein zweites Blech mittels Griffes leicht beweglich; es enthält zwei gleich große Ausschnitte, wie das erste, aber ihr gegenseitiger Abstand ist genau um 1 cm größer als dort. Bei der einen (in der Figur gezeichneten) Endstellung des Schiebers ist also a völlig sichtbar, a_1 eben völlig verdeckt, bei Bewegung des Schiebers nach links in die zweite Endstellung wird a_1 aufgedeckt, gleichzeitig a verdeckt. In der Mitte des Schiebers ist ein schmaler, horizontaler Schlitz angebracht, durch den während der ganzen Schieberbewegung ein kleinstes Loch sichtbar bleibt, das im hinteren Blech genau in der Mitte zwischen beiden Reizflächen angebracht ist; es dient als Fixierpunkt. Der Kopf des Exploranden ruht auf einer Kinnstütze; sein Auge bleibt während der Beobachtung auf den kleinen Fixierpunkt gerichtet. Bei den im Dunkelzimmer vorgenommenen Versuchen wird bei Bewegungen des Schiebers dem Untersuchten abwechselnd der rechte und der linke belichtete Ausschnitt sichtbar.

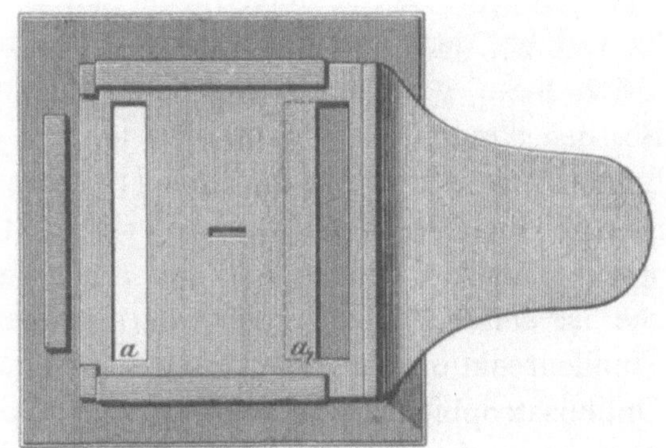

Fig. 148.

Schiebervorrichtung des Photometers zur Prüfung der Pupillenreaktion nach Hess. Erklärung im Text.

Untersuchen wir mit Hilfe dieses einfachen Apparates ein normales Auge, so wird bei gleicher Lichtstärke der beiden Ausschnitte keine wesentliche Veränderung in der Weite der Pupille eintreten, einerlei ob der belichtete rechte oder linke Ausschnitt sichtbar wird, weil im normalen Auge die belichteten Felder beider Netzhauthälften in gleich hohem Maße reflexempfindlich sind. Ist dagegen die Reflexempfindlichkeit der beiden Netzhauthälften des untersuchten Auges eine verschiedene, bezw. ist eine Netzhauthälfte völlig reflexunempfindlich, so wird bei der Wechselbelichtung des Auges eine deutliche Verengerung der Pupille zu beobachten sein, sobald der von dem belichteten Ausschnitt ausgehende Reiz die reflexempfindlichere Netzhauthälfte trifft. Die Untersuchung auf hemianopische Reaktion ist also mit dem Hessschen Apparate leicht und einfach, da man wesentlich nur das Eintreten oder Ausbleiben einer Pupillenverengerung bei der Wechselbelichtung des Auges festzustellen hat.

28. Hemianopie bei Läsion des Tractus opticus.

Das geschilderte Verfahren ermöglicht es mir, Ihnen das Vorhandensein der hemianopischen Pupillenreaktion in einem interessanten Falle zu demonstrieren. Er betrifft eine 46jährige Frau, die in früheren Jahren nie ernstlich krank gewesen ist und in den ersten 16 Jahren ihrer Ehe 14mal geboren hat. 8 Kinder sind gesund, 3 kamen tot zur Welt, 1 starb während der Geburt. Darauf folgten zwei Aborte, deren letzter mit einer profusen Uterinblutung verbunden war. Es trat bei der Patientin ein schwerer Ohnmachtsanfall auf, und als sie sich wieder erholt hatte, glaubte sie zu bemerken, daß sie auf dem linken Auge erblindet sei. Bei der Untersuchung fand sich jedoch, daß es sich nicht um eine Amaurose des linken Auges, sondern um eine linksseitige homonyme bilaterale Hemianopie mit hemianopischer Pupillenreaktion gehandelt hat. Diese Sehstörung wurde bereits bei der ersten augenärztlichen Untersuchung festgestellt. Sie ist seitdem ganz unverändert geblieben, ebenso natürlich die hemianopische Pupillenreaktion; hinzugetreten ist nur auf beiden Augen eine ziemlich hochgradige Optikusatrophie und zwar in der Zeit von etwa $3^{1}/_{2}$ Jahren nach dem Abort; seitdem ist auch sie stationär geblieben. Dabei beträgt die Sehschärfe beiderseits $^{5}/_{12}$ bis $^{5}/_{18}$. Weitere Krankheitsanzeichen sind seit Eintritt der Sehstörung nicht beobachtet worden; irgend welche Komplikationen von seiten anderer Hirnnerven sind niemals vorhanden gewesen.

Dies ist die kurze Krankengeschichte des Falles. Wir finden lediglich Symptome von seiten der optischen Bahn und zwar linksseitige homonyme Hemianopie, hemianopische Pupillenreaktion und doppelseitige Optikusatrophie. Zur groben Feststellung des Gesichtsfelddefekts stelle ich mich der Patientin gegenüber, lasse sie mir scharf ins Auge sehen und fordere sie auf, „jetzt" zu sagen, sobald sie meine Hand sieht, die ich von der Seite ihrem Auge nähere. Dabei wird abwechselnd das rechte und das linke Auge bedeckt. Sobald meine Hand von links her den vertikalen Median des Gesichtsfeldes der Patientin überschreitet, sagt sie „jetzt". In der linken Gesichtsfeldhälfte beider Augen sieht also die Patientin nichts; es ist demnach eine linksseitige homonyme Hemianopie vorhanden (Fig. 149).

Was ist nun die Ursache der Sehstörung? Zunächst wo sitzt die Läsion? Wir wissen, daß eine homonyme Hemianopie nur bei einer Läsion der optischen Bahn auftreten kann, die hinter dem Chiasma gelegen ist. Im ganzen hat aber das Symptom nur einen geringen lokaldiagnostischen Wert; denn aus der Hemianopie an sich können wir keinen Schluß ziehen, ob die Schädigung das periphere oder das zentrale Neuron der optischen Bahn getroffen hat, also den Tractus opticus bezw. die primären Sehzentren, oder die Gratioletsche Sehstrahlung bezw. die kortikale Sehsphäre in der Rinde des Okzipitalhirns. In der Regel wird uns aber in solchen Fällen eine topische Diagnose möglich sein, wenn wir die Begleiterscheinungen der Hemianopie mitberücksichtigen. Denn meistens sind die Läsionen des Tractus opticus von Störungen im Bereich anderer basaler Hirnnerven begleitet, indem nur höchst selten eine auf den Traktus beschränkte Affektion (Blutung, Erweichung, Neubildung) vorkommt. Die Erkrankungen des Thalamus opticus resp. des Corpus geniculatum externum, die sich durch Hemianopie äußern, beteiligen gewöhnlich auch die innere Kapsel und führen deshalb neben der Hemianopie auch zu Hemianästhesie und Hemiplegie. Die Affektionen des Sehzentrums in der Hirnrinde können dagegen isolierte Hemianopie zur Folge haben, ebenso Läsionen der subkortikalen Sehstrahlung in der rechten Hemisphäre. Ist

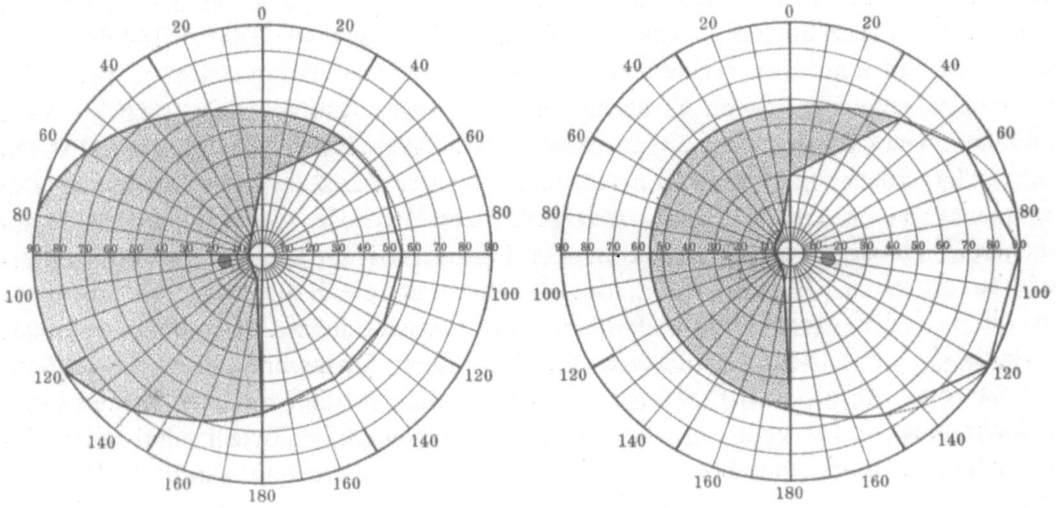

Fig. 149.
Linksseitige homonyme Hemianopie in einem Falle von Läsion des rechten Tractus opticus.
Eigene Beobachtung.

die subkortikale optische Bahn der linken Hemisphäre betroffen, so ist wenigstens häufig die rechtsseitige homonyme Hemianopie mit aphasischen Störungen kombiniert.

Nach diesen allgemeinen Regeln müßten wir in unserem Falle, in dem die Hemianopie durch keine der geschilderten Krankheitserscheinungen kompliziert ist, zunächst an eine kortikale Läsion denken. Mit dieser Annahme ist aber das Vorhandensein der hemianopischen Pupillenreaktion und der beiderseitigen Optikusatrophie nicht vereinbar. Denn das Pupillenphänomen weist uns direkt auf eine Stelle der optischen Bahn hin, an der Sehfasern und Pupillenfasern noch zusammen verlaufen. Damit ist eine kortikale Läsion mit aller Bestimmtheit ausgeschlossen. Der Sitz des Krankheitsherdes kann nur im Tractus opticus der rechten Seite liegen resp. in nächster Nähe der Einstrahlung desselben in den äußeren Kniehöcker, peripher von der Stelle, an der sich die Pupillarfasern von den Sehfasern absondern. Und mit dieser Annahme stimmt auch die beiderseitige Optikusatrophie überein, die bereits 3½ Jahre nach dem Auftreten der hemianopischen Sehstörung festgestellt worden ist. Denn nur bei Läsionen der peripheren optischen Bahn kommt es in relativ kurzer Zeit zu einer sekundären Degeneration; bei Läsionen der zentralen Sehbahn bleibt die Optikusatrophie entweder ganz aus, wie es die Regel ist, oder sie tritt erst nach viel längerer Zeit in die Erscheinung.

Zunächst mag es wohl auffällig erscheinen, daß ich auch die linksseitige Optikusatrophie als Folge einer rechtsseitigen Traktusläsion auffasse. Diese Auffassung ist aber berechtigt. Die im rechten Traktus verlaufenden Sehfasern gelangen bekanntlich infolge der partiellen Kreuzung im Chiasma zum Teil nach dem linken Sehnerven. Man hat sich aber natürlich ihren Verlauf nicht in so grobschematischer Weise vorzustellen, wie wir ihn auf Abbildungen der optischen Bahn von der Rinde des Okzipitalhirns bis zur Retina zur Anschauung zu bringen suchen. Die Faserzüge, die — aus dem linken und dem rechten Traktus stammend — nach den linken und den rechten Netzhauthälften beider Augen ziehen, verlaufen keineswegs auf der ganzen Strecke der peripheren Sehbahn in geschlossenen Bündeln, wie man lange Zeit angenommen hat. Auch hier haben Bernheimers exakte Untersuchungen wesentlich zur Klärung der Verhältnisse beigetragen. Die Ergebnisse seiner Arbeiten sind größtenteils nach Bernheimers eigenen schematischen Zeichnungen in den nachstehenden Figuren wiedergegeben. Es sind Querschnitte durch die Tractus optici, das Chiasma und die Sehnerven, und auf allen Schnitten sind die gekreuzt verlaufenden Fasern schwarz bezw. blau, die ungekreuzt verlaufenden grau bezw. rot dargestellt. Auf einem Querschnitt durch die beiden Tractus optici (Fig. 150a) dicht vor dem äußeren Kniehöcker sind beide Faserzüge so innig miteinander vermengt, daß sie nahezu regelmäßig abwechselnd nebeneinander liegen. In einem näher dem Chiasma geführten Querschnitt durch die Traktus (Fig. 150b) ist diese innige Vermischung der beiden Faserzüge nur noch in der Mitte des Querschnitts vorhanden. In der oberen Hälfte des Traktusquerschnitts sind die ungekreuzten, in der unteren die gekreuzten Fasern angeordnet, während in beide Gebiete von oben und unten her abwechselnd Züge gekreuzter und ungekreuzter Fasern hineinragen („Austauschzacken" Bernheimers). Im Chiasma (Fig. 150c) selbst ist die Lage der beiden Faserzüge noch eine ähnliche, auch hier ragen die in der Hauptsache oben liegenden, ungekreuzten Fasern in der Mitte des Querschnitts zackenartig in die unten gelegenen, gekreuzten Fasern hinein. Vor dem Chiasma wird dieses zackenartige Ineinandergreifen der beiden Faserzüge allmählich spärlicher, und auf einem Querschnitt durch den Sehnerven im Foramen opticum (Fig. 150d) haben sich die gekreuzten Fasern auf der medialen Seite, die ungekreuzten Fasern auf der lateralen Seite des Querschnitts zu geschlossenen Bündeln angesammelt, während sie nur noch in der Mitte ineinander greifen, freilich nicht mehr in Form feiner Zacken wie im Traktus und im Chiasma, sondern indem das mediale Bündel der gekreuzten Fasern sich über die Mittellinie nach außen vorstülpt und oben und unten von Vorstülpungen des lateralen Bündels der ungekreuzten Fasern umklammert wird. Auf einem Querschnitt durch den Sehnerven etwa im mittleren Drittel seines orbitalen Verlaufs (Fig. 150e) zieht die Grenze zwischen den beiden Faserarten in einer geschwungenen Linie hin, derart, daß das geschlossene Bündel der ungekreuzten Fasern die laterale und untere Partie des Querschnitts, das Bündel der gekreuzten Fasern die mediale

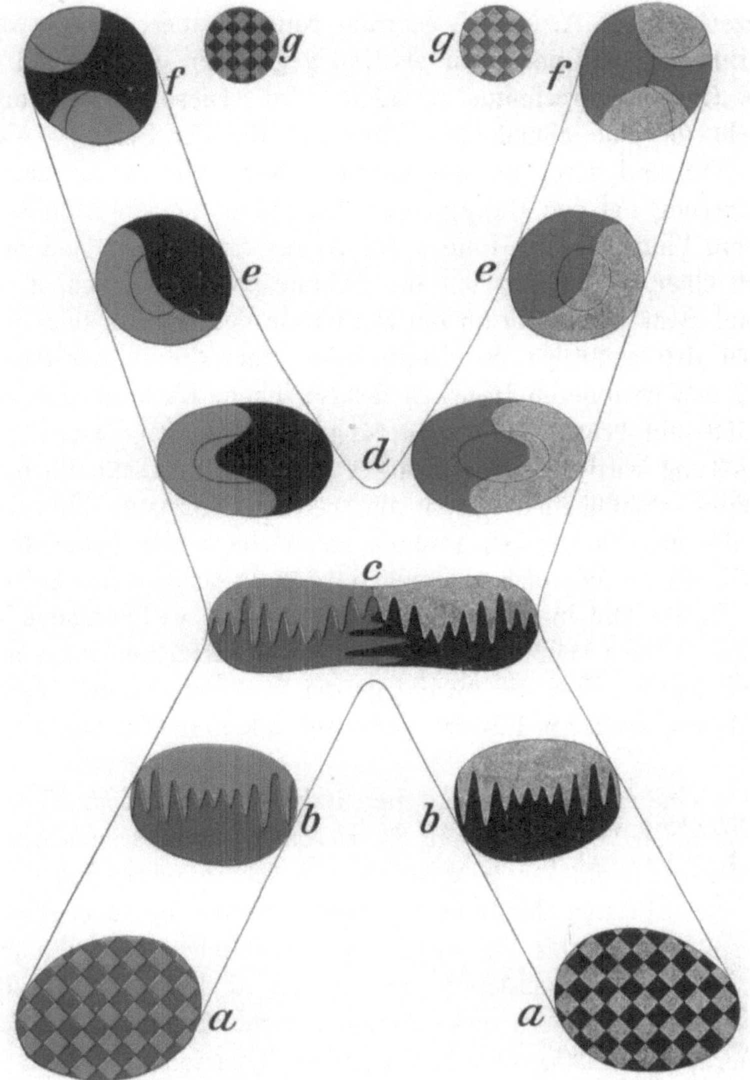

Fig 150.

Schematische Querschnitte durch N. opticus, Chiasma und Tractus opticus. Erklärung im Text.

und obere Partie desselben einnimmt. In nächster Nähe des Bulbus endlich sind die ungekreuzten Fasern in zwei kompakten Bündeln von annähernd halbmondförmiger Gestalt, dorsal-lateral und ventral-lateral angeordnet, während zwischen ihnen die gekreuzten Fasern in einem nach oben und unten konkaven, lateral schmäleren, medial breiteren Areal liegen, das etwa die Gestalt einer Axt hat (Fig. 150f).

So sehen wir also, wie die einzelnen Faserzüge der peripheren optischen Bahn vom äußeren Kniehöcker an bis zum Bulbus ständig ihre Lage gegeneinander wechseln, und an dieser Verlagerung nimmt schließlich auch das Papillomacularbündel teil, das im Traktus, im Chiasma und im Sehnerven bis zu seinem Eintritt in die Orbita als nahezu ovales Querschnittsfeld in der Achse liegt, nach Eintritt der Zentralgefäße, der A. und V. centralis retinae, aber, also etwa 10—15 mm hinter dem Bulbus, mehr und mehr als Keil gegen den unteren und äußeren Quadranten des Optikusquerschnitts verlagert wird. Diese Verlagerung der Faserbündel spricht für eine allmähliche Torsion, die der Sehnerv während seines Verlaufs erleidet, und durch die die einzelnen Nervenfasern vor der Gefahr einer möglichen Zerrung bei den Bewegungen des Bulbus bewahrt bleiben.

Bei ihrem Eintritt in das Innere des Auges breiten sich nun die Sehnervenfasern gleich einer Garbe aus, um die innerste (vorderste) Schicht der Netzhaut zu bilden, und zwar treten die an der Peripherie des Optikus liegenden Fasern in Beziehung zu den zentralen Netzhautbezirken und die in der Achse liegenden Sehfasern zu den peripheren Bezirken der Netzhaut. Es zeigt sich also auch hier wiederum eine sehr erhebliche Verlagerung der einzelnen Fasern gegeneinander. Diese Verlagerung wird aber noch stärker dadurch, daß schließlich alle aus dem rechten Traktus stammenden Fasern die rechten Netzhauthälften beider Augen bilden und die aus dem linken Traktus stammenden die linken Netzhauthälften derselben. So finden wir also schließlich beim Durchtritt des Sehnerven durch die Lamina cribrosa und in der Papille jederseits eine vollkommene Mischung der aus den beiden Traktus stammenden Fasern, die im einzelnen noch nicht erforscht ist, aber wohl kaum hinter der Mischung der in jedem Traktus verlaufenden gekreuzten und ungekreuzten Fasern vor dem äußeren Kniehöcker zurückbleibt. (Fig. 150 g).

Liegt nun eine Läsion der optischen Bahn zwischen dem Chiasma und den primären Sehzentren vor, so kommt es zu einer sekundären Degeneration, die selbstverständlich sowohl die gekreuzten wie die ungekreuzten Fasern betrifft, also durch das Chiasma hindurch in beide Sehnerven übergeht. Schließlich schreitet diese Atrophie bis zur Papille vor und wird im ophthalmoskopischen Bilde als beiderseitige Optikusatrophie manifest. Und da nun infolge der vorhin erwähnten Mischung der Fasern diese Atrophie nicht bestimmte Bezirke der Papille betrifft, sondern gleichmäßig über ihren ganzen Querschnitt verteilt ist, wird uns auf beiden Augen der ganze Optikus ziemlich hochgradig atrophisch erscheinen. Dieses Verhalten zeigt der linke Optikus unserer Kranken; es ist nicht durch eine Erkrankung des linken Sehnerven bedingt, sondern durch die Läsion des rechten Tractus opticus und ist auf dem Wege der sekundären Degeneration zustande gekommen.

An welcher Stelle des Traktus, in welcher Entfernung von dem äußeren Kniehöcker aber in unserem Falle die Läsion zu suchen ist, diese Frage muß wohl offen bleiben, ebenso wie die Frage nach dem anatomischen Substrat, das der Läsion zugrunde liegt. Hier kann uns die Anamnese des Falles höchstens

zu Vermutungen führen. Wir wissen, daß die Sehstörung in unmittelbarem Anschluß an eine profuse Uterinblutung infolge von Abort eingetreten ist. Nun sehen
wir nach großen Blutverlusten nicht selten Amblyopie oder Amaurose auftreten
durch gleichzeitige Blutung in die Optikusscheide. Es wäre denkbar, daß es sich
in unserem Falle um eine solche Blutung in den Traktus gehandelt hat; wir hätten
dann einen jener seltenen Fälle vor uns, die ich vorhin erwähnt habe. Es ist
aber auch die Möglichkeit nicht von der Hand zu weisen, daß ein zirkumskripter
Erweichungsherd infolge von Thrombose oder Embolie in die Gegend des äußeren
Kniehöckers die Ursache der plötzlich eingetretenen Sehstörung und ihrer Begleit-
und Folgeerscheinungen gewesen ist. Hier stehen wir, wie so oft, an der Grenze
unseres diagnostischen Könnens.

Zweifellos wird Sie dieser Fall davon überzeugen, welchen hohen Wert der
Nachweis der hemianopischen Pupillenreaktion unter Umständen besitzen kann.
Ich möchte nun dieses Kapitel aus der Pathologie des Lichtreflexes der Pupille
nicht schließen, ohne vorher noch auf eine praktisch besonders wichtige, häufig
vorkommende Krankheit des Zentralnervensystems hingewiesen zu haben, auf die
basale gummöse Meningitis, und auf die prognostische Bedeutung, die bei
dieser Krankheit der hemianopischen Pupillenreaktion zukommt. Sie wissen, daß
bei dieser Hauptform der Hirnsyphilis, die meistens von dem Subarachnoidal-
gewebe in der Gegend des Chiasma ausgeht, die Nerven und die großen Arterien
an der Hirnbasis in gleicher Weise in den Krankheitsprozeß einbezogen sind, und
daß die komplizierende Endarteriitis luetica sich nicht auf die Basis beschränkt,
sondern auch in entfernten Hirnbezirken ihren deletären Einfluß ausübt. So sehen
wir im Verlauf dieser Krankheit in der einen Reihe von Fällen eine bitemporale,
in der anderen eine homonyme bilaterale Hemianopie auftreten; und während die
erste immer durch die Ausbreitung des gummösen Prozesses in nächster Nähe
des Chiasmas bedingt ist, kann die homonyme Hemianopie ebensogut durch eine
Traktusläsion wie durch einen zerebralen Erweichungsherd im Okzipitalhirn infolge
der Endarteriitis bedingt sein. Hier hilft uns das Vorhandensein oder Fehlen der
hemianopischen Pupillenreaktion zu einer sicheren Lokaldiagnose des Herdes, der
die Sehstörung bedingt, und damit auch zur Prognose. Im allgemeinen ist ja die
Prognose der basalen gummösen Meningitis durchaus nicht ungünstig; wir dürfen
darum mit großer Wahrscheinlichkeit hoffen, eine Hemianopie, die durch Traktusläsion bedingt ist, durch eine forcierte antisyphilitische Kur zur Heilung zu bringen;
einer zerebral bedingten Hemianopie aber werden wir ziemlich machtlos gegenüberstehen.

29. Hemianopie bei Läsion des Okzipitalhirns.

Unserer Besprechung der hemianopischen Pupillenreaktion und des Falles
von Hemianopie bei Läsion des Tractus opticus wollen wir einen Fall von subkortikaler Hemianopie anschließen. Er betrifft einen nahezu 70jährigen
Schriftgießer, der abgesehen von zweimaligen Attacken von Bleikolik in den Jahren

1854 und 1873 bis in sein hohes Alter gesund geblieben ist. Erst in den letzten Jahren machten sich bei ihm die Anzeichen der zunehmenden Arteriosklerose geltend: mangelnder Schlaf, ab und zu Eingenommenheit des Kopfes, gelegentlich leichte Schwindelanfälle, denen indessen der Alte keinen besonderen Wert beigelegt hat. Da, am 29. Juli ds. Js., erlitt er — ohne daß besondere Vorboten vorausgegangen wären — einen Schlaganfall. Der Anfall verlief unter starkem Schwindel, jedoch ohne Bewußtseinsverlust, und führte fast momentan zu einer vollständigen Erblindung auf beiden Augen. Der Kranke wurde von seinen Angehörigen zu Bett gebracht; das Sehvermögen kehrte sehr schnell, wenigstens zum Teil, wieder. Weitere Erscheinungen sind nicht hinzugetreten, und auch in unmittelbarem Anschluß an den Anfall war keine Sprachstörung, keine Lähmung des Gesichts und der Extremitäten, keine Störung der Sensibilität und keine Inkontinenz

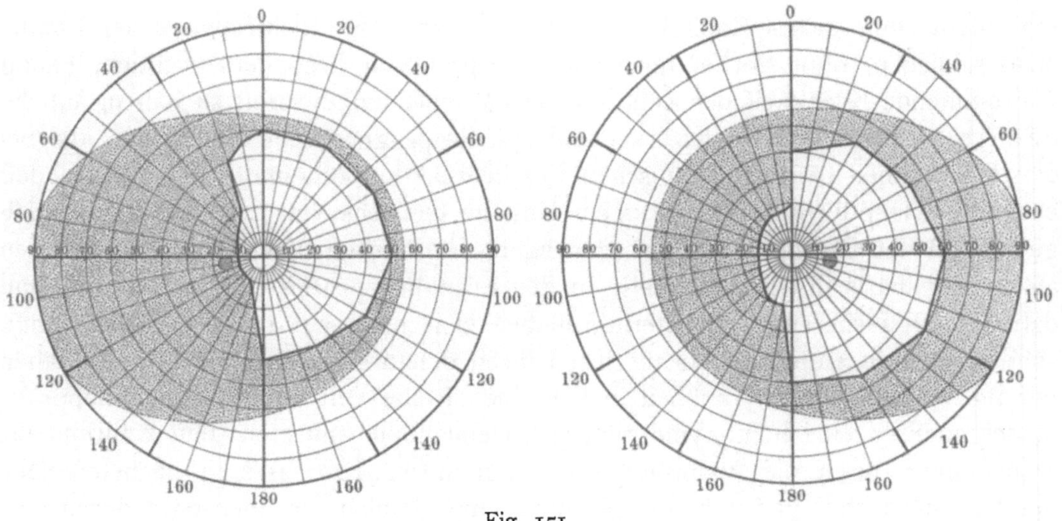

Fig. 151.

Linksseitige homonyme Hemianopie infolge eines apoplektischen Insultes (subkortikale Blutung im rechten Okzipitalhirn). Eigene Beobachtung.

vorhanden. Nach 8 Tagen verließ der Kranke wieder das Bett; allmählich trat eine weitere Besserung des Sehens ein, und jetzt gibt uns der Kranke an, daß er auf dem rechten Auge wieder ganz gut sehen könne, nur auf dem linken noch nicht; er meint, auf dem linken Auge zu schielen.

Diese Angabe erscheint uns von Bedeutung. Sie werden sie nicht selten in ähnlichen Fällen hören. Es ist nämlich bei dem Kranken infolge des Insults eine linksseitige homonyme Hemianopie aufgetreten, deren sich der Kranke indessen immer noch nicht recht bewußt geworden ist. Diese Sehstörung ist aus einem bestimmten Grunde nicht in der groben Weise zu demonstrieren, wie es bei dem früheren Falle möglich gewesen ist. Eine perimetrische Aufnahme (Fig. 151) aus den letzten Tagen läßt aber ohne weiteres erkennen, daß es sich um eine linksseitige homonyme Hemianopie handelt. Freilich weichen die beiden Gesichtsfelder nicht unerheblich von denjenigen ab, die Sie in dem früheren Fall von homonymer Hemianopie gesehen haben. Bei der vorigen Patientin verläuft die Trennungslinie zwischen dem Defekt und dem restierenden Gesichtsfeld fast senkrecht durch den Fixierpunkt; das ist die Regel bei vollständiger Leitungsunterbrechung im Tractus opticus. Hier geht die Trennungslinie nicht durch den Fixierpunkt; es ragt vielmehr der vorhandene Teil des Gesichtsfeldes in den fehlenden gleichsam hinein. Im ersten Fall wird die Hemianopie „komplett", im zweiten „inkomplett" genannt, und es wird alsdann das zwischen der Trennungslinie und dem vertikalen Meridian liegende, noch sehende Feld als „überschüssiges Gesichtsfeld" (Wilbrand) bezeichnet. Das letztere Verhalten treffen wir in der Regel bei Großhirnläsionen, bei denen das überschüssige Gesichtsfeld meistens auch beiderseits ungleich ist: „Auf dem einen Auge kann es z. B. 10°, auf dem anderen 15° vom Fixierpunkte an breit sein. Bisweilen verläuft die Trennungslinie

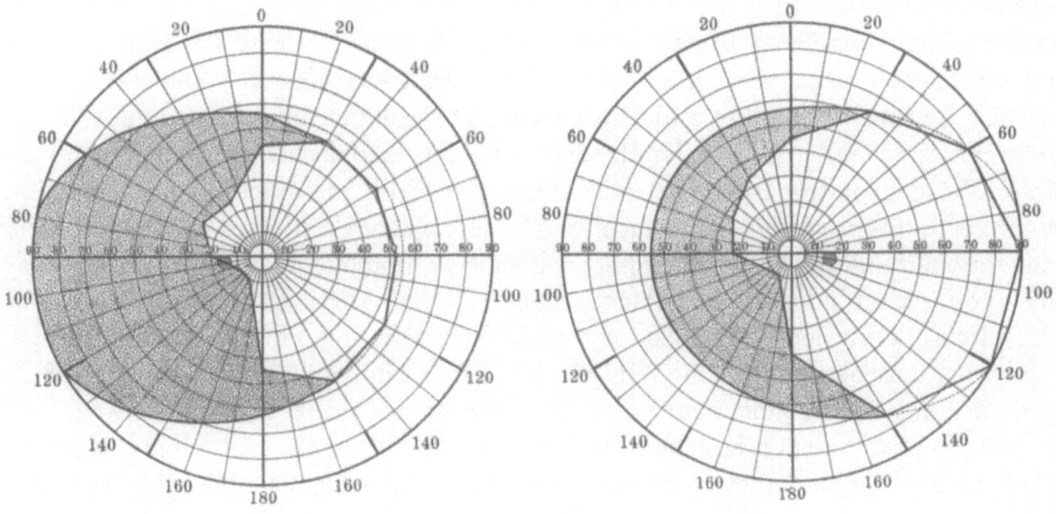

Fig. 152.

Linksseitige homonyme Hemianopie in einem Falle von Lues cerebri. Eigene Beobachtung.

anfangs im vertikalen Meridian, weicht dann aber kurz vor der Macula ab, umkreist sie (läßt somit diese ganz frei) und kehrt weiter oben in den vertikalen Meridian wieder zurück; so kann der Fixierpunkt von einem kleineren Hofe umgeben sein, der ca. 2—10° breit ist, und mit dem der Patient ganz gut sieht." Diese Beschreibung, die v. Monakow von dem hemianopischen Gesichtsfelde bei Großhirnläsionen gibt (S. 730), paßt wörtlich auf das rechte Gesichtsfeld unseres Patienten (Fig. 151). Und auf sein linkes Gesichtsfeld paßt beinahe ebenso vollständig die weitere Beschreibung: „In einzelnen Fällen hält sich die Trennungslinie oben 5—15° seitswärts vom vertikalen Meridian, nähert sich in der Gegend des Fixierpunktes diesem wieder ein wenig, um sich schließlich unten vom vertikalen Meridian wieder zu entfernen." Nur der letzte Passus trifft für unseren Fall nicht zu, indem hier die Trennungslinie unten mit dem vertikalen Meridian zusammenfällt. Dasselbe Verhalten, das Hineinragen des überschüssigen Gesichtsfelds in den Defekt, zeigt Fig. 152. Es sind die Gesichtsfelder eines Falles von Lues cerebri, bei dem ein

15*

Herd im Hinterhauptslappen der rechten Hemisphäre zu einer linksseitigen homonymen Hemianopie geführt hat.

Weil nun das überschüssige Gesichtsfeld in unserem heutigen Falle ziemlich
weit in den Defekt hineinragt, läßt sich die Sehstörung nicht in der einfachen
Weise demonstrieren, wie es bei der früheren Patientin möglich gewesen ist.
Und aus demselben Grunde, weil hier die Erblindungsgrenze nicht ganz nahe an
den Fixierpunkt heranreicht, ist sich der Kranke der erlittenen Einbuße gar nicht
recht bewußt. Er sieht ja, wie er uns selbst angibt, auf dem rechten Auge wieder
ganz gut mit dem kleinen Hofe, der seinen Fixierpunkt umgibt. Die Sehschärfe
ist rechts ⁶/₆ mit + 1 D. Auf dem linken Auge dagegen glaubt er zu schielen.
In Wirklichkeit schielt er nicht. Es ist nicht die leiseste Spur eines Strabismus
oder einer Augenmuskellähmung vorhanden. Der Kranke hat es vielmehr instinktiv
gelernt, seinen Kopf nach der blinden Seite zu gewendet zu halten, um die Gegenstände seiner Umgebung besser in die ihm gebliebene Gesichtsfeldpartie bringen
und sie leichter erkennen zu können. Dies nennt der Kranke schielen. Es ist
dieselbe Geschichte, die G o w e r s in seinen „Vorlesungen über die Diagnostik der
Gehirnkrankheiten" (S. 95) erzählt hat: Ein hemianopischer Kutscher war auf
diese Weise ganz gut imstande, mit seiner Droschke in London herumzufahren.
Wenn er jedoch seinen Kopf nicht nach der blinden Seite zu gewendet hielt,
sondern während des Fahrens umher sah, fuhr er regelmäßig gegen irgend etwas
an. Von einem anderen Patienten erzählt G o w e r s (S. 94), daß bei ihm der
hemianopische Gesichtsfelddefekt erst entdeckt wurde, als es der Wärterin aufgefallen war, daß der Mann beim Mittagessen seine Kartoffeln nie aß. Die Kartoffeln
wurden ihm nämlich immer auf dieselbe Seite seines Tellers gelegt, und er sah
sie nicht. Einer meiner Kranken war in den ersten Tagen nach dem apoplektischen Insult, der zu einer rechtsseitigen homonymen Hemianopie geführt hatte,
nicht imstande, ohne Hilfe seine Beinkleider anzuziehen. Wohl schlüpfte er ohne
Schwierigkeit in das linke Hosenbein hinein; das rechte, nicht in sein Gesichtsfeld
fallende Hosenbein dagegen konnte er nicht wahrnehmen, bis er es durch die
geschilderte Wendung des Kopfes nach der blinden Seite hin gelernt hatte, auch
das rechte Hosenbein in die ihm gebliebene Gesichtsfeldpartie zu bringen.

„Während also der kortikal-hemianopische Patient sich des Gesichtsfeldaus-
falls nicht bewußt wird und für ihn der Defekt eine gleiche Bedeutung hat, wie
der sogen. blinde Fleck, d. h. gar keine, sieht der Traktushemianopiker die
fehlenden Gesichtsfeldteile schwarz und ist sich der bezüglichen Skotome bewußt"
(v. M o n a k o w). Auf dieses häufige Verhalten, das allerdings kein gesetzmäßiges
ist, ist von D u f o u r aufmerksam gemacht worden.

So können wir also schon aus den beiden Umständen, daß bei unserem
Patienten die Trennungslinie des Gesichtsfelds in der Hauptsache nicht mit dem
vertikalen Meridian zusammenfällt, und daß er sich des hemianopischen Charakters
seiner Sehstörung nicht recht bewußt ist, schließen, daß hier eine Großhirnhemi-
sphärenläsion Ursache der Hemianopie ist. Damit stimmt das Verhalten der
Pupillen vollkommen überein; die hemianopische Pupillenreaktion, die für die

Traktusläsion charakteristisch ist, ist in unserem Falle nicht vorhanden. Vielmehr tritt bei Belichtung der hemianopischen wie der intakten Netzhauthälfte in gleicher Weise die Verengerung der Pupillen ein; die hemianopische Netzhautpartie ist eben nur lichtunempfindlich, nicht auch reflexunempfindlich. Wir müssen deshalb den Sitz des Krankheitsherds an einer Stelle annehmen, an der die Pupillarfasern der Sehbahn sich bereits von den Sehfasern getrennt haben, und zwar im Verlauf der letzteren, also kortikalwärts vom Corpus geniculatum externum, d. h. in der Gratioletschen Sehstrahlung oder in der Rinde des Hirnhauptlappens. Und mit dieser Annahme stimmt auch vollkommen der Verlauf des Insults überein, den wir aus der Anamnese kennen gelernt haben. Der Kranke gibt uns mit aller Bestimmtheit an, daß es während des Anfalls zu einer vollständigen Erblindung auf beiden Augen gekommen sei. Dies kommt nur bei der kortikalen und subkortikalen Hemianopie vor, niemals bei der Traktushemianopie. Harris hat die Angabe gemacht: „daß eine plötzlich einsetzende einseitige Affektion des Cuneus eine schnell vorübergehende totale Amaurose bedingen könne, infolge eines hemmenden Einflusses der Läsion auf das Zentrum der gesunden Seite. Diese Amaurose gehe dann schnell in eine homonyme Hemianopie über" (Oppenheim). Gerade so ist es nach den Angaben des Patienten in unserem Falle gewesen. Wir können also hier aus dem Verlaufe des Insults und der Eigenart der Sehstörung auf den zentralen Charakter der Läsion schließen.

Ich will die vier Momente, deren Zusammentreffen uns diesen Schluß ermöglicht, noch einmal wiederholen: Während des Insults trat eine totale Amaurose ein, die rasch in eine homonyme Hemianopie überging. Der Patient ist sich des hemianopischen Charakters seiner Sehstörung nicht bewußt geworden. Es fehlt die hemianopische Pupillenreaktion, und die überschüssigen Gesichtsfelder ragen in unregelmäßiger Form in die Gesichtsfelddefekte hinein.

Stimmt nun mit dieser Annahme einer subkortikalen, bezw. kortikalen Läsion der optischen Bahn, die hier in der rechten Hemisphäre liegen müßte, da es sich um eine linksseitige Hemianopie handelt, der übrige, im wesentlichen negative Befund, den wir bei dem Kranken erheben, überein, und welcher Art ist die Läsion, die zu der Sehstörung geführt hat? Unser Patient steht im 70. Lebensjahr und leidet bei vorhandener Arteriosklerose der sicht- und fühlbaren peripheren Arterien seit Jahren an gelegentlichen Schwindelanfällen, leichten Kopfschmerzen und Schlaflosigkeit, also an Erscheinungen, die auf das Vorhandensein einer ausgedehnten zerebralen Arteriosklerose schließen lassen. Bei diesem Patienten trat nun plötzlich ein apoplektischer Insult ein. Die Plötzlichkeit seines Eintretens — ohne besondere Vorboten — spricht für die Ruptur eines atheromatösen Gefäßes, obwohl unter Umständen auch die Obliteration der zerebralen Arterien zu einem plötzlichen Insult führen kann. Ob es sich im vorliegenden Fall also um eine Blutung oder um einen Erweichungsherd handelt, wird sich mit Sicherheit nicht entscheiden lassen. Da keine motorischen Lähmungserscheinungen und keine Sensibilitätsstörungen (Hemianästhesie) vorhanden sind, ist eine Läsion in der Gegend der primären Sehzentren die die Innere Kapsel wahrscheinlich in Mitleidenschaft gezogen haben würde, sehr unwahrscheinlich. Wir müssen deshalb eine Läsion der subkortikalen Sehstrahlung oder der Rinde des Okzipitalhirns annehmen im Gefäßbezirk der A. calcarina, eines Astes der aus der A. cerebri posterior stammenden A. occipitalis, der in der gleichnamigen Furche verläuft (Fig. 153). Gerade diese Arterie versorgt vorwiegend die Gratioletsche Sehstrahlung. Vielleicht handelt es sich aber auch um einen Herd im Gefäßbezirk der A. cunei, die von der A. parieto-occipitalis, einem anderen Ast der A. occi-

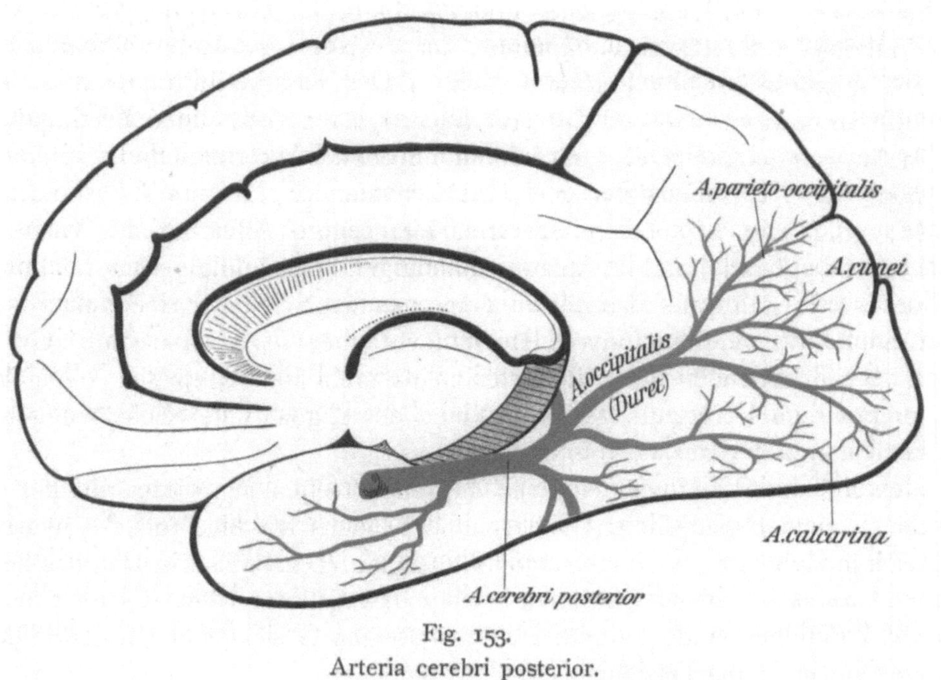

Fig. 153.
Arteria cerebri posterior.

pitalis ausgeht, und die zur Rinde des Cuneus verläuft. Da es sich um einen Herd in der rechten Hemisphäre handelt, erklärt es sich ohne weiteres, daß in unserem Falle aphasische Störungen fehlen.

30. Die reflektorische Pupillenstarre. Begriff und diagnostische Bedeutung.

Als letzte Störung des Lichtreflexes soll schließlich noch die reflektorische Pupillenstarre sowohl wegen ihrer großen diagnostischen Wichtigkeit, wie auch hinsichtlich ihrer Genese und theoretischen Bedeutung besprochen werden.

Was wir unter „reflektorischer Pupillenstarre" verstehen, drückt der Name selbst sehr gut aus, da nur die Verengerung der Pupille bei Lichteinfall ein reflektorischer Vorgang ist. Wenn wir also von reflektorischer Pupillenstarre sprechen wollen, darf nur der Lichtreflex fehlen; die Verengerung der Pupille bei der Konvergenz muß dagegen in normaler Weise vorhanden sein. Hinsichtlich des Lichtreflexes haben wir uns ferner zunächst noch zu vergewissern, daß sowohl der direkte wie der konsensuelle Lichtreflex aufgehoben ist. Und selbst wenn wir dies unzweifelhaft festgestellt haben, müssen wir schließlich noch eine doppelseitige Reflexunempfindlichkeit der Netzhaut ausschließen können.

Ein Beispiel mag Ihnen die Notwendigkeit dieser scheinbar überflüssigen Kautelen erläutern. Wir haben kürzlich einen Alkoholiker auf die Abteilung aufgenommen, der vor einigen Monaten eine Netzhautablösung auf dem linken Auge erlitten hat. Bei der Untersuchung mit dem Augenspiegel sieht man sehr deutlich im aufrechten Bild am unteren Rand der Pupille die abgelöste Partie der Netzhaut, die bei Bewegungen des Auges im Glaskörper flottiert. Infolge dieser Erkrankung, die zu einer fast vollständigen Amaurose des Auges geführt hat, ist der direkte Lichtreflex sehr erheblich abgeschwächt; selbst bei greller Beleuchtung ist die Verengerung der Pupille nur eine unvollständige. Bei der Konvergenz verengert sie sich jedoch deutlich. Es ist aber trotzdem keine reflektorische Pupillenstarre bezw. -trägheit vorhanden; denn der konsensuelle Lichtreflex — bei Beleuchtung des anderen Auges — ist auf dem scheinbar lichtstarren Auge deutlich vorhanden. Nehmen wir nun an, daß hier auch auf dem anderen Auge eine Netzhautablösung erfolgen würde, so würde natürlich mit dem direkten Lichtreflex auf dem rechten Auge auch der konsensuelle Lichtreflex auf dem linken Auge verloren gehen, bei Konvergenzbewegungen der Bulbi würde aber trotzdem die Verengerung der Pupillen in normaler Weise erfolgen. Wir würden also ein vollständiges Fehlen des Lichtreflexes bei normaler Konvergenzreaktion zu konstatieren haben. Dieser Befund entspricht der landläufigen Definition der „reflektorischen Pupillenstarre“. Trotzdem würde dieses Phänomen nicht vorliegen, vielmehr eine doppelseitige Reflexunempfindlichkeit der Netzhaut infolge Netzhautablösung auf beiden Augen. Die ophthalmoskopische Untersuchung wird uns in einem solchen Fall einen sicheren Aufschluß geben. Sie darf deshalb in keinem Fall unterbleiben, in dem wir den Verdacht auf das Vorhandensein der reflektorischen Pupillenstarre haben.

Ganz analog dem Falle, den wir eben angenommen haben, liegt ein anderer, den ich Ihnen zeigen kann. Hier fehlt auf beiden Augen der direkte Lichtreflex und natürlich auch der konsensuelle; bei der Konvergenz verengern sich aber beide Pupillen in normaler Weise. Liegt hier nun eine reflektorische Pupillenstarre vor? Die ophthalmoskopische Untersuchung läßt uns erkennen, daß beiderseits eine totale Optikusatrophie vorhanden ist. Infolgedessen ist mit der Lichtempfindlichkeit auch die Reflexempfindlichkeit der Netzhaut auf beiden Augen erloschen. Dieser Befund erklärt uns vollauf das Verhalten der Pupillen: das Fehlen des Lichtreflexes bei erhaltener Konvergenzreaktion. Freilich können bei diesem Kranken — wie in jedem analogen Falle — neben beiderseitiger Optikusatrophie auch diejenigen anatomischen Veränderungen vorhanden sein, die zur reflektorischen Pupillenstarre führen. In solchen Fällen ist die Störung aber aus dem augenblicklichen Befund überhaupt nicht zu diagnostizieren — „so wenig, als wenn beide Bulbi exstirpiert wären; denn eine beiderseitige Reflexunempfindlichkeit der Retina überlagert die reflektorische Pupillenstarre“ (Bumke). In unserem Falle handelt es sich um eine Optikusatrophie infolge chronischer Bleiintoxikation bei einem früheren Arbeiter der Höchster Farbwerke, der sich jetzt in der Blindenanstalt befindet.

Wir haben einen Patienten auf der Abteilung, bei dem die Verhältnisse in kurzer Zeit voraussichtlich ähnlich liegen werden. Es ist ein alter Herr von 72 Jahren, bei dem unter unserer Beobachtung der Lichtreflex auf beiden Augen immer weniger deutlich und ausgiebig geworden ist, während die Konvergenzreaktion vollkommen normal blieb. Die Kniephänomene sind bei dem Alten lebhaft, die Achillessehnenreflexe sind vorhanden; aber die Schmerzempfindung ist an den Beinen des Patienten deutlich herabgesetzt und die Schmerzleitung verlangsamt. So mußte in differentialdiagnostischer Hinsicht eine beginnende Tabes in Erwägung gezogen werden, zumal es zunächst den Anschein hatte, als ob eine reflektorische Pupillenstarre vorhanden sei. Tatsächlich erscheinen bei grellem Tageslicht die Pupillen des Alten lichtstarr; im Dunkelzimmer können sie aber noch zur Verengerung gebracht werden, wenn wir den Lichtreiz auf die Macula werfen. Indessen vollzieht sich dabei die Verengerung der Pupillen weniger prompt und ausgiebig, als es normalerweise dem Alter des Patienten entsprechen würde. Ophthalmoskopisch fanden wir nun eine ziemlich rasch fortschreitende Optikusatrophie auf beiden Augen, die durch ein chronisches Glaukom bedingt ist. Dieser Befund erklärt uns vollauf das Verhalten der Pupillen, den trägen Lichtreflex, und wir glauben deshalb das Vorhandensein einer „reflektorischen Pupillenträgheit" und somit auch eine Tabes ausschließen zu dürfen. Die Herabsetzung der Schmerzempfindung an den Beinen des Kranken erklären wir uns durch Degenerationsvorgänge in den Hintersträngen des Rückenmarks infolge der seinem hohen Alter entsprechenden Arteriosklerose. Der weitere Verlauf seines Leidens wird zeigen, ob wir die heutige Diagnose aufrecht halten können.

Wir müssen also, wenn wir die reflektorische Pupillenstarre erschöpfend definieren wollen, sagen: „Eine Pupille ist reflektorisch starr, wenn sie sich auf Belichtung weder desselben noch des anderen Auges, dagegen in normaler Weise bei der Konvergenz verengert, und wenn eine doppelseitige Reflexunempfindlichkeit der Netzhaut als Ursache dieser Störung auszuschließen ist" (Bumke).

Alle Bedingungen, die diese präzise Definition enthält, müssen strikte erfüllt sein, ehe wir klinisch das Vorhandensein einer reflektorischen Pupillenstarre diagnostizieren dürfen. Denn nur, wenn das wichtige Symptom bei Lebzeiten eines Kranken und bis zu seinem Tode unzweifelhaft und in reinster Form vorhanden gewesen ist, lassen sich später eventuelle anatomische Befunde verwerten. Und wenn uns bis jetzt selbst die minuziöseste mikroskopische Untersuchung des Nervensystems Tabeskranker noch keinen sicheren Aufschluß darüber gegeben hat, welches anatomische Substrat der reflektorischen Pupillenstarre zugrunde liegt, so ist gewiß zum großen Teil schuld daran, daß die klinischen Befunde keine exakten gewesen sind. Wir finden das wichtige Symptom bei einem Kranken und stellen hieraus, aus dem gleichzeitigen Fehlen der Achillessehnenreflexe und der Kniephänomene, aus dem Vorhandensein von gastrischen Krisen, von lanzinierenden Schmerzen u. dergl. die Diagnose „Tabes". Die Diagnose ist richtig; die Krankheit nimmt ihren gewöhnlichen, langsamen Verlauf; nach langen Jahren und Jahrzehnten kommt der Kranke zur Obduktion; sein Nervensystem wird nach allen Richtungen hin mikroskopisch untersucht, und hin und wieder werden anatomische Befunde erhoben, die sich als eventuelle Ursache der reflektorischen Pupillenstarre deuten ließen. Aber die reflektorische Pupillenstarre ist längst nicht mehr vorhanden gewesen; an ihre Stelle waren andere pathologische Pupillenphänomene getreten, und dadurch wird die Deutung der mikroskopischen Befunde wieder unsicher und wertlos.

Die echte reflektorische Pupillenstarre spielt in der Diagnostik der Krankheiten des Zentralnervensystems eine ganz hervorragende Rolle. Abgesehen von ihrem traumatisch bedingten Vorkommen wird sie überhaupt nur bei drei ätiologisch, klinisch und anatomisch zweifellos eng miteinander verwandten Krankheiten beobachtet, bei der Tabes, der progressiven Paralyse und der Lues cerebrospinalis. Unter diesen drei Krankheiten ist es die Tabes, zu deren konstantesten Symptomen die reflektorische Pupillenstarre gehört; weniger regelmäßig wird sie bei der progressiven Paralyse angetroffen, allerdings auch hier nahezu konstant bei derjenigen Form der Krankheit, die, wie die Tabes, mit einer grauen Degeneration der Hinterstränge verbunden ist, bei der sogen. „Taboparalyse". Am seltensten ist die reflektorische Pupillenstarre bei der zerebrospinalen Lues. Wo wir also dieses Phänomen mit Sicherheit festgestellt haben, dürfen wir zuerst an Tabes und an die tabische Form der progressiven Paralyse denken, und wenn andere Erscheinungen, welche für eine Lues cerebrospinalis sprechen würden, vollständig fehlen, können wir mit einer gewissen Wahrscheinlichkeit aus dem Vorhandensein der reflektorischen Pupillenstarre allein eine Tabes diagnostizieren. Neuerdings ist auch bei neugeborenen, hereditär syphilitischen Kindern in einigen Fällen die reflektorische Pupillenstarre nachgewiesen worden, offenbar als Ausdruck der kongenitalen Lues cerebrospinalis. Ein derartiger Befund wird es uns also ermöglichen, bei einem kleinen Kinde die hereditäre Lues zu diagnostizieren, auch wenn andere Erscheinungen dieser Krankheit fehlen.

Ich habe nun schon darauf hingewiesen, daß bei der Tabes in einer großen Anzahl von Fällen die reflektorische Pupillenstarre nur eine passagere Erscheinung ist, die kürzere oder längere Zeit hindurch isoliert oder mit anderen pathologischen Pupillenphänomenen zusammen vorkommen kann, an deren Stelle aber später Pupillensymptome treten, die das ursprüngliche Phänomen mindestens verdecken.

31. Entrundung der Pupillen und Differenz der Pupillenweite.

Die häufigsten Komplikationen der reflektorischen Pupillenstarre, die bei der Tabes, der progressiven Paralyse und der zerebrospinalen Lues zur Beobachtung kommen, sind die **Entrundung der Pupillen** und die **Anisokorie**, die Pupillendifferenz.

Die letztere Erscheinung, die Pupillendifferenz, fehlt nach meiner Ansicht in keinem einzigen Falle von Tabes dauernd; aber sie kann unserer Beobachtung leicht entgehen, wenn wir die Kranken nicht längere Zeit hindurch regelmäßig sehen. Hier im Siechenhause, wo wir Gelegenheit haben, unsere Patienten unter Umständen jahrelang — jahraus, jahrein — täglich zu beobachten, haben wir keinen Tabiker verpflegt, der dauernd vollkommen gleiche Pupillen hatte. Dies ist buchstäblich zu nehmen. Wir haben monatelang nicht nur bei unseren Tabischen, sondern bei allen Nervenkranken, täglich schriftliche Notizen über die Pupillenweite gemacht und dabei festgestellt, daß bei denselben Tabikern die Pupillen oft längere Zeit hindurch vollkommen gleich, dann wiederum längere Zeit hindurch different gewesen sind, und zwar war bald die linke, bald die rechte Pupille die weitere oder die engere.

Das gleiche Verhalten der Pupillen wie bei der Tabes haben wir aber auch bei der progressiven Paralyse, der Lues cerebrospinalis, der multiplen Sklerose, dem chronischen Alkoholismus, der Neurasthenie und anderen Erkrankungen des Nervensystems gesehen, und da auch bei Gesunden — namentlich infolge ungleicher Refraktion beider Augen — gelegentlich eine Pupillendifferenz zur Beobachtung kommt, messen wir seit Jahren dieser Erscheinung keinen besonderen differentialdiagnostischen Wert mehr bei. Neuerdings ist eine interessante Arbeit von Schaumann in Helsingfors „Uber die Häufigkeit und klinische Bedeutung der Pupillendifferenz" („Zeitschrift für klinische Medizin, 49. Bd.", sehr ausführliche Literaturangaben) erschienen, die auf der Beobachtung von nahezu 2000 Fällen basiert. Das Ergebnis der Untersuchungen Schaumanns ist kurz folgendes: er fand Pupillendifferenz bei Organisch-Nervenkranken in 66%, bei funktionellen Neurosen in 43% und bei Individuen, die keine Krankheitserscheinungen von seiten des Nervensystems boten, sondern an anderen Krankheiten, Chlorose, Magen-, Lungen-, Nierenaffektionen u. dergl., litten, in 28,7%. Völlig Gesunde zu untersuchen, hatte Schaumann keine Gelegenheit. Bei ihnen soll nach H. Frenkel in 1—10% aller Fälle Pupillendifferenz vorkommen. Diese statistischen Erhebungen, die an einem großen Material gewonnen sind, bestätigen unsere eigene Erfahrung, daß der Ungleichheit der Pupillen an sich keine differentialdiagnostische Bedeutung zukommt.

Anders ist es mit den **Anomalien der Pupillenform.** Wir haben hinsichtlich derselben zu unterscheiden die „exzentrische" und die „entrundete" Pupille. Die exzentrische Pupille ist häufig angeboren und ohne diagnostische Bedeutung. Die Entrundung der Pupille dagegen kommt fast ausschließlich bei Tabes, Paralyse und Syphilis vor und nur selten auch bei anderen Nerven- und Geisteskrankheiten. Wichtig ist ferner, „daß eine verzogene Pupille oft später lichtstarr wird, so daß Unregelmäßigkeiten des Irisrandes" — sofern sie natürlich nicht Residuen einer abgelaufenen Iritis sind — „eine nicht unerhebliche diagnostische und prognostische Bedeutung besitzen" (Bumke).

Es ist gelungen, diese Entrundung der Pupille experimentell zu erzeugen, und zwar durch isolierte elektrische Reizung einzelner Ziliarnerven. In Betracht kommen hier die aus dem Ganglion ciliare stammenden kurzen Ziliarnerven, und die Nn. ciliares longi, die direkt vom N. nasociliaris, einem Zweige des 1. Trigeminusastes, nach dem hinteren Pol des Bulbus verlaufen. Aus diesem interessanten Experiment ist von Piltz geschlossen worden, daß die Verziehung des Irisrandes durch pathologische Vorgänge in den einzelnen Fäden der Nn. ciliares longi et breves bezw. in ihren Kernen bedingt sein könne; eine Vermutung, die — da die verzogene Pupille häufig ein Vorläufer der lichtstarren Pupille ist — zweifellos Berücksichtigung bei der Besprechung des Zustandekommens der reflektorischen Pupillenstarre verdient.

32. Miosis und Mydriasis.

Weitere, recht häufige Komplikationen der reflektorischen Pupillenstarre sind Anomalien in der Weite der Pupillen, die Mydriasis und namentlich die Miosis. Die letztere hat Erb bereits vor langen Jahren auf Grund klinischer Erfahrungen als „spinale Miosis" bezeichnet; aber auch heute hat die klinische Beobachtung noch nicht die Bestätigung durch anatomische Befunde erhalten. Bei einem unserer Kranken ist diese Miosis die stärkste, die man sich überhaupt denken kann. Man sieht sehr gut an seinen braunen Augen, daß seine Pupille eigentlich nur ein Punkt ist. Sie wird nicht weiter, wenn man das Auge in die Dunkelheit bringt, und nicht enger, wenn man es einem grellen Licht aussetzt; dagegen verengert sich diese Pupille trotz ihrer Kleinheit noch bei der Konvergenz.

Eine hochgradige Miosis beobachten wir u. a. auch bei manchen Vergiftungen, z. B. bei der Morphium- und Opium-Intoxikation, und häufig auch im Greisenalter, sowohl im physiologischen Senium wie namentlich bei der senilen Demenz. Wir können im großen und ganzen Möbius beipflichten, wenn er angibt, daß bei Greisen etwa im vierten Teil aller Fälle eine stärkere Miosis beobachtet werde. Nach unseren langjährigen Erfahrungen im Siechenhause sind es eher weniger. Bei der Mehrzahl unserer Alten fehlt eine auffällige Pupillenenge; bei einigen sind die Pupillen sogar ziemlich weit zu nennen. Da, wo eine stärkere Miosis im Senium vorhanden ist, unterscheidet sich aber das Verhalten der Pupillen sehr wesentlich von dem der engen Pupille des Tabikers — auch abgesehen davon, daß im Senium eine reflektorische Pupillenstarre fehlt. Die enge Pupille des Greises wird nämlich im Gegensatz zur engen Pupille des Tabikers in der Dämmerung und Dunkelheit deutlich weiter, als sie am hellen Tage ist. Wenn wir unsere Morgenvisite machen, haben viele unserer Greise sehr enge Pupillen, auch wenn es draußen bedeckter Himmel und kein greller Sonnenschein ist; bei der Abendvisite aber im Winter, wenn unsere Krankenräume künstlich beleuchtet sind, haben dieselben alten Leute, die am Tage eine starke Miosis hatten, nahezu mittelweite Pupillen. Nur wenn die senile Miosis die höchsten Grade erreicht, bleibt sie auch im Dämmerlicht unverändert. Daß die enge Pupille des Tabikers auch in der

Dämmerung eng bleibt, ist nun nicht etwa die Folge der reflektorischen Pupillenstarre, die meistens neben der Miosis vorhanden ist. Denn das gleiche Verhalten
der Pupille treffen wir auch in denjenigen Fällen von Tabes, in denen die Miosis
allein besteht. Dies wird nun freilich meistens nur in den allerersten Anfangsstadien der Krankheit der Fall sein; aber gerade deshalb ist es von besonderer
diagnostischer Wichtigkeit. Die enge Pupille des Tabikers, bei dem eine reflektorische Pupillenstarre noch nicht vorhanden ist, wird sich also bei Lichteinfall
verengern, in der Dunkelheit aber nicht stärker erweitern, als es der Grad der
bestehenden Miosis zuläßt. Finden wir dieses Verhalten in der Praxis in einem
Lebensalter, in dem senile Erscheinungen noch nicht vorhanden sind, so müssen
wir in allererster Linie an eine beginnende Tabes denken.

Mit der senilen Miosis verbindet sich stets auch eine träge Reaktion der Pupillen bei Lichteinfall; trotzdem ist aber im Senium keine reflektorische Pupillenstarre im Sinne unserer Definition vorhanden; denn dieselbe träge Reaktion wird
nicht nur bei Lichtreizen, sondern auch bei Konvergenzbewegungen der Bulbi
beobachtet. So sehen wir also im physiologischen Senium eine gegen die verschiedenen Einflüsse sich ziemlich gleichmäßig verhaltende Abnahme der Pupillen-
beweglichkeit, die sich unter Umständen im höchsten Alter zu einem vollkommenen
Erlöschen steigern kann. Ich habe dies noch nicht beobachtet. Selbst bei einem
Greise, der im 101. Lebensjahr in unserer Anstalt starb, dem ältesten Individuum,
das ich zu untersuchen Gelegenheit hatte, war die Pupillenreaktion auf Licht und
Konvergenz noch immer vorhanden. Wie wir uns diese Erscheinungen im einzelnen zu erklären haben, steht noch nicht eindeutig fest; zweifellos handelt es
sich um Involutionserscheinungen, unter denen die Herabsetzung der Hirnrinden-
erregbarkeit im Senium, und als deren einfache Folge die Verminderung der den
Okulomotoriuskern hemmenden Einflüsse eine wesentliche Rolle spielen. Wahrscheinlich ist aber das träge Pupillenspiel im Alter — zum Teil wenigstens —
auch durch senile Veränderungen der Irisgefäße und durch eine erhöhte Derbheit
des Irisgewebes selbst bedingt.

Weniger häufig wie die Miosis sehen wir mit der reflektorischen Starre bei
der Tabes die Mydriasis kombiniert. Vielmehr beobachten wir die abnorme
Weite der Pupillen hauptsächlich in denjenigen Fällen der Krankheit, in denen die
lichtstarre Pupille auch die Fähigkeit verloren hat, sich bei Konvergenzbewegungen
zu verengern, wo also an Stelle der reflektorischen Pupillenstarre eine absolute
Pupillenstarre getreten ist. Diese Komplikation ist keineswegs selten; sie ist
wenigstens bei den Tabikern unseres Siechenhauses in einer ganzen Anzahl von
Fällen vorhanden.

33. Die absolute Pupillenstarre.

In einem Teil dieser Fälle ließ sich bei mehrjähriger Beobachtung verfolgen,
wie sich die absolute Pupillenstarre allmählich aus der ursprünglich vorhandenen
reflektorischen Pupillenstarre entwickelt hat. Während bei diesen Fällen längere
oder kürzere Zeit hindurch die Pupillen lediglich lichtstarr waren und bei Kon-

vergenzbewegungen der Bulbi eine ausgiebige Verengerung zeigten, wurde allmäh-
lich die Konvergenzreaktion träger und träger, bis sie endlich gänzlich ausblieb.
Zu gleicher Zeit, und im Verhältnis, wie die Verengerung der Pupillen bei der
Konvergenz weniger ausgiebig wurde, wurden in diesen Fällen, einerlei ob neben
der reflektorischen Pupillenstarre eine Miosis bestanden hatte oder nicht, die
Pupillen allmählich weiter, und schließlich kam es gleichzeitig mit der absoluten
Starre zu einer ausgesprochenen Mydriasis. Diese Fälle haben uns belehrt, daß
wenigstens häufig die tabische Miosis verschwindet, wenn die lichtstarre Pupille
auch die Fähigkeit verliert, sich bei Konvergenzbewegungen zu verengern. Ob
dieses Verhalten ein konstantes und gesetzmäßiges ist, möchte ich auf Grund

unseres Materials, obwohl es recht
groß ist, nicht entscheiden. Leider
läßt diese interessante Frage sich
auch nicht aus den in der Literatur
niedergelegten Statistiken beantworten, da immer noch von manchen
Klinikern sowohl auf neurologischer,
wie auf ophthalmologischer Seite
nicht scharf genug zwischen reflektorischer und absoluter Pupillenstarre
unterschieden wird.

   Wir sind nun zweifellos nicht
berechtigt, die absolute Pupillenstarre
a priori als eine durch progressive
Entwickelung aus der reflektorischen
Pupillenstarre entstandenen Störung
der Irisbewegungen anzusehen, und
dürfen deshalb nicht von einem „Übergehen" des einen Symptoms in das
andere sprechen. Vielmehr hat es
den Anschein, daß beide Symptome
genetisch nichts miteinander zu tun
haben.

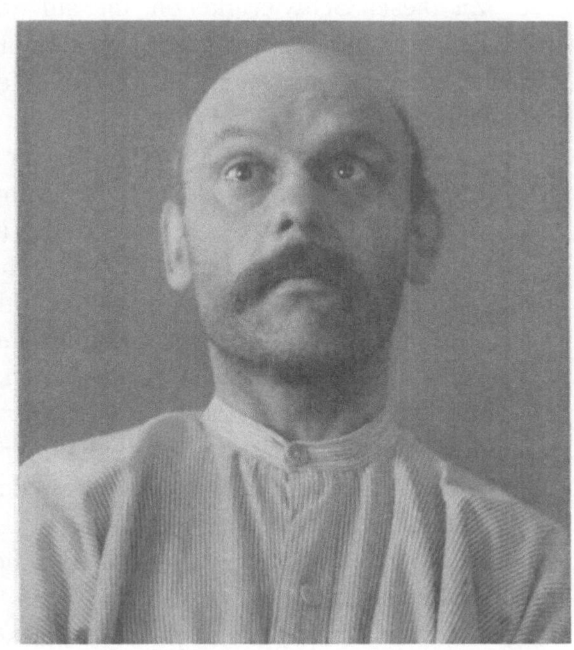

Fig. 154.

Lähmung zahlreicher Augenmuskeln und totale Amaurose (Sehnervenatrophie) auf beiden Seiten in einem
Falle von Tabes dorsalis. Eigene Beobachtung.

34. Ophthalmoplegia interna und externa.

   In einem kleinen Teil von Fällen gesellt sich nun bei der Tabes zu der
absoluten Pupillenstarre, d. h. zum Erloschensein des Lichtreflexes und der Konvergenzreaktion bei erhaltener Akkommodationsfähigkeit, auch eine Lähmung der
Akkommodation, des Ziliarmuskels, hinzu, so daß es zu einer Ophthalmoplegia
interna kommt; und wiederum in einem Teil von Fällen, und zwar recht häufig,
sind die besprochenen Störungen der Irisbewegungen kompliziert durch eine
Lähmung einzelner oder sämtlicher, vom Okulomotorius versorgten äußeren Augenmuskeln, oder selbst auch mit Trochlearis- bezw. Abduzens-Lähmung (Fig. 154).

So sehen wir also nur in einer kleinen Anzahl von Tabes-Fällen die reflektorische Pupillenstarre von Beginn der Krankheit an bis zum Tode isoliert bestehen; meist werden im langjährigen Verlauf des Leidens absolute Pupillenstarre, Ophthalmoplegia interna, vollständige oder unvollständige Okulomotoriuslähmung, oder Ophthalmoplegia externa hinzutreten, und deshalb ist es so ungemein schwierig und bis jetzt noch nicht in einwandfreier Weise gelungen, eindeutige anatomische Befunde zu erheben, die das Wesen der reflektorischen Pupillenstarre befriedigend erklären können.

35. Optikusatrophie und Pupillenweite.

Zu diesen Schwierigkeiten, die auf der Seite des zentrifugalen Schenkels des Reflexbogens für den Lichtreflex der Pupille liegen, kommen nun noch weitere Schwierigkeiten von seiten des zentripetalen Schenkels der Reflexbahn hinzu. Ein sehr häufiges Symptom der Tabes ist ja die Sehnervenatrophie, die nach Uthhoffs Ansicht etwa in 10—15 % der Fälle zur Beobachtung kommt und mehr als $^{1}/_{3}$ aller überhaupt vorkommenden Sehnervenatrophien ausmacht. Sie kann in allen Stadien der Tabes einsetzen; selbst im ataktischen und noch im paralytischen Stadium der Krankheit; am häufigsten gehört sie aber dem Initialstadium an, und oft genug ist sie schon zu einer Zeit ophthalmoskopisch sicher nachzuweisen, wo noch alle übrigen tabischen Symptome fehlen. Trotz unserer gegen früher so sehr verbesserten Untersuchungsmethoden, die uns heute eine wesentlich frühere Diagnose der Tabes gestatten, als es vor 30 Jahren möglich gewesen ist, besteht noch die Ansicht von Charcot und Gowers zu Recht, daß die tabische Optikus-atrophie 10—15 Jahre lang isoliert bestehen und dem Auftreten sonstiger Krankheitserscheinungen vorausgehen kann. Und wo diese Atrophie, die stets eine beiderseitige zu sein pflegt, einigermaßen hochgradig ist, wird sie die Pupillarfasern des Sehnerven in Mitleidenschaft ziehen. Es wird infolgedessen der Lichtreflex träge, er wird schließlich gänzlich erlöschen, und da die Konvergenzreaktion erhalten bleibt, wird eine reflektorische Pupillenstarre vorgetäuscht, wo es sich um eine Reflexunempfindlichkeit der Netzhaut handelt. Treten in solchen Fällen die anatomischen Veränderungen hinzu, die zur echten reflektorischen Pupillenstarre führen, so wird dieses wichtige Symptom durch die Reflexunempfindlichkeit der Retina überlagert und verdeckt und kann dann klinisch überhaupt nicht erkannt werden. Deshalb wird auch die anatomische Untersuchung von Tabesfällen, in denen eine Optikusatrophie vorhanden ist, keine unzweideutigen, einwandfreien Ergebnisse hinsichtlich der Genese der reflektorischen Pupillenstarre liefern können.

Wir müssen schließlich noch das Verhalten der Pupillenweite bei der Optikusatrophie im allgemeinen und im besonderen bei der Tabes, der progressiven Paralyse und der zerebrospinalen Lues besprechen. Bekanntlich pflegt die Sehnervenatrophie im allgemeinen mit einer Erweiterung der Pupillen Hand in Hand zu gehen. So war bei dem Patienten mit Optikusatrophie infolge chronischer Bleiintoxikation eine hochgradige Mydriasis vorhanden. Dies ist die

Regel. Sie werde durch zwei Fälle von akquiriertem chronischem Hydrocephalus illustriert, der zu einer totalen Sehnervenatrophie und nahezu völliger Erblindung geführt hat. Die beiderseitige Optikusatrophie ist häufig die Folge eines hochgradigen Hydrocephalus internus; sie erklärt sich aus einer direkten Kompression des Chiasmas durch den infolge der enormen intrazerebralen Drucksteigerung blasig ausgestülpten Boden des III. Ventrikels, unter dem unmittelbar das Chiasma gelegen ist.

Als weiteres Beispiel für das Vorhandensein einer allerdings nur mäßigen Mydriasis im Gefolge von Sehnervenatrophie diene eine Patientin, bei der die Atrophie aus einer doppelseitigen Stauungspapille hervorgegangen ist. Es handelt sich um einen Fall von Tumor der linken Hemisphäre des Zerebellums.

Anders ist nun unter Umständen das Verhalten der Pupillenweite bei doppelseitiger Optikusatrophie im Verlauf der Tabes, der progressiven Paralyse und der zerebrospinalen Lues und zwar in denjenigen Fällen, in denen vor Eintritt der Erkrankung des Sehnerven eine Miosis und reflektorische Pupillenstarre vorhanden gewesen ist. In der Mehrzahl dieser Fälle bleibt die ursprüngliche Miosis bestehen, auch wenn es im Verlauf der Krankheit zu einer Sehnervenatrophie kommt. So ist es z. B. bei einem Tabiker, bei dem die beiderseitige Optikus-atrophie zu einer völligen Amaurose geführt hat, und bei einem 11jährigen Mädchen, bei dem wir eine zerebrospinale Lues annehmen. Der Vater der Kleinen hat sich vor seiner Verheiratung infiziert, etwa 5 Jahre vor der Geburt des Kindes; die Mutter ist unmittelbar nach einer Ovarialoperation gestorben; ob sie ebenfalls infiziert war, ließ sich nicht feststellen. Sie hat im ganzen viermal geboren; die beiden ältesten Kinder sind gestorben; eins am Tage der Geburt und das andere im Alter von 1½ Jahren an Diphtherie. Eine jüngere Schwester ist jetzt 9 Jahre alt; sie sieht gesund und blühend aus. Unsere Patientin ist das dritt-älteste Kind; im 2. Lebensjahre litt sie an Keuchhusten; seitdem war sie gesund bis vor vier Jahren, seit welcher Zeit ein auffälliger Harndrang mit gelegentlicher Inkontinenz bemerkbar wurde. Vor zwei Jahren trat eine Abnahme des Sehvermögens ein. Es wurde unverzüglich eine längere Inunktionskur eingeleitet, aber ohne Erfolg. Schon nach zwei Monaten war das Kind nahezu vollständig erblindet. Seit 1½ Jahren ist auch das Gehör schlechter geworden.

Als Ursache der Erblindung ist heute eine beiderseitige Optikusatrophie und eine spezifische Retinitis nachweisbar. Die Pupillen sind sehr eng und different, die linke Pupille ist zurzeit die engere; sie sind beide entrundet, die rechte ist mehr eckig, die linke schräg-oval; eine Verwachsung des Pupillenrandes mit der vorderen Linsenkapsel ist indessen nicht vorhanden. Beide Pupillen sind bei direkter und indirekter Beleuchtung vollkommen lichtstarr. Die Konvergenz-reaktion zu prüfen, ist nicht gelungen, weil das Kind infolge seiner länger als zwei Jahre bestehenden Erblindung es verlernt hat, eine Konvergenzbewegung auszuführen, und weil offenbar auch der zentrale Impuls gar nicht vorhanden ist.

Wir können also in diesem Falle aus dem Verhalten der Pupillen nicht schließen, ob die Konvergenzreaktion fehlt, oder ob sie vorhanden ist, mit anderen

Worten, ob es sich hier um eine absolute oder um eine reflektorische Pupillenstarre handelt, und das letztere um so weniger, als die beiderseitige Retinitis specifica und Optikusatrophie eine Reflexunempfindlichkeit der Netzhaut zur Folge hat, die eine reflektorische Pupillenstarre, wenn sie vorhanden sein sollte, überlagern würde.

Das Kniephänomen ist rechts in normaler Stärke vorhanden; links ist es entschieden abgeschwächt und sehr oft gar nicht auszulösen. Die Achillessehnenreflexe fehlen beiderseits. Die Sohlenreflexe sind normal. An den Zehen des rechten Fußes ist die Schmerzempfindung herabgesetzt. Ataktische Störungen und das R o m b e r g sche Phänomen sind nicht vorhanden. Subjektive Sensationen, Parästhesien und Schmerzen fehlen vollständig.

In diesen beiden Fällen von Tabes und zerebrospinaler Lues sind die Pupillen trotz totaler Optikusatrophie hochgradig verengt, und weil dies auch bei dem kleinen Mädchen der Fall ist, — aber auch nur deshalb — glaube ich annehmen zu dürfen, daß hier tatsächlich eine reflektorische Pupillenstarre besteht.

Anders ist es, wenn im Verlauf der Tabes, der progressiven Paralyse und der Lues cerebrospinalis an Stelle der reflektorischen eine absolute Pupillenstarre tritt. Ebenso wie sich in diesen Fällen die Pupille mehr und mehr zu erweitern pflegt, wenn ursprünglich eine Miosis vorhanden gewesen ist, erweitert sie sich auch, wenn mit der absoluten Starre der Pupille eine Optikusatrophie verbunden ist. Als Beleg hierfür diene schließlich eine junge Frau von 24 Jahren, die als Mädchen vor zwei Jahren im Siechenhause verpflegt worden ist und inzwischen geheiratet hat. Es handelt sich um einen Fall von kongenitaler Lues, bei dem in der Kindheit, im Alter von sieben Jahren, die Sehnervenatrophie eingesetzt und mit 15 Jahren zu völliger Erblindung geführt hat. Hier ist nicht nur auf beiden Augen der Lichtreflex, sondern auch die Konvergenzreaktion der Pupillen erloschen, und als Begleiterscheinung dieses Symptomenkomplexes ist beiderseits eine hochgradige Mydriasis vorhanden.

Aus den heute demonstrierten Fällen, die ich Ihnen gewissermaßen als Belegstücke für die Ergebnisse jahrelanger Beobachtungen an den Pupillen unserer Tabischen, Paralytiker und Luetischen vorgeführt habe, mögen Sie zweierlei erkannt haben: Es ist ein gewisser Zusammenhang zwischen der Pupillenweite bei den genannten drei Krankheiten und der Bewegungsfähigkeit der Iris unverkennbar vorhanden, derart, daß die sog. spinale Miosis an das Erhaltensein der Konvergenzreaktion der Pupille geknüpft zu sein scheint. Und zweitens: die Optikusatrophie an sich scheint bei der Tabes, der progressiven Paralyse und der Lues cerebrospinalis die Weite der Pupillen im wesentlichen unbeeinflußt zu lassen, während sie in anderen Fällen zu einer Mydriasis führt.

Ob das Verhalten der Pupillenweite bei den genannten Krankheiten des Zentralnervensystems, wie wir es hier im Siechenhause beobachtet haben, ein gesetzmäßiges ist, und durch welche anatomischen Veränderungen es bedingt wird, muß an einem größeren Materiale festgestellt werden.

36. Der anatomische Verlauf der Pupillenreflexbahnen.

Es wird heute zunächst meine Aufgabe sein, Ihnen in aller Kürze die neueren Anschauungen über das Zustandekommen und die anatomische Grundlage der „reflektorischen Pupillenstarre" vorzutragen. Als wir neulich das Schema Bern-heimers besprachen, wurde darauf hingewiesen, daß es tatsächlich allen klinischen Beobachtungen hinsichtlich des Lichtreflexes der Pupillen vollständig entspricht;

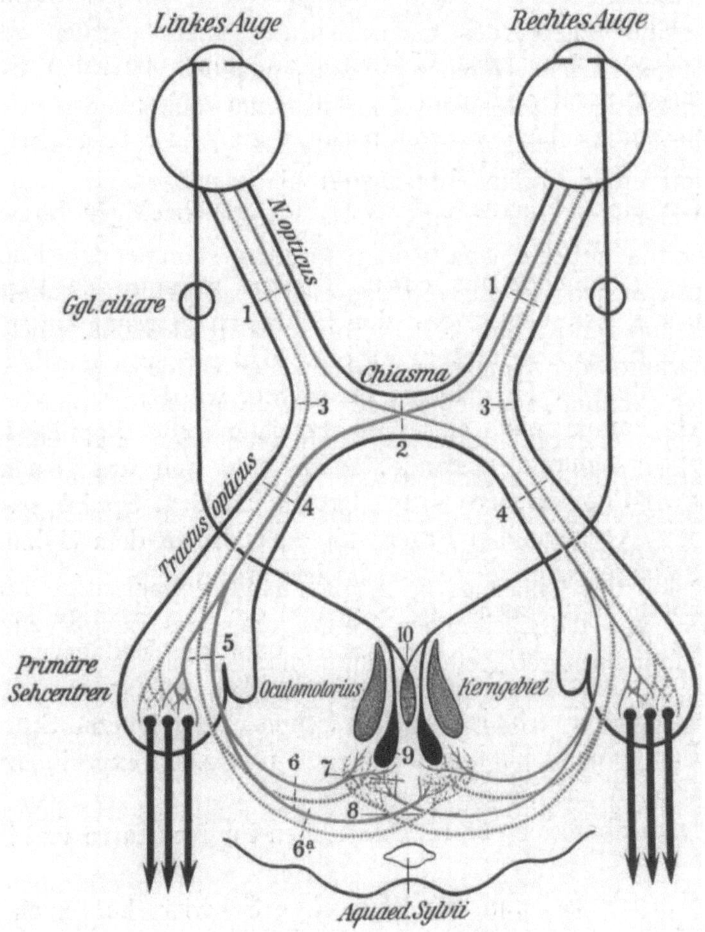

Fig. 155.
Schema der Pupillenreaktion. Nach Bernheimer. Erklärung im Text.

heute seien an der Hand dieses Schemas die besprochenen Störungen des Licht-reflexes noch einmal im Zusammenhang mit den einzelnen Läsionen der zentri-petalen Reflexbahn, durch die sie bedingt sind, aufgezählt (Fig. 155):

    1. Die einseitige Läsion der Retina oder des Sehnerven (1) führt zum Er-löschen des direkten Lichtreflexes an dem betr. Auge und des konsensuellen Lichtreflexes am anderen Auge, vorausgesetzt, daß die Pupillarfasern mit-betroffen sind (einseitige Reflexunempfindlichkeit).

2. Die doppelseitige Läsion der Retina oder des Sehnerven (1, 1) führt unter der gleichen Voraussetzung zum Erlöschen des direkten und des konsensuellen Lichtreflexes auf beiden Augen (doppelseitige Reflexunempfindlichkeit).

3. Eine Läsion des Chiasmas, der Tractus optici und der Pupillarfasern in ihrem Verlauf von den Corpora geniculata externa nach dem Okulomotoriuskerngebiet (2, 3, 3, 4, 4, 5, 6 und 6a) führt zur hemianopischen Pupillenreaktion und zwar:

   a) die sagittale Durchschneidung des Chiasmas (2) bei gleichzeitiger bitemporaler Hemianopie;

   b) die einseitige Läsion des Chiasmas an seiner lateralen Seite (3) bei gleichzeitiger nasaler Hemianopie auf einem Auge;

   c) die doppelseitige Läsion des Chiasmas an seiner lateralen Seite (3, 3) bei gleichzeitiger binasaler Hemianopie;

   d) die Läsion eines Tractus opticus (4) bei gleichzeitiger homonymer bilateraler Hemianopie;

   e) die Läsion sämtlicher aus einem Traktus stammenden Pupillarfasern, nachdem sie sich bereits von den Sehfasern getrennt haben, also jenseits des äußeren Kniehöckers (5), ohne daß gleichzeitig eine Sehstörung vom Charakter der Hemianopie beobachtet würde;

   f) schließlich kommt eine einseitige hemianopische Pupillenstarre ohne Hemianopie dadurch zustande, daß von den aus einem Traktus stammenden Pupillarfasern entweder die zu dem Sphinkterenkern derselben Seite verlaufenden Fasern (6) oder die zu dem Sphinkterenkern der entgegengesetzten Seite (6a) isoliert erkranken.

4. Die Querläsion des Chiasmas (3, 2, 3) und die doppelseitige Traktusläsion (4, 4) führen wie die Läsion der Retina oder des Sehnerven an beiden Augen zu doppelseitiger Reflexunempfindlichkeit (cf. Nr. 2).

Alle diese aus dem Bernheimerschen Schema hergeleiteten Störungen des Lichtreflexes der Pupille sind klinisch beobachtet und z. T. experimentell als die Folge der betr. Läsionen nachgewiesen worden.

Wie steht es nun aber mit der reflektorischen Pupillenstarre und ihren Komplikationen?

Aus Bernheimers Schema läßt sich ohne Schwierigkeit auch die Stelle herleiten, deren Läsion zur reflektorischen Pupillenstarre führen muß: Die einseitige Leitungsunterbrechung sämtlicher (d. h. aus beiden Tractus optici stammenden) Pupillarfasern (7) würde der typischen einseitigen reflektorischen Pupillenstarre entsprechen, die beiderseitige Unterbrechung dieser Fasern (8) der doppelseitigen Lichtstarre.

Eine Kernläsion (9) endlich würde absolute Pupillenstarre (auf Belichtung und Konvergenz) bedingen und eine gleichzeitige Einbeziehung des supponierten Akkommodationszentrums in den Krankheitsprozeß (10) auch die komplizierende Akkommodationslähmung, mithin das Bild der Ophthalmoplegia interna erklären, die gelegentlich bei der Tabes zur Beobachtung kommt.

Ganz so einfach, wie es nach dem Bernheimerschen Schema den Anschein hat, liegen aber die Verhältnisse in Wirklichkeit wohl nicht. Wohl entspricht es dem klinischen Bedürfnis vollkommen; aber es ist nicht mit allen anatomischen Befunden in Einklang zu bringen, die bei der Tabes erhoben worden
sind. Wäre die Unterbrechung der Pupillarfaserbahn an der Stelle 8 des Bernheimerschen Schemas die einzige Ursache der reflektorischen Pupillenstarre, so

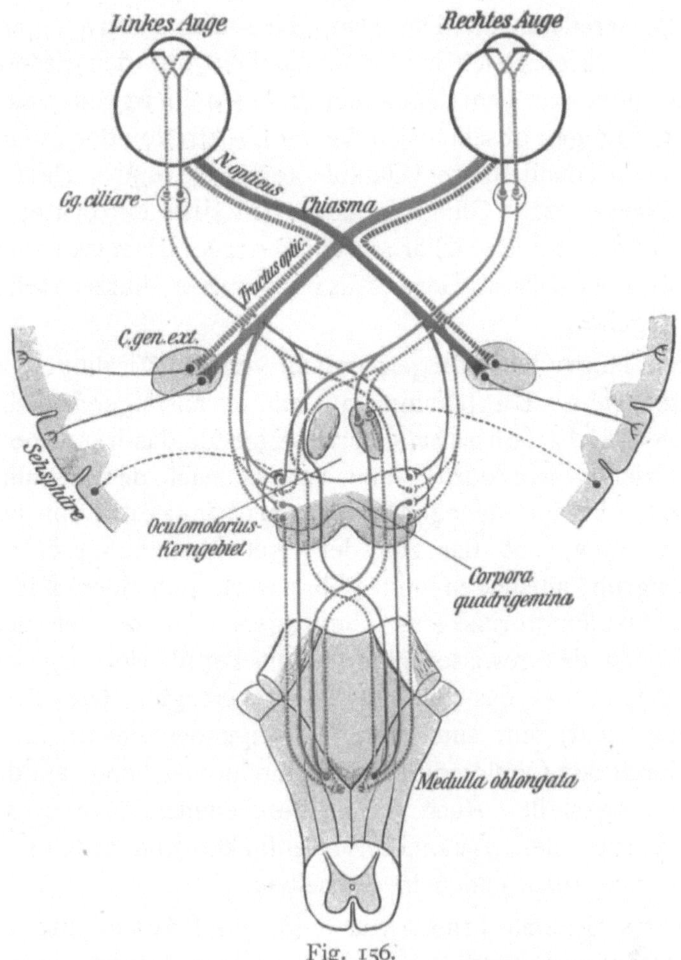

Fig. 156.

Schema der Pupillenreaktion. Nach Bach.
Erklärung im Text.

müßten sich wenigstens in der Mehrzahl aller Tabesfälle anatomische Veränderungen
am Boden des Aquädukts in der Umgebung des Okulomotoriuskerngebietes auffinden lassen. Dies ist aber nicht der Fall, ja es ist nicht einmal die Regel.

Es ist deshalb neuerdings von Bach, auf ältere Anschauungen zurückgreifend,
der Bernheimerschen Lehre die Behauptung entgegengestellt worden, daß das
Zentrum für den Lichtreflex der Pupille überhaupt nicht im Okulomotoriuskerngebiet, sondern im obersten Teil des Halsmarks gelegen sei. Es ist Bach

bei seinen anatomischen Untersuchungen an Kaninchen, Katzen und Affen (*Hapale Jacchus* Geoffr.) nicht gelungen, die zentripetalen Pupillarfasern, die sich vor dem Eintritt der Tractus optici in die äußeren Kniehöcker von den Sehfasern trennen, bis zum Boden des Aquädukts zu verfolgen; er ist vielmehr der Ansicht, daß das erste Neuron dieser Bahn im lateralen Vierhügelgebiet endet (Fig. 156), daß sich also die Pupillarfasern in der Nähe des lateralen Kerns der vorderen Vierhügel auffasern. Hier beginnt nach B a c h s Ansicht ein zweites Neuron der Pupillarreflexbahn. Der Hauptteil seiner Fasern — er ist im Schema allein gezeichnet — kreuzt sich in der Medianlinie mit den Fasern der entgegengesetzten Seite, ohne zu dem Okulomotoriuskern in irgend welche Beziehungen getreten zu sein; dagegen gesellen sich die den Lichtreflex der Pupille vermittelnden Fasern den W u r z e l b ü n d e l n des Okulomotorius zu und verlaufen schließlich im S t a m m e des Nerven zum Ganglion ciliare, in dem ein drittes Neuron beginnt. Hier entspringen die kurzen Ziliarnerven, die zur Irismuskulatur verlaufen. Es wäre nach B a c h s Ansicht in dieser Bahn ein oberer, kurzer Reflexbogen für den Pupillenreflex gegeben.

Ein zweiter, langer Reflexbogen verläuft von den Vierhügeln zu dem untersten Ende der Rautengrube. B a c h nimmt an, daß als absteigende Bahn dieses unteren Reflexbogens die S c h l e i f e n b a h n, als aufsteigende das h i n t e r e L ä n g s b ü n d e l in Betracht zu ziehen sein dürfte, und daß die nach der Medulla oblongata hinziehenden Fasern ein dort gelegenes H e m m u n g s z e n t r u m erregen. Er läßt dabei die Frage offen, „ob die von dem Reflexhemmungszentrum am spinalen Ende der Rautengrube aufsteigenden (zerebralwärts ziehenden) Fasern die Erregung auf Zellen des Okulomotoriuskerns übertragen, oder ob der den Pupillenreflex auslösende Reiz erst das gewissermaßen in die Peripherie vorgeschobene Zentrum des Sphincter pupillae — das Ganglion ciliare erregt". Um dieser noch offenen Frage Rechnung zu tragen, sind diese aufsteigenden Fasern im Schema auf der rechten Seite durch den Okulomotoriuskern hindurchziehend, auf der linken an ihm vorüberlaufend dargestellt. Auch diese reflexhemmenden Fasern sind schließlich im N e r v e n s t a m m e des Okulomotorius enthalten und nehmen ihren Weg über das Ganglion ciliare, resp. enden in demselben.

Auch B a c h s Schema bringt wie dasjenige B e r n h e i m e r s die Ergebnisse langjähriger anatomischer und experimenteller Forschungen zum Ausdruck. Die Ergebnisse seiner Tierexperimente (an der Katze) sind kurz folgende (Fig. 157):

1. „Vollständige, selbst mehrfache Durchschneidung des Halsmarks, mehrere Millimeter spinalwärts von der Rautengrube (bei 1 und 2), bringt keine Änderung der Pupillenreaktion hervor."

2. „Doppelseitige Durchschneidung der Medulla oblongata am spinalen Ende der Rautengrube (3) hat sofortige Lichtstarre beider Pupillen zur Folge."

3. „Bei einem am spinalen Ende der Rautengrube rechtsseitig angelegten Schnitt trat linksseitige Lichtstarre auf bei zunächst prompter Reaktion der rechten Pupille."

4. „Die Freilegung der Medulla oblongata mit ihren leichten mechanischen und sonstigen Reizen genügt meist, um den Lichtreflex der Pupille erheblich herabzusetzen oder vollständige Starre hervorzurufen. Dabei besteht ausgesprochene Miosis und öfters ungleiche Weite der Pupillen (Tabespupillen).

In diesen Fällen wurde die Starre in sofort außerordentlich prompte Reaktion umgewandelt durch einen in der Mitte der Rautengrube oder höher (bei 4 und 5) gelegenen doppelseitigen Schnitt durch die Medulla oblongata.

5. „Einseitige Durchschneidung der Medulla oblongata in der Mitte der Rauten-grube und zerebralwärts davon läßt die vorher träge oder aufgehobene Licht-reaktion der Pupille beiderseits wieder flott werden."

Diese interessanten Ergebnisse seiner Tier-versuche haben B a c h zu der Annahme eines am spinalen Ende der Rautengrube gelegenen Reflexhemmungszentrums für den Lichtreflex der Pupille geführt. Will man aus ihnen Schlüsse auf die Lokalisation der Krankheitsprozesse ziehen, die beim Menschen zur reflektorischen Pupillenstarre führen, so würde eine R e i z u n g des Hemmungszentrums in der Medulla ob-longata — analog dem Tierexperiment — die Lichtstarre bedingen, oder es müßte sich um einen Ausfall von hypothetischen Bahnen han-deln, die die Tätigkeit des Hemmungszentrums regulieren. Gegen die Auffassung der reflek-torischen Pupillenstarre als R e i z symptom kann wohl die klinische Erfahrung geltend gemacht werden, daß das Symptom so lange Jahre hin-durch besteht, daß also eine langjährige Reizung des Hemmungszentrums ohne schließliche Läh-mung desselben angenommen werden müßte.

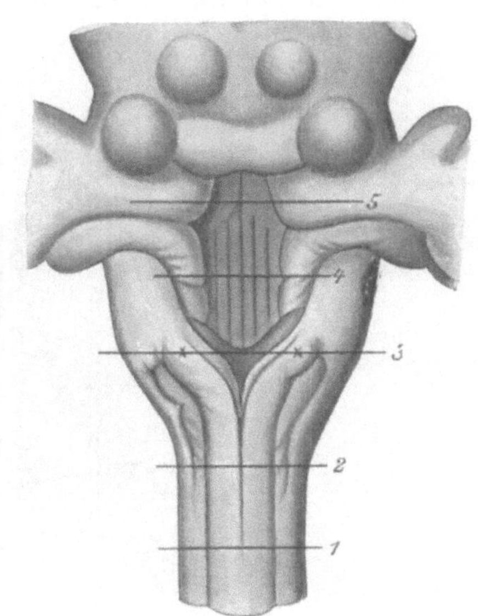

Fig. 157.
Medulla oblongata der Katze. Nach B a c h und M e y e r.
Erklärung im Text.

Tatsächlich sind denn auch in einer Reihe von Fällen bei Tabes und Paralyse positive anatomische Befunde im oberen Halsmark erhoben und als Ursache der reflektorischen Pupillenstarre gedeutet worden. Im wesentlichen stimmen diese von W o l f f, G a u p p, K a u f f m a n n u. a. erhobenen Befunde darin überein, daß sie eine Degeneration der Hinterstränge des oberen Halsmarks betrafen in Fällen, in denen klinisch eine reflektorische Pupillenstarre beobachtet worden war. War die Pupillenreaktion normal, so erwies sich auch das Halsmark intakt. Neuerdings hat W o l f f (Deutsche Zeitschr. f. Nervenkrankh., 21. Bd.) in einem Falle von reflek-torischer Pupillenstarre auch ein Gumma im Halsmark gefunden.

Andere Autoren (de B u c k, D e j e r i n e) haben diese Befunde nicht bestätigt; de B u c k hat Fälle von cervikaler Tabes mit erhaltener Pupillenreaktion be-schrieben, D e j e r i n e fand bei reflektorischer Pupillenstarre nichts Pathologisches im Rückenmark, und Fürstner betont, daß in Fällen von progressiver Paralyse das umstrittene Symptom bei reiner Seitenstrangerkrankung vorhanden und bei reiner Hinterstrangdegeneration fehlen kann.

Und wieder andere Autoren (Pineles, Siemerling und Boedecker, Moeli, v. Monakow) haben anatomische Veränderungen im zentralen Höhlengrau des hinteren Abschnittes des III. Ventrikels und des Aquaeductus Sylvii aufgefunden, die das Okulomotoriuskerngebiet vollständig frei ließen. Diese Befunde sprechen für die Richtigkeit der Anschauungen Bernheimers; sie sprechen dafür, daß die reflektorische Pupillenstarre durch eine Läsion der Pupillarfasern unmittelbar am Sphinkterenkern (Läsion 8 des Bernheimerschen Schemas) zustande

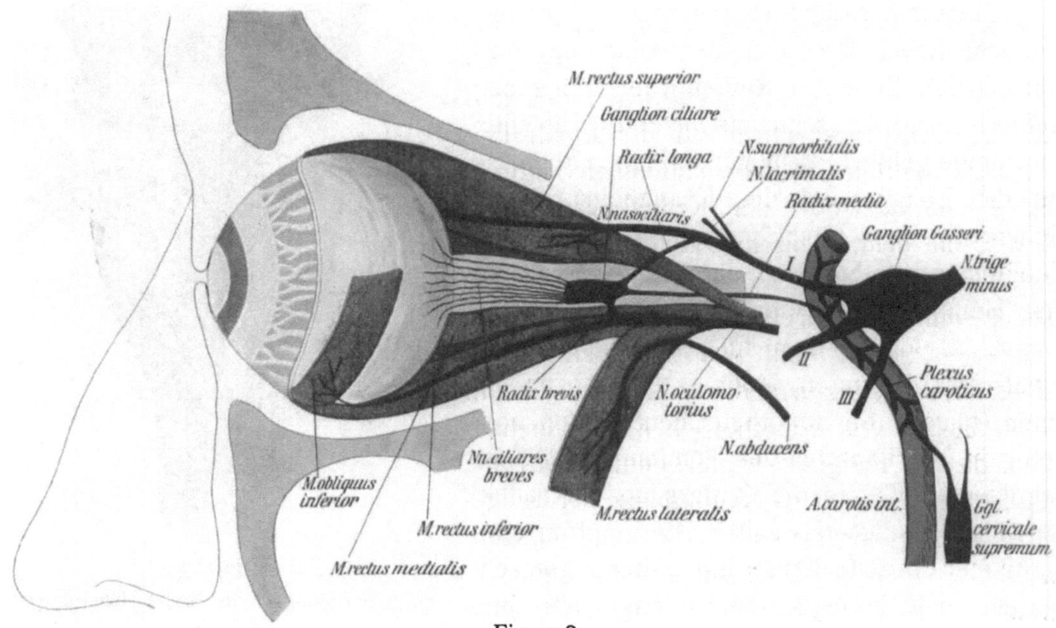

Fig. 158.
Ganglion ciliare.

kommen kann, während der Akkommodations- und Konvergenzimpuls die Pupille ungehindert zur Kontraktion bringt, weil ja der Kern selbst intakt geblieben ist.

Neuerdings hat nun auch schließlich noch das Ganglion ciliare in der pathologischen Anatomie der reflektorischen Pupillenstarre eine wachsende Bedeutung gewonnen. Es ist jenes kleine, längliche Nervenknötchen, von etwa 1,5 mm Länge, das, tief im Fettgewebe der Orbita eingebettet, sich auf der lateralen Seite etwa 1,5—2,0 cm hinter dem Eintritt des Sehnerven in den Bulbus der Optikusscheide anschmiegt (Fig. 158). Es ist nur mühsam aus seiner verborgenen Lage und aus dem umgebenden Fett der Orbita herauszupräparieren. Das Ganglion ciliare ist nach abwärts durch die kurze motorische Wurzel (Radix brevis) mit dem unteren Aste des N. oculomotorius verbunden, während es von hinten her von dem Flechtwerk des Plexus caroticus seine sympathische, vom

N. nasociliaris, einem Zweig des I. Trigeminusastes, seine sensible Wurzel empfängt. Beide Wurzeln stellen ziemlich lange, feine Fädchen dar, die sich an die laterale Seite des Optikus innig anschmiegen. Während der Zweig des N. nasociliaris als Radix longa direkt zum Ganglion ciliare verläuft, werden die Sympathikusfasern gewöhnlich vom N. oculomotorius noch innerhalb der Schädelhöhle bei seiner Lagerung neben der Karotis aus dem Plexus caroticus aufgenommen. Nur manchmal treten sie direkt — als Radix media — in das Ganglion ein, indem sie getrennt neben dem N. oculomotorius verlaufen. Aus dem Ganglion ciliare treten peripher zahlreiche Nervenästchen hervor, die Nn. ciliaris breves, und verlaufen nach dem hinteren Pol des Bulbus, wo sie in das Innere des Auges eintreten, um nach dessen Binnenmuskulatur zu gelangen. Fig. 159 stellt einen Schnitt durch das Ganglion ciliare vor, der sowohl die histologische Struktur desselben wie auch die ein- und austretenden Nerven zeigt. Von links her tritt die lange Wurzel

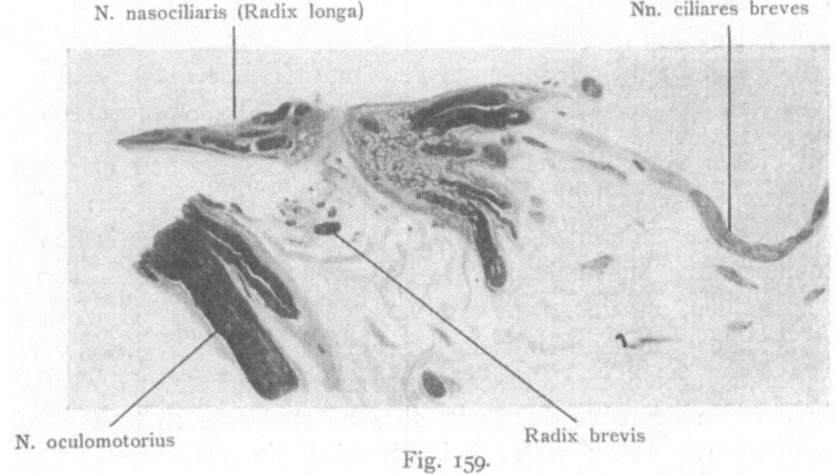

Fig. 159.

Schnitt durch das Ganglion ciliare. Markscheidenfärbung. Vergrösserung 18:1.

des Nasociliaris in das Ganglion ein, unterhalb desselben zieht der untere Ast des N. oculomotorius vorüber. Von ihm verläuft die Radix brevis, im orbitalen Fett eingebettet, nach dem Ganglion. Dasselbe setzt sich aus zahlreichen, rundlich erscheinenden Ganglienzellen zusammen, von denen einige noch ziemlich weit in die austretenden Ziliarnerven (N. ciliares breves) vorgeschoben sind. Von den letzteren sind natürlich nur einige auf dem Schnitt getroffen.

Es würde zu weit führen, auf den Streit maßgebender Autoren über die Natur des Ziliarganglions näher einzugehen. Einzelne erklären es für rein spinal und dem Okulomotorius angehörig; andere halten es gleichfalls für rein spinal, sprechen es aber dem Trigeminus zu und sind der Ansicht, daß die kurze, dem Okulomotorius entstammende Wurzel, die die sympathischen Fasern enthält, sich dem Ziliarganglion nur anlegt und garnicht in dasselbe eintritt. Wieder andere erklären es ebenso bestimmt für rein sympathisch, und nochmals andere halten es für ein gemischtes Ganglion. Es scheint, daß es in den verschiedenen Tierklassen und -arten eine verschiedene Zusammensetzung hat: bei Fröschen, Vögeln und Kaninchen spinale Zellen, bei Hunden überwiegend, bei Katzen ausschließlich sympathische Zellen. Dieser Umstand erklärt es, daß die verschiedenen Autoren bei ihren experimentellen Untersuchungen zu verschiedenen und widersprechenden Ergebnissen gelangt sind, und verbietet es, diese letzteren ohne weiteres auf die pathologischen Verhältnisse beim Menschen zu übertragen. So ist es zunächst die wichtigste Aufgabe, in allen Fällen von Tabes, Paralyse und zerebrospinaler Lues, in denen klinisch Anomalien der Pupillenform und -weite und Störungen der Irisbewegungen beobachtet werden, auch das bisher meist unbeachtet gelassene Ganglion ciliare regelmäßig anatomisch aufs genaueste zu untersuchen. Marina hat sich dieser wichtigen Aufgabe unterzogen und durch seine Befunde die Aufmerksamkeit auf das kleine, versteckt liegende Ganglion gelenkt. Marina konnte gerade bei der Tabes und Paralyse stets dann, wenn klinisch eine (reflektorische) Pupillenstarre bestanden hatte, mit der Nisslschen Methode eine chronische, langsam verlaufende Degeneration der Zellen des Ziliarganglions und auch mehr oder weniger ausgedehnte Zerfallserscheinungen an den Ziliarnerven nachweisen, während er die Zellen der Okulomotoriuskerne regelmäßig intakt fand.

Nach all diesen verschiedenartigen anatomischen Befunden und den Ergebnissen des Tierexperiments läßt sich heute nur das eine aussagen: Wir kennen die pathologischen Veränderungen noch nicht, die der reflektorischen und der absoluten Pupillenstarre zugrunde liegen, und wissen noch nichts von den Beziehungen der Bahnen, auf denen die Konvergenzreaktion geleitet wird, zur Bahn des Lichtreflexes der Pupille. Und doch scheint es, als ob diese verschiedenartigen Befunde ausgezeichneter Forscher uns zu einer Erkenntnis geführt hätten: Es ist wohl nicht eine Stelle des Zentralorgans allein, deren Läsion zur reflektorischen Pupillenstarre führt; wahrscheinlich wird die anatomische Läsion verschiedener Stellen der Reflexbahn für den Lichtreflex der Pupille — und zwar auf der zentripetalen wie zentrifugalen Seite derselben — in gleicher Weise klinisch in die Erscheinung treten: eine Läsion des zentralen Höhlengraus am Boden des III. Ventrikels und des Aquädukts, eine Läsion im oberen Halsmark und vielleicht auch eine Läsion der Zellen und Fasern des Ziliarganglions.

37. Verhalten der Pupillen nach dem Tode.

Zum Schluß möchte ich Ihre Aufmerksamkeit noch auf ein letztes, forensisch wichtiges Kapitel aus der Physiologie der Irisbewegungen hinlenken: auf das Verhalten der Pupillen nach dem Tode. Ebenso wie sich im tiefen Schlafe die Pupillen maximal verengern, tritt auch während der Agone meistens eine hochgradige Miosis ein, und wie sich die miotische Schlafpupille bei Lichteinfall noch mehr verengt, so ist auch im Todesschlaf der Lichtreflex der engen Pupille bis zum letzten Herzschlage erhalten. Nur ausnahmsweise, unter Verhältnissen, die uns noch unbekannt sind, erweitern sich die Pupillen in der Agone, und in diesen

Fällen pflegt auch der Lichtreflex erloschen zu sein, oft schon stundenlang, bevor Atmung und Herzschlag aufhören.

Im Augenblick des Todes erfolgt dann momentan eine merkliche Erweiterung der Pupillen, und nun bleibt ihre Weite zunächst unverändert. Erst nach einigen Stunden (2—10) tritt allmählich wieder eine Verengerung ein, und zwar meistens auf beiden Seiten in verschiedenem Grade, ohne jedoch zu einer stärkeren Miosis zu führen. Nach kürzerer oder längerer Zeit, meist jedoch innerhalb der ersten 24 Stunden nach dem Tode, erfolgt schließlich wieder eine allmähliche Erweiterung der Pupillen; sie nehmen dabei eine mittlere Weite an, die nunmehr keiner Änderung mehr unterworfen ist.

Während nun die wechselnde Pupillenweite in der Agone und im Augenblick des Todes die letzte Lebensäußerung des Nerven darstellt, ist die postmortale Änderung der Weite der Pupillen die Folge der Totenstarre, deren Gesetzen auch die glatten Muskelfasern der Iris unterworfen sind. Die eintretende Starre führt notwendigerweise zur Miosis, da im Tode wie im Leben die Sphinkterenwirkung die Wirkung des Dilatators überwiegt. Wenn sich die Totenstarre löst, tritt an Stelle der durch sie bedingten Verengerung allmählich wieder eine Erweiterung der Pupille.

Diese wertvollen Beobachtungen am Leichenauge müssen selbstverständlich bei der forensischen Beurteilung der Pupillenweite Verstorbener gebührende Berücksichtigung finden. Es seien nur einige Punkte hervorgehoben: Da die Totenstarre an beiden Augen nicht gleichzeitig einzutreten pflegt und verschieden rasch fortschreitet, kann an der Leiche eine ausgesprochene Pupillendifferenz zur Beobachtung kommen, die bei Lebzeiten nicht vorhanden gewesen ist. Und ferner: Auch die enge Pupille des Morphiumvergifteten wird sich zunächst im Tode erweitern, und andererseits wird die mydriatische Pupille des in den letzten Lebenstagen fortdauernd unter starker Atropinwirkung gehaltenen Auges sich mit dem Eintritt der Totenstarre stark verengern.

So sehen wir also, daß aus der bei der gerichtlichen Obduktion, also meist längere Zeit nach dem Tode, festgestellten Pupillenweite durchaus kein Schluß auf ihr Verhalten während des Lebens zu ziehen ist.

VI. Tabes dorsalis.

(Reflektorische Pupillenstarre, andere okulopupilläre Symptome und Sehnervenatrophie: siehe Kapitel 30—36.)

38. Das Westphalsche Zeichen und die Reflexbahn für die Kniephänomene. Die Hypotonie.

Trotz der großen Mannigfaltigkeit der klinischen Erscheinungsformen, in denen uns die Tabes dorsalis entgegentritt, gibt es bei dieser Krankheit eine Anzahl von Symptomen, die fast in allen Fällen wiederkehren und deshalb als die

Kardinalsymptome des Leidens zu betrachten sind: die reflektorische Pupillenstarre, das Fehlen der Kniephänomene und die Ataxie, und auf sensiblem Gebiete:
die lanzinierenden Schmerzen und die Analgesie. Zwei dieser Erscheinungen gehören schon dem Initialstadium der Krankheit an, die reflektorische Pupillenstarre
und das Fehlen der Kniephänomene. Sie sind gewöhnlich die Erstlingszeichen
der Tabes und oft schon vorhanden, bevor der Patient durch irgend welche subjektiven Beschwerden auf sein Leiden aufmerksam geworden ist; und weil dies der
Fall ist, gehört die Diagnose der Tabes zu den leichtesten Diagnosen in der
ganzen Neuropathologie.

Aber beide Symptome sind nicht allein der Tabes eigentümlich. Jedes für
sich und beide zusammen kommen auch bei anderen Krankheiten zur Beobachtung,
und deshalb dürfen wir ihnen bei der Diagnose keine ausschlaggebende Bedeutung
beimessen, sondern müssen selbstverständlich immer das ganze Krankheitsbild
und alle Komponenten, aus denen es sich zusammensetzt, ins Auge fassen.

Der reflektorischen Pupillenstarre haben wir bereits eine ausführliche
Besprechung gewidmet. Wenden wir uns jetzt zu dem Westphalschen Phänomen, dem Fehlen der Patellarsehnenreflexe.

Das Kniephänomen ist ein rein spinaler Reflex, den wir in das zweite
bis vierte Lumbalsegment des Rückenmarks zu lokalisieren gelernt haben. Der
zentripetale Schenkel der Reflexbahn wird von dem sensiblen Nerven der Qua-
dricepssehne gebildet, nicht etwa von den sensiblen Nerven der Haut über derselben. Diese Tatsache ist von Wichtigkeit, insofern sie uns erklärt, daß das
Auftreten oder Fehlen des Kniephänomens vollkommen unabhängig von dem
eventuellen Vorhandensein sensibler Störungen (Anästhesie) der äußeren Haut ist.
Der zentripetale Schenkel der Reflexbahn verläuft im N. femoralis zentralwärts und
leitet den Reiz der Erschütterung, den wir mit dem Perkussionshammer oder sonst-
wie auf die Patellarsehne ausüben, durch die hinteren Wurzeln und die Hinterstränge des Rückenmarks auf dem Weg der sogenannten Reflexkollateralen durch
die graue Substanz hindurch nach der motorischen Ganglienzelle im Vorderhorn.
Hier beginnt der zentrifugale Schenkel der Reflexbahn, der durch die vorderen
Wurzeln und die motorischen Fasern des N. femoralis zum M. quadriceps zurück-
läuft. Das Auftreten des Kniephänomens in normaler Weise ist natürlich von der
Intaktheit der ganzen Reflexbahn abhängig, und so läßt uns ein Blick auf unser
Schema (Fig. 160) erkennen, daß bei sehr vielen und verschiedenartigen Krank-
heitszuständen ein Erlöschen der Kniephänomene beobachtet werden wird.

Selbstverständlich ist das Vorhandensein des Reflexes in diagnostischer Hinsicht
bedeutsamer als das Ausbleiben desselben. Das Auftreten des Reflexes zeigt uns
mit Sicherheit an, daß die Reflexbahn intakt ist. Aus einem Ausbleiben desselben
können wir dagegen nicht mit der gleichen Sicherheit schließen, daß die Reflexbahn eine Unterbrechung erlitten hat. Es kann auch durch eine Mangelhaftigkeit
der Methode und durch Ungeschicklichkeit des Untersuchenden bedingt sein. Vor
allem muß die Aufmerksamkeit des Exploranden abgelenkt sein; denn durch eine
willkürliche Anspannung der Muskulatur kann das Auftreten des Reflexes erschwert,

ja selbst unterdrückt werden. Wir pflegen deshalb zur Ablenkung des Kranken den Jendrassikschen Handgriff anzuwenden, oder untersuchen in zweifelhaften Fällen im warmen Bade. Weiterhin muß berücksichtigt werden, daß auch bei völlig intakter Reflexbahn unter Umständen die Kniephänomene nicht ausgelöst werden können, nämlich aus rein mechanischen Ursachen (1). Eine Erkrankung des Kniegelenks, eine Dislokation der Patellarsehne, eine Fraktur der Patella kann die Ursache sein. Auch wenn infolge hochgradiger Fettleibigkeit,

bei starkem Ödem oder aus anderen Gründen, z. B. bei der Elephantiasis Arabum, der Erschütterungsreiz die Patellarsehne überhaupt nicht trifft, wird der Reflex ausbleiben müssen. Ob eine solche, rein mechanische Ursache dem Fehlen des Kniephänomens zugrunde liegt, ist natürlich zunächst zu entscheiden, ehe das Symptom diagnostisch verwertet werden kann.

Verfolgen wir nun an unserem Schema den Reflexbogen von dem sensiblen Schenkel an:

Eine Läsion in 2, d. h. eine isolierte Läsion des sensiblen Muskelnerven, ist nicht denkbar, weil seine Fasern zwischen den motorischen Fasern des peripheren Nerven verlaufen. Sie kann also bei unserer Betrachtung unberücksichtigt bleiben.

Ebenso eine Unterbrechung der Reflexbahn in 3, d. h. eine Läsion des Spinalganglions. Theoretisch müßte allerdings bei einer Erkrankung der Spinalganglien des II. bis IV. Lumbalsegments, also bei einem Herpes zoster, der an der Hüfte und an der Vorderfläche des Oberschenkels lokalisiert ist, ein Erlöschen des Kniephänomens, postuliert werden, sobald es zu einem völligen Zellenschwund der betr.

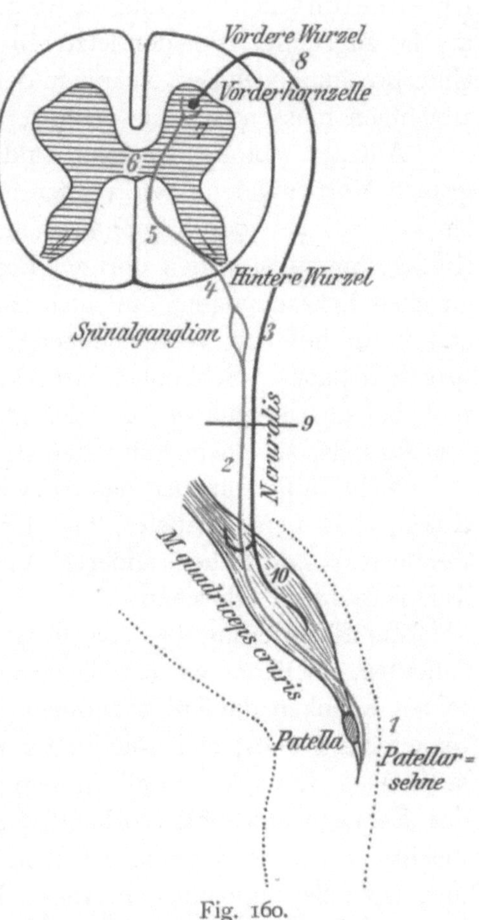

Fig. 160.

Schema der Reflexbahn für das Kniephänomen.

Spinalganglien kommt. Dies scheint aber auch bei der hämorrhagischen Entzündung der Spinalganglien, die den schwersten Fällen von Herpes zoster zugrunde liegt, nicht der Fall zu sein. Wenigstens habe ich ein Erlöschen der Patellarsehnenreflexe beim Herpes zoster niemals beobachtet und auch in der mir zugängigen Literatur nicht erwähnt gefunden.

Ein Fehlen des Kniephänomens durch Unterbrechung des sensiblen Schenkels der Reflexbahn in 4, d. h. infolge einer Läsion der hinteren Wurzeln, wird unter Umständen bei dem akuten Hydrocephalus beobachtet, bei den Hirngeschwülsten, besonders häufig bei den Tumoren der hinteren Schädelgrube und des Kleinhirns, und vor allem bei den Geschwülsten der Cauda equina, bei stärkeren Blutungen in das untere Ende des Duralsackes, und bei der spinalen Lues, insbesondere bei derjenigen Form, die man als Neuritis syphilitica der Rückenmarkswurzeln bezeichnet.

Eine Läsion der Hinterstränge (5) liegt dem Fehlen der Kniephänomene bei der Tabes, der Taboparalyse, der syphilitischen Meningomyelitis, sowie der Friedreichschen hereditären Ataxie und unter Umständen auch bei der Syringomyelie zugrunde. Bei der letzteren Erkrankung werden wir manchmal auch eine Unterbrechung der Reflexbahn in der grauen Substanz des Rückenmarks — in 6 — annehmen müssen, wie sie auch bei der Hämatomyelie zustande kommt.

Auf der motorischen Seite sind es Unterbrechungen des Reflexbogens in den grauen Vordersäulen, den vorderen Wurzeln und im peripheren Nerven, die zu einem Erlöschen der Kniephänomene führen, also Läsionen in 7: bei der spinalen Kinderlähmung und den übrigen Formen der Poliomyelitis anterior, in 8: bei den gleichen Erkrankungen, die auch zu einer Läsion der hinteren Wurzeln führen, und in 9: bei den verschiedenen Formen der Polyneuritis, die wir bereits besprochen haben. Schließlich wird auch eine Erkrankung des M. quadriceps selbst, z. B. bei der Trichinose, bei der Myositis ossificans und bei anderen Affektionen des Muskels, zu einem Erlöschen der Kniephänomene führen können (10).

Nicht aufgeklärt ist das Schwinden des Reflexes unter der Einwirkung von Giften, z. B. beim Diabetes, bei der perniziösen Anämie, bei der Sulfonalintoxikation und zahlreichen anderen Vergiftungen. Auch im tiefen Koma sind die Kniephänomene erloschen.

Zur Illustrierung des Vorgetragenen zeige ich Ihnen zunächst zwei jugendliche Patienten, bei denen wir mit Sicherheit eine Tabes ausschließen können, obwohl bei beiden Kranken die Kniephänomene vollständig erloschen sind. Die eine Patientin kennen Sie bereits; es ist die jung verheiratete Frau, die in früher Kindheit erblindet ist (S. 254). Ein solcher Fall, in dem das Westphalsche Phänomen und noch dazu eine Sehnervenatrophie vorhanden sind, wie sie häufig auch bei der Tabes beobachtet wird, ist diagnostisch nicht ganz leicht zu beurteilen. Wir mußten auch hier, trotz des jugendlichen Alters der Patientin, an die Möglichkeit einer Tabes denken, die sich auf dem Boden der kongenitalen Lues hätte entwickelt haben können; und zwar um so mehr, als hier auch andere tabische Symptome vorhanden sind, eine leichte Blasenschwäche und eine Verlangsamung der Empfindung für taktile Reize an den unteren Extremitäten. Trotzdem haben wir uns nicht für diese Diagnose entschieden, weil der Zustand der Patientin seit langen Jahren ein stationärer ist, der nicht die mindeste Tendenz zum Fortschreiten zeigt, wie es bei der Tabes der Fall sein müßte, und weil die Optikusatrophie, die einen integrierenden Bestandteil des jetzigen Zustands der Patientin ausmacht — seit wann die Kniephänomene erloschen sind, wissen wir nicht — in ihrer frühesten Kindheit aufgetreten ist. Nach den statistischen Ermittelungen Fourniers und Erbs steht es fest, daß ein Zusammenhang zwischen Tabes und Syphilis besteht, und da erfahrungsgemäß die Tabes gewöhnlich nach einem Intervall von 5—15 Jahren auf die luetische Infektion zu folgen pflegt, ist a priori bei kongenital-syphilitischen Individuen eine infantile oder juvenile Tabes sehr wohl denkbar. Tatsächlich ist auch das Auftreten tabischer Symptome im Kindesalter — wie in unserem Falle — wiederholt konstatiert worden. Bisher ist aber auf pathologisch-anatomischem Wege der sichere Nachweis einer reinen Tabes im Kindesalter nicht erbracht; vielmehr hat es sich in den untersuchten Fällen um Taboparalyse oder zerebrospinale Lues gehandelt. Dies sind die Gründe, die uns veranlassen, auch im vorliegenden Falle eine Tabes auszuschließen und die Optikusatrophie, das Fehlen der Kniephänomene und die anderen Symptome auf eine hereditäre Lues zurückzuführen. Dies haben auch die Augenärzte getan, welche die junge Frau vor langen Jahren, als sie noch in der Blindenanstalt verpflegt wurde, behandelt haben.

Ganz ähnlich liegen die Verhältnisse in einem Falle von akquiriertem Hydrocephalus. Auch hier sind die Kniephänomene vollständig erloschen, und es ist eine beiderseitige Optikusatrophie vorhanden, die indessen nicht zu völliger Erblindung geführt hat. Aber hier können wir aus dem Verlauf der Krankheit, der uns genau bekannt ist, und aus dem ganzen Habitus des Patienten mit Leichtigkeit eine sichere Diagnose stellen. Die auffällige Schädeldifformität (Fig. 161) weist uns auf eine abgelaufene Rachitis mit akquiriertem Hydrocephalus hin.

Optikusatrophie und Erlöschen der Kniephänomene sind eine häufige Folge des akuten und chronischen Hydrocephalus. Die erstere erklärt sich aus einer direkten Kompression des Chiasmas durch den infolge der enormen intrazerebralen Drucksteigerung blasig ausgestülpten Boden des III. Ventrikels. Das Erlöschen der Kniephänomene kommt dadurch zustande, daß sich die intrazerebrale Drucksteigerung durch den IV. Ventrikel und das Foramen Magendii dem Liquor spinalis in dem Wirbelkanal mitteilt und so eine seröse Durchtränkung und Kompression der hinteren Wurzeln und der Hinterstränge des Rückenmarks herbeiführt. Hierdurch wird der zentripetale Schenkel des Reflexbogens unterbrochen.

Eine Unterbrechung des sensiblen Schenkels des Reflexbogens lag auch einem dritten Falle zugrunde, den wir kürzlich zu beobachten Gelegenheit hatten. In diesem Falle, in dem bei Lebzeiten ein Tumor der Cauda equina angenommen wurde, trat sehr frühzeitig, nachdem etwa $1^1/_2$ Jahre lang sensible Reizerscheinungen — ischiasartige Schmerzen erst in dem einen, dann im anderen

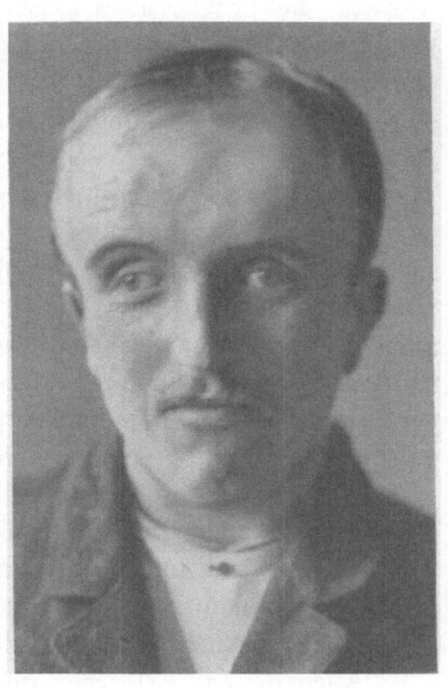

Fig. 161.

Rachitis und Hydrocephalus. Eigene Beobachtung.

Bein — vorausgegangen waren, ein Erlöschen der Kniephänomene ein, und zwar
zu einer Zeit, als Motilitätsstörungen noch vollständig fehlten. Aus einem
mikroskopischen Schnitt durch das Lendenmark dieses Falles ist ersichtlich, daß
die hinteren Wurzeln vollständig in die Tumormassen eingebettet sind; ihre frühzeitige Degeneration ist die Ursache gewesen, weshalb hier auch die Patellarsehnenreflexe so früh erloschen sind.

Der nächste Kranke ist ein Schulfall von Syringomyelie (S. 150).

Charakteristisch für dieses Leiden ist bekanntlich ein Kern von Krankheitserscheinungen, die auf eine Läsion der grauen Substanz des Rückenmarks hinweisen: die progressiven Muskelatrophien spinalen Ursprungs mit den davon abhängigen motorischen Lähmungserscheinungen, die trophischen Störungen der
anderen Gewebe, der Haut, des Unterhautzellgewebes und der Knochen, verbunden
mit vasomotorischen und sekretorischen Anomalien, und die dissoziierte Empfindungslähmung, d. h. das Erlöschen des Schmerz- und Temperatursinnes bei völliger
Intaktheit oder verhältnismäßig geringer Alteration der taktilen Sensibilität.

Um diese Kardinalsymptome der Syringomyelie gruppieren sich nun in verschiedener Weise andere Krankheitserscheinungen, die durch eine Läsion der
weißen Substanz bedingt sind. In der Mehrzahl der Fälle sind es die Erscheinungen der Pyramidenseitenstrangerkrankung, also spastische Lähmungserscheinungen an den Beinen und lebhafte Steigerung der Kniephänomene, Fußklonus
und Babinskische Dorsalflexion der großen Zehe. In anderen Fällen kommt
es bei der Syringomyelie aber auch zu Symptomen von seiten der Hinterstränge,
wie wir sie bei der Tabes beobachten, vor allem zu einem frühzeitigen Verlust
der Kniephänomene und der Achillessehnenreflexe, zu Störungen der Koordination,
zu Blasenschwäche und zu einem Erlöschen der Libido sexualis. Diese Erscheinungen
der Hinterstrangerkrankung sind bei unseren Patienten vorhanden, und dies ist
der Grund, weshalb ich Ihnen denselben heute nochmals demonstriere.

Auch für das Erlöschen der Kniephänomene infolge von Unterbrechung des
zentrifugalen Schenkels der Reflexbahn seien typische Paradigmata vorgeführt.

Das erste ist ein seltener Fall von Poliomyelitis anterior bei einem
10 jährigen Kinde.

Die Krankheit betrifft bekanntlich vorwiegend das Alter der frühen Kindheit.
In den ersten Lebensmonaten ist das Leiden allerdings noch selten; vom sechsten
bis achten Monat an wird es häufiger, und die Mehrzahl der Erkrankungsfälle
fällt in das zweite bis vierte Lebensjahr. Aber auch das spätere Kindesalter ist
nicht immun gegen die Krankheit, und ausnahmsweise werden auch noch Erwachsene
von ihr betroffen (S. 50).

Im vorliegenden Falle ist die Krankheit außergewöhnlich spät, erst im 10.
Lebensjahre aufgetreten, und zwar nicht in typischer Weise mit hohem Fieber und
Konvulsionen, sondern subakut und in Schüben. Innerhalb 14 Tagen kam es bei
dem bis dahin gesunden Kinde zunächst zu einer schlaffen Lähmung der beiden
Beine, später auch der Vorderarme und Hände, während die Oberarm- und
Schultermuskulatur intakt blieb. Ganz allmählich haben sich alsdann im Verlauf

von langen Wochen und Monaten die schweren Lähmungserscheinungen mehr und mehr zurückgebildet; zuerst an den Händen und Unterarmen, später auch an den Beinen, namentlich an dem M. quadriceps. Fast gänzlich gelähmt geblieben sind indessen noch heute die Strecker des Fußes und der Zehen beiderseits. Infolge dieser doppelseitigen Peronaeuslähmung hängen die Fußspitzen herab, ohne daß die Kleine imstande wäre, sie aktiv zu erheben. Dadurch ist das Gehen natürlich sehr erschwert; es müssen die Beine in den Hüft- und Kniegelenken übermäßig gebeugt werden, damit die Fußspitzen nicht am Boden schleifen, und beim Auftreten wird der Fuß jedesmal zuerst mit der Spitze und dann erst mit der Ferse aufgesetzt. Man hat diese Gehstörung als „Steppergang" bezeichnet.

Was uns heute an der kleinen Patientin am meisten interessiert, ist, daß die Kniephänomene auf beiden Seiten fehlen. Störungen der Sensibilität sind nicht vorhanden und auch während des ganzen Verlaufs der Krankheit niemals beobachtet worden. Gerade dieses Moment, zusammen mit dem allmählichen Auftreten der Lähmungserscheinungen hat uns veranlaßt, eine subakute Poliomyelitis anterior anzunehmen. Denn bei einer multiplen Affektion der peripheren Nerven, einer Polyneuritis, würden wir neben den beobachteten motorischen Lähmungserscheinungen und dem Fehlen der Kniephänomene a priori auch Störungen der Sensibilität zu erwarten haben.

Der periphere Nerv enthält ja nicht nur motorische Fasern; er enthält auch sensible Nervenfasern und Fasern mit vasomotorischer, trophischer und sekretorischer Funktion. Deshalb pflegen wir, wenn sich der Krankheitsprozeß im peripheren Nerven abspielt, neben der motorischen Lähmung auch sensible und andere Störungen anzutreffen. Hierin liegt das differentialdiagnostisch wichtige Moment gegenüber der Poliomyelitis anterior. Andererseits wird aber gerade durch das Vorhandensein sensibler und trophisch-vasomotorischer Störungen das Krankheitsbild der Polyneuritis dem der Tabes dorsalis wesentlich näher gerückt.

Es wird dies um so mehr der Fall sein, wenn die Erscheinungen der Polyneuritis hauptsächlich an den unteren Extremitäten zur Entwickelung kommen, wie es z. B. bei der A l k o h o l p a r a p l e g i e der Fall ist, von der Sie früher einen typischen Fall gesehen haben (S. 59). Auch bei dieser Krankheit kommt es zu einem Erlöschen der Sehnenreflexe und zu einer Reihe vasomotorischer, trophischer und sensibler Störungen, die bei der Poliomyelitis anterior natürlich fehlen müssen, bei der Tabes aber zum Teil in ganz ähnlicher Weise gefunden werden.

Vor allem sind es bei der alkoholischen Polyneuritis die spontan auftretenden Schmerzen, die eine außerordentlich große Ähnlichkeit mit den Schmerzen in der Initialperiode der Tabes haben. Es sind stechende und brennende Empfindungen, Ameisenlaufen und wirkliche l a n z i n i e r e n d e S c h m e r z e n, die vorzugsweise die unteren Extremitäten blitzartig durchfahren. Außerdem ist bei der Alkohollähmung auch eine hochgradige Druckempfindlichkeit vorhanden. Oft werden schon durch leise Berührungen des Integuments lebhafte Schmerzen hervorgerufen; noch heftiger treten sie auf, wenn man einen halbwegs stärkeren Druck auf die Muskelmassen, besonders an der Wade, auf die Sehnen, oder gar auf die Nervenstämme der Nn. ischiadicus und peronaeus selbst ausübt. Eine solche Druckschmerzhaftigkeit kommt bei der Tabes gewöhnlich nicht vor; sie ist also in differentialdiagnostischer Hinsicht gut zu verwerten.

Die Alkoholparaplegie ist natürlich nicht die einzige Form der Neuritis bezw. Polyneuritis, bei der ein Erlöschen der Kniephänomene beobachtet wird. Dies kann auch bei allen anderen toxischen und infektiösen Formen der multiplen Neuritis, bei der chronischen Blei- und Arsenik-Intoxikation, bei der diphtheritischen Lähmung, der diabetischen, tuberkulösen, senilen und kachektischen Polyneuritis der Fall sein. Von besonderem Interesse ist die diphtheritische Lähmung. Nicht nur bei der generalisierten Form derselben, sondern auch bei den lokalisierten Formen dieser Krankheit, bei denen sich die Lähmung auf das Gaumensegel, auf die Augenmuskeln und die Rachen- und Kehlkopfmuskulatur beschränkt, verschwindet das Kniephänomen zuweilen vorübergehend, ohne daß irgend eine andere Störung im Bereich der Extremitäten auftritt.

Als ein Analogon hierzu ist wohl das Schwinden des Patellarsehnenreflexes bei der kruppösen Pneumonie im Kindesalter aufzufassen. Pfaundler hat es unter 200 Fällen 55 mal bei Kindern unter 10 Jahren beobachtet, und zwar sehr frühzeitig, einige Male zu einer Zeit, wo ein physikalischer Lungenbefund noch vollständig gefehlt hat. Pfaundlers Angaben wurden durch Beobachtungen aus der medizinischen Klinik in Greifswald bestätigt, mit der Modifikation, daß bei kruppöser Pneumonie das Fehlen der Kniephänomene bei Kranken jeglichen Alters sehr häufig vorkomme, aber gar nicht selten auch bei allen möglichen anderen akuten Infektionskrankheiten.

Bei der diabetischen Polyneuritis treten neben dem Fehlen der Kniephänomene heftige, neuralgische Schmerzen in den Beinen und ataktische Störungen auf, so daß das klinische Bild dem der Tabes sehr ähnlich werden kann. Man hat diese Fälle mit dem unglücklich gewählten Namen Pseudotabes diabetica bezeichnet.

Auch bei der im Greisenalter vorkommenden Form — der Polyneuritis senilis — kommt es mitunter zum Schwinden der Kniephänomene, und da in diesen Fällen meist auch eine senile Miosis und Pupillenträgheit vorhanden ist, und auch Blasenstörungen und umherziehende Schmerzen nicht selten sind, kann sehr wohl ein Krankheitsbild zustande kommen, das an eine beginnende Tabes erinnert.

Es wäre noch das Erlöschen der Kniephänomene zu erwähnen bei chronischer Nikotinvergiftung, wie ich es indessen nur einmal bei einem starken Raucher, im übrigen bei Zigarrenarbeiterinnen beobachtet habe, beim Ergotismus, der Trichinose und der Beriberi-Krankheit.

Auch nach großen Strapazen und allerhand erschöpfenden Eingriffen können die Kniephänomene vorübergehend fehlen, und auch ein angeborenes Fehlen des Reflexes bei sonst Gesunden scheint vorzukommen.

So sehen Sie aus unserer heutigen Besprechung, daß das Fehlen der Kniephänomene keineswegs für die Tabes charakteristisch ist, und deshalb können
wir aus dem Vorhandensein dieses Symptoms allein niemals eine sichere Diagnose
stellen.

Auch die Achillessehnenreflexe sind bei der Tabes meistens schon im
Beginn des Leidens erloschen, oft sogar schon vor den Kniephänomenen. Der
diagnostische Wert dieses Symptoms steht indessen hinter demjenigen des Fehlens
der Kniephänomene zurück, weil der Achillessehnenreflex anscheinend im höheren
Lebensalter auch bei Gesunden nicht mehr ganz konstant auftritt (bei Männern in
57% — der Patellarsehnenreflex in 98% nach Pflästerer). Er äußert sich in
einer Kontraktion der Wadenmuskulatur, die zu einer Plantarflexion des Fußes
führt, und ist am sichersten zu erzielen, wenn man nach Babinskis Vorschlag
den Exploranden auf einem Stuhle knien läßt, so daß seine Füße frei über den
Stuhlrand herabhängen, und alsdann einen leichten Schlag mit dem Perkussionshammer gegen die Achillessehne führt.

Die Hypotonie.

Die Läsion sensibler Leitungsbahnen, die bei der Tabes zu einer Unterbrechung des Reflexbogens für die Sehnenreflexe führt, bedingt auch durch den
Ausfall der reflektorischen Regulierung des Muskeltonus eine Abschwächung desselben, die Hypotonie. Infolgedessen ist der Widerstand, den die Muskulatur
der Extremitäten normalerweise allen passiven Bewegungsversuchen entgegensetzt, vermindert und die passive Beweglichkeit der Glieder erleichtert. Der
hypotonische Muskel zeigt bei der Palpation eine geringere Resistenz als normal
und fühlt sich meistens schlaff an. Seine mechanische Erregbarkeit ist nach
Foersters Angabe erhöht, während sein Verhalten gegenüber elektrischen
Reizen unverändert bleibt. Da sich in der Regel mit der Abnahme des Muskeltonus auch eine Erschlaffung des Band- und Kapselapparates der
Gelenke verbindet, ist die Fixation der Gliedmaßen in den Gelenken auffallend
schlaff, so daß die Exkursionsbreite der aktiven wie passiven Bewegungen das
physiologische Maß oft weit überschreitet.

Die Hypotonie der Muskulatur ist ein konstantes Symptom der Tabes, das
gleichzeitig mit dem Erlöschen der Kniephänomene meistens schon im Beginn
der Krankheit auftritt und im späteren Verlaufe oft extreme Grade erreicht. Bei
zwei unserer tabeskranken Frauen, bei denen der Beginn des Leidens 31 und
12 Jahre zurückliegt, ist die Hypotonie der Muskeln an den Unterextremitäten
besonders stark. In dem einen Fall tritt beim Erheben des Beines eine Überstreckung im Kniegelenk (Fig. 162), im anderen eine ungewöhnlich starke Flexion
und zugleich Außenrotation im Hüftgelenk (Fig. 163) ein, bedingt durch die
Hypotonie der Flexoren des Unterschenkels im einen, der Extensoren und Innen-
rotatoren des Oberschenkels im anderen Falle. Auch in den übrigen Gelenken ist
eine Überstreckung resp. Überbeugung möglich. In anderen Fällen von Tabes

ist die Hypotonie der Muskulatur und die Schlaffheit der Gelenke so groß, daß die Kranken beide Beine fast zu einer geraden Linie abduzieren und zugleich

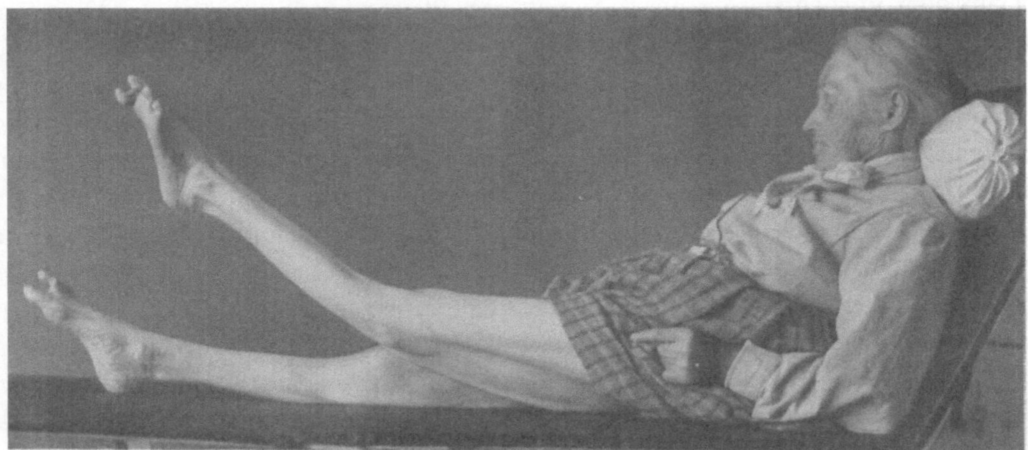

Fig. 162.
Aktive Überstreckung im Kniegelenk infolge von Hypotonie der Flexoren des Unterschenkels in einem Falle von Tabes dorsalis. Eigene Beobachtung.

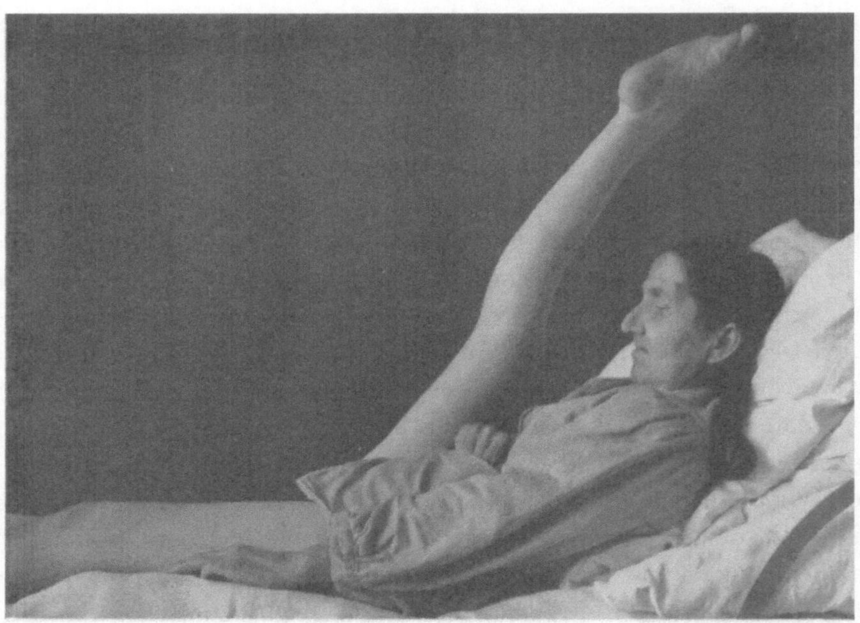

Fig. 163.
Aktive, ungewöhnlich starke Flexion des gestreckten Beins im Hüftgelenk infolge von Hypotonie der Extensoren des Oberschenkels in einem Falle von Tabes dorsalis. Eigene Beobachtung.

Kopf und Rumpf so tief beugen können, daß sie mit der Stirn den Boden berühren (siehe Fig. 1 — nach Dejerine — in Oppenheims Lehrbuch der Nervenkrankheiten, 5. Aufl., S. 15).

Mitunter erreicht die Mangelhaftigkeit der Fixation der Beine im Kniegelenk einen solchen Grad, daß den Kranken das Stehen und Gehen ganz unmöglich wird. So ist es bei einem unserer Tabiker, der die Fähigkeit, sich auch nur kurze Zeit aufrecht zu halten, vollständig eingebüßt hat; und zwar nicht etwa wegen einer Lähmung der Beine oder einer hochgradigen Störung der Koordination und des Gleichgewichts, sondern weil seine Beine ganz plötzlich in den Kniegelenken einknicken. „The giving way of the legs", das Versagen der Beine, hat Buzzard dieses Phänomen genannt, auf das er zuerst aufmerksam gemacht hat. Die Erscheinung verdient besondere Beachtung, weil sie unter Umständen das erste, auffällige Symptom der Tabes sein kann. Der Patient empfindet dabei oft nicht einmal ein Gefühl von Schwäche in den Beinen, sondern eine Art Schwindelgefühl, als ob er von einem Sturz ins Leere bedroht wäre.

Infolgedessen muß unser Patient dauernd — jetzt schon im 5. Jahre — zu Bette liegen. Lassen wir ihn aufstehen, so macht er wenige Schritte, dann knickt er plötzlich in den Knien zusammen, und er würde unfehlbar zu Boden stürzen, wenn wir ihn nicht schleunigst sich wieder setzen ließen. Der Kranke hat außerdem die Gewohnheit, mit aufgestellten Knien im Bett zu liegen, das Leintuch und die Kolter, mit der er zugedeckt ist, ja selbst sein Hemd immer straff ausgespannt zwischen der Brust und den Knien zu erhalten. Er tut dies wegen einer ganz enormen Hyperästhesie der Bauchhaut (Fig. 164), an der ihm jede Berührung und der leiseste Druck ganz unerträgliche Schmerzen verursachen. Infolgedessen kann er kaum an diesen Körperstellen gewaschen werden, und es ist deshalb eine starke Abschilferung der Epidermis an seinem

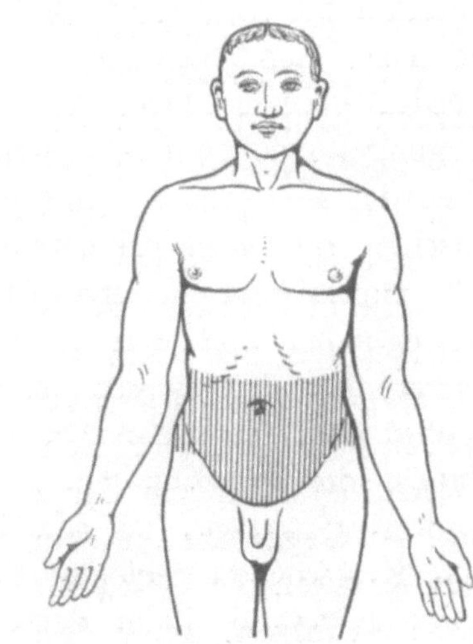

Fig. 164.
Hyperästhesie der Bauchhaut
(IX.—XII. Dorsalsegment) in einem
Falle von Tabes dorsalis.
Eigene Beobachtung.

Leibe vorhanden. Ein drittes auffälliges, aber keineswegs ungewöhnliches Symptom der Tabes ist die hochgradige Pulsverlangsamung des Kranken; wir zählen selten über 50—60 Pulse in der Minute. Sie ist zweifellos bedingt durch eine Vagusreizun

39. Die Störungen der Koordination.

Wenden wir uns jetzt zur Besprechung einer dritten, wichtigen Gruppe von tabischen Symptomen. Zu den regelmäßigsten Erscheinungen der Krankheit gehören Störungen der Koordination und des Gleichgewichts: die Ataxie und das Rombergsche Phänomen.

„Um den Mechanismus der Koordinationsstörung richtig zu verstehen, ist es gut, sich die Art und Weise, wie der Mensch die geordneten Bewegungen erlernt, zu vergegenwärtigen. Während eine Reihe von Bewegungen vom Tage der

Geburt an sich richtig und harmonisch abspielt — wie das Saugen —, müssen andere, wie das tägliche Leben zeigt, mühsam erlernt werden. Es gibt daher auch eine physiologische Ataxie; sie ist bei dem Kinde vorhanden, wenn es gehen und greifen lernt.

Was das Kind einübt, das ist das geordnete Zusammenwirken mehrerer nervöser Komponenten zu einer zielbewußten Bewegung; und diese Einübung wird nur ermöglicht durch eine stetige Kontrolle seitens der Sensibilität, vor allem des Muskelsinns, dann der Erregungskomponenten anderer Sinne, der kinästhetischen Gefühle etc." (v. Monakow). Werden nun im späteren Alter die diesen Tätigkeiten zugrunde liegenden anatomischen Verbindungen unterbrochen, so muß hieraus eine Störung im Ablauf der willkürlichen Bewegungen resultieren, und diese Störung nennen wir Ataxie. Klinisch kommt sie darin zum Ausdruck, daß die Bewegungen, die mit voller Kraft ausgeführt werden können, nicht zu der beabsichtigten Wirkung führen. Ataktische Bewegungen machen deshalb den Eindruck des Unsicheren; oft gehen sie schleudernd über das Ziel hinaus, ohne es zu erreichen, oder sie gelangen nur unter arhythmischen, ruckweise erfolgenden Zickzackbewegungen zum Ziele.

Hierin liegt ein außerordentlich wichtiger Unterschied zwischen den ataktischen Bewegungen und dem Intentionstremor der multiplen Sklerose. Bei dem letzteren handelt es sich um rhythmische Schwingungen, deren Amplitude um so größer wird, je mehr sich die Hand dem Ziele nähert, ohne daß durch dieses Zittern die Richtung der Gesamtbewegung nach dem Ziele zu geändert wird. Und im Gegensatz zu dem Intentionstremor wird die Ataxie stärker, wenn wir dem Kranken die Gelegenheit nehmen, seinen willkürlichen Bewegungen mit dem Auge zu folgen, unter dessen Kontrolle er sie eingeübt und gelernt hat, wenn wir ihn also die Augen schließen lassen.

In diesem Moment liegt die Ursache dafür, daß die Kranken bei geringer Ataxie nicht selten deren Existenz nur daran bemerken, daß sie im Dunkeln auffallend ungeschickt — und, wenn die Störung nur einigermaßen höhere Grade erreicht hat — genötigt sind, beim Gehen die Augen stets auf die Füße zu richten.

Wir suchen das Vorhandensein der Ataxie festzustellen, indem wir den Kranken relativ einfache, willkürliche Bewegungen ausführen lassen. Wir fordern ihn auf, einen vorgehaltenen Gegenstand zu berühren, z. B. die Fingerspitze in den Trichter des Stethoskops hineinzuführen, oder wir lassen ihn mit dem Zeigefinger nach der Nasenspitze greifen oder die Fingerspitzen beider Hände gegeneinander führen. Bei all diesen Versuchen fährt der Kranke ungeschickt und unsicher aus, ohne das Ziel gleich zu erreichen, und dieses Ausfahren wird deutlich stärker, sobald wir ihn dieselben Bewegungen bei geschlossenen Augen wiederholen lassen.

Die Ataxie der unteren Extremitäten verrät sich bei höheren Graden der Störung schon sehr deutlich im Gange des Kranken[1]). Ein ausgesprochen atak-

---

[1]) Die Ergebnisse seiner sorgfältigen Untersuchungen über die tabische Bewegungsstörung hat Otfrid Foerster in seiner „Physiologie und Pathologie der Koordination", Jena 1902, mitgeteilt.

tischer Gang hat den bekannten schleudernden, stampfenden Charakter, wobei die Unterschenkel infolge der Hypotonie der Beugemuskulatur und der Relaxation der Kniegelenke häufig überstreckt werden. Noch viel deutlicher als beim Gehen, also bei einer Bewegung, die der Mensch von Kindheit an eingeübt hat, tritt die Ataxie bei Bewegungen in die Erscheinung, die wir für gewöhnlich nicht zu machen pflegen, z. B. beim sog. „Kniehackenversuch", oder wenn wir den Kranken mit der Fußspitze einen Kreis beschreiben oder ein bestimmtes Teppichmuster nachfahren lassen, oder wenn er mit der großen Zehe einen vorgehaltenen Gegenstand berühren soll. Alle diese Bewegungen ist der Kranke nicht imstande, in korrekter Weise auszuführen. Vielmehr kommt bei ihnen die vorhandene Koordinationsstörung sehr deutlich zum Ausdruck, und zwar wird sie wiederum stärker, wenn wir den Patienten die Augen schließen lassen. „Es zeigt sich dann in den Bewegungen eine Ungeschicklichkeit, ein Überstürzen, ein Überszielhinausschießen, verbunden mit unsicherem Hin- und Hertasten, Erscheinungen, die bedingt sind durch die Unfähigkeit, den zu einem Bewegungsakt notwendigen Kraftaufwand abzumessen und die Reihenfolge in der Innervation der einzelnen Muskelgruppen einzuhalten."

Diese Form der Koordinationsstörung, die erst zutage tritt, wenn der Patient eine willkürliche Bewegung, also eine Lageveränderung seiner Extremitäten vornimmt, nennt man dynamische Ataxie. Als statische Ataxie wird dagegen eine einfache Unsicherheit, ein Schwanken des Körpers beim Sitzen oder beim Stehen, bezeichnet, also eine Störung des Gleichgewichts, unabhängig von der Ausführung willkürlicher Bewegungen. Diese Erscheinung, das Rombergsche Symptom, werden Sie kaum jemals bei der ausgebildeten Tabes vermissen. Wir prüfen es, indem wir die Kranken einen Augenblick mit geschlossenen Augen und Füßen stehen lassen. Sofort drohen sie hinzustürzen. Auch im Sitzen ist das Rombergsche Symptom häufig nachzuweisen. Wir lassen zu diesem Zweck den freisitzenden Kranken die Augen schließen und geben seinen Armen und seinem Kopfe Stellungen, die die Erhaltung des Gleichgewichts erschweren. Ist eine statische Ataxie vorhanden, wie sie uns das Rombergsche Symptom erkenntlich macht, so gerät der Kranke früher oder später ins Schwanken und empfindet subjektiv sehr deutlich das Gefühl des Taumelns, das ihn veranlaßt, alsbald die Augen wieder zu öffnen. Wir pflegen diese Art der Prüfung bei Patienten vorzunehmen, die nicht stehen können, um uns von dem Vorhandensein oder Fehlen des Rombergschen Symptoms zu überzeugen, z. B. gerade bei Tabischen, die im Siechenhause oft genug erst zur Aufnahme kommen, wenn sie bereits im paralytischen Stadium sind und nicht mehr gehen und stehen können.

Statische und dynamische Ataxie kommen aber bekanntlich keineswegs nur bei der Tabes zur Beobachtung, vielmehr auch bei einer ganzen Reihe anderer Erkrankungen des Zentralnervensystems, namentlich des Kleinhirns, und deshalb ist es zweckmäßig, daß wir uns — wie wir es auch bei der reflektorischen Pupillenstarre und dem Fehlen der Kniephänomene getan haben — über die verschiedenen Möglichkeiten klar werden, unter denen ataktische Störungen und das

Rombergsche Symptom zu erwarten sind. Wir werden alsdann die Bedeutung und den Wert dieser Symptome für die Diagnose der Tabes nicht überschätzen.

Wir wollen uns zu diesem Zweck ein Schema des statischen Apparates vor Augen halten, das Brissaud entworfen hat (Fig. 165). Sie sehen hier ganz grob schematisch aufgezeichnet: das Großhirn, Pons und Medulla oblongata, die Corpora quadrigemina und das Kleinhirn, sowie den Augapfel und unten — stärker vergrößert — einen Querschnitt durch das Rückenmark. Eingezeichnet sind die wichtigsten motorischen und sensiblen Leitungsbahnen, die ersteren rot, die letzteren gelb, sowie die optische Bahn von der Retina des Bulbus bis zur Rinde

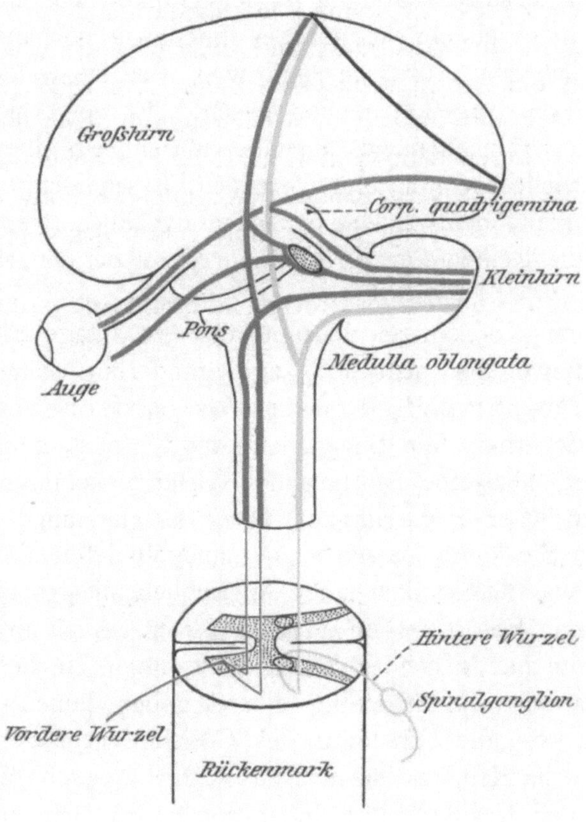

Fig. 165.

Schema des statischen Apparates. Nach Brissaud. Erklärung im Text.

des Okzipitalhirns, resp. des Cerebellums blau. Sie erkennen aus diesem Schema, daß das Kleinhirn nicht als integrierender Bestandteil in die großen motorischen und sensiblen Leitungsbahnen eingeschaltet ist, die das Großhirn mit dem Rückenmark verbinden. Es stellt vielmehr ein eigenes, gewissermaßen durch Nebenschluß eingeschaltetes System dar, das vermöge seiner nach drei Richtungen auseinander strahlenden Faserbündel auf Großhirn, Brücke und verlängertes Mark einen gewissen Einfluß ausüben, resp. von ihnen empfangen kann. Vergegenwärtigen wir uns auch die topographische Lage dieser drei Faserzüge (Fig. 144). Sie verlaufen in den sog. „Kleinhirnschenkeln“: zum Großhirn nach den Vierhügeln durch die Crura cerebelli ad corpora quadrigemina; zur Brücke durch die Crura cerebelli ad pontem, von denen das linke auf der Figur durch Abtragung des Kleinhirns auf dem Querschnitt sichtbar gemacht ist; zum verlängerten Mark durch die Crura cerebelli ad medullam oblongatam.

Der erwähnte Einfluß des Kleinhirns auf die übrigen Abschnitte des Zentralorgans muß nach experimentellen und klinischen Erfahrungen in der Richtung der korrekten Bewegungsfähigkeit und der Erhaltung des Gleichgewichts gesucht werden. Denn Läsionen des Kleinhirns und Läsionen der zerebellaren Bahnen führen bekanntermaßen nicht etwa zu Lähmungserscheinungen, sondern zu Störungen des Gleichgewichts und der Koordination.

Aus dem Schema ist ersichtlich, daß jeder motorischen und sensiblen zerebralen Bahn eine motorische und sensible zerebellare Bahn entspricht. Der Pyramidenbahn, die von den motorischen Rindenfeldern der Hemisphären des Gehirns nach den Seitensträngen des Rückenmarks verläuft, entspricht eine zerebellare motorische Bahn, die durch die Crura cerebelli ad pontem nach der Brücke und dem Vorderseitenstrang des Rückenmarks verläuft. Der motorischen Bahn für die Augenmuskelnerven legt sich im Kerngebiet derselben, das in dem Schema auch angedeutet ist, eine zerebellare Bahn an, die ebenfalls in die Crura cerebelli ad pontem eintritt.

Und ganz genau ebenso ist es mit den sensorischen und sensiblen Leitungsbahnen des Zentralnervensystems. Von den ersteren stellt das Schema nur die optische Bahn dar. Von der zerebralen Sehbahn zweigt sich im Thalamus opticus eine zerebellare Sehbahn ab, die durch die Vierhügel und die Crura cerebelli ad corpora quadrigemina zur Rinde des Kleinhirns verläuft. Die äußerst komplizierte akustische Leitungsbahn ist der besseren Übersicht halber in das Schema nicht eingezeichnet. Die sensible Bahn tritt durch die Spinalganglien und die hinteren Wurzeln in die Hinterstränge des Rückenmarks ein, verläuft in denselben aufwärts und gabelt sich im verlängerten Mark in zwei Faserzüge, von denen der eine nach der Rinde des Großhirns, der andere durch die Crura cerebelli ad medullam oblongatam nach der Rinde des Kleinhirns verläuft.

Läsionen des Kleinhirns und Läsionen einer jeden einzelnen dieser motorischen, sensiblen und sensorischen zerebellaren Bahnen führen zu Störungen des Gleichgewichts und der Koordination. Wohl ist die häufigste Form dieser Störung das Rombergsche Phänomen und die Ataxie bei der Tabes. Ihr liegt voraussichtlich eine Läsion der sensiblen Bahn schon bei ihrem Eintritt in das Rückenmark zugrunde, in den hinteren Wurzeln, in den Hintersträngen und in den Clarkeschen Säulen. Aber die gleiche Störung wird natürlich auch beobachtet, einerlei an welcher Stelle der sensiblen zerebellaren Bahn eine Läsion vorliegt: im Rückenmark, in der Medulla oblongata oder im Kleinhirn selbst. Und nicht nur Läsionen der sensiblen Bahn führen zu Störungen des Gleichgewichts und der Koordination; dieselben Störungen treten auch ein, wenn die motorischen, die optischen und akustischen Bahnen des Kleinhirns eine Schädigung erleiden.

Ich möchte, um ein Beispiel anzuführen, nur an die ataktischen Störungen bei Augenmuskellähmungen und bei Erkrankungen des Gehörorgans, insbesondere der halbzirkelförmigen Kanäle, an den Menièreschen Schwindel, erinnern.

Nach dem heutigen Stand unseres Wissens kennen wir noch kein sicheres Kriterium, das es uns ermöglichen würde, im Einzelfall aus der Form der Störung allein eine spinale Ataxie von einer bulbären oder zerebellaren zu unterscheiden, und so können wir aus dem Vorhandensein einer statischen oder dynamischen Ataxie ebenso wenig mit Sicherheit auf eine Tabes schließen, wie aus dem Fehlen der Kniephänomene oder aus dem Nachweis der reflektorischen Pupillenstarre.

Unser Schema des statischen Apparates und der Bedeutung des Kleinhirns für die Erhaltung des Gleichgewichts erklärt aber keineswegs alle Fälle von Ataxie, die wir beobachten, denn auch bei Erkrankungen des Großhirns treten mitunter ataktische Störungen zutage. So hat z. B. Bruns 1892 darauf aufmerksam gemacht, daß bei Tumoren des Stirnhirns, die in den hinteren Partien desselben zur Entwickelung kommen, eine eigenartige Gleichgewichtsstörung beim Stehen und Gehen beobachtet wird; er hat diesem Symptom den Namen „frontale Ataxie" beigelegt. Ohne zu ganz bestimmten Anschauungen über die Pathogenese dieser Störung gekommen zu sein, ist Bruns geneigt, sie u. a. auf eine Parese der für die Bewegungen des Rumpfes in Betracht kommenden Muskeln zurückzuführen, deren kortikale Zentren im Fuße der ersten Stirnwindung angenommen werden (Fig. 29). Es ist wohl nicht zu bestreiten, daß eine solche Parese imstande sein würde, das Gehen und Stehen in erheblicher Weise durch Hin- und Herschwanken des Rumpfes und der damit verbundenen Unmöglichkeit der Erhaltung des Gleichgewichts zu stören.

Schließlich haben wir auch eine kortikale Ataxie kennen gelernt, die stets in einer Verbindung mit einer Hemi- oder Monoparese vorkommt und nur eine den posthemiplegischen Bewegungsstörungen verwandte Erscheinung bildet. Oft ist sie mit einer solchen verknüpft, mit einer Hemichorea oder Hemiathetose. Einen derartigen Fall von Ataxie zeigt eine Kranke, die im Alter von 62 Jahren einen apoplektischen Insult mit rechtsseitiger Lähmung, Aphasie und Hemihypästhesie erlitten hat. Die Sprachstörung ging in den nächsten Monaten nach dem Anfall vollständig zurück; auch die motorischen Lähmungserscheinungen besserten sich so erheblich, daß jetzt nur noch eine ganz geringe Parese im Fazialis, im Arm und Bein der rechten Seite vorhanden ist. Mit der Rückkehr der Bewegungsfähigkeit des rechten Arms zugleich trat aber die hochgradige Ataxie desselben auf, wegen der ich Ihnen heute die Patientin vorstelle. Und zu gleicher Zeit zeigte sich auch in der paretischen Hand eine posthemiplegische Bewegungsstörung von dem Charakter der Athetose. Die Sensibilitätsstörung auf der ganzen rechten Körperhälfte ist geblieben.

Für diese kortikale Ataxie ist es bezeichnend, daß bei ihr im Gegensatz zur Ataxie der Tabiker die grobe Muskelkraft stets mehr oder weniger herabgesetzt ist.

Die Rindenataxie kommt hauptsächlich bei einseitigen Herden in der motorischen Region und im Scheitellappen vor; doch werden ähnliche Störungen auch nach Erkrankungen in der hinteren Inneren Kapsel und in der Haubengegend beobachtet, und zwar vorwiegend dann, wenn bei der Läsion die sensible Schleifenfaserung mitgegriffen ist, welche die Hinterstrangkerne mit dem ventralen Kern des Thalamus opticus verbindet.

Wegen der in unserem Falle neben der Ataxie vorhandenen Hemihypästhesie und Athetose nehmen wir hier einen Herd an dieser Stelle, in der Nähe des Thalamus, in der hinteren Inneren Kapsel an. Die klinischen Beobachtungen derartiger Fälle und ihre Kontrolle durch exakte anatomische Untersuchungen sind aber noch immer so selten, daß eine sichere Lokaldiagnose des Herdes wohl kaum möglich ist.

40. Die Störungen der Sensibilität. Die lanzinierenden Schmerzen und die viszeralen Krisen.

Dynamische und statische Ataxie können sowohl bei spinalen und bulbären Affektionen, wie auch bei zerebellaren und zerebralen Krankheitsprozessen zur Beobachtung kommen. Das Brissaud sche Schema des statischen Apparates weist uns den Weg, wie wir uns das Zustandekommen dieser Störungen bei so verschiedenartiger Lokalisation der Krankheitsherde im Zentralorgan zu erklären haben, und läßt uns erkennen, wo wir speziell bei der Tabes die Ursache der Ataxie suchen müssen: vermutlich in einer Läsion der sensiblen Bahn schon unmittelbar bei ihrem Eintritt in das Rückenmark, in den hinteren Wurzeln, in den Hintersträngen und in den Clarke schen Säulen. Liegt nun eine Störung sensibler Funktionen der tabischen Ataxie und dem Romberg schen Phänomen zugrunde, so wirft sich naturgemäß die Frage auf, welche Qualität der Empfindung ist es, deren Störung wir für das Auftreten dieser wichtigen Tabessymptome verantwortlich machen müssen, und indem wir diese Frage zu beantworten suchen, betreten wir eins der interessantesten, zugleich aber auch nicht gerade einfachen Gebiete der physiologischen Psychologie.

In der Mehrzahl der klinischen Lehrbücher finden Sie wohl die Angabe, daß die tabische Koordinationsstörung auf eine Beeinträchtigung des „Muskelsinns" zurückzuführen sei. Neuerdings sucht man diesen Ausdruck zu vermeiden, der offenbar unklar ist und zu mancherlei Mißverständnissen Anlaß gegeben hat. Wir wollen versuchen, uns darüber klar zu werden, aus welchen Komponenten sich der sogenannte „Muskelsinn" zusammensetzt, aber nicht durch langatmige, spekulative Erwägungen, sondern durch eine Analyse derjenigen Krankheitserscheinungen, die wir bei jedem ataktischen Tabiker beobachten können.

Unser Patient ist ziemlich hager, aber seine Muskulatur ist nicht schlecht entwickelt, und die grobe Kraft seiner Muskeln ist eine gute; sie hat sich gegen früher nicht vermindert. Schleudernd wirft er seine Füße auf den Boden; er schwankt beim Gehen hin und her; und er würde sicher fallen, wenn wir ihn nicht auf beiden Seiten unterstützen würden. Er fühlt wohl den Boden unter seinen Füßen, trotz des Gefühls des Ameisenlaufens an seinen Sohlen. Er meint aber, daß er bei geschlossenen Augen nicht unterscheiden könne, ob er auf einen Steinboden oder auf einen Teppich auftritt; denn er hat eine hochgradige Plantarhypästhesie und auch eine starke Herabsetzung der Schmerzempfindung an seinen Fußsohlen.

Lassen wir den Kranken einmal im Liegen die üblichen willkürlichen Bewegungen ausführen, die wir zur Feststellung einer Koordinationsstörung anzuwenden pflegen. Ich halte meine Hand etwa einen knappen Meter über die Mitte der Unterschenkel des Kranken. Er soll sie zunächst scharf ansehen und sich ihre Lage einprägen, und alsdann bei geschlossenen Augen mit der Großzehe seines rechten Fußes meine Hand berühren. Der Kranke wirft sein rechtes Bein wuchtig in die Höhe, aber in einer verkehrten Richtung; er trifft meine Hand nicht, — und jetzt läßt er seinen Fuß zurückfallen, auf die harte Kante des Bettes. Er tut sich weh, weil er nicht ganz analgetisch ist.

Weshalb hat nun der Kranke diese ungeschickte Bewegung ausgeführt? Nicht etwa wegen der vorhandenen Störung der taktilen Sensibilität, oder weil seine grobe Muskelkraft herabgesetzt wäre, — sondern wegen einer Beeinträchtigung des sogenannten „Muskelsinns". Er hat der Muskulatur seines Beines einen bestimmten Bewegungsimpuls gegeben; aber während der Ausführung der beabsichtigten Bewegung, die er nicht mit dem Auge kontrollieren konnte, hat er die Vorstellung der jeweiligen Lage verloren, in die er sein Bein aktiv gebracht hat. Er hat dem ersten Impuls, der ihn das Ziel nicht erreichen ließ, weitere Bewegungsimpulse nachgeschickt, und der Endeffekt ist der gewesen, daß er schleudernd über das Ziel hinausfuhr und es überhaupt nicht erreicht hat. Ein gesunder Mensch hat selbst bei geschlossenen Augen eine ganz genaue Vorstellung von allen aktiven Lageveränderungen seiner Extremitäten und weiß danach die Stärke weiterer Bewegungsimpulse im richtigen Verhältnis zur beabsichtigten Bewegung abzustufen. Diese Fähigkeit hat der Tabiker verloren: die exakte Vorstellung von der jeweiligen Lage seiner Extremitäten, in die er dieselben willkürlich und aktiv gebracht hat.

Sie werden gleich sehen, daß diese Annahme richtig ist. Wiederholen wir den Versuch von vorhin und erweitern ihn noch etwas. „Sehen Sie noch einmal nach meiner Hand, und jetzt schließen Sie die Augen wieder. Wissen Sie genau, wo meine Hand ist?" — „Ja, gewiß." — „Dann fahren Sie wieder mit der großen Zehe nach meiner Hand!" — Dieselben Erscheinungen wie vorhin. — „Jetzt greifen Sie einmal mit der rechten Hand nach Ihrem Fuß!" — Der Kranke greift nach einer ganz falschen Richtung, an eine Stelle, an der sein Fuß sich gar nicht befindet. Er hat also keine Vorstellung über die Lage, in die er selbst sein Bein aktiv gebracht hat.

Wir können die gleiche Tatsache durch einen anderen Versuch feststellen. Ich erhebe das gestreckte Bein des Kranken von der Unterlage zu einer gewissen Höhe und fordere ihn dann auf, das Bein aktiv in die gleiche Stellung zu bringen, und zwar mit geschlossenen Augen. — „Sehen Sie einmal nach Ihrem Fuße, und merken Sie sich, wie hoch ich ihn erhoben habe! Jetzt schließen Sie die Augen und heben Sie Ihren Fuß einmal gerade so hoch in die Höhe." „Ist er schon so hoch?" — „Ja, ich glaube wohl!"

Der Kranke hat das Bein aktiv wesentlich höher erhoben, als es vorhin passiv erhoben wurde; und trotzdem war er der Meinung, die Bewegung in der vorgeschriebenen Weise ausgeführt zu haben. Dies war also eine Urteilstäuschung, ein psychischer Vorgang, der sich in der Hirnrinde abgespielt haben muß. Dieses falsche Urteil über den Effekt der Willensimpulse ist aber hier nicht auf eine Läsion psychomotorischer Zentren und Bahnen im Gehirn zurückzuführen, sondern auf die tabische Sensibilitätsstörung.

Der Verlust der aktiven Bewegungsvorstellungen der Extremitäten ist eine der beiden Komponenten, aus denen sich der sogenannte „Muskelsinn" zusammensetzt. Die andere Komponente ist der Verlust der Empfindung passiver Lageveränderungen der Extremitäten. Es sind zwei ganz verschiedene Erscheinungen. Dies geht schon daraus hervor, daß die eine vorhanden sein kann, während die andere fehlt. Doch prüfen wir zunächst, inwieweit unser Patient imstande ist, passive Lageveränderungen seiner Glieder zu empfinden. Ich bringe sein Bein in eine bestimmte Lage und lasse ihn dann bei geschlossenen Augen angeben, in welche Lage ich es gebracht habe. Einerlei ob ich sein rechtes oder linkes Bein emporhebe, ob ich es im Kniegelenk beuge oder strecke, fast stets wird der Kranke eine falsche Antwort geben. Wir gewinnen aus diesem Versuche die bestimmte Überzeugung, daß der Kranke die Empfindung passiver Lageveränderungen seiner Glieder tatsächlich vollständig verloren hat. Manchmal macht er freilich richtige Angaben; wir dürfen aber wohl annehmen, daß es reiner Zufall ist, wenn er einmal das richtige trifft. Und schließlich müssen wir auch in Betracht ziehen, daß ein solcher Patient durch fortgesetzte Übung die Verwertung von Empfindungsresten in bezug auf Stellung und Lage seiner Glieder, die er vorher nicht beachtet hat, allmählich wieder erlernen kann. Auf dieser Tatsache beruhen die vorzüglichen Erfolge der sogenannten „Übungstherapie", der einzigen Behandlungsmethode der Ataxie, von der wir uns eine Besserung der Krankheitserscheinung — aber natürlich nicht der Krankheit selbst — versprechen dürfen. Wir wenden diese Methode in möglichst ausgedehntem Maße im Siechenhause an, ohne besondere Apparate und kostspielige Vorrichtungen, weil wir dieselben nicht besitzen. Wir vermissen diese Apparate aber nicht, weil auch die denkbar einfachsten Mittel zu recht hübschen Erfolgen führen.

Sie erinnern sich der Patientin von neulich mit der zerebralen Ataxie im rechten Arm nach einem apoplektischen Insult. Wir haben sie angewiesen, einfache, grobe Straminarbeiten zu machen, und mit ihrer ataktischen rechten Hand hat sie dies schließlich in ziemlich befriedigender Weise gelernt. Unsere tabischen Frauen werden alle angehalten, gröbere oder feinere Handarbeiten zu machen; und trotz ihrer Ataxie erreichen sie darin eine erstaunliche Fertigkeit. Zeugnisse dessen sind zahlreiche, z. T. tadellos ausgeführte Häkelarbeiten unserer tabischen Patientinnen. Auch mit den Männern üben wir soviel als möglich und leiten sie an, wie sie allein üben können. So sehen wir ihre Ataxie in den

Armen und Beinen sich bis zu einem gewissen Grade bessern; und wenn wir Ihnen Versuche vorführen wollen, wie Sie sie vorhin gesehen haben, müssen wir dazu Kranke wählen, die noch nicht allzulange im Siechenhause verpflegt werden. Sonst glücken die Versuche nicht mehr. Auch mit unserem heutigen Patienten haben wir, mit Rücksicht auf die beabsichtigte Vorstellung, in den letzten Tagen wiederholt die gleichen Versuche gemacht, und der Effekt ist der, daß er weniger ataktisch ist als früher.

Wir haben also festgestellt, daß in unserem Falle ein Verlust der aktiven Bewegungsvorstellungen vorhanden ist, und daß der Kranke auch die Fähigkeit verloren hat, passive Lageveränderungen seiner Extremitäten richtig zu empfinden. Wir führen diese beiden Erscheinungen auf Sensibilitätsstörungen zurück, und zwar selbstverständlich nicht nur auf die Störungen der taktilen Sensibilität, die unserer direkten Untersuchung zugängig sind, also auf eine Unempfindlichkeit der äußeren Haut, die bei jeder Lageveränderung der Glieder — einerlei ob dieselbe aktiv oder passiv erfolgt — in anderer Weise gespannt wird. Wir müssen als Ursache der beobachteten Erscheinungen auch Störungen der Sensibilität der tieferen Teile der Extremitäten annehmen, die wir nicht direkt nachweisen können, also der Sensibilität der Muskeln und Faszien, der Sehnenscheiden, des Bandapparates der Gelenke usw.

Es handelt sich also bei der Bildung aktiver Bewegungsvorstellungen und bei der Empfindung passiver Lageveränderungen der Extremitäten keineswegs um eine einheitliche sensible Funktion, sondern um eine zerebrale Verarbeitung mehrfacher sensibler Eindrücke, und deshalb sind wir nicht berechtigt, von einem „Muskelsinn" zu sprechen, wie wir es von dem Gehörsinn, dem Geruchssinn usw. tun. Denn es kommt hierbei ja nicht die Sensibilität der Muskulatur allein in Betracht, sondern auch die Sensibilität aller tieferen Teile der Extremitäten.

Ähnliche komplizierte psychische Vorgänge liegen dem sogenannten „Kraftsinn" und dem „stereognostischen Sinn" zugrunde. Sie eingehend zu erörtern, ist Sache der physiologischen Psychologie und nicht der Klinik. Unsere Aufgabe ist es lediglich, am Krankenbette Störungen dieser komplizierten sensiblen Funktionen festzustellen und bei Angabe der Methoden ihrer Prüfung auf ihre diagnostische Bedeutung hinzuweisen.

Wir haben zwei Medaillen von ganz genau der gleichen Größe und Dicke, aber aus verschieden schwerem Metall, die eine aus Bronze, die andere aus Aluminium; die eine Münze wiegt 46,5, die andere 13,5 g. Wir legen jetzt nacheinander beide Medaillen in die Hand des Kranken und lassen ihn angeben, welche die schwerere und welche die leichtere ist. Er wird ganz prompt das richtige treffen, einerlei ob er die Gewichte der Medaillen mit der linken oder mit der rechten Hand abwägt. Legen wir ihm in jede Hand eine der Münzen, so wird er — natürlich bei geschlossenen Augen — gleichfalls genau angeben können, in welcher Hand er z. B. die Aluminium-Medaille hat.

Wir können die Prüfung natürlich auch auf viele andere Arten vornehmen. Wir legen dem Kranken flache Pappdeckelschälchen auf die Hand und belasten dieselben in verschiedenem Grade mit Schrotkörnern. Stets wird er uns prompt angeben, in welcher Hand er das größere Gewicht hält. Eine Störung des sog. Kraftsinns ist also bei unserem Patienten nicht vorhanden, und dies ist weitaus die Regel bei der Tabes.

Anders ist es mit dem sog. „stereognostischen Sinn". Das Vermögen, die körperliche Gestalt von Gegenständen zu erkennen, wird geprüft, indem man den Exploranden kleinere, an ihrer Form leicht erkennbare Körper durch das Gefühl bestimmen läßt. Exakt zu prüfen ist eigentlich nur das Gefühl in den Händen. Man gibt also dem Patienten verschiedene Geldmünzen, kleine Schlüssel u. dergl. in die Hand, die durch Abtasten oder durch Hin- und Herbewegen zwischen den Fingern erkannt werden sollen. Zu methodischen Untersuchungen verwendet man am zweckmäßigsten stereometrische Körper. Man hat eigens zu diesen „stereognostischen Versuchen" aus Holz gearbeitete, 3—6 cm im Durchmesser große Körper empfohlen, wie Kugel, Halbkugel, Kugelsegment, Kegel, Würfel, dreikantiges Prisma, Oktaeder, Dodekaeder usf. Wir begnügen uns mit einfacheren Objekten; ein paar hölzerne Bauklötzchen aus dem ersten Baukasten, den seinerzeit mein Junge hatte, tun uns die gleichen Dienste und überheben uns überdies der Mühe, uns mit den Kranken vorher über die Benennung kompliziert gebauter Körper, wie Oktaeder, Dodekaeder usw. zu verständigen.

Ein Gesunder wird derartige Gegenstände sofort erkennen, sobald er sie bei geschlossenen Augen in die Hand nimmt und zwischen den Fingern hin- und herbewegt. Nicht so unser Patient. Selbst ganz leicht erkennbare Körper, wie z. B. den Würfel, zu bestimmen, wird ihm sehr schwer, wenn er es überhaupt fertig bringt; und gar eine vierseitige Pyramide oder einen halben Würfel zu erkennen, ist ihm ganz unmöglich. Unwillkürlich nimmt der Kranke bei diesen Versuchen das Objekt von einer Hand in die andere, und hierbei zeigt sich wieder sehr deutlich, wie ungenau er über die Lage seiner Hände orientiert ist; er muß erst mit der linken Hand tasten und suchen, bis er die rechte gefunden hat. Es ist also bei unserem Patienten eine recht hochgradige Störung des sog. „stereognostischen Sinnes" vorhanden, und diese Störung werden Sie wohl in den meisten Fällen von Tabes treffen.

Zur Prüfung der taktilen Sensibilität, des Temperatursinns und der Schmerzempfindung sind zahlreiche, z. T. recht komplizierte Instrumente konstruiert und empfohlen worden, die indessen wohl von größerer Bedeutung für den Physiologen sind, als für den Arzt. An erster Stelle verdient vielleicht seiner historischen Bedeutung wegen der „Webersche Tasterzirkel" genannt zu werden, der ursprünglich dazu diente, die eben merkliche Distanz zweier Zirkelspitzen auf der Haut nach mm zu bestimmen. Man hat ein Instrument, das sog. Ästhesiometer angegeben, das die Ausführung der Weberschen Methode erleichtern soll. Dasselbe besteht aus einem in mm geteilten Metallstab, an dem im rechten Winkel zwei kleine, spitz zulaufende Querstäbe angebracht sind. Der eine der letzteren ist verschiebbar, so daß die beiden Spitzen in einen beliebigen Abstand voneinander gebracht werden können. Beim Gebrauche setzt man beide Spitzen gleichzeitig und mäßig fest auf die zu untersuchende Hautstelle, am besten immer in sagittaler Richtung, und bestimmt, indem man in wiederholten Versuchen von kleineren zu größeren Abständen aufsteigt, den Abstand, bei welchem die Spitzen deutlich als zwei gefühlt werden. Man hat auf diese — übrigens recht zeitraubende — Weise bei Gesunden für verschiedene Hautstellen verschiedene Werte gefunden, die zwischen 1 und 80 mm, an der Zungenspitze bezw. am Oberschenkel, schwanken.

Soll ich noch andere derartige Instrumente nennen? Eulenburgs Barästhesiometer, die Algesimeter, die Kryalgimeter oder Kälteschmerzmesser, die Thermalgimeter oder Wärmeschmerzmesser? Alle diese feinsinnig erdachten, komplizierten Instrumente sind nicht Gemeingut der Ärzte geworden, weil sie in ihrer Anwendung zu umständlich und zeitraubend sind und schließlich nicht mehr in diagnostischer Hinsicht leisten, wie die einfachen Untersuchungsmethoden, die wir alle anwenden, mit der Spitze und dem Knopf der Nadel, mit dem Wattebausch oder Pinsel und den Reagenzröhrchen mit kaltem und heißem Wasser, und schließlich mit dem dermographischen Zeichenstift.

Störungen der taktilen Sensibilität und der Schmerzempfindung gehören zu den regelmäßigsten Befunden bei der Tabes, während der Temperatursinn oft bis in die spätesten Stadien des Leidens erhalten bleibt. Unter diesen objektiv nachweisbaren Anomalien der Hautsensibilität läßt sich die Analgesie in der Mehrzahl der Fälle schon im frühen Beginn der Krankheit nachweisen, zu einer Zeit, zu der die taktile Sensibilität noch ungestört ist, und ihr kommt deshalb eine gewisse differentialdiagnostische Bedeutung zu. Während selbst die feinsten Pinselberührungen noch prompt und deutlich wahrgenommen werden, erzeugen Nadelstiche kein oder nur ein geringes Schmerzgefühl. Hebt man eine Hautfalte auf und durchsticht sie mit der Nadel, so fühlt der Patient wohl, daß er berührt oder gedrückt, vielleicht selbst, daß eine Nadel eingestochen wird, — aber die Empfindung ist keineswegs intensiv schmerzhaft.

Auch bei unserem Kranken ist eine hochgradige Analgesie vorhanden, aber nicht mehr als einzige Anomalie der Hautsensibilität; vielmehr ist zugleich auch eine sehr erhebliche Tastsinnstörung nachzuweisen. Dies ist verständlich, wenn Sie hören, daß hier der Beginn des Leidens schon viele Jahre zurückliegt. Hier, wie in den meisten Fällen von Tabes, ist die Schmerzleitung auch verlangsamt; ein schmerzhafter Reiz wird erst nach einem Intervall von einigen Sekunden empfunden. Manchmal können wir bei dem Kranken auch beobachten, daß ein Nadelstich zunächst eine taktile Empfindung hervorruft, auf die erst nach einem merklichen Intervall die Schmerzempfindung folgt. Naunyn und Remak haben diese Erscheinung als „Doppelempfindung oder Nachempfindung" bezeichnet.

Kommt es im weiteren Verlauf der Erkrankung zu einer Abstumpfung der taktilen Sensibilität, so entspricht dieselbe in der Mehrzahl der Fälle — wahrscheinlich sogar stets — den Innervationsbezirken der hinteren Wurzeln; sie trägt also den Charakter der segmentären Sensibilitätsstörung (S. 9).

Am frühesten betrifft nach den Untersuchungen Hitzigs die taktile Hypästhesie bei der Tabes den Rumpf und zwar das Gebiet der mittleren

Dorsalsegmente, also diejenige Region, in der auch schmerzhafte Sensationen —
das quälende Gürtelgefühl der Tabiker — aufzutreten pflegen. Besonders auffällig
ist dies bei einer unserer tabischen Frauen. Ihr ist von allen Beschwerden, die
ihre Krankheit mit sich bringt, der Gürtelschmerz am lästigsten, und prüfen
wir die taktile Sensibilität des Rumpfes, so finden wir, daß gerade in der Gegend,
in der sie subjektiv die sensiblen Reizerscheinungen, den Schmerz, verspürt,
objektiv eine gürtelförmige Zone nachzuweisen ist, in der eine deutliche
Hypästhesie besteht. Die obere Grenze dieser gürtelförmigen Zone liegt
auf der Brust etwa handbreit unter der Mamilla, die untere wenige Finger breit
oberhalb des Nabels; auf dem Rücken liegt die obere Grenze etwa handbreit
unterhalb des Schulterblattwinkels, die untere Grenze schließt mit der Taille ab
(Fig. 166). Wir haben es hier also nicht mit einer Hypästhesie zu tun, die mit

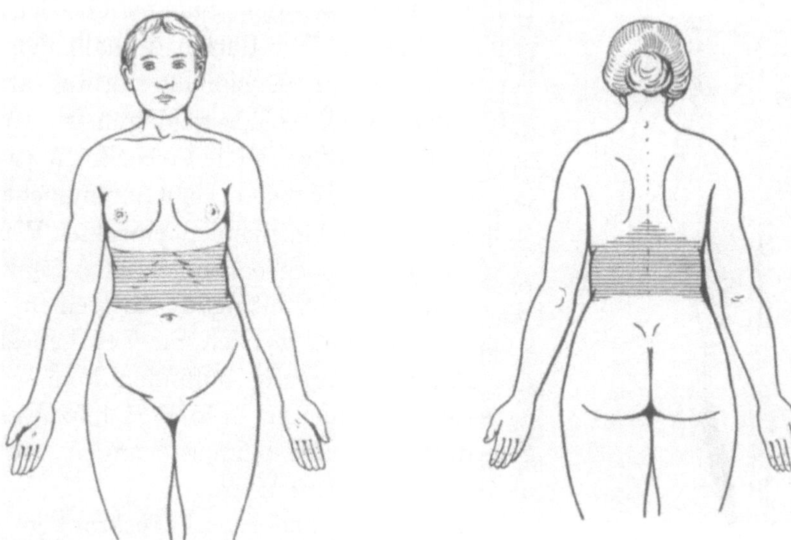

Fig. 166.
Gürtelförmige hypästhetische Zone in einem Falle von Tabes dorsalis. Eigene Beobachtung.

den Ausbreitungsbezirken bestimmter Hautnerven zusammenfällt; vielmehr decken
sich die Grenzen dieser gürtelförmigen Zone mit den Wurzelzonen des VI. oder
VII. bis IX. oder X. Dorsalsegmentes. In dieser Gürtelzone besteht objektiv nachweisbar eine deutliche Herabsetzung der taktilen Sensibilität, und subjektiv empfindet die Kranke in dem gleichen Gebiet andauernd höchst lästige Schmerzen.
Wir gehen wohl nicht fehl, wenn wir diese sensiblen Reiz- und Lähmungserscheinungen
auf eine Alteration der hinteren Wurzeln des Rückenmarks in der Höhe des
VI.—X. Dorsalsegmentes beziehen.

Nicht immer können wir bei der Tabes die segmentäre Ausbreitung der
Sensibilitätsstörungen so deutlich nachweisen, wie es in diesem Falle möglich ist.
Dies ist aber sehr begreiflich; es ist bedingt durch den Charakter der tabischen
Sensibilitätsstörungen, bei denen nicht sofort sämtliche Fasern einer hinteren
Wurzel erkranken. Vielmehr handelt es sich zunächst stets nur um den Untergang

einzelner Fasern einer, bezw. meist gleichzeitig mehrerer hinterer Wurzeln, und
so finden wir klinisch die Anästhesie meist in Bezirken, die nur einem Teil einer
Wurzelzone entsprechen, oder sich aus Teilen mehrerer Wurzelzonen zusammensetzen. Hierzu kommt, daß es sich bei der Tabes häufig jahrelang mehr um
Dysästhesien, als um Hypästhesien oder Anästhesien handelt. Der Kranke
empfindet eine Berührung an einer Stelle nicht etwa stärker oder schwächer als
an der anderen, sondern einfach anders, ohne sich selbst darüber klar zu sein,
worin der Unterschied der Empfindung liegt. Häufig
sind die wahrgenommenen Unterschiede auch so
gering, daß es unmöglich ist, eine scharfe Grenzlinie aufzuzeichnen, zumal wir bei einem Tabeskranken auch noch mit der Verlangsamung der
Leitung und mit der Summation der Reize zu
rechnen haben. Wir dürfen deshalb den Charakter
der segmentären Sensibilitätsstörung als erwiesen
betrachten, wenn es uns gelungen ist, an der einen
oder anderen Körperstelle Grenzlinien zwischen den
Gebieten verschiedener Hautempfindlichkeit festzustellen, die den Grenzlinien einzelner Wurzelzonen,
oder selbst nur Strecken dieser Grenzlinien entsprechen. Und Störungen, die einen derartigen
Charakter tragen, werden Sie bei Tabeskranken in
der Praxis oft genug auffinden können. Deshalb
ist es wichtig, hierauf besonders hinzuweisen, damit
Sie derartige Sensibilitätsstörungen auch wirklich
als segmentäre erkennen.

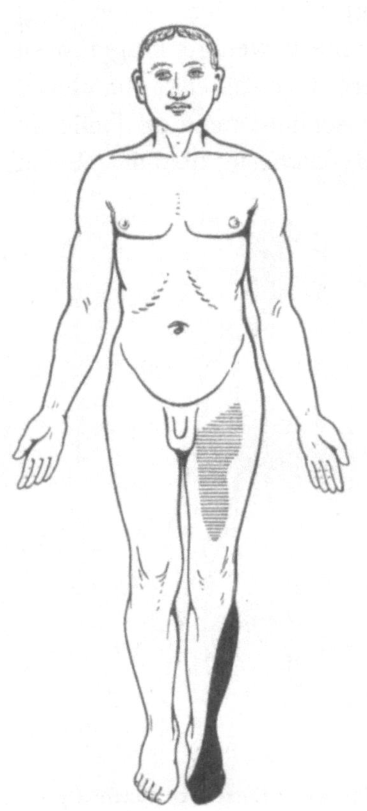

Fig. 167.
Sensibilitätsstörung in einem Falle
von Tabes dorsalis.
Eigene Beobachtung.

Bei einem anderen Tabeskranken haben wir
am linken Bein das Ergebnis wiederholter, recht
subtiler Sensibilitätsprüfungen auf die Haut aufgezeichnet (Fig. 167). Schwarz sind die Bezirke der
kompletten Analgesie am linken Fuße, die Zehen
und der Fußrücken, begrenzt von einer Linie, die
vom inneren Fußrand unmittelbar hinter der großen
Zehe schräg nach außen und oben nach dem
Unterschenkel zu verläuft. Es ist ein Teil des Gebietes des V. Lumbal- und
des I. Sakralsegmentes. Am Oberschenkel finden wir ein zungenförmiges hyp-
ästhetisches Gebiet, das oben etwa handbreit unterhalb der Leistengegend beginnt und bis zum unteren Drittel des Oberschenkels hinabreicht. Dieses Gebiet
entspricht sicherlich nicht dem Ausbreitungsbezirk des N. femoralis; es ist ein
großer Teil der Wurzelzone des II. Lumbalsegmentes. Diese beiden Beispiele
mögen genügen, um darzutun, daß die tabische Sensibilitätsstörung wenigstens
häufig den Charakter einer segmentären Läsion trägt.

Es erübrigt noch, kurz auf die subjektiven Gefühlsstörungen hinzuweisen, die fast regelmäßig schon im Initialstadium der Tabes vorhanden sind, auf die mitunter äußerst heftigen lanzinierenden Schmerzen, die meistens die unteren Extremitäten betreffen, aber auch an den Armen, im Trigeminusgebiet, in der Blasen-, Hoden-, Anal-Gegend usw. auftreten können. Nicht minder quälend für die Kranken sind Parästhesien mannigfachster Art, Kriebeln, Taubsein, Ameisenlaufen u. dergl. Unter ihnen hat eine gewisse differential-diagnostische Bedeutung die sog. „Ulnarissensation" erlangt, die besonders im vierten oder fünften Finger, also in den von dem N. ulnaris versorgten Hautpartien, empfunden wird. Zweifellos ist diese Reizerscheinung, in gleicher Weise wie das Gürtel-gefühl, aber nicht auf eine Läsion des peripheren Nerven, sondern auf eine Er-krankung der hinteren Wurzeln des VIII. Cervikal- und I. Dorsalsegments zurück-zuführen. Die Wurzelzonen dieser Segmente entsprechen an der Hand so sehr dem Ausbreitungsbezirk der Hautäste des Ulnaris, daß es verständlich wird, wieso man sensible Reizerscheinungen in diesem Gebiet als Sensationen im Ulnaris auf-fassen konnte (Fig. 22).

Unter den Krankheitserscheinungen von seiten der Eingeweide nehmen die gastrischen Krisen die erste Stelle ein. Auch sie sind oft schon im Beginn des Leidens vorhanden, zu einer Zeit, in der weitere Anzeichen der Tabes noch vollständig fehlen können. Ohne äußeren Anlaß treten diese krampfartigen An-fälle von unstillbarem Erbrechen auf, die meistens mit heftigen Schmerzen in der Magengegend und im Rücken verbunden sind. Manchmal erreichen die Schmerzen die höchsten Grade, so daß die Kranken laut aufschreien und sich im Bette krümmen. Durch das anhaltende Erbrechen leidet der Ernährungszustand in hohem Maße, weil jeder Versuch, den Patienten Nahrung beizubringen, die Intensität des Anfalls erheblich steigert oder ihn von neuem auslöst, bis er nach kürzerer oder längerer Dauer schließlich ebenso plötzlich wieder von selbst auf-hört, wie er gekommen ist. Mitunter verlaufen die gastrischen Krisen ohne Er-brechen, mitunter auch ohne Schmerzen.

Ähnliche Krisen werden von seiten des Darms (unstillbare, mit kolikartigen Schmerzen verbundene Diarrhöen), des Kehlkopfes (keuchhustenartige Erstickungs-anfälle), des Schlundes (krampfhafte Schluckbewegungen) und der Urogenitalorgane (Nieren-, Blasen-, Klitoris-Krisen etc.) beobachtet.

41. Die Störungen der Blasen- und Geschlechtsfunktion.

Außer den als Blasenkrisen bezeichneten heftigen Schmerzanfällen in der Blasengegend und Urethra treten bei der Tabes häufig schon frühzeitig Störungen der Harnentleerung in die Erscheinung. Sie sind zunächst meist sensibler Natur und auf eine Abstumpfung des Gefühls für den Füllungsgrad der Blase zurückzuführen. Infolgedessen empfinden die Kranken den Drang zum Uri-nieren verspätet und seltener als Gesunde. Ja, sie rühmen sich mitunter der Fähigkeit, den Urin besonders lange halten zu können, ohne sich des Krank-haften dieses Zustands bewußt zu sein. Bald gesellen sich indessen motorische

Lähmungserscheinungen hinzu. Es stellt sich eine Schwäche des M. detrusor vesicae ein, und nun fällt es den Patienten auf, daß sie länger und stärker pressen müssen als früher. Der Effekt ihrer Anstrengung ist der, daß der Urin in Absätzen und in schwachem Strahl abfließt und die Blase nur noch unvollständig entleert wird. Die Menge des Residualharns wird allmählich größer, und bald kommt es zur Ischuria paradoxa, d. h. zu einem in kurzen Intervallen eintretenden Abfließen kleiner Mengen Harnes bei überfüllter Blase, indem die Urethra sich jedesmal öffnet, sobald der Urin unter einem gewissen Druck steht. Schließlich wird durch die anhaltende, starke Dehnung der Blase der M. sphincter insuffizient, und der Harn träufelt ständig ab.

In anderen Fällen tritt eine frühzeitige Schwäche des M. sphincter vesicae ein, die die Kranken zu einem ungewöhnlich häufigen Urinieren nötigt. Kann das Bedürfnis nicht alsbald befriedigt werden, so kommt es zu einer Entleerung, die der Patient nicht zurückhalten kann. Namentlich ist dies auch beim Husten und Niesen der Fall. Erreicht die Sphinkterenschwäche höhere Grade, so tritt eine vollkommene Inkontinenz ein. Oft ist gleichzeitig eine Parese der Mm. detrusor und sphincter vesicae vorhanden; es gelingt alsdann gewöhnlich, die Blase bis zu einem gewissen Grade durch Druck auf die Unterbauchgegend zu entleeren. Die Retentio urinae führt häufig zu Cystitis und Pyelonephritis, die in vielen Fällen von Tabes schließlich das Ende der marantischen Kranken beschleunigen wird.

Hartnäckige Stuhlverhaltung wird nicht selten beobachtet, Incontinentia alvi nur ausnahmsweise.

Abnahme der Libido sexualis, Ausbleiben von Erektionen und Impotenz gehören zu den Frühsymptomen des Leidens.

42. Die trophischen Störungen.

Die bei der Tabes beobachteten trophischen Störungen betreffen am häufigsten das Skelettsystem und zwar vorwiegend die Gelenke. Sie führen hier zu einem Zustandsbild, das schließlich demjenigen der Arthritis deformans außerordentlich ähnlich ist. Die Erkrankung beginnt meistens plötzlich mit starker Anschwellung und serösem Erguß in das Gelenk und verläuft ohne Fieber, ohne Schmerz und ohne auffällige Rötung der umgebenden Haut. Im weiteren Verlaufe kommt es zu einer Usur der Gelenkknorpel und Destruktion der Knochenenden, zu Luxationen und Frakturen innerhalb der Kapsel und zu reichlicher Knochenneubildung, woraus eine ganz unregelmäßige und oft geradezu unförmige Auftreibung des erkrankten Gelenkes resultiert. Am häufigsten wird die tabische Arthropathie an den Kniegelenken beobachtet (Fig. 49 und 168), seltener an den Fußgelenken (Fig. 169), wo sie besonders die kleinen Gelenke der Mittelfußknochen befällt. Begreiflicherweise wird durch diese Veränderungen, wenn sie einigermaßen hochgradig sind, die Gehfähigkeit der Kranken noch mehr beeinträchtigt, als es durch die Ataxie und die Hypotonie der Muskulatur an sich geschieht, und vielen derartigen Patienten ist es überhaupt nur mit Hilfe eines Stütz-

apparates möglich, sich fortzubewegen. Bei einer unserer
Kranken ist wegen hochgradiger
Arthropathien beider Kniegelenke rechts die Arthrektomie
mit bestem Erfolg gemacht
worden, so daß sie ihr rechtes
Bein gewissermaßen als Stelz-
fuß benützen kann (Fig. 170).
Links trägt sie einen Stützapparat, mit dessen Hilfe sie
wieder ganz gut gehen gelernt
hat. Auch an den Gelenken
der Oberextremitäten werden
gelegentlich tabische Arthropathien beobachtet.

Trophische Störungen der
Muskulatur sind selten und gehören nicht zu dem typischen
Zustandsbild des Leidens. Bei
einem unserer Kranken ist indessen eine auffällige Atrophie
der Muskulatur des Rückens,
des rechten Unterarms und der
beiden Hände vorhanden, die
sich im Verlauf von sieben
Jahren ganz allmählich unter
unseren Augen entwickelt
hat, und die durch den Nachweis der EaR. als degenerative Muskelatrophie gekennzeichnet ist (Fig. 171). Es
muß dahingestellt bleiben, ob
sie durch eine Läsion der
peripheren Nerven oder der
grauen Vordersäulen des
Rückenmarks bedingt ist, auf
deren gelegentliches Vor-
kommen in Fällen von Tabes
schon Charcot aufmerksam
gemacht hat.

Unter den trophischen
Störungen der Haut nimmt

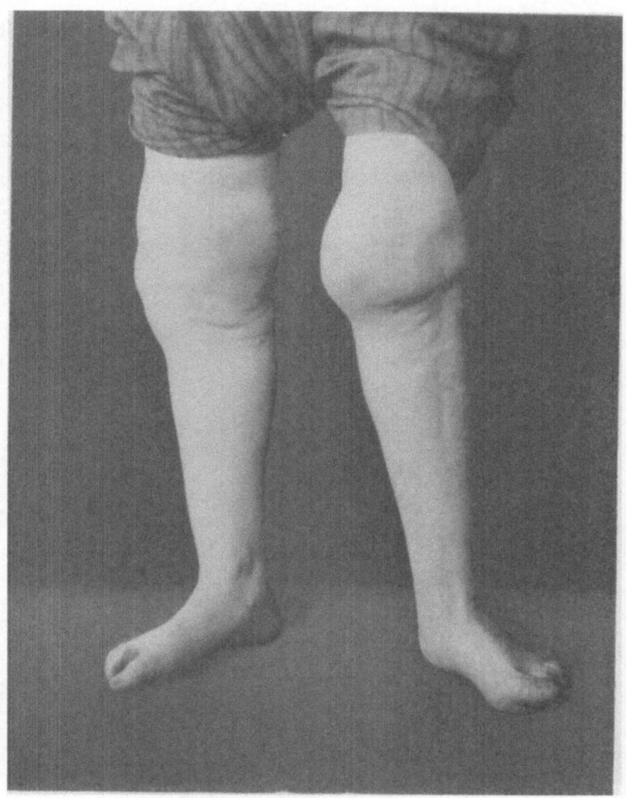

Fig. 168.

Arthropathie beider Kniegelenke in einem Falle von Tabes
dorsalis. Eigene Beobachtung.

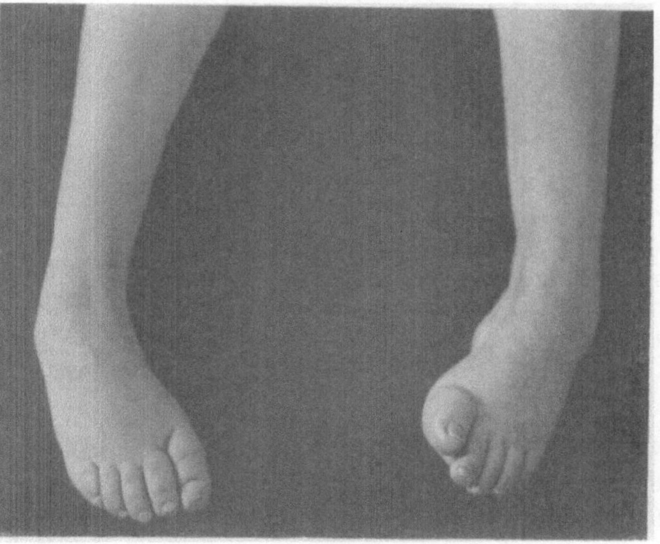

Fig. 169.

Arthropathie beider Fußgelenke in einem Falle von Tabes
dorsalis. Eigene Beobachtung.

das Mal perforant du pied eine hervorragende Stelle ein. Dagegen wird das Auftreten von Dekubitus bei sorgfältiger Pflege stets zu vermeiden sein. Wir haben wenigstens bei unseren zahlreichen Tabeskranken trotz jahrelanger Dauer des Leidens und starker Abmagerung, die in einzelnen Fällen schließlich die extremsten Grade erreicht hat, noch niemals Dekubitus beobachtet. Ich kann mich deshalb des Gedankens nicht erwehren, daß das Ausbleiben dieser schweren trophischen Störung, deren Auftreten wir bei so vielen Nervenkranken und anderen, dauernd bettlägerigen, abgemagerten Patienten trotz aller Sorgfalt nicht immer vermeiden können, durch das Wesen des tabischen Krankheitsprozesses selbst bedingt ist.

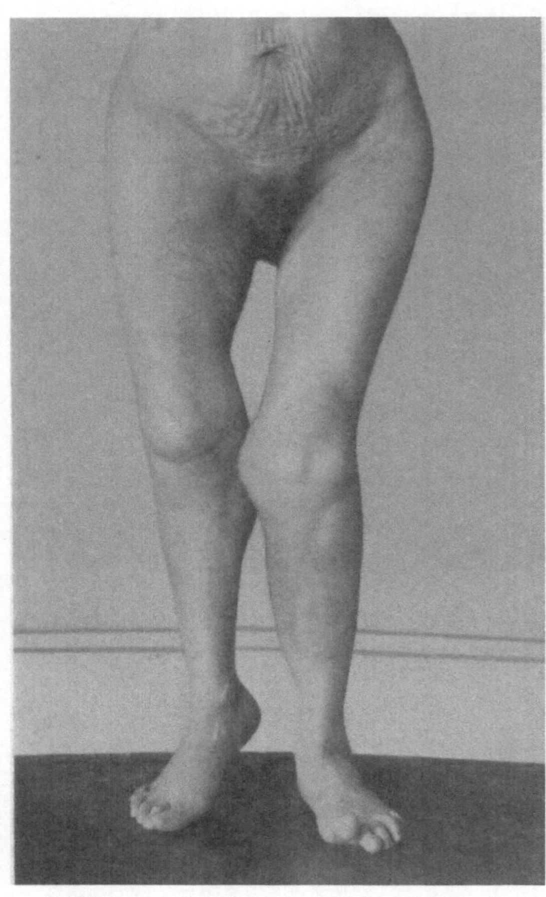

Fig. 170.

Arthropathie des linken Kniegelenks, Arthrektomie des rechten Kniegelenks in einem Falle von Tabes dorsalis. In der Gegend des rechten Knies ist die halbkreisförmige, lineare Operationsnarbe erkennbar. Eigene Beobachtung.

43. Ein Fall von Tabes mit Bulbärsymptomen.

Läsionen der Hirnnerven gehören zu den regelmäßigen Erscheinungen der Tabes, wenn auch die einzelnen Hirnnervenpaare in verschiedener Häufigkeit in den Krankheitsprozeß einbezogen sind. Vor allem werden Augenmuskellähmungen (Ptosis, Diplopie) und Optikusatrophie beobachtet, die im Gegensatz zur Erkrankung des Sehnerven bei der multiplen Sklerose in vielen Fällen frühzeitig zu gänzlicher Erblindung führt.

Aber auch alle übrigen Hirnnerven können bei der Tabes in Mitleidenschaft gezogen sein, und wo dies für eine größere Zahl derselben zutrifft, wird das Krankheitsbild in einer ganz eigenartigen Weise kompliziert. Das schöne Material unserer Anstalt ermöglicht es mir, Ihnen einen solchen Fall zu zeigen. Es ist ein 45jähriger Kaufmann, dem angeblich von einer luetischen Infektion nichts bekannt ist. Doch leidet seine Frau — wie wir durch eigene Untersuchung festgestellt haben — an progressiver Paralyse, und dieser Umstand spricht gewiß für die Annahme einer spezifischen Infektion des Mannes.

Alle typischen Symptome der Tabes sind bei dem Kranken in ausgesprochenem

Maße vorhanden. Seine Pupillen sind sehr eng, entrundet und lichtstarr bei erhaltener Konvergenzreaktion; sie waren es bereits, bevor sich ophthalmoskopisch die ersten Anzeichen einer Sehnervenatrophie feststellen ließen. Die Kniephänomene und Achillessehnenreflexe sind beiderseits erloschen. An den Armen ist eine hochgradige Ataxie vorhanden. Das Schleudern der Beine ist so charakteristisch wie möglich. Beim Stehen zeigt sich ein starkes Schwanken, auch ohne daß der Kranke die Füße aneinanderstellt und die Augen schließt. Auf sensiblem Gebiete sind lanzinierende Schmerzen und Parästhesien vorhanden, eine hochgradige Herabsetzung der Schmerzempfindung und Verlangsamung der Schmerzleitung am ganzen Körper. Dagegen fehlen noch Störungen der Blasen- und Mastdarmfunktion.

An beiden Sehnerven ist eine beginnende graue Atrophie zu konstatieren. Am linken Auge hängt das Oberlid herab und kann nicht mehr vollständig erhoben werden; es besteht also eine linksseitige Ptosis, wie sie bei der Tabes häufig vorkommt. Auch die charakteristischen Augenmuskellähmungen fehlen nicht: in der Ruhe weicht das linke Auge nach außen und unten ab infolge einer starken Parese der Mm. rectus medialis und rectus superior (N. III); aber auch nach fast allen anderen Richtungen ist die Beweglichkeit des linken Bulbus beschränkt, nach unten (M. rectus inferior N. III), nach außen und unten (M. obliquus superior N. IV) und nach außen (M. rectus lateralis N. VI). Es sind also links mit Ausnahme des M. obliquus inferior sämtliche vom N. oculomotorius versorgten Muskeln, sowie der M. obliquus superior — also der N. trochlearis — und der M. rectus lateralis — also der N. abducens — paretisch.

Auf dem rechten Auge ist nur eine Behinderung der Bewegungen des Bulbus nach innen, nach außen und nach oben und außen; also eine Parese der Mm. rectus

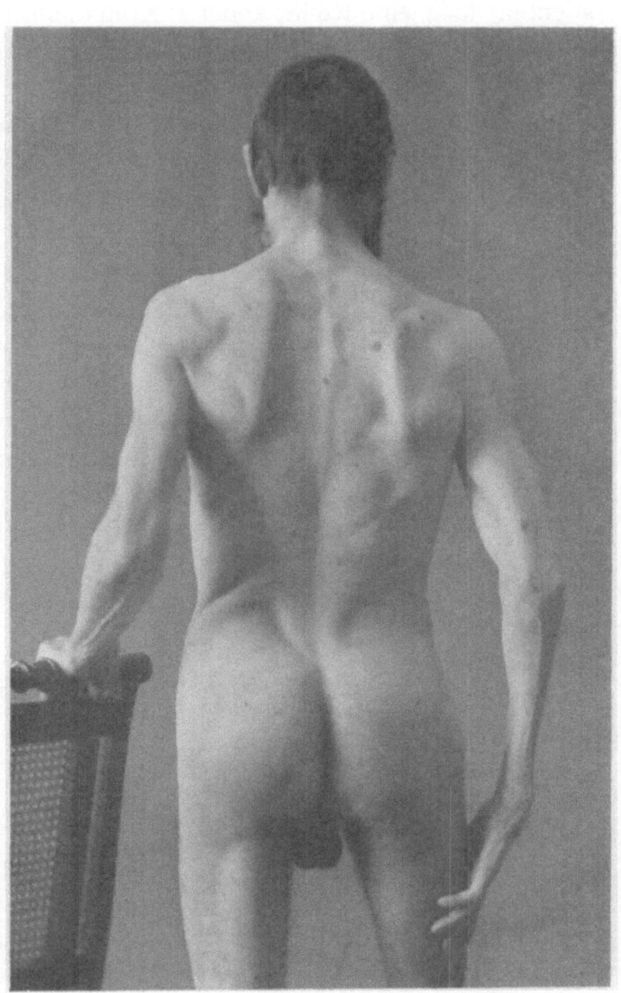

Fig. 171.
Degenerative Atrophie der Muskulatur des Rückens und des rechten Unterarms in einem Falle von Tabes dorsalis. Eigene Beobachtung.

medialis und obliquus inferior vom N. oculomotorius und des M. rectus lateralis
vom N. abducens. Es sind also an beiden Augen Lähmungserscheinungen von
seiten der Nn. oculomotorius und abducens vorhanden; und links auch von
seiten des Trochlearis.

Außer dem typischen Symptomenkomplex der Tabes ist aber bei dem
Patienten noch eine Reihe anderer Krankheitserscheinungen nachzuweisen, die wir
zum Teil schon durch die Inspektion erkennen können.

Am auffälligsten sind die Lähmungserscheinungen an der mimischen Gesichtsmuskulatur. Die linke Nasolabialfalte ist nahezu vollständig verstrichen; der
linke Mundwinkel hängt herab, und aus demselben fließt häufig infolge des
mangelhaften Lippenschlusses Speichel aus. Es ist also eine hochgradige, linksseitige Fazialislähmung vorhanden, und zwar in
beiden Ästen. Denn auch die Stirn bleibt links ganz
schlaff, während sie beim Runzeln auf der rechten
Seite in Falten zusammengezogen wird. Auf beiden
Seiten ist ein vollkommener Lidschluß nicht möglich; es bleibt vielmehr eine Spalte zwischen den
Lidern offen, und in dieser Spalte ist die weiße
Sklera des Augapfels sichtbar (Fig. 172). Die Spalte
ist aber an dem linken Auge größer als am rechten.
Dieser beiderseitige Lagophthalmus ist durch
eine vollständige Paralyse des linken und eine hochgradige Parese des rechten M. orbicularis oculi
bedingt. Trotzdem hat der Kranke die Vorstellung,
das Auge vollkommen geschlossen zu haben. Es

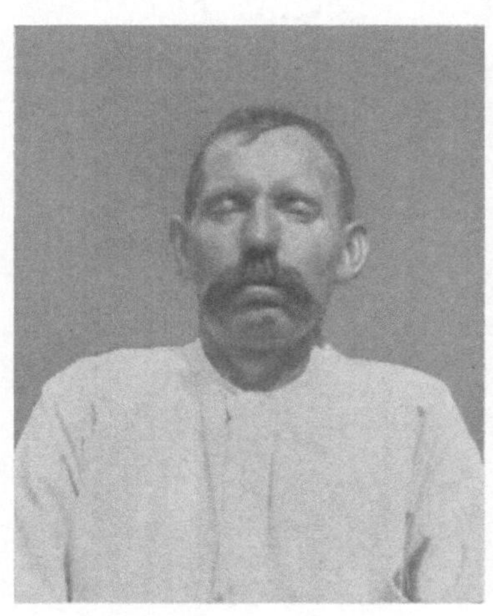

Fig. 172.
Lagophthalmus infolge von Lähmung der Mm. orbiculares oculi in
einem Falle von Tabes dorsalis.
Eigene Beobachtung.

rührt dies daher, daß das Auge sich zum Schutze
der Cornea in Schlafstellung begibt, indem der
Bulbus nach oben unter das Oberlid rotiert wird.

Beim Rümpfen der Nase bleibt wiederum die
Muskulatur der linken Seite ganz erheblich hinter
derjenigen der rechten zurück; zweifellos wird aber auch auf der rechten Seite
die Muskulatur schwächer innerviert als normal. Noch deutlicher zeigt sich dies
beim Versuch zu pfeifen und die Backen aufzublasen. Dabei tritt die Parese des
Mundfazialis, die in der Ruhe allein auf der linken Seite vorhanden zu sein schien,
beiderseits sehr deutlich in die Erscheinung.

Wir konstatieren also bei unserem Kranken eine doppelseitige Fazialis-
parese, und zwar sowohl rechts als links im Muskelgebiet des oberen und des
unteren Fazialisastes. Durchweg sind die Lähmungserscheinungen auf der linken
Seite stärker als auf der rechten. Aber auffälligerweise ist auch in den einzelnen
Muskeln die Intensität der Parese sehr verschieden. Im Gebiet des rechten, oberen
Fazialis ist eine hochgradige Parese des Orbicularis oculi vorhanden, während
der M. frontalis fast intakt erscheint. Im Gebiet des linken, oberen Fazialis sind
Orbicularis oculi und Frontalis anscheinend komplett gelähmt; dagegen tritt beim

Rümpfen der Nase noch eine deutliche, wenn auch schwache Muskelkontraktion oberhalb und seitlich der Nasenwurzel ein. Es ist dies der M. procerus nasi, der entwickelungsgeschichtlich zum Frontalis gehört und nur ein gesondertes Muskelbündel desselben darstellt, das in der Nasenfaszie inseriert. Auf diese scheinbaren Kleinigkeiten, auf die verschiedene Intensität der Parese in den einzelnen Gesichtsmuskeln, ist ein großer Wert zu legen; denn wir erkennen hieraus, daß die Lähmungserscheinungen in den einzelnen Muskeln einen elektiven Charakter tragen, und dies ist von differentialdiagnostischer Wichtigkeit. Es weist uns nämlich auf eine Läsion der Fazialiskerne hin. Bei einer peripheren Fazialislähmung sehen wir bekanntlich annähernd gleich starke Lähmungserscheinungen in beiden Ästen, und bei einer zentralen Fazialislähmung ist der obere Ast entweder frei, oder in wesentlich geringerem Grade an der Lähmung beteiligt als der untere Ast.

Im Gegensatz zu diesen hochgradigen Lähmungserscheinungen der mimischen Gesichtsmuskulatur auf beiden Seiten ist nun auffälligerweise das Verhalten der paretischen Muskeln und Nerven gegenüber dem galvanischen und faradischen Strom nur in geringem Maße alteriert. Die elektrische Erregbarkeit ist je nach dem Grade der Parese in den einzelnen Muskeln mehr oder weniger herabgesetzt; EaR. besteht aber nicht. Die Leitung im peripheren Nerven ist eben erhalten; die Ganglienzellen in den Fazialiskernen sind noch nicht untergegangen; wohl aber ist die Kernerkrankung eine so hochgradige, daß die motorischen Impulse vom kortikalen Fazialiszentrum aus nicht mehr nach dem peripheren Nerven gelangen können, und deshalb ist die Ausführung aller willkürlichen Bewegungen der Gesichtsmuskulatur, namentlich auch der willkürlichen Bewegungen der Lippen, deren es zur korrekten Aussprache der Lippenlaute bedarf, in hohem Grade beeinträchtigt.

Der Fazialis ist bekanntlich auch in hervorragendem Maße an der Innervation des Gaumensegels und der Uvula beteiligt. Vollkommen klar liegt die Innervation dieser Gebilde freilich noch nicht, und Sie finden über dieselbe in den einzelnen Handbüchern der topographischen Anatomie und der Physiologie recht verschiedene, z. T. einander widersprechende Ansichten ausgesprochen. Sicherlich kommt aber dem Fazialis der Hauptanteil an der motorischen Innervation des weichen Gaumens zu; doch können Störungen derselben, wie es scheint, auch bei Lähmungen des Glossopharyngeus und Vagus, sowie der Kern- und Wurzelteile des Akzessorius zustande kommen. Bei unserem Kranken stehen in der Ruhe beide Gaumenbögen gleich hoch, aber der linke Gaumenbogen ist merklich weiter als der rechte, und die Uvula ist nicht so spitz, wie sie es unter normalen Verhältnissen zu sein pflegt, sondern sie ist an ihrem freien Ende mehr abgerundet. Dies rührt daher, daß der linke Rand des Zäpfchens nahezu senkrecht, der rechte Rand sogar etwas konvex nach außen verläuft, statt daß beide Ränder in einem spitzen Winkel nach der Mitte zulaufen, wie es normalerweise der Fall ist. Bei der Phonation hebt sich ausschließlich der rechte Gaumenbogen, indem er zugleich die Uvula ein klein wenig nach rechts mit sich zieht. Aber diese Hebung ist viel

geringer als unter normalen Verhältnissen und ist nicht mit einer Verkürzung der
Uvula verknüpft. Dieselbe bleibt vielmehr auch bei der Phonation ganz schlaff
nach unten hängen. Es besteht also links eine vollständige Lähmung des M. tensor
und des M. levator veli palatini sowie des M. uvulae, rechts nur eine Parese des
M. levator bei vollständiger Lähmung des M. uvulae. Also auch hier tragen die
Lähmungserscheinungen unverkennbar einen elektiven Charakter. Die Folge
dieser doppelseitigen, schweren Gaumensegellähmung ist einmal die nasale
Sprache des Kranken und zweitens das häufige Verschlucken desselben durch die
Nase, das fast bei jeder Mahlzeit beobachtet wird. Der Kranke hat uns auch
schon vor längerer Zeit angegeben, daß er beim Kauen sehr müde wird, und
neuerdings ist ihm trotz seines guten Gebisses das Beißen härterer Speisen, z. B.

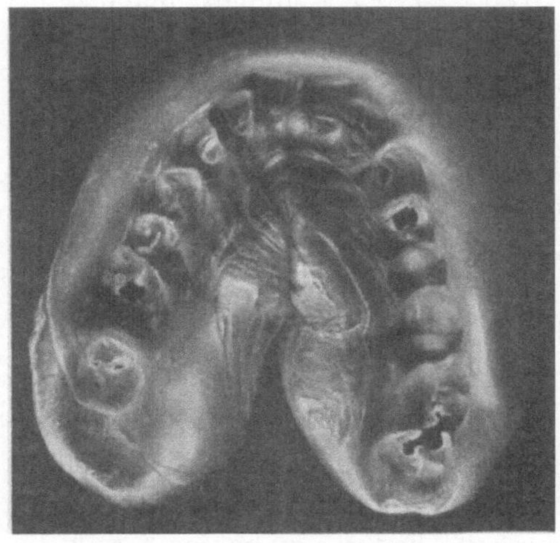 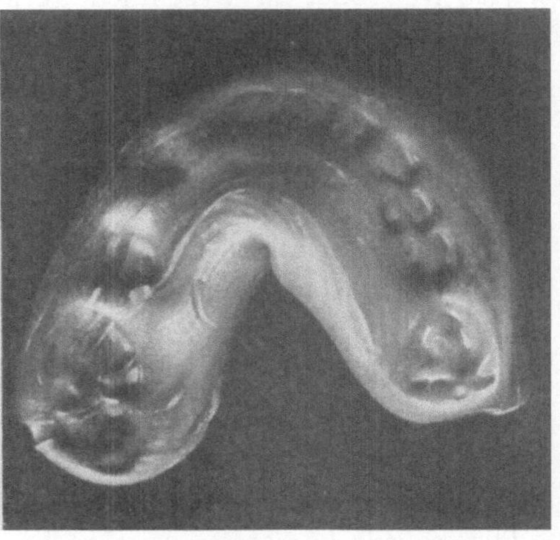

Fig. 173.
Zahneindrücke (Oberkiefer) eines Gesunden.

Fig. 174.
Zahneindrücke (Oberkiefer) eines Tabikers.
Beiderseitige Parese der Kaumuskulatur.
Eigene Beobachtung.

von Brotrinde, ganz unmöglich geworden. Beiderseits fühlen sich die Mm. tem-
porales und die Masseteren sehr schlaff an, und wenn man sich von dem Kranken
auf den Finger beißen läßt, so spürt man nur einen äußerst geringen Druck. Es
liegt eben hier eine beiderseitige Parese der Kaumuskulatur vor, die bekanntlich vom motorischen Anteil des N. trigeminus innerviert wird. Durch die
elektrische Untersuchung konnten wir feststellen, daß der linke M. temporalis stärker
paretisch ist als der rechte; dagegen ist der rechte Masseter stärker paretisch als
der linke.

Um Ihnen diese hochgradige Schwäche der Kaumuskulatur in anschaulicher
Weise demonstrieren zu können, haben wir ein sehr einfaches Verfahren angewandt. Wir haben den Kranken mit maximaler Kraft auf die elastische Masse
beißen lassen, die der Zahnarzt benützt, um die Zahnabdrücke zu gewinnen, die
ihm die Unterlage für die Herstellung künstlicher Gebisse geben. Zum Vergleich

haben wir dasselbe Verfahren auch bei einem gesunden Menschen angewandt. Der Gesunde hat die Masse, soweit nicht Zahnlücken im Unterkiefer vorhanden sind, einfach glatt durchgebissen (Fig. 173). Unser Patient dagegen hat trotz Aufbietung aller Kraft nur ganz seichte Zahneindrücke in der weichen Masse hervorgebracht, die in der Gegend der Schneidezähne des Oberkiefers überhaupt fast nicht zu sehen sind (Fig. 174). Dies gibt uns eine Vorstellung, wie hochgradig bei unserem Kranken die Verminderung der groben Kraft im motorischen Trigeminusgebiet ist.

Aber nicht nur im motorischen N. trigeminus sind in unserem Falle Lähmungserscheinungen vorhanden, sondern auch im sensiblen Teil desselben. Und zwar ließ sich zuerst auf der linken Seite des Gesichts eine Sensibilitätsstörung nachweisen; sie bestand in einer starken Hypästhesie im Gebiet des ersten und einer geringeren Hypästhesie im Gebiet des zweiten Trigeminusastes, während die Empfindung im Ausbreitungsbezirk des dritten Astes anfangs noch vollständig normal war. Jetzt ist auch in der unteren Wangengegend und am Kinn eine hochgradige Herabsetzung der Sensibilität vorhanden; und namentlich im Gebiet des ersten Astes, das die Stirn, die Schläfengegend und den Nasenrücken umfaßt, hat die Störung sehr erheblich zugenommen (Fig. 175). Hier im Ausbreitungsgebiet des ersten Trigeminusastes greift sie auch bereits auf die früher intakte rechte Seite über. Auch an der Schleimhaut der Nasenhöhle ist die Sensibilität im Gebiet des ersten Trigeminusastes beiderseits erheblich herabgesetzt (Fig. 177), ebenso an der Konjunktiva und Kornea. Die Rachenschleimhaut ist auf beiden Seiten hypästhetisch,

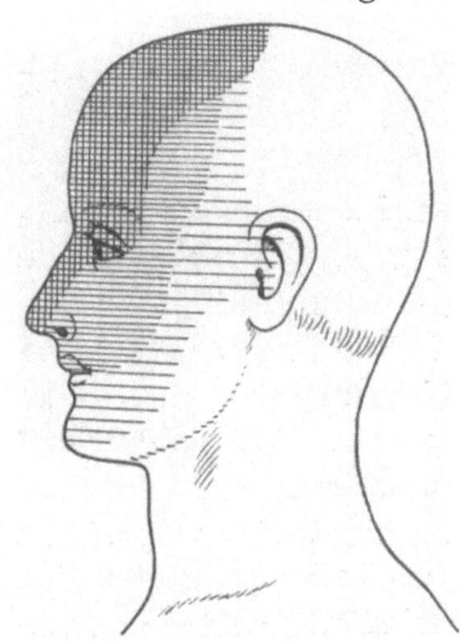

Fig. 175.
Hypästhesie im Trigeminusgebiet in einem Falle von Tabes dorsalis. Eigene Beobachtung.

ebenso die Schleimhaut der Gaumenbögen. Im Larynx dagegen ist die Sensibilität vollkommen intakt.

Im Trigeminus verlaufen bekanntlich nicht nur sensible und motorische Fasern, sondern auch Fasern, die der Geschmacksempfindung dienen. Deshalb liegt es nahe, in einem Falle so schwerer doppelseitiger Erkrankung des N. trigeminus, wie sie hier vorhanden ist, a priori auch eine Störung des Geschmacks zu erwarten. Zur Prüfung der Geschmacksempfindung benützen wir vier verschiedene Flüssigkeiten (verdünnte Essigsäure und Lösungen von Zucker, Salz und Chinin), die wir in einem zu diesem Zwecke angefertigten Kästchen in vier Fläschchen zusammen mit den Substanzen für die Prüfung der Geruchsempfindung aufbewahren. Zu jedem Fläschchen gehört ein kleiner Glasstab, mit Hilfe dessen die einzelnen Flüssigkeiten tropfenweise auf die verschiedenen Stellen der Zunge aufgetragen werden. Der Patient streckt dabei die Zunge heraus und wird angewiesen, durch irgend ein Zeichen, z. B. durch Aufheben der Hand, anzugeben, ob er den Geschmack der Substanzen erkennt oder nicht. Erst wenn dies geschehen ist, darf er die Zunge zurückziehen und kann dann sagen, was er geschmeckt hat. Im N. trigeminus verlaufen indessen nur die Geschmacksfasern aus der vorderen Zungenhälfte; sie vermitteln vorwiegend die Empfindung von salzig und sauer. Von der hinteren Zungenhälfte dagegen wird die Empfindung von süß und bitter durch den N. glossopharyngeus dem Zentralorgan zugeführt (Fig. 176). Mit der Prüfung des Trigeminusgeschmacks verbindet man deshalb am zweckmäßigsten auch gleich die Prüfung des Glossopharyngeusgeschmacks, indem man abwechselnd

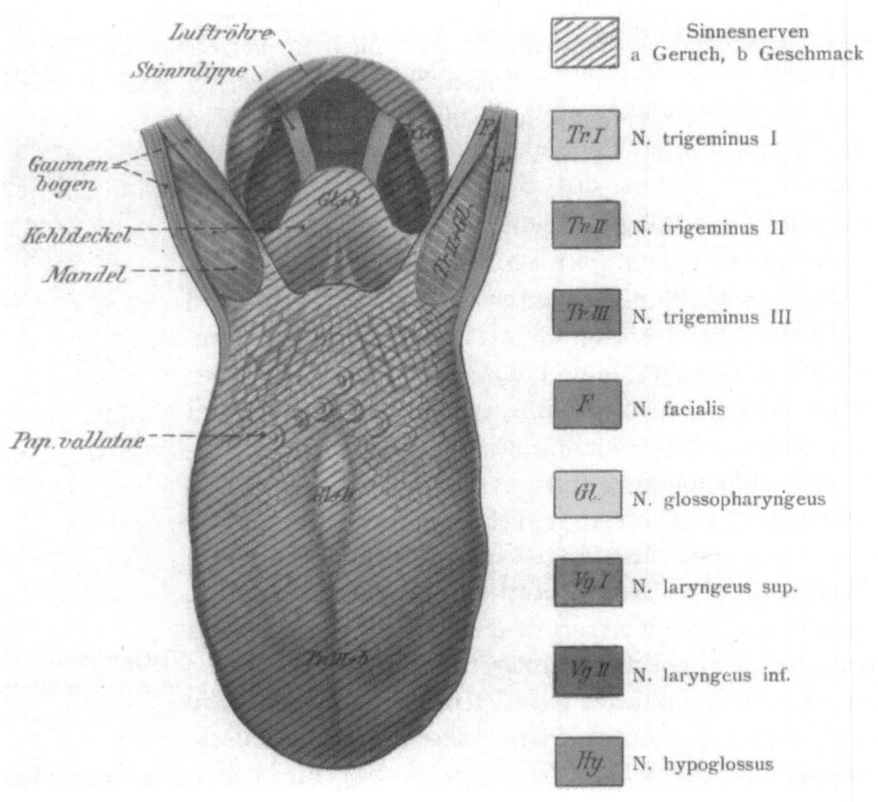

Fig. 176.

Ausbreitungsbezirke der sensiblen und Sinnesnerven auf der Zunge. Nach Moritz Schmidt.

auf die vordere Zungenhälfte Kochsalzlösung und verdünnte Essigsäure und auf die hintere Zungenhälfte Lösungen von Zucker und Chinin aufträufelt. Zwischen den Versuchen hat der Kranke natürlich seinen Mund gründlich auszuspülen.

Das Ergebnis von verschiedenen Geschmacksprüfungen, die wir in großen Zwischenräumen bei unserem Kranken vorgenommen haben, war immer das gleiche. Bei der Prüfung des Geschmacks auf der hinteren Zungenhälfte hat der Kranke prompt und sicher zwischen süß und bitter unterschieden; der Glossopharyngeus-geschmack ist also ganz intakt. Bei der Prüfung des Geschmacks auf der vorderen Zungenhälfte dagegen erfolgen seine Angaben zögernd; er braucht längere Zeit, bevor er mit sich über die Art der Geschmacksempfindung ins Klare kommt, und

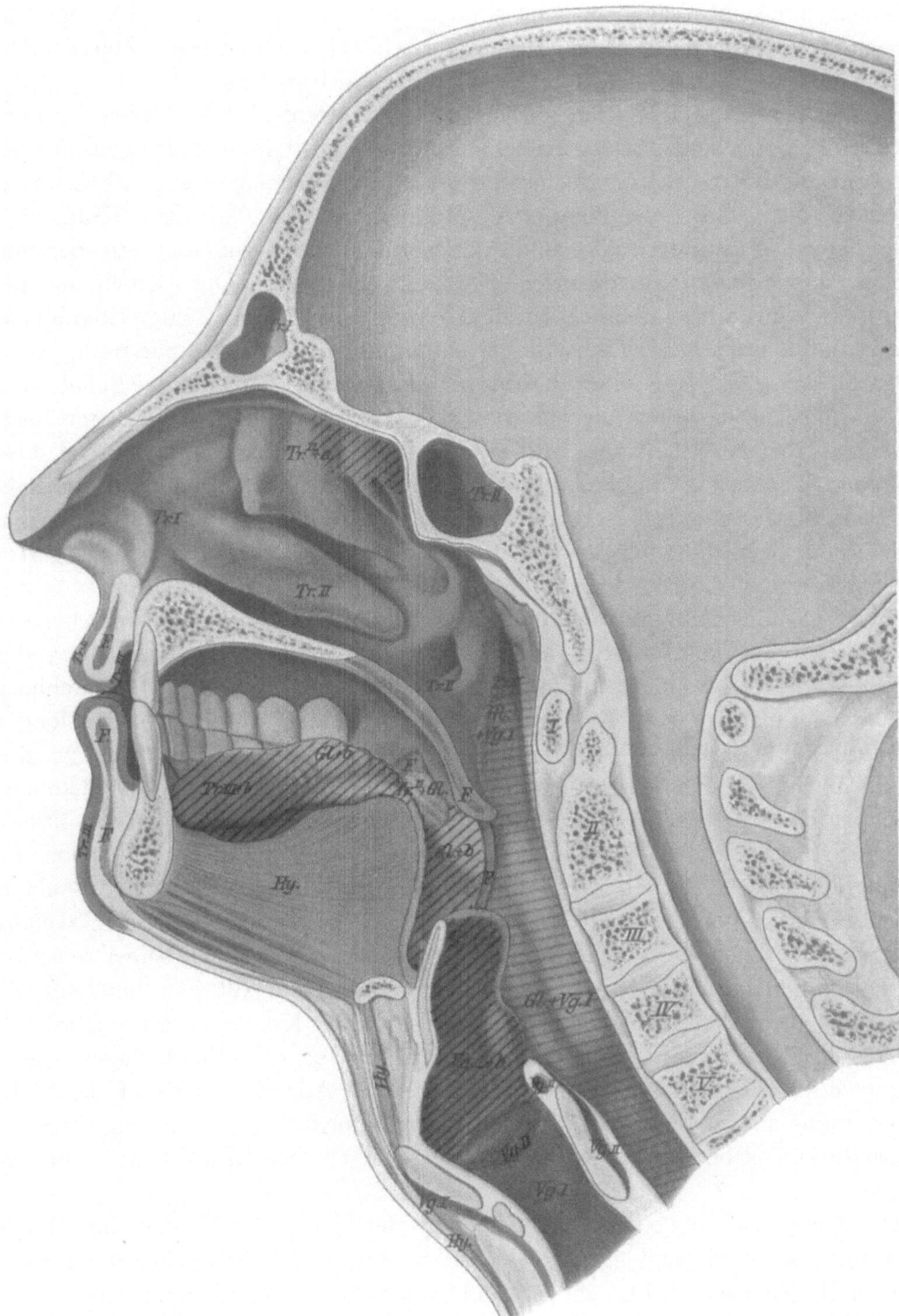

Fig. 177.

Ausbreitungsbezirke der sensiblen und Sinnesnerven im Nasenrachenraum, im Kehlkopf und in der Speiseröhre Nach Moritz Schmidt.

Farbenerklärung siehe nebenstehende Fig. 176.

auch dann sind seine Angaben meist noch unsicher und oft falsch. Es liegt also offenbar eine Geschmacksstörung vor, die ausschließlich die vordere Zungenhälfte betrifft, also eine Störung des Trigeminusgeschmacks.

Wir haben uns jetzt Klarheit darüber zu verschaffen, ob bei unserem Kranken auch Störungen von seiten der untersten Hirnnerven, des Glossopharyngeus, Vagus, Akzessorius und Hypoglossus vorhanden sind. Der Glossopharyngeusgeschmack ist intakt; auf eine Beteiligung des Glossopharyngeus an dem Krankheitsprozesse sowie auch des Vagus und Akzessorius können wir aber aus der vorhandenen doppelseitigen Gaumensegellähmung schließen. Die Beteiligung des N. accessorius kommt deutlich durch die vorhandene doppelseitige Stimmbandlähmung zum Ausdruck. Links ist der M. internus und M. posticus paretisch, rechts nur der M. posticus. Auch hier haben wir also wieder das elektive Befallensein einzelner Muskeln desselben Nerven, des N. recurrens. Gleichzeitig zeigen beide Stimmbänder bei der Phonation ataktische Bewegungen, und zwar ist diese Erscheinung am rechten Stimmband deutlicher als am linken, weil eben das linke Stimmband stärker paretisch ist. Eine Beteiligung des Glossopharyngeus und Vagus tritt außerdem deutlich durch die Parese der Muskulatur des Schlundkopfes in die Erscheinung, die von den motorischen Ästen der genannten Hirnnerven versorgt wird. Diese Schlundlähmung äußert sich in fortdauerndem Verschlucken des Kranken bei jeder Nahrungsaufnahme; sie war zeitweilig so vollständig, daß wir zu regelmäßigen Sondenfütterungen schreiten mußten. Der Kranke verschluckt sich aber nicht nur bei jeder Mahlzeit; er aspiriert auch fast immer größere Mengen verschluckter Flüssigkeiten, was auf eine Läsion der sensiblen Fasern des Glossopharyngeus hinweist, denen ja die lebenswichtige Funktion zukommt, beim Schluckakte die Atmung zu hemmen. Der Kranke bringt dann die aspirierte Flüssigkeit unter heftigem, hohlklingendem Husten und Würgen und mit äußerster Mühe herauf, da er wegen der Lähmung der Schlund- und Lippenmuskulatur nicht imstande ist, ordentlich auszuspeien. Wiederholt haben wir noch weitere Störungen von seiten des Vagus beobachtet und zwar wesentlich seiner sensiblen Fasern: heftigen Hustenreiz und Ekelempfindung bis zum Würgen und zum Erbrechen, vor allem aber als bedenklichste, das Leben des Kranken ernst gefährdende Erscheinung, den exspiratorischen Atmungsstillstand. Eines Tages wurde der Kranke plötzlich zyanotisch und bewußtlos, die Atmung stand auf der Höhe der Exspiration still; der Puls wurde unfühlbar, und nur durch eine für lange Minuten fortgesetzte künstliche Atmung ist es damals gelungen, den Kranken am Leben zu erhalten.

Die Zunge ist infolge der mangelhaften Bewegung der Speisen im Munde stark belegt; sie wird nicht gerade hervorgestreckt, vielmehr beschreibt sie deutlich einen Bogen nach rechts, und erst allmählich kommt die Zungenspitze in die Mitte der Mundöffnung zu liegen. Außerdem besteht eine beiderseitige Atrophie der Zungenmuskulatur, die zu einer Verschmälerung und Abflachung der Zungenspitze geführt hat. Auch fibrilläre Zuckungen sind auf beiden Seiten vorhanden, und die Beweglichkeit der Zunge ist in hohem Grade behindert.

Infolge dieser Lähmungserscheinungen im Gebiet derjenigen Hirnnervenpaare, welche die beim Sprechen in Tätigkeit tretenden Muskelgruppen innervieren, beobachten wir selbstverständlich bei unserem Kranken auch eine hochgradige Sprachstörung und zwar eine bulbäre Anarthrie.

Außer den klinischen Erscheinungen der grauen Degeneration der Hinterstränge des Rückenmarks ist also bei unserem Patienten eine Erkrankung nahezu sämtlicher Hirnnerven vorhanden; ja, wir können überhaupt nur den Akustikus mit Sicherheit als intakt bezeichnen. Hinsichtlich des Olfaktorius läßt sich ein bestimmtes Urteil nicht abgeben. Der Kranke hat das Geruchsvermögen freilich links vollständig und rechts nahezu vollständig eingebüßt. Wir dürfen diese Anosmie aber nicht ohne weiteres auf den Olfaktorius beziehen, da bei dem Kranken eine beiderseitige Muschelschwellung — links stärker als rechts — besteht und seine Nase außerdem infolge der mangelhaften Entfernung des Schleims dauernd verstopft ist. Alle übrigen Hirnnerven sind an dem Krankheitsprozeß beteiligt und zwar ungleichmäßig auf beiden Seiten, meistens aber beiderseitig. Erkrankungen einzelner Hirnnerven sind bei der Tabes, wie erwähnt, gar nicht selten; eine Beteiligung des Optikus, des Okulomotorius, Trochlearis und Abduzens gehört sogar zu den regelmäßigen Befunden bei derselben: die Sehnervenatrophie, die reflektorische Pupillenstarre, die Ptosis und die verschiedenen Augenmuskellähmungen. Auch eine Erkrankung des Olfaktorius und Akustikus kommt bei der Tabes noch ziemlich häufig vor. Eine totale Anosmie haben wir bei einer unserer tabischen Frauen im Verlauf ihres langjährigen Leidens sich entwickeln sehen, und da in diesem Falle eine Erkrankung der Nasenschleimhaut nicht vorlag, waren wir wohl berechtigt, den vollständigen Verlust des Geruchsvermögens auf eine tabische Affektion des Olfaktorius zurückzuführen. Eine Akustikusstörung haben wir nur einmal beobachtet, bei einer Patientin, bei der sieben Jahre nach Beginn der Tabes eine Paralyse zum Ausbruch kam.

Ziemlich häufig ist ferner auch eine einseitige Beteiligung des Hypoglossus, die als Hemiatrophia linguae in die Erscheinung tritt, und eine Erkrankung des Akzessorius, die bekannte Postikuslähmung. Aber nur vereinzelt sind Störungen des Trigeminus und Fazialis beobachtet worden. Charcot hat diese Fälle mit dem Namen „zephalische Form der Tabes" bezeichnet. Eine Beteiligung ·des Glossopharyngeus und Vagus ist dagegen äußerst selten. In den meisten derartigen Fällen, die seither bekannt geworden sind, waren außer dem Optikus und den Augenmuskelnerven noch ein oder auch zwei bis drei andere Hirnnervenpaare befallen. Eine gleichzeitige Erkrankung von zehn Hirnnerven gehört indessen bei der Tabes zu den Seltenheiten und ist nur in einer kleinen Anzahl von Fällen beobachtet worden. In diesen Fällen ist natürlich die Frage aufgeworfen worden, ob es sich um eine Kombination der Tabes mit der progressiven Bulbärparalyse, um ein Übergreifen des tabischen Prozesses, der sich häufig an den Augenmuskelkernen abspielt, auf die bulbären Kerne am Boden des IV. Ventrikels, oder um eine durch die Tabes bedingte gleichzeitige Erkrankung der verschiedenen Hirnnerven auf ihrem peripheren Verlaufe handelt.

Die progressive Bulbärparalyse ist eine Erkrankung der kortikomuskulären Bahn, ein klinisches und anatomisches Analogon zur Poliomyelitis anterior und zur spinalen progressiven Muskelatrophie. Hier ist der Krankheitsprozeß ausschließlich in den grauen Vordersäulen des Rückenmarks etabliert; dort spielt er sich ausschließlich in den motorischen Kernen der Medulla oblongata ab. Das klinische Symptomenbild dieser Krankheiten setzt sich deshalb ausschließlich aus motorischen Lähmungserscheinungen zusammen, und Störungen der Sensibilität müssen unter allen Umständen fehlen. In unserem Falle aber haben wir ausgedehnte sensible Störungen im Gebiet des Trigeminus, des Glossopharyngeus und Vagus beobachtet, und aus diesem Grunde müssen wir die progressive Bulbärparalyse von vornherein ausschließen, ganz abgesehen davon, daß bei ihr auch stets der Stirnast des Fazialis freibleibt, der bei unserem Kranken deutlich auf der linken Seite befallen ist.

Gerade dieser letzte Umstand könnte vielleicht für die Annahme einer peripheren Erkrankung der verschiedenen Hirnnerven sprechen, da ja bekanntlich für die periphere Fazialislähmung die Beteiligung des Stirnastes charakteristisch ist. Gegen diese Annahme spricht aber der ganze seitherige Verlauf des Leidens. Nicht mit einem Schlage, wie es bei der peripheren Fazialislähmung der Fall ist, ist die Lähmung eingetreten. Vielmehr sind die einzelnen Muskeln und Muskelgruppen im Gesicht ganz allmählich nacheinander befallen worden. Ferner spricht sehr gewichtig gegen diese Annahme der Umstand, daß die Lähmung nicht gleichmäßig die gesamte Gesichtsmuskulatur betroffen hat, sondern daß sie einen elektiven Charakter trägt. Von den vom Stirnaste innervierten Muskeln ist auf der rechten Seite der M. orbicularis oculi gelähmt, der Frontalis nicht; und auf der linken Seite ist sogar ein einziges Muskelbündel des im übrigen komplett gelähmten Frontalis intakt, der M. procerus nasi. Dieser elektive Charakter der Lähmungen, den wir auch bei der progressiven Bulbärparalyse beobachten, spricht unbedingt für eine Kernläsion, und da wir aus den früher besprochenen Gründen die Bulbärparalyse ausschließen können, nehmen wir ein Übergreifen des tabischen Krankheitsprozesses, der sich für gewöhnlich nur an den Kernen der Augenmuskelnerven abspielt, auf die motorischen und sensiblen Kerne der Hirnnerven am Boden des IV. Ventrikels an. Und mit dieser Annahme, zu der wir uns durch die sorgfältige Analyse der beobachteten klinischen Krankheitserscheinungen berechtigt glauben, stehen auch die Obduktionsbefunde in vollem Einklang, die bei den wenigen ähnlichen Fällen seither erhoben worden sind.

44. Traumatische oder tabische Optikusatrophie?

Der Kranke, mit dem wir uns heute beschäftigen wollen, ein 33jähriger Elektrotechniker, ist nahezu erblindet. Er führt sein Augenleiden auf einen Unfall zurück, den er vor zwei Jahren erlitten hat. Am 11. März 1907 wurde der Kranke — nach seiner Angabe, ohne daß ein Streit vorausgegangen war — aus dem Gastzimmer eines Wirtshauses hinausgeworfen, fiel rückwärts hin und schlug mit dem Hinterkopf auf eine Steintreppe. Seiner Erinnerung nach war er nur für einen Augenblick bewußtlos. Dann kam er wieder zu sich, stand ohne Hilfe auf und ging auf die Polizeiwache, um Anzeige gegen den Wirt zu erstatten. Im Augenblick des Stürzens hat er ein „Sausen im Kopf", ein „Blitzen vor den Augen" verspürt und nachher das Gefühl gehabt, als ob „innen im Kopf etwas locker wäre". Die folgende Nacht schlief er gut und fest; beim Erwachen am anderen Morgen aber bemerkte er, daß sein Mund voll Blut war und Kopfkissen und Hemd große Blutflecken aufwiesen. Beim Aufstehen trat dann ein stärkeres Nasenbluten ein, heftiger Kopfschmerz und Ohrensausen, so daß er es für richtiger hielt, sich in ein Krankenhaus aufnehmen zu lassen. Dort brachte der Patient nur seine Klagen vor, ohne von dem tags zuvor erlittenen Unfall zu sprechen, weil er sich genierte, dies zu tun, und weil er nicht darnach gefragt wurde. Kopfschmerz und Nasenbluten hielten noch einige Tage an; auch bestand Appetitmangel und Übelkeit. Doch wurde der Kranke, nachdem auch diese Beschwerden vergangen waren, am 10. Tage aus dem Hospital entlassen. Wohl war ihm schon am 4. Tage nach dem Unfall eine gewisse Sehstörung aufgefallen: das Lesen wurde ihm schwer, indem ihm die Buchstaben verschwammen, und obwohl es ein heller Tag war, kam ihm alles nebelig vor. Er sprach sich hierüber wohl dem Pfleger gegenüber aus, aber nicht dem Arzte, weil er auf diese geringe Sehstörung anfangs nicht den mindesten Wert legte. Der Kranke fuhr dann nach der naheliegenden Universitätsstadt X., wo er sich einige Tage bei Verwandten aufhielt, um Arbeit zu suchen. Als er aber eine rasche Abnahme seines Sehvermögens bemerkte, ließ er sich auf Anraten eines dortigen Arztes in die Universitätsaugenklinik aufnehmen und wurde daselbst etwa 4 Wochen lang erfolglos behandelt. In der Klinik erzählte er von seinem Unfall und ersah aus einem Zettel, der ihm zufällig in die Hände gekommen zu sein scheint, daß er an „Sehnervenatrophie" leidet. Von nun an hat der Kranke eine Reihe von Universitätskliniken und hervorragenden Augenärzten konsultiert. Überall wurde die Diagnose „Sehnervenatrophie" bestätigt; einmal wurde ihm außerdem mitgeteilt, es handle sich um einen „Bruch der Schädelbasis" und um eine „Knochenwucherung, die auf den Sehnerven drücke". Sie sei nur durch eine Operation zu entfernen. Der Kranke wollte sich indessen begreiflicherweise einer schweren Operation, von der man ihm nicht einmal eine Heilung versprechen konnte, nicht unterziehen. Er kam schließlich nach Frankfurt und wurde vor einem halben Jahr im Siechenhause aufgenommen. Inzwischen ist er nahezu vollständig erblindet; er hat wohl noch etwas Lichtschein, ist aber nicht mehr imstande, die Gegenstände seiner nächsten Umgebung zu erkennen.

Ophthalmoskopisch ist eine beiderseitige Optikusatrophie festzustellen. Beide Pupillen sind vollkommen lichtstarr, verengern sich aber bei der Konvergenz der Bulbi in ausgiebiger Weise. Sie sind gleich weit, unter mittlerer Weite.

Die weitere Untersuchung des Patienten ergibt hinsichtlich des Zentralnervensystems keine Störungen der Motilität und Sensibilität. Sein Gang ist unsicher, tappend, wie es eben der Gang eines Blinden zu sein pflegt. Eine merkliche

Ataxie ist nicht vorhanden; auch das Rombergsche Phänomen fehlt. Nur die Kniephänomene sind beiderseits nicht zu erzielen.

Der Kranke hat natürlich Strafantrag gegen den Wirt gestellt, und das Gericht hat auf seinen Antrag beschlossen, außer anderen Sachverständigen auch mich zu vernehmen. Ich kenne die Gerichtsakten noch nicht, auf Grund deren ich wohl erst imstande sein werde, ein abschließendes Gutachten abzugeben. Ich pflege auch in solchen Fällen, mir tunlichst zuerst ein unbefangenes Urteil zu bilden, ohne mich durch den Akteninhalt und durch die Ansichten anderer Gutachter beeinflussen zu lassen, und möchte Ihnen gerne heute meine Ansicht über diesen interessanten Fall vortragen und begründen.

Anscheinend liegt die Sache ja sehr einfach. Ein bis dahin gesunder, junger Mann hat einen schweren Sturz auf den Hinterkopf erlitten. Wenige Tage nachher fiel dem Kranken eine Abnahme seines Sehvermögens auf, die in einigen Monaten zu hochgradiger Amblyopie und in Jahresfrist zu fast vollständiger Erblindung infolge von Sehnervenatrophie geführt hat. Der Kranke erzählt uns, daß man in der Universitätsaugenklinik zu Y. die Sehnervenatrophie auf eine Fraktur der Schädelbasis zurückgeführt hat, und kommt nun mit dieser zweifellos sehr plausiblen Diagnose von Anstalt zu Anstalt und schließlich auch zu uns. Die Diagnose ist um so plausibler, als uns der Kranke auf eindringliches Befragen mit aller Bestimmtheit angibt, daß ihm von einer früheren syphilitischen Infektion nichts bekannt ist. Er kennt die ernste Bedeutung dieser Frage, die schon in X. an ihn gerichtet worden ist, und versichert uns, er würde die Infektion ohne weiteres zugeben, da er ja weiß, daß ihm vielleicht geholfen werden könnte, wenn es sich um eine syphilitische Sehnervenerkrankung handeln würde. Leider ist dies aber nicht der Fall. Man hat ihm ja gesagt, daß ein Schädelbasisbruch seiner Erblindung zugrunde liegt, und daß sein Leiden infolgedessen unheilbar ist. So muß er sich mit Resignation in das Unvermeidliche fügen und erwartet, daß ihm wenigstens eine pekuniäre Entschädigung für das maßlose Unglück zuteil wird, das ihn in so jungen Jahren unverschuldet getroffen hat.

Ganz so einfach liegt aber der Fall nicht. Die Röntgendurchleuchtung läßt — worauf ich allerdings keinen ausschlaggebenden Wert lege — keine Fraktur der Schädelbasis und keinen Kallus erkennen, der zur Sehnervenatrophie hätte führen können. Viel wichtiger erscheint mir der Umstand, daß bei dem Kranken die Kniephänomene nicht zu erzielen sind. Freilich wird nach einer Statistik Sahlis bei gesunden Männern in etwa 2% der Fälle ein Fehlen der Patellarsehnenreflexe beobachtet, und unser Patient könnte ja zu diesen 2% gehören. Dies ist aber nicht der Fall; denn der Kranke gibt uns mit aller Bestimmtheit an, daß in X. das Auslösen des Kniephänomens den Ärzten wohl große Schwierigkeiten gemacht habe; es sei aber dagewesen: „damals haben die Füße gehoppt". Er mißt der Mangelhaftigkeit meiner Untersuchungsmethode die Schuld an dem Mißerfolg bei und hat mich in den ersten Tagen nach seiner Aufnahme wiederholt aufgefordert: „Untersuchen Sie nur ordentlich. Es muß da sein." — Es war aber nicht da, auch nicht im warmen Bade und nach demselben, wo die Reflexe gewöhnlich leichter auszulösen sind als sonst. Nur einige Male ist es mir gelungen, durch Perkussion der Patellarsehne einen sichtbaren Ausschlag der Unterschenkel zu erlangen. Dieses Bewegungsphänomen trug aber keineswegs den Charakter eines Reflexes, sondern den einer bewußten und beabsichtigten Bewegung, die, sobald ich auf drei zählte, eintrat, auch wenn ich im gegebenen Moment die Patellarsehne absichtlich gar nicht mit dem Hammer traf. Ich muß zunächst dahin gestellt sein lassen, ob das geschilderte Bewegungsphänomen infolge einer Autosuggestion aufgetreten oder ob es von dem Kranken willkürlich produziert worden ist.

Ich halte also daran fest, daß hier die Kniephänomene fehlen. Da keine Lähmung oder Atrophie des M. quadriceps femoris vorliegt, kann nicht etwa eine Unterbrechung des motorischen Schenkels der Reflexbahn die Ursache dieser auffälligen Erscheinung sein, auch nicht eine Erkrankung des peripheren Nerven (Neuritis), die mit einer Druckempfindlichkeit der Nervenstämme verbunden sein würde. So bleibt nur eine Läsion der hinteren Wurzeln, der Hinterstränge oder der grauen Substanz des Rückenmarks übrig. Für die Annahme einer Läsion der letzteren, die sehr wohl durch einen Sturz auf den Hinterkopf und Rücken bedingt sein könnte, z. B. durch eine Blutung in die Gegend des Zentralkanals (Hämatomyelie) fehlen indessen alle Anhaltspunkte. In diesem Falle würden wohl in unmittelbarem Anschluß an den Unfall ausgesprochene spinale Krankheitserscheinungen beobachtet worden sein. Auch dürften wir jetzt, nach Jahresfrist, ähnlich wie bei der Syringomyelie, trophisch-vasomotorische Anomalien und Störungen der Sensibilität von dem Charakter der dissoziierten Empfindungslähmung zu erwarten haben. Von alledem läßt sich in unserem Falle nichts nachweisen. Auch bei einer Läsion der hinteren Wurzeln des Lendenmarks, wie sie z. B. eine größere Blutung in den Duralsack zur Folge haben würde, müßte eine Sensibilitätsstörung vorhanden sein, was hier nicht der Fall ist.

So bleibt uns also nur übrig, anzunehmen, daß hier die Unterbrechung der Reflexbahn für die Kniephänomene durch eine Erkrankung der Hinterstränge des Rückenmarks bedingt ist, also durch eine ganz gewöhnliche Tabes dorsalis. Und von diesem Gesichtspunkte aus, der ein wohl berechtigter und gut begründeter ist, gewinnt nun mit einem Male auch die festgestellte Sehnervenatrophie eine ganz andere Bedeutung.

Die Sehnervenatrophie ist bekanntlich eins der häufigsten Symptome der Tabes. Sie tritt in der Regel frühzeitig ein; ja, sie kann lange Zeit hindurch das einzige Symptom des Leidens sein. Sie ist fast stets eine doppelseitige, einfache, fortschreitende Atrophie des Optikus, die oft zu völliger Erblindung führt. Im Gegensatz hierzu ist die sekundäre Sehnervenatrophie durch Kompression oder Verletzung des Optikus bei der Basisfraktur, die in das Foramen opticum hineinreicht, in der Regel eine einseitige. So spricht also auch die Doppelseitigkeit der Erblindung in unserem Fall mit Wahrscheinlichkeit gegen die Annahme einer Fraktur der Schädelbasis, durch die allein das Fehlen der Kniephänomene selbstverständlich nicht erklärt werden würde.

Meine Ansicht geht also dahin, daß unser Patient an Tabes leidet, daß bei ihm die Sehnervenatrophie eine Teilerscheinung dieser Krankheit ist, und daß aus dem Befunde der Untersuchung keine Anhaltspunkte für die Annahme einer Schädelbasisfraktur zu gewinnen sind.

Nach den Angaben des Patienten glaubte ich indessen, mich mit meiner Ansicht in Widerspruch zu den übrigen Ärzten zu setzen, die ihn vor mir gesehen haben, und da die Verantwortung des Gutachters in einem solchen Falle eine außerordentlich große ist, habe ich versucht, mir den Verlauf der Krankheit, unabhängig von den Aussagen des Patienten, auf Grund der Auskünfte zu rekonstruieren, die ich von den seither konsultierten Ärzten zu erlangen hoffte. Ich habe deshalb an das Krankenhaus, in dem der Patient am Tage nach dem Unfall Aufnahme gefunden hat, und an sämtliche vier Universitäts-Augenkliniken und an die Spezialisten, die er mir namhaft gemacht hatte, geschrieben. Von der ersten Stelle erhielt ich die Mitteilung, daß der Patient in der angegebenen Zeit zehn Tage lang an „Influenza" verpflegt worden sei, von drei Universitätskliniken, daß sich der Name des Kranken in den Journalen der Klinik und Poliklinik nicht verzeichnet findet, von den beiden, angeblich konsultierten Ärzten, daß ihnen der Patient gänzlich unbekannt sei. Weitere Recherchen haben ergeben, daß der Kranke in X. in den vergangenen Jahren überhaupt in keinem Krankenhause verpflegt worden ist. Nur von der Universitäts-Augenklinik zu Y. erhielt ich die Auskunft: „Bei G. wurde bei ambulanter Untersuchung am 2. 6. 07 beiderseits genuine Sehnervenatrophie bei Fehlen der Patellarreflexe festgestellt. Patient wurde darauf zu genauer neurologischer Untersuchung zu Prof. N. geschickt, in dessen Journalen der Mann jedoch nicht verzeichnet ist, so daß ich annehme, daß er sich dort nicht vorgestellt hat."

Die Angaben des Patienten haben sich also als wenig glaubwürdig erwiesen. Durch weitere Recherchen ist ferner festgestellt worden, daß er während seiner Militärdienstzeit wegen wiederholter Unterschlagung und versuchten Raubes zu 2 Jahren 3 Monaten Zuchthaus, Entfernung aus dem Heere und Verlust der bürgerlichen Ehrenrechte auf 2 Jahre verurteilt worden ist.

Sie mögen hieraus erkennen, wie wichtig für den Arzt eine genaue Anamnese und die Kenntnis des Vorlebens seiner Kranken ist. Auf Grund unserer Untersuchung und dieser Kenntnis muß ich — so schwer es mir auch wird — unseren Tabeskranken für einen bewußten Betrüger erklären. Es ist dies auch eine Diagnose, und zu ihrer Begründung bedarf es noch kurz der Erörterung der Frage: Welches sind die Motive des beabsichtigten Betrugs in unserem Falle? Daß der Kranke tatsächlich den geschilderten Unfall erlitten hat, unterliegt keinem Zweifel; anderenfalls würde das schwebende Verfahren gegen den betreffenden Wirt längst eingestellt worden sein. Es kann auch als sicher erwiesen angenommen werden, daß die Abnahme des Sehvermögens dem Kranken spätestens im Juni v. Js., also drei Monate nach dem Unfall, zum Bewußtsein gekommen ist, zur Zeit, als er sich in Y. untersuchen ließ. Aus der an ihn gerichteten Frage, ob er sich früher einmal luetisch infiziert habe, hat der Kranke, dessen hohe Intelligenz außer Frage steht, die Einsicht gewonnen, daß außer der supponierten Schädelbasisfraktur auch die Syphilis als Ursache für seine Erblindung in Betracht kommen kann. Er muß also die Infektion in Abrede stellen, wenn er mit seinen Entschädigungsansprüchen durchdringen will, und, einerlei wann er zuerst die Abnahme seiner Sehkraft bemerkt hat, er schiebt hierauf die erlittene Körperverletzung, klagt im Armenrecht, glaubt nichts zu verlieren zu haben, und hofft auf eine namhafte Entschädigung, die ihm — dem Blinden und Erwerbsunfähigen, der an einer schweren, fortschreitenden Rückenmarkskrankheit leidet — nach seiner Forderung eine lebenslängliche Rente von Mk. 2600.— sichern soll.

Es bleibt schließlich noch die Frage zu erörtern, die der Richter an die Sachverständigen stellen wird. Ist der Unfall die Ursache des Leidens, oder hat er wenigstens wesentlich zu dessen Verschlimmerung beigetragen? Die Frage, ob ein Trauma die Tabes hervorrufen kann, ist vielfach diskutiert worden. Mendel hat sie vor Jahren zum Gegenstand eines interessanten Vortrags in der Berliner Gesellschaft für Psychiatrie und Nervenkrankheiten (Neurolog. Zentralblatt, 1897, S. 140) gemacht, und bei der Diskussion hat sich fast allgemeine Übereinstimmung darin ergeben, daß ein Unfall als Ursache ·des Leidens nicht nachzuweisen sei. Die erste Frage ist also zu verneinen. Eine Beantwortung der zweiten Frage ist mir augenblicklich nicht möglich. Sie wird überhaupt nur dann gegeben werden können, wenn es sich feststellen lassen wird, wie der Zustand des Kranken und sein Sehvermögen vor dem Unfall gewesen ist. Bei einem Menschen, der so unglaubwürdige Angaben macht, wie es der Kranke getan hat, und der offenbar in betrügerischer Absicht das Fehlen der Kniephänomene zu verbergen sucht, dessen diagnostische Bedeutung ihm zweifellos bekannt ist, liegt die Vermutung nahe, daß er schon vor dem Unfall eine Sehschwäche infolge seiner tabischen Optikusatrophie hatte, und daß ihm dies auch schon vorher zum Bewußtsein gekommen war. Ist dies aber der Fall gewesen, so hat das Trauma keine nachweisbare Verschlimmerung des Leidens herbeigeführt; denn auch ohne Unfall führt die tabische Sehnervenatrophie häufig in Jahresfrist zu völliger Erblindung.

Andererseits kann nicht bestritten werden, daß in manchen Fällen ein Unfall, ein psychisches Trauma, eine körperliche Anstrengung u. dergl. mit einem Schlage die bis dahin latenten Erscheinungen der Tabes manifest machen. Als Beispiel führe ich den Nachtwächter unseres Zoologischen Gartens an, der seinerzeit — 1891 — Zeuge gewesen ist, wie der Eisbär ein Mädchen zerfleischt hat, das in den Zwinger hinabgestiegen war. Der bis dahin anscheinend gesunde Wächter, der alle Nacht seinen Dienst regelmäßig versehen hatte, hörte die gellenden Hilferufe des Mädchens. Er eilte zum Bärenzwinger, sah, wie der Eisbär das nackte Weib mit seinen Tatzen umschlungen hielt, und da er selbst ohne Waffe war, lief er mit aller Anstrengung, um Hilfe herbeizuholen. Mit den Wärtern rannte er zum Zwinger zurück, so schnell er konnte; dann aber brach er ataktisch zusammen, und am folgenden Morgen bot der tags zuvor noch anscheinend gesunde, kräftige Mann das vollentwickelte Bild der Tabes. Einige Jahre später ist er im Siechenhause gestorben.

Ob in unserem Falle der erlittene Sturz eine ähnliche, auslösende Rolle in dem Auftreten der Krankheitserscheinungen gespielt hat, wird vielleicht aus den Gerichtsakten ersichtlich oder durch die Verhandlung festzustellen sein.

45. Tabes dorsalis und progressive Paralyse.

Wir haben nun die häufigsten und konstantesten Symptome der Tabes ziemlich eingehend besprochen, damit aber das vielgestaltige klinische Bild der Krankheit noch keineswegs vollständig entworfen. Wie die multiple Sklerose darf auch die Tabes dorsalis streng genommen nicht unter die Rückenmarkskrankheiten im eigentlichen Sinne eingereiht werden. Sie ist vielmehr als eine Erkrankung des gesamten Nervensystems aufzufassen. Für die erstgenannte Krankheit ist dies selbstverständlich; wird sie doch von jeher, seitdem man sie überhaupt kennen gelernt hat, korrekterweise als „multiple Sklerose des Gehirns und Rückenmarks" bezeichnet. Anders ist es mit der Tabes, „der Rückenmarksschwindsucht" oder der „grauen Degeneration der Hinterstränge". In den meisten klinischen Lehrbüchern wird sie unter den Rückenmarkskrankheiten abgehandelt, und doch ist bei ihr — vielleicht in noch ausgedehnterem Maße als bei der multiplen Sklerose — das ganze Nervensystem, nicht nur das Zentralorgan, sondern auch das periphere, und wahrscheinlich auch das sympathische Nervensystem — an dem Krankheitsprozeß beteiligt. Durch diese Erkenntnis ist eine Reihe von Störungen bei der Tabes unserem Verständnis näher gebracht worden, die mit der Rückenmarksaffektion als solcher nicht zusammenhängen. Doch sind unsere anatomischen Kenntnisse nach dieser Seite hin erst noch in der Entwickelung begriffen, und wir sind heute noch weit davon entfernt, über die Pathogenese der Tabes, dieser klinisch so gutgekannten Krankheit, ein abschließendes Urteil abgeben zu können.

Wir wissen, wie nahe verwandt in ätiologischer, klinischer und anatomischer Hinsicht Tabes und Dementia paralytica sind, wenigstens diejenige Form der Gehirnerweichung, die wie die Tabes mit einer grauen Degeneration der Hinterstränge einhergeht, und die man deshalb als „Taboparalyse" bezeichnet. Es wird dies nach Fürstners Statistik in 24 $^0/_0$ aller Fälle von Dementia paralytica beobachtet, während in 62 $^0/_0$ der Fälle die Hinter- und Seitenstränge des Rückenmarks, und nur in 14 $^0/_0$ die Seitenstränge allein an dem Krankheitsprozesse beteiligt sind. Ein typischer und konstanter Befund der Paralyse ist bekanntlich die Degeneration der kortikalen Tangentialfasern im Gehirn. Derselbe Faserschwund ist von Jendrassik und anderen aber auch in der Hirnrinde von Tabikern gefunden worden, und zwar in Fällen der Krankheit, die klinisch und anatomisch keine Symptome der progressiven Paralyse boten. Auch im Kleinhirn hat Weigert Veränderungen nachgewiesen und zwar sowohl in den Kernen wie in der Rinde des Kleinhirns, wo sie in auffallender Weise einen Ausfall der feinen Fasern betreffen, während die dickeren Fasern durchweg erhalten sind.

Angesichts solcher anatomischer Befunde darf man die Tabes nicht länger unter den Rückenmarkskrankheiten abhandeln.

Wer, wie die Ärzte eines Siechenhauses, Gelegenheit hat, Tabiker und Paralytiker in großer Zahl nebeneinander zu sehen und den einzelnen Fall durch lange Jahre hindurch täglich zu beobachten, wird manchmal in die große Verlegenheit kommen, an einer Diagnose zweifeln und sie umstoßen zu müssen, die er längst für sicher erwiesen gehalten hat. So haben wir 5 Jahre lang eine Kranke auf der Abteilung verpflegt, die uns nach 4 monatlicher Behandlung von einem anderen Krankenhause überwiesen worden war. Dort, wie hier, war die Diagnose „Tabes" gestellt worden, und sie war sehr gut begründet: alle typischen Symptome dieser Krankheit waren vorhanden, und Erscheinungen der Paralyse fehlten vollständig. Da fiel auf einmal — ganz unvermittelt, von einem Tage zum andern — nach 7 jähriger Dauer des Leidens, eine Änderung im Wesen der Patientin auf. Als ihr ein Löffel Suppe gereicht wurde, weil sie bei hochgradiger Ataxie ihrer Hände Schwierigkeiten hatte, allein zu essen, biß sie in den Löffel und wollte ihn durchaus mit verschlucken; in den nächsten Tagen beschmierte die bis dahin reine Kranke sich, ihre Kleidung, die Wände mit Kot; auffallend rasch trat ein geistiger Verfall in die Erscheinung, und zugleich entwickelten sich die blühendsten Größenideen. Paralytische Anfälle traten hinzu, und die Diagnose „Tabes", an der wir jahrelang festgehalten hatten, hatte sich schließlich doch als unrichtig erwiesen.

Umgekehrt: Wir verpflegen seit mehreren Jahren einen Kranken, der vier Jahre vorher wegen progressiver Paralyse Aufnahme in einer Irrenanstalt gefunden hatte. Dort ist nach halbjähriger Behandlung eine so weitgehende Remission eingetreten, daß der Kranke entlassen werden konnte. Bei uns sind nur in den ersten Monaten nach der Aufnahme noch ganz vereinzelte Anfälle aufgetreten, die wir allerdings als paralytische auffassen mußten; aber eine progressive Demenz des Kranken kann nicht festgestellt werden. Im Gegenteil: Intelligenz, Auffassungsvermögen und Urteil des Patienten sind recht gut; er liest gern und viel, und mit Auswahl: Shakespeare, Schiller und andere Klassiker, Rousseaus „Emile" etc. Er spielt vorzüglich Skat und liest täglich die Zeitung. Er ist über alle Vorgänge in der Politik gut unterrichtet und kritisiert die Berichte, die er liest, in seiner Art, aber mit gutem Verständnis. Soll man da nicht an der Diagnose irre werden? Vor kurzem hat dieser „Paralytiker" geheiratet; und da er wegen der denkbar stärksten Ataxie seiner Beine völlig wegunfähig ist, sind seine Braut und der Standesbeamte nach der Anstalt gekommen, und hier im Hause wurde die Trauung vollzogen; ein anderer Patient und einer unserer Wärter waren Zeugen.

46. Tuczeks „genesener Paralytiker".

Ich komme hier auf einen der interessantesten Fälle zurück, die ich zu beobachten Gelegenheit hatte, auf den bekannten Fall des Postschaffners J. Wir haben den Kranken während der letzten Wochen seines Lebens im Siechenhause verpflegt und die Diagnose „Tabes" gestellt, die auch durch die Obduktion bestätigt worden ist. Es war derselbe Patient, der nach der Ansicht Cramers im Jahre 1877 an progressiver Paralyse erkrankt war, und dessen Krankengeschichte Tuczek unter dem Titel „Ein genesener Paralytiker" im Jahre 1884 veröffentlicht hat [1]).

Ein Kollege in Bockenheim hat den Kranken am 8. August 1877 zuerst gesehen und seine Verbringung in die psychiatrische Universitätsklinik in Marburg veranlaßt. J. war 1841 geboren, war Postschaffner geworden und hatte den Feldzug 1866 und den deutsch-französischen Krieg mit der Feldpost mitgemacht und sich in dieser schweren, verantwortungsvollen Zeit durch besonderen Eifer und große Gewissenhaftigkeit ausgezeichnet. Bei seiner Aufnahme in die Marburger Klinik bot er das typische Bild der progressiven Paralyse, hochgradige Demenz und Euphorie mit den blödsinnigsten Größenideen.

„Meine Frau hat 137 Kinder auf einmal bekommen, lauter Buben; ich hab sie alle selbst herausgeholt und aufs Bett gelegt nebeneinander. Ich habe für sie 8 Kühe eingestellt und 137 Lutscher gekauft." „Wenn der Herzog von Nassau stirbt, werde ich Herzog." „Meinem Vater hab ich einen Eisenbahnwagen voll Geld geschickt"; „ich bin Papst, bin Kaiser von Deutschland, König von Darmstadt" usf.

Daneben bestanden die charakteristischen somatischen Symptome der Krankheit: Silbenstolpern, Fazialisparese, Tremor der Hände, Blasen- und Mastdarmschwäche u. a., und bei gehäuften paralytischen Anfällen trat relativ rasch ein körperlicher Verfall auf: Dekubitus, Cystitis, Pneumonie, Herzschwäche.

Am 5. Juni 1878 berichtete die Direktion der Marburger Klinik an die hiesige Oberpostdirektion, daß J. an Dementia paralytica leide; „diese Krankheit hat einen progressiven Verlauf und führt unfehlbar zu körperlichem und geistigem Kräfteverfall. Schon hat sich bei dem Kranken ein ausgedehnter Blödsinn entwickelt, und es ist zu fürchten, daß die paralytischen Anfälle, nach welchen er oft tagelang gelähmt ist, in Kürze seinem Leben ein Ende machen werden".

Bereits am 18. Januar 1878 war der Kranke entmündigt und am 24. Mai seine Pensionierung beschlossen worden.

Und kurze Zeit nachher fing der Schwerkranke ganz allmählich an, sich körperlich und geistig zu erholen. Die exorbitanten Größenideen verblaßten, es zeigte sich volle Krankheitseinsicht — und alle somatischen Krankheitserscheinungen — buchstäblich alle — bildeten sich vollständig zurück.

Am 7. September 1878 wurde dem Wunsche der Angehörigen entsprochen und J. als „gebessert" aus der Marburger Klinik entlassen. — „Die Besserung ist als eine Remission anzusehen" heißt es am Schlusse der Krankengeschichte.

Aber der mit Sicherheit erwartete, neue Ausbruch paralytischer Störungen blieb aus. J. blieb körperlich und geistig gesund, und am 20. März 1880 wurde

---

[1]) Tuczek, „Beiträge zur pathologischen Anatomie und zur Pathologie der Dementia paralytica". Berlin 1884, August Hirschwald, pg. 127—144.

von dem Amtsgericht Bockenheim die Aufhebung der Entmündigung verfügt. Ein Jahr später wurde J., der ein Immediatgesuch an den Kaiser um Wiederanstellung im Postdienst gerichtet hatte, — zunächst probeweise — und am 1. Januar 1882 etatmäßig bei der hiesigen Oberpostdirektion wieder angestellt und am 1. Januar 1883 „wegen ausgezeichneter Leistungen“ in eine höhere Gehaltsklasse versetzt.

Dies ist die Krankengeschichte von Tuczeks „genesenem Paralytiker“.

Wird zugegeben, daß ein Krankheitsbild, das sich aus rasch fortschreitendem körperlichem und geistigem Verfall, großer, unverwüstlicher Euphorie, Größenideen unerhörtester und blödester Art, Silbenstolpern und apoplektiformen Anfällen mit vorübergehenden motorischen Lähmungserscheinungen zusammensetzt, der Symptomenreihe der progressiven Paralyse entspricht, so kann über die Richtigkeit von Tuczeks Diagnose kein Zweifel bestehen. Wenn dann derselbe Paralytiker, in dem Augenblick, wo schwere Cystitis und Dekubitus ihn an den Rand des Grabes bringen, beginnt, sich körperlich und geistig zu erholen; wenn allmählich mit aufdämmerndem Krankheitsbewußtsein sämtliche psychische Funktionen sich wieder herstellen, auch die ethischen Vorstellungen: Pflichtgefühl, Familiensinn u. a., wenn die motorischen Lähmungserscheinungen und die Artikulationsstörung der Sprache spurlos schwinden, und sich diese völlige, körperliche und geistige Integrität jahrelang erhält, dann dürfen wir von einer langen und auffallend vollkommenen Remission sprechen. Und wenn schließlich der Rekonvaleszent auch die härtere Probe auf seine geistige Vollkraft draußen in der Welt, in den komplizierten Situationen des Lebens besteht, wenn er die Mittel und Wege kennt und wählt, wieder zu produktiver Tätigkeit zu gelangen, wenn nach jahrelanger Quarantäne die Vormundschaft über ihn aufgehoben wird, eine vorsichtige Behörde ihn anfangs probeweise, dann definitiv wieder anstellt, und er die Anforderungen eines verantwortungsreichen Berufs zu ihrer vollen Zufriedenheit erfüllt, dann sind wir berechtigt, den früheren Paralytiker für genesen zu erklären.

Und tatsächlich ist J. bis in die letzten Wochen seines Lebens geistig gesund geblieben. Wohl aber hatten sich bei ihm zwei Jahre nach seiner Wiederanstellung im Postdienst die ersten Anzeichen einer beginnenden Tabes bemerkbar gemacht. Im Januar 1884 konnte der Hausarzt zuerst ein Fehlen der Kniephänomene nachweisen; in den nächsten Wochen trat eine anfänglich nur geringe Ataxie in den Beinen zutage, und im März 1884 waren auch die Pupillen bei normaler Akkommodationsreaktion allmählich lichtstarr geworden. Schritt für Schritt entwickelte sich dann das klinische Bild der Tabes zu voller Höhe, so daß der Kranke am 1. Juni 1885 seinen Dienst endgültig quittieren mußte.

Angesichts des Umstandes, daß der frühere Paralytiker nun zum Tabiker geworden war, ist es besonders wichtig, daß im Jahre 1881 das Vorhandensein der Kniephänomene in normaler Stärke und gleichweite Pupillen von normaler Reaktion auf Licht und Akkommodation festgestellt worden sind. Während der Dauer der paralytischen Seelenstörung war eine wechselnde Pupillendifferenz bei erhaltener Reaktion beobachtet worden, während eine Prüfung der Kniephänomene leider nicht vorgenommen wurde. Erst im Jahre 1875 hatten Westphal und E r b unabhängig voneinander auf die Bedeutung dieses wichtigen Symptoms für die Diagnose der Tabes und der Taboparalyse hingewiesen, und zur Zeit der Verpflegung des Kranken in der Marburger Klinik war es noch nicht allgemein üblich, das Verhalten der Kniephänomene zu prüfen

Im paralytischen Endstadium der Tabes wurde der Patient am 9. Juli 1898 bei uns aufgenommen, abgemagert zum Skelett, mit hochgradigen Arthropathien an den Knie- und Fußgelenken, mit totaler Optikusatrophie und beiderseitiger kompletter Ptosis, und mit einer derartigen Retentio urinae, daß die prallgefüllte Blase den Unterleib bis zum Nabel wie eine Halbkugel vorwölbte. Diese charakteristischen Tabessymptome sind gut zu erkennen auf einem Bilde, das wir noch von dem Kranken aufnehmen konnten (Fig. 178). Ursache zu seiner Überführung war eine neue Geistesstörung, die erst Anfang Juni 1898 aufgetreten war, und die wir nach ihren klinischen Symptomen als eine marantische, vielleicht auch s e n i l e V e r w i r r t - h e i t auffassen mußten. Jedenfalls entsprach die Psychose nicht dem gewöhnlichen Bilde der progressiven Paralyse.

Ich kann Ihnen das klinische Bild dieser Psychose nicht anschaulicher schildern, als indem ich Ihnen einige Gespräche wiedergebe, die damals mit dem Kranken geführt worden sind. Er war natürlich unter beständiger Aufsicht, und bei dem ungewöhnlichen Interesse, das

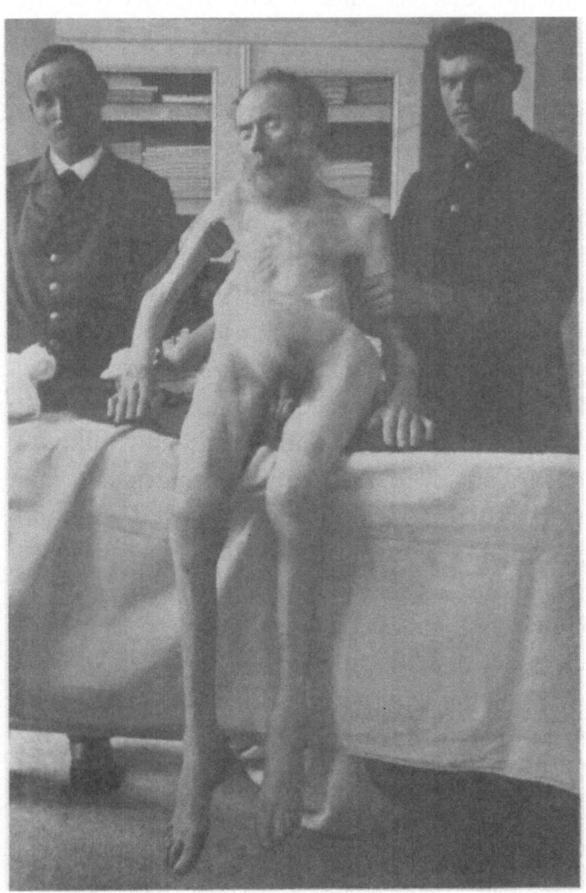

Fig. 178.
Tu c z e k s „Genesener Paralytiker"
Eigene Beobachtung.

die Beobachtung dieses Falles bot, ist nahezu jedes Wort, das der Kranke gesprochen hat, von den Schwestern oder Ärzten sofort aufgeschrieben worden.

„Wie alt sind Sie?" — „57 Jahre." — „Wann sind Sie geboren?" — „41." — „Wann sind Sie nach Marburg in die Klinik gekommen?" — „77." — „Wo sind Sie hier?" — „In Bockenheim." — „Wo ist Ihre Frau?" — „Die läuft in der Welt herum." — „Haben Sie Kinder?" — „Drei Buben noch." — „Was sind Ihre Söhne?" — „Der eine ist Briefträger; der zweite, ich kann bald nicht mehr sprechen, ist Paketbeförderer; der dritte ist bei mir; er ist aber fort, er arbeitet bei Hartmann & Braun." — „Was für Apparate verfertigt die Firma Hartmann & Braun?" — „Kenn ich nicht." — „Wieviel ist 3×5?" — „15." — „Und 3×18?" — „3×18 ist 54." — „Wie heiße ich?" — „Gehen Sie weg! Der Dr. L. ist mir lieb und wert, der beste Arzt für die Elektrizität." — „Wann hat Sie Dr. L. elektrisiert?" — (Schweigt überlegend.) — „In welchem Jahre?" — „In den achtzigern." — „Wissen Sie noch, wie Sie im Ärztlichen Verein vorgestellt worden sind?" — „Ja." — „Waren viele Ärzte da?" — „Im Anfang, und wie ich das zweite Mal kam." (Der Kranke ist tatsächlich in zwei Sitzungen gewesen.) — „Hat Dr. L. damals einen langen Vortrag gehalten?" — „Er hat auch so schön im Konzert gesungen." — „Wieviel Gehalt haben Sie?" — „43 Mk. 50." — „Wann bekommen Sie das Geld?" — „Meine Frau holts den ersten." — „Was ist Ihre Frau für eine Geborene?" — „Wail" (buchstabiert: „a-i"). — „Wo hat Dr. L. damals gewohnt, als er Sie elektrisierte?" — „Im Mittelweg." (Richtig.) — „Welche No?" — „45." (Falsch: 37.) — „Wo haben Sie in der Frankfurterstraße gewohnt?" — „66." (Richtig.) — „Sind Sie nicht im Wagen hierher gefahren?" — „Seit einem Jahr lieg ich hier." — „Wie heiße ich?" — „Herr Tuczek, Direktor und Professor."

Bei einem Besuch Prof. Tuczeks, einige Tage später, spielte sich zwischen ihm und dem Kranken folgendes Gespräch ab:

„Wer bin ich denn?" — „Weiß ich nicht." — „Ich soll Ihnen auch einen Gruß von Herrn Mohr bringen." — „Ach, von der Irrenanstalt!" — „Nun wer bin ich denn? — „Es wird doch der Herr Professor Cramer nicht sein!" — „Der nicht, es war aber doch noch ein anderer Arzt in der Anstalt." — „Das war der junge Herr Tuczek." — „Nun, der bin ich." — „Ei, ei, ei; sind Sie aber alt geworden." (Dabei war der Kranke vollständig erblindet.) — „Wann habe ich Sie zuletzt besucht?" — „Am 1. Juni 1894." (Richtig) — „Was haben wir heute für einen Tag?" — „Halber Juli ist vorbei." — „Und was für ein Jahr?" — „1898." — „Wie kommen Sie denn eigentlich hierher, Herr Postschaffner?" — „Das weiß ich selbst nicht." — „Sehen Sie gar nichts mehr?" — „Blind." — „Hell und dunkel sehen Sie doch?" — „Nein." — „Ist das auf einmal gekommen?" — „Ja, der Doktor hat mir mit Feuer an den Augen gebrannt." — „Wie hieß doch Ihr Doktor in Bockenheim?" — „Dr. F." — „Und früher?" — „D." — „Können Sie sich noch alles aus der Anstalt erinnern?" — „Ja." — „Nun, wie war es denn mit den 137 Kindern und den 137 Lutschern?" — (Greift sich nach der Stirn.) „Hier!"

Am Tage darauf erzählte der Kranke seiner Frau, als sie ihn besuchte, u. a. folgendes: „Gestern haben sie mich in einen Wagen geladen, mit Rädern und Pferden daran (er wurde zum Zwecke der Röntgenuntersuchung nach dem städtischen Krankenhause verbracht). Dann gings im Galopp nach Darmstadt und von da nach Bensheim, und nach langer Zeit sind wir wieder retour gefahren. Prof. Tuczek ist ein alter Mann geworden."

In der folgenden Nacht war die Ruhe im Saal durch das Röcheln eines Sterbenden gestört. J. schlief wenig und horchte oft nach dem Bett des Schwerkranken. Unmittelbar nachdem der Tod desselben eingetreten war, sagte er zur Schwester: „Ich höre ihn nicht mehr atmen. Gelt, er ist gestorben?"

Nun, meine Herren! Einer solchen Beobachtung ist ein Paralytiker nicht fähig; solche Gespräche — noch dazu ohne jede Sprachstörung — führt kein Paralytiker! Keine Spur von Demenz, von Gedächtnisschwäche, von Kritiklosigkeit und Euphorie ließ sich bei dem Patienten auffinden. Wohl aber werden Sie aus dem Mitgeteilten wenigstens einige der Züge erkannt haben, aus denen sich das klinische Bild der Psychose zusammengesetzt hat: eine unverkennbare Desorientiertheit, die Unfähigkeit, sich in der gegebenen Lage zurechtzufinden und die gewonnenen Eindrücke und Beobachtungen — die freilich infolge der Erblindung einseitige waren und noch dazu durch vereinzelte, zweifellos nachgewiesene Halluzinationen eine Täuschung erfahren haben mochten — in korrekter Weise zu verarbeiten. So konnten wir bei dem Kranken eine progressive Paralyse ausschließen. Vielmehr mußten wir eine Verwirrtheit annehmen, die in dem Marasmus des vorzeitig gealterten Mannes und in der durch die Tabes, die Cystitis und Pyelonephritis bedingten Kachexie ihre Ursache haben mochte.

Am Nachmittag des 23. 7. 98 nahm die bereits seit einigen Tagen bestehende Herzschwäche bedrohlich zu; der Kranke wurde somnolent, und abends um $10^1/_2$ Uhr starb er. Bei der Obduktion fand sich das Gehirn makroskopisch normal, und auch bei der histologischen Untersuchung wurden keine für die Dementia paralytica charakteristischen Veränderungen gefunden. Im Rückenmark dagegen war die typische graue Degeneration der Hinterstränge schon mit bloßem Auge deutlich erkennbar.

Die geschilderten Fälle bestätigten die Annahme außerordentlich enger Beziehungen zwischen Tabes und Paralyse. Sie weisen uns aber auch darauf hin, daß es neben denjenigen Fällen, die man mit Recht als Taboparalyse bezeichnet, weil bei ihnen der tabische und der paralytische Krankheitsprozeß synchron verlaufen, andere Fälle gibt, in denen zu einer Tabes — lange Jahre nach dem Beginn des Leidens — eine progressive Paralyse hinzutritt, oder in denen die paralytischen Krankheitserscheinungen zu einer ungewöhnlich langen, vollkommenen Remission führen, während der tabische Prozeß progressiv vorwärts schreitet.

47. Tabes dorsalis und syphilitische Infektion.

Bei unserer weiteren Besprechung der Tabes wollen wir auf das ätiologische Moment der vorausgegangenen Lues besonders achten. Sie kennen den Kampf um die Lehre von dem Zusammenhang zwischen Tabes und Syphilis, gegen die noch in jüngster Zeit Widerspruch erhoben wird. Es soll auch ganz gewiß nicht behauptet werden, daß es keine Tabes ohne Syphilis geben kann. Fälle von Tabes, in denen uns jeder anamnestische oder klinische Anhaltspunkt für eine vorausgegangene Infektion fehlt, oder in denen auch post mortem die Obduktion keine Residuen einer alten Lues aufdeckt, sind aber offenbar so vereinzelt, daß wir in jedem Falle mit allen Mitteln nach einer früheren Infektion suchen müssen. Da ist es nun die erste Frage, in welchem Zeitabschnitt des Vorlebens unseres

Patienten sollen wir die Infektion vermuten? In den Lehrbüchern finden Sie die Angabe, daß die Tabes in einem Intervall von 5—15 Jahren auf die spezifische Infektion folgt, selten später, sehr selten früher. Während meiner klinischen Studienzeit, zu Anfang der 80er Jahre, sahen wir gerade den Beginn der letzten Fälle von Tabes und Paralyse, denen eine Infektion während der Kriegsjahre in Frankreich zugrunde gelegen hatte. In weitaus der Mehrzahl der Fälle kommt nach unseren Beobachtungen die Erkrankung des Zentralnervensystems im 12. oder 13. Jahre nach der luetischen Infektion zum Ausbruch. Wir suchen also zunächst bei unseren Kranken bei Erhebung der Anamnese möglichst exakt den Zeitpunkt des ersten Auftretens der tabischen Symptome festzustellen und gehen dann mit unseren weiteren Fragen gleich auf eine 12—13 Jahre lang zurückliegende Zeit zurück. Oft werden wir dann die bestimmte Antwort der Kranken erhalten, daß er sich gerade zu dieser Zeit infiziert habe.

Einige Beispiele mögen dies erläutern. Ein damals 41jähriges Mädchen kam 1900 mit einer vollentwickelten Tabes zu uns, namentlich auch mit hochgradigen Arthropathien an beiden Kniegelenken. Bereits im Jahre 1888 hat sie deshalb eine Schiene erhalten, mit der sie bis zu dem vergangenen Frühjahr sich an einem Stock herumbewegen konnte. Wir gehen wohl nicht zu weit, wenn wir annehmen, daß die Tabes, die im Jahre 1888 schon zu so hochgradigen Arthropathien des Kniegelenks geführt hatte, in ihrem ersten Beginn etwa bis zur Mitte der 80er Jahre zurückreicht. Dann kämen wir mit unserer Berechnung zu der Annahme, daß die syphilitische Infektion zu Anfang der 70er Jahre erfolgt sein müsse. Dies war sehr unwahrscheinlich; denn die Patientin, am 29. Juni 1859 geboren, war damals erst etwa 12 Jahre alt. Eine spezifische Infektion gab die Kranke überhaupt nicht zu. In dieser schwierigen Lage haben uns aber die Akten der damaligen „Polizeisektion" Aufklärung gebracht. Sie beginnen mit den Worten:

„Nach den vom Kgl. Polizei-Präsidium mitgeteilten Akten wurde die in der D . . . . . .schen Fabrik in Arbeit stehende E. K. auf physikatsärztliches Gutachten und auf Anordnung des Kgl. Polizei-Präsidiums wegen Syphilis am 17. Februar 1871 in das Rochushospital gebracht."

Also war die erste Annahme, zu der wir auf Grund unserer Erfahrung gelangt sind, doch richtig: 1871 die Infektion, Mitte der 80er Jahre die Tabes; 1888 hochgradige tabische Arthropathien.

Aufzuklären war nur noch die Frage: wie kam das damals noch nicht ganz 12jährige Kind zur syphilitischen Infektion? Auch dies ist uns, wie ich glaube, gelungen. Die Kranke hat in frühester Kindheit eine akute Encephalitis durchgemacht, die nicht nur eine leichte, linksseitige Parese, namentlich des Beins, sondern auch einen ziemlich beträchtlichen Schwachsinn zurückließ. Nach dem frühen Tode ihrer Eltern wurde das Kind in einem auswärtigen Waisenhaus erzogen und kam Ende der 60er Jahre in die Stadt als Fabrikarbeiterin. Unter diesen Verhältnissen ist es verständlich, daß sie, die Schwachsinnige, leichter als eine andere, den Gefahren der Großstadt zum Opfer fiel.

Die in der Kindheit abgelaufene Encephalitis hat zu einer hochgradigen Schwäche und Wachstumshemmung des linken Beines geführt; es ist von der Spina iliaca ant. sup. bis zum Malleolus ext. gemessen etwa 5 cm kürzer als das nicht gelähmte rechte Bein. Auch die Muskulatur ist links schwächer entwickelt als rechts. Sehr deutlich ist dies am Unterschenkel, in dessen Mitte die Differenz des Umfangs zwischen links und rechts $4\,^{1}/_{2}$ cm beträgt, während die schwache Entwickelung der Muskulatur am linken Oberschenkel durch die vorhandene Lipomatose maskiert ist. An beiden Kniegelenken sind hochgradige Arthropathien vorhanden, ebenso auch am linken Fuße; die Patellarsehnenreflexe sind erloschen; die Pupillen sind bei starker Miosis different; die linke ist die weitere; beide Pupillen sind lichtstarr bei guter Konvergenzreaktion. Der Augenhintergrund ist vollkommen normal.

Die Patientin wird jetzt im 4. Jahre bei uns verpflegt. Sie erwies sich als eine ruhige, stille Kranke, die bei ihrer Imbezillität sich rasch in das Anstaltsleben eingewöhnt hatte. Ihr Gedächtnis war, wie es bei Imbezillen der Fall zu sein pflegt, für alles, was sie sich einmal eingeprägt hatte, ganz gut; sie beschäftigte sich mit Stricken und strickte sehr fleißig und ordentlich. Auf ihren Schienen, die sie im Jahre 1888 erhalten hatte, ging sie mit Hilfe eines Stockes ganz gewandt im Hause umher.

Da machte sich auf einmal, etwa seit Februar dieses Jahres, bei der Patientin ein allmählicher körperlicher und geistiger Verfall bemerkbar. Zunächst fiel auf, daß sie mit dem gewohnten Stricken nicht mehr zurecht kam; sie machte Fehler, ließ Maschen fallen u. dergl., so daß sie oft genötigt war, das Gestrickte wieder aufzuziehen. So hat sie buchstäblich vom Januar bis zum März an einem Paar Strümpfe gestrickt. Ebenso ging es mit dem Stopfen; sie brachte es nicht mehr fertig, ein Loch im Strumpfe richtig zu stopfen. Etwa Mitte Mai fiel die Patientin eines Tages, als sie aus dem Badezimmer kam, auf dem Korridor hin und konnte nicht mehr auf die Beine gestellt werden. Sie wurde zu Bett gebracht, und als wir nach einigen Tagen den Versuch machten, sie wieder aufstehen zu lassen, war sie nicht mehr imstande, mit ihren Schienen sicher zu stehen und zu gehen. Sie selbst schob diese Unbehilflichkeit auf die Schienen und lachte über die Möglichkeit, daß die Beine daran schuld sein sollten. Seit dieser Zeit, also seit etwa einem halben Jahr, beschäftigt sich die Kranke nun eigentlich gar nicht mehr; nur manchmal macht sie noch unsinnige Handarbeitsversuche, indem sie auf ihre Schürze einen wollenen Lappen aufnäht u. dergl. Gewöhnlich trägt sie ein uninteressiertes, kindlich-heiteres Wesen zur Schau; nur gelegentlich wird sie etwas erregt; sie schimpft dann über die Schienen, die nichts mehr taugen und gepolstert und länger oder weiter gemacht werden müssen; sie räsonniert über den einfältigen und langweiligen Instrumentenmacher, schreibt ihm sinnlose Briefe mit der Adresse: „an den hochehrwürdigen Herrn D. . . ., hier" u. dergl.

Seit Mitte Juni ist auch die Sprache deutlich verlangsamt und monotoner als früher, gelegentlich ist sie singend und lispelnd, und erst in der letzten Zeit tritt eine deutliche Artikulationsstörung zutage. Namentlich beim Aussprechen schwieriger Worte zeigt sich eine stolpernde Unsicherheit. Die Kranke ist sich zeitweise dieser

Veränderung bewußt; sie kommt ihr komisch vor, und sie lacht darüber. Der allgemeine geistige Rückgang zeigt sich aber auch in der erheblichen Abnahme des Gedächtnisses, in einer Erschwerung der Auffassung und einer Verödung des Ideenkreises. Kurzum, zu der früheren Imbezillität ist eine deutliche fortschreitende Demenz hinzugetreten. Hand in Hand mit diesem allmählichen geistigen Verfall hat sich auch ein körperlicher Rückgang bemerkbar gemacht, und neuerdings — d. h. seit etwa 2 Monaten — ist zu den tabischen Erscheinungen ein weiteres, bedeutsames somatisches Symptom hinzugetreten: die Babinskische Dorsalflexion der großen Zehe, zuerst am linken, dann auch am rechten Fuße.

Das Symptom ist noch nicht konstant. Oft ist es vorhanden, zu anderen Zeiten fehlt es wieder; der Reflex ist auch leicht erschöpfbar. Diese anfängliche Inkonstanz des Babinskischen Phänomens haben wir regelmäßig in denjenigen Fällen beobachtet, in denen sich unter unseren Augen eine Erkrankung der Pyramidenseitenstrangbahnen des Rückenmarks entwickelt hat, z. B. auch bei der Kompressionsmyelitis infolge von tuberkulöser Spondylitis. Wir fassen deshalb dieses Symptom, d. h. sein inkonstantes Auftreten, als ein Zeichen für die beginnende Pyramidenbahnerkrankung auf. Interessant ist hier, daß das Babinskische Phänomen zuerst auf dem linken Bein aufgetreten ist, auf der Seite, auf der von der Kindheit an die Parese bestand, deren Pyramidenbahn also schon durch den abgelaufenen encephalitischen Prozeß geschädigt war.

Der allmählich eingetretene psychische Verfall zusammen mit den Erscheinungen der beginnenden Seitenstrangerkrankung bei einer Tabischen ist nicht anders zu deuten, als durch die Annahme, daß sich hier auf dem Boden der Tabes eine progressive Paralyse entwickelt.

Und nun rekapitulieren wir noch einmal: In der Kindheit Encephalitis mit zurückbleibendem Schwachsinn und linksseitiger Parese; 1871 — im Alter von $11^1\!/_2$ Jahren — die spezifische Infektion; etwa Mitte der 80er Jahre — zirka 12—13 Jahre später — die Initialsymptome der Tabes und 20 Jahre später Übergang der Tabes in Dementia paralytica.

Daß sich zur Tabes eine Paralyse hinzugesellt, ist keineswegs selten; wohl aber wird es nicht häufig beobachtet, daß dies nach so langem Bestehen der Tabes geschieht.

Bei einer zweiten Tabischen konnten wir trotz aller Bemühungen bis jetzt nicht den geringsten Anhaltspunkt für eine vorausgegangene Infektion auffinden. Aber gerade solche Fälle regen uns an, immer wieder aufs neue, und so intensiv wie möglich, nachzuforschen. Es ist eine 34jährige Frau, die seit 1898 verheiratet ist. Der Ehemann versichert uns aufs bestimmteste, selbst niemals luetisch gewesen zu sein und nichts von einer früheren luetischen Erkrankung seiner Frau zu wissen. Es liegt auch gar kein Verdacht gegen den Gatten vor, denn, wie wir von der Kranken selbst erfahren haben, fallen die ersten Anfänge ihres Leidens bestimmt noch in ihre Mädchenzeit, und zwar in das Jahr 1891, also in ihr 18. Lebensjahr. Damals gibt sie an, Doppelsehen gehabt zu haben;

die Störung war nur flüchtiger Natur, wie es im Beginn der Tabes die Regel zu sein pflegt, und ist seitdem nicht wiedergekehrt. Auch zurzeit sind Lähmungen der äußeren Augenmuskeln nicht vorhanden. Mitte der 90er Jahre, also auch noch vor der Eheschließung, traten dann rheumatische Schmerzen in den Beinen hinzu, und seit 1900 fiel der Kranken und ihrem Gatten eine Unsicherheit beim Gehen auf; sie ist oft beim Gehen in den Knien eingeknickt und auf die Knie gefallen. Seit Dezember 1902 sind schließlich schwere gastrische Krisen hinzugetreten.

Ausgehend von unserer Annahme, daß die Tabes relativ häufig 12—13 Jahre auf die luetische Infektion folgt, und von der Erfahrungstatsache, daß dies sehr selten früher wie 5 Jahre der Fall ist, haben wir festzustellen versucht, ob vielleicht eine Infektion in der Kindheit stattgehabt haben könnte. Aber auch diese Versuche haben zu keinem Erfolge geführt. Dies war leider vorauszusehen; denn wir waren auf die Aussagen der jungen Frau selbst angewiesen, da ihre beiden Eltern verstorben sind. Solche Feststellungen sind aber nur durch ein genaues Examen der Eltern möglich; denn wenn wirklich eine Infektion in der Kindheit stattgefunden hat, so wird dies törichterweise in der weitaus größten Zahl von Fällen den Kindern, namentlich wenn es sich um Mädchen handelt, verheimlicht.

Irgendwelche Anhaltspunkte für eine spezifische Infektion ließen sich also nicht nachweisen. Wohl aber konnten wir aus den Akten feststellen, daß der Vater der Kranken gleichfalls an einer schweren Rückenmarkskrankheit gelitten hat, zu der im späteren Verlauf eine „Gehirnerweichung" hinzugetreten ist. Er ist schließlich in einer Irrenanstalt gestorben. Wie uns von dort mitgeteilt worden ist, hat es sich um eine Taboparalyse gehandelt. Wir haben außerdem von der Patientin erfahren, daß sie im ganzen noch 11 Geschwister hatte, davon sind 7 in frühem Alter, z. T. gleich nach der Geburt, gestorben; von den anderen 4 sind 3 anscheinend gesund, die vierte, eine unverheiratete Schwester, wird in einer auswärtigen Anstalt verpflegt; sie hat seit den Mädchenjahren einen unsicheren, stampfenden Gang und ist s. Z. im Verlauf von 2 Jahren erblindet. Eine Auskunft über die Art ihres Leidens haben wir von der betr. Anstalt nicht erhalten können. Jedenfalls liegt die Annahme nahe, daß auch diese Schwester an Tabes oder zerebrospinaler Lues leidet, und zwar ist auch bei ihr die Krankheit schon im Mädchenalter ausgebrochen.

Also Vater: Tabes und Paralyse; von 12 Kindern 7 in frühem Alter verstorben; von den überlebenden 5: 2 Töchter wieder Tabes resp. zerebrospinale Lues. Bei beiden ist die Krankheit im Mädchenalter ausgebrochen. Bei der einen — unserer Patientin — läßt sich eine akquirierte Lues nicht nachweisen. So ist doch wirklich der Verdacht begründet, daß es sich um eine Tabes handelt, die auf dem Boden der hereditären Lues entstanden ist.

In einem Vortrag, den Babinski in der Société médicale des Hôpitaux de Paris am 24. Oktober 1902 gehalten hat, hat er 21 derartige Fälle aus der englischen, französischen und deutschen Literatur mitgeteilt und selbst zwei eigene Fälle vorgestellt. Sie betrafen zwei junge Mädchen mit Tabes, deren Väter ebenfalls an Tabes litten, bei denen im Alter von 20 und 15 Jahren die Initialsymptome zum Ausbruch gekommen waren. In der Diskussion zu diesem Vortrag hat Souques von einer Familie berichtet, in der der Vater an Taboparalyse gestorben war, während die Mutter und ihre beiden Töchter an Tabes litten. Bei diesen beiden Mädchen glaubte Souques eine akquirierte Lues mit Sicherheit ausschließen zu können und die Erkrankung ebenfalls auf eine kongenitale Lues zurückführen zu müssen.

Unser Fall bietet noch eine bemerkenswerte Eigentümlichkeit: an beiden Füßen ist eine hochgradige Lähmung und Atrophie der Streckmuskulatur vorhanden. Es ist die typische Peronaeuslähmung; die Füße sind in Equinovarusstellung fixiert infolge der Kontraktur der Wadenmuskeln bei gleichzeitiger Lähmung der Antagonisten. Im allgemeinen pflegt die Muskulatur des Rumpfes und der Extremitäten bei der Tabes ihr normales Volumen und ihre normale Erregbarkeit zu behalten; indessen werden zuweilen periphere Lähmungen, besonders des Radialis und Peronaeus, und auch Atrophie ganzer Muskelgruppen, z. B. der kleinen Hand- und Fußmuskeln, beobachtet. Einen solchen Fall von Tabes mit hochgradiger Atrophie der kleinen Handmuskeln bei einem Manne habe ich Ihnen früher (S. 164) demonstriert.

Oppenheim bemerkt in der neuen Auflage seines Lehrbuchs (S. 177), daß zwei seiner Kranken, die zu dieser Kategorie gehören, unter dem Einflusse von Giften, und zwar von Blei, gestanden haben; da ist es gewiß nicht uninteressant, daß auch unsere Patientin, als sie vor Beginn ihres jetzigen Leidens in einer Akkumulatorenfabrik arbeitete und hauptsächlich mit dem Abwaschen von Bleiplatten beschäftigt war, zweimal, in den Jahren 1896 und 1898, an Bleikolik erkrankt gewesen ist.

Wie gerne von den Eltern jugendlicher Patienten die frühere syphilitische Erkrankung derselben dem Arzte verheimlicht wird, und wie es gelegentlich auch vorkommen mag, daß dem Kranken von der vorausgegangenen Lues wirklich nichts bekannt ist, bezeugt eine Reihe weiterer Fälle von progressiver Paralyse, Tabes und zerebrospinaler Lues.

Einmal hat es sich um einen jungen Mann von 25 Jahren gehandelt, bei dem die Differentialdiagnose zwischen einem schweren nervösen Erschöpfungszustand und progressiver Paralyse schwankte. Das jugendliche Alter des Patienten und eine dem Ausbruch der ersten Krankheitserscheinungen unmittelbar vorausgegangene, anstrengende Reise um die Welt, während deren die Reisegesellschaft in den Rocky Mountains im Winter wiederholt in Zelten kampiert hatte, sprachen für die Wahrscheinlichkeit einer schweren Neurasthenie; aber das Vorhandensein von unverkennbaren Symptomen eines organischen Leidens, vor allem des Babinskischen Zehenreflexes, veranlaßte mich, mit aller Bestimmtheit eine progressive Paralyse (Seitenstrangform) zu diagnostizieren. Und zu meinem eigenen Erstaunen erfuhr ich auch bald auf meine Frage, ob der Patient in seiner Kindheit syphilitisch erkrankt gewesen sei, daß tatsächlich im 12. Lebensjahre des Knaben ein spezifisches Ulcus an der Unterlippe und ein Exanthem von ärztlichen Autoritäten festgestellt und seit damaliger Zeit wiederholt Quecksilberkuren ange-

wandt worden seien. Nach der Ansicht des Vaters ist die Infektion des 12jährigen
Knaben durch einen nachgewiesenermaßen syphilitischen Hauslehrer erfolgt, der
wie der Kranke die Angewohnheit hatte, an dem Federhalter zu kauen. Nachdem ich den alten Herrn durch meine ganz bestimmte Frage zu diesem Geständnis
gebracht hatte, bat er mich inständig, doch niemals mit dem Sohne und dem
Hausarzt darüber zu sprechen. Dem letzteren hatte man diese Tatsache geflissent-
lich verschwiegen, und deshalb hatte er sich mit der Diagnose Neurasthenie begnügt.

Ein ziemlich ähnlicher Fall betrifft eine junge Frau von 31 Jahren. Sie ist
jetzt 11 Jahre verheiratet; nach dem ersten Jahre der Ehe gebar sie einen gesunden
Knaben; dann folgten 5 Aborte. Erst die nächste Gravidität, vor und während
der eine energische Inunktionskur eingeleitet worden war, verlief normal und
führte zur Geburt eines gesunden Mädchens, das jetzt 4¹/₂ Jahre alt ist. Der Ehemann ist sicher nicht syphilitisch; auch ihn trifft, wie in dem früheren Fall, gar
kein Verdacht; denn nach übereinstimmender Angabe beider Eheleute war schon
zu Beginn der ersten Gravidität, ¹/₄ Jahr nach der Hochzeit, die ataktische Gehstörung mit gastrischen Krisen vorhanden, und wie die Kranke selbst und ihre
Mutter versichern, war schon 2 Jahre früher ein passageres Doppelsehen aufgetreten. Hier fiel also das erste Auftreten der tabischen Erscheinungen sicherlich
vor die Eheschließung, und zwar in das 18. Lebensjahr der Kranken. Ich nahm
nun beide Eltern ins Gebet; sie hatten früher eine Wirtschaft, und mit Tränen
in den Augen erzählte mir die Frau das Folgende:

Als ihr Töchterchen 5 Jahre alt gewesen sei und mit ihr gespielt habe,
während sie in der Wirtschaft hinter dem Büffet saß, sei sie einmal in die Küche
abgerufen worden, und habe so lange das Kind in dem Wirtszimmer allein gelassen. Als sie dann nach einiger Zeit wieder zurückgekommen sei, habe sie gesehen, wie ein Mann mit ihrem Töchterchen aus dem Abort gekommen sei. Sie
habe die Kleine zu sich gerufen und habe versucht, von dem Kinde zu erfahren,
was der Mann mit ihm gemacht habe. Das Kind habe keine Auskunft gegeben
und nur immerzu geweint. Sie habe es dann ausgezogen und deutlich gemerkt,
daß die Kleine zwischen den Beinen einen weißen Ausfluß gehabt habe. Sie
habe sofort ihren alten Hausarzt gerufen, er habe das Kind genau untersucht und
sie versichert, daß ihm nichts geschehen sei. Dieser Ausspruch habe sie beruhigt,
und da das Kind wirklich nicht krank geworden sei, habe sie die Sache vergessen
und nicht mehr daran gedacht, bis ich sie jetzt gefragt hätte.

Eine spezifische Infektion ist damit gewiß nicht nachgewiesen; wohl aber ist
aus der drastischen Erzählung der Mutter ohne weiteres zu schließen, daß ein
geschlechtlicher Verkehr mit dem 5jährigen Kinde stattgefunden hat. Nun
rechnen Sie die ominösen 13 Jahre hinzu; im 18. Lebensjahre sind bei dem
Mädchen die ersten Erscheinungen der Tabes, die Diplopie, aufgetreten; ist dies
nicht ein Indizienbeweis dafür, daß in der Kindheit eine luetische Infektion
stattgefunden hat!

Es wird einzuwenden sein, daß kein Primäraffekt und keine sekundären Erscheinungen nachgewiesen worden sind. Sie werden oft genug übersehen, zumal

bei einem 5jährigen Kinde von einer Mutter, die durch den beruhigenden Ausspruch ihres Hausarztes in Sorglosigkeit gesetzt worden ist. Aber auch bei Erwachsenen, die sich selbst gut und sorgfältig beobachten, und die sogar unter ständiger spezialärztlicher Kontrolle stehen, können — namentlich bei Frauen und Mädchen — die Primär- und Sekundärerscheinungen der Lues verborgen bleiben. Einen geradezu klassischen Beleg für diesen Ausspruch habe ich vor einigen Jahren beobachtet; es handelte sich um eine Dame, die von ihrem Gatten wegen Ehebruchs geschieden lebte. Der Gatte hatte sie im ersten Jahre der Ehe mit einer Gonorrhöe infiziert; sie trat deshalb in Behandlung eines Spezialisten, der sie jahrelang aufs genaueste beobachtete und, weil nervöse Erscheinungen, wie Kopfschmerz, Parästhesien in den Armen etc., die bei der hochgradigen Anämie der Patientin für hysterisch galten, hinzugetreten waren, mit einem Nervenarzt zusammen behandelt hat. Auf einmal traten in rascher Aufeinanderfolge Lähmungserscheinungen nahezu sämtlicher Hirnnerven auf; kurzum, das typische Bild einer basalen gummösen Meningitis, mit Schlucklähmung, exspiratorischem Atmungsstillstand usw. Es war keinen Augenblick daran zu zweifeln, daß es sich um eine zerebrale Lues handelte, trotzdem die Patientin nichts von einer spezifischen Infektion wußte. Es wurde also unverzüglich eine energische antisyphilitische Kur eingeleitet und mit dem eklatantesten Erfolg. Die Patientin ist vollständig genesen; sie ist seitdem körperlich und geistig gesund geblieben. Auch die scheinbar hysterischen Symptome und die hochgradige Anämie sind ganz geschwunden.

48. Friedreichsche Krankheit.

Unserer Besprechung der Tabes wollen wir kurz die Demonstration eines Falles von Friedreichscher Krankheit anschließen, jenes seltenen Leidens, das eine Reihe von Symptomen mit der Tabes gemein hat, vor allem das Fehlen der Kniephänomene und die Ataxie. Es handelt sich um einen 55jährigen Kaufmann, der bereits im vierten Jahre bei uns verpflegt wird. Der Kranke erzählt uns, daß er schon als Kind unsicher auf den Beinen gewesen sei. Turnen, Schlittschuh-laufen und anderen Sport habe er niemals treiben können; auch Tanzen habe er nicht gelernt. Schon in den ersten Schuljahren sei eine Verbildung seiner Füße aufgetreten, wodurch ihm das Gehen noch schwerer geworden sei als vorher, und wenn nach Schulschluß die anderen Buben die steile Wendeltreppe des Schulhauses mit Vorliebe herabgesprungen seien, habe er stets zurückbleiben müssen und sei als letzter langsam und bedächtig nachgegangen. In späteren Jahren sei eine Ungeschicklichkeit der Hände hinzugetreten, so daß ihm das Schreiben und Zeichnen schon in der Schule schwer gefallen sei. Zum Militärdienst wurde der Kranke wegen der Verkrüppelung seiner Füße untauglich befunden. Nach Absolvierung der Lehrzeit war er lange Jahre in Nordamerika in einer Uhrgehäusefabrik tätig und dort ausschließlich mit gröberen Arbeiten beschäftigt, weil ihm die große Ungeschicklichkeit seiner Hände feinere Arbeiten, wie z. B. das An-

schrauben kleiner Scharniere an die Uhrgehäuse, unmöglich machte. Als seine
Beschwerden mehr und mehr zunahmen, begab er sich im Jahre 1885 zum ersten
Male in ärztliche Behandlung. Der intelligente Patient weiß sich nun mit aller
Bestimmtheit zu erinnern, daß damals schon die Patellarsehnenreflexe erloschen
waren. Der amerikanische Arzt hat ihm gesagt, daß er ein Rückenmarksleiden
habe, und hat eine Inunktionskur mit grauer Salbe angeordnet, die jedoch ohne
Erfolg geblieben ist.

Im Jahre 1891 hat der Kranke außerdem noch eine Geschlechtskrankheit
akquiriert. Es soll sich um ein Ulcus an der Glans und um einen nässenden Ausschlag am Perineum gehandelt haben. Sekundär-syphilitische Erscheinungen sind
nicht aufgetreten, und eine Quecksilberbehandlung ist damals auch nicht eingeleitet
worden. Vielmehr wurde die Affektion nur lokal behandelt und kam schnell zu
völliger Heilung. Residuen einer alten Lues sind nicht nachzuweisen.

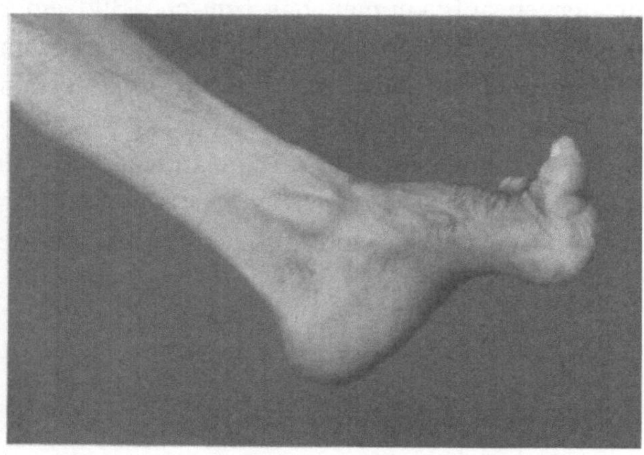

Fig. 179.
Pes equinovarus in einem Falle von Friedreichscher
Krankheit. Eigene Beobachtung.

Ganz allmählich hat sich das Leiden des Kranken immer mehr verschlimmert; er mußte seine Stellung in der Fabrik aufgeben und ist noch einige Jahre als Kaufmann tätig gewesen. Dann wurde ihm wegen zunehmender Unsicherheit der Hände das Schreiben derartig erschwert, daß er auch diesem Beruf entsagen mußte, und so ist er schließlich im Alter von 50 Jahren erwerbsunfähig geworden.

Soweit betrifft die Anamnese den Patienten selbst. Aus seiner Familiengeschichte ist hervorzuheben, daß sein Vater und Großvater väterlicherseits ebenfalls einen auffälligen Gang gehabt haben sollen,
sein Vater — wie sich der Kranke selbst erinnern kann — schon in jungen Jahren
und — wie er vom Hörensagen weiß — auch schon als Kind. Von Verwandten
wurde dem Kranken ferner mitgeteilt, daß er den gleichen Gang habe wie sein
Vater und Großvater. Auch bei seinem Vater sei die Gehstörung nach ärztlichem
Ausspruch durch ein Rückenmarksleiden bedingt gewesen. Die einzige Schwester
des Patienten ist anscheinend gesund. Wir dürfen aus diesen präzisen Angaben
schließen, daß wir es hier mit einer hereditären Erkrankung zu tun haben.

Tatsächlich ist der Gang unseres Kranken ein sehr auffälliger. Er ist breit-
beinig, unsicher und leicht taumelnd, dem ataktischen Gang der Tabiker ähnlich,
jedoch kein ausgesprochener Schleudergang. Zum großen Teil ist diese Unbehilflichkeit des Patienten beim Gehen, zu dem er sich stets eines Stockes bedienen
muß, sicherlich durch die Mißbildung an seinen beiden Füßen bedingt. Es ist

beiderseits ein Pes equinovarus vorhanden mit auffälliger Exkavation der Sohle und einer höchst eigentümlichen Stellung der Zehen (Fig. 179). Sämtliche Zehen, namentlich die Großzehe, sind, wie die Röntgendurchleuchtung (Fig. 180) noch besser zeigt als die bloße Inspektion, in den Grundphalangen hyperextendiert bei starker Flexion der übrigen Phalangen. Brissaud hat diesen Klumpfuß als charakteristisch für die Friedreichsche Krankheit abgebildet (Fig. 181).

Ganz wesentlich ist die eigenartige Gehstörung des Kranken aber durch die lokomotorische Ataxie bedingt, die auch bei dem Kniehackenversuch deutlich in die Erscheinung tritt. Auch beim Stehen ist die Koordinationsstörung sehr aus-

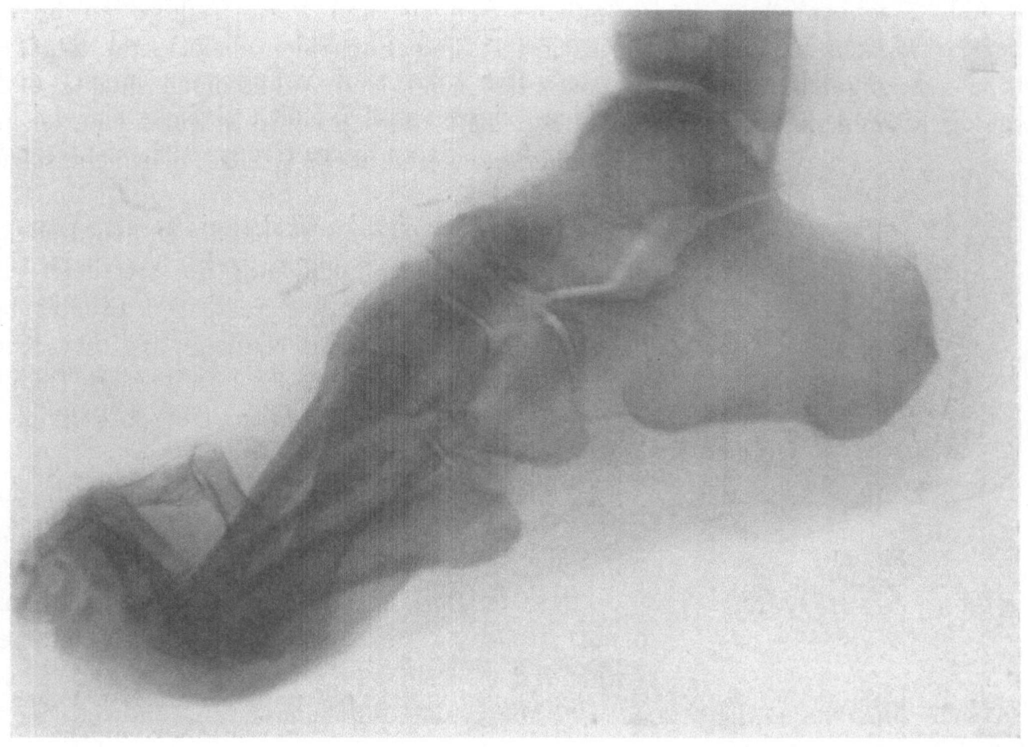

Fig. 180.
Fußskelett (Skiagramm) in einem Falle von Friedreichscher Krankheit. Eigene Beobachtung.

gesprochen; der Kranke gerät leicht ins Taumeln, das jedoch im Gegensatz zu dem Rombergschen Phänomen der Tabiker beim Lidschluß nicht merklich stärker zu werden pflegt. In sehr charakteristischer Weise läßt sich die statische Ataxie demonstrieren, indem man dem Patienten aufgibt, in Bauchlage die Unterschenkel in den Kniegelenken rechtwinkelig gebeugt ruhig in die Höhe zu halten. Es ist ihm dies ganz unmöglich, weil die Beine alsbald in ein starkes Schwanken geraten.

An den Händen ist die Ataxie viel geringer. Es ist nur ein leichtes Ausfahren des Zeigefingers vorhanden, wenn ihn der Kranke zur Nasenspitze zu führen sucht. Bei längerem Schreiben aber tritt die Ungeschicklichkeit der Hände deutlich hervor.

An Armen und Beinen ist eine geringe Atrophie der Muskulatur vorhanden, besonders auffällig an der rechten Wade. Durch das Fehlen qualitativer Veränderungen der elektrischen Erregbarkeit ist sie als eine einfache, nicht degenerative Muskelatrophie charakterisiert. Auch werden in der atrophischen Muskulatur keine fibrillären Zuckungen beobachtet. Wohl aber treten in den einzelnen Muskeln von Zeit zu Zeit unwillkürliche, zuckende Bewegungen auf, die an die motorische Unruhe der Choreakranken erinnern.

Wir stellen ferner fest, daß bei unserem Patienten nicht nur die Kniephänomene fehlen, worauf er uns selbst aufmerksam gemacht hat, sondern auch die Achillessehnenreflexe und sämtliche Sehnen- und Periostreflexe an beiden Oberextremitäten. Bauchhaut-, Kremaster- und Fußsohlenreflexe sind dagegen normal. Lagegefühl und stereognostischer Sinn sind vollkommen intakt; doch zeigt die Hautempfindlichkeit an beiden Beinen von den Knien abwärts eine leichte Abstumpfung, deren obere Grenze sich nicht scharf bestimmen läßt.

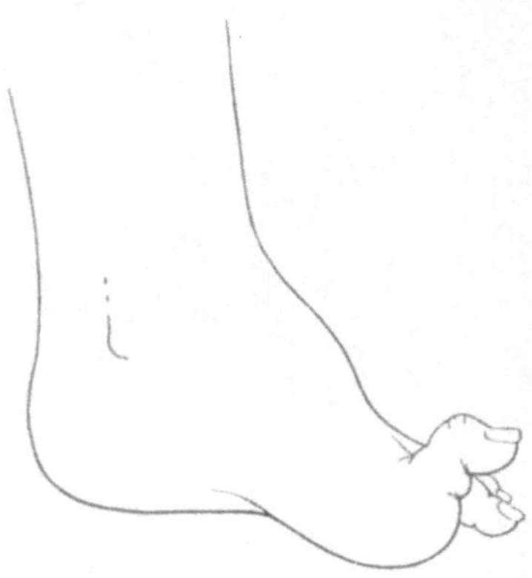

Fig. 181.
„Pied bot de Friedreich."
Nach Brissaud.

Die Pupillen sind im Verhältnis zu dem Lebensalter des Patienten auffällig eng. Sie erweitern sich aber im Dunkelzimmer und reagieren prompt bei direkter und indirekter Belichtung und bei Konvergenzbewegungen der Bulbi. Die rechte Pupille ist etwas weiter als die linke. Der Augenhintergrund ist normal.

Außer der Verbildung der Füße ist noch eine leichte Kyphose vorhanden, die sich ganz allmählich seit etwa 15 Jahren entwickelt haben soll.

In dem Zustandsbild, das der Kranke heute bietet, ist also zweifellos eine Reihe von Symptomen vorhanden, die auch der Tabes eigen sind: das Westphalsche Phänomen, die Ataxie, die Miosis und Pupillendifferenz und die Sensibilitätsstörung an den Unterextremitäten. Daneben haben wir aber andere, der Tabes fremde Symptome festgestellt, die zu dem klinischen Bilde der Friedreichschen Krankheit gehören: die Verbildungen des Skeletts, Pied bot und Kyphose, sowie die choreatische Unruhe und geringe Atrophie der Muskulatur. Andere Erscheinungen des typischen Krankheitsbildes der hereditären Ataxie fehlen freilich: Nystagmus und Sprachstörung, die sich wenigstens im späteren Verlauf des Leidens in der Regel hinzugesellen. So müssen wir die Frage erörtern: Handelt es sich hier um eine Tabes oder um die Friedreichsche Krankheit?

Die Differentialdiagnose stößt auf keine besonderen Schwierigkeiten. Zunächst konnten wir ja feststellen, daß das Leiden, wenn die Angaben des Patienten wahr sind — und wir haben keine Ursache, an seiner Glaubwürdigkeit zu zweifeln —, schon in seiner frühen Kindheit, also vor etwa 45 Jahren, begonnen hat. Wenn es sich also um eine Tabes handeln sollte, was in Anbetracht des ungewöhnlich langen Verlaufs der Krankheit sehr unwahrscheinlich ist, so müßte sie nach unseren

Anschauungen auf dem Boden der kongenitalen Lues zur Entwickelung gekommen sein. Hierfür fehlen uns verwertbare Anhaltspunkte, wenn wir nicht am Ende annehmen wollen, daß der Vater des Kranken, der auch ein Rückenmarksleiden und den gleichen Gang gehabt haben soll, gleichfalls Tabiker und somit luetisch gewesen sei. Im höchsten Grade auffällig wäre es aber dann, daß eine Tabes nach 45jährigem Bestehen noch nicht zu dem typischen Krankheitsbild geführt haben sollte, wie wir es sonst bei viel kürzerer Dauer des Leidens zu sehen gewohnt sind: zur reflektorischen Pupillenstarre, zu Augenmuskellähmungen und Optikusatrophie, zu dem charakteristischen Schleudergang, maximaler Ataxie und Blasenschwäche, Erscheinungen, die in unserem Falle sämtlich fehlen, und daß im ganzen Verlauf der Krankheit lanzinierende Schmerzen, gastrische und andere Krisen u. dergl. niemals aufgetreten sind.

Wohl aber stimmt das ganze Zustandsbild, die Entwickelung des Leidens in früher Kindheit und sein langsam-progredienter Verlauf vollkommen mit der Annahme der Friedreichschen Krankheit überein. Deshalb tragen wir kein Bedenken, diese Diagnose zu stellen, auch wenn in unserem Fall Nystagmus und Sprachstörung fehlen und andererseits Miosis und Pupillendifferenz vorhanden sind, die nicht zu den typischen Symptomen des Leidens gehören. Auch der Umstand, daß nach der Angabe des Kranken sein Vater und Großvater die gleiche Krankheit hatten, während seine Schwester gesund ist, kann die Berechtigung unserer Diagnose nicht erschüttern. Wohl ist es bei der Friedreichschen Ataxie die Regel, daß sie bei einer Reihe von Geschwistern, zuweilen auch in den Seitenlinien der Aszendenz auftritt, während eine direkte Vererbung des Leidens von den Eltern auf die Kinder ungewöhnlich ist. Meistens bleiben die Ehen der Patienten sogar kinderlos. Man hat deshalb vorgeschlagen, bei der Friedreichschen Krankheit nicht von einem „hereditären", sondern einem „familiären" Auftreten zu sprechen (Schmaus). Unser Fall beweist, daß diese Unterscheidung nicht durchführbar ist. Ein familiäres Auftreten angeborener Eigenschaften und Krankheiten würde überdies kaum anders als durch die Annahme hereditärer Einflüsse zu erklären sein.

Schwieriger als in unserem Fall kann sich die Differentialdiagnose der Friedreichschen Krankheit gegenüber der multiplen Sklerose gestalten, wenn außer den geschilderten Symptomen, wie es die Regel ist, auch Nystagmus und eine Sprachstörung vorhanden sind. Beide Erscheinungen hat Friedreich selbst auf die das ganze Krankheitsbild beherrschende Störung der Koordination zurückgeführt, auf eine Ataxie der Augenmuskeln (ataktischer Nystagmus) und der gesamten Sprachmuskulatur (Lippen, Zunge usw.). Die Sprache der Patienten ist meistens verlangsamt und infolge mangelhafter Artikulation undeutlich; zugleich werden aber auch die einzelnen Silben der Worte ganz ungleichmäßig betont und einzelne von ihnen förmlich explosiv ausgestoßen, während andere scheinbar ganz verschluckt werden. Dadurch gewinnt die eigenartige Störung des sprachlichen Ausdrucksvermögens bei der Friedreichschen Krankheit eine oberflächliche Ähnlichkeit mit der bulbären Anarthrie und mit dem Skandieren. Da indessen

bei der multiplen Sklerose in der Regel schon in frühen Stadien des Leidens eine
Erkrankung des Sehnerven (Neuritis optica, Abblassung der Papille) nachzuweisen
sein wird und auch die Ataxie hinter den Erscheinungen der Pyramidenbahnläsion
(spastische Paresen, Steigerung der Sehnenreflexe, Babinskisches Phänomen)
zurückzutreten pflegt, wird die Differentialdiagnose auch in denjenigen Fällen keine
großen Schwierigkeiten machen, in denen die multiple Sklerose schon in der Kindheit auftritt.

Das Fehlen der reflektorischen Pupillenstarre, von Augenmuskellähmungen
und Optikusatrophie, von spastischen Symptomen und apoplektiformen Insulten,
sowie die intakt bleibende Intelligenz der Kinder und der Mangel anderer psychischer Anomalien unterscheiden schließlich die hereditäre Ataxie ausreichend von
ähnlichen Krankheitszuständen, die auf dem Boden der angeborenen Lues in der
Kindheit zur Entwickelung kommen können.

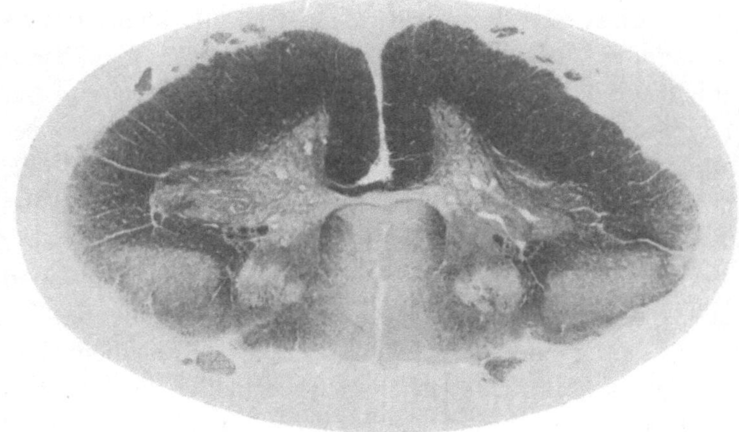

Fig. 182.
Querschnitt aus dem Halsmark in einem Falle von Friedreichscher Krankheit.
Vergrößerung 8 : 1.

Der Friedreichschen Krankheit liegt, wie zahlreiche Obduktionsbefunde
lehren, zweifellos eine angeborene Hypoplasie des Rückenmarks und
der Medulla oblongata zugrunde. Dieser Tatsache Rechnung tragend, hat
Bing („Die Abnützung des Rückenmarks", Deutsche Zeitschrift f. Nervenheilkunde,
26. Bd., 1904), angeregt durch die Edingersche Aufbrauchtheorie, das Auftreten der
klinischen Krankheitserscheinungen und die anatomischen Befunde bei der hereditären
Ataxie durch einen vorzeitigen Aufbrauch zu erklären versucht. Nach Bings
Ansicht ist das hypoplastisch angelegte Zentralorgan seiner funktionellen Aufgabe
auf die Dauer nicht gewachsen, so daß mit seiner zunehmenden Inanspruchnahme
meist schon in der Kindheit auch seine Insuffizienz in die Erscheinung tritt. Die
„Ersatzstörung" in dem abnorm kleinen Rückenmark führt zu einer progressiven
kombinierten Strangsklerose, die in vorgerückten Fällen in dem Areal der
Pyramiden- und Kleinhirn-Seitenstrangbahnen, in der ganzen Ausdehnung der

Gollschen und in den medialen Teilen der Burdachschen Stränge, sowie in den Clarkeschen Säulen und hinteren Wurzeln nachgewiesen worden ist (Fig. 182).

Die angeborene Hypoplasie des Kleinhirns soll zu einem der Friedreichschen Krankheit verwandten Zustandsbilde führen, das Pierre Marie „Hérédoataxie cérébelleuse" genannt hat. Anscheinend kommen auch Kombinationen beider Bildungsanomalien des Zentralorgans unter mannigfachen Variationen des klinischen Bildes zur Beobachtung.

VII. Multiple Sklerose.

49. Das Krankheitsbild im allgemeinen.

Intentionstremor, Nystagmus und skandierende Sprache sind die Kardinalsymptome der multiplen Sklerose des Gehirns und Rückenmarks. Wo diese Symptomentrias vorhanden und das Zustandsbild nicht durch fremde Krankheitserscheinungen getrübt und kompliziert ist, gehört die Diagnose der multiplen Sklerose zu den leichtesten Diagnosen in der ganzen Neuropathologie. Andernfalls kann sie aber auch ungemein schwierig, ja vielleicht lange Jahre hindurch mit Sicherheit überhaupt unmöglich sein; und tatsächlich werden bei keiner anderen Krankheit des Zentralnervensystems so viele Fehldiagnosen gestellt als gerade bei der Herdsklerose.

Dies ist bedingt durch die Regellosigkeit des Sitzes der sklerotischen Herde im Gehirn und Rückenmark, wo sie bald vereinzelt, bald in großer Zahl sowohl in der grauen als auch in der weißen Substanz des Zentralorgans etabliert sein können. Für die Symptomatologie der Gehirn- und Rückenmarkskrankheiten ist aber die Lokalisation des Herdes und nicht die anatomische Natur des Krankheitsprozesses von bestimmender Bedeutung, und so erklärt die Regellosigkeit der Lokalisation der disseminierten Herde die proteusartigen Krankheitsbilder, unter denen die multiple Sklerose uns entgegentritt.

Sie ist eine Erkrankung des jugendlichen Alters, die nach neueren Anschauungen unter Umständen in ihren ersten Anfängen bis in die früheste Kindheit zurückgeführt werden kann. Oppenheim hat auf Fälle hingewiesen, in denen von Jugend auf Schwäche der Beine und ein geringfügiger Tremor bestand und sich erst im späteren Leben das Leiden erkennbar entwickelt hat. Manchmal reichen einzelne Erscheinungen soweit zurück, daß sie als kongenitale aufgefaßt werden müssen. Eichhorst hat die multiple Sklerose bei einem 8 Monate alten Kinde einer an derselben Krankheit leidenden Mutter auch anatomisch nachgewiesen. Gewöhnlich nimmt die Krankheit im 3. Lebensjahrzehnt, mitunter selbst schon zu Ende des zweiten oder noch im 4. Jahrzehnt des Lebens ihren erkennbaren Anfang, also in einem Alter, in dem der Mann seiner Militärpflicht zu genügen pflegt, bezw. beim Weibe in den ersten Jahren der Ehe. Die Unklarheit und Vieldeutigkeit der initialen Krankheitserscheinungen und namentlich auch ihr passageres Auftreten, ihr allmähliches oder plötzlich, fast apoplektiform einsetzendes Kommen und Gehen und Wiederkommen, bringt es mit sich, daß die Krankheit im Anfang häufig verkannt und der Mann für einen Simulanten oder für luetisch, das Weib für hysterisch gehalten wird.

So ist es auch den beiden Patienten ergangen, mit denen wir uns heute eingehender beschäftigen wollen. Beides sind noch relativ frische Fälle. Der erste Patient ist vor zwei Jahren einige Wochen lang im städtischen Siechenhause verpflegt worden; seitdem lebt er für sich und ist auch nicht mehr in ärztlicher Behandlung gewesen. Er entstammt einer gesunden Familie und ist bis zum Beginn seines jetzigen Leidens selbst gesund gewesen. In seinem 23. Lebensjahre kam er zum Militär. Anfangs ging es ihm ganz gut; aber noch während der Rekrutenausbildung, als zuerst größere Märsche unternommen wurden, verspürte er zum ersten Male eine Schwäche und Schwere im rechten Bein, anfangs nach $^{5}/_{4}$ stündigem Marsche, später früher. Nach einer kurzen Ruhepause erholte er sich wieder, so daß er für einige Zeit — etwa $^{1}/_{4}$ Stunde — weitermarschieren konnte. Er kam zur Beobachtung ins Lazarett und wurde nach fünf Tagen als diensttauglich wieder zur Truppe entlassen. In den nächsten Monaten wiederholten sich die gleichen Erscheinungen; erneute ärztliche Untersuchung mit dem gleichen Resultat; Verdacht der Simulation und dementsprechende Behandlung. Von Ende März bis Mitte April 1900 finden wir den Mann wieder im Lazarett mit einer Ruptur des rechten Trommelfells infolge Mißhandlung durch einen Gefreiten. Anfangs Mai stürzt er bei zunehmender Schwäche des rechten Beins auf dem Marsche hin und zieht sich eine Verletzung am Knie zu, wegen der er fünf Wochen lang in Lazarettbehandlung bleibt. Und wieder wird er als dienstfähig zur Truppe entlassen. So geht es den ganzen Sommer hindurch weiter; einmal bricht der Kranke auf dem Weg zum Scheibenstand zusammen, so daß er mit einem Wagen in die Kaserne zurückgefahren werden muß. Während des Manövers bleibt er als „revierkrank" in der Garnison zurück, und erst Ende September, also nach einjährigem Dienst, wird er endlich wegen zeitiger Dienstunbrauchbarkeit zur Disposition der Ersatzbehörden entlassen.

Ich habe Ihnen gern diese Anamnese in voller Ausführlichkeit gegeben. Die gleiche Verkennung der Krankheit im Initialstadium finden Sie fast in jedem einzelnen Fall. Eine jungverheiratete Frau von 24 Jahren verspürt auf einmal eine zunehmende Schwäche und Ungeschicklichkeit im rechten Arm und in der Hand. Der Arzt stellte eine leichte Parese fest und faradisiert; die Parese bessert sich zusehends und ist nach einigen Tagen gänzlich verschwunden. Aber nach $^{1}/_{2}$ Jahr tritt sie wieder auf, in der gleichen, passageren Weise. Da lag es gewiß nahe, an eine hysterische Parese zu denken, bis im späteren Verlaufe das Auftreten eindeutiger Symptome mit Sicherheit auf das Bestehen einer organischen Erkrankung des Zentralnervensystems hinwies.

Nach seiner Entlassung vom Militär kam unser Patient in seine Heimat zurück, und im Laufe der nächsten Monate entwickelte sich das Krankheitsbild in einer Weise, daß nunmehr eine sichere Diagnose möglich war.

Seit der Entlassung des Kranken aus dem Siechenhause ist sein Zustand im wesentlichen unverändert geblieben. Beim Gehen bedient sich der Kranke eines Stockes; ohne einen solchen oder ohne Unterstützung ist ihm das Gehen überhaupt nicht möglich. Der Gang ist ausgesprochen spastisch-paretisch; beide Beine werden in allen Gelenken mit verminderter Kraft bewegt, und die Füße kleben an dem Boden. Bei genauerer Untersuchung finden wir aber, daß die Parese an beiden Beinen nicht von gleicher Intensität ist. Während der Kranke sein linkes Bein an den Rumpf anziehen kann, wenn auch mit sichtlicher Mühe, versagt sein rechtes Bein beim Versuch, diese Bewegung auszuführen, fast völlig. Und ähnlich ist es auch bei den Bewegungen in den Knie- und Fußgelenken und bei den Bewegungen der Zehen. Überall ist die Parese am rechten Bein stärker als am linken, und am meisten sind die Flexoren des Oberschenkels und die Peronaeusmuskulatur befallen.

Die Parese ist unverkennbar eine spastische. Dies war schon aus dem Gang zu erkennen. Bei passiven Bewegungsversuchen, bei der Beugung wie bei der Streckung, fühlen wir deutlich einen federnden Widerstand, der durch die krankhafte Spannung der Muskulatur bedingt ist. Am deutlichsten pflegt eine Steigerung des Muskeltonus in der Lebhaftigkeit der Sehnenreflexe zum Ausdruck zu kommen, und so sehen wir hier enorm gesteigerte Kniephänomene auf beiden Seiten, sehr lebhafte Achillessehnenreflexe und einen ausgesprochenen, lange anhaltenden Fußklonus sowohl am rechten, wie am linken Fuße. Hinzu kommt noch ein Phänomen von großer differentialdiagnostischer Bedeutung als Kriterium einer organischen Läsion der Pyramidenbahn: die Babinskische Dorsalflexion der großen Zehe. Sie tritt bei taktilen Reizen der Fußsohlen auf an Stelle des normalen Sohlenreflexes, der bekanntlich in einer Plantarflexion sämtlicher Zehen zu bestehen pflegt. Dieses Phänomen ist hier in ganz exquisiter, außergewöhnlich deutlicher Weise vorhanden, namentlich am rechten Fuße. Sobald ich hier die Fußsohle mit meiner Fingerspitze berühre, tritt ziemlich langsam eine isolierte Dorsalflexion der großen Zehe ein. Wiederhole ich dieselbe Bewegung einige Male rasch hintereinander — aber ganz leise, damit kein Fluchtreflex ausgelöst wird — so tritt an die Stelle der einfachen Dorsalflexion eine lange anhaltende Dorsalkontraktur der großen Zehe, die sich erst ganz allmählich wieder löst.

Die Ursache, weshalb hier das Babinskische Phänomen so besonders deutlich in die Erscheinung tritt, liegt auf der sensiblen Seite des Reflexbogens. Es ist bei unserem Kranken beiderseits eine Hyperästhesie der Haut an den Fußsohlen wie auch an den Unterschenkeln, vorhanden. Diese Hyperästhesie ist links erheblich stärker als rechts, so stark, daß das Auffliegen einer Stubenfliege auf die nackte Fußsohle genügt, um den Babinskischen Reflex auszulösen. Als ich kürzlich den Kranken in seiner Wohnung untersuchte, setzte sich eine Fliege auf seinen linken Fuß und kroch langsam über seine Fußsohle hin; und als Effekt dieses kontinuierlichen, leichten, taktilen Reizes trat eine lange anhaltende Dorsalkontraktur seiner linken Großzehe in die Erscheinung.

Ich habe Ihnen das Babinskische Phänomen oft gezeigt und darauf hingewiesen, daß es durch taktile Reize der Fußsohle ausgelöst wird. Diese Angabe bedarf einer Erweiterung; inzwischen haben wir gelernt, diesen charakteristischen Reflex auch von anderen Stellen auszulösen; und unser heutiger Fall eignet sich gerade sehr gut dazu, dies zu demonstrieren. Die gleiche, langsame, isolierte Dorsalflexion der großen Zehe, die für den Babinskischen Reflex charakteristisch ist, tritt auch ein, wenn wir am rechten Bein des Kranken einen taktilen Reiz auf die Haut des Unterschenkels, an der Schienbeinkante entlang ausüben.

Die Ursache für das Auftreten dieser Erscheinung liegt wiederum auf der sensiblen Seite des Reflexbogens. Es ist die Hyperästhesie der Haut des Unterschenkels. Wenn es uns also gelingt, das Babinskische Phänomen nicht nur von bestimmten Stellen der Fußsohle aus, sondern auch vom Fußrücken oder vom Unterschenkel auszulösen, wie es uns gerade bei der multiplen Sklerose ziemlich häufig zu sein scheint, so dürfen wir darum nicht etwa auf eine intensivere oder ausgedehntere Erkrankung der motorischen Pyramidenbahn schließen, vielmehr müssen wir bei vorhandener Hyperästhesie der Haut ein Überspringen des Reizes auf der sensiblen Seite des Reflexbogens von einem Rückenmarkssegment auf das andere annehmen.

Am linken Fuß und Unterschenkel des Kranken ist die Hyperästhesie der Haut so groß, daß es uns nur mit Mühe — bei Anwendung ganz minimaler Reize — gelingt, das Babinskische Phänomen auszulösen; meistens tritt gleich der Fluchtreflex, das Zurückziehen des ganzen Beines von der Reizstelle, ein.

Weitere Störungen der Sensibilität habe ich bei der neuerlichen Untersuchung des Kranken nicht feststellen können. Es ist mir auch nicht möglich gewesen, eine scharfe, obere Grenze des hyperästhetischen Gebietes an den Unterschenkeln aufzufinden, weil in jedem Augenblick reflektorische Bewegungen auftreten, welche die Untersuchung sehr erheblich erschweren. Subjektive Sensationen an den Beinen fehlen.

Außer diesen Reflexbewegungen beobachtet der Kranke selbst noch sog. Spontanbewegungen an den Beinen, die ihn recht quälen. Plötzlich treten stärkere Spasmen, namentlich in der Beugemuskulatur auf, so stark, daß sie willkürlich nicht überwunden werden können. Das Bein wird an den Rumpf herangezogen und krampft sich zusammen, oder es wird ausgestreckt und bleibt ganz steif, bis die Spasmen allmählich nachlassen. Überhaupt wechselt bei dem Kranken die Intensität der Spasmen ganz außerordentlich.

Im Gegensatz zu den enorm gesteigerten Sohlenreflexen fehlen die Hautreflexe am Bauche und die Kremasterreflexe vollkommen. Es ist dies, worauf Erb erst vor einigen Jahren hingewiesen hat, gerade bei der disseminierten Herdsklerose besonders häufig und in gewissem Grade von differentialdiagnostischem Werte.

An den Armen treten die paretischen Erscheinungen sehr in den Hintergrund, und Spasmen fehlen vollständig. Der Kranke selbst hat das Gefühl einer gewissen Schwäche im rechten Arm und in der rechten Hand. Tatsächlich ist auch der Händedruck rechts etwas schwächer als links. Rechts ist der Dynamometerdruck 41, links 43 kg, also ist die Differenz nur eine geringe und die grobe Kraft beider Hände im ganzen recht gut. Die Motilität der Arme ist vollständig frei; beim Erheben derselben bleibt der rechte Arm nicht zurück, wohl aber beim Armrollen, wenn auch nur in ganz geringem Maße. Es ist also zweifellos eine leichte Parese des rechten Armes vorhanden.

Wenn der Kranke seine Hände ruhig hält, ist kein Tremor wahrnehmbar. Lassen wir ihn aber eine bestimmte Bewegung ausführen, z. B. nach der Nasenspitze greifen, so gerät die Hand sofort ins Zittern, in rhythmische Schwingungen, und dabei nimmt die Amplitude der Schwingungen zu, je mehr sich der Finger dem Ziele nähert. Die Richtung der Gesamtbewegung nach dem Ziele wird durch dieses Zittern nicht geändert, und das pathologische Bewegungsphänomen wird nicht verstärkt, wenn der Kranke die Augen schließt, also die optische Kontrolle wegfällt. Es handelt sich demnach hier nicht um eine Ataxie, sondern um einen Intentionstremor. Dieselbe Erscheinung ist auch an der linken Hand vorhanden in dem gleichen, geringen Grade wie rechts. Links scheint mir aber auch eine ganz leichte ataktische Störung zu bestehen. Es kommt mir wenigstens so vor, als ob sich manchmal in der Erreichung des Zieles eine gewisse Unsicherheit bemerkbar machen würde, die etwas zunimmt, wenn der Kranke die Augen schließt.

Die Sensibilität an den Armen ist vollkommen normal; auch subjektive Sensationen fehlen. Die Reflexe zeigen keine krankhafte Veränderung, und auch Spontanbewegungen, wie an den Beinen, hat der Kranke an den Armen niemals beobachtet. Wir hätten also eine leichte Parese des rechten Armes und der Hand, beiderseits Intentionstremor und eine Ataxie links.

Im Gesicht sind Motilität und Sensibilität vollkommen normal; nur der optische Fazialisreflex ist beiderseits unverkennbar herabgesetzt, während der Konjunktivalreflex erhalten ist. Dies weist uns, da ja der motorische Schenkel des Reflexbogens, die Fazialisbahn, intakt ist, auf eine Läsion des sensorischen Schenkels hin. Tatsächlich berichtet uns der Kranke, daß sein Sehvermögen, wenigstens links, sehr erheblich abgenommen hat, so daß er mit dem linken Auge kleinen Druck nicht mehr lesen kann. Wir haben schon früher ophthalmoskopisch rechts eine beginnende, links eine stärkere Atrophie des Optikus feststellen können. Jetzt ist auch ein deutlicher Gesichtsfelddefekt nachweisbar, der sich sehr einfach demonstrieren läßt. Der Kranke sieht bei verdecktem, rechtem Auge möglichst scharf nach der Mitte einer schwarzen Tafel, während wir unsere Hand vom Tafelrande nach dem gleichen Punkte zu bewegen. Sobald der Kranke unsere Hand nicht mehr sieht, gibt er uns ein Zeichen, und wir markieren den betr. Punkt mit einem Kreidestrich. Einerlei, ob wir von oben oder unten, von rechts oder links die Hand dem Mittelpunkt der Tafel nähern, verliert sie der Kranke aus dem Gesichtsfeld, und so zeichnen wir eine kleine, liegende Ellipse auf, in deren Bereich unsere Hand nicht wahrgenommen wird.

Auf diese Weise können wir uns auch ohne eine exakte Prüfung mit dem Perimeter, die jetzt zu zeitraubend sein würde, eine Vorstellung von dem vorhandenen Gesichtsfelddefekt machen. Es handelt sich um ein zentrales Skotom;

außerdem ergibt aber die perimetrische Prüfung auch noch eine unregelmäßige konzentrische Gesichtsfeldeinengung, und zwar vorwiegend auf der temporalen Seite (Fig. 183).

Die Pupillen sind beiderseits gleich; sie reagieren auf Lichteinfall und bei Akkommodation und Konvergenz prompt. Die Bewegung der Bulbi ist nach keiner Richtung hin gehemmt; ein eigentlicher Nystagmus läßt sich nicht feststellen, wohl aber eine deutliche, endständige Fixationsunsicherheit beim Blick nach links.

Die Zunge wird gerade hervorgestreckt und zittert nicht. Eine Sprachstörung besteht zurzeit nicht; nur vorübergehend, vor $2^1/_2$ Jahren, soll das Sprechen sehr erschwert gewesen sein. Die Störung war also von ganz passagerer Dauer, wie es bei den Krankheitserscheinungen im Initialstadium der multiplen Sklerose so häufig beobachtet wird.

Noch eine auffällige Erscheinung ist hervorzuheben: Der Kranke gibt uns an, daß er seit Beginn des Leidens auf der rechten Seite des Kopfes und des Halses erheblich mehr schwitzt als links.

Auch in der Funktion der Sphinkteren ist eine Störung vorhanden. Der Kranke kann den Urin nicht lange halten und, wenn er bei plötzlich eintretendem Drang nicht schnell das Klosett erreicht, erfolgt eine vorzeitige Entleerung. Auch geht häufig mit dem Urin zugleich Stuhl ab.

Kopfschmerz und Schwindel, Bewußtseinstrübungen und allgemeine Krämpfe sind niemals aufgetreten, und das psychische Verhalten des Kranken ist vollkommen normal.

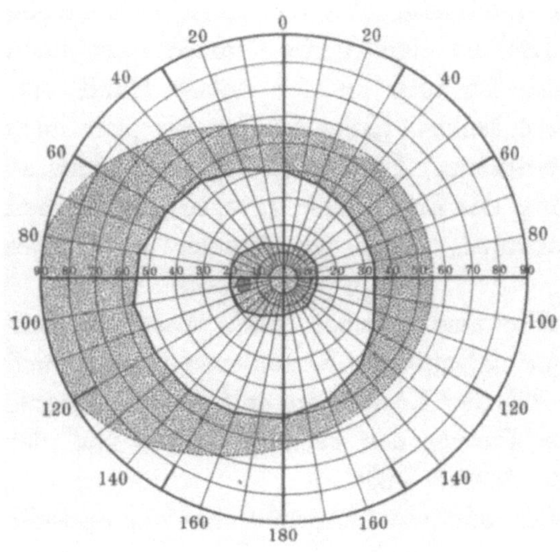

Fig. 183.

Gesichtsfeld des linken Auges in einem Falle von multipler Sklerose. Zentrales Skotom und konzentrische Gesichtsfeldeinengung (Atrophia n. optici). Eigene Beobachtung.

Fassen wir noch einmal die beobachteten Krankheitserscheinungen zusammen: Spastische Paraparese der Beine mit stärkerer Beteiligung des rechten Beines, Hyperästhesie an beiden Unterschenkeln, leichte Parese des rechten Armes, Intentionstremor beider Hände; leichte Ataxie der linken Hand, Sehnervenatrophie an beiden Augen, rechtsseitige Hyperidrosis am Kopfe, Fehlen der Bauchhaut- und Kremasterreflexe, Schwäche der Sphinkteren der Blase und des Mastdarms.

Es handelt sich also um ein ziemlich kompliziertes Krankheitsbild. Im Mittelpunkt desselben steht der Symptomenkomplex der spastischen Spinalparalyse: spastische Paraparese der Beine mit lebhaft gesteigerten Kniephänomenen, Fußklonus und Babinskischem Reflex. Daneben aber finden sich Sensibilitätsstörungen an den Beinen, die Hyperästhesie, und Störungen der

Sphinkterenfunktion, so daß wir eine Systemerkrankung der motorischen Bahn von vornherein ausschließen könnten, auch wenn die anderen Symptome: Intentionstremor, Optikusatrophie etc. fehlen würden. Gerade die letzte Erscheinung weist uns aber darauf hin, daß wir es hier nicht lediglich mit einer Erkrankung der Medulla spinalis zu tun haben. So bleibt uns eigentlich nur zweierlei übrig: die Annahme einer multiplen Sklerose oder einer Lues cerebrospinalis.

Zweifellos können diese beiden Krankheiten ganz genau die gleichen Erscheinungen machen; denn auch die Lues wird unter Umständen zu multiplen Herden im Gehirn und Rückenmark führen, die ebenso regellos in der grauen und weißen Substanz etabliert sein können, wie die Herde der disseminierten Sklerose. Es gibt Fälle, in denen eine sichere Differentialdiagnose zwischen beiden Krankheiten meiner Ansicht nach überhaupt nicht möglich ist. Meistens aber wird uns die Anamnese und der seitherige Verlauf des Leidens eine exakte Diagnose gestatten.

In unserem Falle gibt uns der Kranke in völlig glaubwürdiger Weise und mit Bestimmtheit an, daß ihm von einer spezifischen Infektion nichts bekannt ist. Auch objektiv lassen sich Residuen einer alten Lues nicht feststellen. Dagegen spricht der ganze Verlauf des Leidens: das passagere Auftreten der Initialsymptome, das Kommen und Gehen der motorischen Schwäche im rechten Bein während der Militärzeit, die vorübergehende Sprachstörung und die langsame, unter Schwankungen stets progrediente Entwickelung der Krankheit, durchaus für die Annahme einer multiplen Sklerose, auch wenn von den drei Kardinalsymptomen dieser Krankheit der Nystagmus und die skandierende Sprache vollkommen fehlen und der Intentionstremor nur gering ist.

Ich möchte Ihnen nun heute noch einen anderen Kranken zeigen, der sehr ähnliche Krankheitserscheinungen bietet wie der vorige Patient. Wir können uns aber hier hinsichtlich der Anamnese und der Aufnahme des Status kürzer fassen. Der Vater des 28jährigen Kranken ist vor 20 Jahren in einer Irrenanstalt gestorben. Er selbst ist bis zum Ausbruch seines jetzigen Leidens gesund gewesen; von 1895—97 hat er bei der Infanterie gedient, und von einer luetischen Infektion ist auch ihm nichts bekannt. Im Dezember 1899 fiel ihm zuerst eine Schwäche und Unsicherheit im linken Bein auf; dieselbe nahm bald derart zu, daß er seine Arbeit als Tapezierer einstellen mußte. Dann aber besserte sich sein Zustand wieder, so daß er im darauffolgenden Sommer noch einmal vorübergehend ein Vierteljahr lang arbeiten konnte. Die Schwäche und Unsicherheit im linken Bein nahm wieder zu; sie befiel auch das rechte Bein, allmählich auch die Arme, und schließlich stellte sich — allerdings nur passager — auch Doppelsehen ein. Seit vergangenem Jahr kann sich der Kranke nur noch mit Hilfe eines Stockes fortbewegen.

Mit spastisch-paretisch-ataktischem Gang tritt der Kranke ein. Es ist nicht die einfache Schwäche und das Schlürfen der Füße am Boden, wie bei dem ersten

Patienten; hinzu kommt ein schleuderndes Ausfahren, das bald am rechten, bald am linken Beine deutlicher ist. Die grobe Kraft der Beine ist nicht allzu stark herabgesetzt; aber sehr bald tritt eine auffällige Ermüdbarkeit ein; der Kranke beugt das Knie zwei-, dreimal, dann wird es ihm sichtlich viel schwerer, dieselbe Bewegung noch einmal auszuführen. Die starken Spasmen der Muskulatur sind leicht erkennbar; die Kniephänomene sind äußerst lebhaft; rechts und links ist Fuß-klonus vorhanden, links stärker als rechts, und auch die Babinskische Dorsalflexion der großen Zehe fehlt nicht. Die ataktische Störung der Koordination tritt beim Knie-

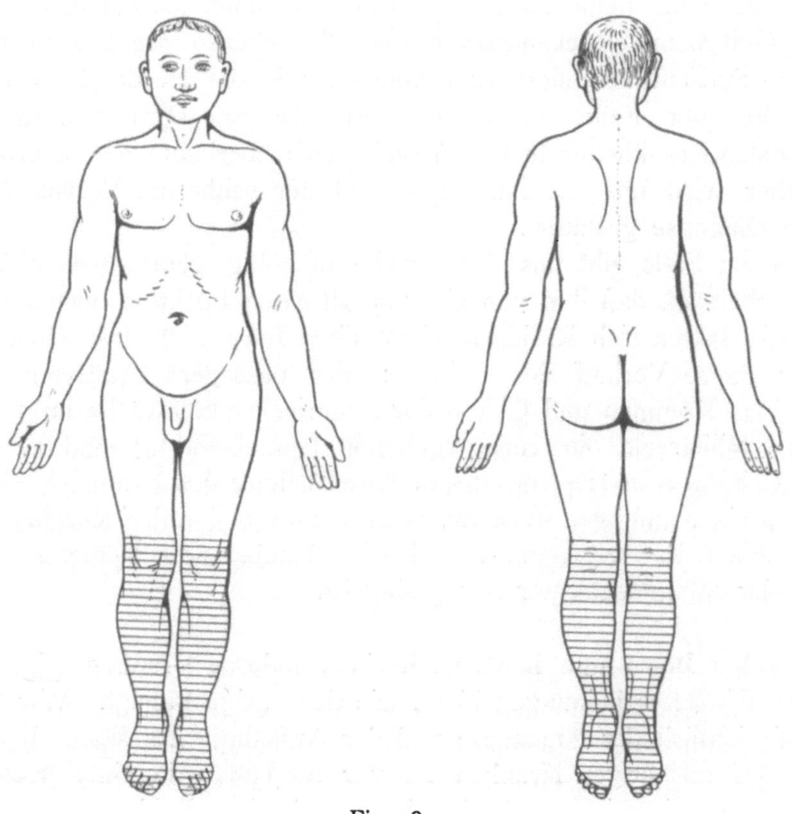

Fig. 184.
Sensibilitätsstörung in einem Falle von multipler Sklerose. Eigene Beobachtung.

hackenversuch deutlich hervor. Wie unser Kranker von vorhin, klagt auch dieser Patient über zeitweilig auftretende, ruckweise Spontanbewegungen in den Beinen.

Auch Sensibilitätsstörungen fehlen nicht. Hatten wir vorhin eine hochgradige Hyperästhesie der Haut des Fußes und Unterschenkels beiderseits, so ist hier zufälligerweise in den gleichen Hautgebieten eine Herabsetzung für alle Quali-täten der Empfindung vorhanden. Die obere Grenze dieses hypästhetischen Gebietes läßt sich ziemlich scharf feststellen. Sie verläuft an beiden Oberschenkeln ringförmig etwa vier Finger breit über dem oberen Rand der Patella (Fig. 184).

Auch hier fehlen die Bauchreflexe; der Kremasterreflex nur links, rechts ist er deutlich vorhanden.

An den Armen sind Störungen der Motilität und Sensibilität und eine Hypertonie der Muskulatur nicht nachzuweisen, wohl aber ist auch hier bei intendierten Bewegungen, z. B. beim Berühren der Nasenspitze mit dem Finger, ein pathologisches Bewegungsphänomen nachweisbar, das sich in unverkennbarer Weise aus Intentionstremor und Ataxie zusammensetzt. Wir haben wieder dasselbe rhythmische Zittern mit zunehmender Amplitude der Schwingungen nach dem Ziele zu, wie vorhin, daneben aber auch eine gewisse Unsicherheit in der Erreichung des Zieles, ein ataktisches Ausfahren des Fingers, das bei Lidschluß noch etwas zunimmt.

An den Augen ist hier ein starker Nystagmus vorhanden und zwar bei allen Blickrichtungen; dabei zeigt das rechte Auge in der Ruhe eine leichte Deviation nach außen, also eine Schwäche des Rectus medialis, während die willkürliche Innervation nicht gestört ist. Sehstörungen sind nicht vorhanden; auch ophthalmoskopisch lassen sich keine Anomalien am Augenhintergrund auffinden. Die Sprache ist im wesentlichen ungestört; doch ist sie zeitweise etwas verlangsamt, und die Silben werden stärker betont, als es sich gehört, so daß wir berechtigt sind, die Sprache des Kranken als leicht skandierend zu bezeichnen.

Im Gegensatz zum ersten Fall ist hier die Sphinkterenfunktion normal. Schwindel soll passager vorhanden gewesen sein; im letzten Vierteljahr, seitdem der Kranke im Siechenhause verpflegt wird, sind Schwindelanfälle nicht aufgetreten. Kopfschmerz fehlt vollständig. Auf psychischem Gebiet ist eine gröbere Anomalie nicht nachzuweisen; wohl aber ist die Stimmung des Patienten im Gegensatz zu der Schwere seiner Erkrankung und zu seiner Hilflosigkeit eine auffällig zufriedene, heitere und gehobene. Diese Stimmungsanomalie ist gewiß nur gering; ich lege ihr aber eine große diagnostische Wichtigkeit bei; denn wir treffen fast keinen Fall von multipler Sklerose, dem diese Euphorie fehlt. Meistens ist sie wesentlich stärker als bei unserem Patienten; sie scheint zuzunehmen mit dem weiteren Fortschreiten der Krankheit und erreicht schließlich geradezu unglaubliche Grade. Sie ist offenbar eine Begleiterscheinung der fortschreitenden Demenz, die um so früher eintritt und um so hochgradiger wird, je früher und zahlreicher sich auch im Gehirn sklerotische Herde etablieren. Sie werden später vorgeschrittene Fälle von multipler Sklerose mit ausgesprochener Demenz und hochgradiger Euphorie sehen.

Wenn wir die beobachteten Krankheitserscheinungen zusammenfassend überblicken, so ist hier die Diagnose offenbar erheblich leichter zu stellen als in dem ersten Falle. Alle drei Kardinalsymptome der disseminierten Herdsklerose sind hier vorhanden, wenn auch in verschiedener Intensität: sehr deutlich ist der Nystagmus; weniger ausgesprochen ist das Intentionszittern; nur angedeutet ist die skandierende Sprache.

Daneben bestehen in diesem Falle, wie in dem ersten, eine spastische Parese beider Beine, leichte Ataxie, Sensibilitätsstörungen und ein Erloschensein der Hautreflexe am Bauche. Es fehlen die Optikusatrophie und die Sphinkterenstörung, die wir im ersten Falle gefunden haben; dafür aber finden wir hier zerebrale Symptome: Schwindel und Euphorie, die bei dem Kranken von vorhin nicht vorhanden gewesen sind.

Charakteristisch ist auch hier der ganze Verlauf des Leidens: die passagere Dauer einzelner Krankheitserscheinungen im Initialstadium — die Parese des rechten Beins und das Doppelsehen — und die langsame, unter Schwankungen stets progrediente Entwickelung der Krankheit.

In beiden Fällen stehen die spastisch-paretischen Erscheinungen an den Unterextremitäten eigentlich noch immer im Mittelpunkt des Zustandsbildes, obwohl bei beiden Patienten das Leiden jetzt beinahe vier Jahre lang besteht. Dies ist gewiß kein zufälliges Zusammentreffen. Es ist freilich nicht immer so bei der multiplen Sklerose; aber es ist doch zweifellos die Regel, und deshalb können wir diesem Symptomenkomplex eine gewisse differentialdiagnostische Bedeutung beilegen. Sicherlich kann er eine Zeitlang — vielleicht einige Monate oder Jahre — ganz isoliert bestehen: dies sind dann diejenigen Fälle, die als „spastische Spinalparalyse" diagnostiziert zu werden pflegen. Ich bin aber fest überzeugt, daß durch eine sorgfältige und regelmäßige Untersuchung, wie sie allerdings in der Praxis meist aus äußeren Gründen nicht möglich sein wird, in diesen Fällen gewiß oft schon im Initialstadium der Krankheit auch Störungen der Sensibilität oder Veränderungen am Augenhintergrund aufgefunden werden könnten, deren Nachweis die Diagnose „spastische Spinalparalyse" mit Sicherheit ausschließen würde. Denn diejenige Krankheit, die Erb und v. Strümpell als „spastische Spinalparalyse" bezeichnen, ist lediglich eine Erkrankung der Seitenstränge des Rückenmarks, bei der Jahrzehnte lang ausschließlich die Erscheinungen der Pyramidenbahnerkrankung vorhanden sind und gröbere Sensibilitätsstörungen vollständig fehlen. Die Sensibilitätsstörungen, denen also im Hinblick auf die spastische Spinalparalyse ein ausschlaggebender differentialdiagnostischer Wert beigelegt werden muß, treten aber im Anfangsstadium der multiplen Sklerose meist ganz passager auf; sie sind oft nur von kurzer Dauer und verschwinden nach einigen Tagen wieder. So werden sie also sehr oft übersehen, wenn der Arzt — wie es in der Praxis die Regel zu sein pflegt — keine Gelegenheit hat, den Kranken längere Zeit hindurch regelmäßig zu untersuchen.

Zum Schluß noch einige Worte über die Behandlung. Das Leiden des Patienten, den Sie zuletzt gesehen haben, wurde im Anfang, als zu der spastischen Lähmung der Beine das Doppelsehen hinzutrat, für eine zerebrospinale Lues gehalten, und es wurde eine energische Quecksilberkur eingeleitet. Das Doppelsehen verschwand, die Lähmungserscheinungen besserten sich; sie kehrten aber bald nachher in stärkerem Maße wieder. Hat nun das Quecksilber einen Einfluß auf diese vorübergehende Besserung ausgeübt? Wir glauben es nicht; denn eine solche passagere Besserung, das Kommen und Gehen und Wiederkommen der initialen Lähmungserscheinungen auf motorischem und sensiblem Gebiet ist bei der multiplen Sklerose die Regel.

Der erste Kranke ist niemals einer besonderen Kur unterzogen worden, beim Militär nicht, weil man ihn für einen Simulanten hielt, und im Siechenhause auch nicht, weil die Krankheit erkannt worden war. Er lebt nun zwei Jahre lang außerhalb der Anstalt ohne ärztliche Behandlung und fühlt sich wohl dabei. Seine Krankheit ist langsam fortgeschritten, aber dieses Fortschreiten hätten wir durch kein therapeutisches Verfahren aufhalten können. Es gibt eben kein Mittel gegen die multiple Sklerose, und deshalb ist es zweckmäßig, wenn wir uns auf eine rein symptomatische Behandlung der jeweiligen Beschwerden beschränken und durch eine sorgfältige Pflege das Auftreten der schweren Folgezustände der Krankheit, wie Cystitis, Dekubitus usw., zu vermeiden suchen. Das psychische Verhalten des Kranken erleichtert uns diese Zurückhaltung in hohem Maße; denn namentlich im späteren Verlauf des Leidens wird der euphorische Patient meistens mit seiner trostlosen Lage zufrieden sein und seine Hilflosigkeit und das Fortschreiten des Krankheitsprozesses kaum empfinden.

50. Das passagere Auftreten der Krankheitserscheinungen.

Meine Herren! Die beiden Fälle von multipler Sklerose, die Sie neulich gesehen haben, reichen in ihrem Beginn vier volle Jahre zurück. Ganz allmählich und unter Intensitätsschwankungen der einzelnen Krankheitserscheinungen haben sich in dieser langen Zeit die Zustandsbilder entwickelt, die ich Ihnen neulich demonstrieren konnte. Aus der Anamnese konnten wir in beiden Fällen feststellen, daß namentlich im Beginn des Leidens die Krankheitserscheinungen passagere waren. Einzelne von ihnen verschwanden gänzlich, ohne bis jetzt wiedergekehrt zu sein — die vorübergehende Sprachstörung im ersten, das Doppelsehen und der Schwindel im zweiten Falle —; andere traten für kürzere oder längere Zeit zurück — die spastischen Lähmungserscheinungen an den Beinen —, um später um so stärker wieder hervorzutreten, so daß sie heute in beiden Fällen im Mittelpunkt des Krankheitsbildes stehen. Dieses Kommen und Gehen und Wiederkommen der einzelnen Symptome ist für die multiple Sklerose geradezu charakteristisch. Sie werden es bei keiner anderen organischen Erkrankung des Gehirns und Rückenmarks in so ausgesprochener Weise finden wie hier, obwohl bekanntlich auch bei denjenigen Erkrankungen des Zentralnervensystems, die auf dem Boden der luetischen Infektion entstehen — bei der Lues cerebrospinalis selbst, bei der Tabes und der progressiven Paralyse — mitunter große Schwankungen in der Intensität der Krankheitserscheinungen und selbst weitgehende, langdauernde Remissionen beobachtet werden.

Fast alle somatischen Symptome, aus denen sich im Verlauf von langen Jahren das komplizierte klinische Bild der multiplen Sklerose zusammensetzt, können dieses charakteristische, passagere Auftreten zeigen, und zwar nicht nur im Initialstadium der Krankheit, sondern auch im späteren Verlauf derselben. Dies gilt namentlich für die motorischen und sensiblen Lähmungserscheinungen, für die Sprachstörung, den Nystagmus und den Intentionstremor. Alle diese

Störungen können, auch wenn sie schon einmal in ausgesprochener Weise vorhanden gewesen sind, später wieder für kürzere oder längere Zeit verschwinden.

Von den genannten Symptomen der multiplen Sklerose scheinen besonders
häufig die Störungen der Sensibilität von vorübergehender Dauer zu sein. Dies
ist zweifellos der Grund, weshalb ihr Vorhandensein häufig übersehen wird, und
weshalb ihr Vorkommen überhaupt jahrzehntelang in Abrede gestellt worden ist.
So finden Sie z. B. noch in der „Pathologie und Therapie der Nervenkrankheiten" von Hirt aus dem Jahre 1890 die Angabe: „Daß die Abwesenheit aller

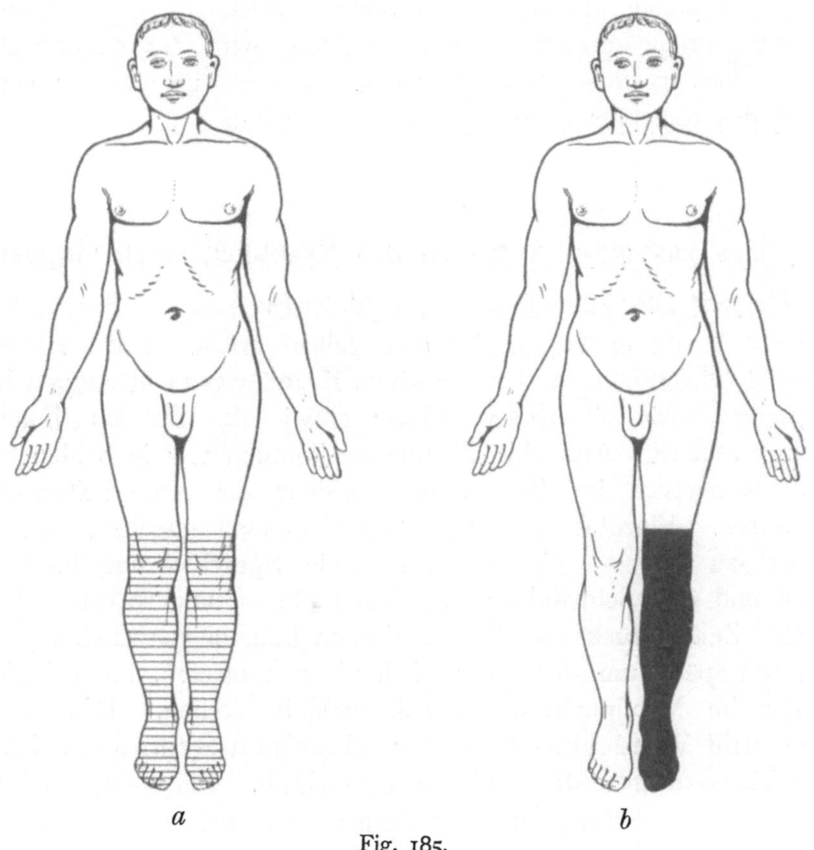

Fig. 185.
Sensibilitätsstörung in Fällen von multipler Sklerose (a) und von traumatischer Hysterie (b).
Eigene Beobachtung.

Sensibilitätsstörungen der multiplen Sklerose durchaus eigentümlich ist." Andererseits hat allerdings Charcot, der sich um die Erforschung der Krankheit ganz
besonders verdient gemacht hat, bereits in den 70er Jahren auf das gelegentliche
Vorkommen von Sensibilitätsstörungen bei der multiplen Sklerose und ganz besonders auch auf ihr passageres Auftreten hingewiesen.

Bemerkenswert ist auch der Grad und die Ausbreitung dieser Störungen
der Sensibilität. Meist handelt es sich um eine nicht sehr hochgradige
Hypästhesie, und zwar ist die Empfindung für alle Qualitäten gleichmäßig herabgesetzt; selten ist eine komplette Anästhesie, und auch eine Steigerung der Haut-

empfindlichkeit, eine Hyperästhesie, wie sie bei dem ersten Patienten von neulich am Fuße und Unterschenkel beiderseits vorhanden gewesen ist, gehört nicht zu den häufigen Befunden. Das Gebiet der Hypästhesie entspricht nicht den Ausbreitungsbezirken der Hautnerven, auch nicht den Wurzelzonen der einzelnen Rückenmarkssegmente; vielmehr zeigt es an den Extremitäten meist eine Form, die man als manschettenförmig oder gamaschenförmig bezeichnet, oder die Sensibilitätsstörung tritt als Hemihypästhesie auf einer Körperhälfte in die Erscheinung.

Wir finden also bei der multiplen Sklerose häufig die Sensibilitätsstörungen in' der gleichen Ausbreitung wie bei der Hysterie (Fig. 185). Und doch ist ein fundamentaler Unterschied zwischen beiden Krankheiten hinsichtlich der Sensibilitätsstörungen vorhanden, ein Unterschied, der allerdings erst im weiteren Verlauf der Krankheit erkennbar wird. In unserem Falle von multipler Sklerose wird die vorhandene Störung, die vor wenig Wochen, als der Kranke in einem anderen Hospital verpflegt wurde, noch nicht bestanden hat, nach kürzerer oder längerer Zeit wieder verschwinden; sie wird nur von passagerer Dauer sein, wie es eben bei der multiplen Sklerose die Regel ist. In jenem Falle von Hysterie (Fig. 185b) aber wird die Anästhesie fortbestehen, ganz genau in der gleichen Ausbreitung und in der gleichen Stärke wie heute, in der sie auch vor zehn Jahren vorhanden gewesen ist, als ich den Kranken zum ersten Male untersucht habe. Wir haben es eben hier mit einem sogenannten „Stigma" der Hysterie zu tun. Wohl ist das klinische Bild dieser rätselhaften, psychischen Krankheit einem dauernden Wechsel unterworfen; aber mag auch der Inhalt der Vorstellungen der Hysterischen wechseln, mögen subjektive Sensationen, Illusionen und Halluzinationen und selbst die motorischen Lähmungs- und Reizerscheinungen kommen und gehen: die sensiblen und sensorischen Stigmata der Hysterie sind konstant und bleiben oft unverändert lange Jahrzehnte hindurch.

Dies ist der differentialdiagnostische Unterschied zwischen den Sensibilitätsstörungen der Hysterie und der multiplen Sklerose. Die motorischen Lähmungserscheinungen dagegen pflegen im Initialstadium der multiplen Sklerose von der gleichen passageren Dauer zu sein, wie es bei der Hysterie der Fall ist.

51. Intentionstremor, Ataxie und degenerative Muskelatrophie.

Wenden wir uns jetzt etwas eingehender den Störungen der Motilität zu, die bei der multiplen Sklerose zur Beobachtung kommen. Die erste Stelle unter ihnen nehmen diejenigen Erscheinungen ein, die als die Kardinalsymptome der Krankheit gelten, seitdem das klinische Bild derselben vor etwa 50 Jahren in Deutschland von Frerichs, in Frankreich von Charcot und seinen Schülern aufgestellt und mehr und mehr vervollständigt worden ist: der Intentionstremor, der Nystagmus und die skandierende Sprache.

Der Intentionstremor, das Bewegungszittern, ist für die multiple Sklerose nahezu pathognomonisch. Es fehlt, wenn sich die Kranken in vollkommener Ruhe

befinden und tritt meistens nur aus Anlaß beabsichtigter Bewegungen auf. Es
fehlt also gewöhnlich auch bei unbewußt und reflektorisch ausgeführten Bewegungen.
So wird der Kranke, der den Zeigefinger willkürlich nicht ohne den stärksten
Tremor nach der Nasenspitze führen kann, unter Umständen ohne jedes Zittern
unbewußt eine Fliege abwehren, die sich auf seine Nase gesetzt hat. Im Gegensatz zur Ataxie nimmt der Tremor der multiplen Sklerose bei Augenschluß nicht
wesentlich zu. Am ausgesprochensten ist er gewöhnlich an den Armen, und zwar
sind nicht nur Hand und Finger, sondern die ganze Extremität daran beteiligt,
indem das pathologische Bewegungsphänomen sich vorwiegend in den proximalen
Gelenken (Schulter, Ellbogen) abspielt. Aber auch an den Beinen, am Rumpf und
Kopf wird in vielen Fällen ein Zittern beobachtet, während die mimische Gesichts-
und die Kaumuskulatur fast immer verschont bleiben. Liegt der Kranke mit dem
Kopfe ruhig auf dem Kissen auf, so fehlt der Tremor vollständig; er tritt aber
sofort in die Erscheinung, wenn sich der Kranke aus der liegenden Stellung aufzurichten sucht, und hält in zahlreichen Fällen selbst an, wenn der Patient frei sitzt,

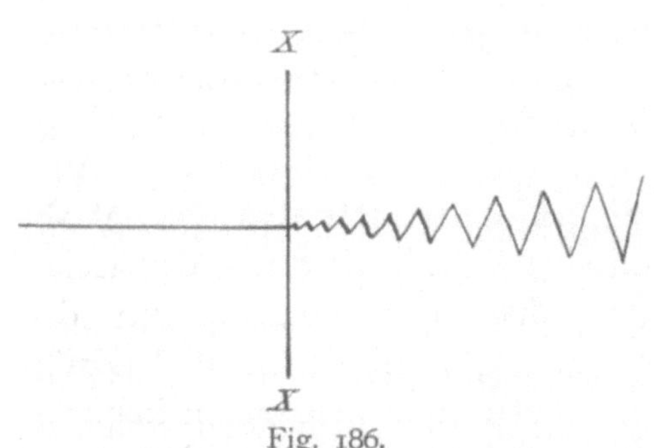

Fig. 186.

Intentionstremor.   Schematisch.

steht oder geht. Der ganze Kopf zeigt
alsdann ein dauerndes Nicken, Schütteln
oder Wackeln, das erst aufhört, wenn sich
der Kranke wieder anlegt. Je mehr er sich
indessen bemüht, ruhig zu bleiben, desto
stärker wird das Zittern, indem die zur
Fixation des Kopfes notwendige Halsmuskulatur in forcierte Aktion tritt.

Der Tremor setzt sich aus rhythmischen
Schwingungen zusammen, die relativ langsam (etwa 4—6 in der Sekunde) aufeinander
folgen, und deren Amplitude um so größer
zu werden pflegt, je mehr sich z. B. der Finger des Kranken dem erstrebten Ziele
nähert. Wollen wir uns diese ∣Form des Zitterns schematisch veranschaulichen
(Fig. 186), so deutet die gerade Linie bis zur Vertikalen xx den Zustand der Ruhe
an, die Zickzacklinie von der Vertikalen xx an nach rechts die in der Richtung
nach dem Ziele zu immer größer werdende Schwingungsamplitude des zitternden
Fingers. Auf die Unterschiede zwischen dem Intentionstremor der multiplen
Sklerose und anderen Formen des Zitterns werden wir bei der Besprechung der
Paralysis agitans und des Tremor senilis zurückkommen.

Der Intentionstremor kann für sich allein bestehen oder mit einer Ataxie verknüpft, bezw. durch diese überlagert und verdeckt sein. Seine Intensität ist starken
Schwankungen unterworfen; doch nimmt in der Regel mit dem Fortschreiten des
Krankheitsprozesses auch die Stärke des Zitterns zu. Tritt der Tremor im Früh-
stadium des Leidens in die Erscheinung, so braucht er nicht von Lähmungserscheinungen begleitet zu sein; meist wird sich indessen neben dem Zittern wenigstens
eine leichte Parese der betreffenden Extremität oder eine Hypertonie der Muskulatur
nachweisen lassen.

Entsprechend dem regellosen Sitz der sklerotischen Herde im Zentralorgan werden die Paresen bald spastische oder spastisch-ataktische sein, wie bei den vorgestellten Kranken, bald werden sie die Charaktere der schlaffen Lähmung mit degenerativer Muskelatrophie tragen. Dies letztere wird der Fall sein, wenn die Sklerose, wie es häufiger geschieht, als es nach den Lehrbüchern den Anschein hat, auf die grauen Vordersäulen des Rückenmarks übergreift. Einer unserer Kranken, ein typischer Fall von multipler Sklerose, in dem das Leiden seit mindestens 8 Jahren besteht, zeigt diese Kombination von spastischer Lähmung und degenerativer Muskelatrophie in klassischer Weise. An den Beinen des Kranken sind die denkbar stärksten Spasmen vorhanden, besonders in der Adduktionsmuskulatur, so daß die Knie und die Knöchel und Großzehenballen beider Füße fest aneinandergepreßt liegen und die Beine passiv nur mit großer Gewalt einigermaßen abduziert werden können. Am rechten Arm sind die Spasmen viel geringer, und hier ist eine deutliche Atrophie der kleinen Handmuskeln mit EaR. vorhanden. Der linke Arm ist infolge maximaler Spasmen in den Extensoren des Unterarms im Ellbogengelenk vollkommen gestreckt, während die Hand den Typus der sog. „main en griffe" (Krallenhand, Klauenhand) zeigt (Fig. 187). Die Grundphalangen der Finger, mit Ausnahme des Daumens, stehen in Überstreckung, die übrigen Phalangen sind stark flektiert und zwar die mittleren noch mehr als die Endphalangen. Ein solcher Fall erinnert in seinem Zustandsbild ungemein an die amyotrophische Lateralsklerose, zumal wenn, wie hier, Nystagmus und Sensibilitätsstörungen, wenigstens augenblicklich, vollständig fehlen, die Sprachstörung nur leicht angedeutet ist und das Vorhandensein oder Fehlen des Intentionstremors wegen der enormen Spasmen nicht mit Sicherheit festgestellt werden kann. Immerhin schließt in unserem Falle der seitherige Verlauf des Leidens — Beginn mit flüchtigen Sehstörungen, allmähliche Abnahme des Sehvermögens, Optikusatrophie — die amyotrophische Lateralsklerose vollständig aus; denn bei ihr bleibt der Krankheitsprozeß während der ganzen Dauer des Leidens unter allen Umständen auf die motorische Bahn beschränkt.

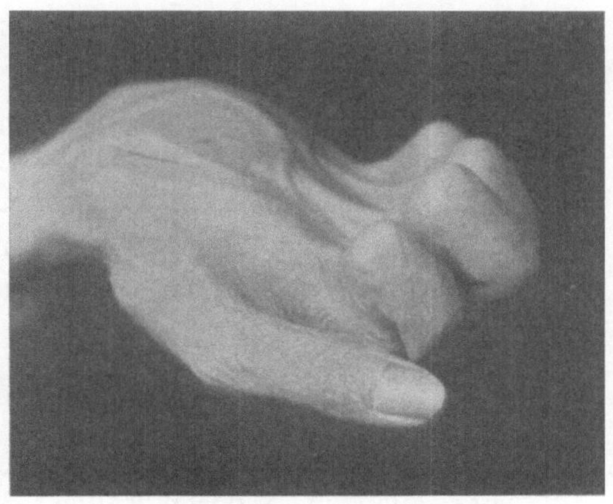

Fig. 187.

Krallenhand in einem Falle von multipler Sklerose. Eigene Beobachtung.

§ 52. Nystagmus und Veränderungen am Sehnerven.

Das zweite Kardinalsymptom der multiplen Sklerose, der Nystagmus, gehört zu den häufigsten und regelmäßigsten Erscheinungen der Krankheit. Es findet sich in mehr als der Hälfte aller Fälle. Man versteht unter Nystagmus kurze, ruckweise Bewegungen der Augäpfel, die sich sehr rasch wiederholen und immer in der gleichen Richtung im horizontalen oder vertikalen Meridian erfolgen oder zu einer Raddrehung der Bulbi führen. Diese Zuckungen werden besonders deutlich, wenn der Kranke aufgefordert wird, einen bestimmten Gegenstand zu fixieren, oder wenn er mit seinem Blick einem Gegenstand folgt, der vor seinen Augen vorübergeführt wird. Sie betreffen beide Augen, und es sind assoziierte Bewegungen. Nur in der Ruhe, wenn der Patient ins Leere blickt, stehen auch die Augen gewöhnlich ganz ruhig, ohne die geschilderten Oszillationen zu zeigen. Der Nystagmus ist aber keineswegs pathognomonisch für die multiple Sklerose, denn auch bei einer ganzen Reihe anderer Krankheiten wird dieses Phänomen beobachtet. Von Erkrankungen des Zentralnervensystems ist hier in erster Linie die Friedreichsche hereditäre Ataxie zu nennen, sodann die Pachymeningitis, die Sinusthrombose, der Gehirnabszeß und die Zerebrospinalmeningitis und schließlich der Tumor cerebri. Namentlich bei den Geschwülsten und Abszessen des Kleinhirns und bei Tumoren der Vierhügelgegend ist Nystagmus gar nichts Ungewöhnliches.

Als Repräsentanten dieser Gruppe von Erkrankungen des Zentralnervensystems will ich Ihnen kursorisch zwei Patienten mit Nystagmus vorstellen, bei denen wir eine disseminierte Sklerose mit Sicherheit ausschließen können: zunächst eine Patientin mit sehr starkem horizontalen Nystagmus, der bei allen Stellungen der Bulbi vorhanden ist. Es handelt sich um einen Fall, in dem wir einen Tumor cerebelli annehmen.

Sodann einen Kranken, der infolge einer luetischen Endarteriitis mehrfache apoplektische Insulte erlitten hat, von denen einer zu einem Erweichungsherd in der zerebellaren Brückenbahn der linken Seite geführt hat.

Aber auch in anderen Fällen, denen keine Erkrankung des Zentralnervensystems zugrunde liegt, wird Nystagmus beobachtet. Ja, die häufigste Ursache desselben liegt im optischen Apparat selbst, und zwar ist es die Schwachsichtigkeit, wenn dieselbe von Geburt an besteht oder in frühester Jugend erworben wird. Solche Fälle möchte ich Ihnen der Vollständigkeit wegen auch noch demonstrieren. Der erste ist ein junger Mann von 23 Jahren. Irgendwelche Anzeichen einer Erkrankung des Zentralnervensystems sind auch bei genauester Untersuchung bei dem Patienten nicht aufzufinden. Wohl aber war sein Sehvermögen von Kindheit an sehr schlecht. Allerdings war die Schwachsichtigkeit nicht so groß, daß er nicht hätte lesen und schreiben lernen; er hat sogar von seinem 14. bis 17. Lebensjahre als Portefeuiller gearbeitet. Dann aber nahm das Sehvermögen immer mehr ab, und vor 1½ Jahren ist der Nystagmus aufgetreten. Die beiden Bulbi des Patienten sind in einer beständigen Unruhe, und zwar sind es hier mehr rollende Bewegungen um die Sehachse der beiden Augen, eine Erscheinung, die man als Nystagmus rotatorius bezeichnet, im Gegensatz zu dem Nystagmus oscillatorius (horizontalis), der bei den übrigen Patienten vorhanden ist. Ich möchte Sie besonders darauf aufmerksam machen, daß bei diesem jungen Manne der Nystagmus im 22. Lebensjahre aufgetreten ist, also in einem Lebensalter, in dem gewöhnlich die ersten Erscheinungen der multiplen Sklerose manifest zu werden pflegen. Ein solcher Fall mahnt uns daran, mit unserer Diagnose sehr vorsichtig zu sein. Wenn wir also von einem Patienten hören, daß der Nystagmus erst im 20. oder 25. Lebensalter aufgetreten ist, und wenn wir in einem solchen Falle vielleicht zunächst an den Beginn einer multiplen Sklerose denken, so müssen wir vor allem die Sehschärfe des Kranken prüfen, eine Refraktionsbestimmung vornehmen und ihn mit dem Augenspiegel untersuchen, um festzustellen, ob nicht eine vorhandene, aus der Kindheit stammende Schwachsichtigkeit die Ursache des Nystagmus ist.

In unserem Fall ist das Sehvermögen bei emmetropem Auge sehr erheblich herabgesetzt; links ist das Fingerzählen in 2 m, rechts nur in 1 m Entfernung möglich. Ophthalmoskopisch finden wir blasse Papillen, dünne Gefäße, Pigmentverschiebungen in der Peripherie der Retina; also eine atypische Retinitis pigmentosa als die Ursache der hochgradigen Amblyopie und des Nystagmus. Hier handelt es sich also um eine in ihren Anfängen angeborene, sehr chronisch verlaufende Erkrankung der Netzhaut, bei der degenerative Einflüsse, wie Heredität, Abstammung von blutsverwandten Eltern u. dergl., eine große Rolle spielen. Von alledem läßt sich jedoch in unserem Falle nichts nachweisen. Unser Patient entstammt keiner Verwandtenehe, und seine Geschwister sind alle gesund.

In einem zweiten Fall, der ein 12jähriges Mädchen betrifft, ist eine angeborene Schwachsichtigkeit bei hochgradiger Myopie die Ursache des ausgesprochenen Nystagmus.

Indessen kommt das Phänomen nur bei amblyopischen Individuen zur Entwickelung, deren Schwachsichtigkeit angeboren oder in frühester Jugend, z. B. durch Hornhauttrübungen nach Blennorrhoea neonatorum, erworben ist. Bei amaurotischen Individuen, die blind geboren oder sehr frühzeitig ganz erblindet sind, tritt kein Nystagmus auf. Bei solchen Personen bewegen sich die Augen langsam und in großen Exkursionen oft ganz gegen die Gesetze der Assoziation ziellos umher, wie es bei einer anderen Patientin unserer Anstalt der Fall ist. Sie ist infolge einer kongenitalen Lues, die zu einer totalen Optikusatrophie an beiden Augen geführt hat, sehr frühzeitig erblindet (S. 254).

Der Vollständigkeit halber sei noch ein anderes ätiologisches Moment des akquirierten Nystagmus zu erwähnen: das fortgesetzte Arbeiten der Bergleute in den Kohlenbergwerken. Diese Art von Nystagmus äußert sich in einer für die Kranken zweifellos sehr lästigen Weise. Alle Gegenstände, nach denen sie blicken, tanzen vor ihren Augen umher. Diese Scheinbewegung ist leicht zu erklären. So, wie die Augen hin- und herpendeln, bewegen sich, nur in entgegengesetzter Richtung, die Bilder aller Objekte auf der Netzhaut hin und her, und der Kranke muß natürlich diese Bewegungen der Netzhautbilder auf Bewegungen der Objekte selbst beziehen. Das gleiche gilt für jeden akquirierten Nystagmus, einerlei ob er durch eine Erkrankung des Zentralnervensystems oder durch Amblyopie bedingt ist. Der Grad der Belästigung wird natürlich von der Stärke des Augenzitterns abhängig sein; und da dasselbe bei Gehirnerkrankungen erst nach längerem Bestehen eine größere Intensität erlangt und die Kranken sich inzwischen an die Scheinbewegungen gewöhnt haben, so werden sie meistens nicht durch den Nystagmus belästigt. Bei dem jungen Manne mit der Retinitis pigmentosa ist es freilich doch der Fall; bei ihm hat sich der Nystagmus ziemlich rasch zu einem beträchtlichen Grade entwickelt, und so klagt er über große Beschwerden, über Schwindel, Kopfschmerz über den Augen und über die lästigen Scheinbewegungen der Objekte. Derartige Beschwerden fehlen selbstverständlich, wenn der Nystagmus bei angeborener Amblyopie sehr frühzeitig auftritt; denn in diesen Fällen lernen die Kinder gleichzeitig mit dem Erlernen des Sehens überhaupt die nystagmischen Bewegungen der Augen bei der Projektion der Netzhautbilder in Rechnung zu ziehen. Wir erkennen hierin eine Bestätigung der empiristischen Theorie des Sehens.

Unter den zerebralen Symptomen der disseminierten Sklerose, die sich auf das Auge beziehen, verdienen neben dem Nystagmus noch andere Störungen erwähnt zu werden, auf die bereits flüchtig hingewiesen wurde: das Doppelsehen, Gesichtsfelddefekte und Veränderungen des Sehnerven bezw. der Papille.

Die Diplopie ist bei der multiplen Sklerose in der Regel, gerade wie bei der Tabes, ein initiales Symptom, das meistens wieder vollständig verschwindet. Von den einzelnen Augenmuskelnerven wird am häufigsten der Abduzens befallen; vom Okulomotorius gewöhnlich nur der eine oder andere Ast; der Trochlearis fast niemals, wenigstens nicht allein.

Wichtiger — vor allem auch in differentialdiagnostischer Hinsicht — ist die Miterkrankung des Sehnerven. Etwa in der Hälfte der Fälle von multipler Sklerose sind ophthalmoskopisch sichtbare Veränderungen an der Papille zu finden, eine echte Neuritis optica, die unter Umständen das allererste Symptom des Leidens sein kann. Im weiteren Verlauf führt sie zu einer partiellen Optikusatrophie, die als Abblassung der temporalen Hälfte der Papille in die Erscheinung tritt. Zuweilen ist die ganze Papille abgeblaßt, aber auch dann pflegt die Atrophie meistens an der nasalen Hälfte wesentlich geringer zu sein als an der temporalen Hälfte. Nur selten kommt es zu einer vollständigen Atrophie des Sehnerven. Diese Optikusveränderungen sind in manchen Fällen lange Zeit hindurch nur auf einem Auge vorhanden, und in der Regel auf einer Seite erheblich stärker als auf der anderen. Sie treten oft schon im Initialstadium der Krankheit gleichzeitig mit den passageren Lähmungserscheinungen der Extremitäten auf, und wo man sie neben diesen vieldeutigen Symptomen ophthalmoskopisch nachweisen kann, ist natürlich jede funktionelle Erkrankung — die Hysterie —, wie auch die Simulation, vollkommen ausgeschlossen.

Der sichtbaren Erkrankung des Sehnerven entspricht meistens eine Funktionsstörung, die nach Intensität und Ferm sehr verschieden sein kann. Oft entwickelt sich ganz allmählich — lange Zeit nur auf einem Auge — eine Herabsetzung der Sehschärfe mit zentralem Skotom, das gewöhnlich nur relativ ist, in dessen Bereich die Objekte wohl noch wahrgenommen, aber nicht mehr so deutlich gesehen werden und dunkler erscheinen als an der Peripherie des Gesichtsfeldes.

Hierzu gesellt sich häufig auch eine unregelmäßige, konzentrische Gesichtsfeld-einengung, die auf der temporalen Hälfte meistens stärker ist als auf der nasalen Hälfte des Gesichtsfeldes. Dies ist für die multiple Sklerose charakteristisch. Zentrales Skotom und konzentrische Einengung können gleichzeitig vorhanden sein; jeder Defekt kann aber auch für sich allein bestehen. Die konzentrische Einengung ist eine unregelmäßige; eine regelmäßige, konzentrische Gesichtsfeld-einengung, wie wir sie als funktionelle Störung bei der Hysterie kennen, scheint bei der multiplen Sklerose nicht vorzukommen. Nur in den allerseltensten Fällen führt die Sehnervenatrophie bei der multiplen Sklerose zu einer völligen Erblindung, wie es bei der Tabes ziemlich häufig der Fall ist. Dies ist eine sehr bemerkenswerte Eigentümlichkeit, namentlich wenn man sich vergegenwärtigt, daß man in Fällen, in denen intra vitam eine einfache Herabsetzung des Sehvermögens beobachtet worden ist, an der Leiche sklerotische Herde durch die ganze Dicke des Sehnervenstammes gefunden hat.

Dieser anscheinende Widerspruch zwischen der klinischen Beobachtung und dem anatomischen Befund findet indessen seine volle Erklärung durch die histologische Untersuchung der sklerotischen Herde. Man findet nämlich in denselben meist nicht die ganze Nervenfaser zugrunde gegangen; vielmehr zeigt sie sich vielfach nur ihrer Markscheide beraubt; der Achsenzylinder aber ist vorläufig erhalten geblieben. Diese eigentümliche Erscheinung des Persistierens der Achsenzylinder ist freilich als gelegentliches Vorkommnis auch bei anderen Erkrankungen des Zentralnervensystems, z. B. bei der Tabes und den sekundären Degenerationen, beobachtet worden, aber nur bei der multiplen Sklerose ist sie ein regelmäßiger und typischer Befund. Man muß also in diesem Persistieren der Achsenzylinder eine Eigentümlichkeit erkennen, die bis zu einem gewissen Grade für diese Krankheit charakteristisch ist, und so liegt es nahe, ihr eine besondere Bedeutung auch in klinischer Beziehung beizumessen. Bereits vor 30 Jahren hat dies Charcot getan. Er hat mit dem Persistieren der Achsenzylinder in den sklerotischen Herden das passagere Auftreten der Initialsymptome des Leidens und die im Verlauf derselben häufig spontan eintretenden Besserungen in Verbindung gebracht, indem er annahm, daß die ihres Markes beraubten Achsenzylinder sich wieder mit Markscheiden umgeben und sich wieder vollständig regenerieren können.

53. Skandierende Sprache.

Das dritte Kardinalsymptom der multiplen Sklerose, die skandierende Sprache, ist im Typus vollkommenster Entwickelung bei einer 50 jährigen Frau vorhanden, deren Leiden bereits vor etwa 18 Jahren mit Steifheit in den Beinen und Beschwerden beim Gehen begonnen hat. Ganz allmählich haben sich diese Krankheitserscheinungen derartig gesteigert, daß die Patientin seit 1897 dauernd bettlägerig ist. In einem bei unseren Akten befindlichen Attest aus dem Jahre 1898 wird ihre Krankheit als „spastische Spinalparalyse" bezeichnet. Dies war, wie wir jetzt wissen, ein diagnostischer Irrtum, aber ein begreiflicher. Denn oft genug kommt es vor, daß der Symptomenkomplex der spastischen Spinalparalyse für Monate und selbst für lange Jahre das Krankheitsbild der multiplen Sklerose vollkommen beherrscht. Sobald Sie die Kranke sprechen hören, wird Ihnen die für die Diagnose außerordentlich wichtige und für das Leiden durchaus charakteristische Sprachstörung auffallen: „Wann sind Sie geboren?" — „Am zwei—ten —März—acht—zehn—hun–dert—und–drei—und–fünf–zig." — „Zu –Wals—dorf, —Amt—Kam—berg–bei Id—stein." Es handelt sich hier nicht mehr um eine einfache Verlangsamung der Sprache, um eine Bradylalie, sondern um ein ausgesprochenes „Skandieren". Die Kranke spricht ungefähr wie ein beim Lesen buchstabierendes Kind und zerhackt die Worte derart, daß die einzelnen Silben durch Pausen voneinander getrennt sind. Dabei werden oft einzelne Silben mit angespannter Kraft explosionsartig hervorgestoßen, während die folgenden wieder kraftlos und eintönig nachschleppen.

Die skandierende Sprache ist so charakteristisch, daß eine Verwechslung mit anderen Sprachstörungen, z. B. mit dem paralytischen Silbenstolpern oder mit der bulbären Sprache, ausgeschlossen erscheint, und deshalb verzichte ich darauf, dem Skandieren der multiplen Sklerose die verschiedenen Sprachstörungen, die wir bei anderen Erkrankungen des Zentralnervensystems beobachten, gegenüberzustellen. Die skandierende Sprache ist eins der konstantesten Symptome der multiplen Sklerose, das etwa in $^2/_3$ aller Fälle zur Beobachtung kommt. Meistens aber tritt sie als bleibendes Symptom erst im späteren Verlauf der Krankheit in die Erscheinung, wie es auch in unserem Falle geschehen ist. Im Anfangsstadium derselben zeigt sie dasselbe, eigenartige, passagere Verhalten, das auch für das Kommen und Gehen der übrigen Initialsymptome der multiplen Sklerose charakteristisch ist. So war bei dem Patienten, den Sie vor kurzem gesehen haben — bei dem jungen Manne, der vor 4 Jahren während seiner Militärdienstzeit erkrankt ist — nur im Beginn der Erkrankung — vor $2^1/_2$ Jahren — eine Sprachstörung vorhanden, die nach kurzem Bestehen wieder schwand und bis jetzt noch nicht wiedergekehrt ist.

Auch bei unserer Patientin sind die für die multiple Sklerose charakteristischen Veränderungen am Optikus vorhanden; schon vor drei Jahren haben wir auf beiden Augen eine partielle Optikusatrophie feststellen können, die links fast die ganze temporale Hälfte der Pupille einnahm und rechts auch noch auf den unteren Teil der nasalen Hälfte übergriff. Die ophthalmoskopische Untersuchung ist hier nicht ganz leicht, weil infolge des horizontalen Nystagmus die Pupille in einem fort hin und her oszilliert. Von einer perimetrischen Aufnahme des Gesichtsfeldes mußten wir bei dieser Patientin Abstand nehmen, weil sie schon bei dem Eintritt in die Anstalt infolge hochgradiger Schwäche der Rückenmuskulatur nicht mehr imstande gewesen ist, aufrecht zu sitzen.

Im Jahre 1898 ist bei der Kranken eine spastische Spinalparalyse diagnostiziert worden; offenbar hat es sich damals um eine Paraparese beider Beine mit ausgesprochenen Spasmen, lebhaft gesteigerten Kniephänomenen und Fußklonus gehandelt. Schon bei der Aufnahme der Patientin in unser Siechenhaus am

20. Juli 1899 war der Befund an den unteren Extremitäten ein wesentlich anderer, und nun sehen Sie heute das Verhalten derselben. Aus der früheren Parese der beiden Beine ist allmählich eine komplette Lähmung derselben geworden; die Kranke ist heute nicht mehr imstande, aktiv auch nur die geringste Bewegung in irgend einem Gelenk auszuführen. Die grobe Kraft der beiden Unterextremitäten ist vollständig erloschen, die erhobenen Beine fallen kraftlos auf die Unterlage zurück. Wohl aber ist in der Art dieses Auffallens der Beine auf das Bett ein unverkennbarer Unterschied vorhanden, insofern das linke Bein entschieden etwas langsamer zurückfällt als das rechte und beim Fallen noch einen gewissen Muskeltonus zu überwinden hat, was beim rechten Bein nicht der Fall zu sein scheint. Bei passiven Bewegungen fühlt man auch ganz deutlich den Muskeltonus am linken Beine; er ist etwa von normaler Stärke, jedenfalls kann man nicht mehr von Spasmen reden. Am rechten Bein dagegen läßt sich bei passiven Bewegungen auch nicht der leiseste Muskeltonus wahrnehmen, und infolge dieser Hypotonie fällt das gelähmte rechte Bein herab, als ob es ein lebloser Körper wäre.

In gleichem Maße wie der Muskeltonus sind auch die Kniephänomene an beiden Beinen von verschiedener Intensität. Links, wo der Muskeltonus normal erscheint, ist das Kniephänomen außerordentlich lebhaft; rechts, wo eine deutliche Hypotonie wahrzunehmen ist, ist das Kniephänomen sehr erheblich herabgesetzt; es ist im Schwinden begriffen. Wir haben diese Erscheinungen unter unseren Augen entstehen sehen. Bei der Aufnahme im Jahre 1899 und noch vor drei Jahren waren starke Spasmen in der Beugemuskulatur des Ober- und Unterschenkels an beiden Beinen vorhanden, rechts war das Kniephänomen ziemlich lebhaft, links noch viel lebhafter, so daß schon beim leichtesten Beklopfen der Sehne ein lange anhaltender Patellarklonus auftrat. Es war also schon damals der gleiche Unterschied in der Intensität der Krankheitserscheinungen vorhanden, wie heute. Ganz allmählich haben dann im Verlauf von nahezu drei Jahren die Spasmen nachgelassen; sie sind schließlich ganz verschwunden, und in gleichem Maße ist allmählich die Lebhaftigkeit der Kniephänomene geringer geworden, so daß wir jetzt am linken Bein von einem schwindenden Patellarsehnenreflex sprechen können.

Ganz anders verhalten sich nun die Reflexe an der Achillessehne. Rechts, an dem Beine, an dem das Kniephänomen schon fast nicht mehr auszulösen ist, ist der Achillessehnenreflex außerordentlich lebhaft, ja, oftmals tritt schon beim Beklopfen der Sehne mit dem Perkussionshammer ein exquisiter Fußklonus auf. Am linken Beine dagegen, an dem das Kniephänomen noch immer lebhaft gesteigert ist, ist es uns niemals gelungen, den Achillessehnenreflex auszulösen. Auch Fußklonus ist links natürlich nicht vorhanden.

Dieses eigenartige Verhalten der Sehnenreflexe an den unteren Extremitäten unserer Patientin — links sehr lebhaftes Kniephänomen und fehlender Achillessehnenreflex; rechts sehr schwaches Kniephänomen und Fußklonus — ist höchst auffällig und differentialdiagnostisch verwertbar. Es spricht direkt gegen eine

Systemerkrankung, wie sie die spastische Spinalparalyse darstellen würde. Denn bei einer systematischen Erkrankung der Pyramidenseitenstrangbahnen des Rückenmarks würden Kniephänomen und Achillessehnenreflex auf der gleichen Seite in gleichem Maße lebhaft sein. Dieses eigenartige Verhalten der Sehnenreflexe weist vielmehr auf das Vorhandensein multipler zirkumskripter Herde in den Pyramidenbahnen hin. Als weiteres Symptom; der Pyramidenbahnläsion finden wir an Stelle des normalen Fußsohlenreflexes die charakteristische Babinskische Dorsalflexion der großen Zehe und zwar auf beiden Seiten.

An den oberen Extremitäten ist früher ein reiner und typischer Intentionstremor vorhanden gewesen; aber schon seit längerer Zeit ist dieses pathologische Bewegungsphänomen durch eine hochgradige Ataxie kompliziert und fast verdeckt. Beim Versuch, die Nasenspitze zu berühren, fährt die Kranke mit dem Finger aus und greift daneben; und dieses „Ausfahren" wird bei geschlossenen Augen entschieden stärker. Außerdem ist an den Oberextremitäten der Kranken eine Erscheinung vorhanden, die zu den weniger häufigen Symptomen der multiplen Sklerose gehört: eine degenerative Muskelatrophie. Am deutlichsten ist sie an den kleinen Handmuskeln und zwar an beiden Händen in verschiedener Intensität. Sie betrifft die Muskulatur des Thenar und Hypothenar, die Interossei und Lumbricales, wodurch eine deutliche Abflachung des Handtellers und eine Vertiefung der Spatia interossea zustande kommt. Infolgedessen ist die Kraft des Händedrucks sehr gering und zwar, entsprechend dem Grade der Atrophie, links geringer als rechts. Auch die oberflächlichen Extensoren am rechten Unterarm sind atrophisch, so daß die Streckung der rechten Hand nur unvollkommen gelingt. Diese Muskelatrophie ist durch das Vorhandensein kompletter Entartungsreaktion als eine degenerative charakterisiert. Sie ist also bedingt durch eine Läsion 'des peripheren Neurons der kortikomuskulären Bahn. Und da wir in unserem Falle, entsprechend dem Charakter der multiplen Sklerose, eine Läsion der peripheren Nerven ausschließen können, müssen wir eine Läsion der grauen Vorderhörner des Rückenmarks bezw. der vorderen Wurzeln annehmen. Höchstwahrscheinlich handelt es sich um disseminierte Herde in den grauen Vordersäulen, die zu einem völligen Untergang der großen motorischen Ganglienzellen geführt haben.

Auch an der Nacken- und Rückenmuskulatur unserer Kranken ist eine hochgradige Atrophie vorhanden. Sie betrifft vor allem den M. erector trunci, den M. latissimus dorsi und den M. serratus anterior. Wegen dieses Muskelschwundes ist die Patientin außerstande, sich allein aufzurichten, frei zu sitzen und den Kopf gerade zu halten; sie sinkt vielmehr schlaff und nach vorne gebeugt in sich zusammen.

Die gleiche degenerative Atrophie ist bei unserer Patientin auch an der Muskulatur der Zunge vorhanden, besonders deutlich an der rechten Zungenseite.

Bei unserer seitherigen Besprechung der multiplen Sklerose ist wiederholt auf den passageren Charakter des Auftretens der einzelnen Krankheitserscheinungen hingewiesen worden. Die degenerative Muskelatrophie ist natürlich ein Symptom, das diesen passageren Charakter nicht zeigt und nicht zeigen kann. Denn wenn einmal die große motorische Vorderhornzelle, das nutritive Zentrum der motorischen Fasern des peripheren Nerven, untergegangen oder durch eine Läsion der vorderen Wurzel der Zusammenhang zwischen dem nutritiven Zentrum und dem peripheren Nerven dauernd unterbrochen ist, ist natürlich eine Restitution nicht möglich und eine Rückbildung der degenerativen Muskelatrophie gänzlich ausgeschlossen.

Auch unabhängig von den vorhandenen Muskelatrophien ist bei unserer Kranken die Motilität der Oberextremitäten teils durch Paresen, teils durch Spasmen beschränkt, deren Intensität auf beiden Seiten eine verschiedene ist, und die verschiedene Muskelgruppen betreffen. Aktiv werden fast alle Bewegungen in den Schulter- und Ellbogengelenken mit verminderter Kraft ausgeführt; der linke Arm kann nur ein wenig über die Horizontale erhoben werden; beim Heben der Schultern bleibt die rechte zurück. Bei passiven Bewegungen treten die Spasmen rechts vorwiegend in den Beugern des Oberarms, links in den Streckern und Beugern des Unterarms in die Erscheinung. Auch diese Verschiedenheit der Paresen und Spasmen an beiden Armen hinsichtlich ihrer Lokalisation und Intensität spricht gegen eine systematische Erkrankung, vielmehr für das Vorhandensein multipler, inselförmiger Herde in den Pyramidenbahnen.

Die Trizepssehnenreflexe sind beiderseits sehr lebhaft, ebenso die Periostreflexe am rechten Unterarm. Links dagegen sind Radius- und Ulnareflex wegen der starken Spasmen meistens nicht auszulösen. Die Bauchhautreflexe fehlen konstant auf beiden Seiten.

Sensibilitätsstörungen sind z. Zt. bei unserer Kranken nur an den Händen und Füßen vorhanden; sie betreffen ausschließlich die taktile Sensibilität und die Schmerzempfindung. An der Beugeseite der Finger beider Hände und im vorderen Viertel der Vola manus und ebenso an der Streckseite der Finger bis zum Mittelglied einschließlich werden leichte Pinselberührungen, Druck und Nadelstiche weniger deutlich empfunden als an den übrigen Stellen der Hände. Am rechten Fuße ist z. Zt. nur an einer umschriebenen Stelle in der Gegend des Malleolus externus die taktile Sensibilität stark herabgesetzt. Im Laufe unserer langjährigen Beobachtung haben wir aber wiederholt — passager — weit ausgebreitetere Störungen der Sensibilität nachweisen können. So bestand z. B. einmal etwa 14 Tage lang eine totale, linksseitige Hemihypästhesie. Auch über subjektive Sensationen und Schmerzen klagt uns die Kranke häufig, über Schmerzen in den Beinen, die namentlich im Beginn des Leidens sehr heftig und anhaltend gewesen zu sein scheinen und damals den Anlaß zur Diagnose „Ischias" gegeben haben. Jetzt treten diese Schmerzen nur noch anfallsweise auf und sind hauptsächlich in den Waden lokalisiert. Auch klagt die Kranke öfters über Taubheit und das Gefühl des Ameisenkriechens in den Fußsohlen auf beiden Seiten, besonders auf der rechten.

Von zerebralen Erscheinungen wurden schon die Sprachstörung, die Optikusaffektion und der Nystagmus, und die Atrophie der Zungenmuskulatur erwähnt.

Von seiten der übrigen Hirnnerven ist noch eine unverkennbare Schwäche des Mundfazialis auf beiden Seiten anzuführen, und zwar hängt der rechte Mundwinkel mehr herab als der linke. Zugleich fällt die mimische Starre auf, in der das Antlitz der Kranken oft lange Zeit verharrt, wenn sie sich selbst überlassen bleibt. Nur ab und zu wird diese Starre durch eigenartige Grimassen unterbrochen, die ein Lachen oder Weinen vortäuschen können. Dabei ist es unserer Kranken keineswegs besonders heiter oder traurig zu Mute; dieses „Zwangslachen" oder „Weinen" ist vielmehr lediglich durch die wechselnde Intensität der Spasmen in der mimischen Gesichtsmuskulatur bedingt und darf nicht etwa mit einem Zerfall der Geisteskräfte in Zusammenhang gebracht werden, wie es irrtümlicherweise geschehen könnte. Dieses Symptom kann schon in den frühen Stadien der Erkrankung auftreten und besitzt deshalb einen gewissen diagnostischen Wert.

Um unseren Nervenstatus abzuschließen, sei noch darauf hingewiesen, daß Störungen der Urin- und Stuhlentleerung hier, wie in den beiden anderen Fällen, die Sie neulich gesehen haben, vollständig fehlen.

Am rechten Ohr der Kranken ist ein uraltes Othämatom vorhanden, dessen Entstehungsursache unbekannt ist. Ich erwähne dieses Symptom, weil es heutzutage ziemlich selten geworden ist. In früheren Jahrzehnten war die Ohrblutgeschwulst eine alltägliche Erscheinung in unseren Irrenanstalten und Siechenhäusern. Man war der Ansicht, daß sie spontan im Verlauf von allen möglichen Geisteskrankheiten, namentlich der progressiven Paralyse und der chronischen Paranoia, aufzutreten pflegte. Mit der Einführung des No-restraint-Systems ist das Othämatom allmählich aus den Pflegeanstalten verschwunden, und man hat einsehen gelernt, daß es lediglich eine Folge der Mißhandlungen gewesen ist, denen die unglücklichen Kranken bei der Durchführung von Zwangsmaßregeln durch das Pflegepersonal ausgesetzt waren.

Schließlich möchte ich Ihnen noch eine andere Patientin mit multipler Sklerose zeigen, die sich in einem weiter vorgerückten Stadium der Krankheit befindet. Ihr Leiden hat allerdings erst vor sechs Jahren begonnen, es ist aber wesentlich rascher verlaufen, wie das der vorigen Patientin. Wir wollen die Kranke keiner eingehenden Untersuchung unterziehen; es sei vielmehr nur auf einige prägnante Erscheinungen aufmerksam gemacht, die ich Ihnen bis jetzt noch nicht demonstrieren konnte. Die Kranke ist kaum einen Augenblick imstande, sich ruhig zu verhalten; fortwährend macht sie mit den Armen und Händen, mit Kopf und Rumpf choreaartige Bewegungen; sie greift hastig, ziellos und scheinbar unbewußt nach den Gegenständen in ihrer Umgebung, tastet an ihrem Hemde und dem eigenen Körper herum. Dabei greift sie an den Gegenständen, die sie erfassen will, vorbei und ist namentlich mit der linken Hand so ungeschickt, daß sie die Gegenstände lieber mit der rechten Hand erfaßt und in die linke hineinlegt. Wir finden also neben der andauernden motorischen Unruhe eine hochgradige Ataxie, vorwiegend an der linken Oberextremität. Besonders deutlich wird die Störung, wenn die Kranke bei geschlossenen Augen den Zeigefinger nach der

Nasenspitze zu führen sucht. Auch an den Beinen ist diese Koordinationsstörung vorhanden, wie aus dem Kniehackenversuch ohne weiteres erkenntlich ist. Ihr Gang ist nicht nur spastisch-paretisch, sondern auch in hohem Grade unsicher. Die Patientin torkelt beim Gehen hin und her und weicht meistens von der Richtung nach dem Ziele zu nach rechts ab. Besonders beim raschen Einhalten und Kehrtmachen läuft sie Gefahr, hinzustürzen. Mit geschlossenen Füßen kann sie überhaupt nicht stehen; und selbst beim Stehen mit gespreizten Beinen tritt schon bei offenen Augen ein starkes Torkeln ein. Diese zerebellare Koordinationsstörung ist bereits im Beginn des Leidens aufgetreten, zu einer Zeit, in der Nystagmus, skandierende Sprache und Intentionstremor erst angedeutet waren.

Unsere Kranke zeigt ferner recht häufig ein anhaltendes Hüsteln, einen trockenen Husten, von dem sie zeitweise stark belästigt wird. Dabei fehlen katarrhalische Erscheinungen von seiten des Kehlkopfs, der Trachea und der Bronchien vollständig, und auch der physikalische Lungenbefund ist normal. Der anhaltende Hustenreiz ist eben hier durch eine hochgradige Hyperästhesie der Larynxschleimhaut bedingt, wie wir unter Kontrolle des Kehlkopfspiegels durch Einführung der Sonde feststellen konnten. Im Gegensatz hierzu besteht eine deutliche Hypästhesie der Pharynxschleimhaut; beim Berühren und Kitzeln der hinteren Rachenwand vergeht lange Zeit, ehe eine reflektorische Würgbewegung auftritt, wenn dies überhaupt geschieht. Schließlich ist das blitzende Auge und der förmlich strahlende Gesichtsausdruck der Patientin zu erwähnen, ein Anzeichen der dement-euphorischen Stimmung, in der sie sich dauernd befindet.

54. Psychische Anomalien. ¶ Demenz und Euphorie.

Das proteusartige klinische Bild der multiplen Sklerose setzt sich eben nicht nur aus spinalen und aus somatischen zerebralen Symptomen zusammen. Bei der Regelmäßigkeit, mit der wir in den verschiedensten Regionen des Großhirns sklerotische Herde etabliert finden, dürfen wir a priori auch psychische Krankheitserscheinungen erwarten. Freilich sind die Herde nicht gleichmäßig über alle Teile des Gehirns zerstreut. Recht selten werden sie in dem Grau der Rinde selbst angetroffen, um so häufiger aber in dem weißen Marklager der Großhirnhemisphären, im Centrum semiovale, oft unmittelbar unter der Rinde, und im Balken, und endlich in den Ventrikelwänden und in den basalen Ganglien, im Thalamus opticus und im Corpus striatum. So werden also vorwiegend die Assoziationsbahnen betroffen, die die einzelnen Windungsgruppen jeder Hemisphäre miteinander verknüpfen, und die Kommissurenfaserung des Balkens, die die Verbindung zwischen beiden Hemisphären herstellt. Je nach dem Sitz und der Größe der einzelnen Plaques im Gehirn gestaltet sich nun natürlich die Stärke und Ausdehnung der psychischen Krankheitserscheinungen ganz verschieden. Wo überhaupt das Gehirn in beträchtlicherem Maße an dem Krankheitsprozeß beteiligt ist, sehen wir in der Regel einen einfachen, fortschreitenden Schwachsinn sich entwickeln, eine Abnahme der Intelligenz und des Gedächtnisses, ohne tiefere Bewußtseinstrübung, ohne Verwirrtheit und ohne Aufregungszustände, und eine allmählich zunehmende Stumpfheit und Gleichgültigkeit, die die Kranken ihr schweres Leiden ertragen läßt, ohne ihnen die ganze Hoffnungslosigkeit ihres Zustandes zum Bewußtsein zu bringen. Schon frühzeitig ist diesem Schwachsinn eine erhebliche Euphorie beigesellt, und gerade diese pathologische Stimmungslage, das zufriedene und oft heitere Wesen der Kranken, erleichtert uns Ärzten unseren schweren Stand, indem wir machtlos einem unaufhaltsam fortschreitenden Krankheitsprozeß gegenüberstehen.

Diese einfache, mit Euphorie verbundene Demenz ist bei unserer Patientin in ausgesprochener Weise vorhanden. Auf die tägliche Frage: „Wie gehts?" antwortet sie in stereotyper Weise: „Wie's halt geht! Es muß schon gut gehen", und dabei ist sie zufrieden und strahlt mit dem ganzen Antlitz, ohne sich ihres jammervollen Zustandes bewußt zu sein.

In anderen Fällen kommt es aber auch bei der multiplen Sklerose, namentlich im Initialstadium der Krankheit, zur Entwickelung ausgesprochener Psychosen, und zwar zeigen dieselben häufig einen ähnlichen, passageren Charakter, wie die somatischen Symptome. Nur insofern ist ein Unterschied vorhanden, als diese Psychosen meist von wesentlich längerer Dauer sind als die passageren somatischen Krankheitserscheinungen, und daß sie nicht, wie diese, spurlos verschwinden, sondern regelmäßig in eine dauernd fortbestehende, erhebliche Demenz ausklingen. Begreiflicherweise zeigen diese ausgesprochenen Psychosen dieselben Komponenten wie die einfachen psychischen Anomalien, die bei der multiplen Sklerose zur Beobachtung kommen, also Euphorie und Schwachsinn, nur in wesentlich stärkerer Intensität. Die dauernd euphorische Stimmung führt zu einer krankhaften Steigerung des Selbstgefühls und der gemütlichen Erregbarkeit; sie verknüpft sich mit einer Steigerung der Willensimpulse, einem pathologischen Bewegungsdrang, während zur gleichen Zeit auf intellektuellem Gebiete die hochgradige Demenz sich mit einer zunehmenden Urteilsschwäche und schwachsinnigem Größenwahn verbindet. So kommt es bei der multiplen Sklerose unter Umständen zu einem psychischen Krankheitsbild, das der progressiven Paralyse sehr ähnlich ist, und tatsächlich wird eine Verwechslung beider Krankheiten sehr wohl möglich sein, wenn nicht unzweideutige somatische Symptome, wie skandierende Sprache, Intentionszittern, Nystagmus u. a., auf das Vorhandensein multipler Herde hinweisen.

Je früher und je ausgedehnter sich die sklerotischen Herde in den Hemisphären des Großhirns etablieren, um so frühzeitiger wird es im allgemeinen natürlich auch im klinischen Bilde zur Entwickelung zerebraler und besonders auch psychischer Symptome kommen. Und wie bei vorwiegender Sklerose des Rückenmarks oft die Krankheitserscheinungen der Pyramidenseitenstrangläsion, also der Symptomenkomplex der spastischen Spinalparalyse, dominieren, so werden bei vorwiegender Sklerose des Gehirns oft lange Zeit hindurch psychische Anomalien, Euphorie und leichter Schwachsinn, vielleicht verbunden mit einer passageren Fazialisparese oder mit einer beginnenden Optikusatrophie, die einzigen Er-

scheinungen sein, die auf eine schwere Erkrankung des Zentralnervensystems hinweisen.

Einen solchen Fall bietet der nächste Patient, ein junger Mann von 30 Jahren.
Er ist gelernter Schlosser und Installateur und hat in seinem Berufe, nach den
vorgelegten Zeugnissen zu urteilen, offenbar sehr tüchtiges geleistet. Im Februar
1898 hat er einen Unfall erlitten. Er fiel von einem Baugerüst zwei Stockwerk
tief herab, war anscheinend kurze Zeit bewußtlos, hatte sich aber keine ernste
Verletzung zugezogen. Die Unfallsfolgen schienen so unbedeutend, daß eine
Meldung des Unfalls unterblieben ist. Wohl aber traten in den nächsten Tagen
allgemein-nervöse Erscheinungen auf, Kopfdruck, Zittern und eine gewisse Unsicherheit beim Gehen. Nach sechswöchentlicher Krankenhausbehandlung nahm
der Patient, wesentlich gebessert, seine Berufstätigkeit wieder auf und arbeitete noch
einmal ununterbrochen zwei Monate lang. Dann gings nicht mehr. Die nächste
Zeit wurde der Kranke nun an mehreren Orten im Krankenhause behandelt;
überall wurde er aber nach 3—4 Wochen „gebessert" entlassen. Er versuchte
stets, die Arbeit wieder aufzunehmen, konnte aber nichts mehr leisten und mußte
sich aufs neue in ein Krankenhaus einweisen lassen. So kam der Patient Ende
November 1899 nach Frankfurt und in ein hiesiges Hospital, und da er immer
den erlittenen Unfall als Ursache seines Leidens angab, wurde er zunächst auf
die chirurgische Abteilung aufgenommen.

Der Befund war folgender: rechtsseitige Fazialislähmung, lebhaftes Kniephänomen rechts; Fehlen der Abdominalreflexe auf beiden Seiten. Gang leicht
taumelnd, ähnlich wie der eines Betrunkenen; ausgesprochenes R o m b e r g sches
Phänomen. Vorübergehend Einengung der Gesichtsfelder für Farben. Weitere
Krankheitserscheinungen fehlten vollständig; insbesondere waren sichtbare Veränderungen an der Sehnervenpapille nicht vorhanden, und die Sehschärfe war auf
beiden Augen vollkommen normal. Der Kranke klagte viel über Kopfschmerz
in der Stirngegend und über häufigen Schwindel.

Nach 14 Tagen hatte sich die rechtsseitige Fazialislähmung bis auf eine ganz
minimale Parese zurückgebildet, und im Verlauf der nächsten Wochen verschwanden
bei anhaltender Bettruhe auch der taumelnde Gang und das R o m b e r g sche
Phänomen. Nur das rechte Kniephänomen erwies sich dauernd etwas lebhafter
als das linke, und die Abdominalreflexe blieben erloschen. Auch Kopfschmerz
und Schwindel bestanden fort. Auf psychischem Gebiet war aber immer deutlicher ein unverkennbarer Schwachsinn hervorgetreten, der um so mehr auffallen
mußte, als der Patient früher ein tüchtiger Arbeiter gewesen war. Mit der Diagnose „traumatische Neurasthenie" wurde der Patient schließlich von der chirurgischen nach der inneren Abteilung verlegt. Dort wurde während einer fünfmonatlichen Beobachtung vorübergehend eine leichte Parese des l i n k e n Mundfazialis
und häufiges Bettnässen, sowie eine Wiederkehr und allmähliche Zunahme der
anfänglichen Gehstörung festgestellt. Der ganze Krankheitszustand wurde aber
derart von einer deutlichen Verminderung der Intelligenz beherrscht, daß die
Diagnose „Imbezillität" berechtigt schien.

Tatsächlich war in den nächsten Monaten nach der Aufnahme des Kranken
in das Siechenhaus sein allgemeines Gebahren das eines ungezogenen Kindes,
das über seine Unarten zur Rede gestellt, dieselben wohl einsieht, weinend um
Verzeihung bittet, um sie bei nächster Gelegenheit von neuem zu begehen. Seine
Gebärden waren durchaus entsprechende. Wie Kinder es tun, machte er „bitte,
bitte“; im übrigen trug er ein zerfahrenes, läppisches, unstetes Wesen zur Schau,
wie wir es so häufig bei Imbezillen beobachten, und nicht nur sein allgemeines
Gebahren, auch sein Intellekt schien auf die Stufe des Kindes reduziert. Das Ge-
samtverhalten des Kranken kontrastierte also derart mit seiner früheren Arbeitsfähigkeit und anscheinenden Geschicklichkeit als Schlosser und Installateur, daß
wir uns nicht entschließen konnten, eine angeborene Imbezillität anzunehmen,
vielmehr an eine erworbene D e m e n z denken mußten.

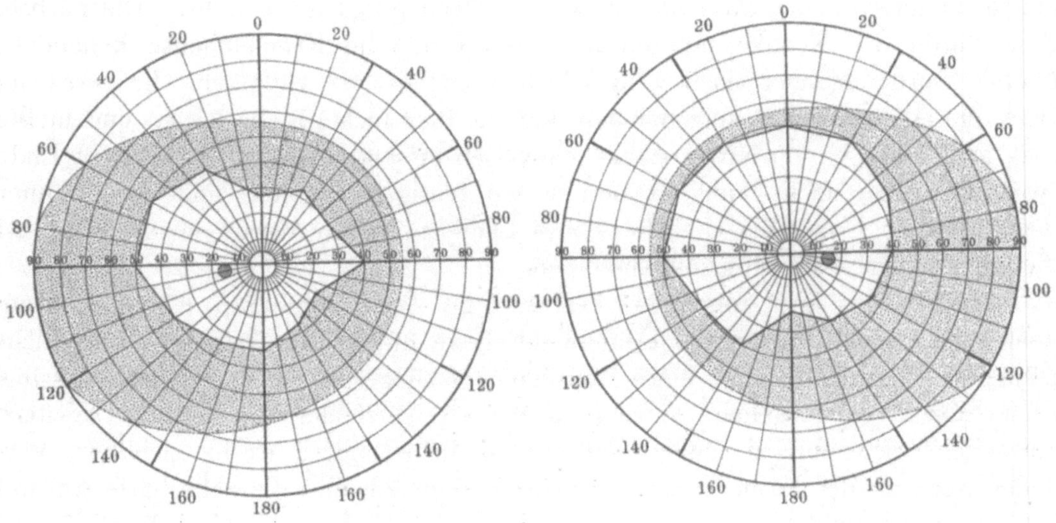

Fig. 188.

Unregelmäßige Einengung der Gesichtsfelder in einem Falle von multipler Sklerose. (Beiderseitige
Optikusatrophie). Eigene Beobachtung.

Eine genaue Untersuchung ließ schon in den nächsten Tagen eine Reihe
somatischer Erscheinungen auffinden, die auf eine schwere, organische Erkrankung
des Zentralnervensystems hinweisen; vor allem die ophthalmoskopische und perimetrische Untersuchung. In den Gesichtsfeldern beider Augen war eine hochgradige, unregelmäßige, konzentrische Einengung vorhanden, an der temporalen
Hälfte der Gesichtsfelder mehr als an der nasalen Hälfte, stärker am linken
Auge als am rechten (Fig. 188). Die Gesichtsfelddefekte tragen also alle die
Charaktere, die für die multiple Sklerose charakteristisch sind. Die ophthalmoskopische Untersuchung ergab eine sichtbare Veränderung an der Papille, und
zwar eine Atrophie des N. opticus beiderseits, bei voller Sehschärfe.

So ließ sich also eine funktionelle Erkrankung mit voller Sicherheit ausschließen, und es war schon damals ziemlich sicher, daß es sich um eine multiple
Sklerose handeln würde. Die spärlichen anderen somatischen Erscheinungen, die

wir im Laufe der nächsten Wochen beobachteten, waren nicht eindeutig genug, als daß sie zur Begründung der Diagnose hätten herangezogen werden können. Der Gang des Kranken war ein Hackengang mit gespreizten Beinen und fast gestreckten Knien, zitternd und unsicher, unter ständiger Kontrolle des Auges. Der Gang war also spastisch-ataktisch. Die Kniephänomene waren beiderseits sehr lebhaft; Fußklonus war bald vorhanden, bald nicht; namentlich bei längerer Bettruhe verschwand er vollständig. Auch das Babinskische Phänomen ließ sich nicht konstant nachweisen.

Im Laufe des nächsten Halbjahres entwickelte sich nun das Krankheitsbild zu voller Höhe. Nystagmus und Intentionstremor traten zu den vorhandenen Erscheinungen hinzu, die Sprache wurde tremolierend. Allerdings war diese Sprachstörung nur von passagerer Dauer, und zu einem wirklichen Skandieren ist es erst

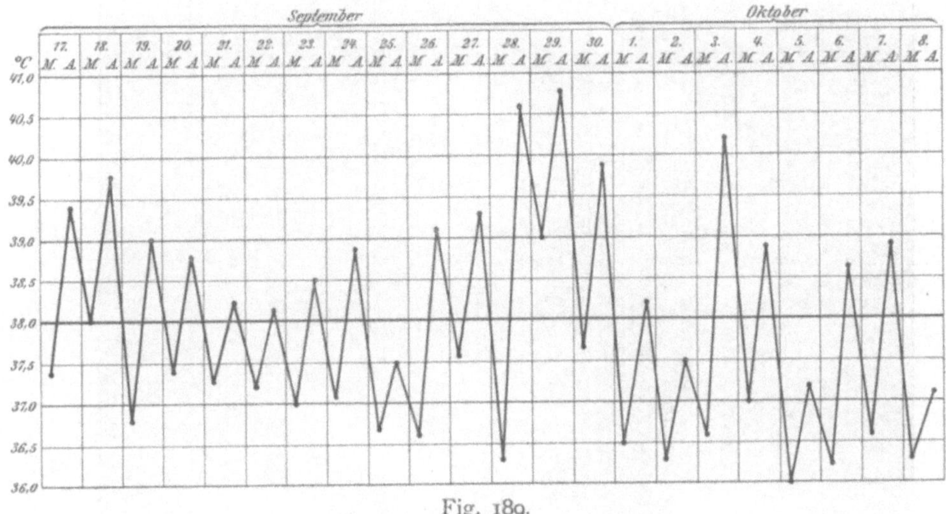

Fig. 189.

Temperaturkurve in einem Falle von multipler Sklerose. (Hämorrhagische Cystitis und Pyelitis).
Eigene Beobachtung.

viel später gekommen. Auch der ganze weitere Verlauf der Krankheit entsprach dem der multiplen Sklerose; motorische und sensible Lähmungserscheinungen der verschiedensten Art kamen und verschwanden wieder, bald war eine rechtsseitige, bald eine linksseitige Fazialisparese vorhanden. Es kam zunächst vorübergehend zur Inkontinenz; vor allem aber nahm die Gehstörung durch Stärkerwerden der Spasmen und der Ataxie immer mehr zu.

Und mit dieser Zunahme aller somatischen Erscheinungen ging ein außerordentlich rascher geistiger Verfall Hand in Hand, verbunden mit einer hochgradigen Euphorie und einem völligen Mangel an jeder Krankheitseinsicht.

Seit etwa Jahresfrist ist der Kranke dauernd bettlägerig; die spastische Lähmung der Beine hat immer mehr zugenommen; die anfangs passagere Inkontinenz ist zu einer dauernden geworden, und eine schwere hämorrhagische Cystitis und Pyelitis ist hinzugetreten. Fig. 189 zeigt einen kleinen Teil der Temperaturkurve,

eine Periode septischen Fiebers mit Schüttelfrösten und steilem Temperaturabfall,
die den Kranken natürlich in seinem Ernährungszustand außerordentlich herunter-

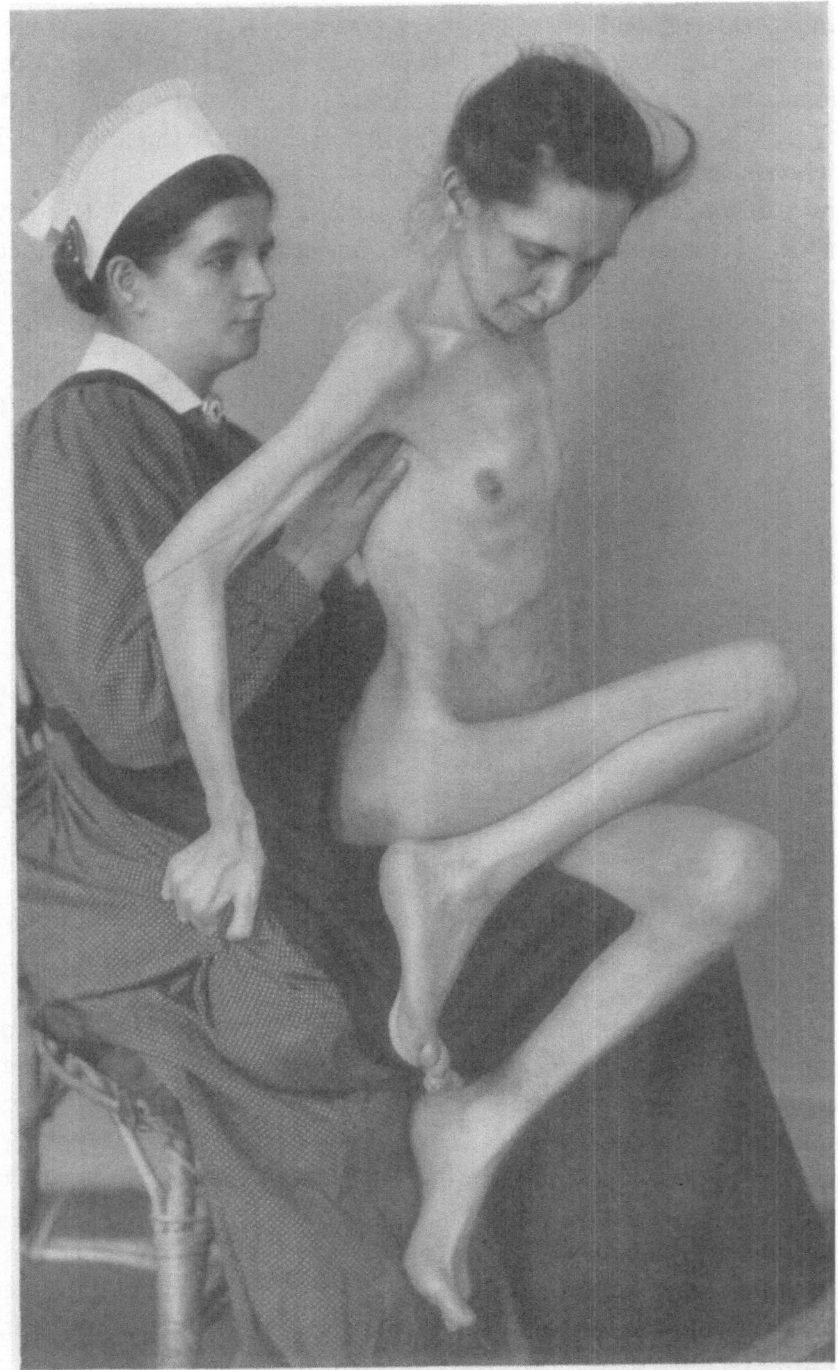

Fig. 190.
Spastische und paralytische Kontrakturen an den Unterextremitäten in einem vorgeschrittenen Fall
von multipler Sklerose. Eigene Beobachtung.

gebracht hat. Und bei der starken Abmagerung einerseits und der hochgradigen motorischen Unruhe andererseits, in der sich der Kranke andauernd befindet, war es leider unmöglich, das Auftreten eines Dekubitus zu vermeiden.

Ich darf wohl darauf verzichten, Ihnen noch einmal die mannigfachen Symptome der multiplen Sklerose zu demonstrieren in einem Falle, den wir als das terminale Stadium der Krankheit bezeichnen dürfen. Ich möchte Sie nur darauf aufmerksam machen, daß hier an Stelle der Spasmen an den unteren Extremitäten spastische und paralytische Kontrakturen (Fig. 190) getreten sind, die wir passiv nicht mehr überwinden können. Ein charakteristisches Unterscheidungsmerkmal zwischen spastischen und paralytischen Kontrakturen ist das Verschwinden der ersteren, das Persistieren der letzteren bei vollkommener Rückenmarksanästhesie, so daß wir mit Hilfe dieser Methode, die neuerdings namentlich in der Chirurgie mehr und mehr an Bedeutung gewonnen hat, ohne weiteres feststellen können, welcher Grad der Kontraktur auf Rechnung der Spasmen zu setzen ist.

Dem Einspritzen des Anästhetikums in den Subarachnoidealraum hat natürlich die Lumbalpunktion vorauszugehen. Quincke, der 1891 auf die Wichtigkeit dieser Untersuchungsmethode in therapeutischer Hinsicht und für die Diagnostik der Gehirn- und Rückenmarkskrankheiten hingewiesen hat, empfiehlt, die kleine Operation in Seitenlage des Kranken vorzunehmen. Eine möglichst starke Krümmung der Wirbelsäule erleichtert dabei das Einführen der Punktionsnadel in hohem Maße. Bei Erwachsenen benützen wir eine 10 cm lange, mit Mandrin versehene Hohlnadel aus Platin-Iridium, die durch Ausglühen sterilisiert werden kann. Der Einstich erfolgt unter aseptischen Kautelen am zweckmäßigsten in dem Zwischenraum zwischen dem III. und IV. oder zwischen dem IV. und V. Lendenwirbel, in der Höhe des unteren Randes eines Dornfortsatzes, etwa 1 cm seitlich von der Mittellinie. Da das Rückenmark an dem II. Lendenwirbel sein distales Ende erreicht (Fig. 28), laufen wir bei Einführung der Nadel an dieser Stelle keine Gefahr, das Mark zu verletzen. Die Punktionsnadel wird etwas nach oben und medialwärts eingestochen, soweit, bis man an dem Aufhören eines Widerstandes fühlt, daß die Nadelspitze durch die Dura hindurchgedrungen ist. Nach Herausziehen des Mandrins quillt alsdann der Liquor in klaren Tropfen aus der Hohlnadel hervor. Gelingt die Punktion nicht gleich, oder stößt man auf knöchernen Widerstand, so muß durch ein vorsichtiges Verschieben der Nadel oder durch Wahl einer anderen Einstichstelle das Verfahren modifiziert werden, bis man zu dem gewünschten Ziele kommt. Soll zu diagnostischen Zwecken gleichzeitig eine Messung des Druckes des Liquor cerebrospinalis vorgenommen werden, so wird durch einen Gummischlauch mit der Nadel ein kleines Steigrohr verbunden, in dem die Zerebrospinalflüssigkeit bis zu einer gewissen Höhe ansteigt, die wir mit dem Zentimetermaß messen können. Durchschnittlich entspricht bei horizontaler Seitenlage des Kranken eine Höhe von 125 mm über der Einstichöffnung dem normalen Druck des Liquors (Krönig).

Zur Medullaranästhesie benützen wir die Novokain-Suprarenin-Lösung der Höchster Farbwerke und zwar in einer Dosis von 1—2 ccm. Vorher emp-

fiehlt es sich, etwa die gleiche Menge Zerebrospinalflüssigkeit abtropfen zu lassen.
Nach der Einspritzung lassen wir den Kranken die Seitenlage mit der Rückenlage
vertauschen und eine sitzende Haltung einnehmen, um unliebsame Nebenwirkungen
möglichst zu vermeiden.

Fast unmittelbar, längstens wenige Minuten nach dem Einspritzen des Anästhetikums empfindet der Kranke, wie ihm die Füße „absterben". Allmählich
tritt eine komplette Anästhesie der Beine und der untersten Partie des Rumpfes
ein; die Haut- und Sehnenreflexe erlöschen; die Spasmen und spastischen Kontrakturen lassen merklich nach und verschwinden schließlich ganz. Unbeeinflußt bleiben aber die paralytischen Kontrakturen. Mit dem Aufhören
der Wirkung des Anästhetikums kehren natürlich das Gefühl, die Reflexe, die
Spasmen und die spastischen Kontrakturen in der früheren Stärke wieder.

In unserem Falle sind die Kontrakturen an beiden Beinen an den Beugern
des Kniegelenks am hochgradigsten, und auch im M. quadriceps sind die Spasmen
so stark, daß die Auslösung beider Kniephänomene mitunter große Schwierigkeiten
macht. Sie sind beiderseits sehr lebhaft, aber ein großer Ausschlag kann natürlich
wegen der Beugekontraktur der Unterschenkel nicht erfolgen. Ferner aber sind
auch hier wieder ausgedehnte degenerative Muskelatrophien vorhanden, diesmal
an den Unterextremitäten; die Mm. vasti interni und gastrocnemii sind beiderseits
fast völlig geschwunden.

Trotzdem der Kranke sich in diesem desolaten Zustande befindet, ist er guten
Mutes und immer fidel. Wie sehr hat er sich auf die heutige Vorstellung gefreut.
Jetzt will er austreten und wieder Arbeit suchen; er fühlt sich ja jung und gesund.

55. Ein Fall von multipler Sklerose, kompliziert durch eine funktionelle Geistesstörung.

Ich möchte Ihnen heute einen Fall zeigen, dessen Hauptinteresse in der
Schwierigkeit der Diagnose und in der Eigenartigkeit des seitherigen Verlaufes
der seit mehr als 20 Jahren bestehenden Krankheit liegt. Es handelt sich um eine
60jährige Witwe, bei der seit dem 39. Lebensjahre eine psychische Störung
vorhanden ist. Sie wurde am 11. Februar 1895 in das städtische Armenasyl aufgenommen, aus dem im Jahre 1898 unser Siechenhaus hervorgegangen ist. Als
ich damals die Leitung der neuen Anstalt übernahm, waren eine Krankengeschichte
oder sonstige anamnestischen Anhaltspunkte nicht vorhanden; die Kranke wurde
in den Journalen der Anstalt als „rechtsseitige Hemiplegie und postapoplektische
Demenz" geführt. Bei dem eigenartigen Zustandsbild indessen, das die Kranke
bot, und durch das die angeführte Diagnose nicht gerechtfertigt wurde, war es notwendig, den ganzen Verlauf der Krankheit tunlichst zu rekonstruieren und die
eigenen Angaben der Kranken möglichst durch aktenmäßige Belege zu kontrollieren. .
Meinen damaligen Erhebungen haben zugrunde gelegen: die ärztlichen Akten
einer auswärtigen öffentlichen Irrenanstalt — sie enthalten u. a. den für die Entwickelung der Krankheit wichtigen Fragebogen zur Aufnahme der Kranken vom

30. Januar 1883 — die Journale des Kgl. Kreisphysikats, die Entmündigungsakten und die Akten des hiesigen Magistrats-Armenamtes.

Bei einer so langen Dauer des Leidens ist die Krankengeschichte natürlich lückenhaft geblieben; immerhin ist es aber gelungen, bezüglich einzelner Perioden der Krankheit sichere Anhaltspunkte für die damals vorhandenen Symptome oder wenigstens zusammenfassende Urteile über das jeweilige Zustandsbild zu erhalten. So bin ich heute in der Lage, Ihnen wenigstens in großen Zügen über den seitherigen Verlauf der Krankheit berichten zu können.

Eine erbliche Belastung der Kranken ließ sich nicht feststellen. Ihr Vater, ein Kaufmann, ist 1848 der politischen Verhältnisse wegen nach Amerika ausgewandert und dort im Sezessionskriege 1863 gefallen. Ihre Mutter ist frühzeitig gestorben, als die Kranke 2—3 Jahre alt gewesen ist. Nach dem Tode der Mutter wurde die Patientin von einer Tante erzogen und kam nach ihrer Konfirmation in ein klösterliches Institut nach Paris, von wo sie nervös und chlorotisch in die Heimat zurückkehrte. Sie galt für gelehrig, schnellfassend, von gutem Gedächtnis und sehr talentvoll.

Zweimal war die Kranke verheiratet. Die erste Ehe, von nur viermonatlicher Dauer, ist kinderlos geblieben; in der zweiten Ehe sind auf einen Abort die Geburten von zwei Töchtern in den Jahren 1873 und 1878 gefolgt. Beide Kinder sind gesund. Ernste Krankheiten sind bei der Patientin bis zum Ausbruch des jetzigen Leidens nicht beobachtet worden; nur soll die Kranke anfangs der 80er Jahre hochgradig anämisch gewesen sein.

Das Leiden begann im Frühjahr 1882 mit äußerst intensiven Schmerzen im rechten Arm, die damals auf eine „Neuralgia brachialis" zurückgeführt wurden. Unter Fortdauer dieser heftigen Schmerzen entwickelte sich im Juli 1882 ziemlich rasch eine psychische Störung. Unter Gehörshalluzinationen schreckhaften Inhalts trat ein Zustand ängstlichen Affekts auf; die Kranke wurde motorisch erregt, und es zeigte sich bald eine auffällige Störung der Ideenverknüpfung und des Gedächtnisses. Dieser Zustand der Erregung dauerte indessen nicht lange; nach einigen Wochen ging er in einen depressiven Affekt mit vereinzelten Delirien über, und zugleich wurde ein Tremor der Extremitäten und eine passagere Inkontinenz beobachtet.

In diesem Zustand, der in dem Fragebogen als „stuporöse Melancholie" bezeichnet ist, wurde die Kranke im Frühjahr 1883 in der Irrenanstalt aufgenommen. Wie aus einem Briefe des Direktors an die Angehörigen ersichtlich ist, trug „das bei der Aufnahme bereits voll entwickelte Krankheitsbild in all seinen Schattierungen das Gepräge geistiger Schwäche". Am auffälligsten war die schwere Störung des Gedächtnisses und des Urteils sowie die rasche Verblödung der Kranken, die ihre Ärzte trotz der täglichen Besuche nicht kannte und nicht wiedererkannte. Im Herbst 1883 wurde sie ungeheilt auf Verlangen ihres Mannes aus der Anstalt entlassen und in Privatpflege in eine hiesige Familie überführt. Dort ist sie bis zu ihrer Aufnahme in das Armenasyl, also etwa 12 Jahre lang, geblieben. Ein im

November 1886 ausgestelltes ärztliches Attest bezeichnet die Patientin als „unheilbar geisteskrank und unfähig zu irgend einer verantwortlichen Handlung".

Näheres über die Art der Geistesstörung erfahren wir erst aus einem ausführlichen Gutachten, das am 15. Mai 1890 zur Einsetzung der Pflegschaft erstattet
worden ist. Damals bot die Kranke nach der Schilderung des Gutachters das
Bild einer manischen Erregung: gehobene Stimmung mit erotischer Färbung, Rede-
drang, begleitet von lebhaftem Mienen- und Gebärdenspiel, Projektemacherei, gesteigerter Bewegungsdrang, triebartiges Sammeln aller möglichen bunten und
glänzenden Gegenstände, die zu Schmucksachen der verschiedensten Art, zu Ohr-
ringen, Halsbändern u. dergl. verarbeitet wurden, Bekritzeln der Wände mit allerlei
kindlichen Zeichnungen, oft sexuellen Charakters; läppisches, mitunter unzüchtiges
Wesen, Schlaflosigkeit usf. Bezüglich somatischer Erscheinungen wird in diesem
Gutachten festgestellt, daß die Kranke über Nervenschmerzen in den Armen und
Beinen klagte, für deren Erklärung die Untersuchung keine greifbaren Anhaltspunkte ergab. Dieser Zustand scheint längere Zeit angehalten zu haben; wenigstens
besagt ein zur Einleitung der Entmündigung erstattetes Gutachten desselben
Arztes vom 29. Juli 1891, daß eine Änderung in dem Befinden der Kranken nicht
eingetreten sei. Auf Grund dieses Gutachtens ist sie am 30. Juli 1891 entmündigt
worden.

Im weiteren Verlauf der Krankheit ist die Stimmung umgeschlagen. Wir
erfahren, daß zu Ende des Jahres 1894 eine ausgesprochene Depression mit
Taedium vitae und Suicidideen bestanden hat, die indessen nur von kurzer Dauer
gewesen zu sein scheint, und daß allmählich die geistige Schwäche immer mehr
in den Vordergrund getreten ist.

Nachdem die Pflegefrau, die unsere Kranke bei sich aufgenommen, 1895 gestorben und ihr Haushalt aufgelöst worden, und vorher (1891) auch der Gatte der
Kranken gestorben war, wurde sie anfangs Februar 1895 wegen Mangels an genügender Pflege und Aufsicht dem Polizeigewahrsam übergeben und von da in
das Armenasyl überführt, nachdem der Polizeiarzt die Aufnahme der Kranken in
eine Irrenanstalt nicht für notwendig erklärt hatte. Aus seinem kurzen Gutachten
vom 6. Februar 1895 ist zu entnehmen, daß nur eine hochgradige geistige
Schwäche, aber keine ausgesprochene Geistesstörung vorhanden gewesen ist.

Kurze Zeit später, am 26. März 1895, berichtet der Arzt des Armenasyls
über eine lähmungsartige Schwäche des rechten Armes und rechten Beines, die
er — in Unkenntnis des seitherigen Verlaufs der Krankheit — als die Folge eines
vor langen Jahren erlittenen Schlaganfalls aufgefaßt hat. Diese Befunde, zusammen
mit der vorhandenen intellektuellen Schwäche, veranlaßten ihn, eine „sekundäre
Demenz mit Hemiplegie nach Apoplexie" anzunehmen.

Etwa aus derselben Zeit liegt das ausführliche Gutachten eines psychiatrischen
Sachverständigen vom 27. Juni 1895 vor, das nicht nur in psychischer, sondern
auch in somatischer Beziehung die beobachteten Krankheitserscheinungen sorgfältig berücksichtigt. Festgestellt wurde: eine schwächere Innervation der rechten
Gesichtshälfte, verlangsamte, schleppende Sprache mit gelegentlichem Zucken der

Mundmuskeln, Schwäche der rechten Hand mit Atrophie der Kleinfingerballenmuskulatur, Zittern der Hände, langsamer, schleppender Gang mit Erhöhung der Kniephänomene und Muskelsteifigkeit; sowie auf psychischem Gebiet: stumpfes, teilnahmloses Wesen, Schwäche des Gedächtnisses für augenblickliche Vorgänge, mangelhaftes Urteil, Euphorie, hypochondrische Sensationen und Vorstellungen.

Das Gutachten fährt dann wörtlich fort: „Das Krankheitsbild setzt sich mithin zusammen aus Erscheinungen körperlicher Lähmungen, die vom Zentralnervensystem ausgehen, und einer eigentümlichen, die gesamte geistige Tätigkeit umfassenden geistigen Schwäche, welche namentlich durch die damit verbundene Euphorie als die für die Dementia paralytica charakteristische gekennzeichnet ist.“

Das war vor 8 ^{1}/$_2$ Jahren!

Aus einem zweiten Gutachten desselben Sachverständigen, 2 ^{1}/$_2$ Jahre später, am 9. November 1897 erstattet, ist ersichtlich, daß die Krankheit nicht den weiteren Verlauf genommen hat, der von einer progressiven Paralyse zu erwarten gewesen wäre. Vor allem hatte in dieser ganzen Zeit die geistige Schwäche nicht merkbar zugenommen. Es waren auch nicht die schweren Lähmungserscheinungen hinzugetreten, die für die Dementia paralytica charakteristisch sind, wohl aber war die Schwäche der rechtsseitigen Extremitäten und die Muskelatrophie der rechten Hand entschieden stärker geworden und auch am rechten Bein ein geringer Muskelschwund aufgetreten. An der früheren Diagnose wurde nicht mehr festgehalten, an ihre Stelle aber auch keine andere Diagnose gesetzt.

Seitdem sind weitere 6 Jahre verflossen, und in dieser langen Zeit, seitdem wir die Kranke täglich zu beobachten Gelegenheit haben, hat die vorhandene geistige Schwäche nicht in erheblichem Maße zugenommen. Sie ist wohl stärker geworden; aber von einer Verblödung, wie wir sie in den seltenen Fällen sehen, in denen die progressive Paralyse ein Jahrzehnt und länger dauert, kann hier gar keine Rede sein. Besonders auffällig ist das Verhalten des Gedächtnisses der Kranken. Alle Angaben, die sie uns über den Beginn ihres Leidens im Jahre 1882 und ihre späteren Schicksale gemacht hat, haben sich bei der Kontrolle durch die aktenmäßigen Belege als vollständig richtig erwiesen. Aber ihr Gedächtnis ist ein verschieden gutes hinsichtlich der einzelnen Perioden ihres Lebens. Für ihre Kindheit und Jugend, sowie für die ganze Zeit vor dem Ausbruch der Psychose ist es ausgezeichnet; dann aber beginnt sich die Erinnerung der Kranken mehr und mehr zu trüben, sie erlischt nahezu vollständig für die ganze Zeit der Verpflegung in der Irrenanstalt; lückenhaft bleibt sie für die späteren Jahre, und erst von 1895 an zeigt sich das Gedächtnis wieder mehr oder weniger vollständig erhalten.

Neben dem mäßigen Schwachsinn und dem geschilderten Verhalten des Gedächtnisses ist als einziges weiteres Symptom auf psychischem Gebiete eine leichte Euphorie vorhanden, die trotz allmählicher Zunahme der körperlichen Beschwerden unverändert andauert. Die Hauptklagen der Kranken beziehen sich auf heftige „neuralgische" Schmerzen in allen vier Extremitäten, die sie nach ihrer Angabe seit Beginn ihres Leidens niemals mehr ganz verlassen haben.

Von den hochgradigen somatischen Krankheitserscheinungen, welche die Patientin z. Zt. bietet, fällt zunächst die eigentümliche Haltung und Gehstörung auf, die eine oberflächliche Ähnlichkeit mit dem Lähmungstypus der Hemiplegie zeigt. Das rechte Bein wird nachgeschleift und zirkumduziert; aber auch das linke Bein wird steif gehalten und mit verminderter Kraft aufgesetzt, und die Kranke empfindet sehr wohl, daß auch ihr linkes Bein schwächer und schwerer geworden ist als früher. Der Gang ist also ein spastisch-paretischer, wobei die Störung allerdings rechts stärker ist als links. Auch einzelne Muskeln sind am rechten Bein deutlich schlaffer als am linken. Der rechte Fuß steht in Equino-varus-Stellung. An den Beinen sind die Nervenstämme beiderseits außerordentlich druckschmerzhaft; auch ist rechts eine deutliche Hyperästhesie und Hyperalgesie vorhanden, während es sich links lediglich um eine Plantarhyperästhesie handelt. Die Kniephänomene sind beiderseits ziemlich lebhaft, aber auch rechts nicht wesentlich gesteigert. Die Achillessehnenreflexe sind nicht zu erzielen; auch Fußklonus nicht. Wohl aber ist am rechten Fuße die Babinskische Dorsal-flexion der großen Zehe in ganz exquisiter Weise vorhanden; ja, bei der hoch-gradigen Hyperästhesie des rechten Beines gelingt es wohl auch, den Ba-binskischen Reflex vom Unterschenkel, von der Tibiakante aus, auszulösen. Links dagegen ist es uns nicht immer gelungen, dieses charakteristische Symptom nachzuweisen. Auch rechts ist es erst seit etwa zwei Jahren vorhanden.

Ähnlich wie an den Beinen ist auch der Befund an den Oberextremitäten. Der rechte Arm wird im Ellbogengelenk leicht flektiert gehalten, wie es die Hemiplegiker tun; aber er hängt im Schultergelenk schlaff herab, und die Kranke kann ihn kaum über die Horizontale erheben; die rechte Hand ist fast ganz kraftlos. Der Arm ist im ganzen atrophisch. Die Atrophie ist am stärksten an den kleinen Handmuskeln, am Daumen- und Kleinfingerballen, an den Interossei und Lumbricales. Und auch links ist in den gleichen Muskelgruppen der Hand und am Oberarm eine deutliche Atrophie vorhanden, und die grobe Kraft des Arms ist bei erhaltener Motilität unverkennbar vermindert. Durch das Vorhanden-sein der Entartungsreaktion sind diese Muskelatrophien als degenerative gekenn-zeichnet. Die Sehnen- und Periostreflexe an den Armen sind an beiden Seiten in normaler Stärke vorhanden. Ein Tremor der Hände fehlt in der Ruhe voll-ständig. Sobald wir aber die Patientin veranlassen, eine bestimmte Bewegung mit der linken Hand zu machen, z. B. einen Löffel nach dem Munde zu führen — auf eine Prüfung des Verhaltens der rechten Hand müssen wir wegen der hoch-gradigen Lähmung verzichten —, tritt ein unverkennbares Zittern auf, und dieses Zittern wird um so stärker, je mehr die Kranke den Löffel dem Munde nähert. Es ist also ein Intentionstremor vorhanden. Auch an beiden Armen sind die Nervenstämme in hohem Grade druckschmerzhaft.

Ausgesprochene Krankheitserscheinungen von seiten der Hirnnerven sind, abgesehen von einer etwas schwächeren Innervation der rechten Gesichtshälfte, nicht nachweisbar.

Auch sichtbare Veränderungen an der Sehnervenpapille und Anomalien der Gesichtsfelder fehlen; wohl aber läßt sich mitunter — nicht regelmäßig — ein deutlicher Nystagmus nachweisen. Die Sprache der Patientin ist etwas langsam und schleppend, eine charakteristische Sprachstörung ist aber nicht vorhanden.

Auffällig ist noch das völlige Fehlen des Rachenreflexes, sowie ferner ein oft beobachtetes, einseitiges Erröten auf der rechten Gesichtsseite und schließlich das üppige, kaum ergraute Kopfhaar der Patientin. Sie hat vor etwa 9 Jahren beobachtet, daß ihr Haar plötzlich zu wachsen anfing. Die Länge desselben, von der vorderen Haargrenze an der Stirn gemessen, beträgt 1 m; vor 5 Jahren haben wir sogar 1,19 m gemessen. In den letzten Jahren hat dieses auffällige Wachstum des Kopfhaares wieder nachgelassen.

Um welche Krankheit handelt es sich nun hier? Und ist es überhaupt der gleiche Krankheitsprozeß, der im Jahre 1882 begonnen hat und sich noch abspielt, oder sind nicht vielmehr verschiedene Prozesse, unabhängig voneinander, zur Entwickelung gekommen? Ich muß offen bekennen, daß mir in diesem Falle die Diagnose außerordentlich große Schwierigkeiten gemacht hat, und daß ich trotz $5\frac{1}{2}$jähriger Beobachtung der Patientin erst in den letzten 2 Jahren zu einer Auffassung des Leidens gelangt bin, die hoffentlich später einmal durch die Obduktion bestätigt werden wird. Auf der 30. Versammlung südwestdeutscher Irrenärzte am 19. November 1899 habe ich die Kranke unter der Diagnose „Multiple Neuritis und abgelaufene Korsakowsche Psychose" vorgestellt[1]). Der weitere Verlauf des Leidens hat indessen meine damalige Diagnose als unrichtig erwiesen und hat mich veranlaßt, eine multiple Sklerose anzunehmen. Meine heutige Ansicht stützt sich auf das Hinzutreten von spastischen Phänomenen in den gelähmten Extremitäten zu den früher vorhandenen Muskelatrophien und auf den Nachweis der Babinskischen Dorsalflexion der Großzehe, woraus wir schließen müssen, daß sich der Krankheitsprozeß gleichzeitig im peripheren und im zentralen Neuron der kortikomuskulären Bahn abspielt, während das Vorhandensein von Sensibilitätsstörungen erkennen läßt, daß der Prozeß nicht auf die motorische Bahn beschränkt ist. Durch das Auftreten von Intentionstremor und Nystagmus in den letzten Monaten hat schließlich die Annahme, daß es sich um eine multiple Sklerose handelt, eine weitere, gewichtige Stütze erlangt.

Damit ist auch meine frühere Auffassung des Falles, die in der Einheitlichkeit der psychischen und somatischen Krankheitserscheinungen gipfelte und in der Diagnose der polyneuritischen Geistesstörung zusammengefaßt wurde, unhaltbar geworden. Es ist vielmehr von dem durch die jetzige Diagnose gewonnenen Standpunkt aus aufs neue zu prüfen, ob sich an der Auffassung eines einheitlichen Krankheitsprozesses festhalten läßt. Ich glaube, diese Frage verneinen zu sollen, und neige mich neuerdings zu der Anschauung hin, daß in unserem Falle eine

---

[1]) „Neurologisches Zentralblatt", 1899, S. 1141.

funktionelle Geisteskrankheit und die multiple Sklerose unabhängig und nebeneinander verlaufen sind. Und gerade das zeitliche Zusammentreffen psychischer Anomalien, die durch die funktionelle Störung bedingt gewesen sind, mit den ersten somatischen Symptomen der organischen Erkrankung des Zentralnervensystems haben die Erkenntnis der wahren Natur des Leidens lange Zeit hindurch außerordentlich erschwert, so daß irrigerweise 1895 eine progressive Paralyse, 1899 eine polyneuritische Psychose angenommen worden ist[1]).

56. Diagnostische Schwierigkeiten.

Von den sieben Kranken mit multipler Sklerose, die Sie gesehen haben, ist in keinem einzigen Falle von vornherein die richtige Diagnose gestellt worden. Zunächst wurde an Simulation resp. Hysterie gedacht; es wurde eine zerebrospinale Lues, eine spastische Spinalparalyse, eine amyotrophische Lateralsklerose, eine traumatische Neurose mit Imbezillität, ja selbst eine progressive Paralyse resp. eine multiple Neuritis angenommen, und erst nach Verlauf von Monaten und Jahren ist es möglich gewesen, eine sichere Diagnose zu stellen. Einzelne dieser Fälle haben uns selbst nach ihrer Aufnahme in das Siechenhaus, die erst nach längerem Bestehen des Leidens erfolgt ist, noch diagnostische Schwierigkeiten bereitet; und so, wie in diesen Fällen, in denen wir erst ganz allmählich zu einer sicheren Begründung unserer Diagnose gekommen sind, wird es uns vermutlich auch noch bei anderen Patienten gehen, die wir z. Zt. auf der Abteilung verpflegen.

Da ist z. B. eine Kranke, die erst vor 12 Tagen aufgenommen wurde; sie hat eine Aorteninsuffizienz und -stenose und ist seit Jahren in den hiesigen Krankenhäusern als Hysterika bekannt. Man hat ihre Hysterie mit der Exstirpation beider Ovarien in Zusammenhang gebracht, die wegen zystischer Degeneration vor etwa neun Jahren vorgenommen worden ist. Auch bei uns ist die Kranke im vergangenen Jahre schon einmal vorübergehend verpflegt worden; damals wurde sie mit der Diagnose „Hysterie" eingewiesen, diesmal mit der Diagnose „rechtsseitiger Hirnherd mit Athetose". Wir begnügen uns ungern auf Grund des allgemeinen Eindrucks mit der Diagnose „Hysterie"; wir suchen vielmehr nach typischen Stigmata, deren Konstanz im wechselnden Zustandsbilde der Krankheit den sichersten [Anhaltspunkt für die Diagnose abgibt, z. B. nach hysterogenen Zonen oder Sensibilitätsstörungen in der Form der Hemianästhesie, mit manschettenförmiger Begrenzung oder dergl. Solche Stigmata der Hysterie konnten wir bei unserer Patientin im vergangenen Jahre nicht auffinden, und auch in den Journalen der übrigen Krankenhäuser waren sie nicht erwähnt. Jetzt ist bei der Patientin eine spastische Paraparese der Beine vorhanden und zwar von verschiedener Intensität auf beiden Seiten. Am linken Beine sind die Spasmen

---

[1]) Die Kranke wurde am 2. Dezember 1903 vorgestellt. Sie ist am 9. Dezember 1907 verstorben. Durch die Obduktion ist die klinische Diagnose bestätigt worden. Die ausführliche Krankengeschichte (Ein Fall von multipler Sklerose, kompliziert durch eine chronische Geistesstörung) ist in der „Monatsschrift für Psychiatrie und Neurologie", 1908 veröffentlicht worden.

wesentlich stärker als am rechten; links ist auch das Kniephänomen lebhafter, es ist Fußklonus vorhanden, und bei taktilen Reizen der Sohle tritt die B a b i n s k i - sche Dorsalflexion der großen Zehe auf. Dieser Befund allein genügt vollständig, um die Diagnose „Hysterie" fallen zu lassen.

Häufig kommen auch spontan auftretende, äußerst schmerzhafte Muskelkontraktionen am linken Bein und athetoseartige Bewegungen und Stellungen der Finger der linken Hand zur Beobachtung. An den Oberextremitäten finden wir ferner eine degenerative Atrophie der kleinen Handmuskeln, besonders am Daumen- und Kleinfingerballen der rechten Hand, mit fibrillären Zuckungen und partieller EaR. Die Bauchreflexe fehlen beiderseits. Zurzeit ist auch auf der ganzen rechten Körperseite eine unverkennbare Herabsetzung der taktilen Sensibilität vorhanden, die früher nicht nachzuweisen gewesen ist. Zudem besteht an beiden Augen eine hochgradige Miosis bei normalem Pupillenspiel, und bei der ophthalmoskopischen Untersuchung zeigt sich eine deutliche Abblassung am temporalen Rand beider Papillen. Auch ein leichter Grad von Schwachsinn und eine selbstzufriedene, euphorische Stimmung treten uns in dem ganzen Verhalten der Kranken entgegen. Es fehlen hier die Kardinalsymptome der multiplen Sklerose, Intentionstremor, Nystagmus und skandierende Sprache, vollständig, und doch denken wir in erster Linie an diese Krankheit, wenn wir auch die Diagnose z. Zt. noch nicht mit voller Sicherheit begründen können.

Bei einer anderen Kranken, die uns auch erst vor kurzem als „traumatische Hysterie" überwiesen worden ist, — sie führt ihr Leiden auf einen Sturz zurück den sie vor einigen Monaten auf einer unbeleuchteten Treppe erlitten hat — sind wir in der gleichen Lage. Sie hat eine Parese beider Beine ohne auffällige Spasmen, ohne Steigerung der Reflexe, ohne B a b i n s k i sches Phänomen; ferner ein Wackeln des Kopfes, athetoseartige Stellungen und Bewegungen der Finger, wie die vorige Kranke, und eine ausgesprochene Sprachstörung, ein typisches Skandieren. Die Bauchreflexe sind erloschen, Intentionstremor fehlt; Nystagmus haben wir vor 10 Tagen zuerst beobachtet; er ist nicht konstant. In den letzten Tagen konnten wir dieses wertvolle Symptom nicht feststellen; heute ist es wieder in sehr ausgesprochenem Maße vorhanden. Außer einer hochgradigen Hypästhesie der hinteren Rachenwand lassen sich Störungen der Sensibilität z. Zt. nicht nachweisen. Auch in diesem Falle werden wir voraussichtlich nicht fehlgehen, wenn wir eine multiple Sklerose diagnostizieren.

57. Paralysis agitans und Tremor senilis.

Dem Intentionstremor der multiplen Sklerose seien zwei andere Arten von Zitterbewegung gegenübergestellt, der T r e m o r s e n i l i s und das Zittern bei P a r a l y s i s a g i t a n s, mit der die multiple Sklerose bekanntlich jahrzehntelang für identisch gehalten worden ist. Freilich wird in vorgeschrittenen Fällen der beiden Krankheiten heutzutage eine Verwechslung kaum mehr möglich sein. Denn

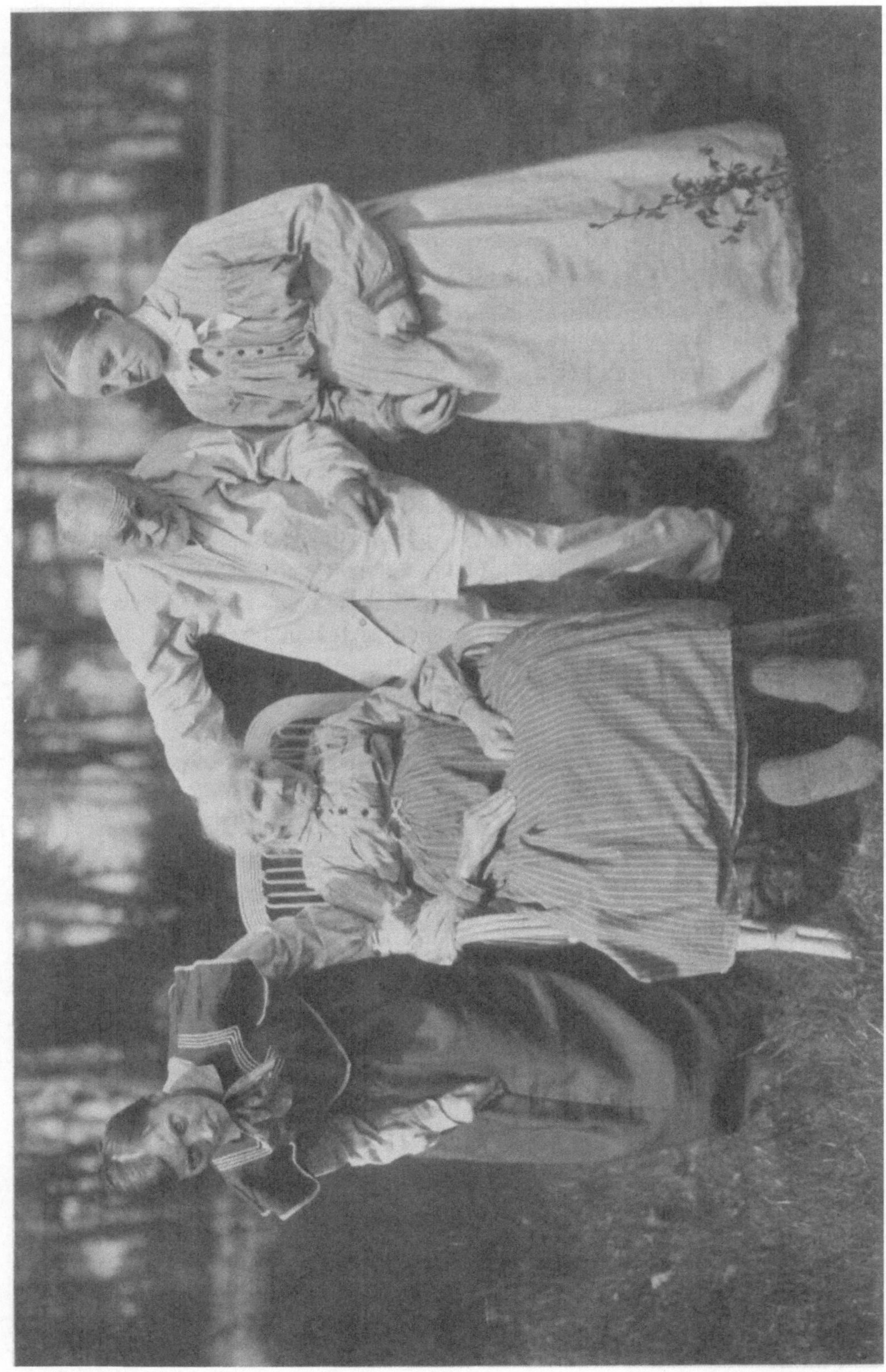

Fig. 191.

Gruppe von Paralysis agitans-Kranken. Eigene Beobachtung.

schon die äußere Erscheinung der Paralysis agitans-Kranken (Fig. 191), ihre Haltung, ihr Gang, das Zittern, ist in der Mehrzahl der Fälle so charakteristisch, daß wir meistens ohne eingehende Untersuchung die Diagnose auf den ersten Blick allein aus der Inspektion stellen können. Wir müssen aber auch die Initialstadien der beiden Krankheiten berücksichtigen; und da ist es in erster Linie die Art des Zitterns, deren genaue Kenntnis uns fast immer schon im Beginn des Leidens eine sichere Diagnose ermöglicht.

Wie bei der multiplen Sklerose kann auch bei der Paralysis agitans der Tremor am Kopfe und an den Extremitäten vorhanden sein. Oft nimmt der Kopf als Ganzes am Zittern teil, bald in der Form eines anhaltenden Nickens, bald mit Rotationsbewegungen, die synchron mit den Zitterbewegungen der Extremitäten erfolgen. Oft zeigt sich außerdem auch noch ein Tremor an der Muskulatur der Lippen, des Unterkiefers und der Zunge, die bei halbgeöffnetem Munde dauernd hin- und herbewegt oder vorgeschoben und zurückgezogen wird (Fig. 192). An den Extremitäten kann das Zittern auf eine Hand oder beide Hände beschränkt bleiben oder zugleich an Arm und Bein derselben, auch beider Seiten, vorhanden sein. Auch hier sind Hand und Finger, jedes für sich, an dem Zittern beteiligt. Die Haltung der Hand ist dabei eine charakteristische: die einzelnen Phalangen sind gegeneinander gestreckt, manchmal überstreckt; aber die Finger sind als Ganzes gegen die Mittelhand gebeugt. Der Daumen steht in Adduktion und stemmt sich mit seiner Spitze gegen den Zeigefinger, so daß eine förmliche Schreibfederhaltung zustande kommt. So erinnert das Zittern der Hände bei der Paralysis agitans sehr an die Bewegungen, die man macht, wenn man ein Brotkügelchen zwischen den Fingerspitzen rollt, an das „Pillendrehen".

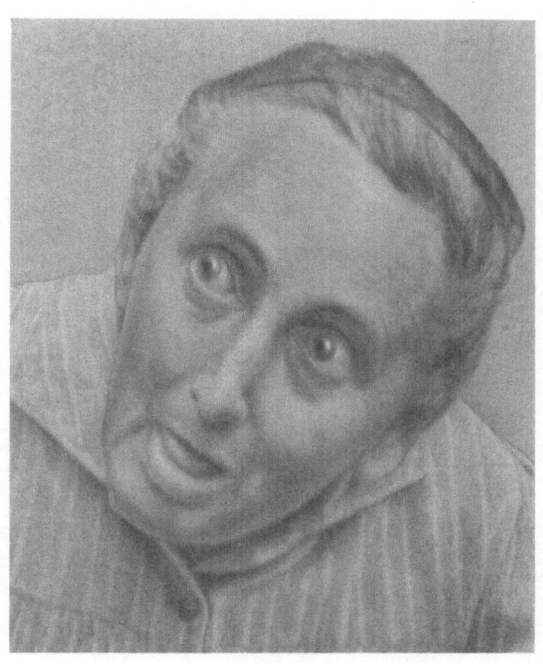

Fig. 192.

Paralysis agitans. Tremor der Zunge bei halbgeöffnetem Munde. Eigene Beobachtung.

James Parkinson, der zuerst die Paralysis agitans als eine selbständige Krankheit erkannt und 1817 beschrieben hat, hat damals schon darauf hingewiesen, daß bei ihr das charakteristische Zittern — die „Agitation" —, von spontanen Remissionen abgesehen, sich auch in der Ruhe bemerkbar macht, wenigstens sobald die Aufmerksamkeit der Kranken darauf gerichtet wird. Hierdurch unterscheidet es sich ausreichend von dem Intentionszittern der multiplen Sklerose. Ein Aufhören des Tremors tritt bei der Paralysis agitans meistens nur im Schlafe ein,

selbst dann, wenn die Agitation im wachen Zustand die extremsten Grade erreicht.
Nur in vereinzelten Fällen soll das Zittern auch im Schlafe fortdauern. Auch ist
die Amplitude seiner einzelnen Oszillationen wesentlich geringer als bei dem Intentionstremor. Wenn wir uns also das Zittern der Paralysis agitans im Vergleich
zu dem Bewegungsphänomen der multiplen Sklerose (Fig. 186 u. 193, 1) schematisch veranschaulichen wollen, müssen wir schon vor die Vertikale xx eine
Zickzacklinie aufzeichnen, dabei aber die einzelnen Oszillationen wesentlich weniger

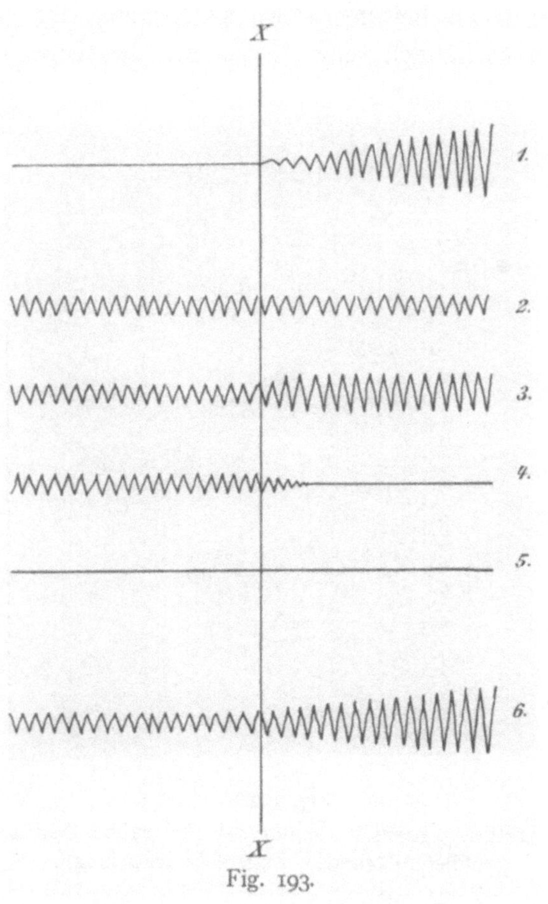

Fig. 193.

Verschiedene Formen des Zitterns. Schematisch.
1. Intentionstremor der multiplen Sklerose, 2.—5.
Paralysis agitans, 6. Tremor senilis.

ausgiebig darstellen, als wir es bei dem
Intentionstremor getan haben. Lassen
wir jetzt den Kranken eine bestimmte
Bewegung machen, z. B. den Löffel
nach dem Munde führen, so besteht der
Tremor unverändert fort. Er läßt nicht
nach, er wird aber auch nicht merkbar
stärker (Fig. 193, 2). Infolgedessen ist
der Patient auch nach jahrelangem Bestehen der Krankheit — solange ihn
nicht die Rigidität der Muskulatur daran
hindert — meistens in der Lage, allein
zu essen, Speisen und Getränke zum
Munde zu führen, ohne sie zu verschütten, eine Leistung, die einem
Patienten mit multipler Sklerose unmöglich wird, sobald der Intentionstremor nur einigermaßen stark geworden ist.

Daß das Zittern der Paralysis
agitans-Kranken auch bei intendierten
Bewegungen unverändert fortbesteht,
ist die Regel. In anderen Fällen wird
beobachtet, daß sich der Tremor während willkürlicher Handlungen ein wenig
steigert (Fig. 193, 3); aber niemals
kommt es zu jenen großen Schwin-
gungsweiten, die für die multiple Skle-
rose charakteristisch sind, und vor allem nimmt die Amplitude nicht mit der An-
näherung an das erstrebte Ziel kontinuierlich zu.

In einer dritten Reihe von Fällen zeigt der Tremor gerade das entgegen-
gesetzte Verhalten. Er wird bei intendierten Bewegungen nämlich sichtlich geringer und hört fast ganz oder ganz auf (Fig. 193, 4). Dabei ist es bemerkenswert, daß dieses Verhalten des Zitterns bei willkürlichen Bewegungen unabhängig
von seiner Intensität während der Ruhe ist. Man könnte vielleicht annehmen,
daß der Tremor nur in denjenigen Fällen nachlassen würde, in denen er auch in

der Ruhe nur in geringem Grade vorhanden ist. Daß eine solche Annahme nicht zutrifft, zeigt Ihnen eine unserer Kranken, bei der in der Ruhe eine außergewöhnlich starke Agitation beobachtet wird. Bei ihr läßt der Tremor merklich nach, sobald sie den Löffel ergreift, und hört fast ganz auf, wenn sie ihn zum Munde führt.

Damit sind wir aber mit unseren Betrachtungen über das Zittern der Paralysis agitans noch nicht zu Ende. Es gibt auch eine Parkinsonsche Krankheit ohne Tremor: eine „Paralysis agitans sine agitatione", d. h. eine seltene Form des Leidens, bei der auch in vorgerückten Stadien das Zittern in der Ruhe, natürlich im wachen Zustand, ganz oder wenigstens fast ganz fehlt.

Auch diese Form ist im Siechenhause vertreten (Fig. 194). Der Kranke zittert nicht im geringsten, und doch läßt sein ganzer Habitus, seine Haltung und sein Gesichtsausdruck auf den ersten Blick erkennen, daß es sich hier um eine Paralysis agitans handelt. Wir haben also, um unser Schema der Zitterbewegungen zu ergänzen, an letzter Stelle noch eine gerade Linie durch die Vertikale x x von links nach rechts zu ziehen (Fig. 193, 5).

Im Gegensatz zu diesem verschiedenen Verhalten bei aktiven Bewegungen läßt sich das Zittern durch passive Bewegungen gewöhnlich vorübergehend — für kürzere oder längere Zeit — sistieren, um freilich, sobald die passive Bewegung aufgehört hat, desto lebhafter aufzutreten. Oft genug steigert sich auch die Intensität des Zitterns an der einen Hand, wenn man an der anderen irgend eine passive Bewegung ausführt. Stets aber erfährt der Tremor eine lebhafte Steigerung durch psychische Erregungen jeder Art, sobald wir die Aufmerksamkeit der Patienten darauf lenken, selbst bei unverfänglicher Unterhaltung, in Gegenwart anderer u. dergl., natürlich auch bei klinischen Demonstrationen, die für die Kranken immer mit einer gewissen Aufregung verbunden sind.

Die Intensität des Zitterns in der Ruhe ist bei den einzelnen Kranken außer-

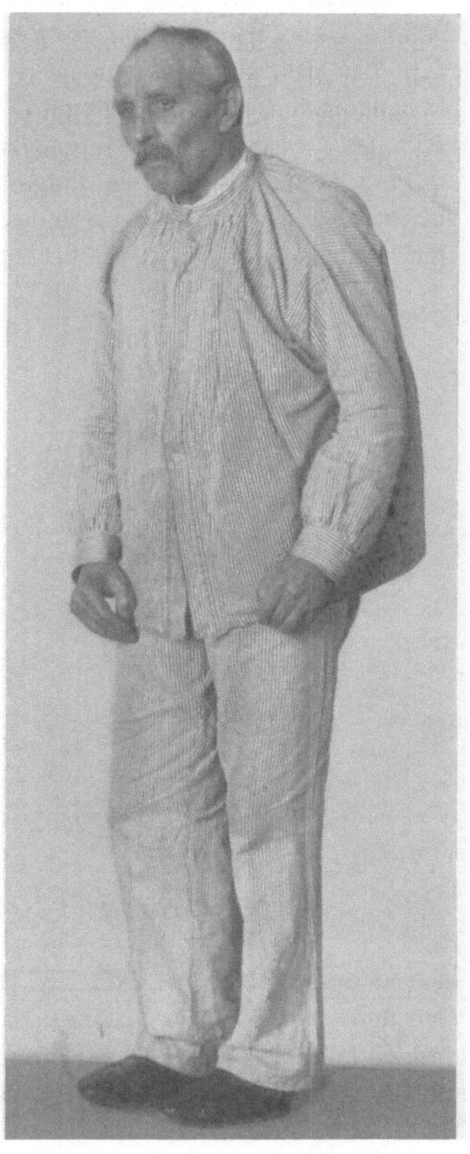

Fig. 194.
Ein Fall von Paralysis agitans sine agitatione.
Eigene Beobachtung.

ordentlich verschieden und zeigt alle Grade bis zu den stärksten Schüttelbewegungen der Arme und Beine, die zeitweise so heftig sein können, daß die eiserne Bettstelle der Kranken wackelt.

Beachten wir jetzt das zweite, für die Paralysis agitans charakteristische Symptom, das häufig schon im Beginn des Leidens auftritt und in ähnlicher Weise auch bei der multiplen Sklerose vorhanden ist, die dauernde Spannung der Muskulatur, durch die die eigentümliche Körperhaltung der Paralysis agitans-Kranken bedingt ist. Diese Muskelrigidität zusammen mit dem Tremor ist die Ursache, weshalb beide Krankheiten lange Zeit für identisch gehalten worden sind. Und doch lassen sich bei einer sorgfältigen Analyse des Phänomens sehr charakteristische Unterschiede zwischen der Muskelrigidität der Paralysis agitans und den Spasmen

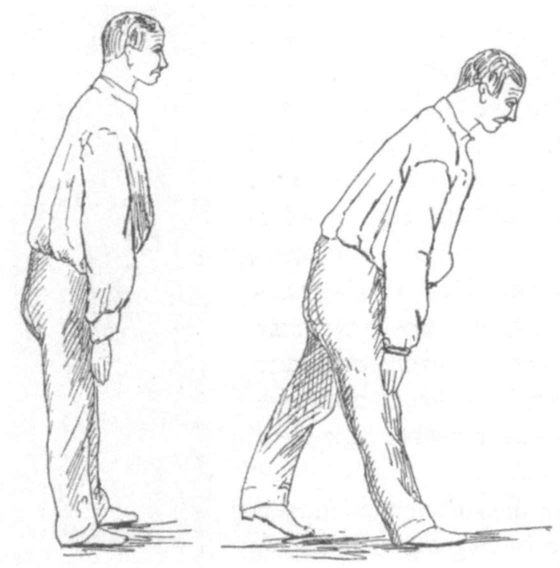

Fig. 195.
Extensionstypus der Paralysis agitans. Nach Charcot.

der multiplen Sklerose auffinden. Schon die Körperhaltung unserer Kranken ist eine andere und ganz typische. In der Mehrzahl der Fälle ist eine leichte Beugung des Kopfes und der Extremitäten gegen den Rumpf, sowie der Arme und Beine im Ellbogen- resp. Kniegelenk vorhanden. Charcot hat diese Fälle als „Flexionstypus" der Paralysis agitans bezeichnet. In anderen Fällen besteht gleichfalls eine Vorwärtsneigung von Kopf und Rumpf; aber die Unterarme sind gegen die Oberarme, die Unterschenkel gegen die Oberschenkel nicht gebeugt, wie es bei dem Flexionstypus der Fall ist, sondern gestreckt (Extensionstypus, Fig. 195), und auch beim Laufen werden die Beine kaum gebeugt, sondern in den Kniegelenken steif gehalten.

Die dauernde Spannung der Hals- und Nackenmuskulatur bei unseren Kranken bringt die charakteristische Steifhaltung ihres Kopfes mit sich. Keiner unserer Patienten hat, so lange sie hier im Zimmer sind, den Kopf auch nur ein einziges

Mal nach rechts oder links gewandt. Nicht, daß sie es nicht könnten, wenn sie es ernstlich wollten; aber so, wie wir alle es einmal unwillkürlich tun, ohne daran zu denken, tun sie es nicht. Und wenn wir den einen oder den anderen direkt dazu auffordern, gewinnen wir den Eindruck, als ob der Kranke mit der größten Mühe gegen einen hemmenden Widerstand ankämpfen müßte. Bei passiven Bewegungsversuchen fühlen wir diesen Widerstand wirklich, und in manchen Fällen ist er so stark, daß wir ihn tatsächlich nicht überwinden können. „Wenn mir mein Kinn nur nicht immer nach der Brust hingezogen würde", pflegt eine unserer Kranken zu klagen, bei der die Spannung der Halsmuskulatur besonders ausgesprochen ist (Fig. 196).

Woher diese Muskelrigidität bei der Paralysis agitans kommt, wissen wir nicht; diese Art von Starre ist immer noch ein pathologisches Problem. Jedenfalls hat sie nichts mit der Muskelrigidität, mit den Spasmen spinalen Ursprungs zu tun, die wir bei den Patienten mit multipler Sklerose gesehen haben. Dort hat es sich um disseminierte Herde im Verlauf der Pyramidenbahn gehandelt. Wir wissen, daß eine organische Läsion dieser Bahn zu einer Hypertonie der Muskulatur und zu Spasmen führt, die mit einer Steigerung der Sehnenreflexe, an den Unterextremitäten mit äußerst lebhaften Kniephänomenen, mit Fußklonus und

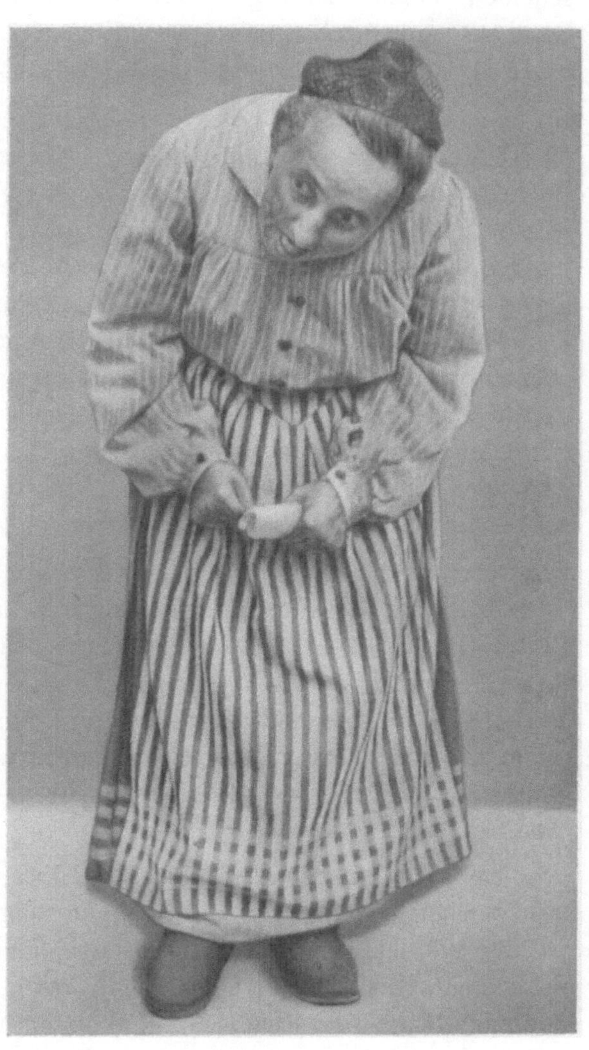

Fig. 196.
Paralysis agitans. Eigene Beobachtung.

Babinskischer Dorsalflexion der Großzehe, verbunden sind. Bei der Paralysis agitans ist von all diesen Erscheinungen keine einzige nachzuweisen. Die Sehnenreflexe an den Oberextremitäten sind normal, ebenso die Kniephänomene; Fußklonus und Babinskischer Sohlenreflex fehlen in allen Fällen. Wir wissen nicht, ob die Ursache dieser Muskelrigidität vielleicht in der Substanz der Muskulatur selbst liegt. Jedenfalls behalten die Muskeln ihr normales Volumen und die normale elektrische Erregbarkeit, und auch eine eigentliche Lähmung derselben, eine motorische Schwäche, wie sie mit den Spasmen spinalen Ursprungs verbunden zu sein pflegt, ist bei der Paralysis agitans nicht oder nur unvollständig in den letzten Stadien der Krankheit vorhanden. Deshalb ist auch der deutsche Name: „Schüttellähmung" keine zutreffende Bezeichnung für die Krankheit. Wir müssen uns vorläufig damit bescheiden, einfach zu registrieren, daß diese eigenartige Muskelstarre eine für die Paralysis agitans charakteristische Erscheinung ist, ebenso wie das Zittern, dessen letzte Ursache uns übrigens nicht klarer ist als die Ursache der Muskelrigidität.

Sie ist es auch, die uns, neben den Erscheinungen der Pro- oder Retropulsion, die Diagnose ermöglicht in denjenigen Fällen, in denen die Agitation fehlt. Denn sie bewirkt die eigentümliche Körperhaltung unserer Patienten, die uns das Krankheitsbild meist auf den ersten Blick erkennen läßt, auch wenn kein Zittern vorhanden ist. Diese Starre verleiht auch den Gesichtszügen unserer Kranken, je nachdem sie in der einen oder anderen Gruppe der mimischen Gesichtsmuskulatur mehr vorherrscht, den Ausdruck der Aufmerksamkeit, des Nachdenkens, des Erstaunens oder der Überraschung und bewirkt die Tendenz zum Festhalten eines einmal angenommenen Gesichtsausdrucks, auch wenn demselben die Stimmung des Patienten schon längst nicht mehr entspricht. Manchmal könnte diese Starre der Züge den Eindruck erwecken, als ob sie durch eine geistige Stumpfheit bedingt sei. Aber auch in diesen Fällen verrät uns das klare, lebhafte Auge des Kranken, daß seine Intelligenz vollkommen intakt geblieben ist.

Auch die Muskelstarre ist nicht in allen Fällen des Leidens vorhanden. Ebenso wie es eine Paralysis agitans sine agitatione gibt, gibt es auch eine Form dieser Krankheit „sine rigiditate". Sie wird zu diagnostizieren sein aus dem Vorhandensein des charakteristischen Tremors und der beiden anderen Erscheinungen, die wir jetzt zu besprechen haben werden: der Erschwerung und Verlangsamung der willkürlichen Bewegungen, sowie der eigentümlichen Modifikation des Ganges.

Sobald eine deutliche Muskelrigidität vorhanden ist, wird die Erschwerung und Verlangsamung der Bewegungen ungezwungen auf dieselbe zurückgeführt werden können. Da diese Störung zuweilen aber schon in einem Stadium auftritt, in dem die Muskelrigidität noch fehlt, oder in Fällen, in denen sie nach Charcot überhaupt nicht zur Beobachtung kommt, muß sie wenigstens bis zu einem gewissen Grade als eine selbständige Krankheitserscheinung aufgefaßt werden. Am auffälligsten ist sie vielleicht beim Lidschlag, der bei unseren Kranken viel seltener erfolgt, als es bei Gesunden zu geschehen pflegt.

In ganz charakteristischer Weise ist der Gang unserer Patienten modifiziert. Schon Parkinson hat darauf aufmerksam gemacht, daß sie beim Gehen leicht ins Laufen geraten. Der Kranke steht mühsam auf und macht zunächst zögernd und steif ganz kleine und trippelnde Schritte; dann gehts rascher und rascher voran, und schließlich kommt der Patient in ein förmliches Vorwärtsschießen, bei dem ihm das Einhalten offenbar sehr schwer wird. Diese Propulsion ist besonders auffällig im Beginn des Leidens; im späteren Verlauf desselben, wenn das Gehvermögen durch die zunehmende Rigidität der Muskulatur mehr und mehr erschwert wird, verliert sich diese Erscheinung meistens wieder. Die gleiche Schwierigkeit, in der eingeschlagenen Bewegung einzuhalten, zeigt sich bei anderen Kranken als „Retropulsion" oder „Lateropulsion", d. h. in der Neigung, beim Rückwärts- oder Seitwärtsgehen in der Richtung des Ganges hinzustürzen. Pro-, Retro- und Lateropulsion können gleichzeitig oder in verschiedener Weise miteinander kombiniert zur Beobachtung kommen. Schließlich können aber auch diese eigenartigen Phänomene in ausgesprochenen Fällen von Paralysis agitans während der ganzen Dauer des Leidens vollkommen fehlen. Durch die Steifheit des ganzen Körpers ist den Kranken das Setzen oft in noch höherem Grade erschwert als das Aufstehen, und Wendungen auf der Stelle sind meistens ganz unmöglich.

Der charakteristische Tremor, die Muskelrigidität, die Erschwerung und Verlangsamung der aktiven Bewegungen und die Phänomene der Pro-, Retro- und Lateropulsion sind die Haupterscheinungen der Paralysis agitans, während eine Reihe anderer Störungen nur eine untergeordnete Rolle im Krankheitsbilde spielt. Hierher gehören die abnorme Schweißsekretion, verbunden mit einem subjektiven Hitzegefühl, ähnlich wie bei der Basedowschen Krankheit, und eine Veränderung der Sprache. Wohl ist eine Artikulationsstörung nicht vorhanden; es besteht auch kein Skandieren; aber die Stimme ist eigentümlich monoton; sie entbehrt der rechten Modulation, ist schwach und leise, manchmal mit einem leichten, nasalen Beiklang.

In vielen Fällen ist eine äußerst quälende, innere Unruhe vorhanden, wodurch die Kranken veranlaßt sind, wieder aufzustehen, wenn sie sich eben erst gesetzt haben, sich wieder zu setzen, nachdem sie kurze Zeit im Zimmer auf- und abgegangen sind, nachts ihre Lage im Bett immer wieder zu wechseln u. dergl. Dieselbe innere Unruhe hindert die Kranken beim Urinieren, die Blase vollständig zu entleeren, so daß sie unmittelbar nachher von neuem Drang verspüren. Daß sie sich gelegentlich beim Urinieren verunreinigen, ist bei der Unbehilflichkeit der Patienten begreiflich und nicht etwa durch eine Inkontinenz der Blase bedingt.

Gröbere psychische Anomalien gehören nicht zum Zustandsbild der Paralysis agitans; doch ist in vielen Fällen die Stimmung gedrückt, mitunter verzweifelt. Die Intelligenz der Kranken erleidet keine Einbuße.

Bis in die Mitte des vorigen Jahrhunderts sind, wie gesagt, multiple Sklerose und Paralysis agitans für ein und dieselbe Krankheit gehalten worden. Dies war möglich infolge der oberflächlichen Ähnlichkeit der klinischen Krankheitsbilder, die durch die erwähnte Sprachstörung, die Muskelrigidität und vor allem das Zittern hervorgerufen wird. Heute darf uns diese flüchtige Ähnlichkeit in der Diagnose nicht mehr irreführen. Zudem ist die multiple Sklerose eine Erkrankung des jugendlichen Alters; die Paralysis agitans tritt dagegen meistens erst im späteren Leben auf, oft noch an der Schwelle des Greisenalters. Nur bei einer unserer Patientinnen hat sie wesentlich früher, schon im 37. Lebensjahr, begonnen. In ganz vereinzelten

Fällen kommt sie auch schon in der Pubertätszeit vor, und Lannois hat sie sogar bei einem 12 jährigen Kinde beobachtet.

Am ersten ist noch eine Verwechslung der Paralysis agitans mit dem Zittern der Greise möglich, zumal beide Krankheiten annähernd in dem gleichen Lebensalter aufzutreten pflegen. Und da der Tremor senilis auch eine unverkennbare Ähnlichkeit mit dem Intentionstremor der multiplen Sklerose hat, möchte ich Ihnen heute zum Schlusse auch noch diese Art von Zitterbewegung zeigen Unsere Patientin (Fig. 197) steht im 87. Lebensjahre. Sie zeigt alle Erscheinungen, die für das Senium charakteristisch sind: ausgesprochene Arteriosklerose der fühlbaren Gefäße, Altersemphysem, arteriosklerotische Schrumpfniere, hochgradige Miosis und grauen Star auf beiden Augen. Neben diesen somatischen Erscheinungen fehlen auch psychische Anomalien nicht, wie sie im Greisenalter häufig beobachtet werden: leichte Gereiztheit, Demenz und Verwirrtheit, die zeitweise unter lebhaften Halluzinationen eintritt. Außerdem ist ein Zittern vorhanden, und zwar am Kopfe und an den Extremitäten, namentlich an beiden Händen. Schon in Anbetracht des hohen Alters der Frau liegt es am nächsten, an einen senilen Tremor zu denken. Wir müssen aber zusehen, ob wir für diese Annahme bestimmte Anhaltspunkte gewinnen können. Das Zittern ist bei der Kranken auch in der Ruhe vorhanden. Dies hat der senile Tremor mit dem Zittern der

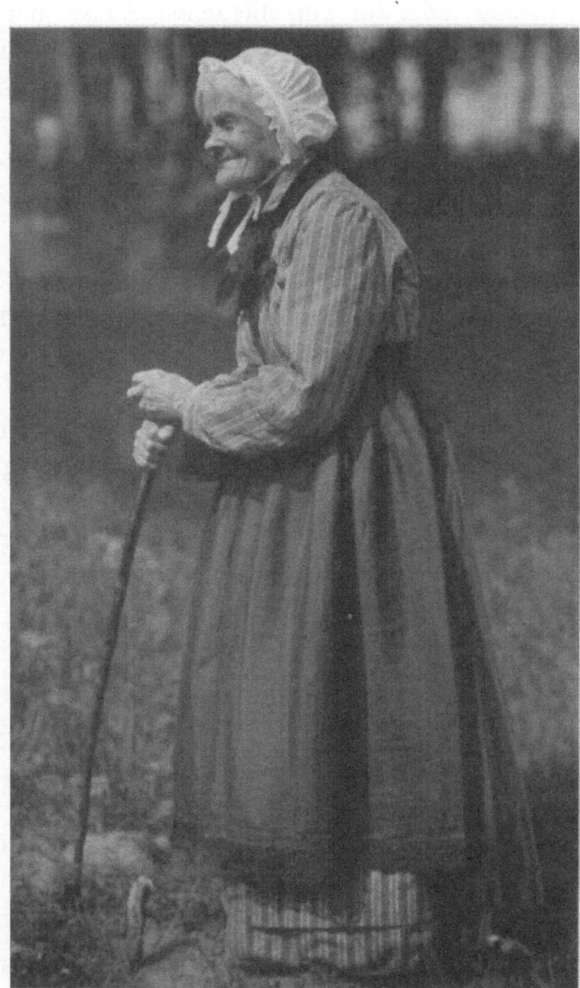

Fig. 197.
87 jährige Frau mit Tremor senilis. Eigene Beobachtung.

Paralysis agitans gemein; es unterscheidet ihn aber ausreichend von dem Intentionstremor der multiplen Sklerose. Sehen wir nun zu, wie sich das Zittern bei willkürlichen Bewegungen verhält. Sobald die Kranke einen Löffel ergreift, nimmt der Tremor merklich zu; er wird immer stärker, und kaum kann die Patientin den Löffel zum Munde führen, ohne den Inhalt zu verschütten. Es nimmt also hier die Amplitude der Schwingungen dauernd zu, je mehr sich die Hand dem Munde nähert (Fig. 193, 6), ganz genau so, wie bei dem Intentionstremor der multiplen Sklerose. Dies ist charakteristisch für das Alterszittern; es ist auch in der Ruhe vorhanden, wie das Zittern bei der Paralysis agitans, aber es wird im Gegensatz zu dieser bei intendierten Bewegungen stärker, in der gleichen Weise wie das Zittern bei der multiplen Sklerose.

Krankheiten des Gehirns.

VIII. Die Erkrankungen des zerebralen Abschnittes der kortikomuskulären Bahn und die zerebralen Herderscheinungen.

M. H. Nachdem wir uns seither vorwiegend mit den Erkrankungen des Rückenmarks beschäftigt haben, wollen wir jetzt die Krankheiten des Gehirns und der Medulla oblongata in den Kreis unserer Betrachtung ziehen. Dabei werden wir, wie es durch den anatomischen Aufbau des Zentralnervensystems bedingt ist, eine große Anzahl von Symptomen wiederfinden, die wir als Symptome von Rückenmarkskrankheiten bereits eingehend erörtert haben. Andererseits aber werden wir bei den Gehirnkrankheiten auch eine Reihe von Symptomen konstant vermissen, die uns bei der Besprechung der Erkrankungen des Rückenmarks wiederholt begegnet sind. Und endlich werden wir eine dritte Reihe neuer Symptome kennen lernen, die nur bei den Erkrankungen des Gehirns zur Beobachtung kommen, dagegen bei den Rückenmarkskrankheiten unter allen Umständen fehlen. Zu dieser dritten Gruppe ausschließlich zerebraler Krankheitssymptome gehören Erscheinungen von seiten der Hirnnerven, der Sinnesorgane, Störungen des Bewußtseins, der Intelligenz und der Sprache, Konvulsionen und Krampfanfälle, Kopfschmerz, Schwindel und manche andere. Während nun die Symptomatologie der Gehirnkrankheiten sich auf dem Gebiete der motorischen und sensiblen Lähmungserscheinungen wesentlich einfacher gestaltet als die Symptomatologie der Rückenmarksaffektionen, führen gerade die zerebralen Krankheitserscheinungen $\varkappa\alpha\tau$ $\dot{\varepsilon}\xi o\chi\acute{\eta}\nu$ zu höchst komplizierten Krankheitsbildern, und deshalb gehört die Diagnostik der Gehirnkrankheiten ohne Zweifel mit zu den schwierigsten und interessantesten Aufgaben der praktischen Medizin.

Wir brauchen uns den anatomischen Aufbau des Zentralnervensystems, z. B. der motorischen Bahn, nur oberflächlich zu vergegenwärtigen, um uns darüber klar zu werden, daß in der Symptomatologie der Gehirnkrankheiten auf dem

Gebiete der motorischen Ausfallserscheinungen, wenn wir von der Beteiligung der Hirnnerven absehen, eine gewisse Monotonie herrschen muß. Die motorische oder kortikomuskuläre Bahn [1]) zerfällt bekanntlich in zwei Neuren. Das zentrale Neuron beginnt in den Pyramidenzellen der motorischen Rindenfelder des Großhirns (Fig. 198) und verläuft in der sogenannten Pyramidenbahn (Fig. 199) durch das

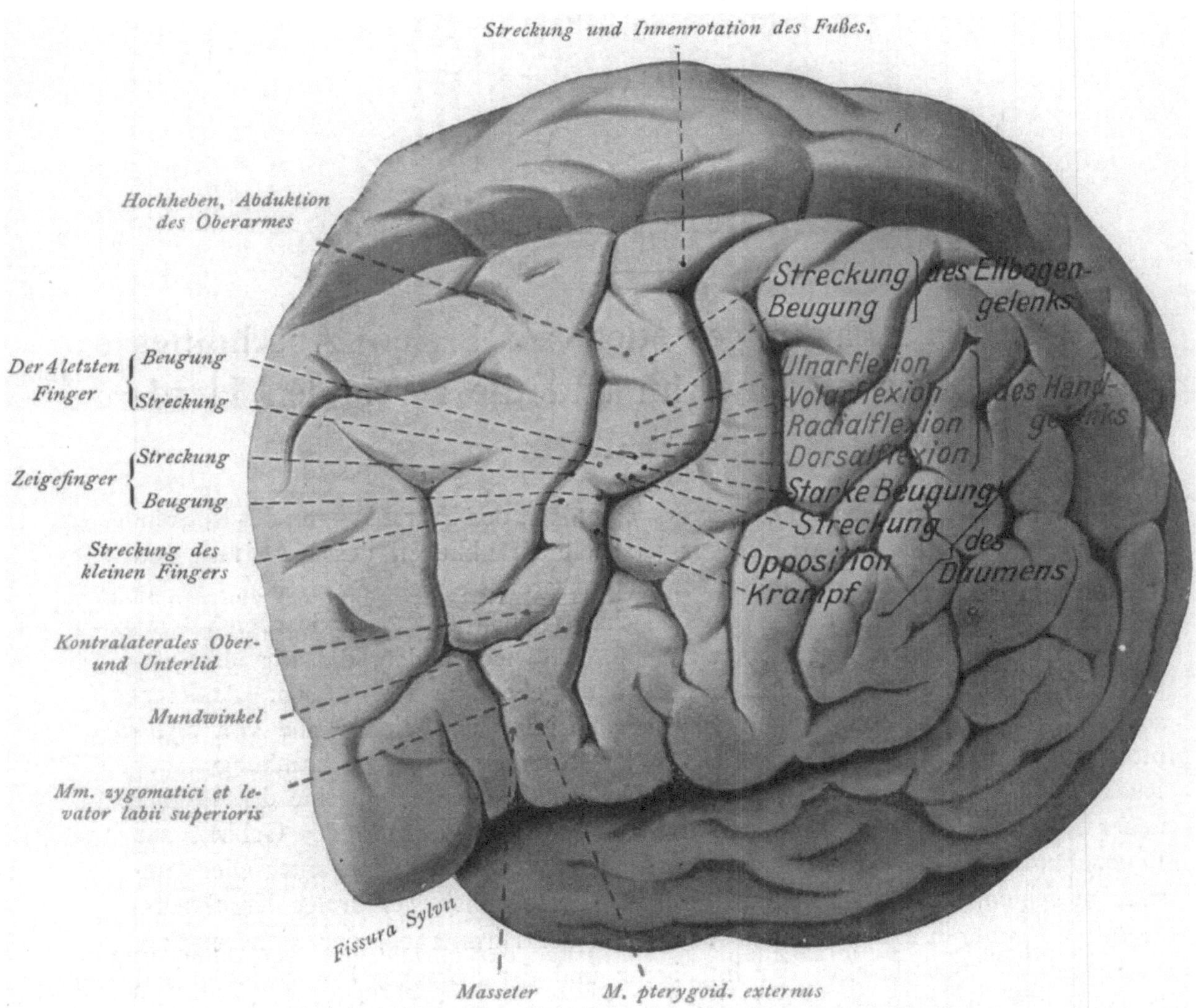

Fig. 198.

Linke Großhirnoberfläche des Menschen mit den von F. Krause durch die faradische Reizung bei 12 Operationen gewonnenen Ergebnissen. (Der Stirnpol der Hemisphäre ist abgetragen). Nach Krause.

weiße Marklager der Hemisphären, den hinteren Abschnitt der Inneren Kapsel und den Hirnstamm nach dem Rückenmark, in dessen grauen Vordersäulen es sich in zahlreiche Verästelungen auflöst. Hier beginnt das periphere Neuron der kortikomuskulären Bahn in den großen motorischen Ganglienzellen der grauen

---

[1]) Siehe Seite 30.

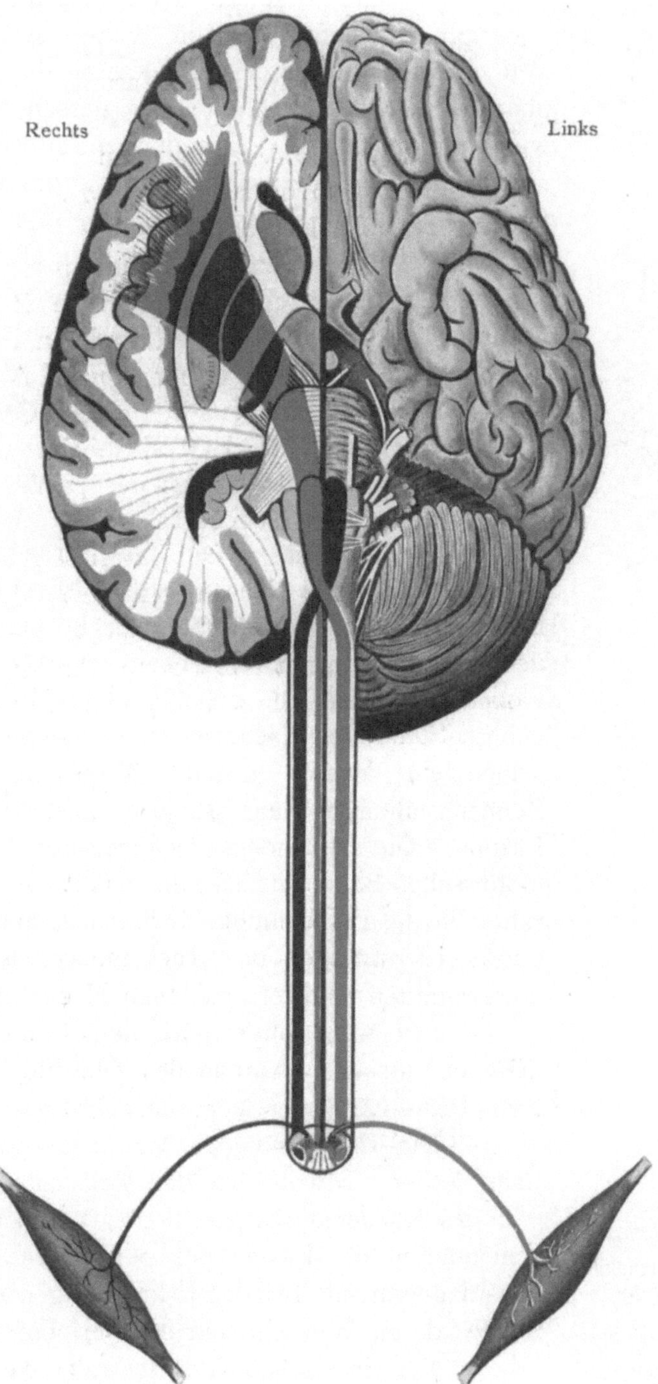

Fig. 199.

Schema der kortikomuskulären Bahn.

Gehirn von unten gesehen. Rechts ist die untere Hälfte der Großhirnhemisphäre durch einen Horizontalschnitt abgetragen gedacht, ebenso das Kleinhirn. Die rechts entspringende kortikomuskuläre Bahn ist rot, die links entspringende kortikomuskuläre Bahn (von der Pyramide an) schwarz eingezeichnet.

Vordersäulen, deren Ausläufer mit den Ausläufern des zentralen Neurons in innige Berührung treten. Das periphere Neuron verläuft weiter durch die vorderen Wurzeln und die motorischen Fasern des gemischten peripheren Nerven zum Muskel, in dessen Substanz es sich wiederum in feinste Verästelungen aufzweigt. Die Pyramidenzelle der Großhirnrinde ist also das nutritive Zentrum für das zentrale Neuron, und die Vorderhornzelle des Rückenmarks das nutritive Zentrum für das periphere Neuron der motorischen Bahn. Eine Zerstörung dieser nutritiven Zentren führt zur sekundären Degeneration des betreffenden Neurons in seiner ganzen Ausdehnung; eine Zerstörung der Pyramidenzellen in der Großhirnrinde also zur Degeneration der Pyramidenbahn im Gehirn und Rückenmark, eine Zerstörung der großen Ganglienzellen im Vorderhorn zur Degeneration der vorderen Wurzeln, der motorischen Fasern im peripheren Nerven und des Muskels. Ein jedes Neuron stellt also eine physiologische Einheit dar, und deshalb führt nicht nur eine Zerstörung der nutritiven Zentren selbst zur sekundären Degeneration; vielmehr tritt dieselbe auch bei einer Läsion an jeder beliebigen Stelle des Neurons in demjenigen Abschnitt desselben ein, dessen Zusammenhang mit dem nutritiven Zentrum unterbrochen ist, also unterhalb der Stelle der Läsion. Die sekundäre Degeneration der zentrifugalen motorischen Bahn tritt deshalb stets als absteigende Degeneration in die Erscheinung. Ihre Ausdehnung in den Seiten- und Vordersträngen des Rückenmarks ist in Fig. 200 in Querschnitten aus verschiedenen Höhen dargestellt.

Aus diesem physiologischen Grundgesetz und aus dem anatomischen Aufbau des Zentralorgans folgt für die Symptomatologie der Nervenkrankheiten dreierlei:

1. Die Erscheinungen der Läsion der Kortikospinalbahn können sowohl bei den Erkrankungen des Gehirns wie des Rückenmarks zur Beobachtung kommen; die Erscheinungen der Läsion des peripheren motorischen Neurons dagegen nur bei den Erkrankungen des Rückenmarks, der vorderen Wurzeln und der peripheren Nerven.

2. Bei einer Läsion des zentralen Neurons — also der Pyramidenbahn — müssen ganz genau die gleichen motorischen Ausfallserscheinungen auftreten, einerlei an welcher Stelle das motorische Neuron eine destruktive Schädigung erleidet. (Dasselbe gilt selbstverständlich auch für die Läsionen des peripheren Neurons.)

3. Die einzelnen klinischen Symptome eines Gehirn- oder Rückenmarksleidens

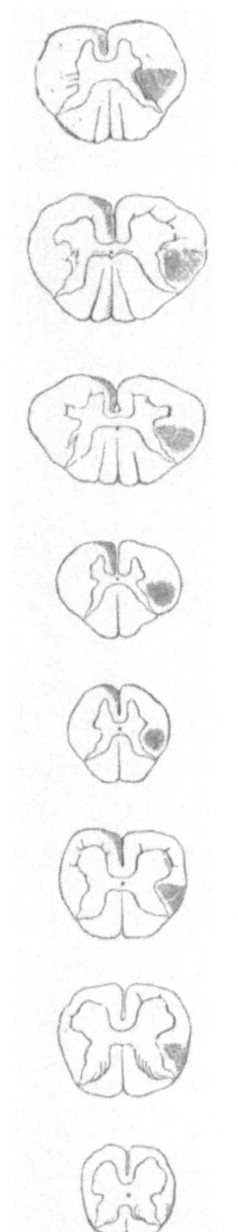

Fig. 200.

Sekundäre absteigende Degeneration im Rückenmark. Nach Erb.

Der Degeneration anheimgefallen sind die auf der Seite des Hirnherdes gelegene Pyramidenvorderstrangbahn und die gekreuzte Pyramidenseitenstrangbahn.

werden nicht durch die pathologisch-anatomische Natur des Krankheitsprozesses bestimmt, sondern lediglich durch den Sitz desselben im Zentralorgan. Ist also die Pyramidenbahn z. B. in der Inneren Kapsel durch irgend einen Krankheitsherd total unterbrochen, so beobachten wir einen bestimmten Symptomenkomplex, ganz einerlei, ob die Unterbrechung durch eine Blutung oder durch einen Erweichungsherd, durch einen Abszeß oder durch einen Tumor, ein Gliom, einen solitären Tuberkel oder ein Gumma, bedingt ist. So weist uns also eine Reihe von Symptomen, die wir bei den Gehirnkrankheiten beobachten, lediglich auf den Sitz der Erkrankung, auf den Krankheitsherd, hin, und deshalb nennen wir diese Erscheinungen „Herdsymptome" im Gegensatz zu den „allgemeinen Hirnerscheinungen", auf die wir später zu sprechen kommen werden.

58. Der Lähmungstypus der spastischen Hemiplegie.

Ich werde Ihnen nun heute zwei Kranke vorstellen, bei denen wir eine Läsion des zentralen motorischen Neurons — also der Pyramidenbahn — finden werden. Bei beiden Kranken ist die Läsion traumatischen Ursprungs. Wir sind also in der Lage, in beiden Fällen ohne weiteres aus der Gegend der Narbe wenigstens annähernd den Sitz der Läsion zu bestimmen. So können wir also an diesen Fällen einmal die Charaktere der motorischen Lähmungserscheinungen, die durch eine Läsion der Pyramidenbahn bedingt sind, studieren, und zweitens können wir uns davon überzeugen, daß die Ausfallserscheinungen auf motorischem Gebiet im wesentlichen die gleichen sind, obwohl es sich in dem einen Falle um eine Verletzung des Rückenmarks, im anderen Falle um eine Verletzung des Gehirns handelt.

Der erste Kranke (Fig. 201), ein Mann von 48 Jahren, ursprünglich Heizer auf einem Rheindampfer, hat bei einem Wirtshausstreit am 16. Mai 1884 einen Messerstich in den Nacken erhalten. Unmittelbar nach der Verletzung ist er, ohne das Bewußtsein zu verlieren, mit einer vollständigen Lähmung der rechtsseitigen Extremitäten zusammengebrochen. In den nächsten Tagen stellten sich heftige Nackenschmerzen und hohes Fieber mit Delirien ein; auch soll längere Zeit hindurch eine Inkontinenz bestanden haben. Allmählich besserte sich das Allgemeinbefinden des Kranken; im Verlauf von langen Monaten stellte sich die Motilität des gelähmten rechten Armes und Beines bis zu einem gewissen Grade, wenn auch in unvollständiger Weise und durch zunehmende Spasmen behindert, wieder her; es blieb aber vom Tage der Verletzung an bis heute eine Sensibilitätsstörung auf der motorisch nicht gelähmten, linken Körperseite zurück, eine Herabsetzung der Schmerz- und Temperaturempfindung, die vorn etwa bis zur Klavikula, hinten bis zum oberen Schulterblattrande reicht, während auf der Seite der Lähmung eine gewisse Hyperästhesie in gleicher Ausdehnung vorhanden ist. So bietet der Kranke noch heute, lange Jahre nach der Verletzung, in unverkennbarer Weise den Brown-Séquardschen Symptomenkomplex und zwar nahezu in der gleichen Vollständigkeit wie die Patientin, die Sie früher (S. 207)

gesehen haben.   Ohne nochmals auf das interessante Krankheitsbild der Halbseitenläsion des Rückenmarks einzugehen, wollen wir heute nur die Ausfallserscheinungen auf motorischem Gebiete betrachten, die bei dem Kranken vorhanden sind.

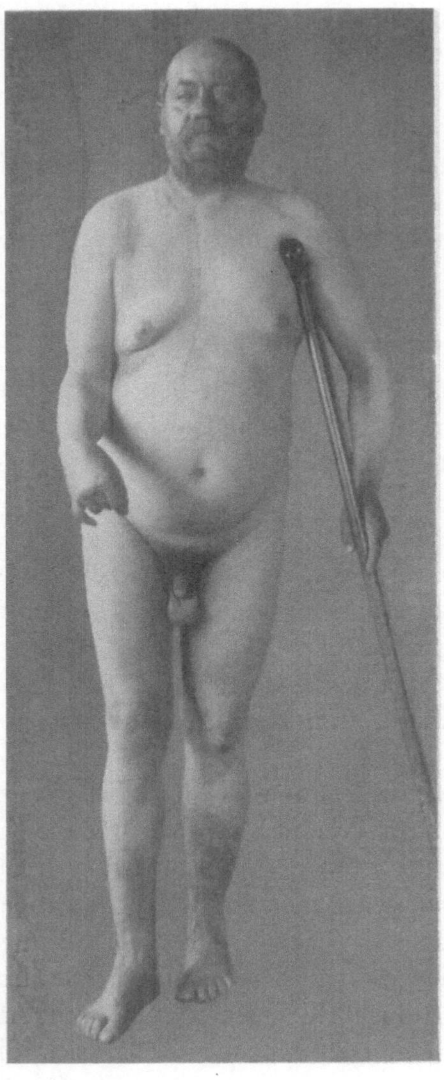

Fig. 201.

Brown-Séquardsche Halbseitenläsion des
Rückenmarks infolge von Stichverletzung.
Eigene Beobachtung.

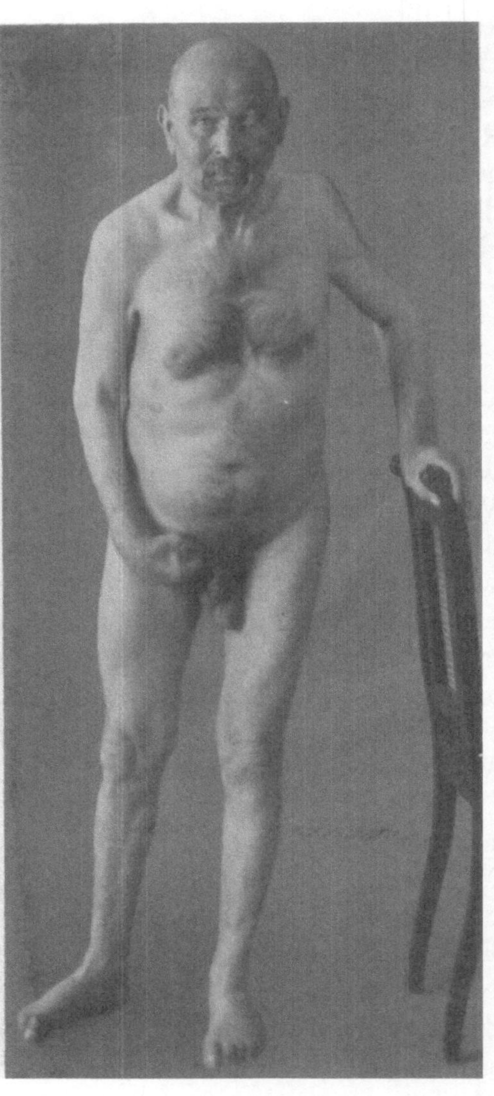

Fig. 202.

Zerebrale Hemiplegie.   (Blutung in die Innere
Kapsel.)
Eigene Beobachtung.

Eine etwa 2 cm lange, lineare Hautnarbe im Nacken, rechts von der Mittellinie
neben dem IV. und V. Halswirbeldorn, von außen oben nach innen unten verlaufend, weist uns darauf hin, daß er eine Stichverletzung des Halsmarkes erlitten hat, wobei die Pyramidenseitenstrangbahn der rechten Seite getroffen worden
ist.   Infolgedessen ist zunächst eine komplette Lähmung des Armes und Beines

auf der Seite der Rückenmarksläsion eingetreten. Der Gang des Kranken und die Haltung seines paretischen rechten Armes lassen uns heute auf den ersten Blick erkennen, daß hier eine spastische Lähmung vorliegt. Das rechte Bein wird beim Gehen im Hüft- und Kniegelenk fast nicht gebeugt; es wird vielmehr steif gehalten und beim Nachschleifen zirkumduziert, während der rechte Fuß in geringer Spitzfußstellung steht. Eine lineare Hautnarbe über der rechten Ferse läßt uns erkennen, daß hier die Tenotomie der Achillessehne gemacht worden ist. Dies ist vor sechs Jahren geschehen, nachdem sich der Kranke in der Trunkenheit eine linksseitige Unterschenkelfraktur zugezogen hatte, die mit einer erheblichen Verkürzung des linken Beines geheilt ist. Um ihm das Gehvermögen einigermaßen zu erhalten, war damals die Beseitigung des vorher offenbar wesentlich stärkeren Spitzfußes notwendig. Seitdem geht der Kranke mit einer Krücke. Der Oberarm wird infolge der Adduktion und Einwärtsrotation im Schultergelenk an den Rumpf angepreßt, und Unterarm und Hand sind in leichter, aber deutlicher Kontrakturstellung. Aktive Bewegungen des Armes sind nur im Schulter- und Ellbogengelenk in geringem Grade möglich; die Hand ist nahezu komplett gelähmt, und bei jedem passiven Bewegungsversuch verspüren wir sehr deutlich einen eigentümlichen, federnden Widerstand, das charakteristische und typische Merkmal für die spastische Muskelkontraktur. Sucht man z. B. die kontrakturierten Finger der gelähmten Hand passiv zu strecken und läßt sie alsdann wieder los, so schnellen sie sofort in ihre ursprüngliche Beugestellung zurück. Der gleiche, federnde Widerstand tritt uns auch am rechten Bein bei passiven Bewegungsversuchen entgegen; auch hier ist der Muskeltonus außerordentlich gesteigert; es sind sehr starke Spasmen vorhanden. Auf der Seite der motorischen Lähmung sind die Sehnen- und Periostreflexe am Ober- und Unterarm und das Kniephänomen außerordentlich gesteigert; es ist ein deutlicher Patellar- und Fußklonus vorhanden, ebenso das Tibialisphänomen, und bei zarten taktilen Reizen der Fußsohle tritt die Babinskische Dorsalflexion der Großzehe sehr deutlich in die Erscheinung.

Am gelähmten Arm und Bein des Kranken, namentlich am rechten Oberschenkel, besteht außerdem eine deutliche Atrophie der Muskulatur. Aber im Gegensatz zu der degenerativen Muskelatrophie, die wir bei Erkrankungen der grauen Vordersäulen des Rückenmarks — also bei der Läsion des peripheren motorischen Neurons — zu sehen pflegen, sind hier niemals fibrilläre Zuckungen aufgetreten, und die elektrische Erregbarkeit zeigt ein vollkommen normales Verhalten. Es handelt sich eben hier nicht um einen degenerativen Muskelschwund, sondern um eine einfache Atrophie, die nicht durch eine Trennung der Muskelfasern von ihrem nutritiven Zentrum, sondern hauptsächlich durch die Inaktivität der Muskeln infolge der vorhandenen Parese und der spastischen Kontrakturen bedingt ist.

Wir finden also in unserem Falle von Brown-Séquardscher Halbseitenläsion auf motorischem Gebiete eine spastische, nicht degenerative Lähmung mit einfacher Muskelatrophie, ohne EaR. und ohne fibrilläre Zuckungen, mit einer lebhaften Steigerung der Sehnen- und Periostreflexe, mit Tibialisphänomen und mit

Babinskischem Reflex. Dieser Symptomenkomplex ist bekanntlich der typische für die Läsion des zentralen motorischen Neurons.

Bei der zweiten Kranken, bei der eine Gehirnverletzung vorliegt, werden wir nun im großen und ganzen den gleichen spastischen Lähmungserscheinungen an den Extremitäten wieder begegnen, wie bei unserem Falle von Brown-Séquardscher Lähmung, dazu aber, entsprechend dem Sitze der Läsion im Gehirn, einer Reihe interessanter zerebraler Erscheinungen.

Am auffälligsten sind hier offenbar die auf den ersten Blick erkennbaren, starken Kontrakturen in den gelähmten, rechtsseitigen Extremitäten. Der rechte Oberarm ist im Schultergelenk adduziert und einwärts rotiert, der Vorderarm im Ellbogengelenk rechtwinklig gebeugt, so daß er mitsamt der Volarseite der Hand fest an den Thorax angepreßt erscheint. Auch sämtliche Finger der gelähmten Hand sind in Beugekontrakturstellung. Beim Versuch, die Hand passiv dorsal zu flektieren, tritt ein starkes Zittern derselben auf, ein ganz unverkennbarer „Handklonus", der allerdings nur von kurzer Dauer und nicht immer auszulösen ist. Ein derartiger Handklonus ist kein häufiges Phänomen; er ist ein vollkommenes Analogon zu dem uns allen geläufigen Fußklonus und spricht für eine enorme Steigerung der Reflexerregbarkeit. Wir dürfen bei unserer Patientin also eine hochgradige Lebhaftigkeit aller Sehnen- und Periostreflexe auf der gelähmten Seite erwarten. Sie ist auch vorhanden an der Trizepssehne und am Vorderarm, nicht minder aber auch am rechten Bein. Sobald wir den Fuß nur leise berühren, wird ein äußerst intensiver, lange anhaltender Fußklonus ausgelöst, und ebenso lebhaft ist auch der Patellarsehnenreflex am rechten Knie. Das rechte Bein befindet sich in einer eigenartigen Kontrakturstellung, die z. T. durch die lange Bettlage der Kranken bedingt sein dürfte; der Oberschenkel ist im Hüftgelenk stark gebeugt, abduziert und auswärts rotiert und der Unterschenkel nahezu rechtwinklig flektiert, so daß der Fuß mit seinem äußeren Fußrand in Spitzfußstellung auf der Unterlage aufliegt.

Auch hier ist, besonders auffällig an der gelähmten rechten Hand, eine deutliche Atrophie der Muskulatur vorhanden. Es ist aber wiederum eine einfache und keine degenerative Atrophie; denn eine qualitative Veränderung der elektrischen Erregbarkeit im Sinne der EaR. ist nicht nachzuweisen, und fibrilläre Zuckungen sind niemals beobachtet worden.

Während aber bei unserem Patienten mit der Stichverletzung des Rückenmarks die motorischen Ausfallserscheinungen natürlich auf die Extremitäten beschränkt bleiben mußten, ist hier auch eine Beteiligung des N. facialis an der Lähmung zu erkennen. Sie ist nicht sehr hochgradig, aber doch deutlich genug, um nicht übersehen werden zu können. In der Ruhe steht der linke Mundwinkel etwas tiefer als der rechte, und die Nasolabialfalte ist links eine Spur flacher als rechts. Am Stirnteil des N. facialis ist eine Differenz zwischen links und rechts nicht zu erkennen. Bei mimischen Bewegungen kontrahiert sich aber die Gesichtsmuskulatur auf der linken Seite entschieden mehr als auf der rechten, und jetzt erkennen wir, daß eine rechtsseitige Fazialisparese mit Kontraktur im Muskelgebiet des paretischen Mundfazialis vorliegt. Der rechte Stirnfazialis ist nicht erkennbar von der Lähmung betroffen.

Es handelt sich also in unserem Falle um eine zerebrale Hemiplegie, d. h. Gesicht und Extremitäten der gleichen Körperseite sind gelähmt. Eine Beteiligung der übrigen motorischen Hirnnerven läßt sich nicht auffinden, insbesondere nicht des N. hypoglossus, denn die Zunge weicht beim Vorstrecken nicht erkennbar von der Mittellinie ab.

Wir dürfen aber auf motorischem Gebiete noch eine ausschließlich zerebrale Krankheitserscheinung nicht außer Acht lassen, eine leichte Sprachstörung vom Charakter der Aphasie. Diese Sprachstörung äußert sich in einem gelegentlichen Suchen nach dem Worte, das die Kranke aussprechen will, in einem gewissen Versprechen, insofern bald einmal die einzelnen Buchstaben eines Wortes verstellt werden, oder auch ein anderes Wort als das beabsichtigte ausgesprochen wird. Die Kranke merkt es sofort, wenn sie beim Sprechen einen Fehler gemacht hat, und empfindet die Störung eben deshalb als etwas sehr Unangenehmes. Andererseits hört und versteht die Kranke das gesprochene Wort vollständig; eine sensorische Störung des Sprachmechanismus ist also nicht vorhanden. Die Kranke weiß auch ganz genau, was sie sagen will; es fehlt ihr nur manchmal die Fähigkeit, das Wort so auszusprechen, wie sie es vorhat, d. h. die Fähigkeit, die motorische Sprachbahn korrekt zu innervieren. Es liegt hier also eine reine motorische Aphasie, allerdings geringen Grades, vor. Diese Störung war früher sehr viel stärker; es bestand eine komplette motorische Aphasie; d. h. die Kranke war überhaupt nicht fähig, irgend ein Wort willkürlich auszusprechen. Wohl aber war ihr die Fähigkeit geblieben, beim Singen der Melodie eines ihr geläufigen Liedes die zugehörigen Textworte richtig vorzutragen. Dieses wunderbare Phänomen ist nicht häufig bei Aphasischen; doch ist eine Reihe ähnlicher Beobachtungen beschrieben. Einen analogen Fall hatte ich selbst einmal zu sehen Gelegenheit; er betraf ein sechsjähriges Mädchen, das im Anschluß an Scharlach an einer zirkumskripten Encephalitis mit nachfolgender rechtsseitiger Hemiplegie und motorischer Aphasie erkrankt war. Das Kind sang das Liedchen „Weißt du, wieviel Sternlein stehen" und artikulierte sämtliche Textworte des Liedes, von denen es kein einziges spontan sprechen konnte, beim Singen vollkommen korrekt[1]).

Mit dem willkürlichen Sprachvermögen scheint unsere Kranke auch die Fähigkeit, zu schreiben, gänzlich verloren zu haben. In der späteren Zeit hat sie aber allmählich gelernt, die linke Hand zum Schreiben zu gebrauchen, und heute schreibt sie mit derselben vollkommen fließend und schön und nicht etwa Spiegelschrift (Fig. 203). Sie hat offenbar eine motorische Bahn für das Schreiben in der rechten Hemisphäre ausgebildet. Und was für die Schriftsprache sicher ist, dürfen wir wohl mit Fug und Recht auch für die Lautsprache annehmen. Denn nur durch

---

[1]) Knoblauch, „Über Störungen der musikalischen Leistungsfähigkeit infolge von Gehirnläsionen". Deutsches Archiv für klinische Medizin, 43. Bd., 1888, pg. 331 und „On disorders of the musical capacity from cerebral disease". Brain, Vol. XIII, 1889, pg. 318.

die Einschulung eines motorischen Sprachmechanismus in der rechten Großhirnhemisphäre läßt sich die weitgehende Besserung einer kompletten motorischen Aphasie, wie sie in unserem Falle früher vorhanden gewesen ist, erklären.

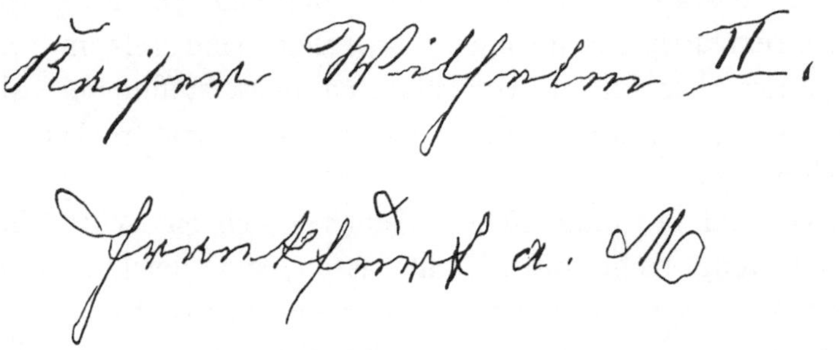

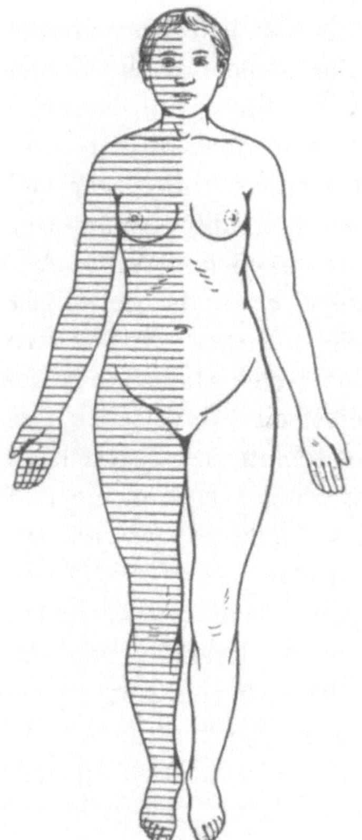

Fig. 203.

Schriftprobe (linke Hand) in einem Falle von rechtsseitiger Hemiplegie (Hirnprolaps).

Außer diesen motorischen Ausfallserscheinungen läßt sich bei unserer Kranken auf sensiblem Gebiete eine genau halbseitige und zwar die gelähmte rechte Körperhälfte betreffende Herabsetzung der Empfindung konstatieren, und zwar aller Qualitäten derselben, der taktilen Sensibilität, der Schmerzempfindung und des Temperatursinns (Fig. 204). Krankheitserscheinungen von seiten der Sinnesorgane fehlen dagegen. Das Bewußtsein ist vollkommen frei; die Intelligenz ist ungestört; von Krämpfen und Konvulsionen haben Sie nichts bemerkt. Zur Vervollständigung des Status habe ich noch hinzuzufügen, daß Blase und Mastdarm normal funktionieren.

Das Krankheitsbild wird also beherrscht von motorischen Lähmungserscheinungen im rechten Fazialis und in den rechtsseitigen Extremitäten. Daneben finden wir eine leichte aphasische Sprachstörung und eine geringe Hemihypästhesie. Die spastische Lähmung der Extremitäten weist uns auf eine Läsion der Pyramidenbahn hin, von der wir es in differentialdiagnostischer Hinsicht zunächst dahingestellt sein lassen müssen, ob sie im Gehirn oder im Rückenmark ihren Sitz hat — wir haben ja die gleiche spastische Extremitätenlähmung auch bei der Halbseitenläsion des Rückenmarks gesehen; — die Beteiligung des gleichseitigen Fazialis nötigt uns aber, den Sitz der Läsion der Pyramidenbahn in das G e h i r n zu verlegen und zwar an eine Stelle, wo die Fazialisbahn noch zusammen mit der Extremitätenbahn verläuft, also oberhalb ihrer Kreuzung im Pons (Fig. 205). So kommen

Fig. 204.

Rechtsseitige Hemihypästhesie in einem Falle von rechtsseitiger Hemiplegie (Hirnprolaps). Eigene Beobachtung.

wir in die Gegend der Hirnschenkel, der Inneren Kapsel oder weiter kortikalwärts in das weiße Hemisphärenmark bezw. in die Rinde selbst. Präziser können wir die topische Diagnose aus den beobachteten Lähmungserscheinungen, wenn wir von der Aphasie und den Störungen der Sensibilität zunächst absehen, nicht stellen;

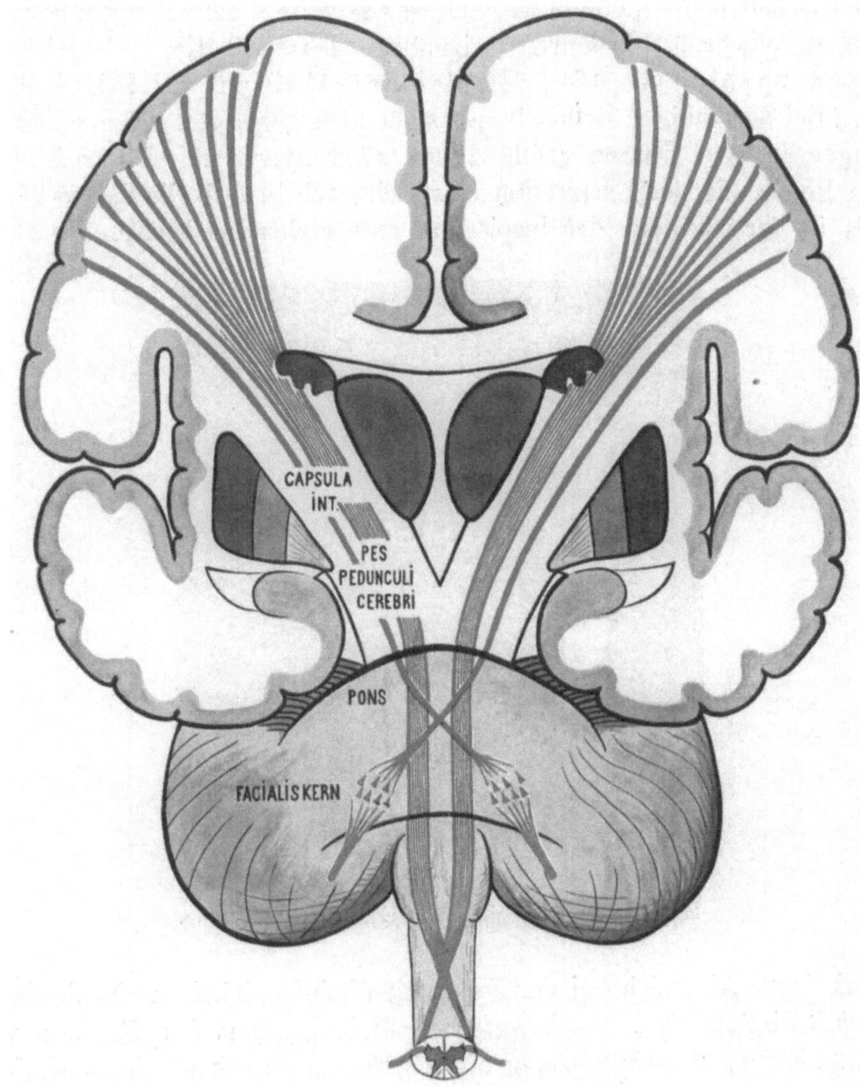

Fig. 205.

Fazialis- und Extremitätenbahn. Schematisch. Nach Edinger.

Frontalschnitt durch Großhirn, Brücke, verlängertes Mark und Rückenmark. Fazialisbahn blau, Extremitätenbahn rot eingezeichnet.

denn jede Läsion der Extremitäten- und Fazialisbahn zwischen der Kreuzung der letzteren im Pons und dem Kortex wird die gleichen motorischen Ausfallserscheinungen zur Folge haben.

Hier kommt uns die Anamnese zu Hilfe. Es handelt sich im vorliegenden Falle um eine traumatische Gehirnläsion (Fig. 206). Über dem linken Ohre unserer

Patientin ist eine fast kreisrunde Narbe von etwa 9 cm Durchmesser vorhanden. Im Umfang derselben prominiert über das Niveau des Kraniums ein nahezu gleichgroßes Knochenstück, das an seinem vorderen und oberen Rand vom Schädel in einer mehr als 1 cm hohen Stufe absteht. Hier findet sich also eine Lücke in der knöchernen Schädelkapsel, und in dieser Lücke sehen Sie ganz deutlich pulsatorische Bewegungen, synchron mit dem Arterienpulse. Es sind die Pulsationen der mächtigen basalen Gefäße, die sich dem Gehirne mitteilen (Figg. 207 und 208). Bei sorgfältiger Beobachtung sieht man auch, daß diese pulsatorischen Bewegungen in zwei Phasen erfolgen und zwar synchron mit der Atmung. In der einen Phase, die der Exspiration entspricht, erhebt sich die Pulswelle deutlich höher als in der zweiten, der Inspiration entsprechenden Phase. Es rührt dies

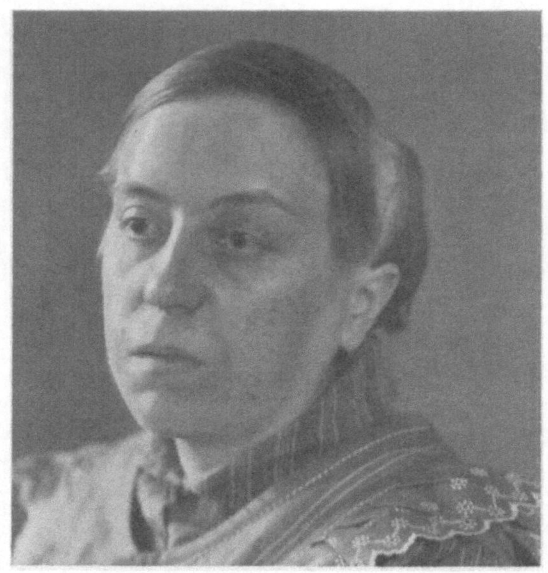

Fig. 206.
Hirnprolaps (Trepanation). Eigene Beobachtung.

daher, daß das Gehirn sich bei der Exspiration hebt und bei der Inspiration senkt. Diese pulsatorischen und respiratorischen Bewegungen des Gehirns sind bekannte Phänomene, die wir konstant an den Fontanellen der kleinen Kinder beobachten.

Aus der regelmäßigen Form des abgesprengten Knochenstückes schließen Sie mit Recht, daß es sich bei unserer Kranken nicht um den Folgezustand einer zufälligen Verletzung des Schädels handelt, sondern um den Effekt eines beabsichtigten chirurgischen Eingriffes. Die Kranke ist vor einer Reihe von Jahren anderwärts trepaniert worden und zwar zum Zwecke der Entfernung eines supponierten Tumors. Bedauerlicherweise hat die Operation nicht zum beabsichtigten Ziele geführt; ein Tumor ist nicht gefunden worden. Wohl aber ist es während der Operation sofort nach Spaltung der Dura — unter dem Einfluß des intrazerebralen Druckes — zu einem Prolaps von Hirnsubstanz gekommen, der die Heilung des resezierten Knochenlappens in normaler Lage verhindert hat.

Exspiration   Inspiration   Exspiration   Inspiration

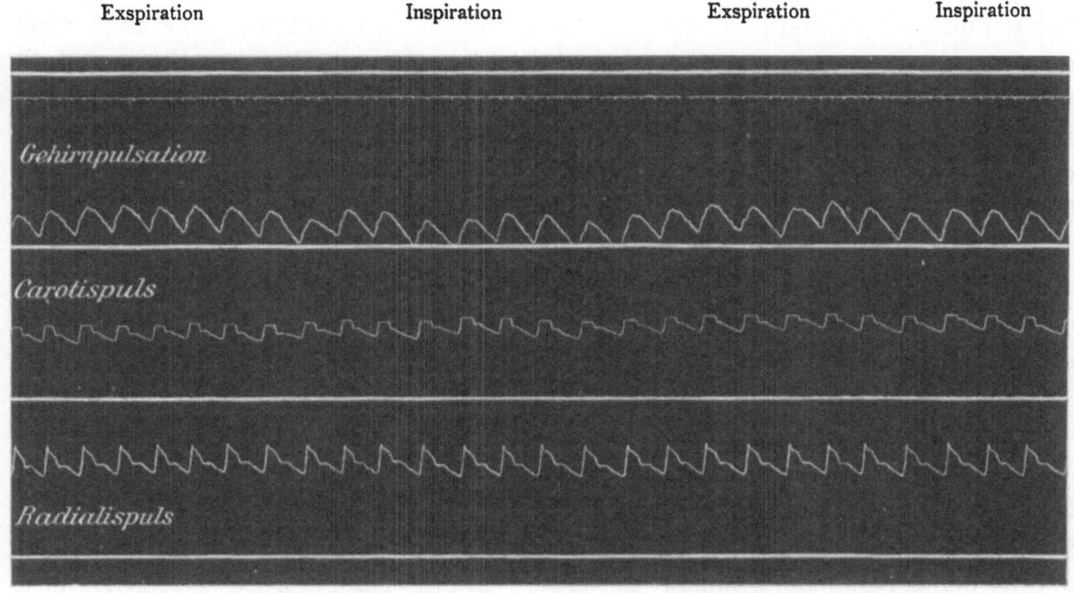

Fig. 207.

Kurve der Gehirnpulsation, des Carotis- und Radialis-Pulses bei langsamer und tiefer Atmung in einem Falle von Hirnprolaps. Eigene Beobachtung.

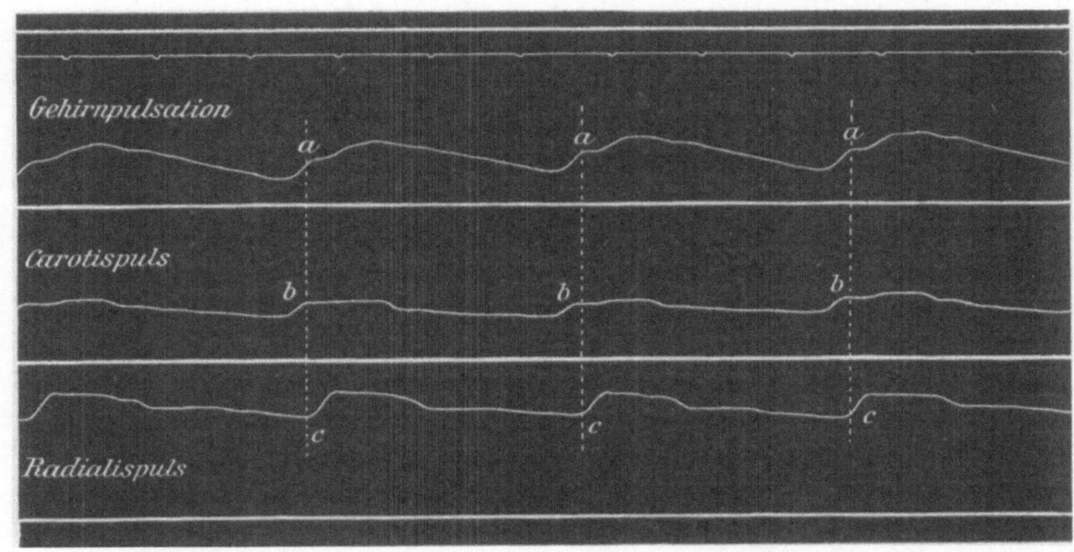

Fig. 208.

Kurve der Gehirnpulsation, des Carotis- und Radialis-Pulses in demselben Falle bei 8 fach schnellerem Ablauf der Mareyschen Trommel. Die erste Elevation der Gehirnpulsation erfolgt zwischen den ersten Elevationen des Carotis- und des Radialis-Pulses. Eigene Beobachtung.

59. Der Hirnprolaps.

Der Hirnprolaps ist, wie v. B e r g m a n n in seinem Buche über „Die chirurgische Behandlung von Hirnkrankheiten", 3. Aufl., 1899, S. 342 ausführt, „eine zwar nicht notwendig, aber doch nicht selten der Schädeleröffnung folgende Störung", die der Operateur nicht voraussehen kann, und die sicher zu vermeiden er kein wirksames Mittel besitzt. Die Folgen des Prolapses von Gehirnsubstanz sind äußerst deletäre, nicht nur für die prolabierten Windungen, sondern auch für das darunter liegende Hemisphärenmark.

Der Prolaps wird zunächst unterhalten und vermehrt durch das Hirnödem, das als mechanische Folge des operativen Eingriffs betrachtet wird. Denn bei dem unvermeidlichen Einreißen der Arachnoidea beim Abtasten und Auseinanderbreiten der Windungen durch den palpierenden Finger des Operateurs fließt Zerebrospinalflüssigkeit ab; es tritt infolge der hierdurch bedingten Druckverminderung eine Erweiterung der Venen an der Hirnoberfläche ein, also eine venöse Stauung, und somit auch eine Verlangsamung des Lymphstromes, d. h. es kommt zum Ödem. Durch dieses Ödem wird der Hirnprolaps in den nächsten Stunden nach der Operation sehr beträchtlich vermehrt. Die prolabierten Windungen werden an der Peripherie der Trepanationsöffnung durch die prallgespannte Dura förmlich eingeschnitten; dadurch kommt es zu einer vollständigen Kompression der die Rinde versorgenden arteriellen Gefäße der Pia, und sehr rasch, d. h. im Verlauf von wenigen Stunden, tritt eine Nekrose und Erweichung der vorgefallenen Gehirnsubstanz ein (v. B e r g m a n n). Der Vorgang ist ganz genau der gleiche wie bei der Embolie der Hirnarterien. Gelingt es, die Wunde aseptisch zu halten, so kommt es von dem Bindegewebe der Gefäße aus zur Bildung von Granulationen; das nekrotische Gewebe wird abgestoßen, und im Verlauf von langen Wochen tritt eine Vernarbung ein. Die Narbe enthält niemals die spezifischen Elemente des Nervensystems, niemals Ganglienzellen oder Nervenfasern, sondern Bindegewebe und Glia.

Infolge der Zerstörung der Rinde kommt es zu einer sekundären Degeneration der zugehörigen Faserzüge im Hemisphärenmark und wegen des verminderten Oberflächenwiderstands zu einer Erweiterung der Ventrikel ex vacuo. Diese Folgezustände des Hirnprolapses zeigen Ihnen zwei Präparate aus unserer Sammlung. Es sind Gehirne von zwei Hunden, bei denen die motorische Region, der vordere und hintere Gyrus sigmoideus, abgetragen wurde, und bei denen es zu einem Gehirnprolaps gekommen ist. Das eine Tier wurde acht Monate nach der Operation getötet. In der Gegend des motorischen Rindengebietes der linken Hemisphäre ist die ausgedehnte Operationsnarbe sichtbar, deren Rand sich beträchtlich über das Niveau der normalen Rinde erhebt. Ein unmittelbar hinter dem Sulcus cruciatus geführter Frontalschnitt zeigt die starke Erweiterung des Seitenventrikels und die deutliche Verschiebung des Corpus striatum auf der Seite der Verletzung. Der Untergang der markhaltigen Nervenfasern ist viel deutlicher an einem mikroskopischen Schnitt durch ein zweites Präparat zu erkennen, das auf die gleiche Weise gewonnen ist (Fig. 209). Auf der intakten, rechten Seite sind schon mit dem bloßen Auge die mächtigen, markhaltigen Faserzüge der Inneren Kapsel in respektabler Breite erkennbar; auf der Seite der Verletzung dagegen ist die markhaltige Faserung in der Inneren Kapsel wesentlich schmäler, die von den exstirpierten Windungen ausgehenden Faserzüge fehlen selbstverständlich ganz, und auch hier ist die starke Erweiterung des Ventrikels und die Verlagerung des Corpus striatum vorhanden.

Ganz ähnlich wie bei diesen Hundegehirnen mögen nun die Verhältnisse bei unserer Kranken liegen. Wir haben uns bei ihr lediglich aus dem jetzigen Befund darüber klar zu werden gesucht, welche Windungen bei der Operation bloßgelegt worden sind, indem wir die Gegend der Trepanationsöffnung möglichst genau in ein Schema eingetragen haben, das die topographische Lage der Hirnwindungen im Schädel wiedergeben soll (Fig. 210). Unserer Annahme nach sind die beiden Zentralwindungen und wohl auch ein Teil der oberen Schläfenwindungen der linken Seite bloßgelegt worden; diese Annahme trifft, wie wir aus der uns gütigst überlassenen Operationsgeschichte sehen, wenigstens für die Zentralwindungen mit Bestimmtheit zu; denn die Krankengeschichte trägt den Vermerk, daß bei elektrischer Reizung der bloßgelegten Windungen Zuckungen im Fazialisgebiet und in der Schulter und im Arm der rechten Körperseite zur Beobachtung kamen. Welche Gehirnpartien vorgefallen und nekrotisch geworden sind, können wir nur aus den Beobachtungen schließen, die unmittelbar nach der Operation gewonnen worden sind, und die sich mit unseren heutigen Beobachtungen in allen wesentlichen Punkten vollkommen decken. Im Anschluß an die Operation traten eine rechtsseitige Hemiplegie und ein Verlust der Sprache auf, und zwar eine rein motorische Aphasie — denn das Verständnis für das gesprochene Wort hat die Kranke niemals verloren —, und in den ersten Stunden resp. Tagen nach der Operation wurden Anfälle von klonischen Konvulsionen beobachtet, die auf der gelähmten rechten Seite begannen und anfangs auch wiederholt auf die linke Seite übergriffen. Diese rechtsseitigen klonischen Krämpfe waren der Ausdruck der nekrobiotischen Prozesse, die sich in den motorischen Rindengebieten der linken Hemisphäre abgespielt haben. Mit dem völligen Untergang der Rinde haben diese Krampfanfälle aufgehört. In den gelähmten Muskeln haben sich allmählich, im rechten Arm nach acht Wochen, im rechten Bein nach vier Monaten, spastische Kontrakturen eingestellt, und diese Spasmen haben nach und nach die außergewöhnliche Intensität angenommen, die Sie heute sehen. Derartige enorme Kontrakturen, die meistens in Fällen beobachtet werden, bei denen die Obduktion sehr

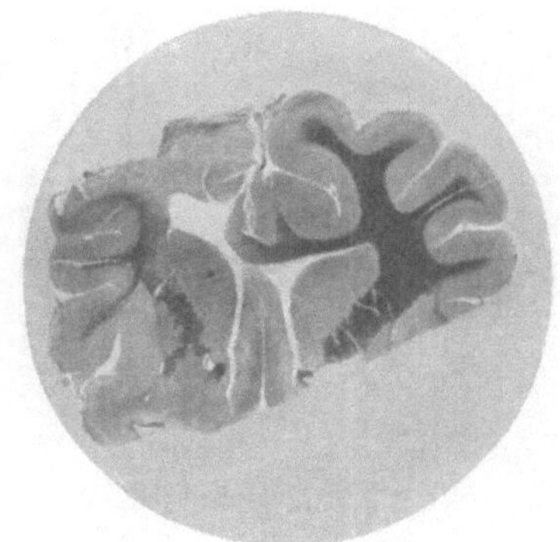

Fig. 209.

Hirnprolaps bei einem Hunde. Frontalschnitt durch das Gehirn unmittelbar hinter dem Sulcus cruciatus. Natürliche Größe. Markscheidenfärbung.

Nekrose der Rinde, sekundäre Degeneration der markhaltigen Fasern, Erweiterung des Seitenventrikels auf der Seite der Operation.

ausgedehnte und auch die Rinde betreffende Zerstörungen ergibt, haben uns veranlaßt, auch in unserem Falle einen sehr ausgedehnten Defekt anzunehmen. Dieser Defekt wird sich nicht nur auf die Rinde der Zentralwindungen erstrecken, sondern auch auf das weiße Hemisphärenmark, während zu gleicher Zeit der Ventrikel eine sehr beträchtliche Erweiterung aufweisen wird. Voraussichtlich wird auch der Fuß der dritten linken Stirnwindung in diesen Defekt eingeschlossen sein; wir dürfen dies aus der kompletten motorischen Aphasie schließen, die über ein

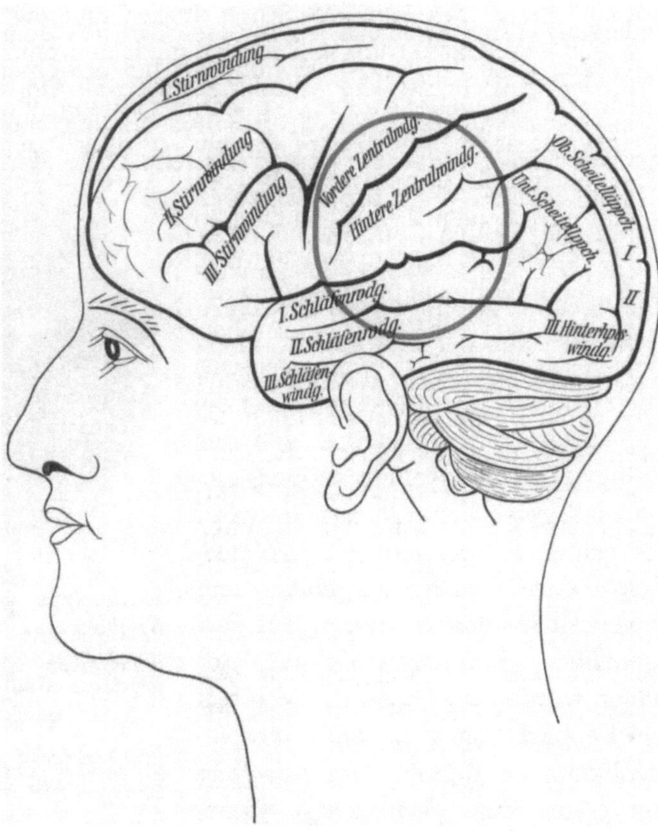

Fig. 210.
Topographische Lage der Gehirnwindungen im Schädel.

Jahr lang gedauert hat, nämlich so lange, bis die jugendliche Patientin die Sprachbahnen in ihrer rechten Hemisphäre genügend eingeschult hatte. So haben wir heute also einen Fall von Hemiplegie vor uns, den wir auf eine ausgedehnte Läsion der motorischen Rindengebiete selbst beziehen müssen.

60. Der aphasische Symptomenkomplex.

Als Paul Broca im August 1861 der Académie des sciences seine bahnbrechende Entdeckung „Sur le siège de la faculté du langage articulé" mitgeteilt hatte, strahlte das Morgenrot der Erkenntnis auf in dem Dunkel, das bis dahin über dem wunderbaren, rätselhaften Mechanismus der artikulierten Sprache des Menschen gelegen hatte. Broca, bekanntlich Anthropolog und Professor der Chirurgie an der medizinischen Fakultät zu Paris, hat durch eine lange Reihe sorgfältiger klinischer Beobachtungen an Kranken und durch die Verwertung der zugehörigen Obduktionsbefunde erkannt, daß die Unversehrtheit des sprachlichen Ausdrucksvermögens des Menschen an die Intaktheit einer ganz bestimmten Stelle des Großhirns geknüpft sei, nämlich der dritten Stirnwindung der linken Hemisphäre, die seitdem den unsterblichen Namen des französischen Forschers trägt. Aber mit Brocas Entdeckung war das uralte Rätsel der menschlichen

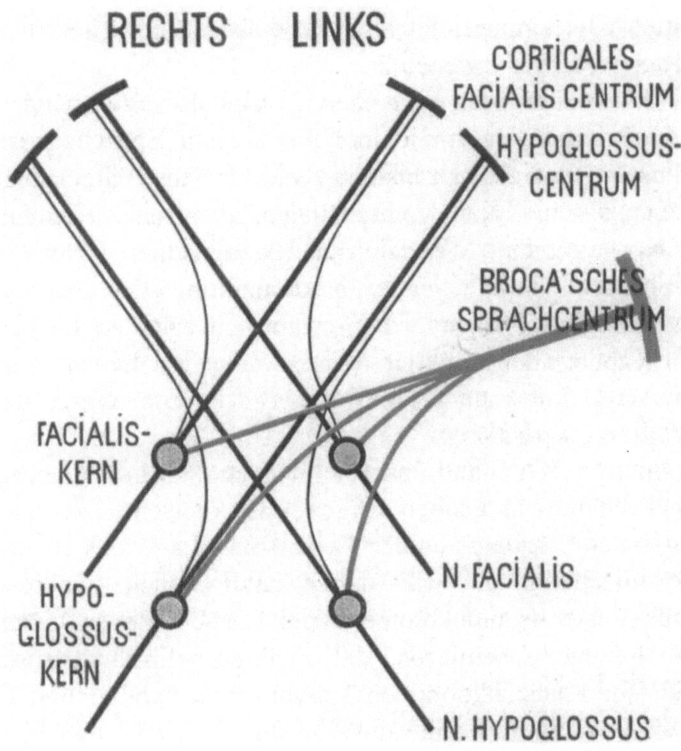

Fig. 211.
Schema der motorischen Sprachbahn. Nach Sahli. (Erklärung im Text.)

Sprache nicht gelöst; nur zu neuen, exakteren Fragestellungen hat seine Erkenntnis einer neuen Wahrheit geführt. Wie kam es, daß Trousseau bei zahlreichen Obduktionen eine Läsion der Brocaschen Windung nicht fand, obwohl bei Lebzeiten der Kranken eine deutliche Sprachstörung bestanden hatte?

Seit jenen sechziger Jahren des vorigen Jahrhunderts ist die sorgfältige Analyse der durch Gehirnerkrankung bedingten Sprachstörungen, die man unter dem Namen des „aphasischen Symptomenkomplexes" zusammenfaßt, für jeden Kliniker von besonderem Interesse gewesen, und dank dem unermüdlichen Schaffen ausgezeichneter Forscher fangen wir an, ganz allmählich ein besseres Verständnis für den Mechanismus der menschlichen Sprache zu gewinnen.

Zunächst bedarf es einer genauen Präzisierung des Begriffs der Aphasie. Die zahlreichen Muskelgruppen, deren wir uns beim Sprechen bedienen, treten außerdem noch bei anderen Bewegungen in Funktion, bei der Atmung, bei der Mimik, beim Schlucken und Kauen, und zwar werden bei diesen Bewegungen die symmetrischen Muskelgruppen der beiden Körperseiten gleichzeitig in Funktion gesetzt. Deshalb nimmt man an, daß diese Muskelgruppen auch in jeder Hemisphäre vertreten sind, d. h. daß ihre Nervenkerne — es kommen der motorische Teil des Trigeminus, der Fazialis, Glossopharyngeus, Vagus, Akzessorius und Hypoglossus in Betracht — beiderseitige Innervationsimpulse von der Rinde erhalten. Auf Fig. 211, auf der der Einfachheit halber nur die Kerne des Fazialis und Hypoglossus eingezeichnet sind, ist diese doppelte zentrale Innervation in grob schematischer Weise dargestellt.

Die Nervenkerne der gesamten Muskulatur, die beim Sprechen in Aktion tritt, sind aber außerdem mit dem Brocaschen Sprachzentrum verbunden. Man hat sich diese zentrale Sprachbahn, die auf dem Schema rot gezeichnet ist, gewissermaßen als ein Kabel vorzustellen, das seine einzelnen Drähte an die erwähnten Kerne verteilt. Werden nur die einzelnen Drähte des Kabels zerstört, so folgt hieraus lediglich eine Verstümmelung der Aussprache der einzelnen Worte, während das Sprachvermögen an sich erhalten bleibt; auf eine Zerstörung des ganzen Kabels aber folgt ein Verlust des Sprachvermögens selbst. Störungen der ersten Art nennt man „Anarthrie“; die Störungen der letzten Art bilden den Begriff der „Aphasie“.

Bei dem früheren Stand unserer hirnanatomischen Kenntnisse war nicht daran zu denken, auch nur in groben Zügen das klinische Bild irgend einer speziellen Form aphasischer Störung aus der Gestalt und Lage des Hirnherdes in befriedigender Weise abzuleiten. Es war daher unabweislich, wollte man sich über den Mechanismus des Zustandekommens der verschiedenen Sprachstörungen irgendwie klinisch genauer orientieren, der exakteren hirnanatomischen Kenntnis durch die schematische Konstruktion von supponierten Bahnen und Zentren vorzugreifen. Solche, dem jeweiligen Stand unserer hirnanatomischen Kenntnisse angepaßten Schemata der Sprachbahn sind von Kußmaul, Wernicke, Charcot, Grashey, Lichtheim, Ross, Goldscheider und vielen anderen entworfen worden. Ihre Aufstellung bildet auch heute noch eine notwendige, nicht überwundene Phase in der Entwickelung der Lehre von der Aphasie. Einer besonderen Verbreitung erfreut sich wegen seiner Einfachheit das Lichtheimsche Schema, und deshalb möchte ich meine weiteren Ausführungen an eine Modifikation desselben anknüpfen. Zum besseren Verständnis dessen aber, was unter den einzelnen, in dem Schema mit Kreisen und großen Buchstaben bezeichneten Zentren und unter den einzelnen Bahnen gemeint ist, möchte ich Ihnen zuvor an einem Bilde in das Gedächtnis zurückrufen, auf welche Weise wir uns die Begriffsbildung beim Kinde vorzustellen haben. Das Bild (Fig. 212) ist eine Kombination des Rossschen mit dem Charcotschen Schema, welch letzteres mit der dem Franzosen eigentümlichen Lebhaftigkeit und Plastik aufgefaßt und entworfen ist.

„La cloche sonne!" so beginnt Charcot die Erläuterung seines Schemas. Die Glocke tönt; der Glockenklang, von dem lauschenden Kinde zum erstenmal vernommen, wird vom Ohre auf der Bahn des Hörnerven nach dem Gehirn geleitet und erregt in der Rinde eine bestimmte Ganglienzellengruppe (A), in der ein akustisches Erinnerungsbild des Klangs der tönenden Glocke zurückbleibt. Gar oft noch wird dieser anfangs unbekannte Ton an das Ohr des Kindes schlagen;

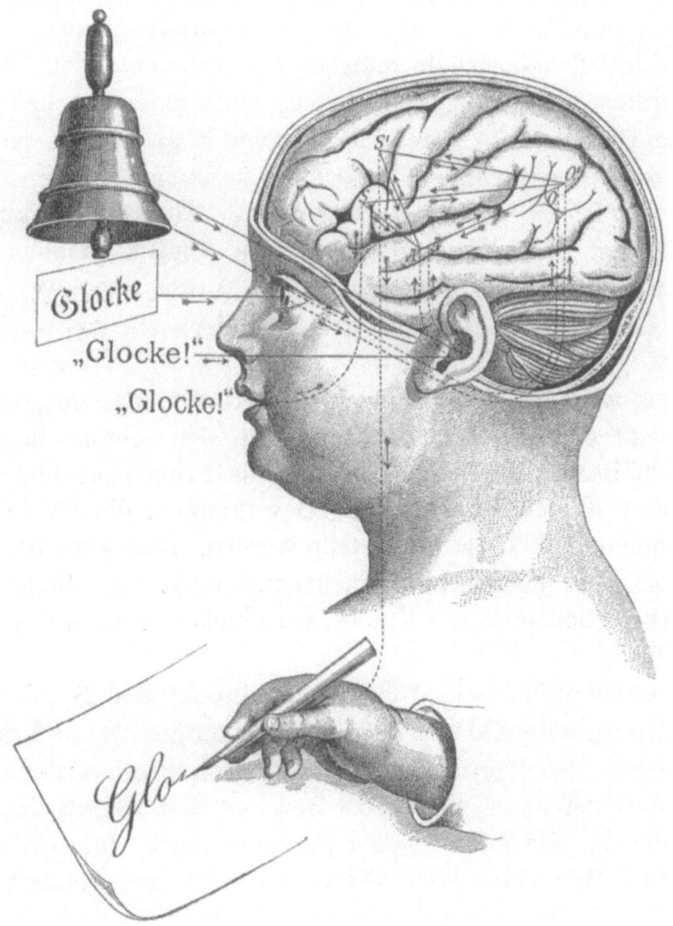

Fig. 212.

Schema der Sprachbahn (kombiniert nach Ross und Charcot). Aus „Bericht der Senckenbergischen Naturforschenden Gesellschaft", Frankfurt a. M., 1894.
(Erklärung im Text.)

er wird dieselbe Ganglienzellengruppe erregen und immer deutlicher in der Hörsphäre der Hirnrinde das Tonklangbild der Glocke einzeichnen. Gleichzeitig hat auch die im Sonnenlicht hellblinkende Glocke die Aufmerksamkeit des Kindes erregt; ein Bild derselben ist auf die Netzhaut seines Auges gefallen; getreu hat es der Sehnerv auf die Hirnrinde projiziert und dort in der Sehsphäre ein optisches Erinnerungsbild (O) hinterlassen, um so klarer und deutlicher, je öfter der Blick des Kindes auf die blinkende Glocke gefallen ist.

Spielend hat auch schon sein Händchen die Glocke erfaßt und betastet; sein Züngelchen hat sie beleckt, und damit sind neue Sinneseindrücke gewonnen, die in der Fühlsphäre der Rinde taktile Erinnerungsbilder eingezeichnet haben. Jetzt sieht also das Kind die Glocke; es hört ihren Klang; aber noch ist das Verständnis nicht in ihm erwacht, daß der gewohnte Schall, der an sein Ohr schlägt, von dem glitzernden Ding ausgeht, mit dem seine Fingerchen spielen. Erst später erwacht diese Erkenntnis mit der Einschulung von Assoziationsbahnen (O A), welche die akustischen, optischen und taktilen Erinnerungsbilder in den verschiedenen Regionen der Großhirnrinde miteinander verbinden. Jetzt ist das Kind zur Bildung des Begriffes „Glocke" gekommen als eines tönenden, hellblinkenden, sich kühl anfühlenden Dinges. So setzt sich also der Begriff eines Gegenstandes aus einer Summe von Teilvorstellungen desselben zusammen.

Nun lernt der Kleine sprechen: Das Wort „Glocke" ist ihm zu Ohren gekommen und hat auf dem Wege der zentralen Akustikusbahnen in seiner Hörsphäre ein Erinnerungsbild des vorgesprochenen Wortes, ein „Wortklangbild", zurückgelassen. Die Summe solcher Wortklangbilder stellt das sensorische Sprachzentrum dar (A[1]).

Von ihm aus wird bei dem Versuch des Kindes, das vorgesprochene Wort „Glocke" nachzusprechen, durch Assoziation in den motorischen Regionen der Großhirnrinde ein Bezirk geschaffen, in dem die Erinnerungsbilder den zur Aussprache des Wortes „Glocke" notwendigen Bewegungen, die „Wortbewegungsbilder" in zunehmender Schärfe aufgestellt werden. Dieser Bezirk ist die Brocasche Windung: das motorische Sprachzentrum (S). Es bildet sich in dieser Weise der Sprachmechanismus des Kindes, vermittels dessen es das vorgesprochene Wort nachspricht.

Jetzt aber werden die beiden Sprachzentren A[1] und S mit den früher gewonnenen Erinnerungsbildern O und A in Assoziation gesetzt, und nun ist das Kind nicht nur im Besitze des Begriffes der Glocke, mit ihren akustischen, optischen und taktilen Eigenschaften; es weiß nicht nur, mit dem Begriff den Namen Glocke zu verbinden, sondern ihn auch bewußt auszusprechen. Das Kind ist fähig, die artikulierte Sprache des Menschen zu verstehen und sie zu sprechen.

Lange Zeit hat diese Fähigkeit dem Menschengeschlecht zum Ausdruck seiner Gedanken und Empfindungen genügt; sie hat einem jeden einzelnen von uns die ersten Jahre seines Lebens genügen müssen. Erst später haben wir es mühsam gelernt, die höchste Form des sprachlichen Ausdrucksvermögens uns zu eigen zu machen, die Schriftsprache. Im späteren Leben erinnern wir uns nur schwer daran, wie mühsam wir in der Kindheit lesen und schreiben gelernt haben. Wohl aber kommt uns die Schwierigkeit des Problems von neuem zum Bewußtsein, wenn wir den komplizierten zerebralen Mechanismus der Schriftsprache und ihres Zusammenhangs mit der Lautsprache zu analysieren suchen.

Das Kind lernt bekanntlich lesen, indem es laut buchstabiert; es prägt sich also zugleich mit dem Bild der Buchstaben auch den Laut derselben ein durch

Einübung eines optischen Schreibzentrums (O^1) und Verbindung desselben mit dem sensorischen Sprachzentrum ($O^1 A^1$). Beim Schreibenlernen malt das Kind zunächst die vorgeschriebenen Buchstaben mechanisch nach, indem es ein motorisches Schreibzentrum (S^1) einschult. So bildet sich also der primitive Schreibapparat in ganz analoger Weise aus wie der ursprüngliche Sprachapparat des Kindes, mit dessen Hilfe es das vorgesprochene Wort mechanisch nachspricht. Später schreibt das Kind die Buchstaben bezw. einzelnen Worte auf Diktat und schließlich auch aus eigenem Antrieb nieder. Es buchstabiert dabei anfangs jedes diktierte Wort leise vor sich hin, indem es sich zugleich das Bild der einzelnen Buchstaben in seinem Innern wachruft; es bildet also auf diese Weise eine Verbindung vom motorischen Sprachzentrum zum optischen Schreibzentrum ($O^1 S$) aus und gelangt damit zu der Fähigkeit, willkürlich und bewußt zu schreiben.

So sind wir also durch physiologische Betrachtungen, welche die Entwickelung des Kindes berücksichtigen, zur Aufstellung eines Schemas für den Mechanismus der Laut- und Schriftsprache gekommen, und es erwächst uns nun die Aufgabe, dieses Schema des Physiologischen ins Anatomische zu übersetzen. Seit Broca kennen wir die Lage des motorischen Sprachzentrums im Fuße der dritten Stirnwirkung der linken Hemisphäre; Wernicke hat uns gezeigt, daß das sensorische Sprachzentrum in die Hörsphäre und zwar in die oberste Schläfenwindung zu verlegen ist. Die assoziativen Verbindungen zwischen beiden Sprachzentren liegen in der Insula Reillii; die motorische Sprachbahn verläuft dann ziemlich horizontal durch das Hemisphärenmark nach dem Knie der Capsula interna. Hier senkt sie sich in die Tiefe und verläuft durch den Hirnschenkelfuß nach Pons und Medulla oblongata, nach den Nervenkernen für die Sprechmuskulatur. Die supponierten Zentren O und A, in denen allgemeine optische und akustische Erinnerungsbilder aufgestapelt sind, sind keine eigentlichen Zentren im engeren Sinne, vielmehr die ausgedehnten Rindengebiete der Seh- und Hörsphäre beider Hemisphären. Das sensorische Schreibzentrum ist offenbar in der kortikalen Sehsphäre zu suchen und zwar, wie es mit Rücksicht auf die Beziehung der Schriftsprache zur Lautsprache selbstverständlich erscheint, in der linken Hemisphäre.

So bleibt uns nur noch das sog. motorische Schreibzentrum übrig. Charcot hat es, wie Sie aus dem Schema (Fig. 212) ersehen, in das Stirnhirn verlegt, in die Nähe der Mitte der vorderen Zentralwindung. Diese Auffassung ist verlassen; man ist vielmehr zur Erkenntnis gekommen, daß es ein eigentliches motorisches Schreibzentrum überhaupt nicht gibt. Die Schreibbewegung ist nämlich eine Bewegung wie jede andere; und wenn man die Form der Buchstaben und Zahlen kennt, kann man mit jedem beliebigen Körperteile schreiben. Wer von uns hätte nicht schon mit der Fußspitze Initialen in den Sand oder in den lockeren Schnee geschrieben? Der geübte Schlittschuhläufer beschreibt Figuren auf dem Eise, „ja man kann das vermeintliche Schreibzentrum selbst in das Gehirn eines Pferdes verlegen, wenn man in der Reitbahn Buchstaben abreitet" (Sahli).

Wir wollen nun, um uns die Ableitung der einzelnen Formen von Aphasie aus dem Schema zu erleichtern, die Zentren der optischen, akustischen und taktilen Erinnerungsbilder, die die Teilvorstellungen der Begriffe ausmachen, zu einem einzigen Zentrum zusammenfassen und dasselbe Begriffszentrum nennen (B des Lichtheimschen Schemas, Fig. 213). Dabei wollen wir uns aber bewußt bleiben, daß dieses Begriffszentrum nur physiologisch-vereinfacht gedacht ist, denn anatomisch ist es natürlich nicht vorhanden. Auf dem Schema sind das sensorische Sprachzentrum (A), sowie die zentripetal leitende akustische Bahn rot dargestellt; das optische Zentrum (O), das motorische Sprachzentrum (M) und das supponierte motorische Schreibzentrum (E), sowie die Bahn AO und die zentrifugal leitenden Bahnen dagegen schwarz. Berücksichtigen wir zunächst nur die Störungen der Lautsprache, soweit sie sich aus dem Schema ableiten lassen.

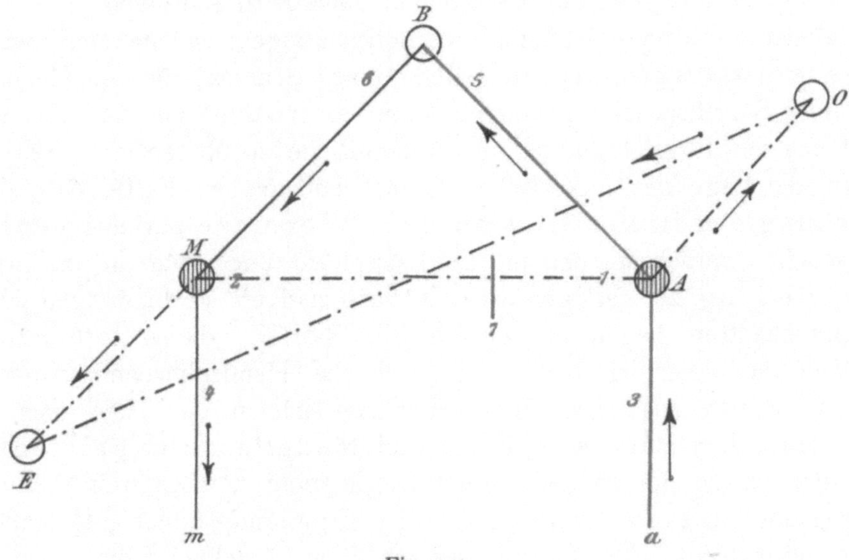

Fig. 213.

Schema der Sprachbahn. Nach Lichtheim.

B Begriffszentrum, A sensorisches, M motorisches Sprachzentrum, O optisches Zentrum, E Schreibzentrum.
Läsion in 1: kortikale sensorische Aphasie, Läsion in 2: kortikale motorische Aphasie, Läsion in 3: subkortikale sensorische Aphasie, Läsion in 4: subkortikale motorische Aphasie, Läsion in 5: transkortikale sensorische Aphasie, Läsion in 6: transkortikale motorische Aphasie, Läsion in 7: Paraphasie.

Eine Läsion der zentripetal leitenden Bahn (aAB) bewirkt den Verlust des Sprachverständnisses, d. h. der Kranke hört wohl das gesprochene Wort; aber er versteht den Sinn desselben nicht mehr, während er die Fähigkeit, spontan zu sprechen, nicht verloren hat. Man bezeichnet diese Störung als sensorische Aphasie. Andererseits bewirkt eine Läsion der zentrifugal leitenden Bahn (BMm) den Verlust der willkürlichen Sprache, während das Sprachverständnis erhalten bleibt. Diese Störung wird motorische Aphasie genannt.

Jede dieser beiden Hauptformen von zerebraler Sprachstörung, die sensorische und die motorische Aphasie, zerfällt wiederum in drei Unterformen, je nachdem die Läsion das Zentrum selbst (A, M) oder die unteren (aA, Mm), bezw. die oberen Bahnen (AB, BM) zerstört. Im ersten Falle spricht man von kortikaler Aphasie, im zweiten Falle von subkortikaler, im dritten Falle von transkortikaler sensorischer oder motorischer Aphasie.

Außer diesen sechs Formen von aphasischer Störung läßt sich nun aus dem Schema ohne weiteres noch eine siebente Form ableiten. Sie resultiert aus einer Unterbrechung der Bahn AM zwischen dem sensorischen und dem motorischen Sprachzentrum. Bei dieser Form ist sowohl das Sprachverständnis wie auch das Sprechvermögen erhalten, da ja die zentripetalen und die zentrifugalen Sprachbahnen intakt sind. Es tritt aber eine andere eigenartige Störung auf, die man schlechthin Paraphasie, richtiger verbale Paraphasie, nennt. Diese Störung besteht in dem Versprechen ganzer Worte; so sagt der Paraphasische z. B. „Schwarz" anstatt „Schmerz". Lichtheim hat diese Störung auch Leitungsaphasie oder Inselaphasie genannt, weil er sie nach seinem Schema auf eine Läsion der Leitungsbahn zwischen dem sensorischen und motorischen Sprachzentrum zurückführen mußte, und weil diese Leitungsbahn zwischen der Brocaschen Windung und der obersten Schläfenwindung durch die Insel verläuft. Diese Auffassung Lichtheims erwies sich aber als unhaltbar; denn in zahlreichen Fällen, in denen bei Lebzeiten der Kranken eine typische Paraphasie bestanden hatte, wurde post mortem die Insel frei gefunden, dagegen fand sich ein Herd an einer anderen Stelle der Sprachbahn. Man nimmt deshalb neuerdings an, daß die Erscheinung der verbalen Paraphasie immer dann zur Beobachtung kommen kann, wenn die Bahnen MABM des Schemas an irgend einer Stelle eine Unterbrechung erlitten haben. Die Intaktheit dieser Bahnen ist zum korrekten Sprechen offenbar als Kontrolle der motorischen Innervation notwendig, und tatsächlich üben wir eine solche Kontrolle aus, indem wir unbewußt die Worte innerlich erklingen lassen.

Ganz analoge Störungen wie bei der Lautsprache werden nun auch hinsichtlich der Schriftsprache beobachtet, bald im Zusammenhang mit Aphasie, bald isoliert. Man bezeichnet diese Störungen als Alexien, wenn die sensorischen, und als Agraphien, wenn die motorischen Zentren oder Bahnen unterbrochen sind, und unterscheidet in analoger Weise wie bei der Aphasie zwischen kortikalen, subkortikalen und transkortikalen Störungen, denen man eine Leitungsagraphie hinzugesellt.

Es würde uns viel zu weit führen, wollten wir uns aus dem Schema die einzelnen Symptome dieser 14 denkbaren Formen von Störungen der Laut- und Schriftsprache ableiten. Sie haben mehr theoretisches als praktisches Interesse; denn äußerst selten wird uns am Krankenbette eine dieser 14 Formen rein und isoliert begegnen; vielmehr werden wir die allerverschiedensten Kombinationen der einzelnen Formen beobachten in abwechslungsreicher Mannigfaltigkeit, die kein Kliniker zu übersehen vermag. Da gilt es in jedem einzelnen Falle das Krankheitsbild aufs sorgfältigste zu entwirren, und lediglich hierzu will uns das Schema die Unterlage geben.

61. Motorische Aphasie.

Gleich der erste Fall, den Sie jetzt sehen werden, läßt sich nicht unter die Schulfälle rubrizieren, die in den Lehrbüchern beschrieben sind. Es ist ein 56jähriger Patient, der im Mai d. J. einen apoplektischen Insult erlitten hat. Als Residuum desselben ist eine rechtsseitige Hemiplegie vorhanden, die Gesicht, Arm und Bein betroffen hat. Die Lähmung trägt den Charakter der Läsion des zentralen Neurons der motorischen Bahn; sie ist eine spastische, ohne degenerative Muskelatrophie, dagegen mit einer sehr lebhaften Steigerung der Sehnen- und Periostreflexe auf der Seite der Lähmung. Bei Beklopfen des rechten Kniescheibenbandes kommt es sogar zu einem lebhaften Patellarklonus. Bei taktilen Reizen der rechten Fußsohle tritt eine deutliche Plantarflexion sämtlicher Zehen ein; das Babinskische Phänomen fehlt also. Allein aus dem Fehlen dieses Symptoms schließen wir, daß es sich hier nicht um eine typische Hemiplegie handelt. Außerdem zeigt die weitere Untersuchung, daß die Lähmung keine komplette ist. Es muß vielmehr die Pyramidenbahn, wenigstens so weit sie die Flexoren der Zehen des rechten Fußes betrifft, intakt geblieben sein. Denn der Kranke kann auch die Zehen aktiv vollkommen beugen, und nicht nur das; er kann auch die Zehen und den ganzen Fuß dorsalflektieren und den Unterschenkel im Kniegelenk beugen und strecken. Es ist also offenbar die Beinfaserung der Pyramidenbahn nur zum Teil durch den Hirnherd betroffen. Am Arm dagegen ist die Lähmung eine ziemlich vollständige, und von Hirnnerven ist außer dem Fazialis auch der Hypoglossus betroffen. Die Zunge weicht beim Vorstrecken etwas nach der gelähmten Seite ab. Eine Hemianästhesie besteht nicht; wohl aber eine ziemlich komplizierte Sprachstörung, mit deren Analyse wir uns eingehender befassen wollen.

Auf alle Fragen, die man an den Kranken richtet, antwortet er sinngemäß; hieraus folgt zunächst, daß er volles Sprachverständnis hat; die zentripetale Sprachbahn ist also offenbar intakt, und darum auch das Nachsprechen vorgesprochener Worte an sich möglich. Der Kranke verfügt auch über einen normal großen Wortschatz. Er nennt die Bezeichnung aller Gegenstände, die man ihm vorlegt, und kann die Namen derselben auch ziemlich korrekt aussprechen. Manchmal aber, namentlich bei Dingen, die seinem Ideenkreise ferner liegen, macht ihm die Aussprache große Schwierigkeiten, obwohl er den Namen des vorgehaltenen Gegenstandes kennt (Eichhörnchen, Tannenzapfen, Eierbecher, Rasiermesser, Eidechse, Federwischer, Star u. dergl.). Wenn er manchmal einen falschen Namen nennt, so ist dies nicht etwa eine verbale Paraphasie, sondern es geschieht, weil er den richtigen Namen, obwohl er ihn kennt, nicht aussprechen kann. So sagt er z. B. „Vogel" oder „Amsel" statt Star. Es ist also zweifellos eine motorische Aphasie vorhanden; daneben aber auch gleichzeitig eine gewisse paraphasische Störung: der Kranke verwechselt manchmal die Buchstaben einzelner Worte; er sagt: „gesunkt" statt gesenkt; er verwechselt aber nicht die ganzen Worte; es ist keine verbale, sondern eine literale Aphasie. Dieselbe Störung zeigt sich noch deutlicher beim lauten Lesen. Wie es sich mit dem Schreiben verhält, können wir nicht prüfen, da die rechte Hand des Kranken gelähmt ist, und er nicht mit der linken zu schreiben gelernt hat.

Jedenfalls ist die sensorische Sprachbahn intakt, denn der Kranke versteht das gesprochene und geschriebene Wort; überhaupt müssen die Bahnen M A B M des Lichtheimschen Schemas intakt sein, denn es besteht keine verbale Aphasie z. B. beim Nachsprechen. Daraus folgt, daß auch das motorische Sprachzentrum selbst intakt ist, und tatsächlich weiß der Kranke auch immer, welche Worte er nachsprechen will; er kann es nur manchmal nicht tun. Also muß die motorische Sprachbahn unterhalb des Zentrums geschädigt sein, d. h. es muß eine subkortikale motorische Aphasie vorliegen. Diese Annahme erklärt auch, weshalb bei dem Kranken das motorische Sprachgedächtnis im großen und ganzen erhalten und nur der Aufbau der Worte aus Lauten und Silben beeinträchtigt ist, so daß eine literale Aphasie zustande kommt. Dieser Zustand bildet gewissermaßen die Brücke zwischen der Aphasie und Dysarthrie. Aus anatomischen Befunden wissen wir, daß diese Art von Sprachstörung durch eine tief im Mark, besonders in der linken inneren Kapsel sitzende Affektion der Sprachbahn hervorgebracht wird.

Aus der gleichzeitigen Lähmung der Extremitäten und des Fazialis können wir aus den Gründen, die

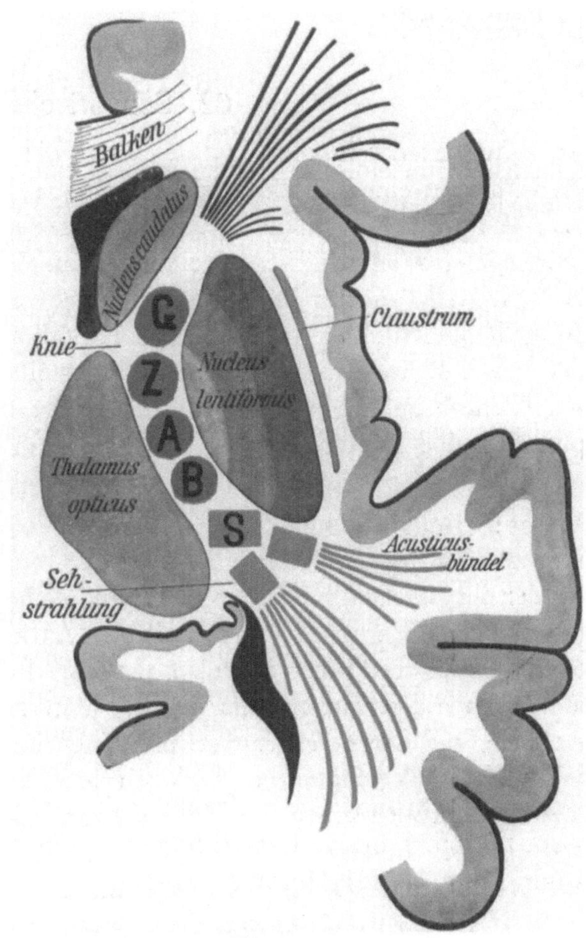

Fig. 214.

Innere Kapsel. Horizontalschnitt durch die rechte Großhirnhemisphäre in der Höhe der Mitte des Balkenknies und des Pulvinars. Nach Hermann.

Rot motorische Bahnen: Gesicht (G), Zunge (Z), Arm (A) und Bein (B), Blau sensorische Bahn (S), Sehstrahlung und Akustikusbündel.

wir neulich eingehend erörtert haben, nur auf eine Läsion oberhalb der Kreuzung der Fazialisbahn im Pons, also auf eine Unterbrechung der Extremitäten- und Fazialisbahn zwischen dem Hirnschenkelfuß und der motorischen Rinde der linken Hemisphäre schließen. Die Art der Sprachstörung aber, die wir in unserem Falle beobachtet haben, ermöglicht uns eine präzisere topische Diagnose. Wir nehmen einen Herd an, der die motorische Sprachbahn bei ihrem Eintritt in das Knie der Inneren Kapsel trifft; damit ist zugleich auch die Bahn des Fazialis und Hypoglossus und die Extremitätenbahn getroffen; die Faserung für den Arm nahezu vollständig, die Beinfaserung indessen nur zum Teil (Fig. 214).

Voraussichtlich handelt es sich um eine Blutung oder um eine Embolie einer der kleinen Verzweigungen der A. fossae Sylvii, die dieses Gebiet der Inneren Kapsel versorgen, und die man unter dem Namen lenticulo-striäre Arterien zusammenfaßt.

62. Sensorische Aphasie.

Ein wesentlich anderes Bild bietet die zweite Kranke. Vor zehn Jahren hat ihr Ehemann eine Lues akquiriert; er hat seine Frau angesteckt; kurze Zeit darauf wurde bei ihr wegen des Primäraffektes eine Inunktionskur eingeleitet. Ein Halbjahr später zeigten sich Auftreibungen an den Knochen, an beiden Tibien und am rechten Arm, die für luetische galten, auf eine erneute forcierte Quecksilber- und Jodkaliumbehandlung jedoch nicht zurückgingen; es kam zu Abszessen, die schließlich eröffnet werden mußten, und es stellte sich heraus, daß eine tuberkulöse Knochenerkrankung vorlag. In der Nacht vom 15. zum 16. Januar 1900 ist nun plötzlich eine Lähmung der rechten Seite mit einer Sprachstörung aufgetreten.

Auf alle Fragen, die wir an die Kranke richten, antwortet sie in stereotyper Weise: „Büm". „Büm" oder „Bümbüm" sind die einzigen Silben, über die sie verfügt. Bei jedem Versuch zu sprechen, auch beim Nachsprechen, werden immer wieder die gleichen, sinnlosen Wortsymbole hervorgebracht. Offenbar handelt es sich hier um eine komplette motorische Aphasie, bei der das Sprachvermögen auf ein Minimum reduziert ist, also um eine kortikale Störung, um eine Läsion des motorischen Sprachzentrums selbst. Man nennt die hier vorliegende Form von Aphasie, bei der den Kranken nur eine einzige Silbe oder eine kurze Folge von Worten zur Verfügung steht, auch Monophasie. v. Strümpell erwähnt in seinem Lehrbuch einen Kranken, dessen ganzer Wortschatz in den Lauten „Bibi" und „Eibibi" bestand; wir hatten kürzlich einen Kranken im Siechenhause, der nur „Hoto" und „Hototo" sagen konnte.

Wie steht es nun mit dem Sprachverständnis der Kranken?

Fordern wir sie auf, die Augen zu schließen und wieder zu öffnen, so führt sie meistens die betreffende Bewegung prompt aus. Man könnte hieraus zunächst schließen, daß die Kranke unsere Aufforderung verstanden hat. Dies ist aber nicht der Fall, wenigstens nicht immer. Wenn wir sie z. B. nacheinander auffordern, die Zunge zu zeigen und den Mund aufzumachen, so schließt sie wiederum zunächst die Augen, um sie alsbald wieder zu öffnen. Wir können diese Bewegungen mit Sicherheit erwarten, wenn wir unsere Aufforderung, die Zunge hervorzustrecken, mit einem Schließen unserer eigenen Augen, und den Mund zu öffnen, mit einem Öffnen desselben begleiten. Die Kranke läßt sich dadurch irre führen und glaubt, die vorgemachten Bewegungen ausführen zu sollen. Legen wir ein Messer und andere Gegenstände auf ihr Bett und fordern sie auf, uns das Messer zu reichen, so weiß sie sicherlich nicht, was sie machen soll. Sie hat offenbar den Sinn unserer Aufforderung nicht verstanden. Das gleiche Verhalten zeigt die Kranke, wenn wir einen beliebigen Auftrag schriftlich erteilen; sie nimmt die Schiefertafel, auf die wir die Worte schreiben „Zeigen Sie die Zunge", in die Hand, betrachtet sie, scheinbar lesend, befolgt aber die Aufforderung nicht. Offenbar hat die Kranke nicht nur die Fähigkeit zu sprechen eingebüßt; sie hat auch nahezu vollständig das Verständnis für das gesprochene und geschriebene Wort verloren. Es besteht also neben der motorischen auch eine sensorische Aphasie und außerdem auch noch eine Alexie. Ob es sich bei diesen sensorischen

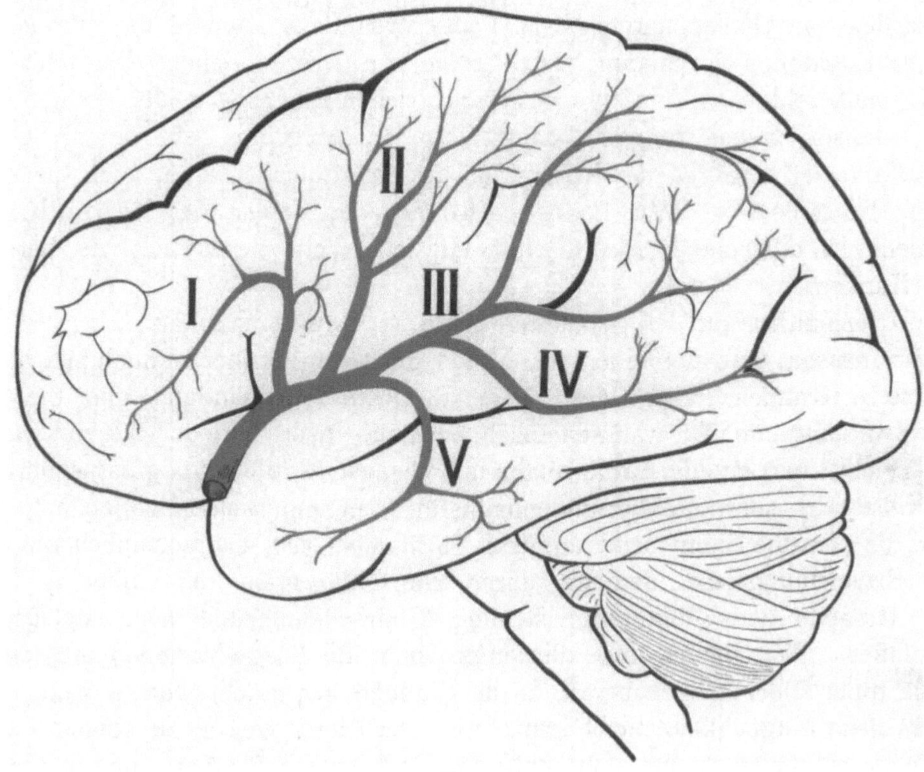

Fig. 215.
Arteria fossae Sylvii mit ihren fünf Hauptästen.

I zu den Frontalwindungen, II zu den Zentralwindungen und zum Operkulum, III zum Parietalläppchen (Gyrus supramarginalis und G. angularis), IV zur ersten und zweiten Temporalwindung und zum G. occipito-temporalis, V zu den vorderen Abschnitten des Temporallappens (erste bis dritte Schläfenwindung).

Störungen um eine kortikale, subkortikale oder transkortikale Läsion handelt, läßt sich bei der vollständigen Sprachlosigkeit der Kranken nicht entscheiden; die Schwere und Konstanz der Erscheinungen spricht aber für eine kortikale Läsion. Allerdings müssen wir dann eine sehr ausgedehnte Zerstörung annehmen, die sowohl die dritte Stirnwindung wie auch die erste Schläfenwindung betrifft, vermutlich auch die ganze Inselregion. Eine derartige ausgedehnte Läsion ist charakteristisch für die Obliteration der A. fossae Sylvii (Fig. 215). Die Obliteration dieses großen Gefäßes, eines der wichtigsten für die arterielle Blutversorgung der Hemisphären, führt aber gewöhnlich nicht nur zu einer Läsion der genannten

Rindenpartien; meist erstreckt sich die Erweichung auch in den Linsenkern hinein und selbst in die Capsula interna und führt deshalb auch gleichzeitig zu Lähmungserscheinungen auf der gekreuzten Körperseite. So ist es auch bei unserer Kranken. Die Fazialislähmung ist nur gering, und die Verschiedenheit der Innervation der Muskulatur auf beiden Seiten gleicht sich sogar bei mimischen Bewegungen, z. B. beim Lachen, nahezu vollständig aus. In der Ruhe ist aber eine leichte Kontraktur im M. levator anguli oris der rechten Seite deutlich erkennbar. Die Zunge weicht beim Vorstrecken nicht von der Mittellinie ab. Arm und Bein sind vollständig gelähmt, Unterarm, Hand und Finger in Kontrakturstellung. Trizepsreflex und Kniephänomen sind außerordentlich lebhaft; es ist auch ein deutlicher Fußklonus vorhanden, aber der Babinskische Zehenreflex fehlt auch hier. Er muß fehlen, weil infolge des chirurgischen Eingriffs an der rechten Tibia der M. extensor hallucis longus gelähmt ist, der die große Zehe dorsal flektiert. Infolgedessen, d. h. wegen der Kontraktur des Antagonisten, steht auch die große Zehe in Plantarflexion. Wir können also hier das Fehlen des Babinskischen Phänomens in differentialdiagnostischer Hinsicht nicht verwerten wie bei dem ersten Kranken.

Die Sensibilität auf der gelähmten Seite ist vollständig intakt.

Wir müssen also hier einen wesentlich größeren Hirnherd annehmen als bei dem ersten Kranken, einen Herd, der die dritte Stirnwindung und die erste Schläfenwindung umfaßt, wahrscheinlich auch die Insel, und der bis zur Inneren Kapsel reicht, wo er die Fazialisbahn am wenigsten, die Hypoglossusbahn garnicht, vollständig aber die Pyramidenbahn für Arm und Bein getroffen hat, während er die sensible Bahn nicht tangiert. Es handelt sich wahrscheinlich um einen großen Erweichungsherd, bedingt durch eine Obliteration der linken A. fossae Sylvii. Ursache der Obliteration ist aller Wahrscheinlichkeit nach eine Embolie des Gefäßes. Wir haben uns allerdings auch die Frage vorlegen müssen, ob nicht die tuberkulöse Osteomyelitis die Embolie verursacht haben kann. Wir glauben, diese Möglichkeit nicht ganz von der Hand weisen zu können; wahrscheinlicher erscheint es uns aber, daß eine Endarteriitis der Aorta und der großen Gefäße auf syphilitischer Basis zugrunde liegt und Ursache des Verschlusses der A. fossae Sylvii geworden ist.

63. Die bulbäre Sprachstörung (Anarthrie) und die übrigen Bulbärsymptome.

Von dem Brocaschen Zentrum im Fuße der dritten Stirnwindung der linken Hemisphäre verläuft die motorische Sprachbahn durch das Hemisphärenmark in die Gegend des Knies der Inneren Kapsel und senkt sich hier in die Tiefe, um durch den Hirnschenkelfuß nach der Brücke zu gelangen. Wir haben diese letzte Strecke neulich mit einem Kabel verglichen, dessen einzelne Drähte nach den verschiedenen Nervenkernen der Sprachmuskulatur verlaufen, und haben diejenigen zerebralen Sprachstörungen, die durch eine Läsion des ganzen Kabels bedingt sind, der Aphasie zugerechnet. Heute wollen wir, um bei dem Bilde zu

bleiben, die Folgezustände der Läsion der Drähte des Kabels, resp. der Umschalte-
vorrichtungen besprechen, die durch die Nervenkerne der gesamten Sprachmuskulatur dargestellt werden. Diese Formen von Störungen des Sprachmechanismus
nennt man Anarthrie; es sind lediglich motorische Störungen, die das
sprachliche Ausdrucksvermögen betreffen, während das Sprachverständnis vollkommen erhalten ist. Und weil das motorische Zentrum selbst, die Brocasche
Windung, intakt bleibt, ist auch das Wortgedächtnis unversehrt, der Wortschatz

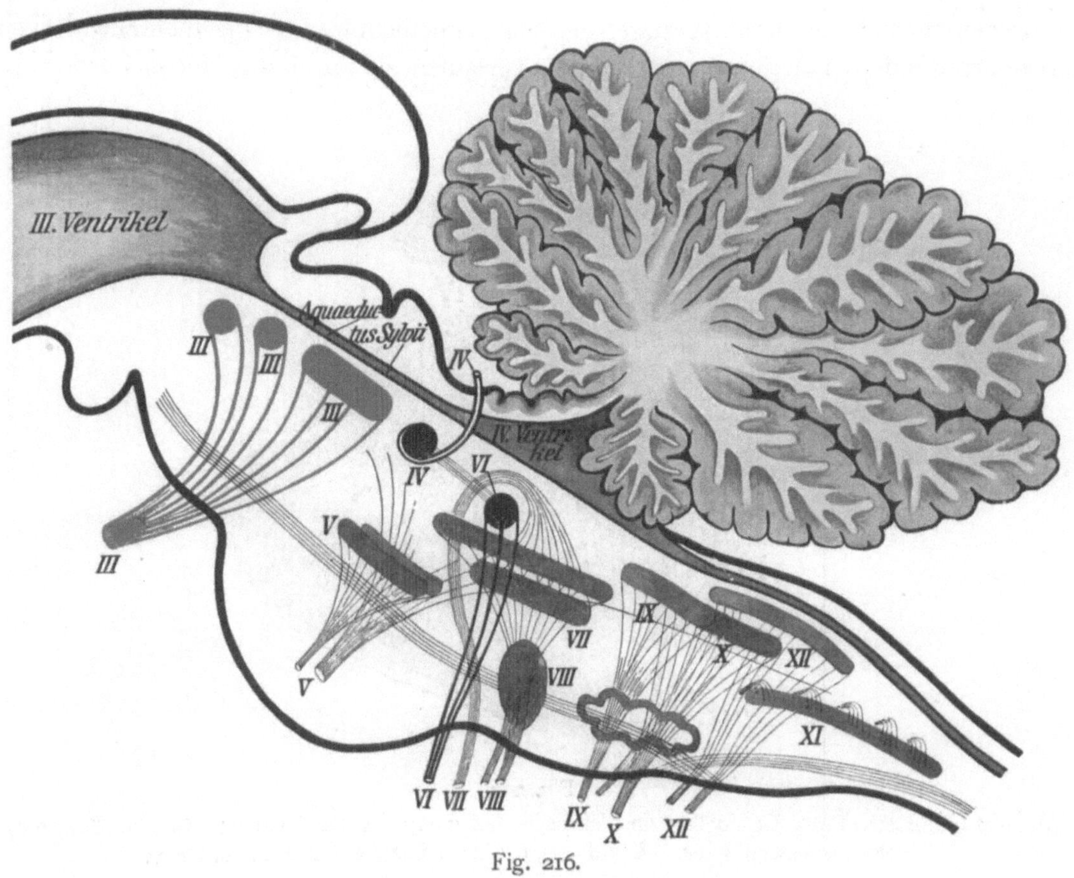

Fig. 216.

Kerne des III. bis XII. Hirnnerven.

Die Kerne des N. oculomotorius rot, der Nn. trochlearis und abducens schwarz, die übrigen Hirnnervenkerne schraffiert.

ist ein unbeschränkt großer, der Aufbau der Worte aus Lauten und Silben vollzieht sich in korrekter Weise, und nur die Aussprache der einzelnen Buchstaben
und Laute ist beeinträchtigt. Der Kranke kann sehr wohl das ganze Alphabet
hersagen, aber er spricht die einzelnen Buchstaben verstümmelt aus, die Vokale
und Diphthonge z. B. mit näselndem Beiklang, b wie f, k wie dch usf. Die Sprachstörung ist natürlich um so hochgradiger, je mangelhafter die motorische Innervation der zum Sprechen notwendigen Muskulatur ist, d. h. je mehr von den
motorischen Hirnnervenpaaren, die die Sprachmuskulatur innervieren, in den
Krankheitsprozeß einbezogen und je stärker die einzelnen von ihnen geschädigt

sind. Nun bedürfen wir bekanntlich zur Aussprache der einzelnen Buchstaben und
Worte einer außerordentlich großen Anzahl von Muskelgruppen: der Kaumuskulatur,
soweit sie das Öffnen und Schließen des Mundes bewirkt, der Muskulatur der
Lippen und der Zunge, des Gaumensegels und Schlundkopfes, sowie der Stimm-
band- und Atmungsmuskeln. Diese mannigfachen Muskelgruppen empfangen ihre
motorischen Impulse von der Hirnrinde gerade durch die Hälfte aller Hirnnervenpaare, durch den motorischen N. trigeminus und die Nn. facialis, glossopharyngeus,
vagus, accessorius und hypoglossus. Aus verschiedenen benachbarten Rinden-
bezirken entspringen die Faserzüge, die sich schließlich in den einzelnen Hirnnerven
zusammenfinden; auf getrennten Bahnen verlaufen sie durch das Hemisphärenmark

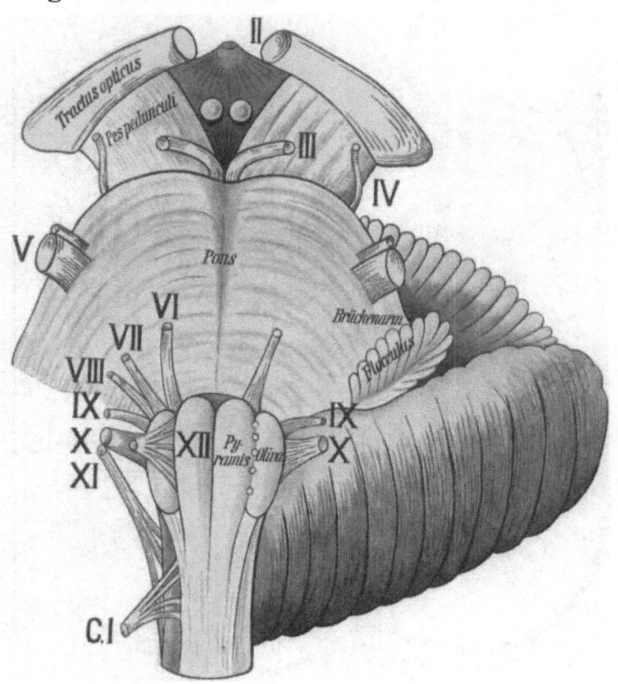

Fig. 217.

Medulla oblongata, Pons, Cerebellum und Hirnschenkel von vorn, zur Demonstration des Ursprungs
der Hirnnerven II bis XII und des I. Cervikalnerven. Nach Edinger.

und den Hirnstamm, und nur an einer Stelle des Zentralorgans treten sie einander
räumlich nahe, in der Kernregion unter dem Boden des IV. Ventrikels (Fig. 216), in der
die einzelnen Hirnnervenpaare ihren Ursprung nehmen. Dann verlassen diese das
Zentralorgan, um wiederum auf gesonderten Wegen zu ihren einzelnen Innervationsgebieten zu verlaufen. Deshalb sind die Sprachstörungen vom Charakter der
Anarthrie am häufigsten bedingt durch eine Läsion der Kernregion der genannten
Hirnnervenpaare und derjenigen Stelle, an der sie alle dicht beieinander das
Zentralorgan verlassen, d. h. der Medulla oblongata (Fig. 217). Die Anarthrie
ist deshalb ein konstantes und charakteristisches Symptom der primären Erkrankung
der motorischen Hirnnervenkerne, der chronischen progressiven Bulbärparalyse,
und zwar ist sie ein Herdsymptom dieses Leidens.

Nun sind die klinischen Symptome der Erkrankungen des Zentralnervensystems, die wir Herdsymptome nennen, nicht durch die pathologisch-anatomische Natur des Krankheitsprozesses, der sie auslöst, bedingt, sondern lediglich durch den Sitz desselben im Zentralorgan. Wir haben also bei einer Erkrankung der Kernregion in der Medulla oblongata die gleiche anarthrische Sprachstörung zu erwarten, ganz einerlei, ob es sich um einen primären Untergang der Ganglienzellen der motorischen Hirnnervenkerne handelt wie bei der progressiven Bulbärparalyse, oder um eine Zerstörung derselben durch einen Erweichungsherd, einen Tumor, einen Abszeß, einen Herd bei multipler Sklerose oder durch irgend einen anderen Krankheitsprozeß. Es sind also die allerverschiedenartigsten Krankheitszustände, bei denen die Anarthrie zur Beobachtung kommen kann.

64. Akute (apoplektische) Bulbärparalyse.

Ein 47jähriger Gerichtsdiener, den ich seit langen Jahren kenne, hat in seinem 35. Lebensjahre einen apoplektischen Insult mit Bewußtseinsverlust erlitten, der zu einer rechtsseitigen Hemiplegie und zu einer leichten Sprachstörung geführt hat. Ursache des Insultes ist zweifellos eine spezifische Erkrankung der zerebralen Gefäße als Folge einer vier Jahre zuvor akquirierten Lues gewesen. Im Verlauf von $^{5}/_{4}$ Jahren sind damals unter einer energischen antiluetischen Behandlung mit nachfolgender Übungstherapie die Sprachstörung und die motorischen Lähmungserscheinungen vollständig zurückgegangen, so daß sich der Patient jahrelang für ganz gesund hielt und seinen anstrengenden Dienst ohne Unterbrechung versehen hat. Erst vor 6 Wochen ist ein neuer Insult eingetreten. Anscheinend mitten in voller Gesundheit — jedenfalls, ohne daß alarmierende Vorboten vorausgegangen wären — fühlte sich der Kranke eines Abends auf der Straße „nicht ganz wohl, ein wenig schwindelig", und als er nach einigen Minuten seine nahegelegene Wohnung erreicht hatte, konnte er nicht mehr sprechen. Auch das Schlingen war ihm kaum möglich; er verschluckte sich anhaltend. Flüssigkeiten und Speiseteile kamen beim Versuch, zu schlucken, wieder durch die Nase heraus. Der Speichel floß fortdauernd aus dem Munde ab, den der Kranke nicht mehr geschlossen zu halten vermochte.

Nach dieser Anamnese handelt es sich offenbar um einen Fall, den wir auf Grund des plötzlichen Eintritts aller Lähmungserscheinungen als akute (apoplektische) Bulbärparalyse zu bezeichnen berechtigt sind. Meist liegen derartigen Fällen kleine Blutungen oder Erweichungsherde bei Thrombose einzelner Äste der A. vertebralis oder A. basilaris zugrunde. Größere Blutungen im Pons und in der Medulla oblongata verlaufen in der Regel tödlich, bevor das Krankheitsbild gedeutet werden kann. Embolische Erweichungsherde werden nur selten beobachtet.

Bei unserem Patienten fällt zunächst die Starre des Gesichtsausdrucks auf, in dem jede lebhaftere Mimik fehlt. Schlaff hängt die Wangenmuskulatur herab. Die beiden Nasolabialfalten sind auffallend seicht. Der Mund wird allerdings augenblicklich geschlossen gehalten, aber nur mit geringer Kraft, und der Kranke führt andauernd sein Taschentuch zum Munde, um den ständig ausfließenden Speichel aufzufangen. Ein Unterschied in der Stärke der Fazialislähmung zwischen beiden Seiten ist in der Ruhe nicht auffällig; bei willkürlichen Bewegungen scheint indessen die linke Gesichtsmuskulatur etwas zurückzubleiben.

Das Sensorium des Patienten ist vollkommen frei, und seine Intelligenz ist nicht beeinträchtigt. Doch könnte man leicht derartige Kranke für dement halten, weil sie oft bei den geringsten Anlässen ins Weinen oder Lachen geraten. Dieses Weinen und Lachen trägt aber ganz unverkennbar einen krampfhaften Charakter; es ist nicht durch eine psychische Alteration, vielmehr lediglich durch eine in ihrer Intensität wechselnde, tonische Anspannung der mimischen Gesichtsmuskulatur bedingt. Auch bei unserem Patienten wird Ihnen im Laufe der Untersuchung diese Neigung zu krampfhaftem Weinen auffallen.

Unserer Aufforderung, seine Zunge zu zeigen, kann der Kranke, dessen Zustand sich übrigens in den letzten Wochen schon wesentlich gebessert hat, nicht Folge leisten. Die Zunge wird kaum bewegt; sie liegt vielmehr schlaff wie ein fremder Körper dem Boden der Mundhöhle auf, und wenn wir den Spatel einführen, um uns über das Verhalten des Gaumensegels zu unterrichten, so vermissen wir den Widerstand, den die Zunge normalerweise durch Emporwölben dem Herabdrücken durch den eingeführten Spatel entgegensetzt. Bei der Palpation fühlt sich die Zunge weich und weniger konsistent als normal an. Auf der linken Seite der Zunge ist die Schleimhaut vielfach eingezogen und runzelig und die Gesamtmasse des Organs dünner und flacher als auf der rechten Seite. Gelegentlich treten auf der linken Zungenhälfte fibrilläre Zuckungen auf, die Begleiterscheinungen der degenerativen Muskelatrophie. Diese beginnende Atrophie der Zunge ist indessen erst im Laufe der letzten Woche deutlich geworden, da natürlich bis zu ihrer Entwickelung eine geraume Zeit seit dem Insult verstreichen mußte.

Die degenerative Muskelatrophie gehört nicht zu den regelmäßigen Befunden der apoplektischen Bulbärparalyse, und wo sie eintritt, ist sie meistens auf das eine oder andere Nervengebiet beschränkt, etwa auf eine Zungenhälfte, wie hier. Denn in der Regel betrifft der Erweichungsherd nicht das Gebiet der motorischen Hirnnervenkerne selbst, sondern die kortikonukleäre Bahn, die von der Hirnrinde zu den Kernen führt, und zwar in der Nähe ihres Eintritts in das Kernareal. Nur wenn das letztere mitbetroffen ist, was indessen gewöhnlich nur in kleiner Ausdehnung geschieht — etwa wie hier der linke Hypoglossuskern —, wird auch im klinischen Bild der akuten Bulbärparalyse die degenerative Muskelatrophie nicht ausbleiben.

Bei der Inspektion des Gaumensegels zeigt es sich, daß die Bewegungsfähigkeit desselben in hohem Maße beeinträchtigt ist. In der Ruhe und bei der Atmung hängt das Zäpfchen gerade und schlaff herab, und bei der Phonation wird das Gaumensegel nur sehr wenig gehoben, während eine Verkürzung des Zäpfchens nicht bemerkbar wird. Auch an den Kaumuskeln ist beiderseits eine ziemlich hochgradige Schwäche vorhanden.

Angesichts dieser ausgedehnten Lähmungserscheinungen an der Zunge, an der Lippen- und Kaumuskulatur und am Gaumensegel, also gerade im Gebiete derjenigen Muskelgruppen, die wir zum Sprechen benötigen, ist es selbstverständlich, daß in unserem Falle auch eine hochgradige Störung der Sprechbewegungen vorhanden ist, d. h. eine Sprachstörung vom Charakter der Anarthrie. Allerdings hat sich auch diese Störung in den letzten Wochen schon etwas gebessert. Unmittelbar nach dem Insult ist der Kranke gänzlich unfähig zu sprechen gewesen, nicht weil ihm das Wortgedächtnis gefehlt hat oder sein Wortschatz ein verminderter gewesen ist, sondern lediglich, weil seine gesamte Sprachmuskulatur mehr oder weniger vollständig gelähmt gewesen ist. In der Zwischenzeit hat es der Kranke durch systematische Übungen gelernt, die paretischen Muskeln soweit zu gebrauchen, daß er die einzelnen Laute und selbst einfache Worte, wie „Ja, Papa, Mama, Amme, Tinte" u. dergl. wieder aussprechen kann. Kompliziertere Worte oder gar Sätze vermag er noch nicht zu sprechen, und seine Aussprache ist auch noch immer recht mangelhaft und undeutlich.

Motorische Lähmungserscheinungen an den Extremitäten hat der letzte Insult nicht zur Folge gehabt. Auch Störungen der Sensibilität sind nicht vorhanden, wie es gewöhnlich bei der akuten apoplektischen Bulbärparalyse zu sein pflegt.

Der Verlauf des Leidens ist meistens ein regressiver, insofern alle Krankheitserscheinungen unmittelbar nach ihrem Einsetzen am ausgesprochensten sind und in der Folgezeit oft eine Besserung eintritt. Immerhin ist die Prognose ernst. Die Lähmung der Schlundmuskulatur führt natürlich zu einem häufigen Verschlucken, nicht nur von Flüssigkeiten und Speiseteilen, die infolge der Kaumuskelschwäche nur mangelhaft zerkleinert werden und angesichts der Zungenlähmung oft im Munde zwischen den Zahnreihen und der Wangenschleimhaut liegen bleiben, sondern auch zu einem Verschlucken des Speichels, namentlich im Schlafe. Die unglücklichen Kranken sind deshalb ständig den Gefahren der Schluckpneumonie ausgesetzt, wie sie überhaupt für Erkrankungen des Kehlkopfs, der Bronchien und Lungen besonders empfänglich zu sein scheinen.

Da in unserem Fall die Erkrankung der Gefäße, die zu dem Erweichungsherd im Bulbus geführt hat, zweifellos eine spezifische ist, wurde unverzüglich eine energische antiluetische Behandlung eingeleitet, von der wir noch eine weitere Besserung des Leidens erwarten dürfen.

65. Pseudobulbärparalyse und zerebrobulbäre Glossopharyngolabial-Paralyse.

Die gleiche Form von Sprachstörung ist in charakteristischer Weise bei einem anderen Kranken vorhanden, einem 65 jährigen Kaufmann, der bereits vor 30 Jahren einen „Schlaganfall" erlitten hat. Damals haben ausgesprochene Lähmungserscheinungen an den rechtsseitigen Extremitäten und an der Zunge bestanden, die jedoch im Verlauf von wenigen Wochen vollständig zurückgegangen sind. Jahrzehntelang ist keine weitere Störung eingetreten; erst am 11. März 1905 hat der Kranke, nachdem er schon in den letzten Monaten vorher häufig über Kopfschmerzen, mangelnden Schlaf, Ohrensausen und Schwindel zu klagen hatte, aufs neue einen Insult erlitten, der indessen ohne Bewußtseinsverlust einhergegangen ist. Bei einem heftigen Schwindelanfall stürzte der Kranke zu Boden, und in wenigen Stunden kam das typische Bild der akuten (apoplektischen) Bulbärparalyse zur vollen Entwickelung. Die Sprache war infolge einer hochgradigen Dysarthrie fast unverständlich; die Zunge konnte nicht über die Mundöffnung hervorgestreckt werden, sie lag vielmehr gerade und nahezu unbeweglich auf dem Boden der Mundhöhle, ohne sich beim Einführen des Spatels emporzuwölben. Bei der Phonation hob sich das Gaumensegel nicht, und das Zäpfchen blieb schlaff in der Mittellinie herabhängen. Das Schlingen war sehr erschwert, so daß bald eine hochgradige Sekretstockung in der Tiefe des Pharynx zustande kam. Infolge einer Schwäche der Kaumuskulatur war der aktive Kieferschluß nicht möglich; der Mund wurde ständig halboffen gehalten, und aus beiden Mundwinkeln floß reichlich Speichel aus. Auch in der Muskulatur des unteren Fazialisgebietes war eine beiderseitige asymmetrische Lähmung vorhanden. Am rechten Arm und an beiden Beinen ließ sich keine Störung nachweisen; am linken Arm und an der Hand fand sich dagegen eine deutliche Parese und leichte Ataxie. Die Sensibilität war völlig intakt; Blase und Mastdarm funktionierten normal. Das Sensorium war ungetrübt, die Intelligenz nicht beeinträchtigt. Mit gutem Verständnis folgte der Kranke dem Gang der Untersuchung; er faßte alle Fragen, die an ihn gerichtet wurden, klar auf und gab verständige Auskunft über seine Lebensschicksale und den Verlauf des letzten Insults. Um sich bei seiner starken Sprachstörung der Umgebung verständlich zu machen, brachte er seine Antworten und Wünsche zu Papier, wobei seine Schrift nicht die geringste Störung aufwies.

Vom fünften Tage nach dem Insult an ließ sich ein deutlicher Rückgang aller Lähmungserscheinungen feststellen. Zunächst besserten sich das Schlingvermögen und die Beweglichkeit der Zunge, allmählich auch die Parese der Gesichts- und Kaumuskulatur und des linken Armes, zuletzt die Sprache. Am 17. Mai wurde der Kranke aus dem Hospital, in dem er zwei Tage nach dem Insult Aufnahme gefunden hatte, entlassen. Außer einer leichtverwaschenen, aber doch deutlich verständlichen Sprache waren damals keinerlei Krankheitserscheinungen von seiten des Nervensystems vorhanden.

Zu seiner weiteren Erholung brachte der Kranke die nächsten Monate in einem benachbarten Solbade zu. Anfangs scheint es ihm dort ganz befriedigend ergangen zu sein. Bald aber traten Kopfschmerz und mangelnder Schlaf von neuem auf; die Schwindelanfälle stellten sich wieder häufiger und in der früheren Heftigkeit ein, und mehr und mehr zeigte sich eine auffällige Veränderung im psychischen Verhalten des Kranken. Er wurde zerstreut und vergeßlich, leicht reizbar und zeitweise derartig erregt, daß er mit seiner Umgebung in Streit geriet. Er wechselte häufig die Wohnung, weil er sich von seinen Wirtsleuten verfolgt glaubte, und gab so viel Geld aus, daß er schließlich ganz mittellos hierher zurückgebracht wurde, nachdem er vorübergehend Aufnahme in einem auswärtigen Krankenhaus gefunden hatte. Es ist bedauerlich, daß der Patient bis dahin nicht fortwährend unter ärztlicher Beobachtung gestanden hat. Wir wissen bei dieser Sachlage nicht, ob sich die geschilderten psychischen Anomalien im Anschluß an neue Insulte entwickelt haben, und ob das Zustandsbild, das der Kranke bei seiner Rückkehr bot, und das sich seitdem nicht wesentlich geändert hat, allmählich oder apoplektiform entstanden ist. Die hochgradige Demenz des Kranken macht es uns unmöglich, hierüber Zuverlässiges zu erfahren.

Am 10. November 1905 wurde der inzwischen stark ergraute Patient wieder in das hiesige Krankenhaus aufgenommen, in ähnlichem körperlichem Zustand wie bei der ersten Aufnahme, 6 Monate zuvor, wiederum mit einer hochgradigen Sprachstörung von ausgesprochen bulbärem Charakter. Im Gegensatz zu früher zeigte er aber diesmal ein dement-euphorisches Verhalten; in stereotyper Weise drängte er täglich auf seine Entlassung, verlangte seine Kleider, blieb aber zufrieden und heiter, wenn seinem Verlangen nicht stattgegeben und er auf den nächsten Tag vertröstet wurde. Häufig war der Kranke desorientiert; bei stärkerer Verwirrtheit verließ er das Bett, urinierte in das Zimmer, lief im Hemd auf den Korridor, drehte die erreichbaren Wasserhähne auf und dergl.

Haltung und Gang des Kranken und sein anscheinend erstaunt-lächelnder Gesichtsausdruck (Fig. 218) sind vor allem charakteristisch. Breitspurig, mit steifgehaltenem, gestrecktem Rumpfe und nach hinten übergeworfenem Kopf tritt der Kranke ein, als ob es gälte, einem Übergewicht, das seine Füße zum Boden zieht, die Wage zu halten. Tat-

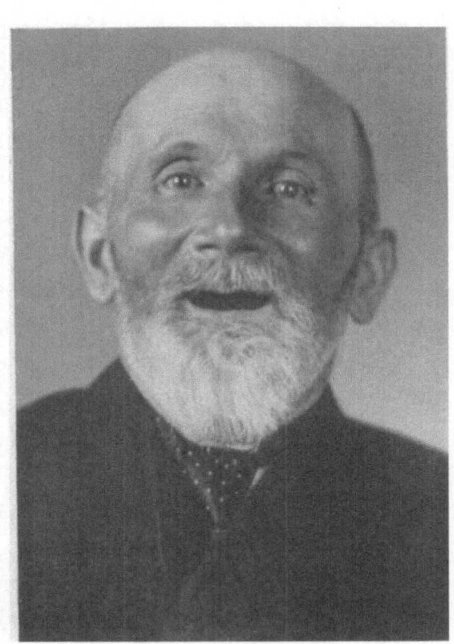

Fig. 218.
Zerebrobulbäre Glossopharyngolabial-Paralyse. Erstaunt-lächelnder Gesichtsausdruck. Eigene Beobachtung.

sächlich wird ihm das Gehen durch eine deutliche Hypertonie in der gesamten Muskulatur der Unterextremitäten erheblich erschwert, und nur mit Mühe kann er die auswärts gestellten Füße erheben, die mit den Hacken an dem Boden festzukleben scheinen. Dabei ist sein Gang entschieden unsicher, und wenn der Kranke auf einem Strich gehen soll, gerät er bald nach beiden Seiten hin ins Schwanken. Auch beim Stehen mit geschlossenen Augen (Rombergsches Symptom) und beim Kniehackenversuch tritt diese Unsicherheit deutlich in die Erscheinung und zwar bei letzterem am linken Bein deutlicher als rechts. Dabei ist an beiden Unterextremitäten nur eine auffällig geringe Parese vorhanden, die wiederum auf der linken Seite etwas stärker ist und hier vorwiegend die Beugemuskulatur betrifft. Bei passiven Bewegungsversuchen zeigt sich, daß auch die Spasmen in der Unterextremitätenmuskulatur links erheblich stärker sind als rechts, und dementsprechend ist links ein Patellarklonus vorhanden, während rechts das Kniephänomen nur lebhaft gesteigert ist. Ein ähnlicher Unterschied läßt sich an den Achillessehnenreflexen nicht auffinden, sie sind beiderseits recht lebhaft; Fußklonus ist aber nicht auszulösen. Dagegen tritt bei taktilen Reizen der Fußsohle und bei festem Streichen entlang der Tibia eine isolierte Dorsalflexion der Großzehe ein (Babinskisches und Oppenheimsches Phänomen). Muskelatrophien und andere trophische, sowie vasomotorische Störungen fehlen; die Sensibilität ist anscheinend vollkommen intakt.

Auch an den Oberextremitäten des Kranken ist beiderseits eine spastische Parese vorhanden; aber hier treten im Gegensatz zu dem Verhalten der Beine die Spasmen entschieden gegen die Paresen zurück. An der Muskulatur des rechten Arms sind sie nur sehr gering und auch links nur in den Streckern des Unterarms einigermaßen erheblich. Dagegen ist die Parese an den Armen wesentlich stärker als an den Beinen, und auch hier wieder auf der linken Seite stärker als rechts. Das gleiche gilt für den Trizepsreflex und die Periostreflexe am Unterarm. Auch die beiderseits vorhandene Ataxie, die hauptsächlich bei Bewegungen in den Schulter- und Ellbogengelenken in die Erscheinung tritt, während die Koordination der Bewegungen der Hände und Finger weniger stark gestört ist, ist links deutlicher. Infolgedessen ist der Kranke sehr wohl imstande, mit der rechten Hand ganz fließend zu schreiben, wenn er dabei auch ab und zu einmal ausfährt. Sensibilitätsstörungen scheinen auch an den Oberextremitäten vollständig zu fehlen.

Der Gesichtsausdruck des Kranken (Fig. 218) ist fast stets der gleiche. Der meist halbgeöffnete Mund ist wie zum Lachen in die Breite verzogen, die Augen sind weit offen, die Brauen emporgezogen, die Haut der Stirn in leichte Furchen gelegt, wodurch das Antlitz des Kranken einen freundlichen, erstaunt-lächelnden Ausdruck gewinnt. Mag dieser Gesichtsausdruck auch im allgemeinen der dement-euphorischen Stimmungslage des Patienten entsprechen, so ist er doch nicht durch diese bedingt, vielmehr die Folge einer ständigen Hypertonie der mimischen Gesichtsmuskulatur, und deshalb liegt eine eigentümliche, krankhafte Starre auf den Zügen des Kranken, denen jedes lebhaftere Mienenspiel fehlt. Dabei ist die untere Fazialismuskulatur beiderseits paretisch bei normaler elektrischer Erregbarkeit; versucht der Kranke zu pusten, so tritt ein Flattern beider Wangen ein. Die Parese ist aber wiederum auf der linken Seite stärker als rechts. Bei einem vorübergehenden Nachlassen der Hypertonie steht der linke Mundwinkel in der Ruhe tiefer und bleibt bei der Innervation deutlich gegen rechts zurück. Es ist nicht leicht, dies zu beobachten; denn sobald der Kranke die Aufmerksamkeit auf sich gelenkt sieht, oder gar wenn er zu sprechen versucht, tritt eine noch stärkere, krampfhafte Verziehung der Gesichtsmuskulatur ein, die bald mehr den Eindruck des Lachens, bald mehr des Weinens (Fig. 219) macht. Oft treten hierbei auch eigentümliche Störungen der Atmung und des Schluckens auf, ein rauher, hohl

klingender Husten, während dessen der Kranke sich meistens verschluckt und in
ein heftiges Räuspern und Würgen gerät. Dieses „Zwangslachen und -weinen" ist
lediglich die Folge anfallsweise auftretender Steigerungen des ständig vorhandenen
erhöhten Muskeltonus; es ist eine Zwangsbewegung, kein Zwangsaffekt. Dementsprechend tritt bei dem Zwangsweinen infolge der angestrengten Atmung wohl
eine Rötung der Konjunktiven, aber keine Tränensekretion auf. Drolligerweise
wird bei diesen Zwangsbewegungen auch häufig die Galea aponeurotica angespannt,
indem nicht nur auf der Stirn tiefere Furchen erscheinen, sondern durch stärkere
Kontraktionen des M. occipitalis auch die
Haut des Hinterkopfs in Falten gelegt wird.

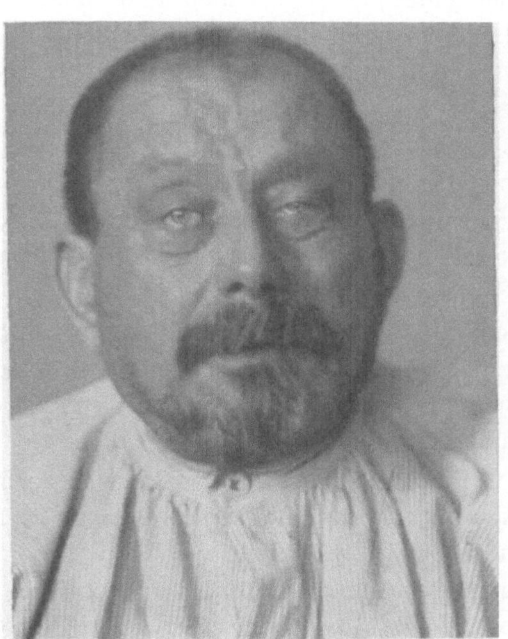

Fig. 219.

Apoplektische Pseudobulbärparalyse. Zwangsweinen. Eigene Beobachtung.

Auch das Gaumensegel, die Kau-,
Schlund- und Zungenmuskulatur sind mehr
oder weniger an der Lähmung beteiligt;
die Beweglichkeit der Stimmbänder ist dagegen vollkommen normal. Das Gaumensegel hebt sich bei der Phonation nur
in geringem Maße, während das Zäpfchen
bewegungslos und schlaff herabhängt.
Der Unterkiefer kann nur mit geringer
Kraft seitlich verschoben und gegen den
Oberkiefer angepreßt werden; meist steht
der Mund sogar leicht offen. Lippen und
Zunge sind deshalb trocken, und der
Kranke hat das Bedürfnis, sie ständig an-
zufeuchten. Die Zunge, die namentlich in
ihrem hinteren Abschnitt stark belegt ist,
zeigt keine Atrophie und keine fibrillären
Zuckungen; sie wird wohl gerade, aber
nur mit Mühe, langsam und unvollkommen
hervorgestreckt, und jede raschere Be-
wegung derselben, namentlich an der Außenseite der Zahnreihen entlang und nach
der Wange zu, ist unmöglich. Infolgedessen ist das Einspeicheln der Speisen und
das Kauen derselben sehr erschwert, und auch mit dem Schlucken selbst hat der
Kranke große Mühe. Er verschluckt sich oft derart, daß Flüssigkeiten und Speiseteile aus der Nase hervortreten, und gerät dabei leicht ins Husten und Würgen.

Zungenwurzel, hintere Rachenwand, Gaumensegel und Epiglottis sind beiderseits nahezu anästhetisch, so daß es nicht gelingt, einen Würgreflex auszulösen.
Im übrigen erscheint die Sensibilität des Gesichts vollkommen intakt. Eine exakte
Geruchs- und Geschmacksprüfung läßt sich bei der Demenz des Kranken und bei
der durch die hochgradige Sprachstörung bedingten Schwierigkeit, sich mit ihm
zu verständigen, nicht vornehmen.

Die Pupillen sind gleichweit; sie verengern sich prompt bei Lichteinfall und
bei der Konvergenz; die Bewegungen der Bulbi zeigen keine Störung; das Seh-

vermögen des Kranken ist gut; Augenhintergrund und Gesichtsfelder sind normal. Von seiten des Gehörorgans ist eine Störung nicht nachzuweisen.

Angesichts der geschilderten Lähmungserscheinungen im Gebiet zahlreicher Hirnnervenpaare, und zwar gerade derjenigen, welche die beim Sprechen in Aktion tretenden Muskelgruppen innervieren — Lippen, Zunge, Gaumensegel, Schlundkopf, Kaumuskulatur —, ist es selbstverständlich, daß bei dem Kranken eine hochgradige Sprachstörung vorhanden ist, und zwar eine bulbäre Anarthrie. Bei vollkommen korrektem Satzbau und bei richtiger Folge der einzelnen Worte, sowie der einzelnen Buchstaben und Silben im Wort ist lediglich die Aussprache der Laute mangelhaft und verstümmelt. Die Störung tritt deshalb schon sehr deutlich zutage, wenn wir den Kranken buchstabieren lassen. Alle Vokale werden mit einem nasalen Beiklang ausgesprochen; auch bei vielen Konsonanten ist die Aussprache fehlerhaft, und zwar sind es sowohl Lippen-, wie Zahn- und Kehllaute, bei denen die mangelnde Innervation der Sprachmuskulatur zum Ausdruck kommt. So spricht der Kranke b und w wie m, p wie mb, t wie das englische th, s wie f, k und r wie ch und dergl. Bei dieser fehlerhaften Aussprache der einzelnen Buchstaben ist die Sprache recht schwer verständlich, zumal jeder Versuch, zu sprechen, zu einer verschieden starken Steigerung der an sich schon vorhandenen Hypertonie in den einzelnen Muskelgruppen führt, und weil häufig infolge krampfhafter Exspirationen einzelne Silben explosionsartig hervorgestoßen werden, während andere kraftlos und eintönig folgen.

Das jetzige Zustandsbild des Kranken setzt sich also aus beiderseitigen spastischen Lähmungserscheinungen zusammen, die in erster Linie zahlreiche Hirnnervenpaare betreffen. Vollkommen frei geblieben sind nur die höheren Sinnes- und die Augenmuskelnerven (I bis IV, VI und VIII). Alle übrigen Hirnnervenpaare sind mehr oder weniger in den Krankheitsprozeß einbezogen, und zwar vorwiegend, soweit es sich um gemischte Nerven handelt, ihre motorischen Fasern. Eine deutliche Sensibilitätsstörung ist nur im Bereich der Nn. glossopharyngeus und vagus nachzuweisen. Allerdings ist bei dem psychischen Verhalten des Kranken eine einwandfreie Prüfung des Empfindungsvermögens, Geruchs und Geschmacks nicht möglich. An der motorischen Lähmung sind aber auch die Extremitäten beteiligt, und zwar sind an den Armen die Paresen, an den Beinen die Spasmen stärker, zudem ist eine deutliche Ataxie vorhanden. Alle Krankheitserscheinungen sind, soweit sie die mimische Gesichtsmuskulatur, die Arme und Beine betreffen, auf der linken Seite in stärkerem Maße vorhanden als rechts. Begleitet wird dieses somatische Zustandsbild von einer Reihe psychischer Anomalien, in deren Mittelpunkt die Demenz steht. Wie hochgradig die Verblödung des Kranken ist, zeigt ein Brief desselben vom 23. Januar 1906, den er „23. Januar 1865" datiert hat. Der Kranke, dessen Vater schon vor 13 Jahren verstorben ist, hatte damals gehört, daß von dem Abteilungsarzt seine Überführung in die Irrenanstalt erwogen wurde, und schrieb daraufhin an den Chefarzt des Hospitals:

„Diese Idee erregte mich furchtbar, und ich wußte mir keinen anderen Rat, als mich an meinen alten, 80jährigen Vater zu wenden in einem Briefe, in welchem ich ihn um Hilfe gegen den Dr. . . . bat, um vor dem Irrenhause bewahrt zu bleiben. Meinen Vater tröstete ich damit, daß Dr. . . . kein großes Licht sei und er sich keine Sorgen zu machen brauche. Dieser Brief ist von der Post zurückgekommen mit der Mitteilung, daß Adressat verstorben sei . . . . "

Wenn wir uns nun eine Anschauung über die Genese des jetzigen Zustandsbildes der Krankheit bilden wollen, müssen wir die ganze Entwickelung des Leidens berücksichtigen und zunächst darüber klar zu werden suchen, wie das im März 1905 aufgetretene Krankheitsbild zustande gekommen ist. Nachdem bei einem 65jährigen Manne schon längere Zeit die Erscheinungen der zerebralen Arteriosklerose (Kopfdruck, Schwindel, Ohrensausen, Schlaflosigkeit) bestanden hatten, trat im Anschluß an einen heftigen Schwindelanfall im Verlauf von einigen Stunden das typische Bild der akuten (apoplektischen) Bulbärparalyse in voller Entwickelung auf. Bei dieser Sachlage müssen wir in erster Linie an eine Thrombose im Gebiet der den Bulbus ernährenden Gefäße mit einem oder mehreren kleinen sekundären Erweichungsherden im Bulbus selbst denken. Für diese Annahme würde auch die Doppelseitigkeit der Lähmungserscheinungen im Gebiet der Hirnnerven und die leichte Ataxie des paretischen linken Armes sprechen, die wir als bulbäre Ataxie auffassen müssen. Der Herd konnte indessen nicht wohl die motorischen Hirnnervenkerne selbst betroffen haben; denn die ausgedehnten Lähmungserscheinungen im Gebiet der Lippen-, Kau-, Schlund- und Zungenmuskulatur bildeten sich bis auf eine restierende, geringe Störung der Sprache in wenigen Wochen vollständig zurück, ohne daß es zu einer degenerativen Atrophie der Muskulatur gekommen wäre.

Freilich dürfen wir nicht außer acht lassen, daß der Kranke schon 30 Jahre vor dem apoplektiformen Einsetzen der Bulbärerscheinungen einen Insult erlitten hat. Damals waren Lähmungserscheinungen an den rechtsseitigen Extremitäten und an der Zunge vorhanden; es hat sich also offenbar um einen linksseitigen Hirnherd gehandelt, vermutlich um einen kleinen, auf dem Boden einer luetischen Endarteriitis entstandenen Erweichungsherd im Verlauf der kortikobulbären Leitungsbahnen. Ist zu diesem linksseitigen Herd im März 1905 ein rechtsseitiger hinzugetreten, wofür die Parese des linken Arms im damaligen Zustandsbilde der Krankheit sprechen würde, so müßte aus der jetzt doppelseitigen Zerstörung der zerebralen Leitungsbahnen der gleiche Symptomenkomplex resultieren, wie aus einer Erweichung im Bulbus selbst. Wir hätten alsdann die im März 1905 aufgetretenen Krankheitserscheinungen nicht als akute (apoplektische) Bulbärparalyse, sondern als zerebrale Pseudobulbärparalyse aufzufassen.

Ein sicherer Entscheid wird sich bei Lebzeiten des Kranken nicht treffen lassen. Wie dem aber auch sei, das jetzige Zustandsbild der Krankheit können wir, obwohl es auf somatischem Gebiet eine weitgehende Ähnlichkeit mit der akuten Bulbärparalyse zeigt, nicht mehr als eine auf den Bulbus beschränkte Erkrankung auffassen, weil es durch ausgesprochene psychische Anomalien kompliziert ist. Die hochgradige Demenz des Kranken, die zeitweise aufgetretenen Zustände von Erregung und Verwirrtheit deuten auf eine Erkrankung des Großhirns hin und dürften durch arteriosklerotische Gefäßveränderungen in der Rinde oder multiple, kleine Erweichungsherde in Hemisphärenmark bedingt sein. Daß diese supponierten Herde supranukleär liegen müssen, geht aus dem Fehlen jedweder degenerativen Atrophie in den gelähmten Muskeln, besonders des Gesichts und der Zunge, und aus dem spastischen Charakter der vorhandenen Lähmungserscheinungen hervor, der sich u. a. in der krampfhaften Starre der mimischen Gesichtsmuskulatur und in dem Auftreten von Zwangslachen und -weinen äußert.

Zu dieser Annahme berechtigt uns weiter die Beobachtung eines ganz ähnlichen Zustandsbildes in einem Falle von familiärer spastischer Spinalparalyse, über den ich ihnen früher (S. 76) berichtet habe. Bei dem Kranken war das Leiden in der Kindheit zur Entwickelung gekommen und länger als 45 Jahre unter dem von Erb gezeichneten Bilde der reinen spastischen Spinalparalyse verlaufen. Erst in den letzten Jahren sind zu den spastischen Erscheinungen an den unteren Extremitäten leichte Spasmen in den Armen und eine beständige Hypertonie der Muskulatur des Fazialisgebietes, der Kehlkopf- und Respirationsmuskeln mit Zwangslachen und -weinen, einer hochgradigen dysarthrischen Sprachstörung und krampfhaften Hustenanfällen hinzugetreten, ganz in der Art, wie wir sie heute an unserem Patienten beobachtet haben. Wir mußten in jenem Falle von spastischer Spinalparalyse diese Erscheinungen auf ein Fortschreiten der primären systematischen Erkrankung der Pyramidenbahnen vom distalen Ende des Rückenmarks aufwärts durch die Medulla oblongata hindurch nach der Brücke und den Hirnschenkeln zu frontalwärts zurückführen, wie sie v. Strümpell in analogen Fällen von spastischer Spinalparalyse anatomisch nachgewiesen hat. So glauben wir, auch in unserem heutigen Falle die weitgehende Ähnlichkeit des jetzigen Zustandsbildes mit jenem Falle wenigstens zum Teil auf entsprechende Veränderungen in den kortikobulbären Leitungsbahnen zurückführen zu müssen. Andererseits weist uns aber die bei unserem Kranken vorhandene Ataxie der Extremitäten auf bulbäre Herde hin, und deshalb möchten wir sein Leiden nach dem Vorgang Oppenheims als zerebrobulbäre Glossopharyngolabial-Paralyse bezeichnen.

66. Die Läsionen der Capsula interna[1]).

Unter den verschiedenen Erkrankungen des Gehirns nehmen die Läsionen der „Inneren Kapsel" eine hervorragende Stelle ein. Bald sind es Blutergüsse, bald Erweichungsherde infolge von Thrombose oder Embolie der Zerebralarterien, die sich in der Inneren Kapsel etablieren, und deren Folgezustände in der Form der gewöhnlichen Hemiplegie ihren klinischen Ausdruck finden, also einer Fazialis- und Extremitätenlähmung auf der dem Hirnherd gegenüberliegenden Körperseite. Die Kapselhemiplegie ist die häufigste und typische Form der zerebralen Lähmung, und deshalb ist es angezeigt, das Krankheitsbild derselben, obwohl es Ihnen allen sehr wohl bekannt ist, etwas näher zu besprechen.

---

[1]) Der Ausarbeitung der Abschnitte 66 und 67 liegen hauptsächlich die entsprechenden Kapitel aus v. Monakows Gehirnpathologie, 2. Aufl., 1905 zugrunde.

Zuvor einige kurze, orientierende Worte über die Topographie der Capsula interna. Unter **Innerer Kapsel** versteht man die mächtigen Faserzüge, die zwischen die zentralen Ganglien der Großhirnhemisphären, den Thalamus opticus und das Corpus striatum einerseits und den Nucleus lentiformis andererseits, eingeschoben sind. Sie gehen in dorsaler Richtung in die Stabkranzfaserung des Hemisphärenmarks und in basaler Richtung größtenteils in den Pedunculus cerebri über, wie Sie es auf einem schematischen Frontalschnitt durch das Großhirn (Fig. 220) dargestellt sehen. Wir dürfen uns aber die kortikalwärts gerichteten Faserzüge der Inneren Kapsel natürlich nicht nur in einer Ebene verlaufend vorstellen, etwa in einer frontalen Ebene, wie es der Schnitt zeigt; vielmehr ist die Anordnung dieser Fasern eine fächer- oder büschelförmige, einstrahlend in

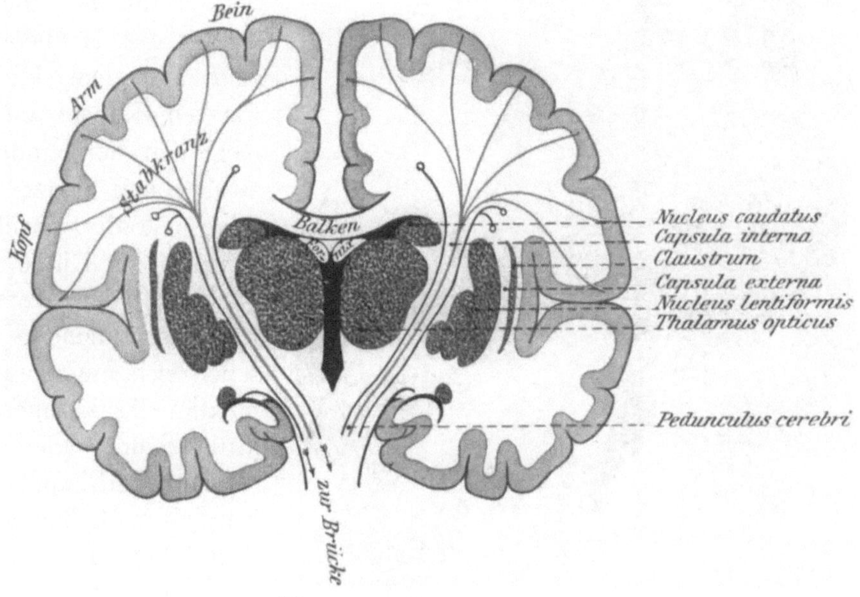

Fig. 220.

Schematischer Frontalschnitt durch das Grosshirn. Verlauf der motorischen Bahn durch die Innere Kapsel. Nach Hermann.

die Innere Kapsel aus den verschiedenen Regionen der Großhirnrinde. Am anschaulichsten zeigt sich die Capsula interna auf einem Horizontalschnitt (Fig. 221). Hier setzt sie sich aus zwei Schenkeln zusammen, die einen stumpfen Winkel bilden, das Knie der Inneren Kapsel. Der vordere, kürzere Schenkel wird medianwärts von dem Nucleus caudatus und lateralwärts von dem Linsenkern begrenzt. Von ihm getrennt wird durch das Knie der Inneren Kapsel der hintere, längere Schenkel derselben, der auf der lateralen Seite von dem Linsenkern und auf der medialen Seite von dem Thalamus opticus eingefaßt wird. Aus der fächerförmigen Anordnung der Faserzüge in der Inneren Kapsel ergibt sich, daß der vordere Schenkel derselben auf Horizontalschnitten aus fast längsverlaufenden Bündeln besteht. Eines dieser Bündel haben wir bei Besprechung des aphasischen Symptomenkomplexes bereits kennen gelernt; es ist die subkortikale motorische

Sprachbahn, die aus dem Stirnhirn von dem Fuße der B r o c a schen Windung nach der Gegend des Knies der Inneren Kapsel zu verläuft. Schon im Knie werden die durchziehenden Fasermassen auf einem Horizontalschnitt schräg, fast quer getroffen, und im hinteren Abschnitt setzt sich die Innere Kapsel größtenteils aus vertikal verlaufenden Fasern zusammen, die von der Rinde der Zentralwindungen herstammen, im Schnitt also quer getroffen werden. Der okzipitalwärts von dem Linsenkern liegende Anteil der Inneren Kapsel wird anfänglich wieder schräg und nachher längs geschnitten. Er enthält die mächtigen Faserzüge aus dem Schläfen- und Hinterhauptslappen der Hemisphären. So sind also auf dem kleinen Areal der Inneren Kapsel die verschiedenen Regionen der Rinde vertreten, und zwar genau in der gleichen Reihenfolge wie die einzelnen Windungsgruppen der Rinde selbst.

„Alle diese verschiedenen Quellen entstammenden Faserbündel mischen sich innig, aber doch so, daß funktionell zusammengehörige Fasern in besondere kleine Segmente zusammengefaßt sind." (v. M o n a k o w.) So sind z. B. die motorischen Faserzüge für die komplizierten Bewegungsvorgänge unseres Körpers derart angeordnet, daß die der Muskulatur des Gesichts, der Zunge, der oberen und der unteren Extremität entsprechenden Faserbündel besondere Abschnitte der Inneren Kapsel einnehmen. Ja, zweifellos liegen diese Verhältnisse noch viel

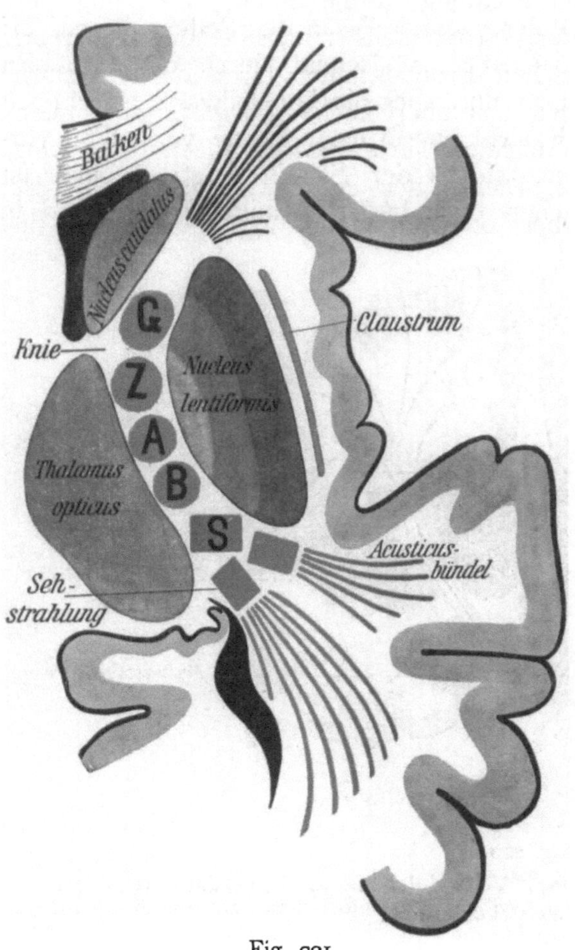

Fig. 221.

Innere Kapsel. Horizontalschnitt durch die rechte Großhirnhemisphäre in der Höhe der Mitte des Balkenknies und des Pulvinars. Nach H e r m a n n.

R o t motorische Bahnen: Gesicht (G), Zunge (Z), Arm (A) und Bein (B), B l a u sensorische Bahn (S), Sehstrahlung und Akustikusbündel.

komplizierter, als es uns bis jetzt durch klinische und anatomische Untersuchungen festzustellen gelungen ist. Wenigstens sind durch experimentelle Forschungen an Tieren, wie sie z. B. durch B e e v o r und H o r s l e y beim Affen angestellt worden sind, die wenigen motorischen Segmente der Inneren Kapsel, die wir bis jetzt beim Menschen mit Sicherheit kennen gelernt haben, in zahlreiche Repräsentationspunkte für die verschiedenen Muskelgruppen aufgelöst worden. Diese Befunde sind durch wiederholte Reizversuche an dem bloßgelegten Gehirn ätherisierter Affen, durch die Ex-

stirpation ganz umschriebener, kleiner Rindengebiete der motorischen Region,
durch die sorgfältigste klinische Beobachtung der operierten Tiere und schließlich
durch die genaueste anatomische Untersuchung der betreffenden Gehirne gewonnen. Horsley hat z. B. bei einem Affen zunächst ermittelt, welche Rinden-
partie der linksseitigen Zentralwindungen mit dem Induktionsstrom gereizt werden
muß, damit eine isolierte Bewegung im rechten Handgelenk des Versuchstiers

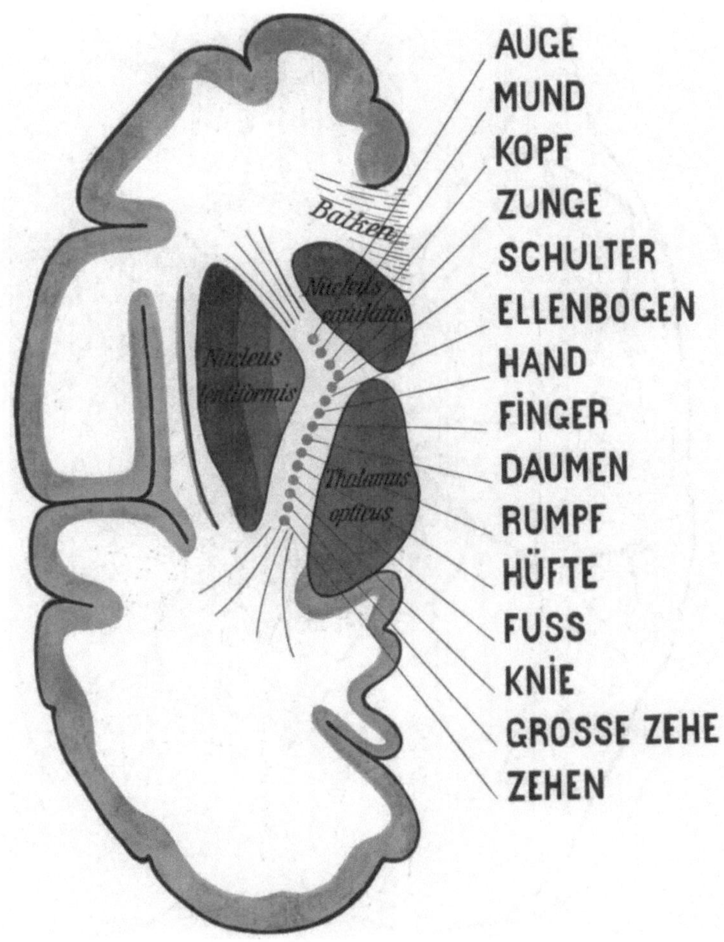

Fig. 222.

Innere Kapsel des Affen. Horizontalschnitt durch die linke Großhirnhemisphäre mit den Repräsen-
tationspunkten für die verschiedenen Muskelgruppen. Nach Beevor und Horsley.

zustande kommt. Alsdann hat er die so gefundene, kleine Stelle der Rinde entfernt und festgestellt, daß tatsächlich als Folge der Operation nur eine Lähmung
im rechten Handgelenk zurückblieb. Schließlich hat er das Tier getötet, seine
linke Hemisphäre in horizontale Serienschnitte zerlegt und auf denselben die
sekundäre Degeneration der Pyramidenbahn bis zur Inneren Kapsel verfolgt. Auf
diese Weise hat Horsley exakt festgestellt, in welchem Segmente der Inneren
Kapsel die Pyramidenfaserung für die Muskulatur des Handgelenks enthalten ist.

Beim Menschen mögen wohl manche Abweichungen von dem Schema vorhanden sein, das Horsley für den Affen gegeben hat (Fig. 222); im großen und ganzen

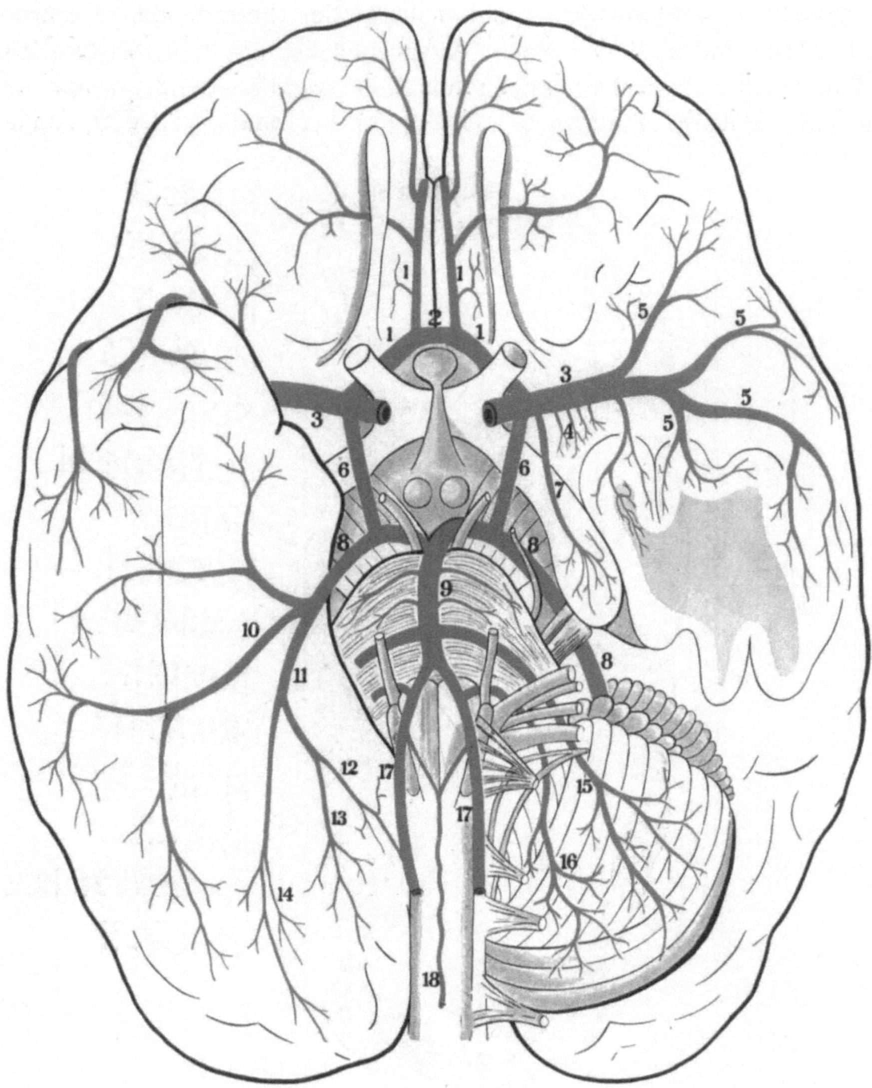

Fig. 223.

Arterien der Gehirnbasis. Nach v. Monakow.

Links ist der Schläfenlappen, rechts sind die Kleinhirnhemisphäre und ein Teil der Hirn- und Rückenmarksnerven abgetragen.

1, 1, 1, 1	A. cerebri anterior	10	A. temporalis (Duret)
2	A. communicans anterior	11	A. occipitalis (Duret)
3, 3	A. fossae Sylvii	12	A. parieto-occipitalis
4	Aa. lenticulares	13	A. cunei
5, 5, 5, 5	Die kortikalen Hauptäste der A. fossae Sylvii	14	A. calcarina
6, 6	A. communicans posterior	15	A. cerebelli media
7, 7, 7	A. chorioidea anterior	16	A. cerebelli inferior
8, 8, 8	A. cerebri posterior	17, 17	A. vertebralis
9	A. basilaris	18	A. spinalis anterior.

aber trifft die dargestellte Reihenfolge der motorischen Faserbündel in der Inneren Kapsel nach den seitherigen Erfahrungen der Pathologie auch für den Menschen zu.

Wir wollen nun noch einen Blick auf die arterielle Blutversorgung der Inneren Kapsel werfen. Dieselbe wird uns erklären, weshalb wir relativ häufig Kapselhemiplegien treffen, die von der typischen Form nicht unwesentlich ab-

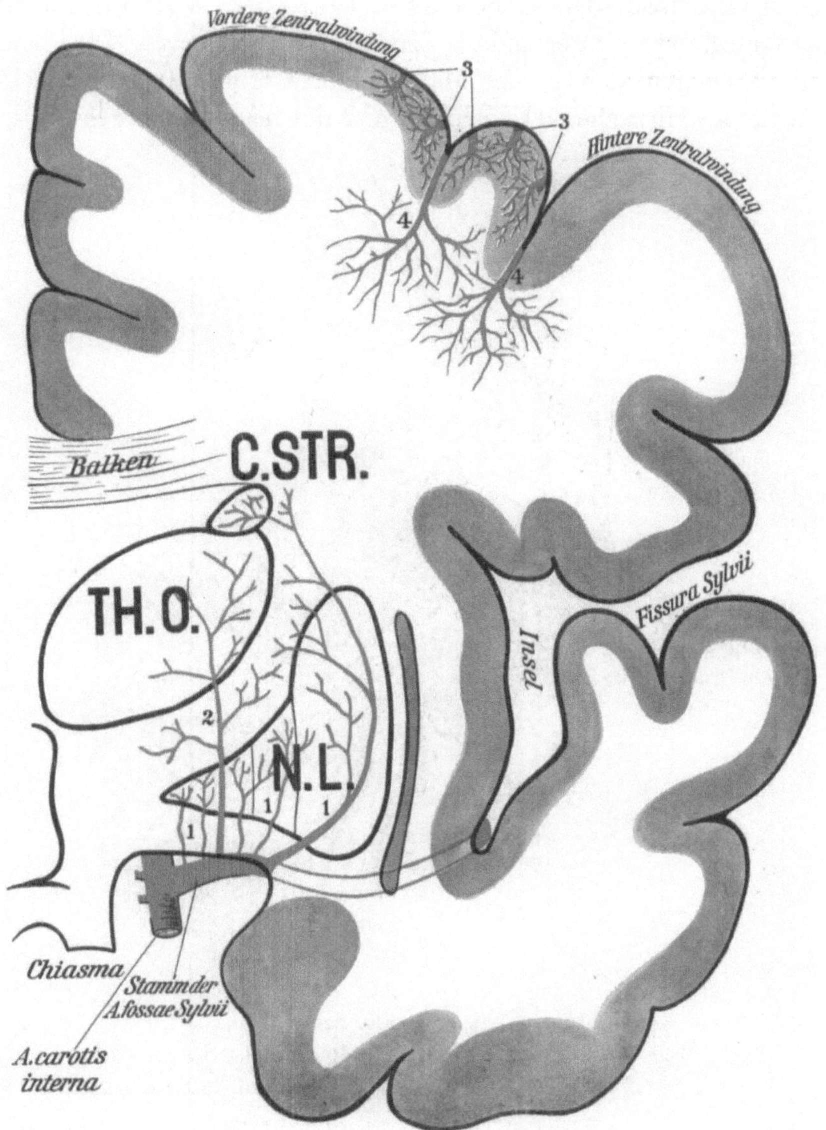

Fig. 224.

Frontalschnitt durch die rechte Großhirnhemisphäre (Ebene der vorderen Zentralwindung und des Chiasmas). Ursprung und Verlauf der A. lenticularis sowie der kortikalen Äste der A. fossae Sylvii schematisch eingezeichnet. Nach v. Monakow.

C. Str. Corpus striatum, Th. O. Thalamus opticus, N. L. Nucleus lentiformis. 1, 1, 1 Lentikulo striäre Arterien; 2 Lentikulo-optische Arterie; 3, 3 Rindenäste der A. foss. Sylvii; 4, 4 Medulläre Äste der kortikalen Zweige der A. fossae Sylvii.

weichen. Ein Organ, wie das Gehirn, an dessen Integrität die wichtigsten Lebensfunktionen geknüpft sind, darf der Gefahr einer auch nur partiellen und vorübergehenden Blutleere nicht ausgesetzt werden. Dementsprechend versorgen jederseits zwei mächtige arterielle Gefäße das Gehirn mit Blut, die A. carotis interna und die aus der A. subclavia entstammende Vertebralarterie. Diese vier Ge-fäße treten von unten her an die Gehirnbasis heran, um hier durch eine kranz-förmige Anastomose, den Circulus arteriosus Willisii, miteinander in die denkbar ausgiebigste Verbindung zu treten (Fig. 223). Die beiden Vertebral-arterien vereinigen sich in der Mittellinie des Pons zur A. basilaris, aus der am Eintritt des Hirnschenkels in den Pons die beiden Aa. cerebri posteriores

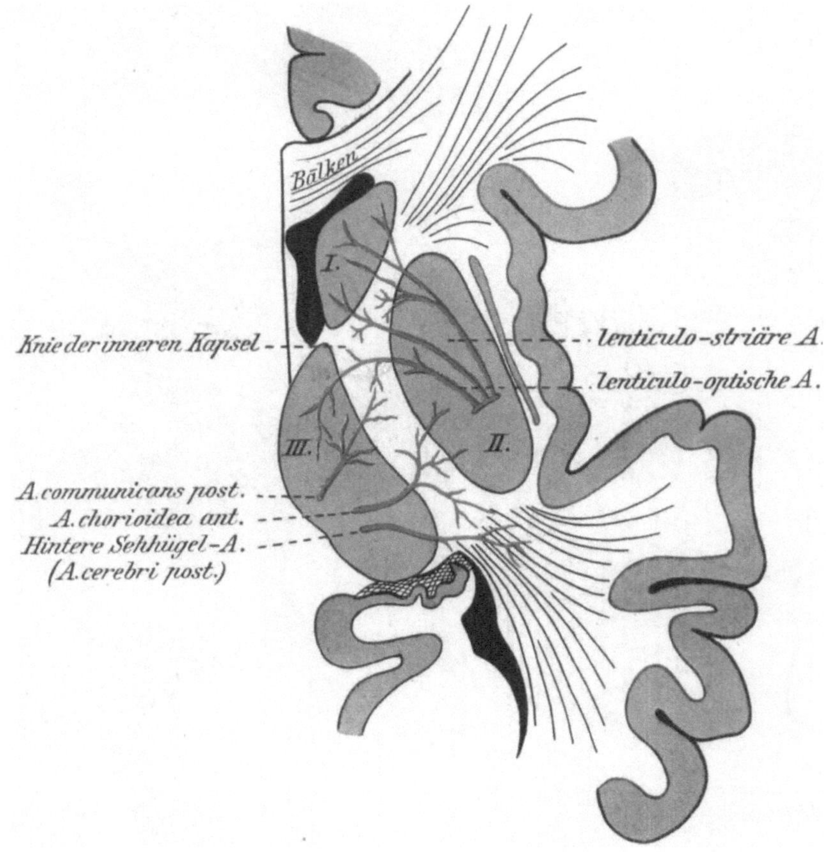

Fig. 225.
Blutversorgung der Inneren Kapsel.   Schematisch.
I. Nucleus caudatus, II. Nucleus lentiformis, III. Thalamus opticus.

nach rechts und links verlaufen. Dicht an der Seite des Chiasmas haben die beiden Karotiden die Hirnbasis erreicht; sie treten miteinander in Anastomose durch die A. communicans anterior, welche die mächtigen vorderen Äste der Karotiden, die Aa. cerebri anteriores, miteinander verbindet. Durch die A. communicans posterior wird jederseits das Gefäßgebiet der A. carotis mit dem der Vertebralarterie in Verbindung gebracht, und so ist der Arterienring geschlossen, der das Gehirn von irgendwelchen zufälligen Stromschwankungen unabhängig macht. Auch die arterielle Blutversorgung der Inneren Kapsel wird gemeinsam von Arterien aus den Gefäßbezirken der A. carotis interna und der

Aa. vertebrales bewirkt. Vor allem ist es die A. fossae Sylvii, die mächtige Fortsetzung der A. carotis interna, die einen hervorragenden Anteil an der Blutversorgung hat (Fig. 224). Sie sendet eine Reihe kleiner Äste nach dem Linsenkern, die teils in ihm enden und teils durch denselben hindurchziehen nach dem Corpus striatum sowohl wie nach dem Thalamus opticus. Die ersteren dieser Gefäße heißen lentikulo-striäre, die letzteren lentikulo-optische Arterien. Die topographische Lage dieser Gefäße ist aus einem Frontalschnitt durch die rechte Hemisphäre in der Ebene des Chiasmas gut ersichtlich (Fig. 224). Aber besser erkenntlich wird es auf einem Horizontalschnitt, in dem die Gefäße nur grob schematisch eingezeichnet sind (Fig. 225), daß die lentikulo-striären Arterien lediglich den vorderen Schenkel der Inneren Kapsel und mit der lentikulo-optischen Arterie zusammen auch noch das Knie derselben mit Blut versorgen. Der vordere Schenkel und das Knie der Inneren Kapsel gehören also ausschließlich zum Gefäßbezirk der A. carotis interna; der hintere Schenkel dagegen erhält sein Blut zum Teil durch Äste der A. communicans posterior, zum Teil durch einen Ast der Karotis, nämlich die A. chorioidea anterior, und schließlich auch durch Äste der A. cerebri posterior, die man hintere Sehhügel-Arterien nennt. Diese Gefäße verlaufen sämtlich durch den Thalamus opticus, in dessen Substanz sie zahlreiche kleine Ästchen abgeben, um in dem hinteren Schenkel der Inneren Kapsel und in der Sehstrahlung zu enden. So gehört also dieser hintere Abschnitt den Gefäßbezirken der Aa. carotis und vertebralis gemeinsam an.

Es ist selbstverständlich, daß bei einer so ausgiebigen Blutversorgung, wie sie für die zentralen Ganglien und die Innere Kapsel durch diese Anordnung der Arterien gegeben ist, durch Embolie oder Thrombose der einzelnen Gefäße niemals eine Erweichung der ganzen Fasermasse der Inneren Kapsel zustande kommen kann, es sei denn, daß eine Obliteration der A. fossae Sylvii selbst vorliegt. Aber auch in diesem Falle wird der letzte Abschnitt des hinteren Schenkels der Inneren Kapsel verschont bleiben, d. h. das zentripetal verlaufende Bündel der sensiblen Faserung.

Große Abschnitte der Inneren Kapsel und der Zentralganglien werden vorwiegend durch Blutergüsse zerstört, als deren Prädilektionsstellen diese Hirnteile geradezu bezeichnet werden müssen Die zentralen Ganglien und die Innere Kapsel liegen dem Hauptstamm der Karotis am nächsten und empfangen ihr Blut durch dünne Äste desselben, die direkt aus dem Hauptstamm entspringen, wie die lentikulo-striären und lentikulo-optischen Arterien und die A. chorioidea. Gerade diese Gefäße haben aber als Endarterien unter eventuellen Drucksteigerungen am meisten zu leiden, weil infolge des Mangels an Anastomosen mit den Gefäßen der Nachbarschaft ein zirkulatorischer Ausgleich hier nicht stattfinden kann. So sind denn die lentikulo-optischen und lentikulo-striären Arterien mit 60—70 % an der Gesamtzahl aller Gehirnblutungen beteiligt. Die Größe und Gestalt der Herde ist aber je nach der Stärke der Blutung sehr verschieden, und wenn sie auch ziemlich häufig das ganze Areal der Inneren Kapsel in sich einschließen, so sind doch die einzelnen Faserbündel derselben oft in sehr verschiedener Intensität betroffen.

Die vollständigste Form der Hemiplegie, bei der sich zu den motorischen Lähmungserscheinungen auch eine halbseitige Sensibilitätsstörung auf der Seite der Lähmung hinzugesellt, treffen wir deshalb bei der Apoplexie, wenn sich die Blutung in die Innere Kapsel nicht auf eine Läsion der motorischen Faserung beschränkt, sondern auch auf das sensible Faserbündel ausdehnt.

Einen solchen Fall möchte ich Ihnen jetzt zeigen. Es ist ein 74jähriger Gutsverwalter, der bis in sein hohes Alter kerngesund geblieben ist, bis er vor drei Jahren einen Schlaganfall erlitten hat. Er wurde unmittelbar nach dem Anfall in ein hiesiges Hospital verbracht und etwa 3½ Monate später in das Siechenhaus überführt, weil sein Leiden, wie der übliche Ausdruck merkwürdigerweise noch immer zu lauten pflegt, „keiner ärztlichen Behandlung mehr bedürfe". Und zwar wurde der Kranke, der bettlägerig und ständig inkontinent war, der „Station für Unreine" überwiesen, die es im Siechenhause selbstverständlich gar nicht gibt. Dies sind eben noch Ausdrücke aus früheren Zeiten; es ist aber auffällig, daß sie sich so lange erhalten. Der Kranke hat infolge der ärztlichen Behandlung, deren er wohl noch bedurfte, sehr bald seine Inkontinenz vollständig verloren und wieder ganz ordentlich gehen gelernt.

Es ist bei ihm eine rechtsseitige Hemiplegie vorhanden, d. h. eine Lähmung der Gesichtsmuskulatur und der Extremitäten auf der rechten Seite, bei sehr geringer Sprachstörung, und eine hochgradige Herabsetzung der taktilen Sensibilität auf der Seite der Lähmung. Die Grenze verläuft exakt in der Mittellinie des Körpers (Fig. 226); es besteht also eine Hemihypästhesie auf der rechten Seite. Dieselbe erstreckt sich auch auf die Schleimhäute des Mundes, der Nase und der Augen; ja selbst die rechte Kornea ist nahezu total anästhetisch. Die Berührung derselben mit dem Glasknopf einer Stecknadel wird nicht empfunden, und es erfolgt auch reflektorisch kein Lidschluß, wenn der Stecknadelknopf von der Seite her der Hornhaut genähert wird. Es fehlt also der Kornealreflex, und zwar, weil der sensible Schenkel des Reflexbogens unterbrochen ist. Der motorische Schenkel ist intakt, denn der Kranke kann das Auge willkürlich vollkommen schließen. Nähern wir aber den Stecknadelknopf dem Auge nicht von der Seite, sondern von vorn, so tritt ein reflektorischer Lidschluß ein, schon ehe die Kornea berührt wird. Dies ist der optische Fazialisreflex, d. h. ein Reflex, der auftritt, sobald das Auge einen Fremdkörper sich bedrohlich nahekommen sieht, also ein Reflex, dessen sensibler Schenkel durch den Optikus gebildet wird. Bei unserem Patienten ist der optische Fazialisreflex erhalten, dagegen ist der eigentliche Kornealreflex erloschen, und zwar weil eine Anästhesie der Kornea vorhanden ist.

Die halbseitige Sensibilitätsstörung beschränkt sich in unserem Falle nicht auf die taktile Sensibilität; vielmehr ist auch die Schmerzempfindung, der Temperatursinn und die faradokutane Sensibilität auf der rechten Seite sehr erheblich herabgesetzt. Dem Kranken ist diese Sensibilitätsstörung sehr wohl bewußt; er weiß ganz genau, daß er auf der Seite der motorischen Lähmung viel weniger deutlich fühlt als auf der gesunden Seite.

Einen sicheren Anhaltspunkt, die zerebrale Hemianästhesie von der hysterischen zu unterscheiden, gibt es nicht. Wir wollen unserem Hemiplegiker eine Hysterika gegenüberstellen, bei der so ziemlich die gleiche halbseitige Störung für alle Qualitäten der Empfindung vorhanden ist (Fig. 227). Auch sie ist sich dieser Störung infolge wiederholter Untersuchungen sehr wohl bewußt. Wiederum fällt die Grenze der Sensibilitätsstörung mit der Mittellinie des Körpers zusammen. Die

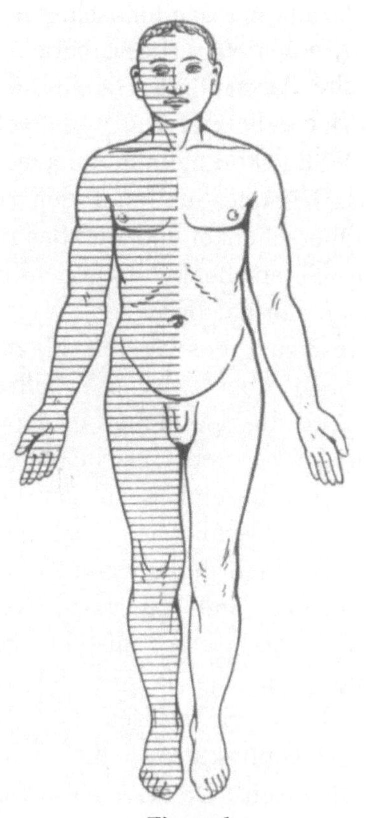

Fig. 226.

Rechtsseitige Hemihypästhesie bei Blutung in die Innere Kapsel. Eigene Beobachtung.

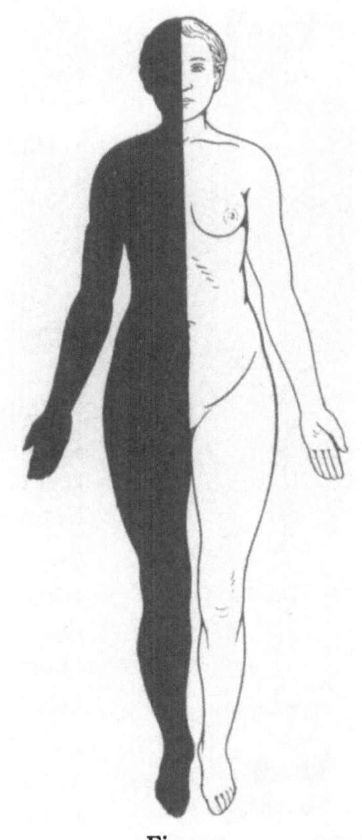

Fig. 227.

Rechtsseitige Hemianästhesie in einem Falle von Hysterie. Eigene Beobachtung.

Störung ist aber hier bezüglich der taktilen Sensibilität hochgradiger als bei dem Manne; es ist eine komplette Anästhesie vorhanden. Weniger hochgradig ist sie für den Temperatursinn. Annähernd gleich in beiden Fällen ist die Herabsetzung des Schmerzgefühls und der faradokutanen Sensibilität. Die Kranke ist eine Hysterika. Es fehlen bei ihr alle Anhaltspunkte für eine organische Erkrankung, und außerdem hat sie in den Entwickelungsjahren an Krampfanfällen gelitten, die als hysterische aufgefaßt werden müssen. Es sind also in unseren beiden Fällen von zerebraler und hysterischer halbseitiger Sensibilitätsstörung nur quantitative Unterschiede in der Herabsetzung der einzelnen Empfindungsqualitäten vorhanden. Nun könnten Sie vielleicht meinen, daß gerade der gänzliche Verlust der taktilen Sensibilität, den wir bei der Frau beobachtet haben, für die Hysterie charakteristisch sein könnte, da ja bei unserem Hemiplegiker nur eine taktile Hypästhesie vorhanden ist. Dies ist nicht der Fall. Oft genug tritt uns auch die hysterische Sensibilitätsstörung in Form einer Hypästhesie entgegen. Bei einer anderen Hysterika ist auf der linken Seite des Körpers die taktile Sensibilität vollkommen normal; aber auch auf der anderen Seite ist sie nicht gänzlich erloschen, sondern nur hochgradig herabgesetzt, gerade so wie bei unserem Hemiplegiker. Ich würde Ihnen diese zweite Patientin gleich als typisches Paradigma der halbseitigen hysterischen Sensibilitätsstörung demonstriert haben, wenn bei ihr überhaupt eine vollständige Hemihypästhesie vorläge. Dies ist aber nicht der Fall; vielmehr erstreckt sich die Sensibilitätsstörung nur auf die rechte Seite des Kopfes und Rumpfes und auf den rechten Arm, sowie auf den Oberschenkel und Fuß des rechten Beines. Am rechten Unterschenkel dagegen ist die Sensibilität vollkommen normal (Fig. 228).

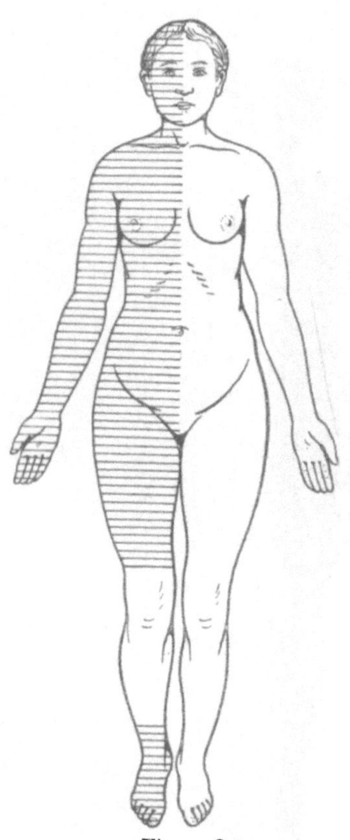

Fig. 228.
Unvollständige rechtsseitige Hemihypästhesie in einem Falle von Hysterie.
Eigene Beobachtung.

Neben der Herabsetzung des Gefühls klagt unser Hemiplegiker auch noch über zeitweise auftretende Schmerzen auf der Seite der Lähmung, und zwar im rechten Bein und auf der rechten Gesichtshälfte. Die Schmerzen im Bein und besonders in der Gegend des Fußgelenks pflegen ausschließlich nach längerer Ruhe aufzutreten, also früh morgens, wenn der Kranke die ersten Schritte macht, und untertags, wenn er lange gesessen hat und nun wieder aufsteht. Sie verlieren sich mehr und mehr, je länger der Kranke auf den Beinen ist. Diese Schmerzen sind bedingt durch die spastischen Kontrakturen, die sich beim Gehen ganz allmählich lösen. Die Gesichtsschmerzen treten dagegen nur auf, wenn der Kranke rasiert wird. Es sind offenbar recht lästige Empfindungen; denn der Kranke weicht immer mit seinem Kopfe dem Messer des Barbiers aus, sobald dieser ihn auf der rechten Seite rasiert. Es werden hier also die Hautreize, die das Rasieren hervorruft, in fremdartiger Weise und unter Schmerzen empfunden. Diese Erscheinung wird mitunter beobachtet, ohne daß es eine befriedigende Erklärung für sie gäbe. Man begnügt sich mit der Annahme, daß mit der Anästhesie eine Art von Hyperalgesie verbunden sei.

Auf motorischem Gebiete sind bei unserem Kranken noch die letzten Reste einer leichten Sprachstörung und eine rechtsseitige Lähmung des Fazialis und der Extremitäten vorhanden. Bevor wir uns aber diese Lähmungserscheinungen im einzelnen ansehen, sei kurz die Theorie der zerebralen Hemiplegie besprochen. Sobald der Kranke aus dem apoplektischen Koma erwacht, hängt der Mundwinkel der gelähmten Seite tief herab, und der Mund kann nicht gespitzt werden (Fig. 229). Die Zunge weicht nach der gelähmten Seite ab. Arm und Bein fallen kraftlos nieder, wenn sie emporgehoben werden, und zeigen von einer aktiven Beweglichkeit nicht eine Spur. Nur die Muskeln des Rumpfes sowie die Kau- und Schluckmuskeln verraten keine oder nur eine untergeordnete Störung. Sämtliche an der Hemiplegie beteiligten Muskeln sind unmittelbar nach

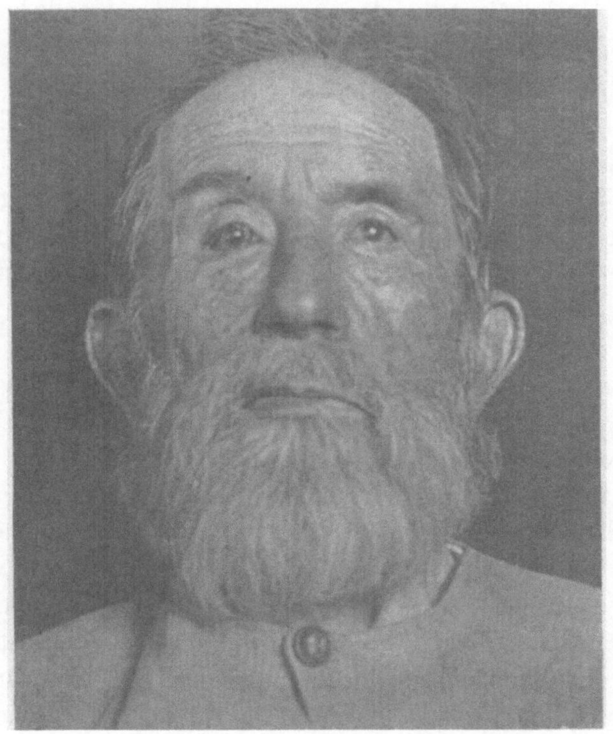

Fig. 229.
Linksseitige zentrale Fazialislähmung unmittelbar nach dem apoplektischen Insult.
Eigene Beobachtung.

der Attacke gleich intensiv gelähmt. Später zeigt sich ein Teil derselben einer partiellen Wiederherstellung zugängig; der Rest bleibt dauernd gelähmt. Die Wiederherstellung einzelner Muskeln vollzieht sich „in einer offenbar durch ihre physiologische Bedeutung bedingten Reihenfolge" (v. Monakow). Diejenigen Muskelgruppen, die gleichzeitig mit ihren symmetrischen Genossen der anderen Seite gebraucht werden und den sogenannten Gemeinschaftsbewegungen dienen (Munk), erholen sich am raschesten und vollständigsten, z. B. die Muskeln der Zunge und die mimische Gesichtsmuskulatur. Diejenigen Muskelgruppen dagegen, die gewöhnlich isoliert gebraucht werden und vorwiegend individuelle Sonderbewegungen ausführen, wie z. B. die Muskulatur des Armes und der

Hand, bleiben am stärksten gelähmt. Eine Mittelstellung nehmen die Beine ein, die abwechselnd bald beide in dem gleichen Sinne, wenn auch nacheinander, wie zum Gehen, bald jedes einzeln in gesonderter Weise in Bewegung gesetzt werden. Ihre Muskulatur erholt sich so weit, daß der Hemiplegiker wieder gehen lernen kann. Zur Erklärung dieser Tatsachen hat Broadbent eine Theorie aufgestellt, für die eine anatomische Grundlage nach den neuesten Forschungen nicht in Abrede zu stellen ist. Nach dieser Theorie sind die bilateral und symmetrisch in Funktion tretenden Muskelgruppen auch in jeder Hemisphäre bilateral in der Rinde vertreten; die vorwiegend einseitig gebrauchten Muskeln, wie z. B. die Muskeln des Armes und der Hand, fast ausschließlich in der gegenüberliegenden Hemisphäre; und schließlich die Muskulatur der Beine in beiden Hemisphären, aber vorwiegend in der gekreuzten.

Aus dieser Theorie folgt, daß bilateral vertretene Muskelgruppen bei jeder zerebralen Hemiplegie in ihren Funktionen auf beiden Seiten gestört sein müssen, wenn auch in viel höherem Grade auf der dem Hirnherd gegenüberliegenden Seite. Dies trifft nun für das Bein zweifellos zu; denn bei Anwendung äußerst feiner Prüfungsmethoden gelingt es z. B. bei einer kompletten rechtsseitigen Hemiplegie stets auch im linken Beine eine Kraftverminderung bis zu 50% nachzuweisen (v. Monakow).

Bei unserem Patienten betrifft die Fazialisparese wie immer bei zerebralen Lähmungen vorwiegend die Muskulatur des unteren Astes. Der Mund ist nach der gesunden Seite hin verzogen. Beim Sprechen wird der linke Mundwinkel etwas höher hinaufgezogen als der rechte; diese Differenz gleicht sich indessen beim Lachen vollständig aus. Ganz frei pflegt übrigens auch der obere Ast des Fazialis bei zerebralen Lähmungen nicht zu sein; er ist nur in sehr viel geringerem Maße paretisch, so daß seine Beteiligung an der Lähmung viel schwieriger zu erkennen ist. Bei unserem Patienten ist die rechte Lidspalte etwas weiter als die linke, offenbar infolge einer ganz leichten Schwäche des M. orbicularis oculi. Auch kann er das rechte Auge nicht mehr wie früher zukneifen, während das linke offen bleibt. Es ist dies ein Phänomen, auf das Revilliod aufmerksam gemacht hat, und dessen Vorhandensein das Erkennen einer leichten Schwäche des oberen Fazialisastes unter Umständen sehr erleichtern kann.

Eine Lähmung des Hypoglossus ist bei unserem Kranken nicht festzustellen. Die Zunge wird gerade hervorgestreckt, ohne von der Mittellinie abzuweichen.

Weitaus am stärksten geschädigt ist der Arm des Kranken und seine Hand wie dies bei zerebralen Hemiplegien immer der Fall ist, und wie es der Broadbentschen Theorie durchaus entspricht. Die ursprünglich total gelähmte Muskulatur des Beines ist dagegen insoweit einer partiellen Besserung zugängig gewesen, als die grobe Mechanik der Lokomotion wieder hergestellt ist. Der Kranke hat wieder ganz ordentlich gehen gelernt; er zirkumduziert nicht mehr das Bein, er schleppt es auch nicht mehr nach. Er setzt es nur noch ungeschickt und täppisch auf, woran zum Teil auch seine starke Alterskyphose die Schuld trägt. Natürlich sind trotzdem alle charakteristischen Erscheinungen der spastischen

Lähmung am rechten Bein des Kranken nachzuweisen, die Herabsetzung der groben Kraft, die Einschränkung der Bewegungsfähigkeit in den einzelnen Gelenken, die starken Spasmen der Muskulatur, die Steigerung der Sehnenreflexe und das Babinskische Phänomen.

Zum Schlusse noch einige Worte über die Inkontinenz der Hemiplegiker. Im Beginn des apoplektischen Insults erfolgt häufig ein unfreiwilliger Urinabgang, im tiefen Koma nicht mehr; und wenn der Kranke aus der Bewußtlosigkeit erwacht, hat er die Fähigkeit, willkürlich Urin zu lassen, vollständig verloren. Es kommt zunächst für kurze Zeit zur Harnverhaltung, zur Retentio urinae. Wird in diesen ersten Stunden und Tagen nach dem Insult nicht zur Anwendung des Katheters geschritten, so tritt eine maximale Ausdehnung der Blase ein und schließlich ein mechanisches Abträufeln des Harns, die Ischuria paradoxa. Auch dieses zweite Stadium in der Störung der Blasenfunktion ist nur ein vorübergehendes. Bald kommt es in längeren oder kürzeren Zwischenräumen zu unwillkürlichem Urinabgang, ohne daß der Kranke es verhindern kann, und anfangs auch, ohne daß er eine Empfindung davon hat. Man bezeichnet diesen Zustand fälschlicherweise als „Blasenlähmung"; tatsächlich handelt es sich um eine automatische Regulierung der Blasenfunktion, um eine Kontraktion des Detrusor vesicae, die bei einem bestimmten Füllungsgrad der Blase reflektorisch eintritt. Diese spontanen Urinentleerungen folgen sich nun in annähernd gleich großen Zwischenräumen von ca. 1—2 Stunden, und jedesmal wird auch annähernd die gleiche Urinmenge von ca. 100—150 ccm entleert, während stets ein Residualharn von etwa 300—350 ccm in der Blase zurückbleibt. In diesem Stadium hat nun die aufmerksamste ärztliche Fürsorge und Pflege einzugreifen. Der Kranke hält diesen Zustand für eine unabänderliche Folge seines Leidens, die er resigniert hinnimmt, und achtet gar nicht auf die ganz geringen Empfindungen in der Blasengegend, die jedesmal dem unwillkürlichen Urinabgang unmittelbar vorausgehen. Er muß erst auf diese leisen Empfindungen aufmerksam gemacht werden, indem man ihm etwa alle 1—2 Stunden das Uringlas vorlegt und geduldig wartet, bis die Entleerung erfolgt.

Wenn der Kranke es dann gelernt hat, diese Empfindungen richtig zu beurteilen, wenn er sich meldet, sobald er ein Bedürfnis verspürt, so muß ihm das Uringlas angelegt werden, was er selbst bei seiner Unbehilflichkeit zunächst nicht ohne fremde Hilfe kann. Bald lernt er auch dies und ist nun wieder kontinent, wenigstens so lange er seine ganze Aufmerksamkeit auf die regelmäßige Entleerung der Blase richtet, d. h. bei Tage. Nachts, resp. im Schlafe, vollzieht sich die Entleerung wieder rein automatisch, weil die Empfindungen, die derselben unmittelbar vorausgehen, noch viel zu gering sind, um dem Kranken das Bedürfnis im Schlafe zum Bewußtsein zu bringen. Er muß also zunächst noch einige Zeit regelmäßig zum Urinieren geweckt werden, etwa 2—3 mal in der Nacht, bis er schließlich von selbst aufwacht und nun auch bei Nacht wieder kontinent geworden ist.

Daß eine Wiederkehr der Kontinenz bei dem Hemiplegiker eintritt, ist eigentlich selbstverständlich; es erklärt sich aus der bilateralen kortikalen Innervation der Blase. Daß die Kontinenz so spät wiederkehrt und nicht sofort oder in den ersten Tagen nach dem Insult, wie bei den übrigen ausschließlich bilateral innervierten Muskelgruppen, z. B. bei der Respirationsmuskulatur, kann uns nicht wundernehmen. Denn zwischen die glatte Muskulatur der Blase und ihre zerebrospinalen Bahnen ist das sympathische Nervensystem eingeschaltet, und die glatte Muskulatur empfängt ihre motorischen Impulse von der Hirnrinde auf ganz andere und viel kompliziertere Weise als die bilateral innervierte quergestreifte Atmungsmuskulatur (L. R. Müller).

Bei einseitiger Unterbrechung der zerebralen Bahnen der Blaseninnervation ist in jedem Falle eine Wiederkehr der Kontinenz zu erzielen. Ganz anders aber ist es, wenn eine doppelseitige Läsion dieser Bahnen vorliegt, wie bei multiplen Erweichungsherden im Gehirn. Die Folge einer solchen ist eine dauernde und irreparable Inkontinenz (Homburger). Der Hemiplegiker aber ist unter allen Umständen kontinent zu halten; nur bedarf es hierzu, wie bei dem Kinde in seinem ersten Lebensjahre, einer mühsamen Erziehung und großer Geduld, um ihm die willkürliche Beeinflussung des zur Harnausscheidung führenden Reflexes, die er durch den Insult verloren hat, von neuem zu lehren. Wir haben diese Erfahrung an sämtlichen Hemiplegikern, die uns als „Unreine" zugewiesen worden sind, bestätigt gefunden.

67. Die Läsionen des Centrum semiovale.

Das weiße Marklager der Großhirnhemisphären, das Centrum semiovale, setzt sich im wesentlichen aus drei Hauptkategorien von Faserzügen zusammen, aus den Kommissurenfasern, den Assoziations- und den Projektionsfaserzügen (Fig. 230). Die Kommissurenfasern stellen die Verbindung zwischen beiden Hemisphären her; sie verlaufen vorwiegend im Balken und in der vorderen Kommissur. Die Assoziationsbahnen verknüpfen die einzelnen Windungsgruppen jeder Hemisphäre miteinander, und die langen Projektionsfaserzüge stellen die Verbindung zwischen den einzelnen Regionen der Rinde und den übrigen tieferen Hirnteilen her; sie bilden den sogenannten Stabkranz. Läsionen dieser mächtigen Faserzüge führen natürlich zu sehr verschiedenartigen Erscheinungen, je nach dem Sitz des Krankheitsherdes im Centrum semiovale, d. h. je nachdem derselbe in den vorderen, den seitlichen oder hinteren Partien des Marklagers etabliert ist, und ferner auch je nachdem er mehr gegen die Rinde oder gegen die basalen Ganglien hin gelegen ist. Herde in einzelnen Stellen des Centrum semiovale, z. B. im Stirnhirn und im Schläfenlappen, können sogar ganz symptomlos bestehen, oder wenigstens ohne prägnante Erscheinungen zur Folge zu haben, die sich als Herdsymptome oder überhaupt als Symptome eines Gehirnleidens deuten ließen.

Andererseits können Läsionen des Centrum semiovale auch zu sehr ausgesprochenen Krankheitserscheinungen führen, und sie werden dies unter allen Um-

ständen tun müssen, wenn sie z. B. im Stabkranz der motorischen Rindengebiete
oder der kortikalen Sehsphäre etabliert sind. Je näher nun solche Herde im
weißen Hemisphärenmark der Rinde liegen, um so mehr werden die durch sie hervorgerufenen Krankheitserscheinungen die Charaktere der isolierten Rindenläsion
tragen; je näher sie dagegen den zentralen Ganglien liegen, um so mehr wird
ihr klinisches Krankheitsbild dem der Läsion der Inneren Kapsel gleichen.

Dabei ist es natürlich für das Zustandekommen der Herderscheinungen ganz
gleichgültig, ob die Läsion des Centrum semiovale durch einen Bluterguß, durch
einen Erweichungsherd, eine Geschwulst oder einen Abszeß bedingt ist. Da aber

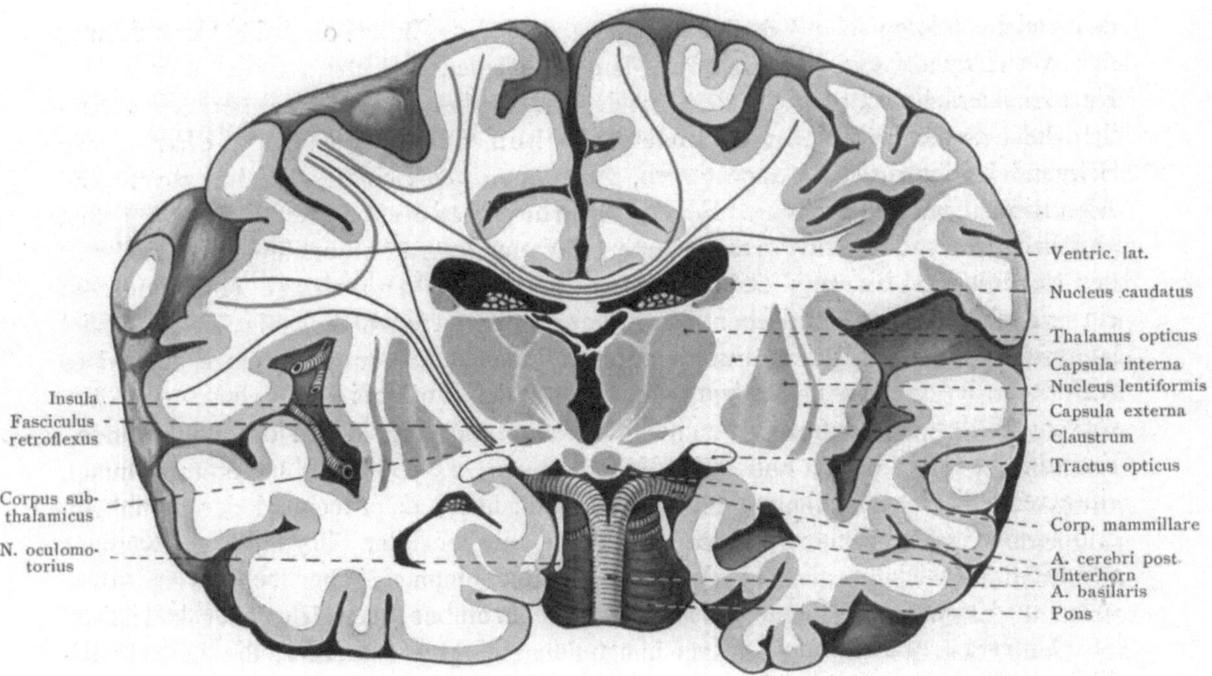

Fig. 230.

Frontalschnitt durch das Großhirn in der Höhe der Corpora mammillaria (hintere Schnittebene).
Nach Hermann.

Schematisch eingezeichnet sind die Kommissurenfasern (blau), die Assoziationsfasern (rot) und die Projektionsfasern (schwarz).

Tumoren und Abszesse im Gehirn gegenüber der Häufigkeit der zerebralen Ge-
fäßerkrankungen nur eine untergeordnete Rolle spielen, stehen die Herde im
Centrum semiovale und auch in der Rinde selbst meistens in enger Beziehung
zum Verlauf der Hirnarterien.

Die Innere Kapsel ist bekanntlich eine Prädilektionsstelle für die Gehirnblutungen, die oft zu einer Zertrümmerung des ganzen Kapselareals führen. Ausgedehnte Erweichungsherde können dagegen in der Inneren Kapsel nicht zustande
kommen, weil dieselbe in ausgiebigster Weise gemeinschaftlich durch Arterien
aus den Gefäßbezirken der Karotis und der Vertebralis mit Blut versorgt wird.
Im Gegensatz hierzu finden wir ausgedehnte Erweichungsherde vorwiegend

im Centrum semiovale und in der Rinde, und zwar sind erfahrungsgemäß die von den kortikalen Zweigen der A. fossae Sylvii und der A. cerebralis post. versorgten Hirnbezirke Prädilektionsstellen für die Arterienthrombose. Ursache derselben ist am häufigsten das Atherom und die syphilitische Endarteriitis der Gehirngefäße. Bei diesen Affektionen ist der Gefäßverschluß oft nur ein partieller, stets kommt er nur ganz allmählich zustande, und meistens handelt es sich nicht um die Verlegung eines einzelnen Gefäßes, sondern annähernd gleichzeitig eines kleineren oder größeren Gefäßbezirkes. Infolgedessen pflegen die klinischen Erscheinungen des Insultes bei der Thrombose der Zerebralarterien andere zu sein, wie bei der Ruptur derselben und bei der Embolie. Der Gefäßruptur liegt meist das gleiche ätiologische Moment zugrunde wie der Thrombose, die Veränderung der Arterienwandung. Deshalb werden bei beiden Affektionen die allgemeinen Krankheitserscheinungen, die dem Insult vorausgehen, oft die gleichen sein: nämlich die Erscheinungen von zirkulatorischen Störungen im Gehirn, wie Schwindel, Kopfdruck, Kongestionen, Störungen des Schlafes, leichte psychische Alterationen und dergleichen. Bei der Hämorrhagie aber setzt der Insult selbst plötzlich ein und erreicht rasch seinen Höhepunkt unter zunehmender Trübung des Bewußtseins bis zum tiefsten Koma. Bei der Thrombose dagegen kann ein eigentlicher apoplektischer Insult ganz fehlen; jedenfalls zeigt er eine viel langsamere und weniger stürmische Entwickelung und vor allem ein schubweises Auftreten der einzelnen Herdsymptome. Bei der Embolie schließlich wird entsprechend der momentan eintretenden Gefäßverengerung durch den einfahrenden Fremdkörper der Insult ohne alle Vorboten, wie ein Blitz aus heiterem Himmel, einsetzen; die Herderscheinungen werden sich aber, entsprechend der allmählich erfolgenden ischämischen Nekrose, ähnlich wie bei der Thrombose, weniger stürmisch entwickeln als bei der Hämorrhagie, niemals aber schubweise oder selbst im Verlauf von Tagen, wie es für die Thrombose geradezu charakteristisch ist. Unter Berücksichtigung dieser Umstände gelingt es mitunter, die Differentialdiagnose zwischen Gehirnblutung oder Erweichung infolge von Gefäßobliteration zu stellen, ja selbst zwischen thrombotischer und embolischer Erweichung. In anderen Fällen ist freilich eine sichere Differentialdiagnose überhaupt nicht möglich.

Bevor wir nun die Folgen der Obliteration der kortikalen Hirnarterien betrachten, wollen wir uns zuvor die arterielle Gefäßversorgung der Rinde und des Centrum semiovale kurz ins Gedächtnis zurückrufen. Nehmen wir die A. fossae Sylvii als Beispiel. Ihre zentralen Äste, die sich in der Inneren Kapsel und der Umgebung derselben verzweigen, haben wir neulich schon verfolgt; es sind die lentikulären, sowie die lentikulo-striären und die lentikulo-optischen Arterien. Den Verlauf der kortikalen Zweige der A. fossae Sylvii zeigt Figur 231. Man unterscheidet fünf kortikale Zweige; sie folgen im allgemeinen dem Verlauf der Furchen des Gehirns, in die sie sich tief einsenken. Der erste Ast versorgt die zweite und dritte Stirnwindung; der zweite Ast die Zentralwindungen und das Operkulum; der dritte Ast gabelt sich in zwei Zweige, die zu dem Gyrus supramarginalis

und zu dem G. angularis verlaufen. Der vierte und fünfte Hauptast versorgen
die hinteren und vorderen Abschnitte des Schläfenlappens. Sämtliche kortikalen
Arterien des Gehirns verlaufen in der Pia und geben kleinere und größere Ästchen
in die Gehirnsubstanz ab (Fig. 224). Ein Teil dieser Ästchen (Fig. 232, 2 a u. b) zweigt
sich in dem Rindengrau selbst in ein verschieden weitmaschiges Kapillarnetz auf; andere
(1) durchdringen die Rinde, um sich erst im weißen Hemisphärenmark zu verzweigen.
Aus dieser Anordnung der Gefäße folgt ohne weiteres, daß eine Thrombose der
kortikalen Hirnarterien nur sehr selten zu einer größeren isolierten Erweichung

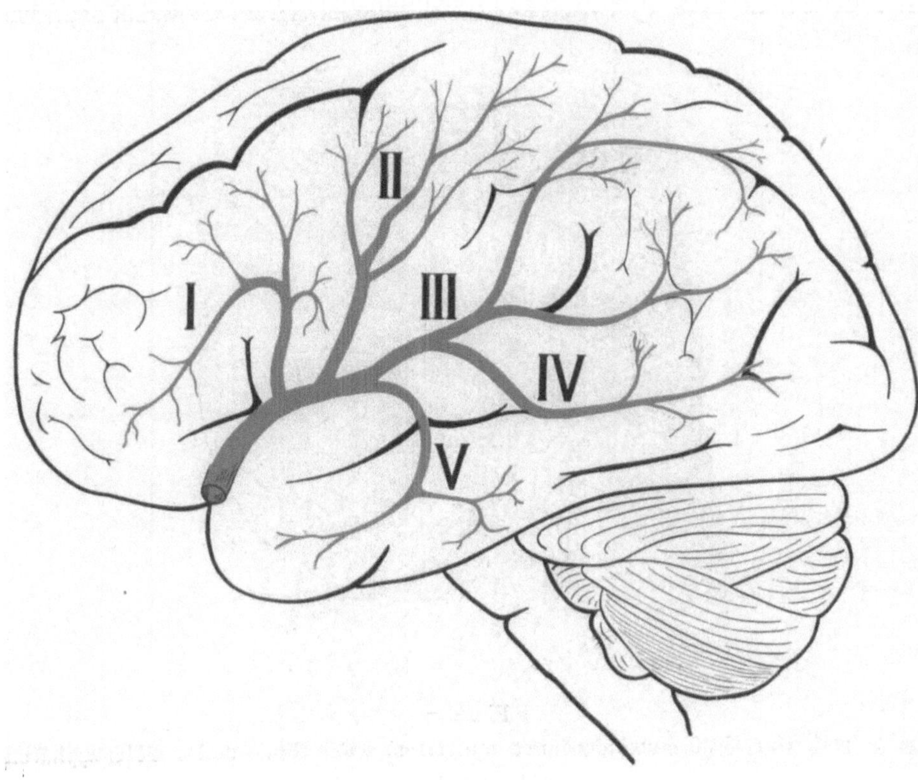

Fig. 231.
Arteria fossae Sylvii mit ihren fünf Hauptästen.

I zu den Frontalwindungen, II zu den Zentralwindungen und zum Operkulum, III zum Parietalläppchen (Gyrus supramarginalis
und G. angularis), IV zur ersten und zweiten Temporalwindung und zum G. occipito-temporalis, V zu den vorderen Abschnitten des Temporallappens (erste bis dritte Schläfenwindung).

der Rinde führen wird; vielmehr wird sich fast stets der Herd mehr oder weniger
tief in die Marksubstanz hinein erstrecken. Ja, es wird sogar bei der Verlegung
eines kortikalen Arterienastes, weil in dem Kapillarnetz der Rinde bis zu einem
gewissen Grade immer noch ein zirkulatorischer Austausch stattfinden kann, gewöhnlich zuerst zu einer Ischämie im Endigungsbezirk der Markarterien kommen.
Es werden deshalb große Erweichungsherde sich von der Tiefe des Markkörpers
aus nach der Rinde zu ausdehnen.

Motorische Herderscheinungen werden nun lediglich bei einer Obliteration
der beiden ersten kortikalen Hauptzweige der A. fossae Sylvii oder eines der-

selben zur Beobachtung kommen, weil gerade diese Zweige das motorische Rindengebiet und die zugehörige Stabkranzfaserung im Centrum semiovale mit Blut versorgen. Wir dürfen also in diesem Falle ähnliche Krankheitsbilder erwarten, wie sie auch als Folge der Läsion der Inneren Kapsel auftreten; aber nur ähnliche Krankheitsbilder, nicht die gleichen. Denn ein Herd in der Inneren Kapsel wird immer zu einer Hemiplegie führen müssen, d. h. zu einer Lähmung des Fazialis und der Extremitäten, wenn auch sehr oft die Fazialisparese nur eine recht geringe sein wird oder einzelne Muskelgruppen am Bein fast gänzlich von der Lähmung verschont scheinen. Dagegen wird ein Erweichungsherd im Centrum semiovale nur

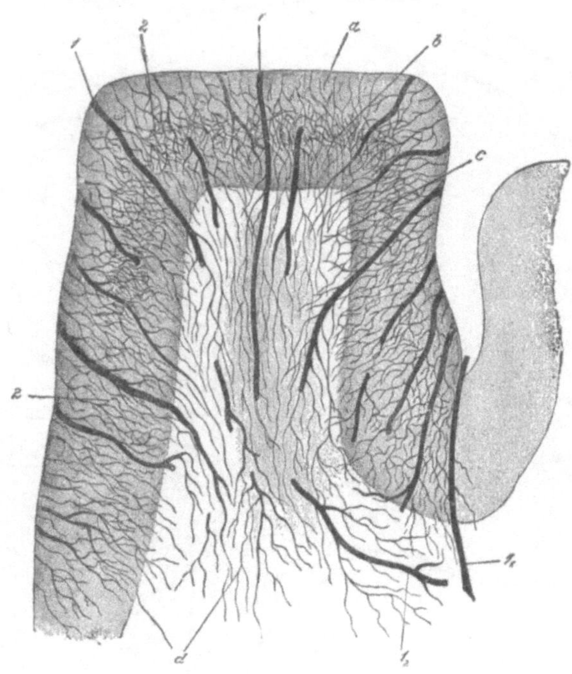

Fig. 232.

Querschnitt durch eine Großhirnwindung mit den Arterien der Rinde und des Hemisphärenmarks.
Nach Charcot.

1 Markarterien: 1₁ Gruppe von Markarterien der Trennungsfurche zwischen zwei benachbarten Gehirnwindungen. 1₂ Arterien der Fibrae propr. und der Markleiste. 2 Arterien der Rinde: a Weitmaschiges Kapillarnetz unter der Pia mater. b Engmaschiges Kapillarnetz in der mittleren Rindenschicht. c Weitmaschiges Kapillarnetz am Übergang von der Rinde zum Mark. d Kapillarnetz des Markkörpers.

dann zu einer dauernden Fazialis-, Arm- und Beinlähmung führen, wenn gleichzeitig die beiden ersten Zweige der A. fossae Sylvii obliteriert sind. Beschränkt sich die Erweichung auf den Gefäßbezirk eines Hauptzweiges, wie es meistens der Fall ist, dann werden uns die Lähmungserscheinungen als reine oder assoziierte Monoplegien entgegentreten. Mit reiner Monoplegie bezeichnet man die isolierte Lähmung der einen Gesichtshälfte, des einen Armes oder Beines; mit assoziierter Monoplegie das gleichzeitige Ergriffensein des Armes und Beines derselben Seite bei Freibleiben des Fazialis, bezw. das gleichzeitige Ergriffensein der einen Gesichtshälfte und des gleichseitigen Armes bei Freibleiben des Beines. Eine bleibende partielle Hemiplegie ohne Beteiligung des Armes kommt bei Herden im Centrum semiovale nicht vor, weil die motorischen Rindenfelder für die Muskulatur des Gesichtes und des Beines räumlich weit auseinander liegen, und weil deshalb bei einer Läsion ihrer Stabkranzfaserung infolge eines großen Herdes auch die dazwischen liegende Faserung des Armes getroffen sein müßte.

68. Monoplegia facialis.

Die Folgezustände der Thrombose der beiden ersten Hauptzweige der A. fossae Sylvii möchte ich Ihnen nun an zwei Kranken demonstrieren. Dabei muß ich etwas ausführlicher, als ich es sonst zu tun pflege, auf die Anamnese eingehen, weil Sie aus derselben ersehen werden, daß in diesen beiden Fällen die Krankheitserscheinungen ohne ausgesprochenen Insult allmählich und schubweise sich entwickelt haben, wie es gerade für die Thrombose der Zerebralarterien charakteristisch ist. Die erste Kranke ist eine 63jährige Patientin, die an einer hochgradigen Arteriosklerose auf dem Boden der Lues leidet. Sie ist verheiratet und hat nur einmal im Alter von 40 Jahren konzipiert; diese einzige Gravidität hat aber mit einem Abort im 4. Monate geendet. Einen sicheren Anhalt für die Annahme einer spezifischen Infektion finden wir in den Residuen einer abgelaufenen Iritis des rechten Auges. Die Pupille desselben ist wesentlich enger als die linke und verzogen, und es sind deutlich außen und oben hintere Synechien erkennbar. Schließlich ist eine eigenartige, säbelförmige Verkrümmung des rechten Unterschenkels vorhanden; sie kann keine rachitische sein, denn sie ist erst vor 8 Jahren entstanden; sie ist auch keine osteomalazische, denn an dem übrigen Skelett und namentlich am Becken sind Veränderungen, wie sie für die Osteomalazie charakteristisch sind, nicht nachweisbar. Diese säbelförmige Unterschenkelverkrümmung ist vielmehr Folge einer luetischen Ostitis.

Die Kranke konnte nun eines Tages nicht mehr recht sprechen; sie fand die Worte nicht mehr, die sie aussprechen wollte, und bemerkte auch, daß ihr Mund verzogen war. Sie lief nun, wie sie uns erzählt, zu den Nachbarinnen, um denselben ihr Leid wegen ihres schiefen Gesichts und der Erschwerung der Sprache zu klagen. Am Tage darauf war ein völliger Sprachverlust eingetreten; auch an diesem Tage stand die Kranke noch ihrem Haushalte vor und ging auch noch aus. Allmählich aber trat in den nächsten Tagen eine vollständige Lähmung des rechten Armes und Beines hinzu, welche die Kranke nun ans Bett fesselte. Ein eigentlicher Insult ist also überhaupt nicht dagewesen, ebensowenig ein Verlust des Bewußtseins oder eine nennenswerte Trübung desselben. Die Kranke blieb nur 8 Tage zu Bett; in dieser Zeit waren die Lähmungserscheinungen am Arm und Bein vollständig zurückgegangen; auch die Sprachstörung hatte sich wesentlich gebessert, und nur eine Lähmung des rechten Fazialis, und zwar vorwiegend des Mundastes, war zurückgeblieben. Heute, zwei Jahre nach dem Anfall, besteht als letzter Rest der passageren Extremitätenlähmung nur noch ein deutlicher Fußklonus am rechten Fuße, aber kein Babinskisches Phänomen, sondern ein normaler Sohlenreflex. Auch das Kniephänomen ist rechts nur in geringem Grade lebhafter als auf der linken Seite, und Spasmen fehlen sowohl am Bein als am Arm. Auch die Motilität und die grobe Kraft der Extremitäten sind vollständig normal. Dagegen ist noch eine leichte subkortikale motorische Aphasie vorhanden, die sich in einem gelegentlichen Suchen nach Worten und in einer literalen Paraphasie äußert, und außerdem ist die rechtsseitige F a z i a l i s p a r e s e noch sehr deutlich. Sie ist schon in der Ruhe erkennbar. Am stärksten ist der Mundast betroffen, wie stets bei der zerebralen Fazialislähmung; aber auch der Stirnast ist nicht ganz frei: die rechte Lidspalte ist etwas weiter als die linke. Besonders auffällig wird die Parese des Mundfazialis beim Sprechen, während sich bei mimischen Bewegungen, z. B. beim Lachen, die vorhandenen Differenzen in der Stärke der Innervation vollständig ausgleichen. Ja, es bleibt sogar die linke Gesichtshälfte beim Lachen deutlich hinter der rechten zurück. Diese Er scheinung hat uns anfangs etwas stutzig gemacht; sie hat aber ihre volle Auf klärung gefunden. Die Kranke hat sich nämlich im Jahre 1862, anscheinend durch eine Erkältung, eine linksseitige periphere Fazialislähmung zugezogen, die nach ihrer Angabe ein volles Jahr bestanden hat. Ganz soll sich die Lähmung über haupt nicht mehr ausgeglichen haben; tatsächlich ist es zu einer leichten K o n t r a k t u r i m p e r i p h e r - g e l ä h m t e n l i n k e n N. facialis gekommen, und auch heute noch sind deutliche Veränderungen in der elektrischen Erregbarkeit des selben nachzuweisen, während Nerv und Muskeln auf der rechten Seite, wie es für die zerebrale Fazialislähmung charakteristisch ist, vollkommen normal auf den galvanischen und faradischen Strom reagieren.

Bei der Kranken besteht also als einzige bleibende Folge des Anfalls eine reine M o n o p l e g i a f a c i a l i s. Wir müssen sie auf eine Obliteration des kleinen Astes des ersten Hauptzweiges der linken A. fossae Sylvii zurückführen, die das motorische Rindenfeld der Gesichtsmuskulatur und seine Stabkranzfaserung im Centrum semiovale versorgt, und zwar nehmen wir wegen des schubweise einsetzenden Auftretens der passageren Begleiterscheinungen der Monoplegie eine A r t e r i e n t h r o m b o s e an. Dieselbe hat zu einem s u b k o r t i k a l e n E r w e i c h u n g s h e r d in der Nähe der Rinde geführt, aber nicht zu einer Läsion, zu einer Reizung der Rinde selbst, weil niemals klonische Krämpfe in der gelähmten rechtsseitigen Gesichtsmuskulatur zur Beobachtung gekommen sind.

69. Monoplegia brachio-cruralis.

Der andere Patient ist ein 50jähriger Schriftsetzer, der im Jahre 1886 Lues akquiriert hat. Er ist gesund gewesen bis zum März 1900. Damals traten die ersten Erscheinungen einer Störung der zerebralen Zirkulation bei ihm auf: Schwindel, Flimmern vor den Augen u. dergl. Diese Krankheitsanzeichen steiger ten sich allmählich, und die Schwindelanfälle erlangten Ende 1900 eine solche Heftigkeit, daß der Kranke mitunter auf der Straße taumelte wie ein Betrunkener. In den ersten Januartagen des Jahres 1901 traten dann anfallsweise leichte K o n v u l s i o n e n im Arm und Bein der rechten Seite auf, die manchmal auch auf die linksseitigen Extremitäten übersprangen. Krämpfe in der Gesichtsmuskulatur sind jedoch niemals vorhanden gewesen. Nachdem diese Zuckungen einige Tage anfallsweise aufgetreten waren, verspürte der Kranke auf einmal am 5. Januar 1901 bei der Arbeit, wie sein rechter Arm und fast gleichzeitig auch sein rechtes Bein steif und kraftlos wurden. Er unterbrach die Arbeit und wollte nach Hause gehen; auf der Treppe fiel er aber hin und wurde unmittelbar darauf nach einem Krankenhause verbracht.

Aus dem noch am Abend desselben Tages aufgenommenen Status ersehen wir, daß der Patient vollständig bei Bewußtsein war, als er in das Krankenhaus eingeliefert wurde; er konnte selbst über die allmähliche Entwickelung seines Leidens die genauesten Angaben machen. Es bestand nur eine deutliche, aber nicht sehr hochgradige Parese im Arm und Bein der rechten Seite, während das Fazialisgebiet intakt und die Sprache ungestört war. Am folgenden Morgen war das Zustandsbild im wesentlichen das gleiche; nur waren die Lähmungserscheinungen an den Extremitäten stärker als am Tage zuvor, und das Bewußtsein war leicht benommen. Tags darauf war die Bewußtseinstrübung stärker; die Extremitätenlähmung war eine vollständige; auch die rechte Gesichtshälfte war paretisch. Der Kranke ließ Urin und Stuhl unter sich gehen, und außerdem war eine leichte motorische Aphasie hinzugetreten. Unter wechselnder Intensität der Bewußtseinsstörung und der motorischen Lähmungserscheinungen blieb das Krankheitsbild nun mehrere Wochen lang das gleiche. Zeitweise war der Kranke nur leicht benommen, so daß er auf Anrufen reagierte und auf Befragen Antwort zu geben versuchte. Dann trat die motorische Aphasie und Paraphasie sehr deutlich in die Erscheinung. Zu anderen Zeiten war das Bewußtsein stärker getrübt; der Patient hatte massenhafte Halluzinationen, so daß er ganz verwirrt und oft hochgradig erregt wurde. Die Extremitätenlähmung blieb komplett; in der gelähmten Muskulatur des rechten Armes und Beines traten Spasmen und später Kontrakturen auf, die im Verlauf von 4 Monaten eine Intensität erreichten, wie man sie selten sieht. Die rechtsseitige Fazialislähmung aber ging ganz allmählich zurück, die Sprachstörung besserte sich nach und nach; der Kranke wurde zusehends klarer und fing ganz langsam, unter fortgesetzter antiluetischer Behandlung, an, sich zu erholen.

Am 22. Mai 1901 wurde der Patient nach dem Siechenhause verlegt. Eine Fazialislähmung war nicht mehr nachzuweisen; von der früheren aphasischen Störung bestanden nur noch die letzten Reste. Wohl aber war eine äußerst hochgradige spastische Lähmung der rechtsseitigen Extremitäten vorhanden, und der Kranke war inkontinent.

Um Ihnen eine Vorstellung von der Stärke der damals vorhandenen Kontrakturen zu geben, möchte ich einige Worte aus unserem Aufnahmestatus anführen: „Das rechte Bein ist im Kniegelenk rechtwinkelig gebeugt, im Hüftgelenk nur mäßig gebeugt, abduziert und nach außen gerollt, so daß der rechte Fuß unter das linke Knie oder selbst noch nach außen davon zu liegen kommt". Es war also damals das rechte Bein des Kranken durch enorme Spasmen in einer ähnlichen Stellung fixiert, wie sie die Photographie einer Hemiplegischen zeigt, die früher bei uns verpflegt worden ist (Fig. 233).

Es kostet unendlich viel Mühe, Geduld und Ausdauer, einen Hemiplegiker mit solchen enormen Kontrakturen im Verlauf von langen Monaten wieder auf die Beine zu bringen. Es ist uns aber gelungen; die grobe Mechanik der Lokomotion ist längst wieder hergestellt, und heute geht der Patient mit einem Stock vollkommen sicher und ausdauernd in unserem Waldpark spazieren. Selbstverständlich ist er auch längst nicht mehr inkontinent. Im Laufe des nächsten Jahres sind bei dem Kranken noch zweimal Exazerbationen seines zerebralen Leidens be-

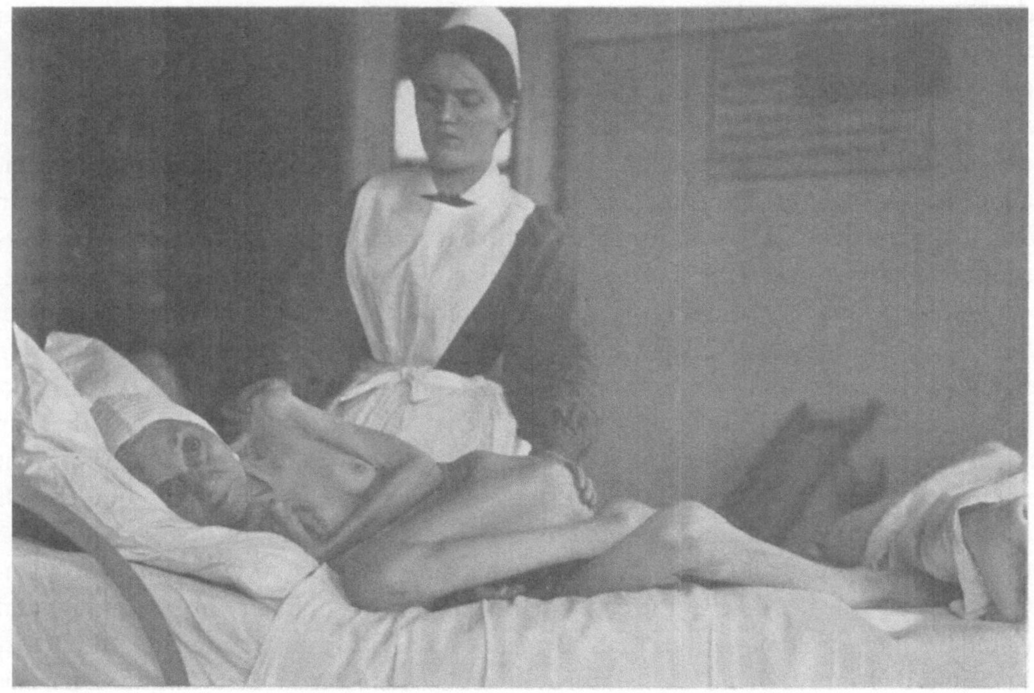

Fig. 233.

Spastische und paralytische Kontrakturen der gelähmten Extremitäten in einem Falle von linksseitiger Hemiplegie bei Blutung in die Innere Kapsel. Eigene Beobachtung.

obachtet worden. Sie bestanden in psychischen Erscheinungen, Trübung des Bewußtseins durch Halluzinationen und Verwirrtheit. Namentlich zu Ende des Jahres war die Erregung des Kranken infolge beängstigender Wahnvorstellungen und Sinnestäuschungen eine sehr hochgradige. Er bezichtigte sich eines schweren Verbrechens, wegen dessen er verfolgt würde und nach Rußland verbannt werden sollte; er frug täglich, ob Telegramme oder Briefe aus St. Petersburg angekommen seien, und war schließlich froh, daß er nur drei Tage „im Gefängnis brummen" müsse. Nachdem diese Erregung nach einigen Wochen abgeklungen war, hatte der Patient volle Einsicht in das Krankhafte seines damaligen Zustandes. Weitere psychische Störungen sind nicht mehr aufgetreten; die Intelligenz des Kranken hat nicht im mindesten gelitten.

Die Charaktere der spastischen Lähmung an den rechtsseitigen Extremitäten bestehen indessen fort, eine außerordentlich lebhafte Steigerung der Sehnenreflexe am Ober- und Unterarm, Fußklonus, der an Stelle des Achillessehnenreflexes auftritt, und das Babinskische Phänomen am rechten Fuße. Trotzdem ist das Kniephänomen rechts nur schwer auszulösen, eben weil die Spasmen in der gelähmten Muskulatur sehr hochgradige sind. Aber auch am linken Bein sind — selbst heute noch, acht Jahre nach der Attacke — leichte Spasmen vorhanden, und das Kniephänomen ist auch links abnorm lebhaft. Bei der Aufnahme des Kranken waren diese Spasmen sehr viel stärker als heute; es bestand eben damals infolge des linksseitigen Hirnherdes neben der kompletten rechtsseitigen Arm- und

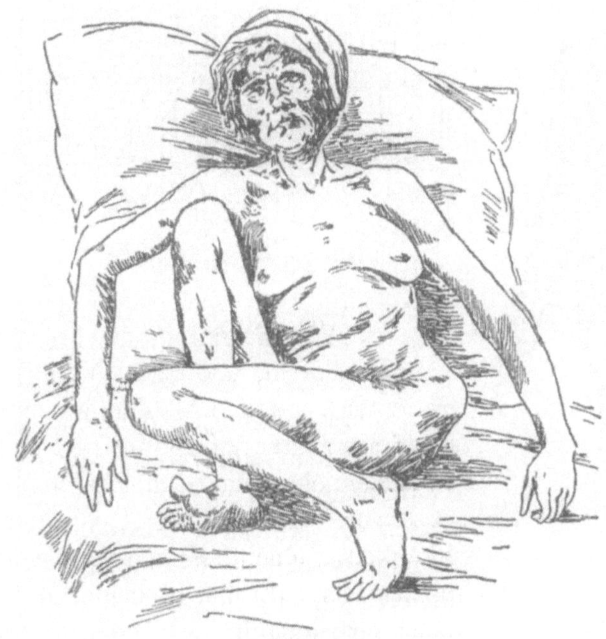

Fig. 234.
Flexionskontrakturen beider Unterextremitäten in einem Falle von alter Hemiplegie.
Nach Charcot.

Beinlähmung auch eine unverkennbare leichte Parese des linken Beines. Das Auftreten von derartigen, leichten Lähmungserscheinungen am Beine auf der Seite des Hirnherdes neben der vollständigen Extremitätenlähmung auf der gegenüberliegenden Seite ist nichts Auffälliges. Es wird durch die Broadbentsche Theorie vollauf erklärt, indem die Muskulatur eines jeden Beines ihre motorischen Impulse von der Rinde beider Hemisphären, wenn auch vorwiegend der gekreuzten, erhält. Charcot bildet eine Patientin mit einer alten rechtsseitigen Hemiplegie ab, bei der es sogar zu einer Beugekontraktur am linken Bein gekommen ist (Fig. 234).

Der rechte Fazialis unseres Kranken ist vollkommen intakt; er kann flott pfeifen und auch das rechte Auge allein zukneifen. Es wäre dies nicht möglich, wenn auch nur noch die leiseste Parese des Stirnfazialis bestünde.

Es ist also bei dem Kranken als einzige, bleibende Folge der Attacke vom Januar 1901 eine brachio-krurale Monoplegie zurückgeblieben. Nach der ganzen Entwickelung und dem Verlauf des Leidens müssen wir eine zerebrale Lues annehmen und die assoziierte Monoplegie des rechten Armes und Beines auf einen Erweichungsherd infolge von Thrombose des zweiten Hauptastes der linken A. fossae Sylvii zurückführen. Dieser Zweig versorgt die Zentralwindungen, also die motorischen Rindenfelder der Extremitäten. Es muß ein großer Erweichungs-

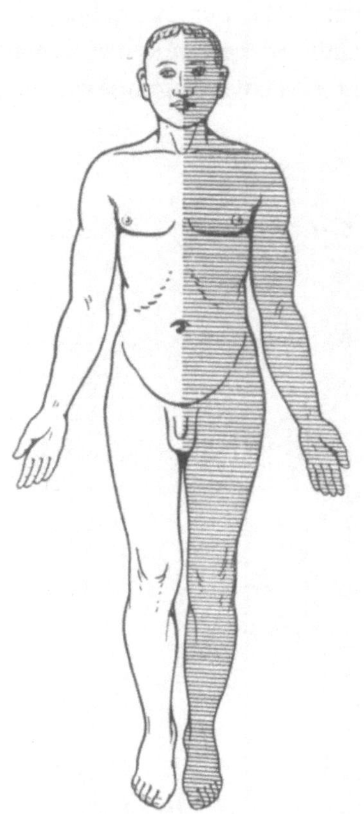

Fig. 235.

Linksseitige Hemihypästhesie in einem Falle von traumatischer Hysterie. Eigene Beobachtung.

herd sein, der aus der Tiefe des Hemisphärenmarks bis dicht unter die Rinde, vielleicht in die Rinde hinein, vordringt. Wir schließen dies aus den initialen Konvulsionen des rechten Armes und Beines und aus der hochgradigen Intensität der Spasmen und Kontrakturen. Denn nach unseren seitherigen Erfahrungen sind derartige starke Kontrakturen, wie sie auch das junge Mädchen mit dem Hirnprolaps hat, durch große Erweichungsherde bedingt, die bis zur Rinde vordringen.

70. Subkortikale Hemianopie.

Schließlich möchte ich Ihnen heute noch einen Patienten vorstellen, bei dem wir einen Erweichungsherd im hinteren Abschnitt des Centrum semiovale annehmen müssen, im Gefäßbezirk der A. cerebri posterior. Es ist ein 57 jähriger Maurer, dessen Krankengeschichte eine äußerst verwickelte und komplizierte ist. Er hat in früheren Jahren, so lange er noch arbeitsfähig war, den größeren Teil seines Arbeitsverdienstes für Alkohol ausgegeben und ist ein Potator strenuus gewesen. Infolgedessen hat sich bei ihm seit langen Jahren eine alkoholische Seelenstörung entwickelt, eine Abart der chronischen halluzinatorischen Verrücktheit, die wiederholt seine Verpflegung in der Irrenanstalt notwendig gemacht hat.

Wie alle Alkoholiker, hat auch unser Patient in seinem Leben zahlreiche Unfälle und Kopfverletzungen erlitten, die ohne weitere Folgen für seine Gesundheit geblieben sind. Einmal aber — 1900 — fiel er so unglücklich von der elektrischen Bahn, daß er sich eine Kontusion des linken Schultergelenks zuzog, deren Residuen noch heute deutlich nachweisbar sind. Infolge dieser Gelenkverletzung ist seitdem die Motilität des linken Armes im Schultergelenk beeinträchtigt, insofern der Kranke den Arm nur noch bis zur Horizontalen heben kann. Weitere passive Bewegungsversuche verursachen Schmerz und stoßen auf einen mechanischen Widerstand im Gelenk. Der Kranke bezeichnet diesen Zustand als „seine Lähmung“. Tatsächlich ist seit dem Unfall auch die grobe Kraft im linken Arm des Kranken und auch in seinem linken Bein etwas geringer als auf der rechten Seite. Der Dynamometerdruck der rechten Hand beträgt 27, der linken nur 10 kg. Außerdem ist eine hochgradige linksseitige Hemihypästhesie vorhanden (Fig. 235).

Der Patient ist schon in früheren Jahren im Siechenhause verpflegt worden; wir haben bei vielfachen Untersuchungen immer nur die geschilderten Krankheitserscheinungen auffinden können, und haben die linksseitige Hemihypästhesie als Symptom einer traumatischen Hysterie aufgefaßt. Wir waren hierzu berechtigt, weil absolut nichts für die Annahme einer organisch-bedingten Hemihypästhesie sprach. Motorische Lähmungserscheinungen fehlten vollständig, sowohl im Gesicht wie an den Extremitäten; alle Bewegungen des linken Armes und Beines, mit Ausnahme der Bewegungen des ersteren im Schultergelenk, wurden

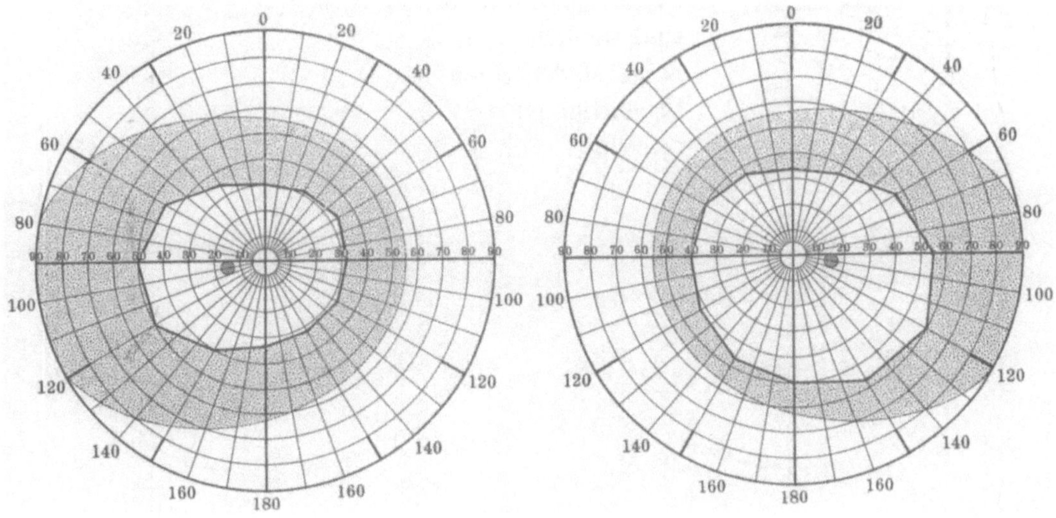

Fig. 236.
Konzentrische Gesichtsfeldeinengung in einem Falle von traumatischer Hysterie.
Eigene Beobachtung.

in normaler Ausdehnung ausgeführt, Spasmen und Kontrakturen waren nicht vorhanden; die Sehnenreflexe waren nicht gesteigert, Fußklonus ließ sich niemals nachweisen, und auch der Babinskische Reflex war nicht vorhanden. Dagegen ließ sich bei dem Kranken beiderseits eine konzentrische Einengung des Gesichtsfeldes feststellen, und zwar war dieselbe am linken Auge, also auf der Seite der Hypästhesie, stärker als auf der rechten (Fig. 236). Dieser Befund setzte die Richtigkeit unserer Diagnose, daß es sich um Hysterie handelt, außer allen Zweifel. Nur eins änderte sich im Befinden des Kranken während seines ersten Aufenthaltes im Siechenhause. Sein Sehvermögen nahm allmählich etwas ab, und zwar infolge einer beginnenden Sehnervenatrophie auf beiden Augen, wie sie recht häufig bei dem chronischen Alkoholismus beobachtet wird.

Jetzt ist bei dem Kranken eine ganz andere Art von Sehstörung vorhanden, die sich in einfacher Weise demonstrieren läßt. Wenn wir unsere Hand vor dem rechten Auge des Kranken in der Richtung von rechts nach links vorüberführen, nimmt er die Bewegung schon in ziemlicher Entfernung wahr. Wenn wir sie dagegen von der linken Seite her dem Auge des Kranken nähern, sieht er die Bewegung erst in dem Moment, wo die Hand seinem Auge direkt gegenübersteht. Ganz das gleiche Verhalten läßt sich auch am linken Auge des Patienten feststellen. Es besteht also auf beiden Augen ein hochgradiger Gesichtsfelddefekt, und zwar fehlt beiderseits die linke Hälfte des Gesichtsfeldes, am linken Auge die temporale, am rechten Auge die nasale Seite desselben. Die perimetrischen Gesichtsfeldaufnahmen lassen einmal den vollständigen Defekt auf der linken Seite beider Gesichtsfelder und zweitens die konzentrische Einengung auf der rechten Seite derselben erkennen. Diese letztere ist am linken Auge erheblich stärker als am rechten (Fig. 237).

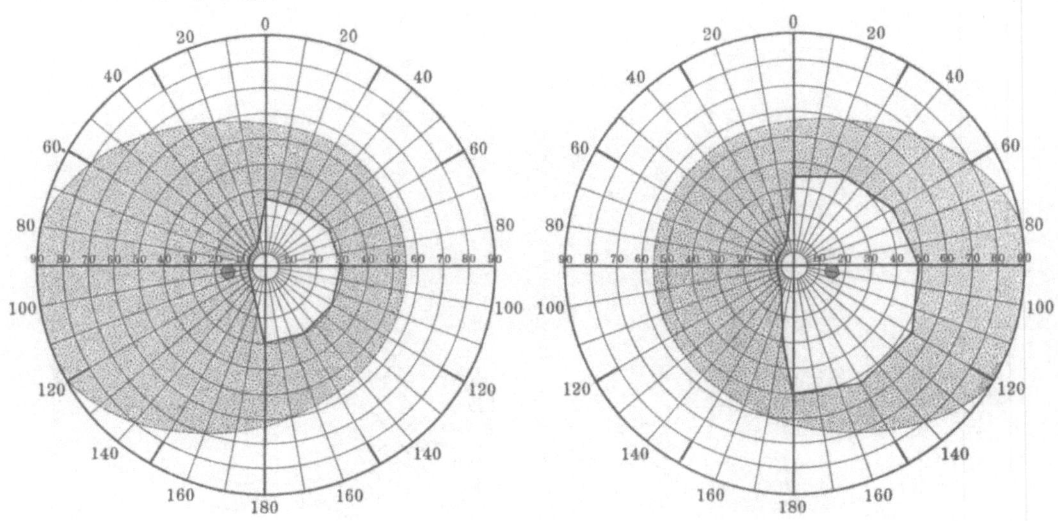

Fig. 237.

Linksseitige homonyme Hemianopie infolge eines apoplektischen Insultes (subkortikaler Herd im rechten Okzipitalhirn) und konzentrische Gesichtsfeldeinengung in einem Falle von traumatischer Hysterie. Eigene Beobachtung.

Man bezeichnet den Ausfall einer Hälfte des Gesichtsfeldes bekanntlich als Hemianopie, und unterscheidet zwei Arten derselben, eine bitemporale Hemianopie, wenn auf beiden Seiten die äußeren Gesichtsfeldhälften fehlen, und eine homonyme bilaterale Hemianopie, wenn das Sehen beiderseits in der linken Gesichtsfeldhälfte, wie hier, oder in der rechten aufgehoben ist. In unserem Falle besteht also eine linksseitige homonyme bilaterale Hemianopie.

Der Optikus erfährt bekanntlich im Chiasma eine partielle Kreuzung (Fig. 238); das mediale Faserbündel der beiden Tractus optici gelangt auf die gegenüberliegende Seite, während das laterale Bündel derselben ungekreuzt verläuft. Der Tractus opticus der rechten Seite steht also in Beziehung zur rechten Retinahälfte beider Augen, der Tractus opticus der linken Seite zur linken Retinahälfte derselben; d. h. dem rechten Tractus opticus entspricht die linke Hälfte beider Gesichtsfelder, dem linken Tractus opticus die rechte Hälfte derselben.

Wegen dieser Semidekussation der Optikusfasern im Chiasma führen Krankheitsprozesse, die sich unmittelbar vor oder hinter dem Chiasma abspielen, also
die medialen Bündel beider Nervi resp. Tractus optici in Mitleidenschaft ziehen,
zur bitemporalen Hemianopie; Herde dagegen, die im Tractus opticus oder weiter
kortikalwärts in der optischen Bahn liegen, führen zur homonymen bilateralen
Hemianopie. Die Traktusfasern endigen in den sogenannten primären Optikus-

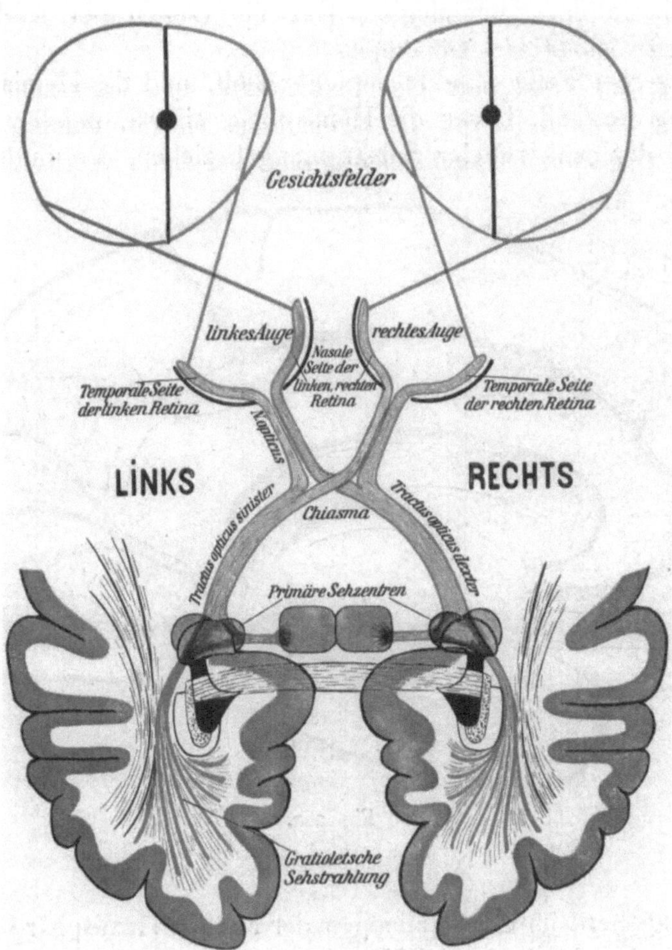

Fig. 238.
Schema der optischen Bahn.

zentren, im Pulvinar des Thalamus opticus, im Corpus geniculatum externum und
im vorderen Vierhügel. In diesen primären Zentren beginnt das zentrale Neuron
der optischen Bahn, die Gratioletsche Sehstrahlung. Sie verläuft durch den
hintersten Abschnitt der Inneren Kapsel und durch das Centrum semiovale zur kortikalen Sehsphäre in der Rinde des Okzipitallappens. Jede Läsion der optischen
Bahn, die hinter der Semidekussation der Optikusfasern im Chiasma liegt, hat eine
homonyme bilaterale Hemianopie zur Folge. Diesem Symptom an sich kommt
also keine andere lokaldiagnostische Bedeutung zu, wie z. B. der Hemianästhesie

oder Hemiplegie auch. Nur aus dem Vorhandensein oder Fehlen von Begleiterscheinungen läßt sich eine topische Diagnose stellen. Die Läsionen des Tractus opticus sind in der Regel von Störungen im Bereich anderer basaler Hirnnerven begleitet, da nur selten eine auf den Traktus beschränkte Affektion beobachtet wird. Die Erkrankungen der primären Optikuszentren, des Thalamus usf., beteiligen auch die Innere Kapsel und führen deshalb neben der Hemianopie auch zur Hemianästhesie und Hemiplegie. Nur die Läsion der subkortikalen Sehstrahlung führt zu isolierter Hemianopie.

Da in unserem Falle eine Hemiplegie fehlt, und die Hemianästhesie schon zwei Jahre lang bestand, bevor die Hemianopie eintrat, müssen wir die letztere auf eine Läsion der subkortikalen Sehstrahlung beziehen. Vermutlich ist sie durch

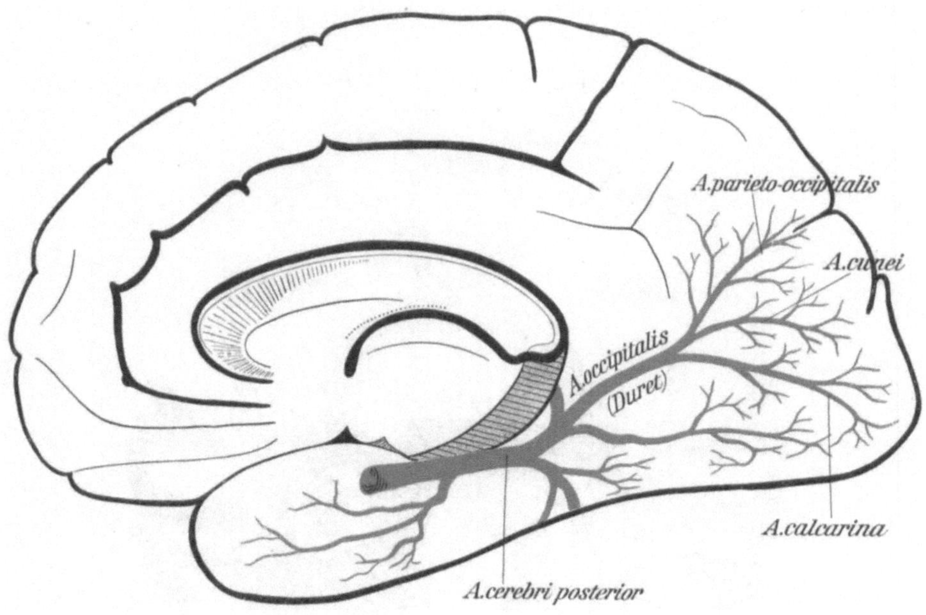

Fig. 239.
Arteria cerebri posterior.

einen Erweichungsherd im Okzipitallappen der rechten Hemisphäre bedingt, infolge Obliteration der A. calcarina, eines Hauptastes der A. cerebri posterior, der in der gleichnamigen Furche verläuft (Fig. 239). Gerade diese Arterie versorgt vorwiegend die Gratioletsche Sehstrahlung. Die Sehstörung ist bei dem Kranken aufgetreten, ohne daß er etwas davon bemerkt hat; dies ist aber nicht erstaunlich bei einem Patienten, dessen Gesichtsfeld schon vorher konzentrisch eingeengt war, dessen Sehvermögen infolge der Sehnervenatrophie bereits beträchtlich abgenommen hatte, und bei dem schließlich eine recht erhebliche alkoholische Demenz besteht. Wir wissen also auch nicht, ob sich die Hemianopie allmählich entwickelt hat, oder ob sie plötzlich aufgetreten ist, und deshalb müssen wir die Frage offen lassen, ob eine Thrombose oder ein Embolus zur Obliteration des Gefäßes geführt hat, oder ob durch Gefäßruptur eine kleine Blutung im Okzipitalhirn zustande gekommen ist.

71. Ein Fall von Schußverletzung des Gehirns.

Der Kranke, mit dem wir uns heute eingehend beschäftigen wollen, ist ein junger Mann von 19¹/₂ Jahren. Er hat in seinem 16. Lebensjahre einen Suicid-versuch aus „unglücklicher Liebe" gemacht, indem er sich einen Revolverschuß in die Mitte der Stirn beibrachte. Vier Tage später wurde er im Walde auf-gefunden und in das Haus seiner Großmutter verbracht — seine beiden Eltern sind tot —, wo ihm die erste ärztliche Hilfe zuteil geworden ist. So wissen wir nichts über die Initialsymptome, die der verhängnisvollen Tat gefolgt sind, als was uns der Kranke selbst zu erzählen vermag. Wie lange er bewußtlos lag, weiß er nicht; als er zum Bewußtsein erwachte, fühlte er einen brennenden Schmerz im Gehirn und bemerkte, daß seine rechte Körperhälfte gelähmt war. Die Schuß-wunde an der Stirn heilte glatt. Dies ist so ziemlich alles, was uns der Patient selbst anzugeben weiß. Zwei Monate später wurde er für mehrere Wochen in einem nahegelegenen Krankenhause verpflegt, und dort wurden auch verschiedene Röntgenaufnahmen angefertigt. Bei der sorgfältigen Untersuchung wurde ledig-lich eine rechtsseitige motorische Hemiplegie mit leichter Sprach-störung festgestellt; eine leichte Parese des rechten Mundfazialis, spastische Lähmungserscheinungen an der rechten Schultermuskulatur, sowie an den Beugern des Ober- und Unterarms und der Hand, ohne erkennbare Muskelatrophie an der rechten Oberextremität. Am rechten Bein war der Fuß vollständig gelähmt; die Motilität im Knie- und Hüftgelenk war dagegen in vollem Umfange erhalten, aber alle Bewegungen des Ober- und Unterschenkels wurden mit verminderter Kraft ausgeführt, und der Umfang der Mitte des rechten Oberschenkels war rechts 4 cm geringer als links, des Unterschenkels an der stärksten Stelle der Wade 1 cm. Der Gang des Kranken war demnach mit dem rechten Bein spastisch-paretisch. Sämtliche Sehnenreflexe waren auf der paretischen Seite stark gesteigert, an der Unterextremität waren Patellar- und Fußklonus vorhanden. Sensibilitäts-störungen waren nicht nachweisbar; „Spitz", „Stumpf" und leiseste Be-rührung, „Kalt", „Warm" wurde überall richtig wahrgenommen. Die Röntgen-aufnahmen ließen deutlich erkennen, daß das Projektil in der Gegend des hinteren Pols des Okzipitalhirns der linken Seite dicht unter dem Schädeldach gelegen war.

Später wurde — aus uns unbekannten Gründen — an der Einschußstelle eine Operation vorgenommen, von der eine halbkreisförmige lineare Narbe in der Mitte der Stirn herrührt. In ihrer Mitte liegt die Narbe der Schußwunde; sie ist bis auf eine kleine, etwas eingezogene Stelle in ihrem Mittelpunkt auf dem Knochen verschieblich und nicht druckschmerzhaft. Der Kranke hält den rechten Arm und die Hand ganz in der Weise, wie sie dem gewöhnlichen Flexionstypus der Hemi-plegie entspricht; aber der Gang ist in der Hauptsache normal; das rechte Bein wird weder nachgeschleift, noch zirkumduziert. Beim Stirnrunzeln ist keine Dif-ferenz zwischen rechts und links vorhanden; auch beide Ohren können mit großer Virtuosität bewegt werden. Im rechten Mundfazialis ist dagegen eine leichte Parese mit geringer Kontraktur deutlich erkennbar; sie gleicht sich indessen beim Lachen

vollständig aus. Auch die Motilität der beiden Arme im Schulter- und Ellbogengelenk zeigt keine erhebliche Differenz; nur werden alle Bewegungen rechts mit
etwas geringerer Kraft ausgeführt als links. Dagegen zeigt die Hand deutliche
Lähmungserscheinungen; sie steht in leichter Beugestellung und etwas adduziert;
die Finger, einschließlich des Daumens, sind in allen Gelenken leicht gebeugt.
Alle aktiven Bewegungen der Hand und der Finger sind vollständig erloschen.
Passiv dagegen ist eine völlige Streckung der Finger bei dorsalflektierter Hand
und gestrecktem Ellbogen ausführbar, allerdings unter Überwindung starker
Spasmen. Die gesamte Muskulatur der rechten Oberextremität zeigt eine geringe
Atrophie; es sind im Umfang derselben auf beiden Seiten an den verschiedenen
Stellen des Unter- und Oberarms Differenzen von $1-3^{1}/_{2}$ cm meßbar. Im Längen-
wachstum sind Ober- und Unterarm der rechten Seite nicht zurückgeblieben; die
Länge der Hand dagegen beträgt rechts $18^{1}/_{4}$, links 19 cm; der Umfang der
Metakarpophalangealgelenke des Zeige- bis Kleinfingers rechts $19^{1}/_{2}$, links $20^{1}/_{2}$ cm.
Die rechte Hand ist livide verfärbt und fühlt sich kühl an. Sämtliche Reflexe
sind rechts sehr viel lebhafter als links. Auch ist mitunter rechts ein Handklonus vorhanden.

Die linke Oberextremität ist vollkommen normal.

Am rechten Bein ist die Motilität im Hüft- und Kniegelenk vollkommen
normal; es ist nur eine geringe Schwäche der Beuger und Strecker vorhanden.
Die aktive Beweglichkeit der Zehen und des Fußes ist dagegen rechts vollkommen
aufgehoben; der äußere Fußrand ist gesenkt, und es ist eine starke Kontraktur
der Achillessehne vorhanden. Auch am rechten Beine ist die Muskulatur deutlich,
wenn auch nur in geringem Grade, atrophisch. Kniephänomen und Achillessehnenreflex sind links in normaler Stärke auszulösen; rechts sind sie unverkennbar gesteigert; rechts ist auch Fußklonus vorhanden, links nicht.

Bei taktilen Reizen der Fußsohle tritt rechts sofort der Fluchtreflex auf:
Beugung im Hüft- und Kniegelenk, allerdings nur mit minimaler Dorsalflexion.
Der Babinskische Reflex ist nicht zu erwarten, weil der M. extensor hallucis mit
der gesamten übrigen Muskulatur vollständig gelähmt ist. Auf der linken, nicht
gelähmten Seite aber zeigt sich — und dies ist ganz besonders bemerkenswert —
das Babinskische Phänomen und zwar so rein und typisch als isolierte Dorsalflexion der großen Zehe bei gleichzeitiger Plantarflexion der übrigen Zehen, wie
wir den Babinskischen Reflex überhaupt niemals typischer sehen werden.

Zu diesen Krankheitserscheinungen auf motorischem Gebiet tritt nun noch
eine Reihe von Störungen von seiten der Sinnesorgane und der Sensibilität hinzu.
Zunächst eine linksseitige Herabsetzung des Geruchsvermögens, die sich auf die
verminderte Wahrnehmung von Anisöl, Asa foetida, Kölnischem Wasser u. dgl.
beschränkt, so daß wir die Störung auf den Olfaktorius beziehen müssen, während
Essigsäure und Ammoniak rechts und links gleich deutlich empfunden werden
(Trigeminusgeruch intakt). Ferner eine rechtsseitige Hemihypästhesie für alle
Qualitäten der Empfindung, für Berührung, Schmerz, Temperatur und Vibration,
und zwar erstreckt sich die Herabsetzung des Vibrationsgefühls auf Haut, Mus-

kulatur und Knochen (Fig. 240). Die Halbseitigkeit der Störung ist besonders schön am Sternum zu demonstrieren. Wenn wir die vibrierende Stimmgabel auf die rechte Hälfte des Sternums setzen, wird die Erschütterung schwächer empfunden als beim Aufsetzen auf die linke Seite. Wir werden auf die Störungen der Vibrationsempfindung noch ausführlich zu sprechen kommen, wenn ich Ihnen einige Fälle von Hysterie zeigen werde.

Außerdem sind gewisse Störungen des Sehvermögens vorhanden. Bei vollkommen normalem Gesichtsfeld des linken Auges besteht rechts eine ziemlich hochgradige konzentrische Gesichtsfeldeinengung (Fig. 241). Der Patient gibt uns außerdem an, mit dem rechten Auge alle Gegenstände in einem dunkleren Ton zu sehen als mit dem linken Auge; und überdies besteht eine Dyschromatopsie, eine Herabsetzung des Unterscheidungsvermögens zwischen Rot und Grün. Dabei ist die Sehschärfe auf beiden Augen $^6/_6$; das ophthalmoskopische Bild und die Pupillenreaktion sind normal. Eine Beeinträchtigung des Geschmacksvermögens ließ sich nicht nachweisen.

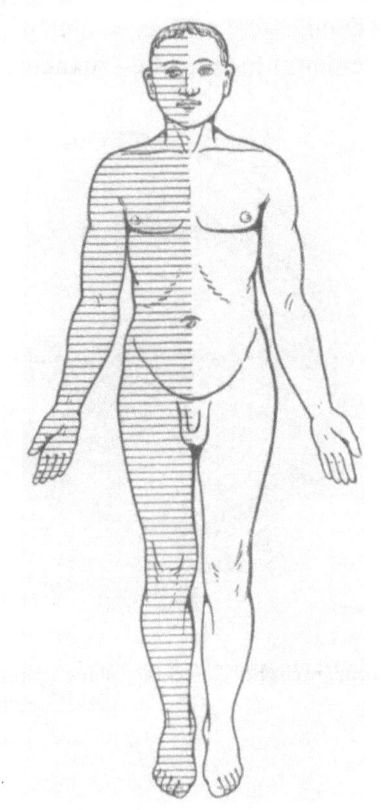

Fig. 240.
Rechtsseitige Hemihypästhesie in einem Falle von Schußverletzung des Gehirns. Eigene Beobachtung.

Um den Sitz eines Projektils im Schädel zu diagnostizieren, bedarf es heutigentags des Neurologen nicht mehr; dies leistet rascher, als wir mit unseren komplizierten, zeitraubenden Untersuchungsmethoden, der Röntgenapparat. Und doch ist in einem solchen Fall von Schußverletzung des Gehirns die neurologische Diagnostik nie und nimmer zu entbehren. Nicht die Lage des Geschosses im Kranium an sich interessiert uns, sondern die Flugbahn, die das Projektil durch das Gehirn genommen, und die Zerstörungen, die es auf seinem Wege durch das Zentralorgan, sei es direkt oder indirekt, angerichtet hat. Nur wenn der Arzt sich in exakter Weise Rechenschaft gibt über den Zusammenhang der klinischen Erscheinungen mit Ort und Art der Läsion, die das Geschoß gesetzt hat, ist er imstande, helfend einzugreifen. Begnügt er sich aber damit, aus dem Röntgenbild lediglich den Sitz der Kugel erkannt zu haben, so ist dem Patienten durch dieses neue, großartige diagnostische Hilfsmittel wenig genützt.

Wir haben uns also die Frage vorzulegen: Welche anatomischen Läsionen liegen den beobachteten Krankheitserscheinungen zugrunde? Die rechtsseitige motorische und sensible Hemiplegie, die wir heute festgestellt haben, könnte uns vielleicht bestimmen, eine Verletzung der Inneren Kapsel anzunehmen, in der die

28*

motorischen und sensiblen Bahnen in unmittelbarer Nähe verlaufen. Aber die Hemihypästhesie war zwei Monate nach der Verletzung noch nicht vorhanden; sie ist offenbar erst später hinzugetreten; und auch am linken Fuße ist das B a · b i n s k i sche Phänomen nachzuweisen. Dies spricht gegen eine einseitige Läsion der linken Capsula interna.

Wenn nicht unsere Anschauungen über das Auftreten des B a b i n s k i schen Reflexes falsch sind, müssen wir hier auch eine Läsion der Pyramidenbahn der rechten Hemisphäre annehmen, wenigstens der motorischen Bahn für den Fuß und die Zehen. Ich erinnere mich eines Falles von zerebraler Kinderlähmung bei einem kleinen Jungen, die zunächst zu dem Bild der gewöhnlichen Hemiplegie geführt

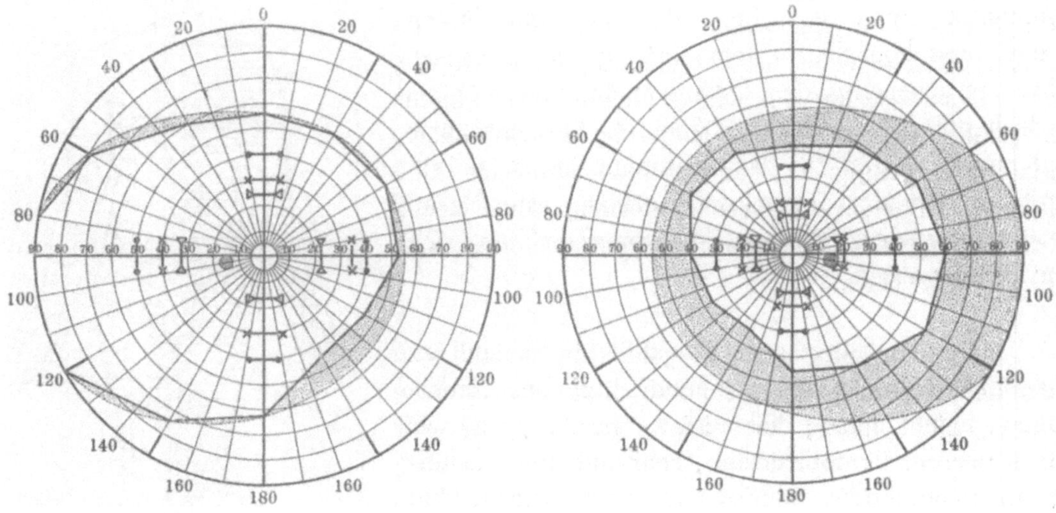

Fig. 241.

Konzentrische Gesichtsfeldeinengung auf dem rechten Auge in einem Falle von Schußverletzung des Gehirns. (Hysterie.) Eigene Beobachtung.

    ●——● Grenze für blau.
    ×——× Grenze für rot.
    ▷——◁ Grenze für grün.

hatte. Alle Lähmungserscheinungen sind vollständig zurückgegangen; und heute — der Junge ist jetzt 12 Jahre alt — besteht als einziges Residuum der im 3. Lebensjahre überstandenen Krankheit nur noch die B a b i n s k i sche Dorsal- flexion der großen Zehe an dem früher gelähmten Beine. So ist es auch hier; das wichtige Symptom deutet unzweifelhaft auf eine zirkumskripte Läsion der motorischen Bahn für den Fuß und die Zehen in der rechten Hemisphäre hin. Wir haben demnach eine b e i d e r s e i t i g e Läsion der Pyramidenbahn für das distale Ende der unteren Extremitäten anzunehmen. Wollen wir diese doppel- seitige Läsion auf e i n e n Herd zurückführen, so gibt es nur e i n e Stelle im Zentralorgan, die in Betracht kommt: in der Medianlinie zwischen beiden Hemi- sphären an der Falx cerebri, dicht unter dem Schädeldach in der Gegend des Lobus paracentralis, des kortikalen Zentrums der Fuß- und Zehenbewegungen (Fig. 30).

Es ist dieselbe Stelle, deren Läsion zur angeborenen spastischen Diplegie der Kinder führt, wenn infolge einer lange dauernden Geburt und der durch dieselbe bedingten venösen Stauung in der Schädelhöhle eine Blutung in den engen Spalt zwischen der Medianfläche der beiden Hemisphären erfolgt.

Auf eine Läsion dieser Stelle müssen wir die Lähmung des rechten Fußes und das Vorhandensein des Babinskischen Reflexes am linken Fuße unseres Patienten zurückführen. Eine solche Läsion kann aber nicht für die Parese des rechtsseitigen Fazialis und für die komplette Lähmung der rechten Hand verantwortlich gemacht werden. Diesen klinischen Symptomen muß ein anderer Herd zugrunde liegen. Wir können sie aber wieder nicht auf eine Verletzung der linken Capsula interna zurückführen; sie müßte neben der Lähmung der Gesichtsmuskulatur und der Hand auch eine Lähmung des ganzen Armes zur Folge haben. Hier gibt es wiederum nur eine Stelle, deren Läsion die beobachteten Störungen erklären kann: eine Läsion der Rinde in der Region für die Bewegungen der Gesichtsmuskeln und der Hand (Fig. 198).

So kommen wir also dazu, zwei Herde anzunehmen, die uns die vorhandenen Krankheitserscheinungen auf motorischem Gebiete vollauf erklären. Nehmen wir jetzt noch die Herabsetzung des Geruchsvermögens auf der linken Seite hinzu; sie findet ihre Erklärung durch eine Schädigung des Olfaktorius selbst. Die Störungen der Sensibilität und des Sehvermögens lassen wir absichtlich zunächst außer Betracht; sie sind ja offenbar erst später zu den übrigen Symptomen hinzugetreten.

Nun wollen wir versuchen, uns eine Vorstellung von der Flugbahn zu machen, die das Projektil im Schädel genommen hat. Wenn sich ein Mensch den Revolver — den er in der rechten Hand hält — auf die Mitte der Stirn aufsetzt, so ist die Mündung etwas nach links und oben gerichtet. Er drückt den Hahn los; das Geschoß durchschlägt das Stirnbein und führt zu einer Splitterfraktur der Crista galli, wie uns der Schatten im Röntgenbild zeigt, der durch einen Kallus an der Crista galli hervorgerufen wird[1]. Die Schädigung des linken Olfaktorius, auf die uns die Geruchsstörung hinweist, ist damit vollständig erklärt. In das Stirnhirn selbst dringt das Geschoß nicht ein; vielmehr dringt es in der Medianlinie in dem Spalt zwischen beiden Hemisphären auf der linken Fläche der Falx cerebri nach dem Scheitel zu vor und prallt in der Gegend des Lobus paracentralis wider das Schädeldach. Die hierdurch bedingte Zertrümmerung des kortikalen Zentrums für die Bewegungen des Fußes und der Zehen hat die entsprechende Lähmung der rechten Seite zur Folge. Durch die Verletzung der Dura mater kommt es zu einer Blutung, vielleicht auch zu einer traumatischen Entzündung, die sich auf die rechte Seite der Falx fortpflanzt und das kortikale Zentrum für die Zehenbewegung auf dieser Seite an zirkumskripter Stelle lädiert: Babinskisches Zeichen am linken Fuß.

---

[1] Dieser Schatten ist auf der Reproduktion des Röntgenbildes (Fig. 212) nicht zu erkennen.

Zugleich arrodiert das Projektil ein kleines Blutgefäß, vielleicht einen kleinen Ast der A. paracentralis, deren Äste von der Medianoberfläche der Hemisphären noch etwas nach der Konvexität hinüberreichen. Es erfolgt eine Blutung auf die Konvexität der linken Hemisphäre und zwar in der Gegend der vorderen Zentralwindung; Folge: komplette rechtsseitige Hemiplegie und Sprachstörung. In den oberen Abschnitten der Zentralwindung kommt es zur Resorption des ausgetretenen Blutes. Rückgang der Lähmungserscheinungen an Ober- und

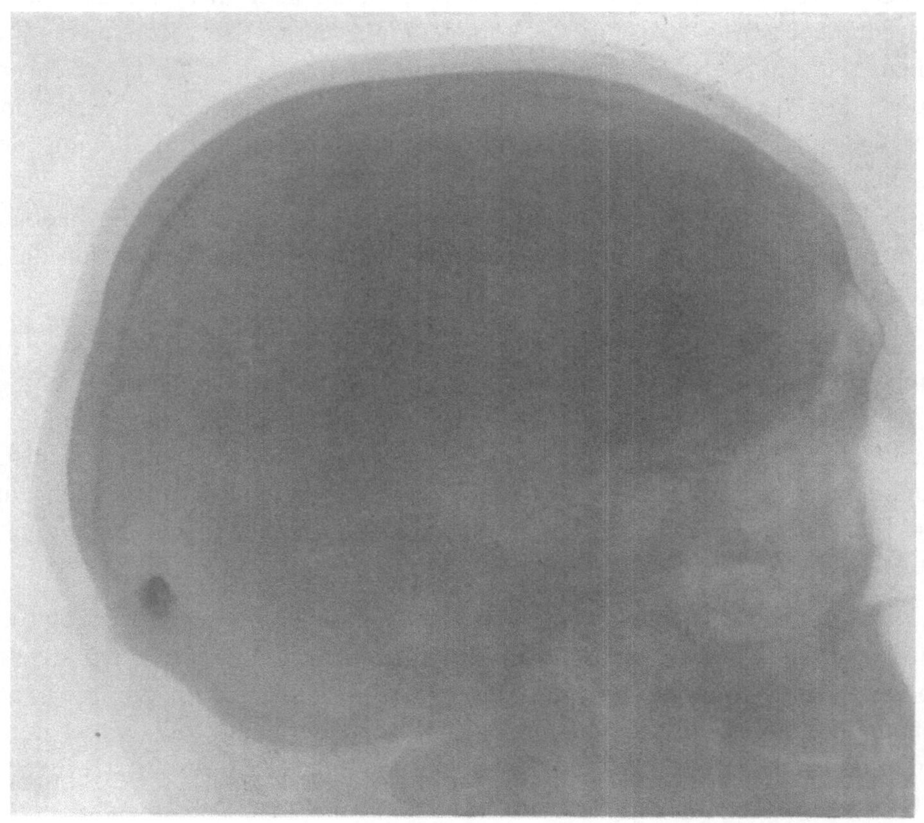

Fig. 242.

Schußverletzung des Gehirns. Schädel in linker Seitenlage. Das Projektil ist unmittelbar über der Protuberantia occipitalis sichtbar. Eigene Beobachtung.

(Von einer Wiedergabe der Frontalaufnahme des Schädels, auf der die Lage des Projektils links von der Mittellinie erkenntlich ist, wurde Abstand genommen.)

Unterarm, Ober- und Unterschenkel. Nur über dem kortikalen Zentrum des Mundfazialis und der Hand und Finger kommt es zur Organisation des Hämatoms und damit zum dauernden Druck auf die Rinde, die schließlich atrophiert: persistente Lähmung der rechten Hand und des Mundfazialis.

Nun gleitet das Projektil an der Falx cerebri entlang nach hinten und bleibt, wie es das Röntgenbild zeigt (Fig. 242), unmittelbar links von der Protuberantia occipitalis interna auf dem Tentorium cerebelli liegen. Sie verletzt die Rinde des Okzipitalhirns nicht; deshalb ist es nicht zur Hemianopie gekommen.

So können wir uns aus den vorhandenen Krankheitssymptomen, soweit sie die motorischen Lähmungserscheinungen und die Geruchsstörung betreffen, und aus dem Röntgenbilde in vollkommen befriedigender Weise die Flugbahn rekonstruieren, die das Geschoß durch die Schädelhöhle genommen hat. Unsere Annahme, daß es lediglich Rindenläsionen in der motorischen Zone gesetzt hat, macht es wahrscheinlich, daß unmittelbar nach der verhängnisvollen Tat Konvulsionen vorhanden gewesen sind. Sie sind nicht beobachtet worden; es ist dies indessen für die Auffassung des Falles ohne Belang, da der Knabe erst am vierten Tage nach dem Suicidversuche aufgefunden worden ist, zu einer Zeit, zu der an Stelle der Reiz- bereits Lähmungserscheinungen getreten sein mögen.

Wie lassen sich nun aber mit unserer Annahme die beobachtete rechtsseitige Hemihypästhesie und die Sehstörung in Einklang bringen? Unsere Kenntnisse über den Verlauf der sensiblen Bahnen nach der Hirnrinde und ihre Ausbreitung in derselben erlauben es uns noch nicht, sensible Ausfallserscheinungen mit Sicherheit im Kortex zu lokalisieren. Ja, wir vermögen im allgemeinen noch nicht einmal eine organisch-bedingte Hemianästhesie mit Bestimmtheit von einer funktionellen, hysterischen zu unterscheiden. In unserem Fall scheint es mir aber nicht schwer, einen Entscheid zu treffen. Die Sensibilitätsstörung war zwei Monate nach der Verletzung noch nicht vorhanden; sie kann also wohl kaum als die unmittelbare Folge der durch die Kugel bedingten Gehirnläsionen aufgefaßt werden, da im übrigen das Krankheitsbild damals bereits zur vollen Entwickelung gelangt war. Die Sehstörung aber, die sich bei normalem Gesichtsfeld auf dem linken Auge in einer konzentrischen Einengung des Gesichtsfeldes auf dem rechten Auge, also allein auf der Seite der Hemihypästhesie, äußert, das Dunkelsehen auf demselben Auge, die Dyschromatopsie für Rot und Grün, darf füglich als eine hysterische Störung angesprochen werden, und so liegt gewiß die Vermutung nahe, daß auch die rechtsseitige Hemihypästhesie eine hysterische ist, auch wenn weitere hysterische Stigmata bei dem Kranken nicht nachzuweisen gewesen sind. Es ist ja keineswegs selten, daß zu einer organischen Gehirnerkrankung sich hysterische Symptome, speziell Sensibilitätsstörungen, hinzugesellen. Ich erinnere an die Hämorrhagien und Erweichungsherde im Gehirn, an die multiple Sklerose, die Tabes u. a. So nehmen wir also an, daß in unserem Falle sich auf das durch die organische Gehirnläsion bedingte Krankheitsbild eine Hysterie aufgepflanzt hat; und diese Annahme scheint uns um so berechtigter, als wir es offenbar mit einem schon in der Pubertätszeit abnormen, psychisch-labilen Individuum zu tun haben. Denn anders dürfte es wohl kaum zu erklären sein, daß ein 15jähriger Realschüler aus unglücklicher Liebe zum Revolver greift.

IX. Lues cerebri.

Die Syphilis des Zentralnervensystems tritt uns meistens als zerebrospinale Erkrankung entgegen. Andererseits aber gibt es eine ganze Reihe von Fällen, die sich ausschließlich auf das Rückenmark beschränken; z. B. die syphilitische spastische Spinalparalyse Erbs, die spezifische Meningomyelitis und das Gumma des Rückenmarks, das, wenn einseitig etabliert, meist unter dem Bilde der Brown-Séquardschen Halbseitenläsion verläuft. Und schließlich gibt es eine dritte Gruppe von Fällen, in denen der spezifische Krankheitsprozeß sich ausschließlich im Gehirn abspielt: die Lues cerebri im eigentlichen Sinne.

Angesichts der ungemein hohen praktischen Wichtigkeit der Krankheit möchte ich heute die Lues cerebri zum Gegenstand einer kurzen Besprechung wählen und Ihnen zwei einschlägige Fälle zeigen.

Zuvor einige anatomische und histologische Vorbemerkungen. Die echten spezifischen Erkrankungen des Gehirns sind bekanntlich sehr mannigfaltiger Natur. Zum Teil liegt ihnen eine gummöse Periostitis oder Osteomyelitis des Schädeldaches zugrunde; meistens gehen sie aber von den Meningen oder von dem Gefäßapparat aus. In diesen Fällen handelt es sich entweder um eine diffuse, flächenhaft ausgebreitete Entzündung, eine Meningitis resp. Meningoencephalitis luetica, oder um umschriebene solitäre oder multiple Geschwülste, um Syphilome oder Gummata. In anderen Fällen treten beide Affektionen kombiniert miteinander, resp. mit der spezifischen Gefäßerkrankung, in die Erscheinung.

Die Arteriitis luetica betrifft hauptsächlich die Gefäße der Hirnbasis. Sie kann lange Zeit allein bestehen, ohne andere Symptome hervorzurufen als die Allgemeinerscheinungen der zerebralen Zirkulationsstörung, wie Kopfschmerz, Schwindel, Schlaflosigkeit und psychische Alterationen. In anderen Fällen kommt es frühzeitig zu einer unvollständigen oder vollständigen Obliteration des Gefäßlumens und zur sekundären Erweichung der Gehirnsubstanz, die sich unter Umständen in dem klinischen Bilde durch das Auftreten apoplektiformer Insulte mit nachfolgenden Herdsymptomen erkenntlich macht. Häufig ist aber auch die spezifische Gefäßerkrankung mit einer luetischen Meningitis der Hirnbasis oder der Konvexität verbunden, oder in seltenen Fällen auch mit einer spezifischen Geschwulstbildung, mit multiplen Syphilomen.

72. Luetische Konvexitätsmeningitis und Meningoencephalitis.

Ich möchte Ihnen zunächst einen Patienten zeigen, bei dem es sich um eine spezifische Arteriitis und ihre Folgezustände, sowie um eine luetische Konvexitätsmeningitis handelt.

Der Kranke steht im 61. Lebensjahre. Er gibt eine spezifische Infektion zu, kann uns aber keine Angabe darüber machen, wann dieselbe erfolgt ist. Seine

Angaben beschränken sich vielmehr darauf, daß er einen Ausschlag gehabt hat, der auf eine einmalige, mehrwöchentliche Inunktionskur mit grauer Salbe geschwunden ist. Er hat 1874 geheiratet, und seine Frau hat nur einmal, im dritten Jahre der Ehe, geboren und zwar ein totes Kind. Aborte sind nicht vorgekommen. Das jetzige Leiden des Kranken ist erst im Laufe der letzten vier Jahre in die Erscheinung getreten. Klinisch ist dasselbe im wesentlichen durch psychische Symptome und epileptiforme Anfälle charakterisiert, durch Euphorie und eine hochgradige, rasch fortschreitende Demenz, während im Gegensatze zu der progressiven Paralyse die somatischen Lähmungserscheinungen, die übrigens stark in den Hintergrund treten, deutlich die Charaktere von Herdsymptomen tragen. Es wäre in einem Falle von so hochgradiger Demenz, wie er hier vorliegt, unmöglich gewesen, eine zuverlässige Anamnese zu erhalten, wenn uns nicht die Akten des Armenamts und die Krankengeschichten derjenigen Hospitäler zur Verfügung gestanden hätten, in denen der Patient vor der Aufnahme in das Siechenhaus behandelt worden ist. Wir pflegen in jedem einzelnen Falle die Akten des Armenamts bezw. der früheren Polizei-Sektion der freien Reichsstadt und etwa vorhandene Krankenjournale anderer Hospitäler zu requirieren und gewinnen aus ihnen oft nicht nur wertvolle anamnestische Anhaltspunkte, sondern auch wichtige Einblicke in die sozialen Verhältnisse der Kranken, die meist von großer Bedeutung für die Beurteilung des späteren Leidens der Patienten sind. Im vorliegenden Falle konnten wir allerdings aus dem vorhandenen Aktenmateriale nur wenige positive Anhaltspunkte über die Entwickelung und den seitherigen Verlauf des Leidens gewinnen. Aus dem Journal des Hospitals, in dem der Kranke im Herbst 1899 verpflegt worden ist, haben wir ersehen, daß damals neben den Allgemeinsymptomen der zerebralen Zirkulationsstörung lediglich epileptiforme Krampfanfälle und eine hochgradige Demenz bestanden haben. Herderscheinungen waren damals nicht vorhanden. Sie sind erst später hinzugetreten. Am Morgen des 29. Juli 1902 brach der Kranke auf der Straße bewußtlos zusammen und wurde von neuem ins Hospital verbracht. Bei der Aufnahme wurde eine rechtsseitige Hemiplegie festgestellt, die sich im Laufe der nächsten 14 Tage schon erheblich besserte. Nach Ablauf dieser Frist wurde der Kranke nach dem Siechenhause überführt. Jetzt sind grobe Störungen der Motilität fast nicht mehr vorhanden. Der rechte Mundfazialis ist etwas schwächer innerviert als der linke, und die rechte Gesichtshälfte bleibt beim Sprechen etwas zurück. Beide Beine zeigen eine gewisse Rigidität und Steifigkeit; das rechte Bein zeigt auch eine leichte Schwäche, die in dem langsamen, bedächtigen Gang des Kranken und in dem Nachschleifen des rechten Beines genügend deutlich zum Ausdruck kommt. Dabei sind alle Sehnen- und Periostreflexe ziemlich lebhaft, sowohl an den Armen als auch die Kniephänomene und Achillessehnenreflexe, namentlich auch wieder am rechten Bein. Das Babinskische Phänomen ist dagegen weder auf der rechten, noch auf der linken Seite vorhanden. Eine Sensibilitätsprüfung ist natürlich bei dem psychischen Verhalten des Kranken gar nicht möglich. Auch am rechten Arm ist noch eine ganz leichte Parese nachweisbar. Sie werden sich davon überzeugen, wenn es überhaupt gelingt, den Kranken zum Erheben der Arme zu bringen. Gewöhnlich kommt er einer diesbezüglichen Aufforderung nicht nach; offenbar weil er sie nicht versteht. Er hört wohl die Worte, die man zu ihm spricht; denn er spricht sie gewöhnlich nach; oft wiederholt er sie auch mehrmals hintereinander, eine Erscheinung, die man als „Echolalie“ zu bezeichnen pflegt. Es besteht also hier offenbar eine sensorische Aphasie, zugleich aber auch eine Asymbolie; denn der Kranke führt nicht einmal die Bewegungen aus, die man ihm vormacht. Er weiß oftmals nicht, wozu die einzelnen Gegenstände dienen, die man ihm zeigt, und kann zuweilen auch ihre Namen nicht nennen, obwohl er sie weiß.

Zweifellos ist auch auf motorischem Gebiete eine Sprachstörung vom Charakter der Aphasie vorhanden; aber eine Störung ganz anderer Art als diejenigen, die wir früher besprochen haben. Damals hat es sich um echte Herderscheinungen, um Läsionen der Brocaschen Windung und der subkortikalen motorischen Sprachbahn gehandelt, d. h. der Leitungsbahn zwischen der dritten linken Stirnwindung und den grauen Kernen der motorischen Hirnnerven, welche die gesamte Sprachmuskulatur innervieren, also um Läsionen des motorischen Sprachzentrums M und der subkortikalen Bahn Mm des Lichtheimschen Schemas (Fig. 213).

In dem heutigen Falle handelt es sich um sog. transkortikale Störungen, d. h. um Läsionen derjenigen Bahnen, die das motorische und sensorische Sprachzentrum mit dem Lichtheimschen Begriffszentrum B verbinden. Der Punkt B ist aber bekanntlich kein Zentrum im eigentlichen Sinne; er repräsentiert vielmehr die gesamte Großhirnrinde, insofern in derselben die allgemeinen optischen, akustischen, taktilen und anderen Teilvorstellungen aufgestapelt sind, aus deren Summe sich der Begriff eines Gegenstands zusammensetzt. Eine Läsion der transkortikalen Bahnen AB und BM des Lichtheimschen Schemas bedeutet also eine Läsion der zahlreichen Assoziationsbahnen, welche die einzelnen Regionen der Großhirnrinde miteinander verbinden, und das klinische Symptom, unter dem eine derartig ausgedehnte Läsion in die Erscheinung tritt, ist nichts anderes als die einfache Demenz. Ist sie so hochgradig wie in unserem Falle, so läßt sich an gar keine andere Läsion denken als an eine diffuse, flächenhaft ausgebreitete Erkrankung der Gehirnoberfläche, z. B. an eine Meningoencephalitis der Konvexität der Hemisphären.

Die gleiche Form der Demenz beobachten Sie auch bei der progressiven Paralyse. Während aber bei dieser Krankheit, abgesehen von den übrigen schweren somatischen Symptomen mit der Demenz das charakteristische Silbenstolpern verbunden zu sein pflegt, fehlt hier eine artikulatorische Sprachstörung vollständig. Das bekannte Paradigma „Dritte reitende Garde-Artillerie-Brigade“ spricht der Kranke tadellos nach.

Mit aus diesem Grunde schließen wir hier eine progressive Paralyse aus und nehmen eine ausgedehnte syphilitische Konvexitätsmeningitis bezw. Meningoencephalitis an. Damit stimmt auch das Auftreten der außerordentlich schweren epileptiformen Krampfanfälle mit vollständigem Bewußtseinsverlust, die wir im letzten Halbjahr einige Male beobachtet haben, und als deren Residuen an den

Rändern der Zunge zahlreiche Narben, von Zungenbissen herrührend, vorhanden sind. Dabei braucht die Meningitis luetica nicht über den motorischen Rindenfeldern lokalisiert zu sein; es ist ja bekannt, daß allgemeine epileptiforme Krämpfe von den verschiedensten Stellen der Hirnrinde ausgelöst werden können. Ja, der Charakter der Krampfanfälle, wie sie bei unserem Patienten vorhanden sind, spricht gegen eine direkte Läsion der motorischen Gebiete, denn bei einer solchen würden die Anfälle mehr den Typus der Jacksonschen Rindenepilepsie tragen.

Mit der Konvexitätsmeningitis resp. Meningoencephalitis ist in unserem Falle aber zweifellos auch eine syphilitische Gefäßerkrankung verbunden, die vorwiegend die Gefäße der Hirnbasis betrifft, wie es bei der Lues in der Regel zu sein pflegt. Darauf weist uns der apoplektische Insult hin, den der Patient früher erlitten hat. Als Folgezustand desselben ist noch heute eine leichte rechtsseitige Hemiplegie vorhanden; also ein Herdsymptom, das uns auf die Innere Kapsel hinweist. Offenbar hat es sich um einen kleinen Erweichungsherd gehandelt, infolge von Embolie oder Thrombose einer kleinen lentikulostriären oder lentikulooptischen Arterie, also eines Astes der A. fossae Sylvii (Fig. 224).

73. Erweichungsherd im Pons bei luetischer Gefäßerkrankung.

Der zweite Fall von Lues cerebri ist besonders interessant, weil er uns zerebrale Herdsymptome in einer Gruppierung zeigt, die wir bis jetzt zu besprechen noch keinen Anlaß hatten. Der Kranke ist 46 Jahre alt; der erste Beginn seines zerebralen Leidens reicht aber in sein 31. Lebensjahr zurück. Im Jahre 1879, während seiner militärischen Dienstzeit, hat er sich infiziert. Im Winter 1889/90 erkrankte der Patient an Influenza, und im Anschluß an diese Krankheit blieben jahrelang Kopfschmerzen und Schwindel zurück, und zwar trat der Schwindel zuerst nur beim Bücken, später auch beim Gehen auf. Kurz zuvor hatte der Kranke geheiratet. Seine Frau gebar 1890 und 1893 gesunde Kinder. Dann folgte 1894 ein Abort. Inzwischen hatte der Patient im November 1893 den ersten Anfall von Bewußtlosigkeit erlitten, der nur wenige Minuten anhielt und keine Folgeerscheinungen zurückgelassen hat.

Im April 1894 folgte ein zweiter Anfall von Bewußtlosigkeit, nach dem das Schwindelgefühl in verstärkter Intensität und auch eine Schwerhörigkeit und leichte Ermüdbarkeit beim Gehen zurückblieben. Vier Wochen später, im Mai 1894, trat ein dritter Anfall ein, mit nur leichter Benommenheit; trotzdem war es aber diesmal eine sehr schwere Attacke, verbunden mit einer Sprachstörung und linksseitiger Fazialislähmung, mit einer Augenmuskellähmung und einer Lähmung beider Arme und Beine. Wir verdanken einen sehr genauen Status aus jener Zeit einem inzwischen verstorbenen Kollegen, der den Patienten damals behandelt und sofort eine energische Inunktionskur eingeleitet hat. In den nächsten Monaten nach dem Insulte trat eine erhebliche Besserung der Sprachstörung ein; auch die Lähmungserscheinungen an den Extremitäten der linken Seite gingen vollständig zurück; es blieb jedoch eine leichte Parese des linken Fazialis und der rechtsseitigen Extremitäten bestehen. Einige Wochen nach dem apoplektischen Anfall zeigten sich ein Wackeln des Kopfes und ähnliche Störungen am Rumpfe und an den Extremitäten des Kranken, die seitdem unverändert fortdauern. Psychische Anomalien und ein Intelligenzdefekt sind nicht eingetreten. Ich kenne den Patienten seit dem Juni 1898 und kann Sie versichern, daß sich in den letzten 10 Jahren in seinem Zustand nicht das mindeste geändert hat. Es handelt sich also offenbar nicht um ein progressives Leiden.

Von allen Krankheitserscheinungen am auffälligsten ist das andauernde Wackeln des Kopfes. In gleicher Weise gerät auch der Rumpf ins Schwanken, sobald der Patient sich mit dem Rücken nicht anlehnt. Es ist also offenbar eine sehr erhebliche Störung des Gleichgewichts vorhanden; aber nicht nur eine statische Ataxie, sondern auch eine dynamische. Sie tritt sehr deutlich in die Erscheinung, sobald der Kranke willkürliche Bewegungen der Extremitäten ausführt. Bei dem Versuche, mit dem rechten oder linken Zeigefinger nach einem vorgehaltenen Gegenstand oder nach der Nasenspitze zu greifen, tritt eine Ataxie von auffallender Intensität zutage. Ebenso ist es an den unteren Extremitäten mit dem Knie-hackenversuche. Dabei sind die Kniephänomene beiderseits deutlich vorhanden, ja sogar ziemlich lebhaft, namentlich rechts, und die Reaktion der Pupillen auf Licht ist vollkommen normal; es kann sich also nicht um eine tabische Ataxie handeln. Auch die Achillessehnenreflexe sind beiderseits deutlich; das Babinski-sche Großzehenphänomen fehlt dagegen.

Die motorischen Lähmungserscheinungen sind nicht sehr hochgradig. In der Ruhe ist die Differenz im Fazialisgebiet beider Seiten überhaupt nicht auffällig; wohl aber beim Sprechen und bei mimischen Bewegungen. Es wird der rechte Mundwinkel stärker nach oben gezogen, und die rechte Nasolabialfalte vertieft sich deutlich mehr als die linke. Es ist eben ganz unverkennbar eine leichte Parese des linken Mundfazialis vorhanden. Daneben besteht nun eine Parese der rechtsseitigen Extremitäten. Beim Erheben der Arme bleibt der rechte Arm zurück, und auch der Händedruck ist rechts geringer als links. Links zeigt das Dynamometer 30 kg, rechts nur 10 kg. Ähnlich liegen die Verhältnisse an den Beinen; auch hier ist rechts eine Herabsetzung der groben Kraft unver-kennbar.

Stehen und Gehen ohne Unterstützung kann der Patient wegen der hoch-gradigen Störung des Gleichgewichts nicht. Wird er auf beiden Seiten unter-stützt, so tritt bei jeder willkürlichen Bewegung der Beine eine Koordinations-störung von maximaler Intensität zutage.

Zu dieser gekreuzten Hemiplegie — linker Fazialis und rechte Extre-mitäten — und der hochgradigen Gleichgewichtsstörung tritt nun eine Störung des sprachlichen Ausdrucksvermögens hinzu, die uns beim ersten Hören an die sog. „bulbäre Sprache" erinnert. Diese Ähnlichkeit ist aber doch nur eine sehr oberflächliche, und sie verschwindet vollständig, wenn wir neben unserem Patienten einen anderen Kranken mit einer wirklichen bulbären Störung sprechen hören. Der letztere spricht beim Hersagen des Alphabets die einzelnen Buchstaben und Laute verstümmelt aus: die Vokale und Diphthonge mit einem nasalen Beiklang, b wie f, k wie dch u. s. f. Der Unterschied ist eklatant. Hier bei unserem Kranken dagegen ist keine Spur von nasalem Beiklang beim Aussprechen der Vokale vorhanden, und auch die Aussprache der einzelnen Konsonanten ist vollkommen korrekt. Eine bulbäre Sprachstörung liegt also hier nicht vor; wie sollte sie auch? Es sind ja, abgesehen von der leichten Parese des linken Mundfazialis, gar keine Lähmungserscheinungen von seiten der übrigen motorischen Hirnnerven vorhanden, welche die Sprachmuskulatur versorgen. Auch eine Aphasie oder Paraphasie ist es nicht. Es handelt sich um eine Sprachstörung anderer Art: zunächst einmal um ein leichtes S k a n d i e r e n, ähnlich wie bei der multiplen Sklerose; die einzelnen Silben der Worte werden beim Aussprechen nicht mit einander verschmolzen; sie werden gehackt und stoßweise hervorgebracht. Außerdem aber werden manchmal einzelne Silben stärker betont, als es ihrer Bedeutung im Worte oder im Zusammenhang des Satzes entspricht; andere Silben dagegen werden unverhältnismäßig wenig prononciert ausgesprochen. Man gewinnt den Eindruck, daß die Sprachmuskulatur nicht in koordinierter Weise in Aktion tritt, wie es für eine korrekte Artikulation der Worte unumgänglich nötig ist. Tatsächlich handelt es sich hier bei der Sprache um die gleiche Koordinationsstörung, die auch an den Extremitäten des Kranken vorhanden ist, um eine A t a x i e (S. 323).

Das ganze Krankheitsbild setzt sich also zusammen aus einer S t ö r u n g d e s G l e i c h g e w i c h t s u n d d e r K o o r d i n a t i o n und aus einer g e k r e u z t e n H e m i p l e g i e. Zu der ersten Gruppe von Krankheitserscheinungen rechne ich das Wackeln des Kopfes und des Rumpfes, die Unfähigkeit des Kranken, sich aufrecht zu halten, den taumelnden Gang, die Ataxie der Extremitäten und die Koordinationsstörung der Sprache. Da diese Gruppe von Symptomen durch ganz verschieden lokalisierte Krankheitsprozesse bedingt sein kann, können wir aus ihr zunächst keine Schlüsse auf den Sitz des Herdes ziehen (S. 275).

Zu einer sicheren Lokalisationsdiagnose verhilft uns aber die Analyse der zweiten Gruppe von Krankheitssymptomen, die wir festgestellt haben: die Parese des linken Fazialis und der rechtsseitigen Extremitäten. Es handelt sich ja hier um gekreuzte Lähmungserscheinungen, um eine H e m i p l e g i a a l t e r n a n s oder c r u c i a t a. Man bezeichnet mit diesem Ausdruck Lähmungen, die auf der Seite des Krankheitsherdes den einen oder anderen Hirnnerven, dagegen die Extremitäten der kontralateralen Seite betreffen. Diese wechselständigen Lähmungen kommen dadurch zustande, daß sich die Bahnen der motorischen Hirnnerven und die Extremitätenbahnen in verschiedenen Höhen kreuzen, wie es für den Fazialis auf Fig. 243 dargestellt ist. Die Kreuzung der in Frage kommenden Hirnnervenbahnen findet ausnahmslos im P o n s statt, und deshalb sind alternierende Lähmungen charakteristisch für die Affektionen dieses Abschnitts des Zentralorgans. Nehmen Sie einen linksseitigen Ponsherd an derjenigen Stelle an, wo die Fazialisbahn und die Extremitätenbahn sich schneiden. Alle peripher vom Krankheitsherd gelegenen

Fasern degenerieren; also die Fazialisbahn auf der Seite des Herdes, und die Extremitätenbahn unterhalb der Pyramidenkreuzung auf der kontralateralen Seite. Ein solcher Herd erklärt also die gekreuzten Lähmungserscheinungen, die wir in unserem Falle festgestellt haben, vollständig; aber auch nur ein solcher **linksseitiger Herd im Pons**. Es gibt keine andere Stelle des Zentralorgans, deren Läsion eine Parese des linken Fazialis und der rechtsseitigen Extremitäten zur Folge haben könnte.

So ist uns also im vorliegenden Falle eine exakte Lokalisationsdiagnose des Krankheitsherdes, die wir aus den beobachteten Störungen des Gleichgewichts

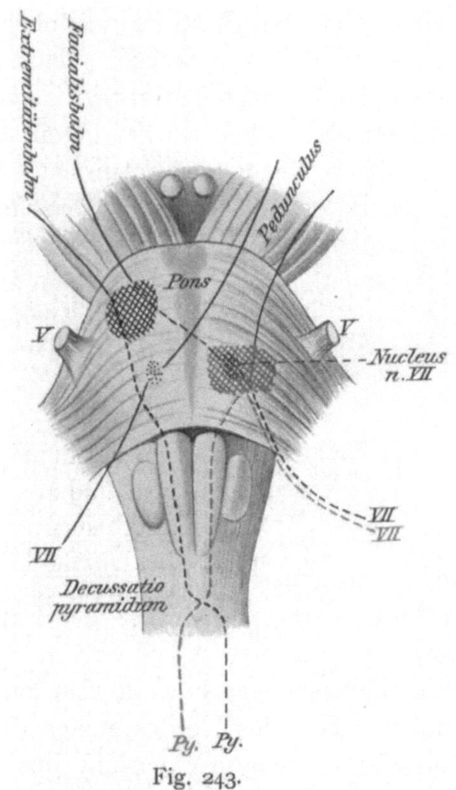

Fig. 243.

Schema der Ponslähmungen. Nach **Hermann**.

Ein Herd in der Gegend der Kreuzung der Fazialis- und der Extremitätenbahn (rot eingezeichnet) führt zur Hemiplegia alternans; ein mehr zentralwärts gelegener Herd (schwarz eingezeichnet) zur einfachen Hemiplegie.

und der Koordination nicht zu stellen vermochten, durch die vorhandenen motorischen Lähmungserscheinungen ermöglicht worden. Und nun wird es uns auch nicht schwer, einen Entscheid zu treffen, wo wir die Läsion zu suchen haben, die der vorhandenen Ataxie zugrunde liegt: in der zerebellaren Brückenbahn der linken Seite. Ein kleiner Erweichungsherd in der linken Hälfte des Pons, in der Nähe der Kreuzungsstelle der Fazialis- und Extremitätenbahn, der vornehmlich die motorischen Fasern im linken Brückenarm des Kleinhirns in Mitleidenschaft gezogen hat, erklärt das Krankheitsbild in befriedigendster Weise. Hier können wir also aus der Gruppierung der klinischen Symptome eine haarscharfe Lokaldiagnose stellen.

X. Die akute Encephalitis und die angeborenen und frühzeitig erworbenen Zustände von zerebraler Entwickelungshemmung.

74. Die Encephalitis acuta der Erwachsenen.

Die häufigste Ursache der zerebralen Herderkrankungen ist ohne Zweifel die Ruptur und die Obliteration der Hirnarterien, und deshalb stehen die Erkrankungsherde im Gehirn in den meisten Fällen in enger Beziehung zum Gefäßverlauf. Ja, es lassen sich sogar erfahrungsgemäß gewisse Beziehungen einzelner Hirngebiete zur Arterienthrombose und -embolie und zur Gehirnblutung nicht verkennen. Von der Blutung werden am häufigsten die Innere Kapsel und die basalen Ganglien betroffen; zu den Prädilektionsstellen für die Thrombose gehören die von den kortikalen Zweigen der A. fossae Sylvii und der A. cerebri posterior versorgten Hirnbezirke, und schließlich ist das ganze Gefäßgebiet der A. fossae Sylvii, ihr Hauptstamm, ihre zentralen und ihre kortikalen Äste, in der Mehrzahl der Fälle der Sitz der Embolie; wohl deshalb, weil dieses große Blutgefäß die direkteste Fortsetzung der Carotis interna bildet (v. Monakow). Die Verschiedenheiten der klinischen Krankheitsbilder der Gehirnblutung und der Verstopfung der Hirngefäße sind deshalb hinsichtlich der bleibenden Herderscheinungen durch die verschiedene Lokalisation der Herde in den einzelnen Gefäßbezirken bedingt und nur hinsichtlich des Insultes und seiner nächsten Begleiterscheinungen durch die anatomische Natur des Krankheitsprozesses.

Blutergüsse und Erweichungsherde infolge von Thrombose oder Embolie kommen indessen natürlich nicht ausschließlich in denjenigen Gehirngebieten vor, die man erfahrungsgemäß als ihre Prädilektionsstellen bezeichnen kann. Vielmehr kann sich auch einmal ein Embolus in einem Zweige der A. cerebri anterior oder posterior festsetzen; es kann auch zu einer Thrombose der A. basilaris und zu einer Blutung aus einem kortikalen Aste der A. fossae Sylvii kommen. Kurzum, es können sich Hämorrhagien und Erweichungsherde in allen Abschnitten des Zentralorgans etablieren; immer aber wird ihre Lokalisation in enger Beziehung zum Verlaufe der zerebralen Arterien stehen.

Dieses Verhalten wird nicht, oder wenigstens nicht mit der gleichen Gesetzmäßigkeit, bei den Abszessen und Tumoren des Gehirns beobachtet, und bei einer dritten Gruppe von Krankheitsprozessen, die sich mit Vorliebe im Großhirn abspielen, bei den verschiedenen Formen der Entzündung, der Encephalitis.

Die akute, nicht eiterige Encephalitis ist — wenn wir zunächst von der zerebralen Kinderlähmung absehen —, anscheinend keine häufige Erkrankung. Sie ist auch eine Krankheit, die intra vitam oft nicht erkannt wird, weil sie unter

ähnlichen Erscheinungen beginnt wie die akute Entzündnng der weichen Hirnhäute, die Meningitis, und weil sie, wie diese, oft in kurzer Zeit zum Tode führt,
bevor es noch zum Auftreten deutlich erkennbarer Herdsymptome gekommen ist.
Sind aber erst einmal mit Ablauf der stürmischen Initialerscheinungen unzweideutige Herdsymptome aufgetreten, so unterscheiden sich dieselben oft in nichts
von den Herderscheinungen, wie sie auch bei der Gehirnblutung und Erweichung
zur Beobachtung kommen, und deshalb ist in späteren Stadien der Erkrankung
eine sichere Diagnose überhaupt nur bei sorgfältigster Berücksichtigung der Entwickelung des Leidens möglich.

Als ätiologisches Moment kommt wohl für die Mehrzahl der Fälle die Infektion in Betracht, und zwar handelt es sich wahrscheinlich häufig um eine
selbständige Infektionskrankheit. In anderen Fällen ist aber wohl kein besonderer
spezifischer Krankheitserreger für den Ausbruch des Leidens verantwortlich zu
machen; denn es tritt in gleicher Weise im Anschluß an Masern, Scharlach,
Diphtherie, Keuchhusten und Mumps auf, wie auch bei Erysipel, Pneumonie,
Influenza und Blattern. Andererseits ist gewiß nicht jede im Verlaufe dieser
Infektionskrankheiten auftretende zerebrale Herderkrankung als akute Encephalitis
aufzufassen; vielmehr werden zahlreiche Fälle dieser Art durch Erweichungsherde
bedingt sein, infolge von Embolie bei gleichzeitiger Endokarditis oder infolge von
Thrombosen, die sich bisweilen bei akuten Infektionskrankheiten einstellen, zumal
wenn überdies noch Herzschwäche vorhanden ist.

Nur dann sind im Verlaufe der genannten Krankheiten auftretende Gehirn-
symptome eventuell auf eine Encephalitis zurückzuführen, wenn sie unter akut
auftretenden hohen Fiebererscheinungen oder unter einer deutlichen Steigerung
des bereits vorhandenen Fiebers, zuweilen selbst unter Schüttelfrost erfolgen. Die
Zerebralerscheinungen treten ohne Vorboten auf oder, nachdem einige Tage ein
allgemeines Unbehagen vorausgegangen war. Der Kranke wird benommen, bewußtlos, und die Bewußtlosigkeit steigert sich schnell zum Sopor. Oft wird eine
deutliche Nackensteifigkeit beobachtet, und mit der Benommenheit sind meistens
lebhafte Delirien verbunden. Unter zunehmendem Koma tritt im Verlauf von
24 Stunden oder in wenig Tagen der Tod ein, ohne daß der Kranke aus der
Bewußtlosigkeit erwacht. Machtlos stehen wir Ärzte dieser stürmisch verlaufenden
Krankheit gegenüber. Wendet sie sich zum Besseren, so erfolgt unter anfänglichen
Remissionen und einem späteren lytischen Abfall der Temperatur eine allmähliche
Aufhellung des Sensoriums, und nun treten immer deutlichere Herdsymptome
in den Vordergrund des Krankheitsbildes. Sie sind verschieden je nach dem Sitz
des Herdes der Entzündung; es sind eine reine oder assoziierte Monoplegie, eine
Hemiplegie, Aphasie, eine Hemianästhesie oder Hemianopie, kurzum, es sind im
wesentlichen die gleichen Herdsymptome, die wir auch als bleibende Folgezustände
der Gehirnblutung oder der Thrombose und Embolie der Hirngefäße beobachten.

Die akute infektiöse Encephalitis kommt aber nicht ausschließlich im Verlauf
der genannten Infektionskrankheiten und im Anschluß an dieselben zur Beobachtung; sie tritt, wie gesagt, anscheinend auch als selbständige Infektionskrankheit

auf und außerdem zu Zeiten und an Orten, wo die erwähnten Infektionskrankheiten epidemisch sind. Wir haben dies erlebt bei den großen Influenza-Epidemien zu Ende der 8oer und zu Anfang der 9oer Jahre des abgelaufenen Jahrhunderts, zu Zeiten, wo jeder von uns einzelne Fälle von Influenza-Encephalitis zu sehen Gelegenheit hatte. Pfuhl und Nauwerck haben damals in Fällen, die lediglich unter zerebralen Krankheitserscheinungen letal verliefen, und bei denen post mortem eine akute Encephalitis gefunden wurde, in den encephalitischen Herden Influenza-Bazillen nachgewiesen. Zu dieser Gruppe rechne ich einen Krankheitsfall, den ich in jener Zeit zu beobachten Gelegenheit hatte. Er betraf ein junges Mädchen von 19 Jahren, das bis dahin völlig gesund war und insbesondere kein Vitium cordis hatte. Ohne daß eine Infektionskrankheit vorausgegangen war, erkrankte dieses Mädchen plötzlich unter Kopfschmerzen und hohem Fieber; bald trat eine Trübung des Bewußtseins ein, und nun wechselten in den nächsten Stunden und Tagen Zustände von tiefer Somnolenz mit lebhaften Delirien ab, ohne daß Konvulsionen aufgetreten wären. Nur bestand eine deutliche Nackensteifigkeit.

Ich stand damals unter dem Eindruck der Obduktion eines Falles, der unter den gleichen Erscheinungen am zweiten Tage letal geendet hatte. Ich hatte eine Meningitis angenommen; es fand sich aber ein encephalitischer Herd in dem Stabkranz der motorischen Region, etwa haselnußgroß, in dem die Marksubstanz stark hyperämisch war und wie mit roten Pünktchen gesprenkelt aussah. Dieser Obduktionsbefund veranlaßte mich in dem zweiten Fall, eine akute Encephalitis anzunehmen, und ich glaube wohl, daß ich mich nicht geirrt habe. Konvulsionen und Krämpfe blieben aus, aber am dritten Tage zeigte sich ganz deutlich eine Lähmung der linken Gesichtshälfte und des linken Armes und Beines. Am 10. Tage fing das Fieber an, langsam abzunehmen; aber die Benommenheit hielt in wechselnder Stärke noch an, und erst 3 Wochen nach Beginn der Erkrankung war die Patientin wieder dauernd bei vollem Bewußtsein.

Die linksseitigen Lähmungserscheinungen sind geblieben; aber sie haben sich doch im Laufe der nächsten Jahre sehr erheblich gebessert, so weit, daß das Mädchen wieder jede grobe Arbeit verrichten kann. Allerdings fehlt der paretischen linken Hand die frühere Geschicklichkeit, z. B. zum Anfertigen von Handarbeiten, und es fehlt ihr auch an Ausdauer und an der groben Kraft zur Verrichtung schwerer Arbeiten. Beim Gehen wird das linke Bein nur noch unbedeutend nachgeschleift; die Spasmen sind fast völlig geschwunden, aber das Kniephänomen ist noch immer sehr viel lebhafter als auf der gesunden Seite, und es ist links auch noch ein deutlicher Fußklonus auszulösen. Der Babinskische Reflex ist in der gewohnten Weise nicht auszulösen; es steht aber die linke große Zehe in leichter Dorsalflexionskontraktur. Am ausgesprochensten sind die Lähmungserscheinungen noch im Gesicht; hier ist es zu einer deutlichen Kontraktur im linken Mundfazialis gekommen.

75. Hemiplegia spastica infantilis (zerebrale Kinderlähmung).

Die Mehrzahl der Infektionskrankheiten, in deren Verlauf die akute Encephalitis zur Entwickelung kommt, wie namentlich Masern, Scharlach, Diphtherie, Keuchhusten, Mumps, betrifft vorwiegend das Kindesalter, und deshalb kommt auch die akute Encephalitis besonders häufig in der frühen Kindheit zur Beobachtung. Es ist dies auch die Regel für diejenigen Fälle, die man als eine selbständige Infektionskrankheit aufzufassen berechtigt ist. Ihr Auftreten scheint an die allerersten Lebensjahre des Kindes, etwa bis zum dritten oder vierten Jahre desselben, geknüpft zu sein. Gerade in diesen Fällen pflegt auch der Entzündungsherd mit großer Regelmäßigkeit in der motorischen Leitungsbahn lokalisiert zu sein, und zwar vorwiegend in der Rinde der motorischen Zone. Aus dieser besonderen Lokalisation resultieren Herdsymptome, die bei den anderen Formen der Encephalitis nur dann zur Beobachtung kommen, wenn die Entzündungsherde eben auch die motorische Rindenregion in Mitleidenschaft ziehen, nämlich Reizerscheinungen: einseitige Konvulsionen oder allgemeine Krämpfe. In diesen Fällen gestaltet sich deshalb auch das Initialstadium der Krankheit etwas anders, als es für die akute Encephalitis im allgemeinen geschildert wurde. Schon in den ersten Stunden oder Tagen der Erkrankung stellen sich neben dem hohen Fieber und der rasch zunehmenden Benommenheit allgemeine oder von vornherein einseitige Konvulsionen ein. Dieselben treten bald nur anfallsweise auf, bald halten sie Stunden und tagelang an, und im Anschluß an diese Reizerscheinungen oder nach einem anfallsfreien Intervall von kürzerer oder längerer Dauer tritt plötzlich — apoplektiform — die Lähmung ein, und zwar unter dem Bilde der Hemiplegie.

Man pflegt sämtliche angeborenen und in den ersten Lebensjahren des Kindes erworbenen Hirnlähmungen unter dem Namen „zerebrale Kinderlähmung" zusammenzufassen und bezeichnet namentlich die zuletzt geschilderte Form als „Hemiplegia spastica infantilis", weil sie durch ihre klinischen Merkmale und ihren Verlauf als eine eigenartige Krankheit gekennzeichnet ist. Von einer einheitlichen anatomischen Grundlage der zerebralen Kinderlähmung kann aber keine Rede sein. In vielen Fällen sind encephalitische Entzündungsherde in der Rinde und im Stabkranz der motorischen Region die anatomische Grundlage des klinischen Krankheitsbildes; aber sie sind nicht die einzige. Alle anderen Herderkrankungen mit dem gleichen Sitz des Herdes, die sich in der Kindheit abspielen, müssen zu den gleichen bleibenden Lähmungserscheinungen führen, und deshalb werden bei der Obduktion alter Fälle von zerebraler Kinderlähmung die mannigfachsten anatomischen Befunde erhoben: Erweichungsherde, alte hämorrhagische Zysten, narbige Schrumpfungen, porencephalische Defekte, manchmal auch Atrophie einer ganzen Hemisphäre, Mikrogyrie, und oft auch gleichzeitig Anomalien an den Hirnhäuten, Verwachsungen derselben mit der Hirnoberfläche und Zystenbildung innerhalb der Meningen.

Mannigfach, wie die Obduktionsbefunde, sind die pathologischen Vorgänge, die sich bei der zerebralen Kinderlähmung im Gehirn abspielen, und lückenhaft sind unsere Kenntnisse bezüglich ihrer Ätiologie. Sie können schon im fötalen Leben ihren Abschluß finden; sie können intra partum entstehen und auch noch in den ersten Lebensjahren zur Entwickelung kommen. Unter allen Umständen treffen sie aber das embryonale und kindliche Gehirn in der Periode seiner mächtigsten Entwickelung, und deshalb ist die zerebrale Kinderlähmung in der Mehrzahl der Fälle mit einer Entwickelungshemmung der psychischen Gehirnfunktionen verknüpft, mit Geistesschwäche. Alle Grade derselben kommen zur Beobachtung, vom leichtesten Schwachsinn bis zur schwersten Idiotie; und oft genug sind neben den intellektuellen Defekten auch ethische vorhanden oder Anomalien auf emotionellem Gebiete: leichte Reizbarkeit, Trotz, Neigung zur Gewalttätigkeit, maniakalische Zustände. Nur in einer kleinen Anzahl von Fällen bleibt bei der zerebralen Kinderlähmung das geistige Leben der Erkrankten nach allen Richtungen hin intakt.

Aber auch auf somatischem Gebiete tritt die Entwickelungshemmung mehr oder weniger deutlich in die Erscheinung. Die gelähmten Glieder bleiben im Wachstum zurück, ganz oder einzelne Abschnitte derselben, z. B. der kleine Finger und der Ringfinger; bei Knaben tritt eine abnorme Kleinheit des Hodens ein, bei Mädchen der Mamma, ein verspätetes Eintreten der ersten Menses u. dergl.

Durch den Sitz des Krankheitsherdes in der Rinde der motorischen Region oder in unmittelbarer Nähe derselben wird die Rinde in einem dauernden Reizzustand gehalten, und deshalb persistieren die initialen Krampfanfälle, oder sie treten nach einem anfallsfreien Intervall von 1—2 Jahren, selbst von Jahrzehnten, von neuem auf. Manchmal, namentlich in den ersten Jahren nach dem Ablauf der akuten Erkrankung, verlaufen die Anfälle ganz unter dem Bilde der Jacksonschen Rindenepilepsie. Wenn sie sich auf die Seite der Lähmung beschränken, kann das Sensorium frei bleiben; der initiale Schrei und der Zungenbiß können fehlen. Später aber kommt es oft zur Ausbildung typischer epileptischer Anfälle.

Andererseits gibt es Fälle von zerebraler Kinderlähmung, in denen die anfänglichen Lähmungserscheinungen völlig zurückgehen und die konsekutive Epilepsie allein auf das überstandene Leiden zurückweist. So sehen wir also die zerebrale Kinderlähmung sowohl in der Ätiologie der Epilepsie wie auch der Imbezillität und Idiotie eine hervorragende Rolle spielen.

Aber noch andere motorische Reizerscheinungen beobachten wir bei der infantilen spastischen Hemiplegie neben den einseitigen Konvulsionen und der allgemeinen Epilepsie: die Hemiathetose. Sie ist in vielen Fällen vorhanden, bald nur angedeutet, bald so stark ausgesprochen, daß sie das ganze Krankheitsbild beherrscht. Im allgemeinen treten diese motorischen Reizerscheinungen, die stets auf die Seite der Lähmung beschränkt bleiben, um so deutlicher auf, je früher im Leben des Kindes die zerebrale Lähmung eingesetzt hat, am intensivsten also bei angeborener und intra partum erworbener Lähmung. Außerdem aber stehen sie in einem reziproken Verhältnis zur Stärke der motorischen Lähmungserscheinungen. Je ausgesprochener die Lähmung ist, um so geringer ist die Hemiathetose und umgekehrt. Je stärker aber diese eigenartigen motorischen Reizerscheinungen sind, um so geringer ist die Atrophie der gelähmten Muskulatur. Es scheint, als ob die anhaltenden athetotischen Bewegungen das Auftreten einer stärkeren Inaktivitätsatrophie der Muskulatur hintanzuhalten vermögen. Ja, zuweilen tritt im Gefolge der Athetose sogar eine Zunahme des Muskelvolumens, eine Hypertrophie der paretischen Muskulatur ein.

Diese Eigenheiten des Krankheitsbildes bei der infantilen spastischen Hemiplegie möchte ich Ihnen an zwei Patienten zeigen. Der eine ist ein Junge von 13 Jahren. Er hat im Alter von 7 Wochen eine akute Encephalitis durchgemacht, die sich dadurch ausgezeichnet hat, daß im Initialstadium der Krankheit während des tiefen Komas nur einseitige Konvulsionen, und zwar auf der linken Seite, und keine allgemeinen Krämpfe aufgetreten sind. Im Anschluß an diese Konvulsionen ist es zu einer linksseitigen Hemiplegie gekommen; die Lähmung ist aber von der Mutter erst einige Zeit später bemerkt worden, wie es häufig vorkommt, wenn sie angeboren ist oder in den ersten Lebenswochen zur Entwickelung kommt. Linke Gesichtshälfte, Arm und Bein waren vollständig gelähmt.

Seit jener Zeit sind bei dem Jungen Krampfanfälle aufgetreten; anfangs häufiger, später nur etwa alle 4 Wochen, und ohne daß es zu einer tieferen Bewußtseinsstörung kommt. Stets sind die Krämpfe auf die linke Seite beschränkt geblieben und unter dem Bilde der Rindenepilepsie Jacksons verlaufen. Jetzt treten sie nach den Angaben der Mutter hauptsächlich noch im Gesichte auf. Der Junge merkt es, wenn ein Anfall kommt; er flüchtet sich zu seiner Mutter und legt seinen Kopf an ihre Brust; dann spürt sie die Zuckungen in der linksseitigen Gesichtsmuskulatur des Knaben.

In seiner intellektuellen Entwickelung ist der Knabe anscheinend nicht zurückgeblieben. Er macht einen aufgeweckten Eindruck und besucht die Volksschule, in der er sehr gut vorwärts kommt. Auch besondere Anomalien des Charakters und ethische Defekte bestehen nicht.

Dagegen ist die Entwickelungshemmung auf somatischem Gebiet die typische (Fig. 244 und 245). Der linke Arm ist im Wachstum sehr erheblich zurückgeblieben, eine Wachstumshemmung des Beines ist dagegen nicht vorhanden. Überhaupt sind die Lähmungserscheinungen am linken Bein und die Spasmen fast vollständig zurückgegangen. Als einziges Überbleibsel besteht nur das Babinskische Phänomen. Dagegen ist die Parese des linken Fazialis und des Armes noch sehr deutlich; und zwar ist besonders die Beuge- und Streckmuskulatur der linken Hand beeinträchtigt; aber auch hier sind die früheren Spasmen fast ganz geschwunden. Die Hemiathetose ist nur angedeutet; jetzt sollen überhaupt nur noch selten athetotische Bewegungen an der linken Hand zur Beobachtung kommen. Früher sind sie erheblich stärker gewesen, aber niemals besonders hochgradig, eben weil die Parese des linken Armes und namentlich der Hand ziemlich stark geblieben ist.

Die zweite Kranke ist ein junges Mädchen, das sich jetzt im 11. Jahre in unserer Anstalt befindet, nachdem es vorher 15 Jahre lang in der städtischen

Kinderherberge verpflegt worden ist. In ihrem zweiten Lebensjahre soll im Verlaufe einer schweren fieberhaften Erkrankung — näheres ließ sich nicht mehr eruieren — eine Lähmung der linken Körperseite eingetreten sein, und zwar mit einer stärkeren Beteiligung des Armes als des Beines. Seit jener fieberhaften Krankheit sind Krampfanfälle vorhanden, die anfangs unter dem Bilde der Jacksonschen Rindenepilepsie verlaufen sein sollen. Später haben die Anfälle

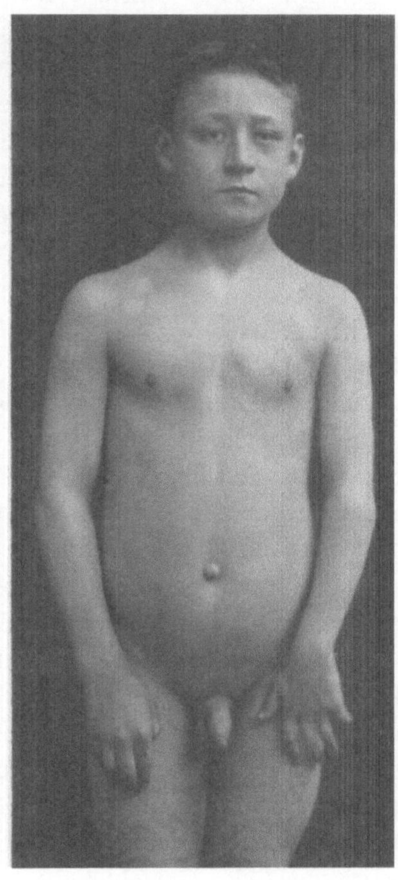

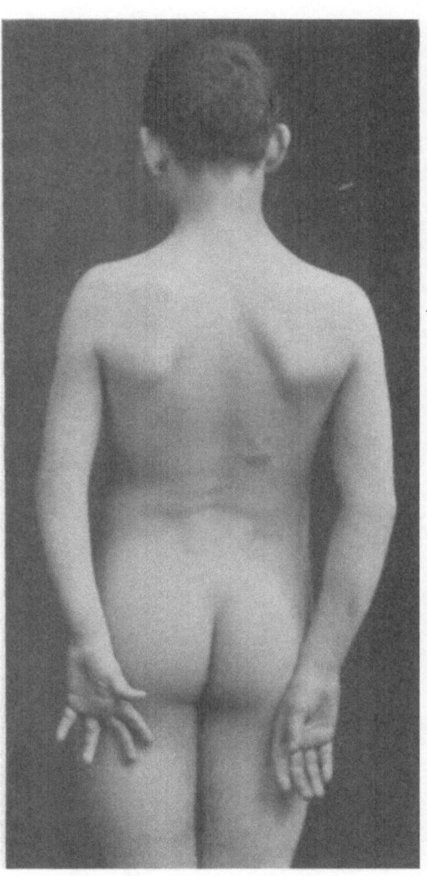

<table>
<tr><td align="center">Fig. 244.
Zerebrale Kinderlähmung, Wachstumshemmung
des paretischen linken Arms.
Eigene Beobachtung.</td><td align="center">Fig. 245.
Zerebrale Kinderlähmung, Wachstumshemmung
des paretischen linken Arms. Athetose der
linken Hand. Eigene Beobachtung.</td></tr>
</table>

diesen Charakter verloren, und seit der Aufnahme der Patientin im Siechenhause treten sie als typische epileptische Insulte auf. Die Kranke verliert das Bewußtsein, ohne einen Schrei auszustoßen; Schaum tritt vor den Mund, die Augen werden starr nach einer Seite gedreht; dann folgen allgemeine klonische und tonische Konvulsionen. Zungenbisse werden fast bei jedem Anfall beobachtet. Während des Anfalls erfolgt nur selten Urinabgang; nach demselben besteht für mehrere Stunden eine große Mattigkeit und Schlafsucht. Meistens schließen sich an die Anfälle Dämmerzustände von einigen Tagen bis zu mehreren Wochen an. Die Anfälle treten in

Zwischenräumen von wechselnder Dauer auf, etwa 2—3 mal im Monat, trotz fortgesetzter Bromsalz-Medikation, manchmal auch gehäuft, bis zu 20 und 24 Anfällen
an einem Tage.

Auf psychischem Gebiete besteht ein hochgradiger intellektueller Defekt, der
schon äußerlich in dem blöden Lächeln der Kranken zum Ausdruck kommt. Sie
kann nur mühsam und unvollkommen lesen und hat nichts weiter als ihren Namen
schreiben gelernt. Auch ethische Defekte sind vorhanden; die Kranke ist trotzig und jähzornig; sie erweist sich jedem Zuspruch unzugänglich, und es ist zeitweise recht schwer, mit ihr auszukommen. Zu anderen Zeiten ist sie harmlos und fügsam; dann zeigt sie auf der Abteilung ein blödes, läppisches Benehmen, spielt mit Steinchen, Muscheln und Federn; kurzum, sie steht auf einer recht tiefen Stufe der Idiotie. Zu Beginn ihres 19. Lebensjahres hat sie zuerst menstruiert; seitdem ist die Periode ziemlich regelmäßig aufgetreten.

Auch auf somatischem Gebiete ist bei der Kranken eine deutliche Entwickelungshemmung vorhanden. Die gelähmten Extremitäten sind im Wachstum erheblich zurückgeblieben (Fig. 246), der linke Arm um 3¹/₂, das Bein um 3 cm. Am kleinen Finger der linken Hand ist eine besondere Wachstumshemmung zu konstatieren (links 7¹/₂, rechts 8 cm); und die linke Brust ist erheblich kleiner, schlaffer und hängender als die üppig entwickelte rechte. An der Lähmung ist die linke Gesichtshälfte, der linke Arm und das linke Bein beteiligt; der linke Fuß steht in Equino-varus-Stellung und wird beim Gehen wesentlich mit dem Großzehenballen aufgesetzt. Infolgedessen

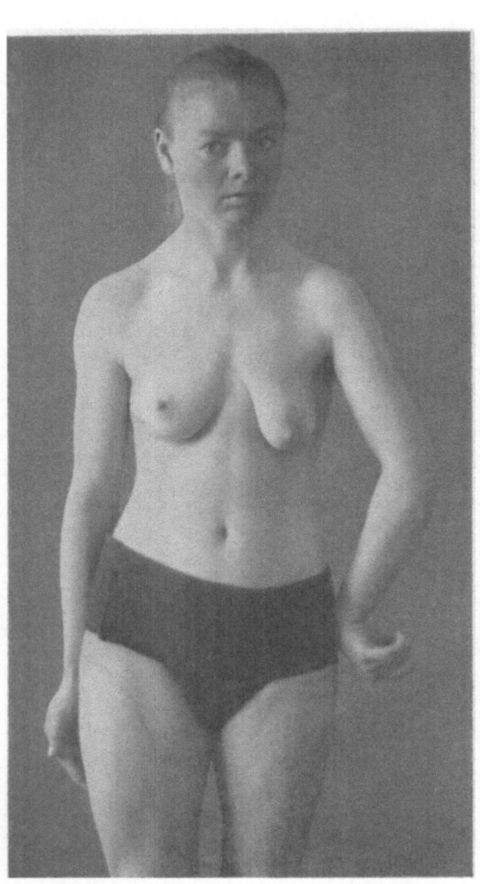

Fig. 246.
Zerebrale Kinderlähmung, Epilepsie. Wachstumshemmung der linken Körperseite.
Eigene Beobachtung.

tritt die Kranke ihren linken Schuh immer an der Innenseite der Spitze am ersten
ab. Das Kniephänomen ist erhöht, Fußklonus ist nicht vorhanden; dagegen ist
die Babinskische Dorsalflexion der großen Zehe besonders deutlich. Die
Finger der linken Hand und des Fußes zeigen häufig athetotische Bewegungen
(Fig. 247—250).

Die Hemiathetose charakterisiert sich durch unwillkürliche Bewegungen an
den paretischen Extremitäten, die namentlich im Hand- und Fußgelenk und an den
Fingern und Zehen auftreten. Bei unserer Patientin sind sie fast ausschließlich

auf die linke Hand und die Finger beschränkt, während Fuß und Zehen meist ruhig gehalten werden. Diese Athetose-Bewegungen fehlen auch in der Ruhe nicht ganz; sie treten aber in der Ruhe viel seltener auf als bei aktiven und passiven Bewegungen der Extremität. Es sind ganz eigenartige, man möchte fast sagen

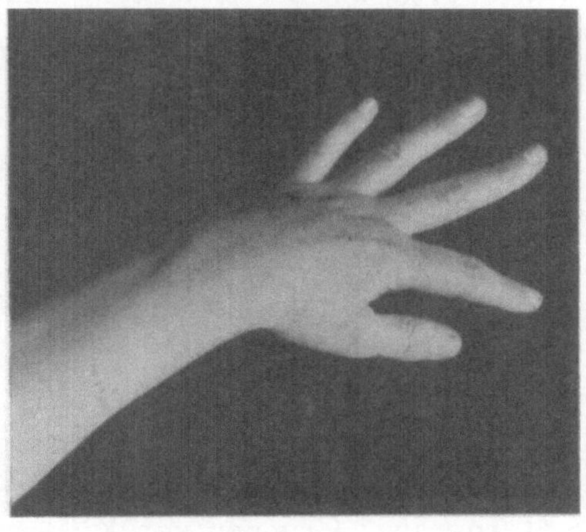

Fig. 247.

Zerebrale Kinderlähmung. Athetose der paretischen linken Hand. Eigene Beobachtung.

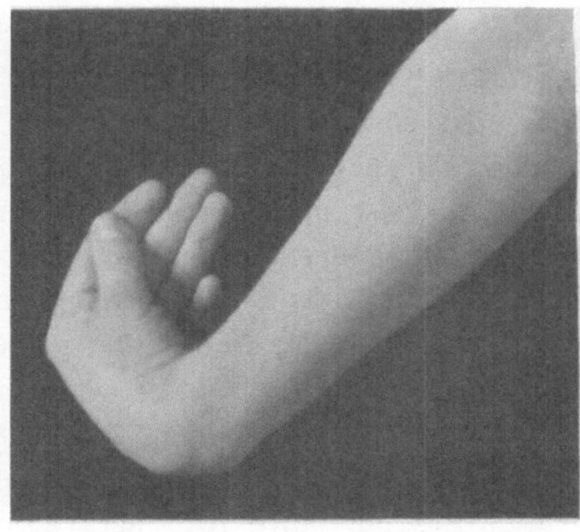

Fig. 248.

Zerebrale Kinderlähmung. Athetose der paretischen linken Hand. Eigene Beobachtung.

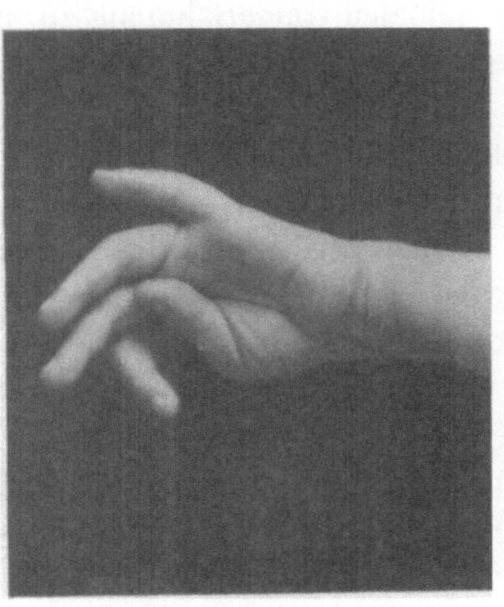

Fig. 249.

Zerebrale Kinderlähmung. Athetose der paretischen linken Hand. Eigene Beobachtung.

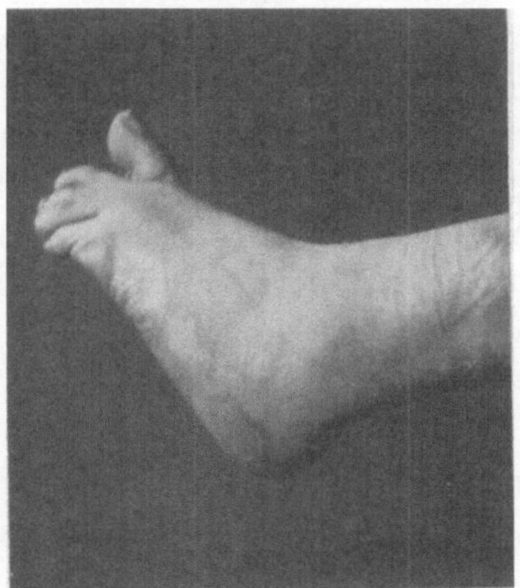

Fig. 250.

Zerebrale Kinderlähmung. Athetose des paretischen linken Fußes. Eigene Beobachtung.

„kriechende" Bewegungen, die Charcot treffend mit den langsamen, wurm-
förmigen Tentakelbewegungen eines Tintenfisches verglichen hat. Wenn die Patientin ihre Hand ausstreckt, beobachtet man ein langsames Spreizen, Strecken und Beugen der Finger und eine langsame Pro- und Supination, Streckung und Beugung am Vorderarm und am Handgelenk. Während z. B. das Handgelenk einige Sekunden lang in Beugestellung verharrt, strecken sich die Finger, aber

nicht auf einmal und in gleicher Intensität, sondern der Reihe nach, der eine mehr und der andere weniger. Auf diese Weise kommen die mannigfachsten Zwangsstellungen zustande; trotzdem aber machen die Bewegungen bei der Athetose — wegen ihres langsamen Ablaufs — einen eigenartig monotonen Eindruck. Das unterscheidet sie u. a. von der posthemiplegischen Chorea, bei der jähe Stöße und Zuckungen von raschem Ablauf ruckweise die Schulter heben und die ganze Extremität bald in Beuge-, bald in Streckstellung hin- und herwerfen. Die Hemichorea ist eine wesentlich seltenere Form der posthemiplegischen Bewegungsstörung als die Hemiathetose. Sie kommt vorwiegend bei Erwachsenen zur Ausbildung und ist meistens auch mit einer Hemianästhesie verbunden. Die Hemiathetose dagegen entwickelt sich hauptsächlich in Fällen, in denen die Hemiplegie im Kindesalter auftritt, also namentlich bei der zerebralen Kinderlähmung, und in denen Störungen der Sensibilität gewöhnlich vollständig fehlen.

In früheren Jahrzehnten hat man sämtliche in den ersten Lebensjahren auftretenden Lähmungserscheinungen unter dem Namen „Kinderlähmung" zusammengefaßt. Erst im Jahre 1840 hat Jakob von Heine zwei Gruppen von Kinderlähmungen unterschieden und nachgewiesen, daß bei der einen Gruppe eine Gehirnerkrankung, bei der anderen eine Erkrankung des Rückenmarks den Lähmungserscheinungen zugrunde liegt. Seitdem hat man es gelernt, die zerebrale Kinderlähmung klinisch und anatomisch scharf von der spinalen Kinderlähmung zu unterscheiden, die durch eine Erkrankung der grauen Vordersäulen des Rückenmarks, durch eine akute Poliomyelitis anterior, bedingt ist.

Während sich bei der zerebralen Kinderlähmung allmählich in der Muskulatur der gelähmten Seite Spasmen und Kontrakturen einstellen unter gleichzeitiger lebhafter Steigerung aller Sehnenreflexe, aber bei normal bleibender elektrischer Erregbarkeit, tritt bei der spinalen Kinderlähmung im Verlauf von einigen Wochen eine fortschreitende Besserung ein. Die Lähmungserscheinungen beschränken sich auf bestimmte Muskelgruppen, meist an einer Extremität, gewöhnlich an einem Bein oder an einem Arm, und in den anderen Extremitäten stellt sich die Bewegungsfähigkeit im ganzen Umfange wieder her. In der gelähmten Muskulatur tritt nun aber rasch eine degenerative Atrophie ein; es kommt zur EaR.; die Sehnenreflexe zeigen sich abgeschwächt und erlöschen bald gänzlich, und die gelähmte Extremität bleibt im Knochenwachstum gewöhnlich weit mehr zurück als bei der zerebralen Kinderlähmung. Muskelspasmen und spastische Kontrakturen bleiben vollständig aus; die Lähmung ist vielmehr eine schlaffe; wohl aber kommt es zu paralytischen Kontrakturen und zu Difformitäten der Gelenke, unter denen der paralytische Klumpfuß die bekannteste ist. Die spinale Kinderlähmung, die akute Poliomyelitis anterior, ist eben eine Erkrankung des peripheren Neurons der kortikomuskulären Bahn. Sie führt zu einer Atrophie des grauen Vorderhorns im Rückenmark und zu einem Untergang seiner großen motorischen Ganglienzellen, welche die nutritiven Zentren des ganzen peripheren Neurons darstellen. Die zerebrale Kinderlähmung dagegen kennzeichnet sich durch ihren spastischen

Charakter als eine Läsion des zentralen Neurons der motorischen Bahn, und zwar in der Mehrzahl der Fälle als eine Läsion der kortikalen Pyramidenzellen selbst.

Um Ihnen die Verschiedenheit des klinischen Bildes der beiden Krankheiten vor Augen zu führen, möchte ich Ihnen heute noch einen kleinen Patienten mit spinaler Kinderlähmung vorstellen. Im Alter von 16 Monaten wurde der bis dahin kerngesunde, jetzt 6 Jahre alte Knabe ganz plötzlich auf dem Arm der Mutter somnolent und bewußtlos, und es stellten sich unter hohem Fieber allgemeine Konvulsionen auf beiden Körperseiten ein. Die Krämpfe hielten nur ein paar Stunden an; das Fieber fiel ab. Das Kind kam nach einigen Tagen wieder zu sich; aber nun fiel der Mutter auf, daß das linke Bein des Kleinen komplett gelähmt war. Es war also zu einer isolierten Monoplegie des linken Beines gekommen. Allmählich trat eine Besserung ein; die Beugemuskulatur erholte sich mehr und mehr; und die Lähmung begrenzte sich auf den M. quadriceps und die Peronaeusmuskulatur. Rasch trat in diesen Muskeln eine degenerative Atrophie und EaR. ein; die elektrische Erregbarkeit schwand bald vollends, und das Kniephänomen war erloschen. Im weiteren Verlauf kam es zu einer erheblichen Deformierung des Fußgelenks am gelähmten Bein, zum paralytischen Klumpfuß.

Die komplette Lähmung des M.

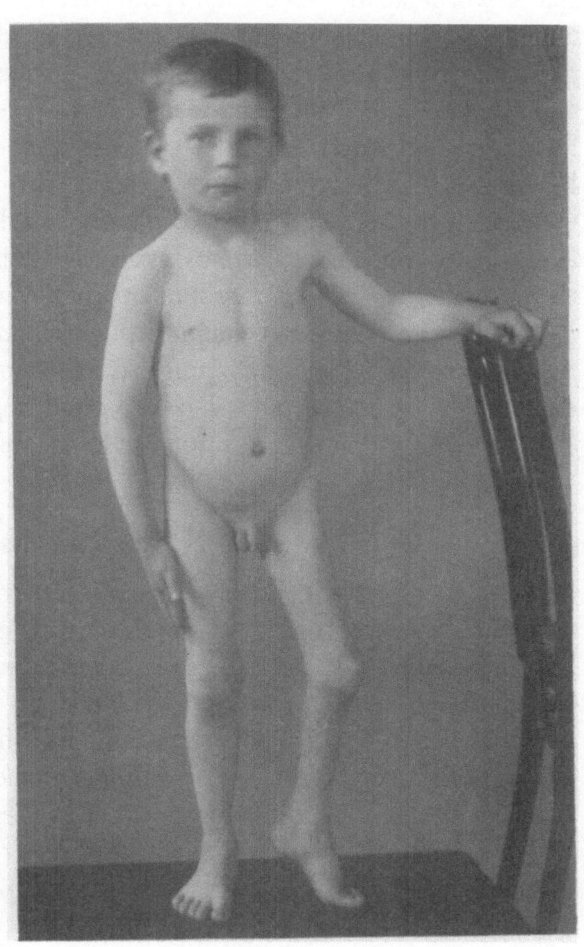

Fig. 251.

Spinale Kinderlähmung (Lähmung des linken Beins).
Eigene Beobachtung.

quadriceps und der Peronaeusmuskulatur ist unverändert geblieben; aber dank der vortrefflichen chirurgischen Behandlung, in der sich der kleine Patient damals befand, hat er trotz seiner hochgradigen Lähmung die Gebrauchsfähigkeit des linken Beines wieder erlangt (Fig. 251). Ich benütze sehr gerne die Gelegenheit, Ihnen zu zeigen, in wie hohem Maße einem solchen kleinen Patienten durch eine rationelle chirurgische Behandlung genützt werden kann, die sich auf eine sorgfältige elektrodiagnostische Untersuchung stützt. Nachdem in diesem Falle durch die elektrische

Untersuchung festgestellt war, daß im M. gastrocnemius, im Bizeps, Semimembranosus und Semitendinosus und im Ileopsoas keine EaR. vorhanden war, sondern nur eine geringe quantitative Herabsetzung der elektrischen Erregbarkeit infolge der Inaktivitätsatrophie, wurde zunächst der Klumpfuß des kleinen Patienten durch Spaltung der Achillessehne und Transplantation des lateralen Teiles derselben auf die Sehne des M. peronaeus longus in einen Spitzfuß verwandelt; sieben Wochen später wurde an der medianen Hälfte der Achillessehne ein Treppenschnitt angelegt und durch Verschiebung der Treppen die Sehne verlängert, bis der Spitzfuß korrigiert war. Schließlich wurde in einer dritten Operation die Bizepssehne gespalten und ihre laterale Hälfte, sowie die Sehne des M. semitendinosus auf die knöcherne Patella transplantiert. Auf diese Weise wurde erreicht, daß die Beugemuskeln, der Bizeps und der Semitendinosus, die Funktion des Streckers des Unterschenkels, des Quadriceps, übernehmen, und damit hat der Junge die Gehfähigkeit wieder erlangt. Als ihm der letzte Gipsverband abgenommen wurde, ist er gleich flott umhermarschiert wie ein gesunder Knabe, und es ist bei ihm auch nicht zu der erheblichen Wachstumshemmung des gelähmten Beines gekommen, die wir sonst bei der spinalen Kinderlähmung zu sehen pflegen. Dies ist ein großer Triumph der modernen Chirurgie, den wir Neurologen nicht dankbar genug empfinden können, weil es uns mit unseren Methoden nicht gelingt, solche Erfolge zu erzielen.

76. Idiotie, Zwergwuchs und Kretinismus.

Im Gegensatz zu den seither besprochenen Formen von zerebraler Kinderlähmung, bei denen die Lähmungserscheinungen einseitige sind, stehen andere Fälle, in denen eine doppelseitige spastische Lähmung vorhanden ist. Man bezeichnet sie als Diplegia spastica infantilis, wenn ausschließlich oder vorwiegend die beiden Beine betroffen sind. Sie sind offenbar seltener als die hemiplegischen Formen der zerebralen Kinderlähmung und von besonderem Interesse sowohl hinsichtlich ihrer Genese, wie auch wegen ihrer großen Ähnlichkeit mit drei anderen, noch immer viel umstrittenen Krankheitsbildern, mit der Littleschen Krankheit, der Erbschen spastischen Spinalparalyse und der spastischen Paraplegie der Greise. Wir wollen uns heute etwas eingehender mit diesen interessanten Krankheitsformen beschäftigen. Vielleicht ist es aber zweckmäßiger, uns nicht allein auf die infantilen zerebralen Diplegien zu beschränken, sondern den Gegenstand unserer Besprechung weiter zu fassen und alle diejenigen Krankheitsformen in dieselbe einzuziehen, die aus einer Schädigung des in der Entwickelung begriffenen kindlichen Gehirnes folgen. Freilich bitte ich Sie, keine erschöpfende Darstellung dieses interessanten Kapitels zu erwarten; dazu würde die kurze Zeit nicht reichen. Auch kommt es mir hauptsächlich darauf an, Ihnen verschiedene prägnante Krankheitstypen zu zeigen, während die theoretischen Ausführungen lediglich die Demonstrationen erläutern sollen.

In der größeren Mehrzahl dieser Fälle werden wir neben den zerebralen somatischen Krankheitszeichen auch eine Reihe psychischer Anomalien beobachten, unter denen die intellektuelle Minderwertigkeit von den leichtesten Graden der Imbezillität an bis zu den schwersten Formen der Idiotie die erste Stelle einnimmt. Wir betreten somit ein Grenzgebiet zwischen der Psychiatrie und der Neurologie im engeren Sinne, und deshalb pflegen Kranke von der Art, wie Sie sie heute sehen werden, ihren Aufenthalt zwischen den Idiotenanstalten, den Siechenhäusern und den Pflegeanstalten für Geisteskranke und Epileptische zu wechseln.

Aus Gründen der Übersichtlichkeit wollen wir die zu besprechenden Krankheitsformen in drei Gruppen teilen, je nach dem Zeitpunkt, zu dem das in der Entwickelung begriffene Gehirn von der zur Entwickelungshemmung führenden

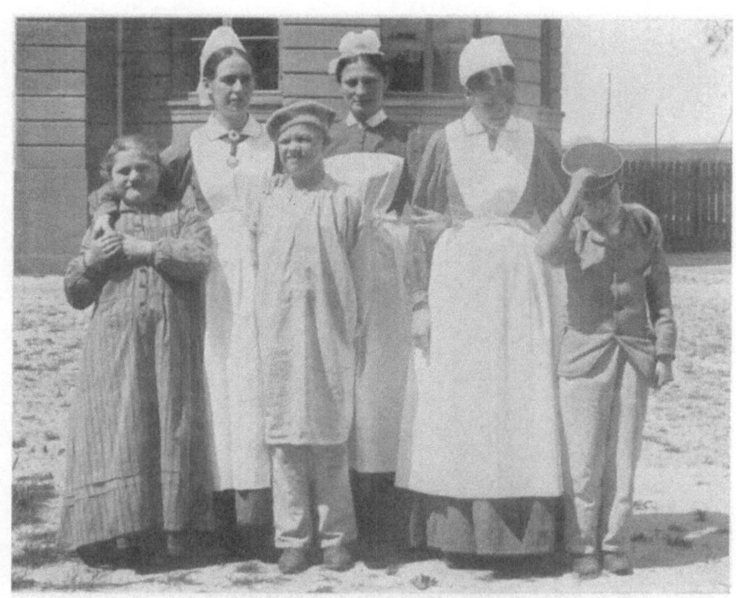

Fig. 252.
Gruppe von Idioten. Eigene Beobachtung.

Schädigung betroffen wurde, nämlich in Krankheitsformen, deren Ursachen zur Geltung gekommen sind

1. während der embryonalen Entwickelung des Zentralorgans,
2. während des Geburtsaktes und
3. post partum etwa bis zur Pubertät.

Unter den Ursachen, die während des uterinen Lebens, vielleicht schon im Moment der Zeugung, wirksam werden, sind zunächst gewisse degenerative Faktoren zu erwähnen, die von seiten des Vaters oder der Mutter oder beider Eltern bestehen können. Als solche sind bekanntlich Psychosen, Epilepsie, Heiraten in der Blutsverwandtschaft, Lues und Trunksucht besonders wichtig. Als weniger sicher gestellte Momente sind akzidentelle Schädlichkeiten namhaft zu machen, die den mütterlichen Organismus während der Schwangerschaft treffen, körperliche oder geistige Erschöpfung, vor allem andauernde Gemütsbewegung, sowie Krankheiten und traumatische Einwirkungen auf den Unterleib. Schließlich gibt es aber auch Fälle genug, in denen ein ursächliches Moment für die Entwickelungshemmung des fötalen Gehirnes nicht festzustellen ist, in denen vielmehr die Natur scheinbar willkürlich das gleiche Elternpaar neben einer Reihe gesunder

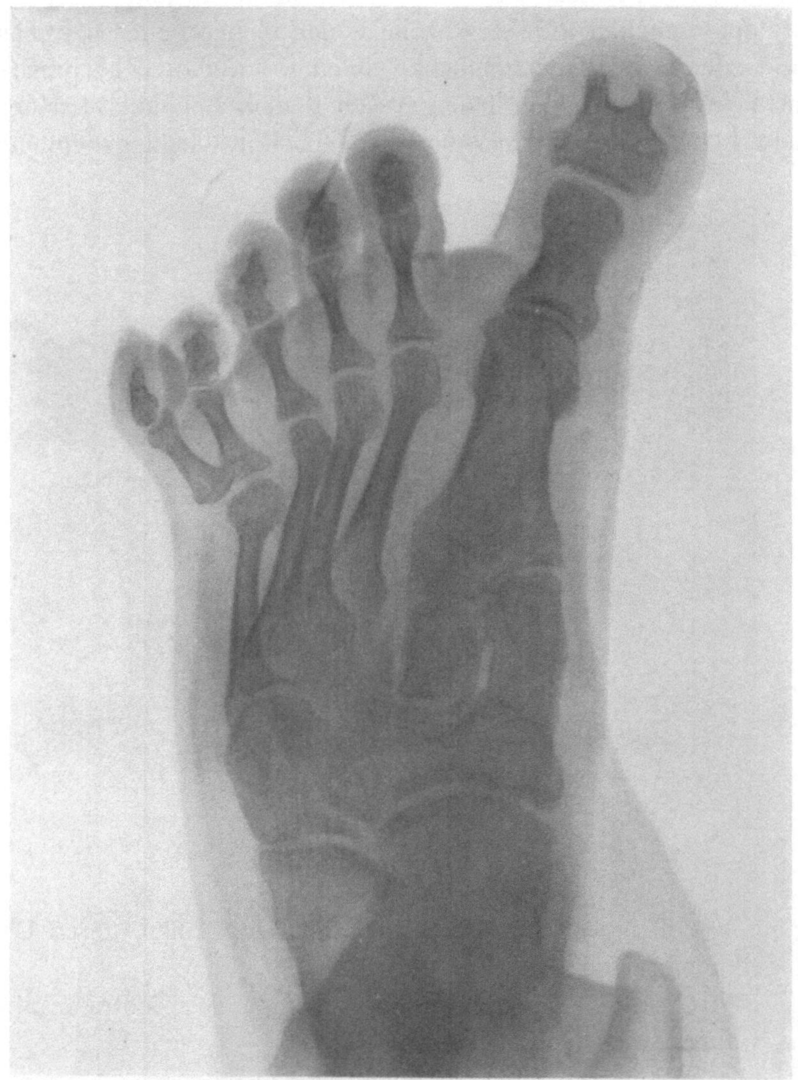

Fig. 253.
Polydaktylie (Verdoppelung der kleinen Zehe) am linken Fuß bei einer monströsen Idiotin.
Eigene Beobachtung.

Kinder einen oder mehrere Idioten erzeugen läßt. In allen diesen Fällen werden neben der intellektuellen Entwickelungshemmung zum Teil auch zerebrale Krankheitserscheinungen, wie Lähmungen, Kontrakturen und epileptische Krämpfe, zum Teil andere somatische Degenerationszeichen bestehen, wie Anomalien des Knochengerüstes, besonders des Schädels, Zwergwuchs, oder auch Bildungshemmungen anderer Organe, z. B. Fehlen der Schilddrüse, Mißbildungen der Genitalien und dergleichen.

Die erste Reihe von Kranken, die Sie heute sehen, gehört dieser Gruppe an; bei ihnen ist also die Entwickelungshemmung des Gehirns während des fötalen Lebens

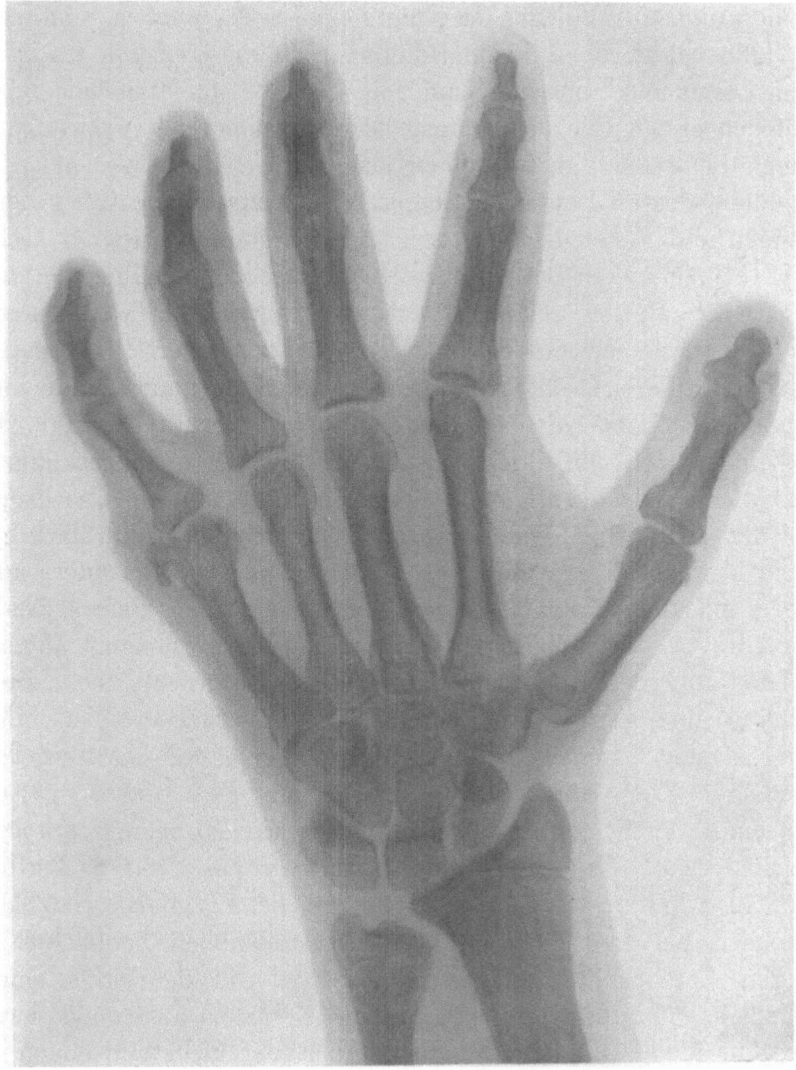

Fig. 254.

Polydaktylie an der linken Hand bei einer monströsen Idiotin. Am distalen Ende des Metacarpus V ist der Stummel eines amputierten sechsten Fingers sichtbar. Eigene Beobachtung.

eingetreten; es sind lauter I d i o t e n (Fig. 252). Die erste Kranke ist ein Beispiel für die aus der Ehe unter Blutsverwandten herzuleitende hereditäre Degeneration, die sich begreiflicherweise bei sämtlichen oder wenigstens bei der Mehrzahl der aus einer Verwandtenehe stammenden Kinder, wenn auch in verschiedenen Formen bemerklich macht. Wir müssen hier also auch das Verhalten der Geschwister unserer

Kranken berücksichtigen. Ihr Vater und ihre Mutter sind Stiefgeschwisterkinder, indem der Großvater väterlicherseits und der Großvater mütterlicherseits Stiefbrüder waren, die von derselben Mutter abstammten. Die Mutter unserer Kranken hat 10 mal geboren, und zwar drei normale Kinder und sieben Monstra, von denen allein unsere Patientin am Leben geblieben ist. Das 9. und 10. Kind, beides Monstra, kamen tot zur Welt, das 10. mußte exenteriert werden. Unsere Patientin ist jetzt 20 Jahre alt; sie ist in der Idiotenanstalt erzogen, und es ist immerhin gelungen, ihr Lesen und Schreiben und eine gewisse Manierlichkeit beizubringen. Sie zeigt auf den ersten Blick ein monströses Aussehen: die Wachstumshemmung im allgemeinen bei relativ großem Kopf, das Mißverhältnis zwischen Rumpf und Unterextremitäten, dessen Folge der eigentümlich watschelnde Gang der Kranken ist. An Händen und Füßen besteht, oder vielmehr bestand bei der Geburt, eine Polydaktylie. Am linken Fuße hat die Kleine sechs Zehen (Fig. 253); am rechten Fuße hat man ihr mit der sechsten auch die große Zehe in frühester Kindheit exartikuliert, so daß sie am rechten Fuße jetzt nur noch vier Zehen hat. An den Kleinfingerseiten beider Hände sind lineare Narben vorhanden, die von der Exartikulation oder Amputation überzähliger Finger herrühren. Eine besondere Auftreibung findet sich am distalen Ende des fünften Metakarpalknochens der linken Hand, wie uns das Röntgenbild zeigt, der Stummel eines sechsten Fingers (Fig. 254). Hände und Füße, Unterarme und Unterschenkel sind stark zyanotisch, in geringerem Maße auch das Gesicht. Am Gesichte sind besonders auffällig die dicken Lippen mit dem Einkniff an der Oberlippe (Hasenscharte), das Vorstehen des Unterkiefers vor dem Oberkiefer (Prognathie), die wulstigen Augenlider und die breite Nase, außerdem aber auch eine Monstrosität der Zunge, die unförmig groß und durch eine ganze Reihe von Fibromen verunstaltet ist. Durch diese Makroglossie ist auch zum Teil die Schwerfälligkeit der Sprache bei unserer Patientin bedingt. Der Kopf wird beständig hin- und hergewiegt; die Augen zeigen meist einen deutlichen Strabismus und Nystagmus, bedingt durch die hochgradige Sehschwäche. Es besteht eine Hypermetropie von 6 D und beiderseits eine Retinitis pigmentosa, jene eigentümliche Form der Netzhautatrophie, die hauptsächlich bei Deszendenten aus Verwandtenehen beobachtet wird. In ihrer geistigen Entwickelung steht die Patientin auf der Stufe eines kleinen Kindes; sie spielt mit Puppen; sie kann kleine Verschen auswendig lernen, wenn man sich rechte Mühe mit ihr gibt, behält sie aber nicht von einem Tage zum anderen.

Bei einem zweiten Kranken, einem Jungen von 17 Jahren, verlegen wir das Einsetzen der Schädlichkeit, die zu einer Entwickelungshemmung des Gehirnes geführt hat, ebenfalls in das fötale Leben, und zwar wegen der unverkennbaren Kleinheit des Schädels, die eine gleichmäßige und allseitige ist, bei im übrigen normalen Proportionen. Es besteht hier also eine einfache Mikrocephalie, die nicht einmal besonders hochgradig ist. Als einziges ätiologisches Moment für diese Entwickelungshemmung ließ sich feststellen, daß die Mutter, die außer diesem Idioten, ihrem ältesten Kinde, noch sieben körperlich und geistig normal entwickelte

Kinder geboren hat, während der Gravidität, deren erste Hälfte vor die Eheschließung fiel, andauernde und heftige Gemütsbewegungen hatte. Weil sie mit ihrem späteren Gatten eine Liebschaft angefangen, wurde sie im Beginn der Gravidität von ihren Eltern verstoßen und dadurch in die ärmlichsten Verhältnisse versetzt, die auch zu einer körperlichen Erschöpfung geführt haben. Der Junge selbst repräsentiert eine wesentlich tiefere Stufe der Idiotie als das Mädchen; er hat keine anderen Worte wie Papa, Mama, ja und nein sprechen gelernt; im übrigen bringt er nur unartikulierte, schnalzende und grunzende Laute hervor. Außer

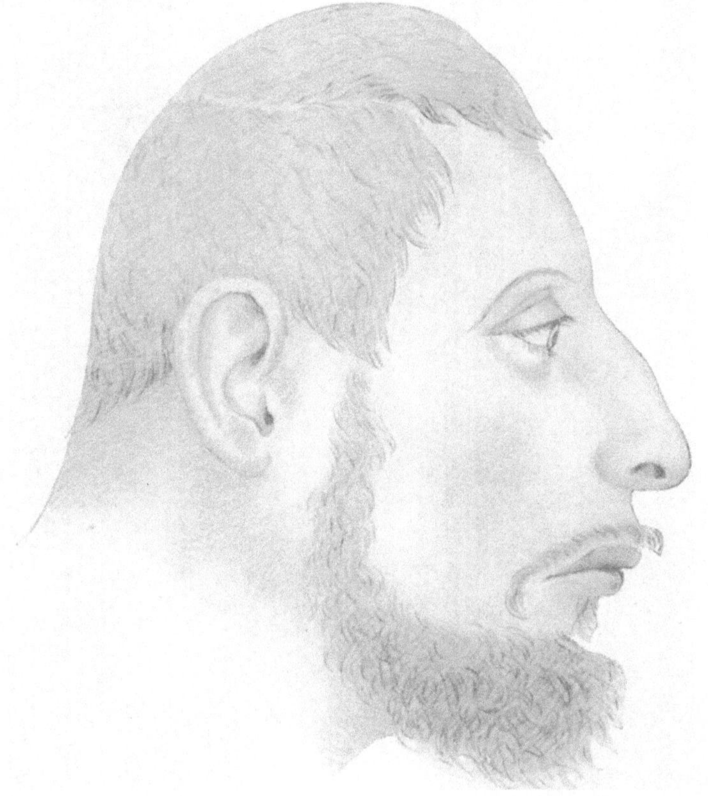

Fig. 255.

31 jähriger Mikrocephale. ¹/₂ der natürlichen Größe. Eigene Beobachtung.

dem ist er von schweren epileptischen Krämpfen heimgesucht, die schon in den ersten Lebenswochen aufgetreten sind. Auf der Abteilung ist er, so lange er nicht schläft, in beständiger Bewegung, er läuft von einem Kranken zum anderen, lebhaft grimassierend und gestikulierend, faßt alles an, dessen er habhaft werden kann, ist aber ein gutmütiger und vollkommen harmloser Bursche. Er zeigt eben so recht die für viele Idioten charakteristische motorische Unruhe, die zeitweise zu choreaähnlichen Bewegungsphänomenen im Gesicht und an den Armen führt.

Einen anderen Mikrocephalen, den ich früher zu beobachten Gelegenheit hatte, zeigt Fig. 255. Die intellektuelle Entwickelung dieses Mannes war trotz des kleinen Kraniums eine relativ hohe; er arbeitete als Taglöhner auf einem Gute. Seine beiden Schwestern litten an Epilepsie; bei ihm selbst bestand eine Mißbildung der Genitalien, eine Hypospadie zweiten Grades.

Ist die Entwickelungshemmung des Schädels keine gleichmäßige wie bei der einfachen Mikrocephalie, betrifft sie vielmehr nur die Schädelkapsel und nicht auch

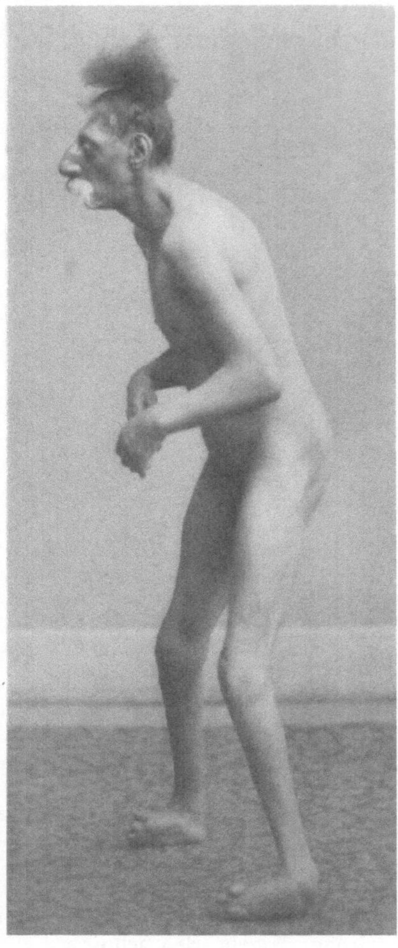

Fig. 256.

Maximo. Aztekentypus. Originalaufnahme
von Karl Günther-Berlin, 1901.

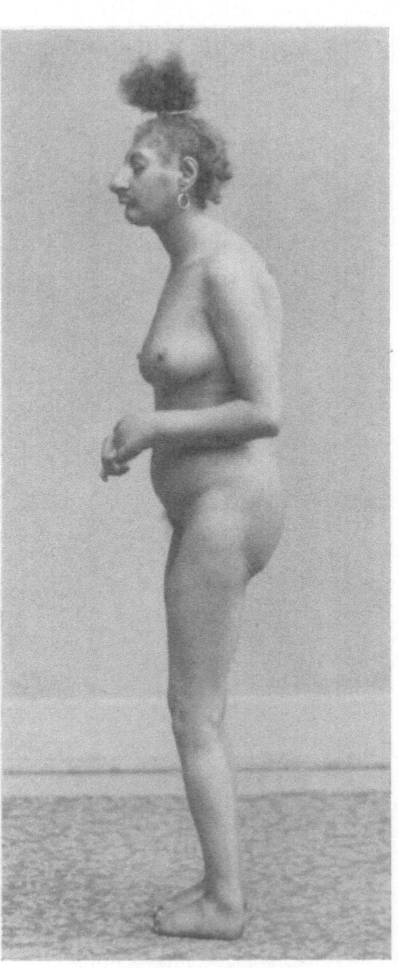

Fig. 257.

Bartola. Aztekentypus. Originalaufnahme
von Karl Günther-Berlin, 1901.
Nach Virchow[1]).

die Basis cranii, so entwickelt sich ein ganz eigenartiger Typus der Mikrocephalie, den man „Aztekentypus" genannt hat. Der Name ist von dem Stamme der Azteken hergenommen, jenem hochentwickelten Kulturvolk Mexikos, das 1519

---

[1]) Eine weitere Photographie des nackten Körpers der Aztekin Bartola ist in den Verhandlungen der Berliner Gesellschaft für Anthropologie, Ethnologie und Urgeschichte, 1901, S. 349, ein Bild beider Azteken in sitzender Stellung ebenda, 1902, S. 33 wiedergegeben.

der Eroberungslust der Spanier unter Cortez zum Opfer gefallen ist. Angeblich die letzten Nachkommen der Priesterkaste dieses Volkes, in Wirklichkeit zwei mikrocephale Geschwister aus einer Mischlingsehe zwischen einer Negerin und einem mexikanischen Indianer, wurden um die Mitte des vorigen Jahrhunderts zum ersten Male nach Europa gebracht, wo sie begreifliches Aufsehen im Kreise der Anthropologen hervorriefen (Fig. 256 u. 257). Im Jahre 1856 kamen sie auch nach Frankfurt, und hier hat Eduard von der Launitz den damals etwa 16jährigen Maximo nach dem Leben modelliert. Der erste Abguß des Modells ist aus dem Nachlaß

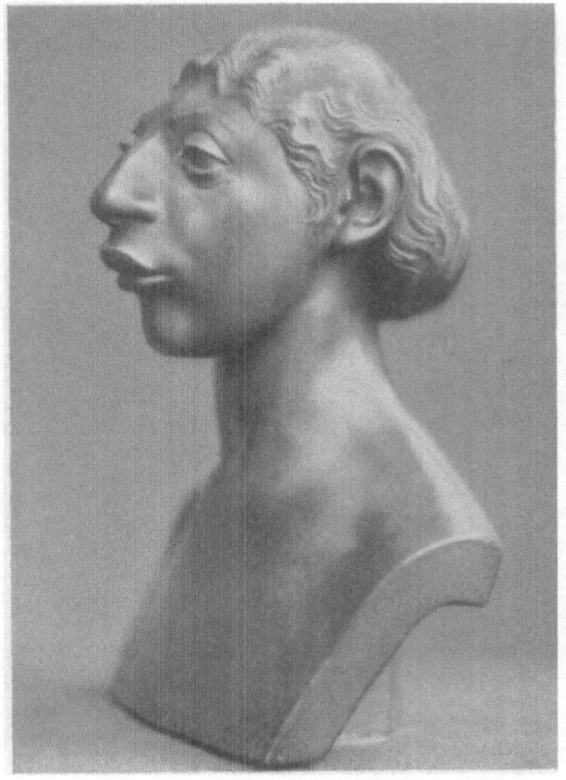

Fig. 258.

Azteke Maximo, etwa 16jährig. Nach einer von Eduard von der Launitz in Frankfurt a. M. im Jahre 1856 nach dem Leben modellierten Büste.

des Künstlers in die Unterrichtssammlung unseres Siechenhauses übergegangen (Fig. 258). Später sind die sogenannten Azteken noch mehrmals in Europa gewesen; es existiert eine umfangreiche Literatur über sie, aus der nur die Arbeiten von C. G. Carus und Virchow hervorgehoben seien.

Der Aztekentypus des Schädels unterscheidet sich von der einfachen Mikrocephalie dadurch, daß die Entwickelungshemmung sich lediglich auf die Schädelkapsel beschränkt, während die Schädelbasis gleichzeitig eine kompensatorische Erweiterung zeigt. Diesem Bau des knöchernen Schädels entspricht auch die Ausbildung des Gehirns und seiner Windungen, sowie das psychische und somatische

Verhalten dieser eigenartigen Geschöpfe. Cerebellum, Medulla oblongata und Rückenmark sind, wie aus den photographischen Abbildungen des Gehirns eines mikrocephalen Mädchens[1]) (Fig. 259—261) deutlich erkennbar ist, sehr stark entwickelt, während die Oberfläche des Gehirns sich sehr arm an Windungen und Furchen erweist.

Noch viel größere Anomalien zeigt das Gehirn eines mikrocephalen Knaben, das Prof. M. Flesch in der Festschrift zum 300jährigen Jubiläum der Universität

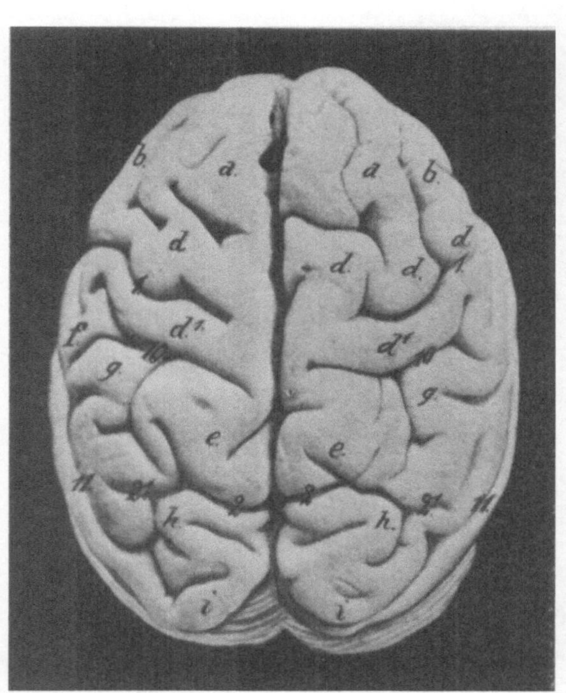

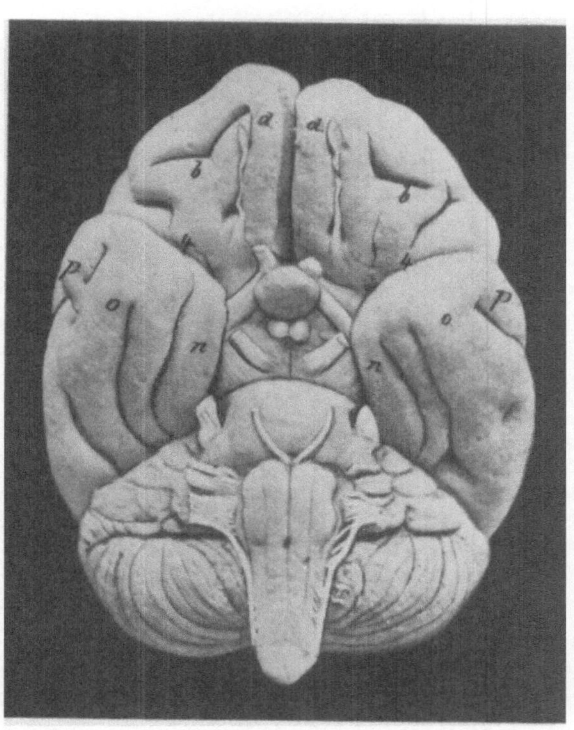

Fig. 259.

Fig. 260.

Gehirn des 8jährigen mikrocephalen Mädchens Helene Becker. Nach von Bischoff.

1 Fissura centralis	d Vordere Zentralwindung
2 Fissura occipitalis perpendicularis interna	d¹ Hintere Zentralwindung
2¹ Unvollkommene Fissura occipitalis perpendicularis externa	e Vorzwickel
	f Erste Scheitelbogenwindung
4 Stamm der Fossa Sylvii	g Zweite Scheitelbogenwindung
6 Hinterer Ast der Fossa Sylvii	h Scheinbare obere innere Scheitelbogenwindung
10 Fissura interparietalis	i Zwickel
11 Fissura parallela.	n Gyrus Hippocampi
	o Mittlere Schläfenwindung
a Erste Stirnwindung	p Obere Schläfenwindung.
b Zweite Stirnwindung	

(Sämtliche Bezeichnungen nach v. Bischoff.)
Auf Fig. 260 ist die Hypertrophie der Hypophysis cerebri erkenntlich.

Würzburg beschrieben und abgebildet hat (Fig. 262 u. 263). Am Großhirn sind nur sehr wenige Windungen entwickelt und die Furchen ganz auffallend flach;

---

[1]) v. Bischoff: „Anatomische Beschreibung eines mikrocephalen 8jährigen Mädchens Helene Becker aus Offenbach". Abhandlungen der Mathematisch-Physikalischen Klasse der K. Bayr. Akademie der Wissenschaften, 11. Bd., 1874.

dagegen zeigen Pons, Medulla oblongata und Rückenmark, sowie das Cerebellum auch hier eine gute und anscheinend normale Entwickelung. Das Großhirn zeigt überhaupt nur in seinem vorderen, dem Stirnlappen und den beiden Zentralwindungen entsprechenden Teile Oberflächenverhältnisse, die sich mit einem normalen Gehirn vergleichen lassen. Seiner Hauptmasse nach bildet das Großhirn einen dünnwandigen Sack, dessen Wanddicke infolge des enormen Hydrocephalus nur etwa ½ cm beträgt.

Ein Vergleich dieser Mikrocephalengehirne mit dem windungs- und furchenreichen Gehirne eines normalen Menschen zeigt uns auf den ersten Blick, daß hier noch am besten die motorischen Rindenfelder ausgebildet sind, die vordere

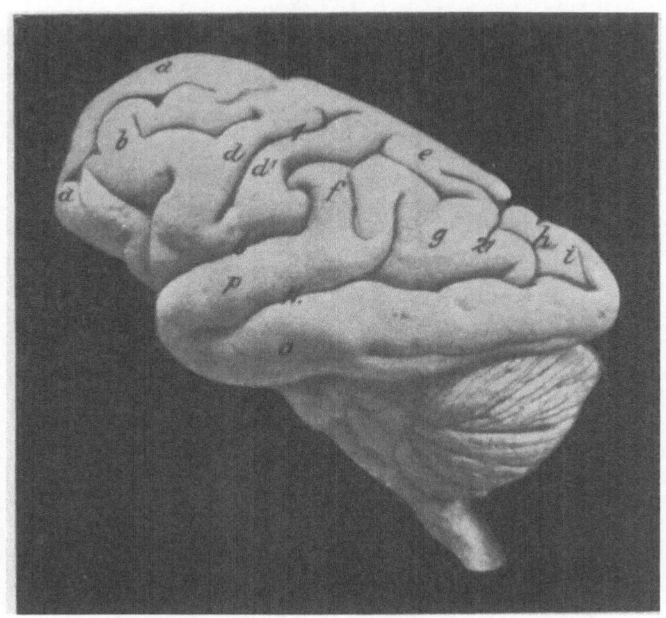

Fig. 261.
Gehirn des 8jährigen mikrocephalen Mädchens Helene Becker. Nach von Bischoff.
(Zahlen und Buchstaben wie bei Fig. 259 und 260.)

Zentralwindung und die angrenzenden Partien der I. und II. Stirnwindung, also die Zentren für die Muskulatur des Kopfs, des Rumpfs und der Extremitäten. Infolgedessen ist bei Mikrocephalen dieser Art die Skelettmuskulatur meistens in normaler Weise entwickelt, und gröbere Störungen der Motilität fehlen oft ganz.

Die abgebildeten Gehirne stammen von zwei Geschwistern und zwar von den Geschwistern einer Kranken, die ich Ihnen zu zeigen in der Lage bin. Sie ist eine der interessantesten z. Zt. lebenden Mikrocephalen, besonders deshalb, weil sie vollständig erwachsen ist, während die meisten Mikrocephalen, die wir zu sehen Gelegenheit haben, kleine Kinder sind, die früh sterben. Auch über diese Mikrocephalin (Grete Becker, geb. 1869 zu Bürgel bei Offenbach) ist eine umfangreiche Literatur vorhanden. Ich habe ihre Eltern veranlaßt, die Kranke

hierher zu bringen, um sie Ihnen als Typus derjenigen Gruppe von fötaler Entwickelungshemmung des Gehirns zu zeigen, bei der es uns nicht gelungen ist,
ein ursächliches Moment für die embryonale Störung nachzuweisen. Außer den
beiden erwähnten mikrocephalen Geschwistern der Kranken, einer Schwester
(Fig. 264) und einem Bruder, die im Alter von acht, bezw. neun Jahren gestorben sind,
hatte Grete Becker auch noch eine weitere mikrocephale Schwester, die nur
drei Tage alt geworden ist. Es liegt hier also gewiß der Gedanke an eine hereditäre Störung nahe. Nun sind aber aus der gleichen Ehe auch vier normale
Kinder entsprossen, also gerade so viel wie mikrocephale, und zwar sind die Ge-

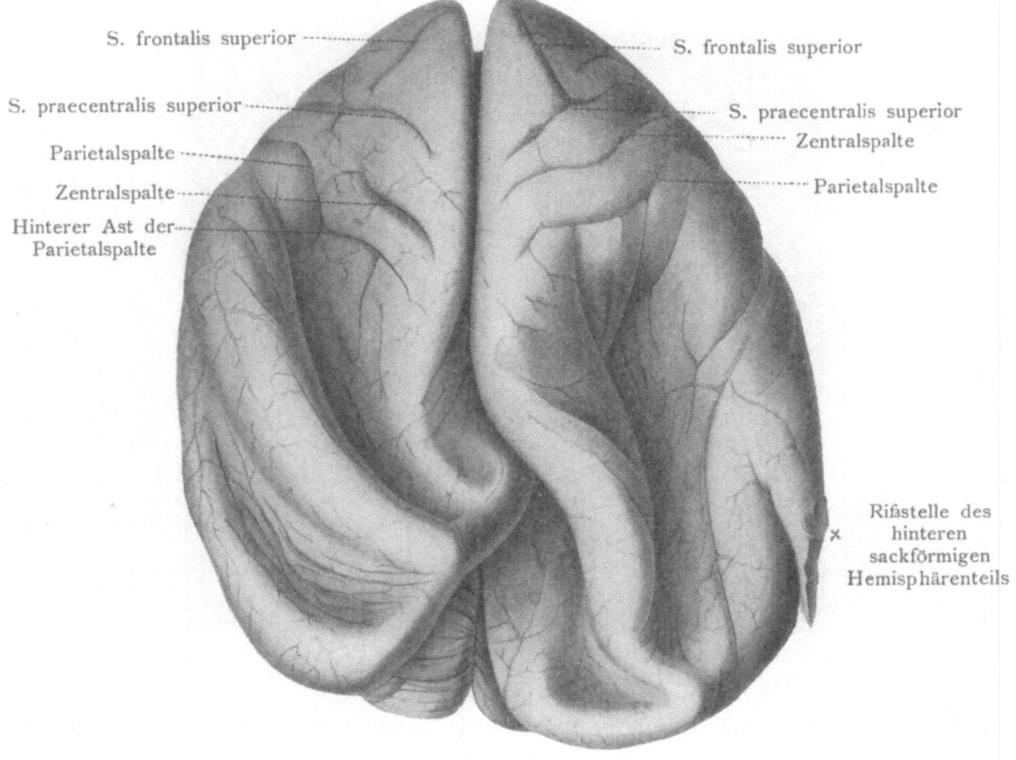

Fig. 262.
Gehirn des 9jährigen mikrocephalen Knaben Franz Becker. Nach Flesch.

burten der normalen und der mikrocephalen Kinder ganz unregelmäßig aufeinander
gefolgt. Außerdem sind aus der ersten Ehe des Vaters zwei gesunde Töchter
entsprossen, während seine dritte Ehe kinderlos geblieben ist. Es liegt also hier
einer jener unaufgeklärten Fälle vor, in denen die Natur scheinbar willkürlich ein
und dasselbe Elternpaar neben einer Reihe von Normalkindern eine Anzahl von
Idioten erzeugen läßt.

Die Kranke selbst zeigt auf den ersten Blick die frappanteste Ähnlichkeit mit
dem Aztekenkopf (Fig. 265): die fliehende Stirn, die mit der Nase in einer Linie
liegt, bei zurücktretenden Kiefern, und das steil abfallende Hinterhaupt, das allerdings durch das üppige Haar des Mädchens verdeckt wird. Dabei ist die hintere

Hälfte der Schädelbasis ungewöhnlich breit, und so ist es möglich, daß sich in dieser kleinen Schädelhöhle Cerebellum, Pons und Medulla oblongata annähernd normal entwickeln. Wenn nun auch hier, wie es bei dem Bruder der Kranken der Fall gewesen ist, von allen Windungen des Großhirns gerade die motorischen Rindenfelder am meisten ausgebildet sind, so ist durch diese Verhältnisse die

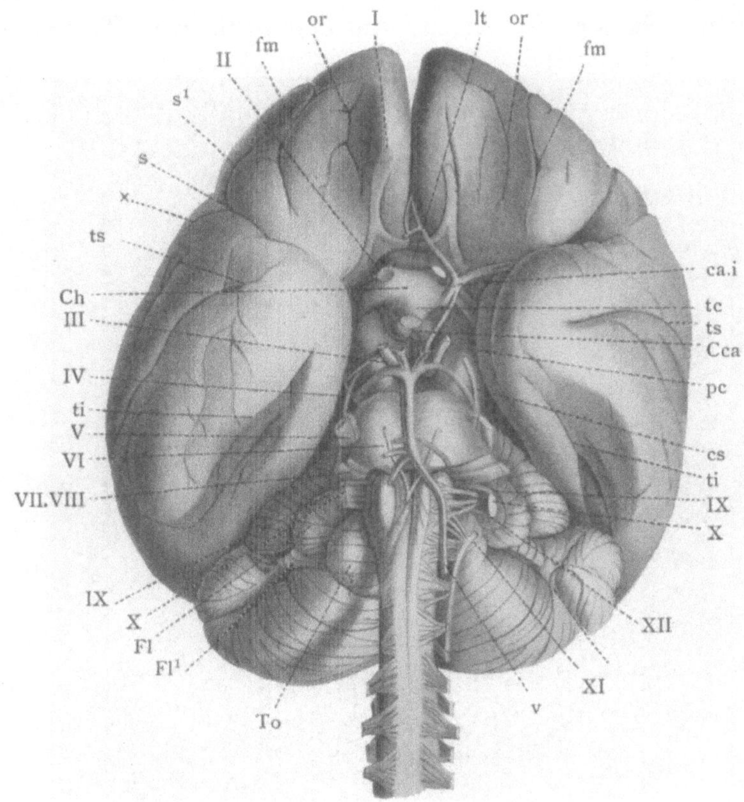

Fig. 263.

Gehirn des 9jährigen mikrocephalen Knaben Franz Becker. Nach Flesch.

I—XII	Die 12 Hirnnerven		or	S. orbitalis
ca. i	Art. carotis interna		pc	Pedunculus cerebri
Cca	Corpora candicantia		s	Fossa Sylvii
Ch	Chiasma		s¹	Ram. ant. foss. Sylvii
cs	Art. cerebelli superior		tc	Tuber cinereum
Fl	Flocke		ti	S. temporalis inferior
Fl¹	Nebenflocke		To	Tonsille
fm	S. frontomarginalis (praesylvius?)		ts	S. temporalis superior
lt	Lamina terminalis (resp. unteres Ende des Balken-		v	Art. vertebralis
	knies)		X	Von der Fossa Sylvii ausgehende Gefäßfurche.

Vorbedingung für eine normale Entwickelung des übrigen Körpers und für eine unbeschränkte Motilität der Extremitäten gegeben. Tatsächlich zeigt der Körper unserer Grete eine ebenmäßige, wohl proportionierte Entwickelung, die freilich durch ihre schlaffe, nachlässige Haltung beeinträchtigt wird. Arme und Beine, Hände und Füße sind kräftig entwickelt, aber nicht mehr, als den normalen Verhältnissen entspricht; die Finger und Zehen sind gut ausgebildet, die große Zehe zeigt keine Spur von Abduktions- und Oppositionsstellung, wie sie

30*

für die Vierhänder charakteristisch ist. Überhaupt ist hier kein einziges pithe-
koides Merkmal vorhanden; namentlich fehlt auch die Prognathie· des Unterkiefers,
wie sie z. B. der Schädel eines jungen Gorilla aufweist.

Auf eine detaillierte Prüfung der Motilität, die natürlich wegen des psychischen
Verhaltens der Patientin sehr schwierig ist, sei verzichtet; die Kniephänomene
sind beiderseits normal, Fußklonus besteht nicht, der Sohlenreflex zeigt sich in
der normalen Plantarflexion der Zehen; das Babinskische Phänomen ist nicht

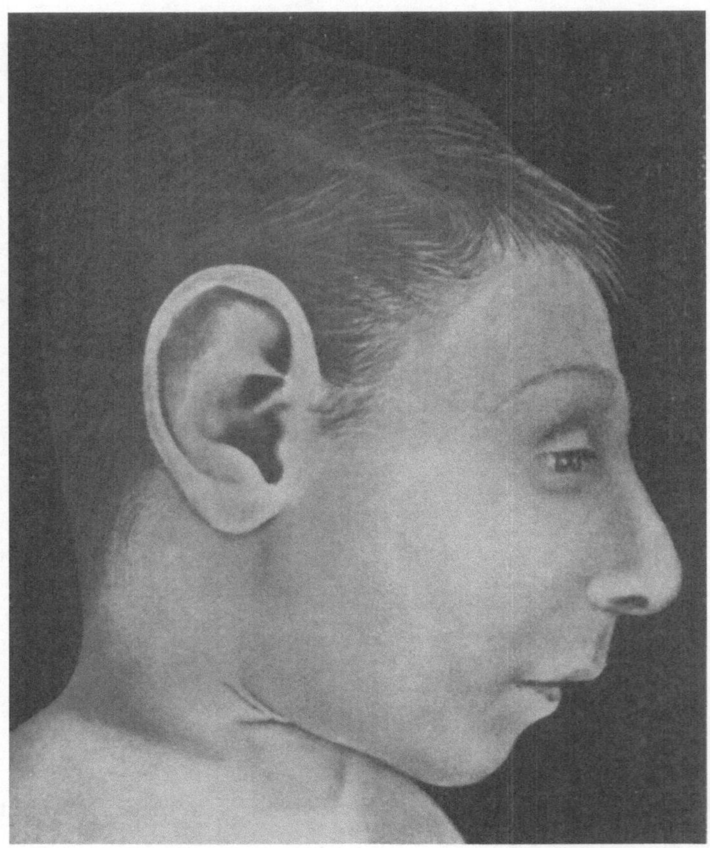

Fig. 264.
Die 8jährige Mikrocephalin Helene Becker (photographische Aufnahme des Kopfs der Leiche).
Nach von Bischoff.

vorhanden, überhaupt kein einziges Symptom, das auf eine Entwickelungshemmung
oder Erkrankung der Pyramidenbahnen schließen ließe. Tatsächlich hat die Patientin auch mit 15 oder 16 Monaten laufen gelernt, wie ein normal entwickeltes
Kind. Auch auf sensiblem, trophischem, vasomotorischem und sekretorischem
Gebiete sind irgend welche Anomalien nicht vorhanden.

Psychisch dagegen steht die Patientin begreiflicherweise auf der tiefsten
Stufe der Idiotie; sie verfügt nicht über das artikulierte Wort der menschlichen
Sprache, sondern nur über unverständliche, eigenartige Laute, die sie lediglich im

Affekt produziert. Es scheint aber, daß sie einzelne Worte und Gebärden versteht, wenn auch ihre eigene Gebärdensprache eine ausdruckslose und äußerst
unvollkommene geblieben ist. Lust und Unlust sind eigentlich die einzigen Äußerungen psychischer Tätigkeit, die an ihr zu beobachten sind. Ihre Stimmungslage
ist im allgemeinen eine indolente; aber sie äußert Freude beim Hören von Musik,
beim Anblick von Tieren, von glitzernden Gegenständen, sie zeigt z. B. gerne den
Ring, den sie am Finger trägt, und sie wird oft zornig und widerspenstig, wenn
Fremde sich ihr nähern. Daraus folgt, daß sie ihre Angehörigen kennen und er-

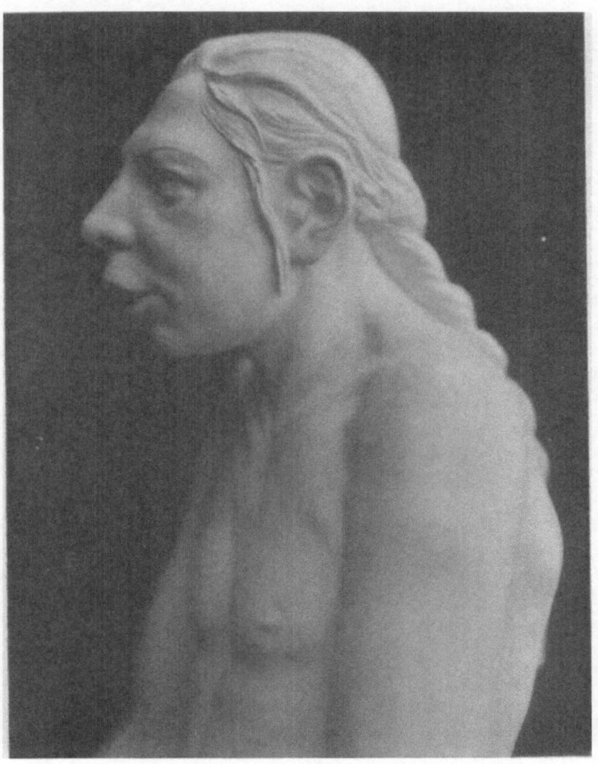

Fig. 265.

Die Mikrocephalin Grete Becker im 13. Lebensjahr. Nach einer von Rudolf Eckhardt in
Frankfurt a. M. im Jahre 1882 nach dem Leben modellierten Büste.

kennen gelernt hat; sonst aber zeigt sie keine Spur von Gedächtnis. Selbst
spielen hat sie nicht gelernt.

Die Kranke ist dauernd unrein, nicht weil eine Inkontinenz der Blase und
des Mastdarms bestünde, oder weil ihr Sensorium getrübt ist, sondern weil sie
ihre Notdurft verrichtet, wann und wo sie der Drang dazu veranlaßt. Am
8. August 1885 traten zum ersten Male die Menses bei ihr ein, also in ihrem
16. Lebensjahre; die Periode ist seitdem regelmäßig, etwa alle vier Wochen, von
4—5 tägiger Dauer und von normaler Stärke. Dies ist etwas Ungewöhnliches, denn
meist pflegen Mikrocephalinnen nicht zu menstruieren; es steht aber nicht ver-

einzelt da. Es hat sogar einmal eine Mikrocephalin, Elise Christian, geboren im Jahre 1836 in Thun, am 20. IV. 1888 geboren, und zwar einen lebenden mikrocephalen Knaben. Die Gravidität wurde erst kurz vor ihrem Ende bemerkt; der Vater des Kindes ist natürlich unbekannt geblieben, und die Mutter selbst hatte

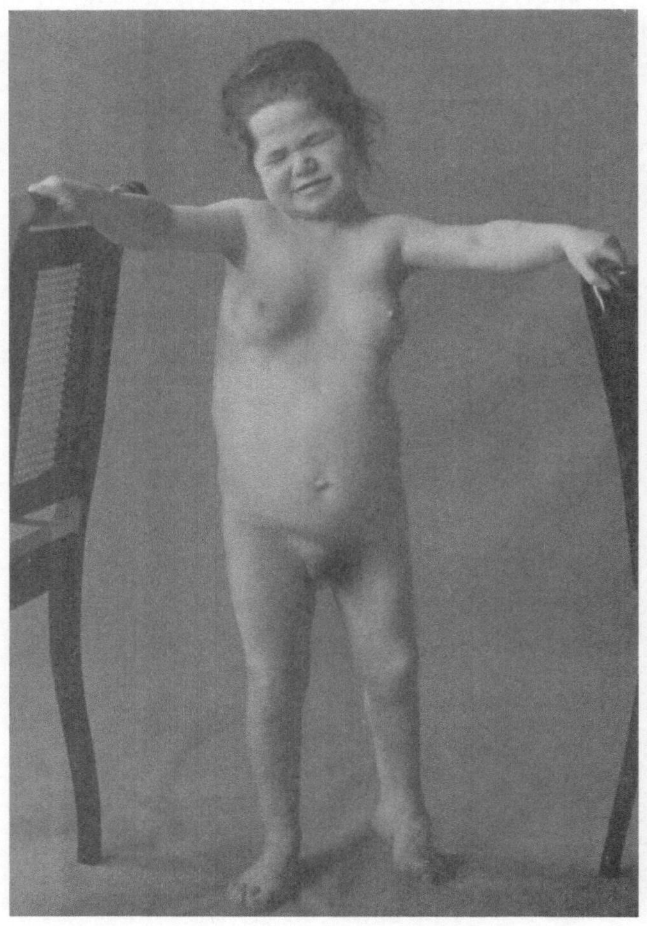

Fig. 266.
Idiotie und Zwergwuchs (31 Jahre alt,
Körperlänge 115 cm). Blepharospasmus.
Eigene Beobachtung.

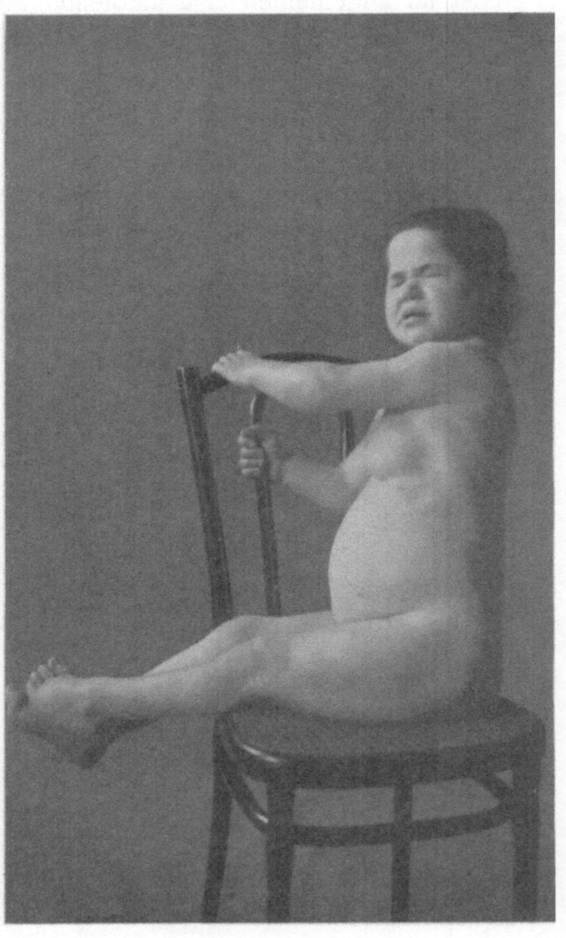

Fig. 267.
Idiotie und Zwergwuchs. Spastische
Starre der Unterextremitäten.
Eigene Beobachtung.

gar kein Verständnis für ihren Zustand, noch für das, was bei der Konzeption mit ihr vorgegangen war.

Bei einer weiteren Idiotin (Fig. 266 u. 267) hat die Schädigung des Zentralorgans, wie wir annehmen müssen, auch schon während der embryonalen Entwickelung desselben eingesetzt. Der Fall gehört wiederum zu der Gruppe, deren Ätiologie vollständig unaufgeklärt ist. Das junge Mädchen, jetzt 31 Jahre alt, stammt von gesunden, nicht blutsverwandten Eltern ab; sie hat vier, teils ältere, teils jüngere,

normal entwickelte Geschwister im Alter von 26—34 Jahren. Während der Gravidität ist die Mutter von keiner Krankheit und keinem Unfall betroffen worden;
Schwangerschaft und Geburt verliefen in jeder Beziehung vollkommen normal.
Das ganze Zustandsbild der Kranken trägt unverkennbar den Stempel der zerebralen Entwickelungshemmung; dies tritt am auffälligsten hervor in dem Zwergwuchs der Kranken (Körperlänge 115 cm) und in ihrem psychischen Verhalten.

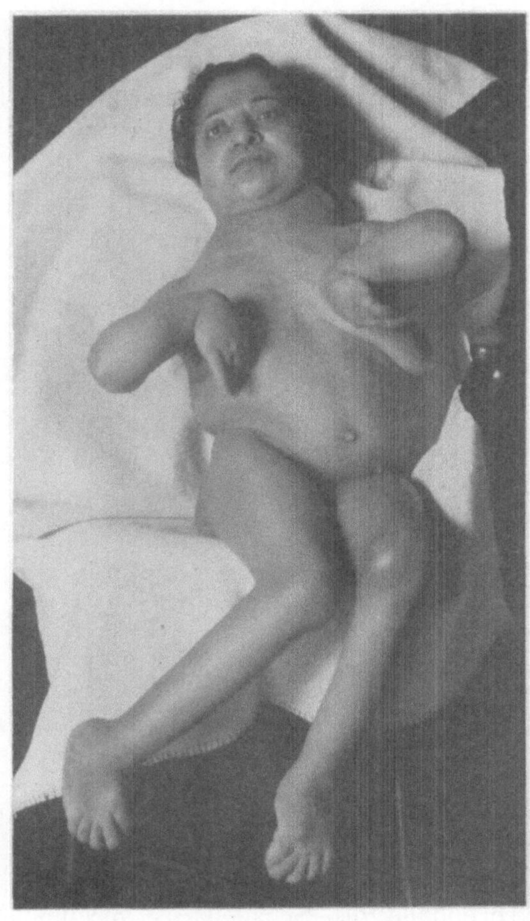

Fig. 268.
Sporadischer Kretinismus (Idiotie und Zwerg-
wuchs) bei einem 29jährigen Mädchen.
Eigene Beobachtung.

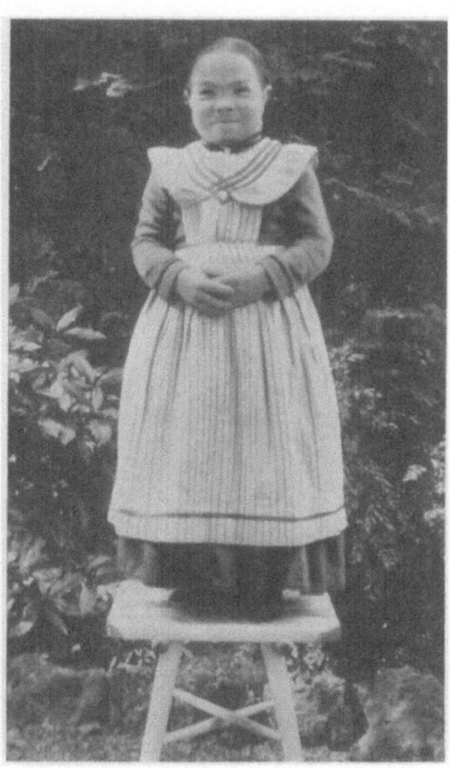

Fig. 269.
Endemischer Kretinismus, Zwergwuchs.
Originalaufnahme von A. Homburger.

Sie hat niemals ordentlich sprechen, allein laufen und sitzen gelernt; an beiden
Beinen ist eine spastische Parese mit lebhaft gesteigertem Kniephänomen und Fußklonus vorhanden, an beiden Armen nur leichte Spasmen. Auch an beiden Augen
besteht ein andauernder Blepharospasmus, der zu einem Entropium der Unterlider
geführt hat. Besonders hervorgehoben zu werden verdient, daß die Kranke eine deutlich fühlbare Thyreoidea von normaler Größe hat, so daß also die Idiotie und der
Zwergwuchs nicht als die Folge des Fehlens der Schilddrüse aufgefaßt werden können.

Bekanntlich führt ja eine angeborene Verkümmerung oder in allerfrühester Kindheit erworbene Entartung der Schilddrüse zu einer hochgradigen psychischen Entwickelungshemmung mit den körperlichen Begleiterscheinungen des Athyreoidismus, zum Kretinismus und Myxödem. Der Keim zu dieser Störung ist offenbar häufig angeboren, wenn auch das Leiden meist nicht vor Ende des 1. Lebensjahres manifest wird. Zu dieser Zeit, manchmal auch noch später, macht sich entweder eine allmählich zunehmende Vergrößerung der Schilddrüse (Fig. 268 u. 269) bemerkbar, oder auch es verschwindet für die äußere Untersuchung jede Spur derselben. Das Knochenskelett bleibt im Längenwachstum zurück; es kommt zum Zwergwuchs, nur der Kopf ist meist auffallend groß, und zwar ist im

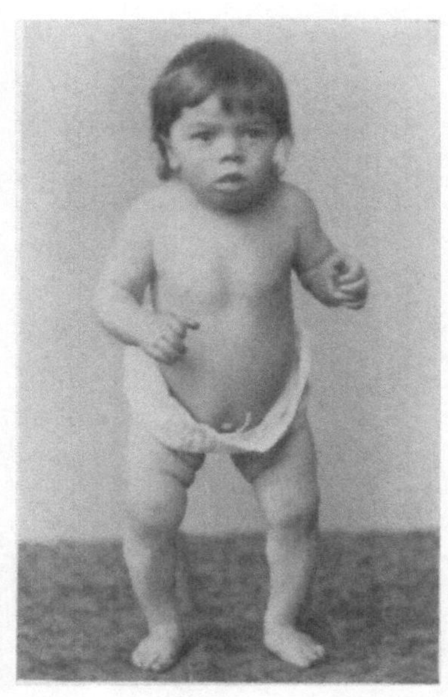

Fig. 270.
Fig. 271. 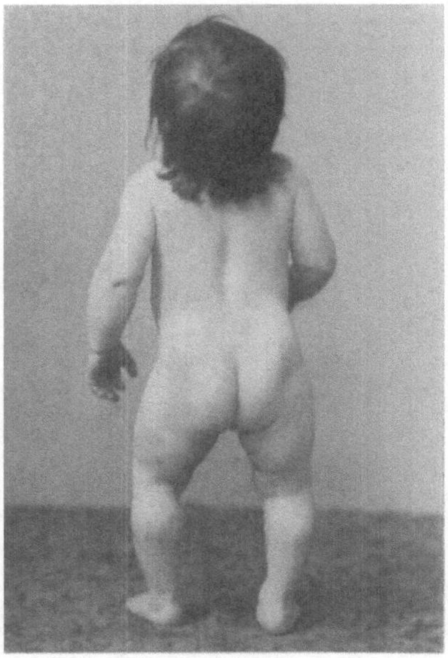

Kretinismus und Myxödem bei einem 4½jährigen Mädchen G. D. Originalaufnahmen von H. Rehn, Februar 1893. Nach Honigmann.

Gegensatz zum Aztekentypus der Mikrocephalie die Schädelbasis verkümmert, während eine Ausweitung der Schädelkapsel zustande kommt. Gleichzeitig zeigt sich ein sehr langsames Fortschreiten der psychischen Entwickelung oder auch ein gänzliches Ausbleiben derselben, während somatische zerebrale Krankheitszeichen zu fehlen pflegen. Im übrigen bestehen mehr oder weniger die bekannten Erscheinungen des Myxödems.

Die pathologische Anatomie dieser eigenartigen Störung ist noch nicht vollständig erforscht; es ist bis jetzt hauptsächlich eine erhebliche Verdickung der Schädelkapsel und eine Erweiterung der Hirnventrikel gefunden worden. Um so erfreulicher ist es, daß gerade diese Form der Idiotie einer Behandlung zugängig ist, die die beste Aussicht hat, zu einer vollständigen Heilung zu führen: die Behandlung mit Schilddrüsensubstanz. Über die Art ihrer Wirkung auf das

Zentralnervensystem wissen wir nichts, aber wir sehen die Erfolge. Auf Fig. 270 bis 275 ist ein kleines Mädchen dargestellt, das Geh. Rat H. Rehn lange Jahre hindurch mit Schilddrüsensubstanz behandelt hat. Die beiden ersten Aufnahmen

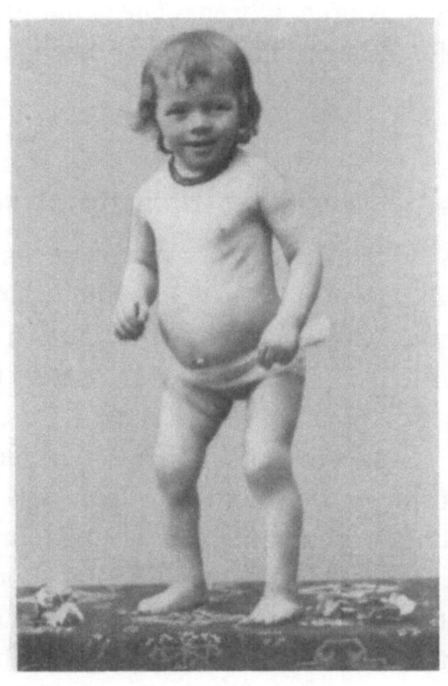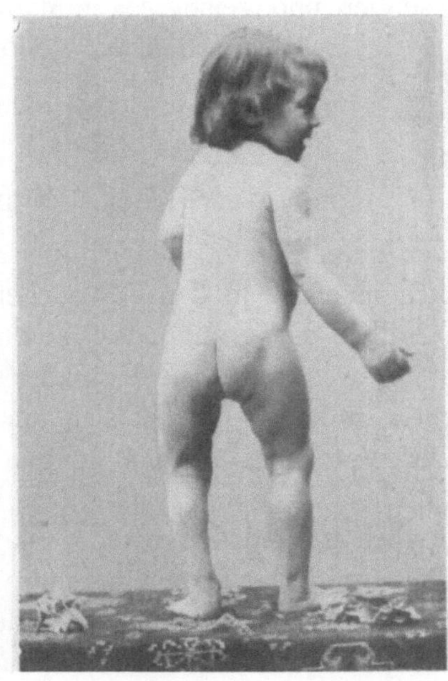

Fig. 272.   Fig. 273.

G. D. im Alter von 5½ Jahren, nach 13 monatlicher Behandlung mit Schilddrüsenextrakt.
Originalaufnahmen von H. Rehn, März 1894.

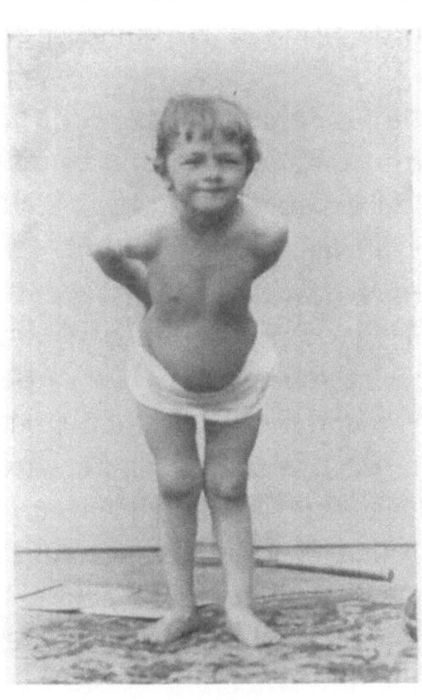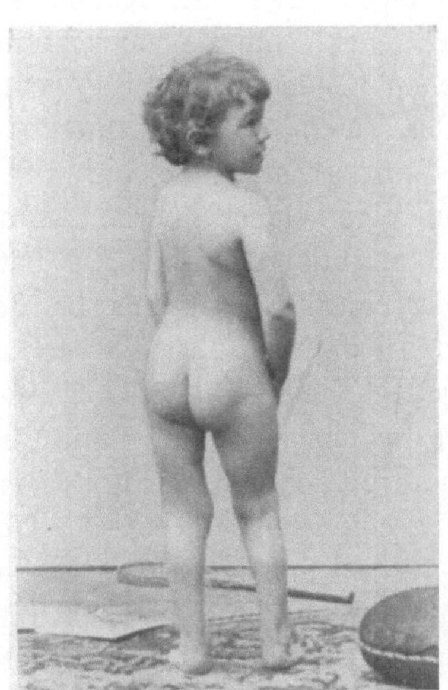

Fig. 274.   Fig. 275.

G. D. im Alter von 7 Jahren, nach 2½ jähriger Behandlung mit Schilddrüsenextrakt.
Originalaufnahmen von H. Rehn, September 1895. Nach Honigmann.

31*

zeigen Ihnen das typische Bild der myxödematösen Idiotie; die beiden nächsten Bilder stellen die Kleine nach 13 monatlicher Behandlung in wesentlich gebessertem Zustand dar, während Ihnen die beiden letzten Aufnahmen das Bild eines körperlich gesunden und geistig regen Mädchens vor Augen führen. Dies sind glänzende Erfolge, die zu den schönsten gehören, deren sich unsere Wissenschaft zu erfreuen hat.

77. Kongenitale Lues. Syphilitische spastische Spinalparalyse.

Der kleine Patient, den ich heute zuerst vorstelle, ein Knabe von sechs Jahren, reiht sich insofern an den besprochenen Fall von myxödematöser Idiotie an, als in beiden Fällen die Krankheitsursache schon während des embryonalen Lebens wirksam gewesen ist, die Krankheitserscheinungen aber erst später manifest geworden sind. Es handelt sich um einen Fall von hereditärer Lues.

Der Vater des kleinen Jungen ist Potator strenuus und wiederholt wegen alkoholischer Erregungszustände in Irrenanstalten verpflegt worden. Die Mutter, ursprünglich gesund, hat einen gesunden Jungen von fünf oder sechs Jahren, von einem anderen Vater stammend, mit in die Ehe gebracht. In der Ehe hat sie dann zunächst 1885 und 1887 zwei gesunde Knaben geboren, und dann 1889 Drillinge, von denen einer während der Geburt und die beiden anderen, begreiflicherweise schwächliche, im übrigen bei der Geburt gesunde Kinder, mit 16 Monaten an Gastroenteritis starben.

In den nächstfolgenden Jahren hat nun die Frau zweimal abortiert und fünfmal geboren; zwei der Kinder kamen tot zur Welt, drei mit Ausschlägen, die von berufener Seite als luetische aufgefaßt worden sind. Das jüngste der lebend geborenen Kinder ist unser Patient.

Der Vater stellt jede Infektion in Abrede; die Mutter aber will von ihrem Manne infiziert sein und gibt an, daß sie 1891 Condylomata lata ad anum hatte, die auf eine Quecksilberbehandlung rasch zurückgegangen sein sollen. Eine energische antisyphilitische Kur hat die Mutter niemals durchgemacht. Wir haben also hier einen Fall vor uns, bei dem die hereditäre Lues sicher nachgewiesen ist.

Das Kind selbst ist am rechtzeitigen Ende der Schwangerschaft ohne Kunsthilfe, jedoch, wie erwähnt, mit einem Hautsyphilid geboren. Es hat zu Beginn des zweiten Lebensjahres laufen und sprechen gelernt und sich überhaupt in den ersten Jahren körperlich und geistig normal entwickelt. Erst in seinem fünften Lebensjahre trat eine eigenartige motorische Unruhe und Unstetigkeit und gleichzeitig ein Stillstand in der geistigen Entwickelung ein, auf den die Mutter allerdings erst von dem Arzte aufmerksam gemacht werden mußte. Erst später entwickelte sich unter den Augen des sorgfältig beobachtenden Arztes ganz allmählich eine Gehstörung, indem zuerst das rechte Bein etwas nachgeschleift wurde.

Heute sehen wir das vollentwickelte Krankheitsbild vor uns. Das zunächst in die Augen springende desselben ist die spastische Paraparese der unteren Extremitäten. Die Haltung und Stellung der Beine des Knaben ist die gleiche, wie bei der Little schen Krankheit, bei der spastischen Spinalparalyse Erbs und bei den zerebralen Diplegien (Fig. 53, 57 u. 58). Sie ist bedingt durch relativ geringe Spasmen in der Adduktions- und Beugemuskulatur der beiden Beine, die natürlich auch in einer gewissen Lebhaftigkeit der Sehnenreflexe zum Ausdruck kommen.

Außer den Spasmen besteht aber auch eine deutliche Parese beider Beine. Sie ist schon aus dem Gang des Knaben ohne weiteres erkenntlich, indem der Junge die Oberschenkel im Hüftgelenk nur unvollständig beugt und bei jedem Schritte in den Knien stark einknickt. Muskelatrophien fehlen dagegen. Auch eine Reihe von zerebralen Symptomen ist vorhanden. Dem Arzte fiel ja gerade die Hemmung der intellektuellen Entwickelung, die motorische Unruhe und Unstetigkeit des Knaben zuerst auf. Dieser Unruhe liegt eine krankhafte geistige Erregbarkeit zugrunde, die wiederholt zu leichten manischen Erregungs-zuständen geführt hat, wie wir sie bei ausgesprochenen Psychosen im Kindesalter zu sehen pflegen. Dabei ist die Stimmung des Knaben andauernd gehoben, euphorisch; und schon im Sommer vorigen Jahres bestand zeitweise eine Diffe-renz in der Weite der Pupillen bei normaler Licht- und Akkommodations-Verenge-rung. Vorübergehend war der Knabe auch unrein, d. h. er ließ im vorigen Winter längere Zeit hindurch den Urin unter sich gehen. Ob es sich aber damals um eine Inkontinenz der Blase oder um eine mangelnde Aufmerksamkeit im Ge-folge der manischen Erregung gehandelt hat, ist unsicher. Heute gibt uns die Mutter an, daß sich der Junge regelmäßig meldet, wenn er urinieren will, daß er aber zeitweise alle Augenblicke Urin lassen muß. Also scheint jetzt eine leichte Schwäche der Blasenmuskulatur zu bestehen.

Sensibilitätsstörungen sind wohl nicht vorhanden; jedoch ist es kaum möglich, sie mit voller Sicherheit auszuschließen, weil das psychische Verhalten des Kindes einer exakten Untersuchung große Schwierigkeiten entgegenstellt. Eins aber läßt sich mit Bestimmtheit sagen: Schmerzen sind während des seitherigen Verlaufs der Krankheit nicht dagewesen.

Irgendwelche Krankheitszeichen von seiten der Hirnnerven fehlen, ebenso eine Störung der Sprache. Konvulsionen und Fieber sind niemals beobachtet worden.

Wie haben wir nun das Krankheitsbild aufzufassen, das der Junge bietet? Wir wissen, daß er mit einem syphilitischen Hautausschlag geboren wurde; da liegt es am nächsten, an eine luetische oder eine auf dem Boden der Lues er-wachsene Erkrankung des Zentralnervensystems zu denken. Diese Annahme ist um so gerechtfertigter, als wir mit Sicherheit die anderen in Betracht kommenden Affektionen, die Little sche Krankheit, die spastische Spinalparalyse und die zere-brale spastische Diplegie ausschließen können.

Die Little sche Krankheit beruht auf einer embryonalen Entwickelungshemmung der Pyramidenbahn durch vorzeitige Unterbrechung der Schwangerschaft. Infolge-dessen sind bei ihr die Spasmen angeboren und zeigen post partum eine deutliche

Tendenz zur Besserung. In unserem Falle aber ist die Geburt am normalen Ende der Schwangerschaft erfolgt; das Kind hat rechtzeitig laufen gelernt, und erst im fünften Lebensjahre sind die Spasmen aufgetreten, und zwar in zunehmender Intensität.

Die spastische Spinalparalyse im Sinne Erbs, von der Sie früher zwei typische Fälle gesehen haben (S. 72), kann auch im frühesten Kindesalter auftreten; bei ihr beschränkt sich aber der Krankheitsprozeß unter allen Umständen auf das distale Ende des zentralen Neurons der motorischen Bahn, auf die Pyramidenseitenstrangbahnen des Rückenmarks. Infolge dessen fehlen im klinischen Krankheitsbilde der spastischen Spinalparalyse zerebrale Symptome vollständig. Hier aber sind zerebrale Symptome vorhanden; mit ihnen hat ja die ganze Krankheit vor $1^{1}/_{2}$ Jahren begonnen.

Die zerebrale spastische Diplegie käme noch am ersten in Frage. Bei ihr sind natürlich immer auch zerebrale Krankheitszeichen nachweisbar, wenn sie auch nicht im Vordergrund des klinischen Bildes zu stehen brauchen. Die zerebrale Diplegie ist aber meistens eine angeborene Krankheit, entweder originär oder intra partum entstanden; bei ihr treten die ersten Symptome oft schon unmittelbar nach der Geburt, spätestens bei den ersten Gehversuchen des Kindes in die Erscheinung. Wir glauben sie also aus demselben Grunde ausschließen zu dürfen wie die Littlesche Krankheit.

Wir müssen also auf unsere erste Annahme, auf die uns die Anamnese direkt hingewiesen hat, zurückkommen und eine zerebrospinale Lues annehmen.

Unter den zahlreichen, von einander außerordentlich verschiedenen Krankheitsbildern, unter denen uns die Syphilis des Gehirns und Rückenmarks zu begegnen pflegt, stimmt hinsichtlich der spinalen Krankheitserscheinungen eine Form mit dem klinischen Bilde, das wir bei dem kleinen Jungen beobachten, auffallend überein, nämlich diejenige Erkrankung des Rückenmarks, die Erb im Jahre 1892 als syphilitische Spinalparalyse von der echten spastischen Spinalparalyse und von den verschiedenen Formen der Myelitis abgesondert hat.

Diese Krankheitsform charakterisiert sich durch das Vorhandensein einer spastischen Parese der unteren Extremitäten, mit lebhafter Steigerung der Sehnenreflexe und mit frühzeitigen Störungen der Harn- oder Stuhlentleerung, öfters auch der Potenz, während Sensibilitätsstörungen ganz fehlen können, oder wenn sie vorhanden, nur geringfügiger Natur sind. Sie beschränken sich auf leichte Parästhesien und auf eine geringe Herabsetzung der verschiedenen Qualitäten der Sensibilität, die oft nur an zirkumskripten Hautgebieten nachzuweisen ist. Schmerzen dagegen fehlen gänzlich oder sind wenigstens äußerst selten. Als besonders charakteristisch für die syphilitische Spinalparalyse haben Erb u. a. die geringe Intensität der Muskelspannungen bezeichnet, die einen scharfen Gegensatz zu dem ausgesprochenen spastischen Gang bildet.

Nicht selten gehen der Rückenmarkserkrankung zerebrale Erscheinungen voraus, wie sie der Lues cerebri eigen sind: vor allem Doppelsehen, wechselnde Pupillendifferenz oder auch reflektorische Pupillenstarre, psychische Alterationen

u. dergl. Mitunter pflegen sie auch neben den spinalen Erscheinungen fortzube-
stehen.

Die pathologisch-anatomische Grundlage für diese Veränderungen, die der
syphilitischen Spinalparalyse zugrunde liegen, ist eine primäre spezifische Erkrankung der kleineren Gefäße des Rückenmarks, die von einem Schwund der
Nervenfasern gefolgt ist, und zwar sind es die Randgefäße und die Gefäße der
weißen Substanz, vor allem der Seitenstränge, die die spezifischen Veränderungen
zeigen. Die Pia dagegen ist nicht beteiligt im Gegensatz zu der häufigsten Form
der syphilitischen Rückenmarkserkrankung, zur spezifischen Meningomyelitis, bei
der neben den Veränderungen an den Gefäßen auch eine starke gummöse Meningitis besteht.

Durch diese anatomischen Befunde charakterisiert sich also die syphilitische
Spinalparalyse als eine echt spezifische Erkrankung. Damit stimmt auch überein,
daß sie relativ rasch nach der luetischen Infektion, meistens innerhalb der ersten
drei bis fünf Jahre nach derselben auftritt, und daß sie der spezifischen Behandlung
mit Jodkalium und Quecksilber zugängig ist. Namentlich wenn die Behandlung frühzeitig eingeleitet wird, offenbar zu einer Zeit, wo es sich erst um Zirkulationsstörungen in den Seitensträngen des Rückenmarks handelt, und wo es noch nicht
zu einem Untergang der Nervenfasern gekommen ist, ist die Prognose der syphilitischen Spinalparalyse durchaus nicht ungünstig. Bei frühzeitiger energischer
Behandlung und bei wiederholten antiluetischen Kuren kommt es regelmäßig zu
sehr erheblichen Besserungen, vielleicht auch zur vollständigen Heilung.

78. Diplegia spastica infantilis.

Wir wenden uns jetzt zur Besprechung derjenigen kongenitalen Hirnläsionen,
die während des Geburtsaktes zustande kommen. Es handelt sich hier lediglich um traumatische Läsionen des kindlichen Gehirns, und diese sind natürlich
die Folge von irgendwelchen Störungen im Verlauf der Geburt; denn selbstverständlich führt der normale Geburtsverlauf nicht zu einer erheblichen und bleibenden Schädigung des kindlichen Zentralorgans. Es liegt auf der Hand, daß diese
Störungen während des Geburtsaktes viele und mannigfache sein können; ihre unmittelbaren Folgen aber sind, soweit sie für das Gehirn des Kindes nachteilig
werden, im wesentlichen zweierlei: Verletzung des Schädeldaches und venöse
Stauung in der Schädelhöhle.

Verletzungen des Schädels kommen am häufigsten zustande durch
Kompression desselben im engen Becken und durch die Zange, wenn auch wohl
meistens nicht die Applikation der Zange als solche, sondern die Faktoren, die
das Anlegen derselben erforderlich machen, die Ursache des Schädeltraumas sein
werden. Eine venöse Stauung in der Schädelhöhle aber wird bei jeder
lange dauernden Geburt erfolgen, bei Wehenschwäche sowohl, wie auch, wenn
kräftige Wehen rasch aufeinander folgen, ohne daß es in der Wehenpause zu
einer genügenden Erschlaffung des Uterus kommt, vor allem aber bei einer vor-

zeitigen Unterbrechung des Plazentarkreislaufes durch Kompression der Nabelschnur, durch Eklampsie oder infolge des Todes der Kreißenden; kurzum in allen
Fällen, die zu einer Asphyxie des Neugeborenen führen.

Inwiefern kann nun eine venöse Stauung in der Schädelhöhle schädigend
auf das kindliche Gehirn einwirken, und welche klinischen Erscheinungen wird sie
zur Folge haben?

Die Anordnung der blutabführenden Gefäße des Gehirns und der Schädelkapsel ist eine sehr eigentümliche. Die äußeren Venen der Konvexität verlaufen, wie aus Fig. 276 ersichtlich ist, auf der die Dura von den Gefäßen abgehoben und durch Haken angespannt dargestellt ist, wenigstens in ihren größeren
Stämmen, in den Furchen der Gehirnoberfläche und ergießen sich in die Sinus

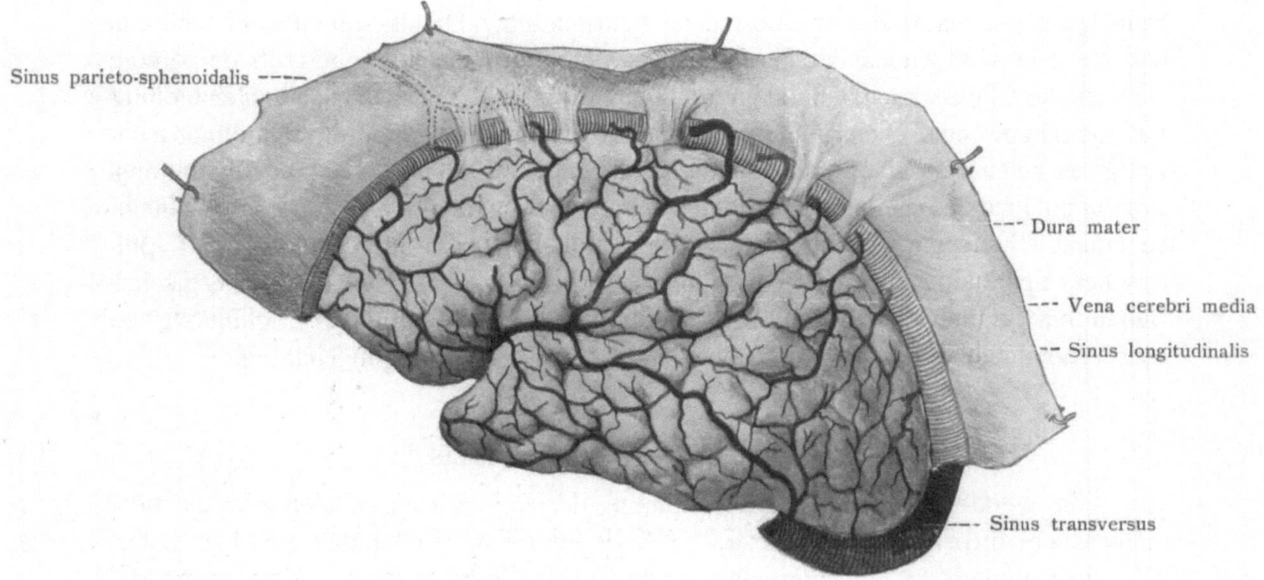

Fig. 276.
Die Venen der Gehirnoberfläche (Dura durch Haken angespannt).   Nach Hermann.

der Dura mater, zum größeren Teil in den Sinus longitudinalis, zum kleineren
Teil in den Sinus transversus (Fig. 277).   Zwischen den einzelnen Venen und
ihren zahlreichen Ästen sind reiche Anastomosen vorhanden.   Fig. 278 zeigt
den Sinus longitudinalis sehr stark vergrößert auf einem Frontalschnitt durch
das Schädeldach und den Lobus paracentralis.   Dargestellt ist das äußere
Periost des Schädeldaches, das Perikranium, darunter die Hirnschale mit der
Diploe; dann die Dura mater, in der der Sinus longitudinalis, auf dem Querschnitt
getroffen, gelegen ist, und die sich als Sichel, Processus falciformis oder Falx
cerebri, in die enge Spalte zwischen die beiden Großhirnhemisphären fortsetzt.
Von der Dura getrennt sind durch den Subduralraum die weichen Hirnhäute: die
Arachnoidea und die Pia, die miteinander durch ein Maschenwerk feiner Binde-
gewebssepten verbunden sind.   In den Sinus longitudinalis ergießen sich nun nicht

nur die in der Leptomeninx verlaufenden Venen des Gehirns und die duralen
Venen, sondern auch die Venen der Diploe und des Perikraniums. Andererseits

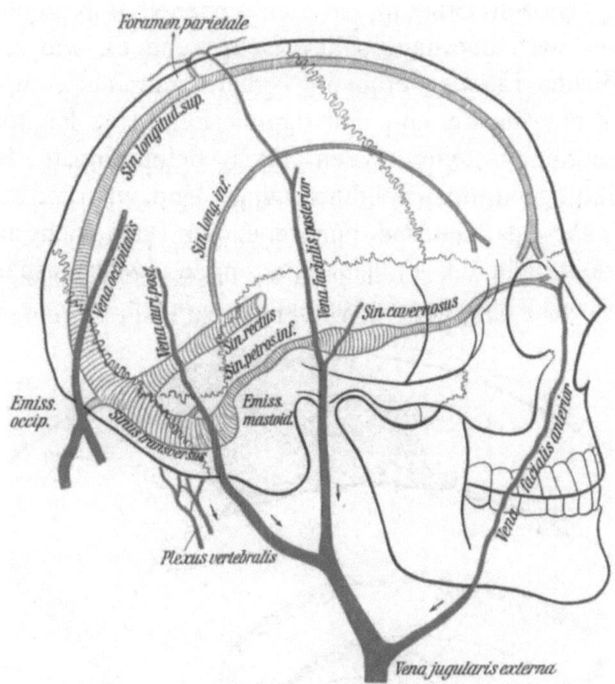

Fig. 277.

Die Sinus der harten Hirnhaut und ihre Kommunikationen mit den oberflächlichen Venen des
Kopfes. Schematisch. Nach Hermann.

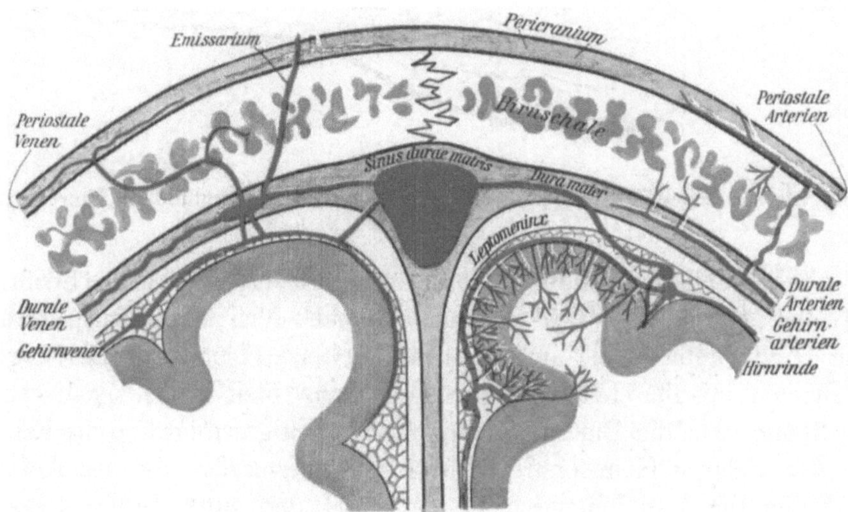

Fig. 278.

Schema des Blutlaufs der Schädeldecke. Nach Hermann.

aber stellen die sogenannten Emissarien, die die Hirnschale meist in schrägem Verlaufe durchsetzen, Verbindungen zwischen den Venen der Dura und den Venen

der Kopfschwarte her, die bei einer geringen venösen Stauung im Schädelinnern das Blut der Sinus nach außen abzuleiten imstande sind. Bei einer stärkeren,
länger andauernden venösen Stauung in der Schädelhöhle genügt aber dieser
Nebenabfluß nicht; er wird überhaupt illusorisch, wenn es, wie z. B. bei der Umschlingung des kindlichen Halses durch die Nabelschnur, auch zu einer Kompression der V. jugularis externa kommt, und dann erfolgt eine Ruptur der Venen in
der Nähe ihrer Einmündungsstelle in den Sinus, beim Eintritt derselben in die
Dura, d. h. eine Blutung in den Subduralraum. Und während das ausgetretene
Blut an der Konvexität des Gehirns hinreichenden Platz sich auszubreiten und
abzufließen hat, ist dies nicht der Fall in dem engen Zwischenspalt zwischen den
Hemisphären. Hier wird ein größerer Bluterguß zu einer Kompression der Gehirn-

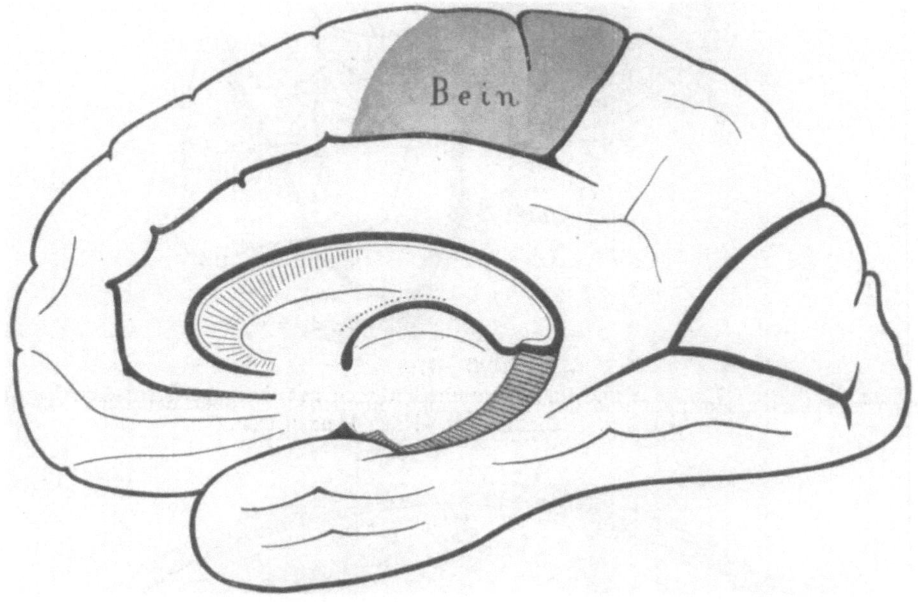

Fig. 279.
Großhirnoberfläche auf dem Medianschnitt. Motorische Rindenfelder für die Unterextremitäten.

substanz, vorwiegend der Rinde, führen, und diese Kompression betrifft, soweit
die motorische Region in Frage kommt, lediglich den Lobus paracentralis, das
motorische Rindengebiet der unteren Extremitäten (Fig. 279). Die Folge davon
ist das Auftreten initialer Konvulsionen und einer bleibenden spastischen Paraplegie der Beine. Da die Blutung gewöhnlich einseitig erfolgt und die Falx cerebri
die Rinde der anderen Hemisphäre immerhin einigermaßen vor der Kompression
schützt, werden die Lähmungserscheinungen auf der einen Seite etwas stärker
sein als auf der anderen, wenn auch nur im geringem Grade. Ist der Bluterguß
profuser, ist er namentlich doppelseitig, so wird das ausgetretene Blut auch an
der Konvexität des Gehirns keinen hinreichenden Platz zum Abfließen finden; es
wird deshalb auch zu einer Kompression der Zentralwindungen und der angrenzenden Partien des Stirnhirns kommen müssen und somit, je nach der Intensität der

Blutung, neben der spastischen Paraplegie der Beine auch zu Lähmungserscheinungen an den Armen, an der Gesichts- und Rumpfmuskulatur. Aber auch in diesen Fällen ist die Rigidität und Schwäche am ausgesprochensten an den Beinen. Meist stehen die Spasmen im Vordergrund des Krankheitsbildes, während die Paresen nur geringfügige sind. Oft sind gleichzeitig auch choreatisch-athetotische Bewegungen vorhanden, und zwar nicht nur an den Extremitäten, sondern auch am Rumpf und Nacken, selbst an der Artikulations- und Respirations-Muskulatur. Auch Strabismus und Nystagmus werden bei diesen kongenitalen doppelseitigen Lähmungszuständen nicht selten beobachtet.

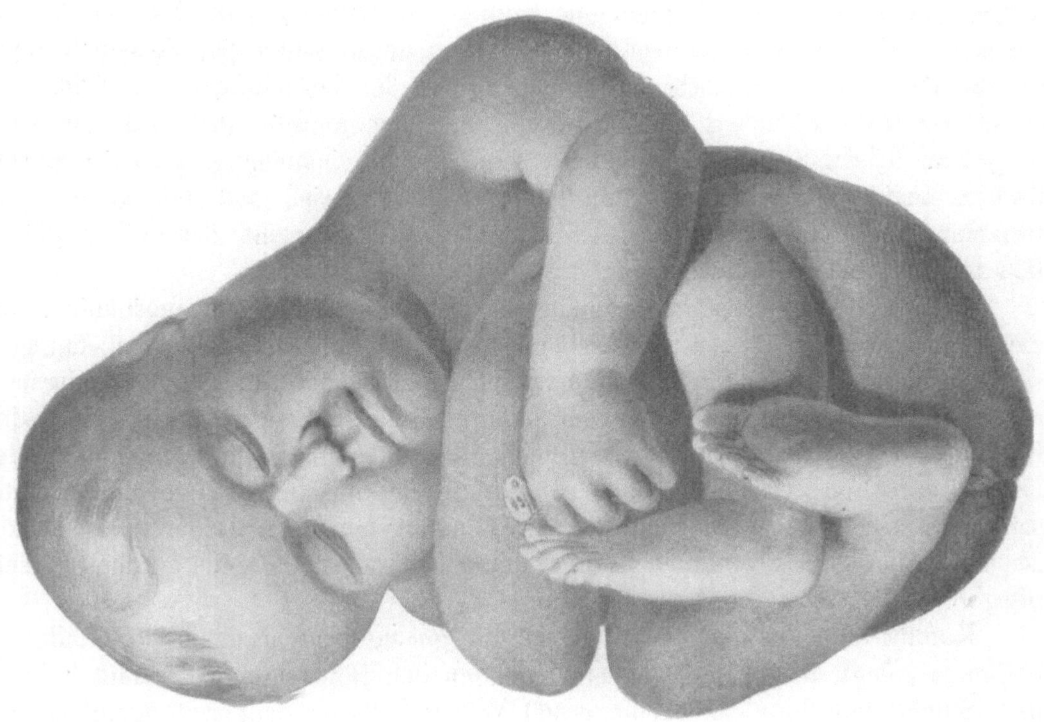

Fig. 280.

Natürliche Lage des ausgetragenen Kindes im Uterus. Nach Schroeder.

Obwohl das Leiden stets angeboren ist, ist es doch nur in einer kleinen Anzahl von Fällen unmittelbar nach der Geburt erkennbar, nämlich dann, wenn von vornherein andauernde oder anfallsweise auftretende allgemeine Krämpfe vorhanden sind. Diese Konvulsionen pflegen meist nur einige Stunden oder mehrere Tage lang anzuhalten, in der Mehrzahl der Fälle fehlen sie gänzlich; es sind zunächst überhaupt irgendwelche gröbere Zerebralsymptome nicht zu konstatieren, und infolgedessen wird das Leiden meistens erst später bemerkt. Nur einer besonders intelligenten, erfahrenen Mutter, die gut zu beobachten versteht, wird es nicht entgehen, daß das neugeborene Kindchen nicht so lebhaft strampelt, wie gesunde Kinder es schon in den ersten Lebensstunden tun, und daß es immer wieder seine kleinen Beinchen an den Rumpf anzieht und seine Ärmchen übereinander schlägt. Tat-

sächlich nimmt das Neugeborene immer wieder die Stellung ein, die seiner natürlichen Lage im Uterus am Ende der Gravidität entspricht (Fig. 280). Bald aber
bemerkt die Mutter sehr wohl, daß das Kind nur mit Schwierigkeiten ein-
geschlagen und angezogen werden kann, eben weil seine Ärmchen und namentlich seine Beinchen eigentümlich steif sind. Und wenn erst das Kleine sich aufzurichten, zu stehen und die ersten Schrittchen zu machen versucht, dann wird es
klar und deutlich, daß eine Lähmung beider Beinchen vorhanden ist; denn es ist
dem Kinde überhaupt unmöglich, aufrecht zu stehen und zu gehen. Das dritte
und vierte Lebensjahr vergeht, ehe das Kind es mit Mühe lernt, sich aufrecht zu
halten, indem es sich an Tischen und Stühlen anklammert. Die Art und Weise,
wie solche Kinder zu gehen versuchen, wenn man sie unter den Armen festhält,
ist besonders charakteristisch: Die Beinchen sind in den Hüftgelenken leicht gebeugt, die Knie adduziert und so fest aneinander gepreßt, daß sich die Beine
bei jedem Schritt kreuzen und dadurch beim Gehen einander gegenseitig stören.
Endlich bedingt die Plantarflexion beider Füße, die sich auf den Zehen auf-
stemmen, eine Vorwärtsneigung des Rumpfes, die ihrerseits das Gehen gleichfalls sehr erheblich erschwert (Fig. 55).

Aber eine degenerative Atrophie der Muskulatur ist nicht vorhanden, die
elektrische Erregbarkeit der paretischen Muskeln ist vollkommen normal, dagegen
sind die Sehnenreflexe auffallend lebhaft; oft ist an beiden Füßen oder wenigstens
an einem ein deutlicher Fußklonus vorhanden, und meist ist auch das Babinskische
Phänomen auszulösen. Es liegt also eine deutliche spastische Lähmung beider
Unterextremitäten vor. Durch eine sorgfältige Untersuchung ist gewöhnlich jetzt
schon festzustellen, daß die Intensität der Lähmung am einen Beine etwas stärker
ist als am anderen, wenn auch die Unterschiede meistens sehr gering zu sein
pflegen.

Kommt dann die Zeit heran, in der die geistige Entwickelung des Kindes zu
beginnen pflegt, in der es mit seinen Augen den Bewegungen der Mutter folgt,
ihre Stimme hört und später die ersten Worte lallt, so tritt recht deutlich eine
Entwickelungshemmung auf psychischem Gebiete in die Erscheinung. Und diese
Entwickelungshemmung läßt uns klar erkennen, wo wir die anatomische Ursache
für die spastischen Lähmungserscheinungen an den Extremitäten zu suchen haben:
nicht in der Pyramidenseitenstrangbahn des Rückenmarks, sondern in der Pyramidenbahn, im Stabkranz oder in der motorischen Rinde beider Großhirnhemisphären.

Ich möchte Ihnen dieses charakteristische Krankheitsbild zunächst an einem
kleinen Knaben zeigen, der 5½ Jahre alt ist und noch immer nicht laufen gelernt
hat. Wenn wir das Kind aber unter den Armen unterstützen, versucht es zu
stehen und Schrittchen zu machen. Und dabei nimmt es ganz genau die Stellung
und Haltung ein, die ich Ihnen eben geschildert habe. Diese Haltung ist so
charakteristisch für die spastische Lähmung beider Beine im Kindesalter, daß wir
schon aus ihr allein mit vollster Sicherheit die Diagnose stellen können. Sie wird

aber selbstverständlich bei allen Krankheitszuständen des Kindes beobachtet, die mit einer paraplegischen Starre der Unterextremitäten verbunden sind, also nicht allein bei der infantilen spastischen Diplegie, sondern auch bei der Littleschen Krankheit und bei der syphilitischen spastischen Spinalparalyse auf dem Boden der Lues congenita.

Lassen wir das Kind jetzt sitzen, selbst auf einem Stühlchen, das seiner Körpergröße entspricht, so nimmt es wiederum eine Stellung ein, die für die paraplegische Starre der Unterextremitäten charakteristisch ist (Fig. 56). Seine Füße berühren den Boden nicht; vielmehr haben die Beine die Tendenz, fast in horizontaler Lage ausgestreckt zu bleiben. Dabei sind die Oberschenkel einwärts rotiert, adduziert, und die Füße stehen mehr oder weniger in Plantarflexion. Diese Stellung ist bedingt durch die hochgradigen Spasmen der Muskulatur; sie sind in unserem Falle so enorm, daß sie auch passiv und reflektorisch kaum überwunden werden können. Deshalb gelingt es auch nur schwer oder garnicht, die Sehnenreflexe auszulösen. Das Kniephänomen erscheint nicht besonders lebhaft; auch der Achillessehnenreflex oder ein Fußklonus sind nicht zu erzielen, weder rechts noch links. Wohl aber ist das Babinskische Phänomen unverkennbar vorhanden. Allerdings tritt es nicht auf einen einmaligen taktilen Reiz der Fußsohle als deutliche Dorsalflexion der großen Zehe in die Erscheinung, sondern es tritt die typische Stellung derselben auf eine Summation von Reizen allmählich ein.

Aber nicht nur an den Beinchen des kleinen Patienten sind diese spastischen Lähmungserscheinungen vorhanden, sondern auch an seinen Ärmchen, und zwar beiderseits, obwohl sie am rechten Arm deutlich stärker sind als am linken. Ja, auch auf die Rumpfmuskulatur erstreckt sich die Schwäche ganz unverkennbar. Das Kind ist nicht imstande, ohne Unterstützung aufrecht zu sitzen. Unser Fall bildet also gewissermassen einen Übergang von der infantilen spastischen Diplegie zur bilateralen Hemiplegie des Kindesalters, d. h. zu demjenigen Krankheitsbilde, bei dem nicht nur die oberen und unteren Extremitäten, sondern auch die Rumpfmuskulatur und der Fazialis auf beiden Seiten paretisch sind. Nur der Fazialis ist in unserem Falle frei geblieben.

Störungen der Sensibilität sind nicht vorhanden; ebensowenig organisch bedingte Störungen von seiten der Blase und des Mastdarms.

Über die Entstehung des Leidens gibt uns die Anamnese Auskunft. Die Mutter des Kindes ist während der Gravidität stets gesund gewesen und hat am rechtzeitigen Ende derselben geboren. Den Geburtsverlauf selbst schildert sie mit folgenden Worten: „Am Samstag nachmittag hatte ich die ersten Wehen, und abends ging das Wasser weg. Am Sonntag früh 9 Uhr kam der Doktor zum ersten Male — er ist an diesem Tage im ganzen fünfmal dagewesen —. Um 3 Uhr sagte die Hebamme zu mir, wenn der Doktor das Kind nicht bald holt, bekommen Sie ein totes Kind. Um 7 Uhr ist dann das Kind von selbst gekommen; aber es war scheintot, ganz blau." Eine Umschlingung der Nabelschnur war nicht vorhanden. Bald nach der Geburt bekam das Kind Krämpfe, die anfallsweise sich in den nächsten acht Tagen oftmals wiederholten. Weiterhin erzählt uns die

Mutter: „Das Kind hat gar nicht recht gestrampelt, wie die anderen Kinder; es hat die Beinchen an den Rumpf angezogen und die Ärmchen übereinander gelegt.“

Diese Angaben sind sehr präzise und zur Beurteilung des Falles in differentialdiagnostischer Hinsicht von ausschlaggebender Bedeutung. Nach einer vollkommen normalen Schwangerschaft wurde das Kind am rechtzeitigen Ende derselben spontan und ohne Kunsthilfe geboren; aber es kam asphyktisch zur Welt, offenbar infolge einer Verzögerung der Austreibungsperiode bei frühzeitigem Blasensprung und nachheriger Wehenschwäche. Unmittelbar nach der Geburt traten anfallsweise allgemeine Konvulsionen auf. Sie hielten jedoch im ganzen nur acht Tage an. Schon früh fiel der intelligenten Mutter die paraplegische Starre der Glieder auf, das Anziehen der Beinchen an den Rumpf, das Überschlagen der Ärmchen über die Brust. Je älter das Kind wurde, um so deutlicher erkennbar wurden die Lähmungserscheinungen an den Armen und Beinen und am Rumpfe. Sie sind so stark, daß das Kind jetzt, in der Mitte des sechsten Lebensjahres, noch nicht aufrecht sitzen und noch nicht stehen und gehen kann. Und schließlich ist das Kind in seiner intellektuellen Entwickelung sehr erheblich zurückgeblieben; es hat bis jetzt nur einige Worte sprechen gelernt und bildet noch nicht einmal die allereinfachsten Sätze.

Ich habe diesen anamnestischen Angaben noch hinzuzufügen, daß eine hereditäre Lues mit Sicherheit ausgeschlossen werden kann. Die beiden Eltern haben mich wenigstens in glaubwürdiger Weise versichert, daß sie niemals syphilitisch gewesen seien.

Der zweite Fall von infantiler spastischer Diplegie betrifft einen Jungen, der jetzt im 23. Lebensjahre steht. Bedauerlicherweise ist hier die Anamnese etwas lückenhaft. Die Mutter des Patienten ist an einem Schlaganfall gestorben, ehe ich den Jungen kannte; sein Vater weiß sich nur wenig über den Verlauf der Schwangerschaft und der Geburt zu erinnern, und die Hebamme, die allein bei der Geburt des Kindes zugegen war, ist tot. Der Vater gibt an, daß seine Frau während der Gravidität, etwa im vierten Monat derselben, einen Unfall erlitten hat, indem sie von einer Leiter herabfiel und sich dabei eine Luxation des Oberarmes im linken Schultergelenk zuzog. Trotzdem hat die Schwangerschaft ihren normalen Fortgang genommen; am rechtzeitigen Ende derselben ist die Geburt erfolgt, aber das Kind kam blau zur Welt. „Es war irgend etwas mit der Nabelschnur los“ — erzählt der Vater — „was, weiß ich aber nicht mehr“. Höchstwahrscheinlich hat es sich um eine Umschlingung der Nabelschnur um den Hals des Neugeborenen gehandelt. Krämpfe hat der Junge niemals gehabt. Daß eine Lähmung der Beine vorlag, ist erst im zweiten Lebensjahre des Kindes bemerkt worden, nachdem dasselbe, wie wir aus den Akten des Armenamtes ersehen haben, anfänglich von dem Arzte für rachitisch gehalten worden war. Das Kind bekam dann einen Stützapparat und lernte mit demselben erst im vierten Jahre laufen. In der Volksschule kam der Junge nicht mit; er besuchte dann von 1892—1899 die hiesige Hilfsschule und erlernte in den darauf folgenden zwei Jahren in der Krüppelpflege-Abteilung des Ober-linhauses (Diakonissen-Mutterhauses) in Nowawes bei Potsdam das Bürstenbinden und Stuhlflechten. Der Junge hat es aber wegen seiner hochgradigen intellek-tuellen Entwickelungshemmung niemals zu einem selbständigen Erwerb gebracht und wurde deshalb in unsere Anstalt aufgenommen.

Wenn wir diese anamnestischen Daten mit den Angaben der jungen Fran von vorhin vergleichen, so ergibt sich, daß in beiden Fällen die Geburten am normalen Ende der Gravidität erfolgt sind, daß aber die Kinder asphyktisch zur Welt kamen, im einen Fall infolge einer Verzögerung der Aus-treibungsperiode und im anderen Falle höchst-wahrscheinlich infolge einer Umschlingung der Nabelschnur um den Hals des Neu-geborenen. In beiden Fällen ist also der Geburtsverlauf ein abnormer gewesen und hat zu einer Asphyxie des Kindes geführt.

Das Krankheitsbild, das der Junge jetzt bietet (Fig. 281), ist etwas anders wie vorhin bei dem kleinen Knaben. Dies ist einmal durch den erheblichen Altersunterschied bedingt und zweitens dadurch, daß hier die spastische Lähmung auf die Unterextremitäten beschränkt geblieben ist. Es liegt hier ein reiner Fall von infantiler spastischer Diplegie vor. Die Muskulatur der beiden Arme ist außerordent-lich gut und kräftig entwickelt, und auch die Motilität derselben, sowie auch der Hände, ist vollkommen normal. Auch im Fazialisgebiet und in der Rumpfmuskulatur sind weder rechts noch links Lähmungserscheinungen nachzuweisen.

An den Beinen dagegen ist die denkbar stärkste spastische Starre vorhanden. Trotz-dem hat der Junge gehen gelernt, wenn er sich dabei auch auf zwei Stöcke stützen muß.

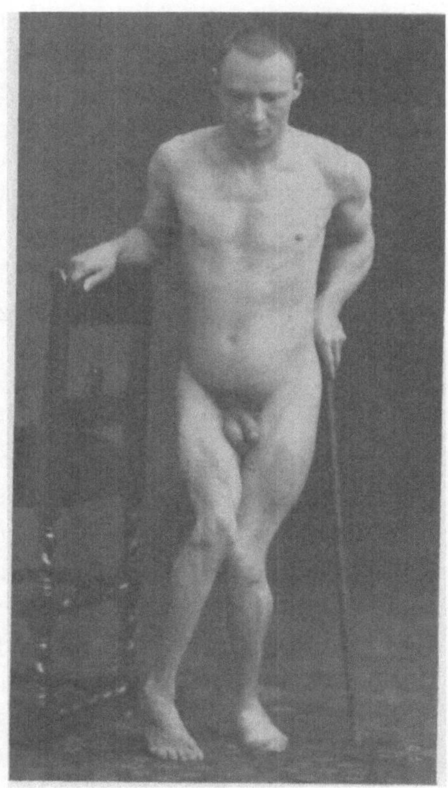

Fig. 281.
Angeborene spastische Starre der Unter-extremitäten (Asphyxie durch Umschlin-gung der Nabelschnur).
Eigene Beobachtung.

Es ist dies immer der Fall, wenn die Lähmung auf die Beine beschränkt bleibt. Ebenso wie der erwachsene Hemiplegiker wieder gehen lernt, lernt es auch das spastisch-paraplegisch geborene Kind. Nur wenn auch gleich-zeitig die Rumpfmuskulatur befallen ist, ist das Gehen und Stehen ebenso unmög-lich, wie das aufrechte Sitzen ohne Stütze. Deshalb müssen wir auch bei dem kleinen Kinde von vorhin die Prognose bezüglich des Gehens sehr ungünstig stellen. Unser Patient geht allerdings infolge der hochgradigen Spasmen äußerst mühsam; die Beine sind in den Hüft- und Kniegelenken mäßig gebeugt und außerdem stark adduziert, so daß sie sich beinahe kreuzen und das Knie des einen Beines beim Gehen immer abwechselnd hinter das Knie des anderen Beines zu stehen kommt.

Der Junge steht rechts auf den Zehenballen der vier letzten Zehen und auf dem Nagelglied der großen Zehe auf, links dagegen auf der ganzen Fußsohle mit Ausnahme der Ferse. Rechts besteht ein Pes equinovarus, links ein Plattfuß. Dies ist sehr häufig bei derartigen Kranken der Fall: die Plattfußbildung ist wohl in erster Linie durch die stärkere Belastung des linken Fußes beim Stehen und Gehen bedingt. Wir schließen hieraus, daß das linke Bein das kräftigere ist. Dies ist auch tatsächlich der Fall; am rechten Bein ist ein deutlicher Fußklonus vorhanden, am linken nicht; dagegen ist links das Kniephänomen etwas lebhafter als rechts, eben weil links die Spasmen geringer sind als auf der anderen Seite. Die Babinskische Dorsalflexion der großen Zehe läßt sich an beiden Füßen mit einiger Geduld deutlich nachweisen.

Auch hier ist die Sensibilität vollständig normal, und Störungen von seiten der Blase und des Mastdarms sind nicht vorhanden. Die intellektuelle Minderwertigkeit des Jungen äußert sich schon in seinem Gesichtsausdruck; es besteht eine ziemlich hochgradige Imbezillität.

79. Doppelseitige Athetose.

Der dritte Fall von angeborener doppelseitiger Lähmung betrifft ein junges Mädchen, das jetzt im 18. Lebensjahre steht. Es repräsentiert eine dritte Form von infantiler spastischer Diplegie. Hier sind die Lähmungserscheinungen relativ gering, und das Krankheitsbild wird beherrscht von der paraplegischen Starre und von athetotischen Bewegungen.

Sie haben diese merkwürdige Form von zerebraler Bewegungsstörung schon früher an einer Patientin mit infantiler spastischer Hemiplegie und Epilepsie gesehen (Fig. 247—250). Allerdings war dort die Athetose nur gering und hauptsächlich auf die paretische linke Hand beschränkt. In unserem heutigen Falle (Fig. 282) ist eine doppelseitige Athetose vorhanden, und die unwillkürlichen Bewegungen sind nicht auf die Extremitäten beschränkt; sie zeigen sich auch an der Muskulatur des Rumpfes und Kopfes und namentlich auch an der Zunge. Dadurch wird das Sprechen natürlich sehr erschwert und die Sprache recht undeutlich. Im Gesichte sind außerdem das untere Fazialisgebiet und die Kaumuskulatur befallen, am Kopfe auch die Nackenmuskeln. Infolgedessen wird der Kopf bald nach hinten, bald nach einer Seite gezogen und in der allerverschiedensten Weise gedreht und gewendet. Am charakteristischsten sind aber die athetotischen Bewegungen an den Extremitäten, namentlich an den Händen und Fingern, und besonders auf der linken Seite. Hier beobachtet man, ganz in der gleichen Weise wie bei dem jungen Mädchen von neulich, nur mit größerer Intensität, abwechselnd ein langsames Spreizen, Beugen und Strecken der Finger und eine langsame Pro- und Supination, Streckung und Beugung am Vorderarm und am Handgelenk. Dadurch kommen die mannigfachsten Zwangsbewegungen zustande, Hyperextensions-

stellungen der Finger, wie man sie willkürlich gar nicht nachmachen könnte. Ganz
ähnliche Bewegungen sind auch an den Füßen und Zehen vorhanden.

Die paraplegische Starre der Unterextremitäten wird am auffälligsten, wenn
wir die Kleine einmal unter den Armen anfassen und in die Höhe heben.
Dann zeigt sich wieder die überraschende Ähnlichkeit in der Haltung der
Beine mit dem Bilde der Littleschen Krankheit und mit dem kleinen Jungen,

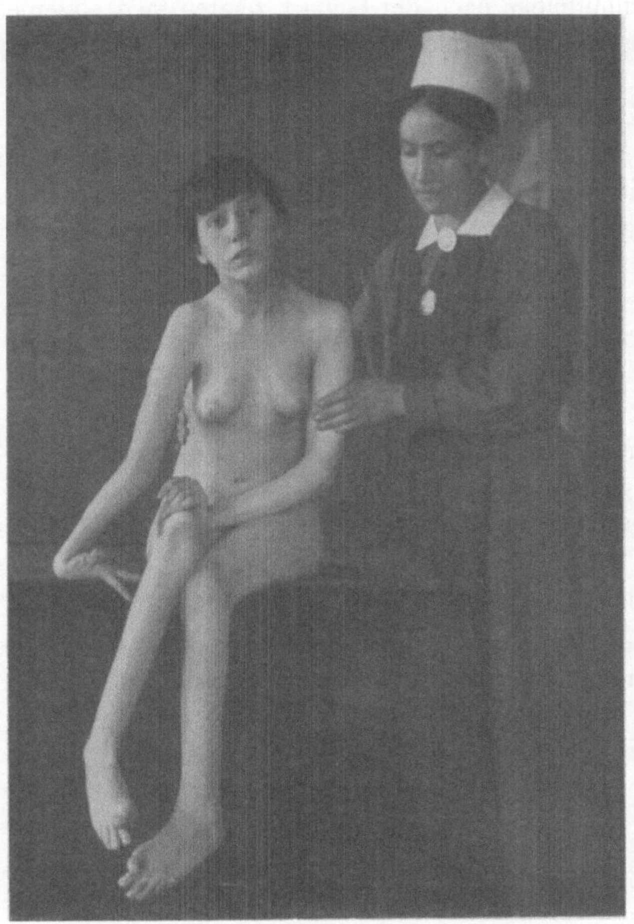

Fig. 282.

Angeborene spastische Starre und doppelseitige Athetose (Asphyxie durch Umschlingung der
Nabelschnur). Eigene Beobachtung.

den Sie heute zuerst gesehen haben. Auch hier sind natürlich starke Spasmen
vorhanden; die Kniephänomene sind äußerst lebhaft; der Babinskische Reflex
ist deutlich zu erzielen, Fußklonus dagegen ist weder rechts noch links auszulösen.
Aber auch hier sind die Erscheinungen auf der einen Seite in geringem Grade
stärker als auf der anderen, und zwar auf der linken, wie es sich am deutlichsten
an den stärkeren athetotischen Bewegungen der linken Hand zeigt.

Auch hier ist die Sensibilität vollkommen normal, und Störungen von seiten
der Blase und des Mastdarms sind nicht vorhanden. Auf intellektuellem Gebiet

ist wohl eine gewisse Imbezillität vorhanden; sie ist aber nur gering. Ich werde darauf gleich noch einmal zurückkommen.

Auch in diesem Falle ist das Leiden, wie in den beiden anderen, angeboren. Die Geburt erfolgte spontan am rechtzeitigen Ende einer normalen Schwangerschaft; sie dauerte auch nicht einmal besonders lange, aber das Kind kam schwer asphyktisch zur Welt infolge von Umschlingung des Halses durch die Nabelschnur. Schon unmittelbar nach der Geburt zeigten sich allgemeine Krämpfe, die mehrere Tage lang anhielten, und an deren Stelle dann die Bewegungsphänomene traten, die noch heute, also länger als 17 Jahre, fortbestehen. Von der Geburt an hat sich die Kleine körperlich und geistig langsam entwickelt. Sich zu stellen oder gar zu laufen, hat das Kind nie versucht; sprechen hat es erst im vierten Lebensjahre gelernt, wie die Mutter meint — und dies scheint mir richtig — „wegen der Schwerbeweglichkeit der Zunge". Noch heute steht die intellektuelle Entwickelung der Kranken auf einem sehr niedrigen Niveau. Sie hat weder lesen noch rechnen gelernt, vom schreiben abgesehen, wozu sie ja wegen der Athetose nicht fähig ist. Von den Eltern aber wird sie uns als „ein sehr verständiges Ding" bezeichnet, „das seinen vollen Verstand habe". Wir halten diese Auffassung der Eltern bis zu einem gewissen Grade für zutreffend und sind der Ansicht, daß das geringe intellektuelle Niveau, auf dem die Kranke steht, nicht durch Bildungsunfähigkeit bedingt ist, sondern dadurch, daß sie von Kindheit an in den ärmlichsten Verhältnissen ihres Elternhauses verpflegt und ihr niemals Gelegenheit gegeben worden ist, etwas zu lernen. In einem solchen Falle wäre gewiß die frühzeitige Anstaltsbehandlung das einzig richtige gewesen.

Wir haben also in diesem dritten Falle in der Anamnese den gleichen Umstand zu verzeichnen, wie in den beiden anderen: die Asphyxie des neugeborenen Kindes. Dies ist kein zufälliges Zusammentreffen, es ist vielmehr die Regel, die Sie ausnahmslos in allen Fällen bestätigt finden werden.

XI. Die zerebralen Allgemeinerscheinungen. Hydrocephalus internus und Hirntumor.

So oft sich uns bei unseren klinischen Betrachtungen Gelegenheit geboten hat, auf den anatomischen Aufbau des Zentralnervensystems und auf die wichtigsten physiologischen Verhältnisse desselben einzugehen, hatte ich auf einen Gesichtspunkt hinzuweisen, der für die Symptomatologie und Diagnostik der Gehirnkrankheiten von fundamentaler Bedeutung ist, nämlich darauf, daß bei den Erkrankungen des Gehirns ein großer Teil der klinischen Symptome nicht durch die pathologisch-anatomische Natur des Krankheitsprozesses bestimmt wird, sondern lediglich durch den Sitz desselben im Zentralorgan, durch den Sitz des Krankheitsherdes. Deshalb pflegen wir diese Erscheinungen „zerebrale Herdsymptome" zu nennen.

Wir haben uns nun seither im wesentlichen mit derartigen Herdsymptomen beschäftigt: mit den verschiedenen Formen der motorischen und sensiblen Ausfallserscheinungen, die ich Ihnen an unseren Kranken demonstrieren konnte. Das reichhaltige klinische Material unseres Siechenhauses hat es mir ermöglicht, Ihnen die hauptsächlichsten zerebralen Herdsymptome vor Augen zu führen: reine und assoziierte Monoplegien, die verschiedenen Typen der Hemiplegie, die spastischen Diplegien des Kindesalters, die motorische und sensorische Aphasie, die Anarthrie, die zerebralen Sensibilitätsstörungen und die Hemianopie.

Mit diesen mannigfachen Herderscheinungen ist aber die vielgestaltige Symptomatologie der Gehirnkrankheiten nicht erschöpft. Es erübrigt uns jetzt, eine zweite Gruppe von Symptomen ins Auge zu fassen, deren Vorhandensein uns nicht auf die Erkrankung einer bestimmten Stelle des Zentralorgans hinweist, sondern nur auf eine schwere Schädigung desselben im allgemeinen. Man nennt diese Gruppe von Symptomen deshalb „zerebrale Allgemeinerscheinungen". Ihre Analyse und ihre diagnostische Deutung ist naturgemäß ungleich schwieriger als die klinische Beurteilung der Herdsymptome.

Zerebrale Allgemeinerscheinungen können ganz isoliert zur Beobachtung kommen; oft sind sie gleichzeitig neben unverkennbaren Herdsymptomen vorhanden oder pflegen diesen kürzere oder längere Zeit vorauszugehen. Es ist dies gewöhnlich der Fall bei den schweren Zirkulationsstörungen im Gehirn, die auf einer pathologischen Veränderung der Arterienwandung beruhen und oft genug zu einer Gefäßruptur oder zur Embolie und Thrombose der zerebralen Gefäße mit sekundären Erweichungsherden führen; also namentlich bei der Arteriosklerose und bei der luetischen Endarteriitis. Diese Allgemeinerscheinungen, bedingt durch zirkulatorische Störungen im Gehirn, sind: Kopfdruck, Schwindel, Kongestionen, Störungen des Schlafs, leichte psychische Alterationen und dergl. Sie pflegen sich meist ganz langsam und allmählich, im Verlauf von Monaten und Jahren zu entwickeln. Sie können in gleicher Weise auch bei nervösen Erschöpfungszuständen zur Beobachtung kommen, bei der Neurasthenie, und oft ist es ungemein schwer, sie in differentialdiagnostischer Hinsicht zu verwerten und aus ihrem Vorhandensein allein zu entscheiden, ob eine organische oder eine funktionelle Erkrankung vorliegt. Hier wird uns manchmal der Nachweis einer früheren luetischen Infektion oder das gleichzeitige Bestehen einer Sklerose der sichtbaren peripheren Arterien und das Vorhandensein von Geräuschen am Herzen den richtigen Weg zur Diagnose weisen können.

80. Der Hirndruck.

Wesentlich leichter als Symptome einer organischen Gehirnerkrankung ist ein ähnlicher Symptomenkomplex zu deuten, sofern er sich rasch, mitunter sogar stürmisch, entwickelt, und den man auf eine abnorme Steigerung des Hirndrucks zurückführt. Das typische Bild dieses Symptomenkomplexes, die Schulsymptome des Hirndrucks in schneller Aufeinanderfolge, zeigt am besten die Ruptur der Arteria meningea media, bei der infolge der starken Blutung zwischen Dura und Knochen der Raum im geschlossenen knöchernen Schädel rasch mehr und mehr beengt wird. Heftige Kopfschmerzen, die in das Innere des Kopfes verlegt werden, und große Unruhe des Kranken treten zunächst auf; rasch folgen Übelkeit und Erbrechen, Schlafsucht und zunehmende Somnolenz, der Puls wird immer langsamer, ebenso die Atmung, sie wird schnarchend wie im Schlafe und bald unregelmäßig und aussetzend nach Art des Sheyne-Stokesschen Phänomens. Hierzu tritt ein anderes, nicht ohne weiteres erkennbares, aber nicht minder typisches Symptom: die Stauungspapille im Augenhintergrunde. Nimmt die Blutung noch weiter zu, so wird das Koma immer tiefer; „die reaktionslosen Pupillen erweitern sich ad maximum; der volle, langsame Puls wird klein, leer, schnell und flatternd, bis der allgemeinen zirkulatorischen und respiratorischen Lähmung der Tod im primären Atmungsstillstand eine Ende macht" (v. Bergmann).

Ganz genau die gleichen Symptome des akut eintretenden Hirndrucks lassen sich auch experimentell erzeugen, und zwar treten sie in diesem Falle in der gleichen Reihenfolge in die Erscheinung, die wir auch bei der Ruptur der A. meningea media zu beobachten pflegen. Man läßt zu diesem Zweck in den geschlossenen Schädel von einem Trepanationsloche aus flüssiges Wachs oder Quecksilber ein-fließen, oder schiebt einen quellenden Schwamm zwischen Knochen und Dura. Proportional mit dem Volumen des eingeführten Fremdkörpers wächst die Schwere der auftretenden Hirndrucksymptome, und mit der Entfernung desselben aus der Schädelhöhle schwinden sie wieder. Ein analoges Experiment ist auch wiederholt am lebenden Menschen ausgeführt worden, nämlich bei Kindern mit angeborenen Spaltbildungen der Wirbelsäule, mit Spina bifida, bei denen auch die Meningen durch den Spalt gedrängt und zystisch vorgetrieben sind. Drückt man in einem solchen Fall von Meningocystocele mit den aufgelegten Fingern die Geschwulst über der Lumbosakralgegend zusammen, so wird das Kind unruhig, zappelt heftig mit Armen und Beinen und schreit mehrmals auf. Dann sinkt das Köpfchen zu-rück, die Glieder fallen schlaff herab, und das Kind scheint ruhig und tief zu schlafen. Fast augenblicklich ist die Pulsfrequenz von 100−120 Schlägen in der Minute auf 50—40 gesunken. Durch fortgesetzten, sanften Druck auf die Geschwulst kann man das Kind in diesem Sopor längere Zeit erhalten, indem es gleichmäßig tief und langsam atmet. Drückt man jetzt stärker, so treten schwere Respirations-störungen auf: die Atmung setzt aus, zehn Sekunden und länger; dann beginnen oberflächliche, an Tiefe mehr und mehr zunehmende Atemzüge, die immer rascher aufeinander folgen, um wieder scheinbar plötzlich in die Atempause überzugehen. Zugleich wölbt sich bei diesem Versuche mit zunehmendem Druck auf die Ge-schwulst am Rücken des Kindes die große Fontanelle an seinem Schädel mehr und mehr vor (v. Bergmann).

Diese beiden Experimente und die klinischen Beobachtungen bei der Blutung aus der A. meningea media zeigen in unzweideutiger Weise, daß die fulminanten

Krankheitserscheinungen, die wir mit dem Namen Hirndrucksymptome zusammenfassen, durch das plötzliche Eintreten eines raumbeengenden Momentes in der Schädelhöhle bedingt sind. Inwiefern kann aber dieses Moment, ganz einerlei an welcher Stelle des Schädelinnern es in Wirkung tritt, zu so überaus schweren zerebralen Allgemeinerscheinungen führen, wie z. B. zu dem fast momentan eintretenden Bewußtseinsverlust?

Unser Schädel ist nach Schluß der Fontanellen eine starre, feste Kapsel, deren Innenraum also ein unveränderlicher ist. Andererseits ist die Masse des Gehirns unter den in der Schädelhöhle möglichen Druckhöhen inkompressibel. Wenn also für einen Fremdkörper oder für ein akut entstehendes, rasch wachsendes pathologisches Produkt im Schädelinnern Raum geschaffen werden soll, so kann dies nur dadurch ermöglicht werden, daß ein Teil der Flüssigkeitsmenge, die neben der imkompressiblen Gehirnmasse die starre Schädelkapsel erfüllt, also des Blutes oder der Zerebrospinalflüssigkeit, aus dem Schädel verdrängt wird. Das Blut kann aus dem Sinus der Dura in die Venae jugulares internae und durch die Emissarien, die das knöcherne Schädeldach durchziehen, nach den äußeren Venen des Kopfes abfließen und der Liquor cerebrospinalis aus der starren Schädelkapsel in die erweiterungsfähige Rückgratshöhle verdrängt werden. Der Abfluß des venösen Blutes aus der Schädelhöhle spielt aber sicherlich nur eine untergeordnete Rolle; das wirksamste Mittel, das Gehirn vor den nachteiligen Folgen eines raumbeengenden Faktors in der Schädelkapsel zu bewahren, wird das Ausweichen des Liquor cerebrospinalis aus der Schädelhöhle in den Wirbelkanal sein. Aber auch dieses Mittel muß versagen, wenn die Raumbeengung rasch erfolgt. In diesem Falle wird der Druck, unter dem die Zerebrospinalflüssigkeit steht, rapid anwachsen; er wird den Druck in den Gefäßen — zunächst in den Kapillaren und in den Venen — erreichen, ja überschreiten und so die Blutsäule in den zerebralen Gefäßen zum Stauen und zum Stocken bringen. Eine mangelhafte Durchströmung des Gehirns mit Blut, wie sie uns nach diesen Ausführungen als unvermeidliche Folge einer Raumbeengung in der Schädelkapsel selbstverständlich wird, ist also die letzte Ursache der sogenannten Hirndruckerscheinungen, und so wird es uns auch begreiflich, daß zunächst das Bewußtsein leidet; denn die Hirnrinde ist ja „dasjenige Organ unseres Körpers, welches das größte Ernährungsbedürfnis und damit auch die größte Empfindlichkeit gegen jede Ernährungsstörung besitzt. Die aus einer Verlangsamung des Blutstromes resultierende Verlangsamung der Gewebslüftung und des Stoffwechsels schädigt sofort das hochgehende und anspruchsvolle Leben des Kortex, dessen Ernährung sich durchaus im Zustande eines labilen Gleichgewichtes befindet" (v. Bergmann). Die geringste Ernährungsstörung der gesamten Hirnrinde hat eine schwere Schädigung derselben zur Folge, und deshalb schwindet bei einer akut auftretenden Raumbeengung in der Schädelkapsel von allen zerebralen Funktionen am schnellsten das Bewußtsein.

Die klinische Würdigung der Symptome des akut oder subakut eintretenden Hirndrucks ist von großer diagnostischer Wichtigkeit, weil sie uns unter Umständen den Weg zur richtigen Erkenntnis einander ähnlicher, schwer zu deuten-

der Krankheitsbilder zeigt. Es kommen hier neben der bereits erwähnten Ruptur
der A. meningea media vor allem die tuberkulöse Meningitis und der soge-
genannte idiopathische Hydrocephalus acutus in Betracht. Die Diagnose
der meningealen Blutung ist leicht aus dem ätiologischen Moment, aus dem Nach-
weise des Traumas, das zur Gefäßruptur geführt hat, zu stellen. Schwieriger
liegen die Verhältnisse bei den zwei anderen Krankheiten. Oft genug ist die
Meningealtuberkulose an der Basis des Gehirns mit einer tuberkulösen Entzündung
des Ependyms der Ventrikel verknüpft, die häufig zu einem Hydrops ventriculorum,
zu einem akuten Hydrocephalus führt, bevor das graugelbe, gallertartige oder
fibrinöse Exsudat in den Maschen der Pia in der Umgebung des Chiasmas und
der Unterfläche des Pons zu Lähmungserscheinungen der einzelnen Hirnnervenpaare geführt hat. In diesen äußerst schwierig zu beurteilenden Fällen kann nur
das Vorhandensein sichtbarer Chorioidealtuberkel oder der Nachweis von Bazillen
in den durch die Lumbalpunktion gewonnenen Proben von Zerebrospinalflüssigkeit die Diagnose sicher stellen.

Fehlen tuberkulöse Veränderungen am Augenhintergrund, und sind in der
Punktionsflüssigkeit Bazillen nicht nachzuweisen, so ist trotzdem eine tuberkulöse
Meningitis nicht mit Sicherheit auszuschließen. Es gewinnt aber unter diesen Umständen die Annahme eines akuten idiopathischen Hydrocephalus an Wahrscheinlichkeit, wenn auch erst aus dem weiteren Verlauf der Krankheit eine sichere
Diagnose nachträglich zu stellen sein wird. Die Ätiologie und das Wesen dieser
keineswegs seltenen Krankheit sind noch nicht genügend geklärt; nach einer neueren
Auffassung, die vorwiegend von Quincke und Boenninghaus vertreten wird,
ist eine Meningitis serosa ventriculorum, eine einfache seröse Entzündung
der intrazerebralen Pia, — analog der Pleuritis serosa — die Grundlage des
Hydrocephalus, wobei die Exsudation hauptsächlich von dem Plexus chorioideus
ausgeht. Diese Auffassung, nach der die entzündliche Vermehrung des Liquor
cerebrospinalis das einzige anatomische Substrat der Krankheit bildet, erklärt auch
die eklatante Besserung, die meist unmittelbar auf die Lumbalpunktion zu folgen
pflegt. Tritt diese Besserung nicht ein, und ist bei der Lumbalpunktion die Zerebrospinalflüssigkeit nicht im Strahle aus der Kanüle herausgespritzt, sind vielmehr
nur geringe Mengen Liquor, 4—5 ccm, langsam, vielleicht gar tropfenweise
abgeflossen, so spricht dies, wenn es sich überhaupt um einen Hydrocephalus
handelt, dafür, daß die normale Kommunikation des zerebralen Ventrikelsystems
mit den subarachnoidealen Räumen des Gehirns und Rückenmarks abgesperrt ist.
Diese Absperrung kommt zustande durch eine Verlegung des Foramen Magendii
oder des Aquaeductus Sylvii, also der unteren oder oberen Apertur des IV. Ventrikels (Fig. 283). Es ist ohne weiteres klar, daß bei einem solchen Verschluß die
Lumbalpunktion nichts helfen kann, da sie die Flüssigkeit aus den Seitenventrikeln
wegen des bestehenden Verschlusses in der Gegend des IV. Ventrikels nicht zum
Abfluß bringen kann. Dieser Verschluß wird sich ganz mechanisch und automatisch vollziehen, sobald ein akuter Flüssigkeitserguß besonders schnell und
plötzlich den III. Ventrikel und die beiden mit demselben durch das Foramen Monroi

kommunizierenden Seitenventrikel füllt und zu einer akuten Schwellung des Ependyms des engen Aquaeductus Sylvii führt.

In diesen Fällen hat an Stelle der Lumbalpunktion die Punktion des Seitenventrikels selbst zu treten. Durch dieselbe wird der Abfluß der Zerebrospinalflüssigkeit aus den Ventrikeln ohne weiteres ermöglicht und damit die Blutzirkulation im Gehirn wiederhergestellt, zugleich aber auch die akute Ependymschwellung des Aquädukts zur Rückbildung gebracht und also auch der durch die

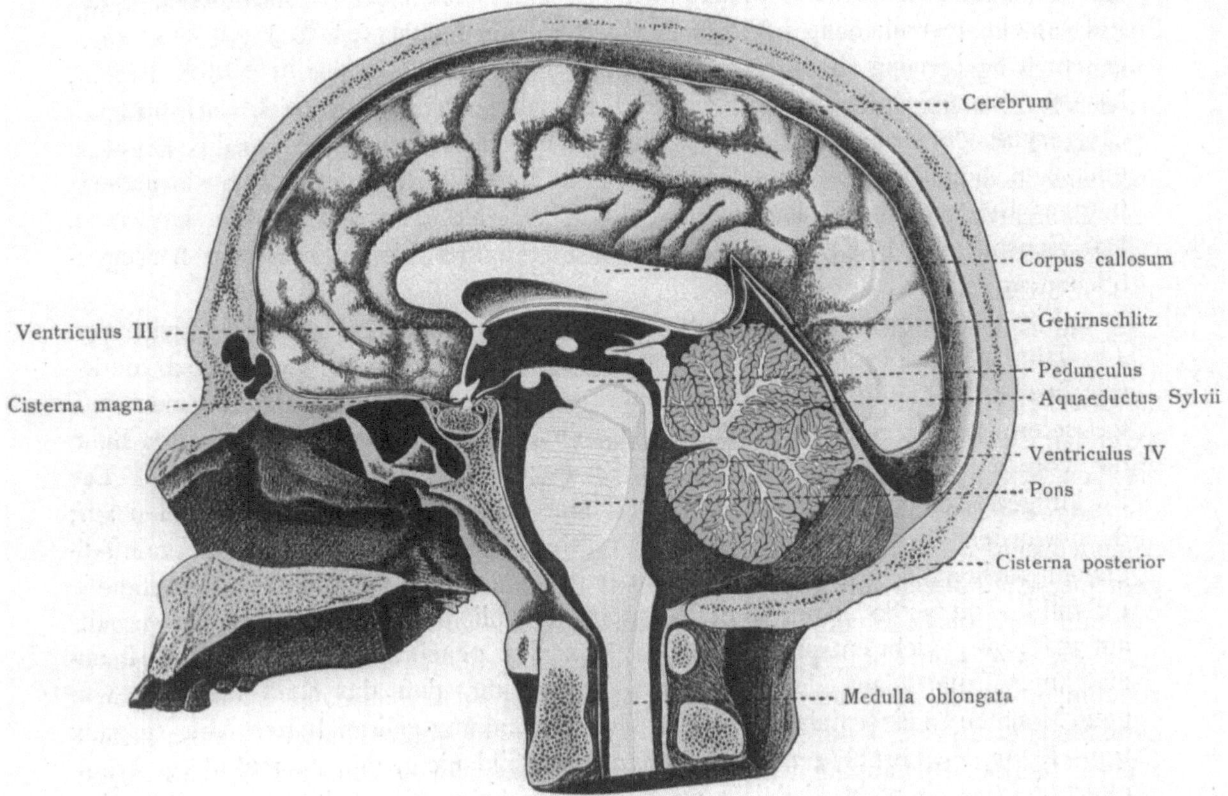

Fig. 283.
Sagittalschnitt durch den Kopf mit injiziertem Arachnoidealraum und Ventrikelsystem.
Nach K e y und R e t z i u s.

plötzliche Bildung des Transsudats erzeugte Ventrikelverschluß mit einem Male wieder aufgehoben. Auf diese Art und Weise vermag die Ventrikelpunktion die ungemein schweren und bedrohlichen Symptome des Hirndrucks rasch und oft vollständig zu beseitigen.

„Da die Diagnose einer akuten serösen Meningitis immer nur eine Wahrscheinlichkeitsdiagnose ist, wird auch die operative Therapie stets mit der Lumbalpunktion beginnen müssen" (v. B e r g m a n n), und nur dann, wenn dieselbe nicht hilft, oder wenn man durch sie keinen Liquorabfluß erhält, hat die Ventrikelpunktion einzutreten.

81. Porencephalie und Hydrocephalus internus.

So segensreich die Ventrikelpunktion in den meisten Fällen wirken wird, so kann sie doch unter Umständen zu recht schweren, das Leben des Kranken ernst bedrohenden Erscheinungen führen, die wir auf einen allzu reichlichen Abfluß der Zerebrospinalflüssigkeit und auf ein konsekutives starkes Sinken des intrazerebralen Druckes zurückführen müssen. Eine Drucksteigerung in der Schädelhöhle führt bekanntlich zu einer erheblichen Verlangsamung des Pulses; ein überreichliches Abfließen der Zerebrospinalflüssigkeit dagegen zu einer enormen Steigerung der Pulsfrequenz auf 150, 180 Pulse in der Minute und mehr, bis der Puls überhaupt unzählbar wird. Mit dieser außerordentlich hochgradigen Steigerung der Pulsfrequenz ist natürlich ein rasches Kollabieren des Kranken und eine bedrohliche Herzschwäche verbunden. Zugleich stellt sich ein äußerst heftiges Erbrechen ein, das die Erhaltung des Kräftezustandes sehr erschwert. Das Sensorium des Kranken bleibt aber fast immer bis zu den letzten Augenblicken ungetrübt.

Figur 284 zeigt die Pulskurve eines solchen Falles. Ein kleiner Junge von $4^1/_2$ Jahren erkrankte plötzlich unter Erscheinungen, die auf einen Herd in der motorischen Region der linken Hemisphäre hinwiesen, nämlich unter anfallsweise auftretenden Zuckungen in der rechten Seite des Gesichts, im rechten Arm und Bein, die von einer zunehmenden spastischen Parese derselben gefolgt waren. Die Zuckungen traten in den ersten Tagen nur ein- bis zweimal in 24 Stunden auf; dann wurden die Anfälle häufiger, und rasch gesellten sich schwere zerebrale Allgemeinerscheinungen hinzu: Erbrechen und zunehmende Somnolenz, während die Pulszahl — 72 bis 80 in der Minute — dem allmählichen Ansteigen der Temperatur auf 37,8⁰, 38,4⁰ nicht entsprach. Ich war zunächst geneigt, einen Hirnabszeß anzunehmen, zumal aus der Anamnese hervorging, daß das Kind im Alter von neun Monaten an einer linksseitigen Mittelohrerkrankung gelitten hatte. Aber so ganz typisch für den Hirnabszeß war das Krankheitsbild nicht, und so mußte die Frage offen bleiben, ob nicht vielleicht ein Tumor cerebri vorliegen könnte, obwohl eine Stauungspapille nicht vorhanden war. Schon am fünften Krankheitstage waren bei tiefem Koma die einzelnen Anfälle nur noch durch ganz kurze Pausen von wenigen Minuten voneinander getrennt. Sie begannen mit Zuckungen im Gebiet der Fazialismuskulatur, besonders an den Augenlidern und am Mundwinkel, dann folgten Zuckungen im rechten Arm und rechten Bein, und sehr bald traten auch auf der linken Körperseite tonische und klonische Konvulsionen auf. Die Anfälle boten also das typische Bild der Jacksonschen Rindenepilepsie. Unter diesen Umständen und namentlich auch mit Rücksicht auf die bedrohlichen Allgemeinsymptome, die das Ableben des Kindes nahe bevorstehend erscheinen ließen, war es angezeigt, die Schädelhöhle zu eröffnen, auch wenn eine sichere Differentialdiagnose zwischen Tumor und Abszeß nicht möglich war.

Entsprechend der angenommenen Lokalisation des Herdes wurde die Trepanationsöffnung so gelegt, daß ihr Zentrum etwa in die Mitte des Sulcus centralis posterior zu liegen kam. Nachdem der Knochenlappen zurückgeschlagen war, erschien die Dura gespannt, deutlich vorgewölbt und ohne Pulsation und an der hinteren Zirkumferenz der Trepanationsöffnung bläulich verfärbt. Der palpierende Finger fühlte eine deutliche Fluktuation. An der Stelle der Verfärbung wurde zunächst punktiert und klare Flüssigkeit in die Spritze aspiriert; und als die Nadel herausgezogen war, floß die gleiche Flüssigkeit unter starkem Druck aus. Als nun die Dura gespalten und zurückgeschlagen wurde, sah man in einen porencephalischen Defekt zwischen der hinteren Zentralwindung und dem Lobus parietalis, der sich trichterförmig in die Tiefe senkte bis hinein in den linken Seitenventrikel. Zugleich floß in reichlicher Menge klare Zerebrospinalflüssigkeit ab, und das Gehirn fing wieder an, in normaler Weise zu pulsieren. Es hat sich also nicht um einen Abszeß oder Tumor gehandelt, sondern um eine Porencephalie mit Hydrocephalus.

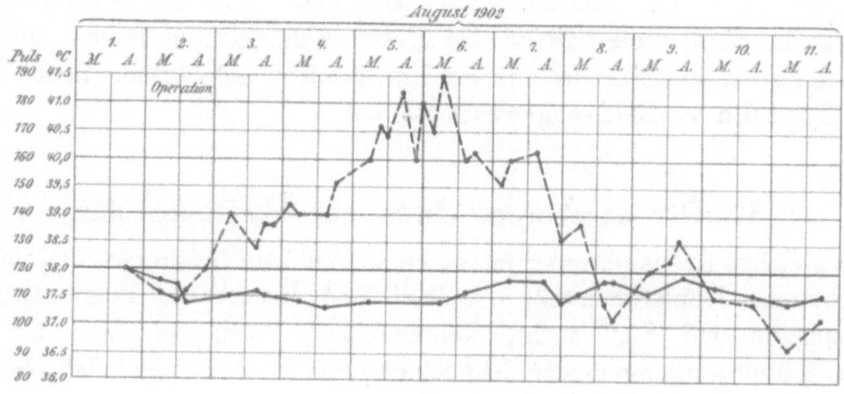

Fig. 284.

Ansteigen der Pulsfrequenz mit dem Abfließen der Zerebrospinalflüssigkeit nach Trepanation in einem Falle von Porencephalie und Hydrocephalus internus. Eigene Beobachtung.

.... Puls

— · — · — · Temperatur.

Noch während der Operation zessierten die Konvulsionen; die Pulsfrequenz stieg fast momentan auf 100, und eine Stunde nach der Operation war das Kind bei vollem Bewußtsein. Im Laufe der nächsten 24 Stunden wurden noch einige Male leichte Zuckungen in der rechtsseitigen Gesichtsmuskulatur und im rechten Arme ohne Bewußtseinstrübung bemerkt, nachher nicht mehr.

Aber schon mehrere Stunden nach der Operation war der feste Kompressivverband vollständig mit Zerebrospinalflüssigkeit durchtränkt; und trotz wiederholten Verbandwechsels hielt das Ausfließen des Liquors an. Am Tage nach der Operation stieg die Pulsfrequenz auf 140, am zweiten auf 150, am dritten auf 180, am vierten Tage auf 190 Pulse in der Minute unter anhaltendem Erbrechen und einem raschen Verfall des Kindes (Fig. 284). Das Tamponieren, ein fest angelegter Pflasterverband, selbst ein besonders dichtes Vernähen der Wundränder vermochte dem ständigen Aussickern der Zerebrospinalflüssigkeit keinen Einhalt zu tun, indem die

Nähte zunächst immer wieder von neuem aufplatzten. Durch wiederholte Kochsalzinfusionen und Nährklistiere unter gleichzeitiger Darreichung von Opium und Kampfer-Injektionen ist es glücklicherweise gelungen, das Kind am Leben zu erhalten.

Am fünften Tage nach der Operation ließ das weitere starke Aussickern von Zerebrospinalflüssigkeit allmählich nach; der elende, fliegende Puls hob sich langsam, die Pulsfrequenz sank zunächst von 190 auf 164, am folgenden Tage auf 136 Pulse, und vom neunten Tage an war der Puls nur noch in geringem Grade beschleunigt; seine Frequenz schwankte zwischen 80 und 100 Schlägen in der Minute. Hand in Hand mit dem Rückgang der Pulsfrequenz besserte sich das Allgemeinbefinden des Kindes; aber noch am 14. Tage nach der Operation, nachdem die Hautwunde bereits geheilt war, zeigte sich wiederholt ein vorübergehendes Ödem unter der Haut infolge des noch immer in geringem Maße anhaltenden Aussickerns der Zerebrospinalflüssigkeit. Am 24. Tage nach der Operation verließ der kleine Patient das Hospital, ohne daß weitere Krämpfe aufgetreten wären, aber mit der spastischen Parese des Fazialis und der Extremitäten der rechten Seite, die schon vor der Operation vorhanden gewesen ist.

82. Der angeborene chronische Hydrocephalus.

Die gleichen Krankheitserscheinungen, die wir als Hirndrucksymptome kennen gelernt haben, Kopfschmerzen, Übelkeit und Erbrechen, Pulsverlangsamung, Stauungspapille und Schlafsucht, kommen aber auch bei einer langsam erfolgenden Raumbeengung in der Schädelhöhle zur Beobachtung, also bei den Geschwülsten des Gehirns — wie bei intrakraniellen Tumoren überhaupt — und beim chronischen Hydrocephalus. In diesen Fällen pflegen aber die Hirndrucksymptome, entsprechend dem chronischen Verlauf des Leidens, sich meist allmählich im Verlauf von Tagen, Wochen und Monaten, selbst von Jahren zu entwickeln und nicht, oder wenigstens nicht immer, in der gleichen Reihenfolge und mit der gleichen Vollständigkeit in die Erscheinung zu treten, wie es stets der Fall ist, wenn plötzlich eine Raumbeengung in der Schädelkapsel eintritt wie bei der Blutung aus der A. meningea media und beim akuten Hydrocephalus. Vielmehr fehlt oft das eine oder andere Symptom, z. B. das Erbrechen oder die Pulsverlangsamung, während Kopfschmerzen und Stauungspapille bezw. Sehnervenatrophie, zu den regelmäßigen Erscheinungen sowohl der Tumoren wie des chronischen Hydrocephalus zu gehören pflegen.

Genese und Wesen des chronischen Hydrocephalus sind noch in vieler Beziehung in Dunkel gehüllt. Etwa in der Hälfte aller Fälle scheint das Leiden angeboren zu sein; es kann aber auch in jedem Lebensalter erworben werden: in der frühesten Kindheit, in jugendlichem Alter und selbst noch in vorgerückten Jahren. Ist schon bei der Geburt ein Hydrocephalus stärkeren Grades vorhanden, so bedingt er ein wesentliches Hindernis des Geburtsverlaufs, und deshalb geht ein großer Teil der Neugeborenen, die einen Hydrocephalus mit zur Welt bringen, intra partum oder sehr bald nachher zugrunde. Ist dies nicht der Fall, so gestaltet sich der spätere Verlauf des Leidens im extrauterinen Leben nach zwei Richtungen verschieden: einmal wächst der Schädel stetig und sichtbar weiter, und die rapid zunehmende Spannung der Zerebrospinalflüssigkeit hemmt jede Entwickelung des Gehirns und vernichtet die bereits entwickelten Teile desselben mehr und mehr. Gewöhnlich pflegt in diesen Fällen ein Stillstand der für das Leben unentbehrlichen Hirnfunktionen in den ersten Wochen oder Monaten zum Tode des Kindes zu führen.

In der zweiten Gruppe der Fälle tritt nach einer fortschreitenden Vergrößerung des Schädels in den ersten Lebenswochen ein Stillstand ein, der kürzere oder längere Zeit anhalten kann. Alsdann erfolgt ein deutlicher Nachschub unter Trübung oder völligem Verlust des Bewußtseins und unter Reizerscheinungen, wie Unruhe, Zuckungen, Krämpfen u. dergl., und nachher wieder ein neuer Stillstand des Leidens und so fort. Das Leiden verläuft also deutlich in Schüben, und nur in den Perioden des Stillstandes macht die körperliche und geistige Entwickelung des Kindes merkliche Fortschritte. In jedem Stadium der Krankheit können weitere Schübe ausbleiben. Der Kopf verharrt alsdann auf der erreichten Größe; aber das Gehirn des Kindes hat während der Perioden des Fortschreitens der Erkrankung irreparable Schädigungen erlitten. Je nach der Schwere des Falles treten dieselben auf psychischem Gebiete meist als Imbezillität und Idiotie, auf somatischem Gebiet als Herabsetzung des Sehvermögens infolge von Sehnervenatrophie in die Erscheinung. Motorische Lähmungserscheinungen fehlen oft vollständig; wohl aber sind leichte Spasmen in den Extremitäten und in der Streckmuskulatur des Nackens von wechselnder Intensität vorhanden. Ziemlich charakteristisch ist auch, daß bei Kindern mit kongenitalem Hydrocephalus in späteren Lebensmonaten das Vermögen ausbleibt, den Kopf zu heben und zu halten. Auch ist meistens die Haut des Kopfes, besonders in der Scheitel- und Schläfengegend, von stark erweiterten Venen durchzogen.

Ich möchte Ihnen nun zunächst einen Fall von chronischem Hydrocephalus bei einem $2^{1}/_{2}$ jährigen Mädchen zeigen, der zweifellos angeboren ist. Nach den Angaben der Mutter ist die Geburt des Kindes normal verlaufen, und in seinem Aussehen und Verhalten in den beiden ersten Lebenstagen nichts Besonderes bemerkt worden. Offenbar war also bei der Geburt keine auffällige Verunstaltung des Kopfes vorhanden; am dritten Tage bekam das Kind die Gelbsucht in besonders starkem Grade — Icterus neonatorum —, und von diesem Tage an hat es nicht mehr schreien und saugen können, so daß ihm die Muttermilch mit dem Teelöffel tropfenweise eingeflößt werden mußte. Am fünften Tage fiel der Mutter zum ersten Male auf, daß die Kleine den Kopf in die Kissen bohrte, sehr oft zusammenzuckte und im allgemeinen sehr unruhig war. Dieser Zustand dauerte jedoch nur vierzehn Tage, dann wurde das Kind ruhiger; es schrie wieder und fing auch wieder an zu saugen und hat von dieser Zeit an ganz langsam zugenommen. Dieser Stillstand des Leidens hielt jedoch nur $^{1}/_{4}$ Jahr lang an; dann kam ein deutlicher Nachschub von stärkerer Intensität und längerer Dauer als der erste Anfall. Es traten häufig, in der ersten Zeit fast jeden Augenblick, allgemeine Konvulsionen ein, und schon im 5. Monat fiel der Mutter das starke Hervortreten der Adern auf der Haut des Kopfes und des Gesichtes auf. Zugleich blieb das Kind in seiner körperlichen Entwickelung merklich zurück. Dieser Nachschub scheint mehrere Monate lang angehalten zu haben; trotzdem ist der Zahndurchbruch annähernd rechtzeitig, im Alter von 9½ Monaten, und in der richtigen Reihenfolge erfolgt. Aber der völlige Verschluß der großen Fontanelle ist erst zu Anfang des dritten Lebensjahres zustande gekommen.

Zweifellos handelt es sich hier um einen angeborenen Hydrocephalus, wenn auch der Mutter erst am dritten Lebenstage eine Anomalie im Verhalten des Kindes aufgefallen ist. Die Krankheit hat den typischen Verlauf genommen, den ich vorhin für diejenigen Fälle von kongenitalem Hydrocephalus geschildert habe, die nicht progressiv, sondern in Schüben verlaufen. Hier ist aber nur ein Nachschub erfolgt; dann ist das Leiden bis jetzt in der Hauptsache stationär geblieben.

An der kleinen Patientin fällt nächst dem großen Kopf vor allem die Haltung desselben auf. Der Kopf wird beständig stark nach hintenüber gehalten, und diese fehlerhafte Kopfhaltung ist bedingt durch Spasmen in der Streckmuskulatur des Nackens. Das Kind ist nicht fähig, sich aufzurichten und in aufrechter Stellung zu verharren, aber Lähmungserscheinungen im Fazialis und in den Extremitäten sind nicht vorhanden. Das Kind bewegt die Arme und Beine, die Hände und Füße in normaler Weise; trotzdem aber ist eine leichte spastische Starre der Muskulatur unverkennbar.

Am Kopf, namentlich an der Scheitel- und Schläfengegend und zu Seiten der Nasenwurzel, ist die starke Erweiterung der Venen sichtbar, auf die bereits hingewiesen worden ist. Es rührt dies offenbar daher, daß durch die enorme Steigerung des intrazerebralen Drucks der Sinus transversus und der Sinus petrosus inferior resp. der Sinus sigmoideus eine Kompression erfahren haben, die das Abfließen des venösen Blutes aus der Schädelhöhle in die Vv. jugulares internae erschwert. Infolge dieser Behinderung hat das Blut einen anderen Abfluß gesucht. Derselbe ist ihm durch die Emissarien ermöglicht worden, die, in schiefem Verlaufe die Hirnschale durchsetzend, das Blut aus der Schädelhöhle nach den äußeren Venen der Kopfschwarte abzuleiten vermögen. Wir finden solche Emissarien bekanntlich in der Scheitel- und Okzipitalregion und hinter dem Ohre: es sind die Foramina parietalia und mastoidea und das Emissarium occipitale (Fig. 277).

Der Kopf des Kindes ist unverhältnismäßig groß und von runder Form; er macht ganz den Eindruck, als ob ein gleichmäßig erhöhter intrakranieller Druck die noch weiche Schädelkapsel gewaltsam ausgedehnt hätte. Dies ist charakteristisch für den kongenitalen Hydrocephalus und unterscheidet ihn von der viereckigen Form des Schädels bei Rachitis, die häufig mit einem akquirierten Hydrocephalus verbunden ist.

Bezüglich einer eventuell vorhandenen Herabsetzung des Sehvermögens ist es äußerst schwer, bei einem kleinen Kinde, das in der intellektuellen Entwickelung in hohem Grade zurückgeblieben ist, ein sicheres Urteil zu gewinnen. Ophthalmo-skopisch lassen sich aber auf beiden Augen eine deutliche Stauungspapille und Residuen einer alten Blutung nachweisen, also Erscheinungen, wie sie dem klini-schen Bild des Hydrocephalus eigen zu sein pflegen. Von besonderem Interesse sind Anomalien der Respiration, die anfallsweise bei dem Kinde zur Beobachtung gekommen sind. Diese Anfälle bestehen in einem plötzlichen Aussetzen der Atmung für einige Sekunden, ganz in der Art und Weise, wie es vorhin als charakteri-stisches Symptom des Hirndrucks geschildert wurde.

83. Der erworbene chronische Hydrocephalus.

Der erworbene chronische Hydrocephalus wird zu verschiedenen klinischen Krankheitsbildern führen, je nach dem Lebensalter, in dem das Leiden einsetzt, d. h. je nachdem es vor oder nach Schluß der Fontanellen und der Ver-knöcherung der Schädelnähte zur Entwickelung kommt. Fällt der Beginn des Leidens vor diesen Termin, also in eine Zeit, in welcher der Schädel noch keine starre und feste Kapsel vorstellt, so wird der stetig oder periodisch wachsende Erguß in die Ventrikel zu einer Verunstaltung des Kopfes im Sinne des konge-nitalen Hydrocephalus führen. Tritt das Leiden dagegen erst nach Schluß der Fontanellen und nach der Verknöcherung der Schädelnähte auf, also in dem späteren Leben, so wird natürlich eine Deformierung des Schädels nicht mehr zu-stande kommen können. Es ist begreiflich, daß in diesen Fällen die Diagnose, namentlich die Differentialdiagnose zwischen Hydrocephalus und Tumor cerebri, auf sehr erhebliche Schwierigkeiten stoßen kann.

Zweifellos spielen die Rachitis und die angeborene und in den ersten Lebens-monaten akquirierte Lues eine hervorragende Rolle in der Ätiologie des er-worbenen chronischen Hydrocephalus; und da die Rachitis eine der verbreitetsten Kinderkrankheiten ist, so fällt auch das Auftreten des Hydrocephalus am häufigsten in die Kindheit. Welcher Art aber der Zusammenhang der beiden Krankheiten ist, ist noch völlig unaufgeklärt; nur eins scheint sicher, daß bei rachitischen Kindern der Keuchhusten das Auftreten eines Hydrocephalus — namentlich bei starker Schädelrachitis — begünstigt. Offenbar führt die Stauung in der Schädel-höhle während der langgezogenen Inspirationen der Keuchhustenanfälle zu menin-gealen Reizungen und zur Transsudation in die Ventrikel.

Hierher rechnen wir zwei Fälle von akquiriertem chronischem Hydro-cephalus. Bei dem ersten Kranken, der jetzt im 30. Lebensjahre steht, sind freilich auffällige Residuen einer in der Kindheit überstandenen Rachitis nicht mehr vor-handen. Wir haben aber von seiner Mutter die bestimmte Angabe erhalten, daß er als Kind von vier Jahren noch keine Zähne hatte und mit dem sog. Saug-schlauch gefüttert werden mußte. Eine derartig verspätete Dentition spricht mit großer Wahrscheinlichkeit für Rachitis und besonders auch für einen Ausbruch der Krankheit in den ersten Lebensmonaten. Denn gerade in solchen Fällen, in denen das Leiden die Kiefernknochen vor dem Durchbruch der ersten Zähnchen, also vor dem siebenten Monat, befällt, erreichen die Kinder nicht selten das dritte, vierte Lebensjahr mit zahnlosen Kiefern. Für die Annahme eines so frühzeitigen Auftretens der Rachitis spricht auch der Umstand, daß sich die ersten Anzeichen des Hydrocephalus schon im Alter von sechs Monaten eingestellt haben. Wie uns die Mutter erzählt, traten damals plötzlich Krämpfe auf, bis zu 28 mal am Tage, die im ganzen etwa 1½ Jahre lang anhielten. Allmählich kam auch die hydrocephalische Deformierung des Schädels zur Entwickelung, die zu einer starken Prominenz der Stirnhöcker und einer unregelmäßigen Auftreibung der Scheitel-

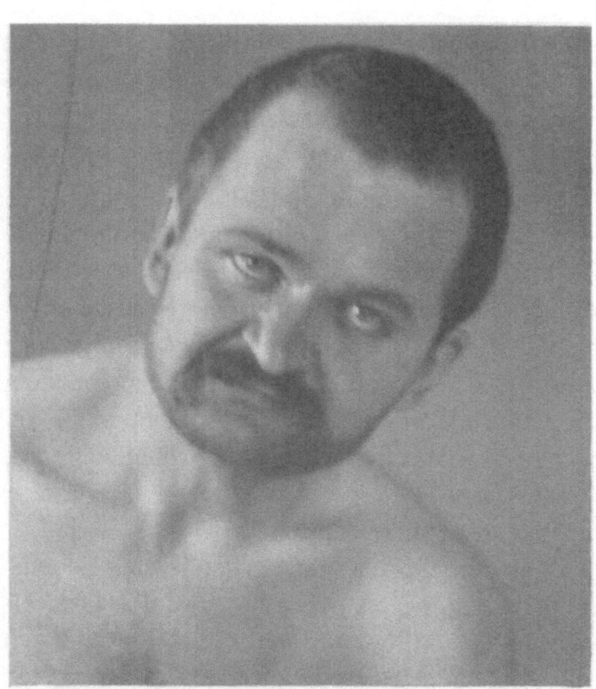

Fig. 285.
Rachitis und Hydrocephalus. Caput obstipum.
Eigene Beobachtung.

beine geführt hat. Daß diese Schädeldifformität keine angeborene ist, haben wir aus einer Kreidezeichnung ersehen, die uns die Mutter vorgelegt hat, und die den Kranken im Alter von 5½ Monaten als ein anscheinend geistig normales, aufgewecktes Kind darstellt. In der Folge blieb aber seine intellektuelle Entwickelung aus, so daß der Junge ein Idiot geworden ist. Er hat erst mit fünf Jahren sprechen gelernt; sein Wortschatz ist außerordentlich gering. Ebenso eng ist der Kreis seiner Vorstellungen, die sich ausschließlich auf die Bedürfnisse der eigenen Person, auf Essen, Trinken und Schlafen, beschränken. Dabei zeigt er den für Idioten charakteristischen Sammeltrieb; in Hof und Wald liest er Federn, Blätter, und alle möglichen Dinge auf und schmückt damit seinen Hut und seine Kleider in kindischer Weise. Abgesehen von der Idiotie finden wir aber an dem Kranken auch eine Reihe körperlicher Krankheitsanzeichen. Am auffälligsten ist die Asymmetrie des Gesichts und das Caput obstipum (Fig. 285). Die linke Gesichtshälfte, auch die linke Seite des Stirnbeins, sind im Wachstum erheblich zurückgeblieben, und zugleich ist der Kopf gegen die linke Schulter gesenkt und etwas nach rechts gedreht. Diese mangelhafte Entwickelung der seitlich geneigten Gesichtshälfte ist eine höchst merkwürdige Komplikation des Caput obstipum. Sie wird fast stets beobachtet, wenn dasselbe im Wachstumsalter aufgetreten ist und lange besteht. Man erklärt sie sich durch die andauernde Kompression der Gefäße und Nerven an der konkaven Seite der Halskrümmung, die eine mangelhafte

Ernährung dieser Seite des Gesichtsskeletts und seiner Weichteile zur Folge hat (Hüter-Lossen). Weiterhin ist eine Differenz in der Weite der Lidspalten und eine geringe Protrusion des linken Bulbus vorhanden, sowie eine lebhafte Steigerung aller Sehnen- und Periostreflexe, namentlich links, wo auch ein deutlicher Fußklonus auszulösen ist.

In dem anderen Fall hat die Erkrankung nur zu einem geringen Intelligenzdefekt, dafür aber zu um so schwereren somatischen Störungen geführt. Auch hier sind, wenn wir von der Schädeldifformität absehen, Residuen einer abgelaufenen Rachitis nicht mehr vorhanden. Wir besitzen aber einen genauen Status über den Zustand des jetzt 24jährigen Patienten aus der ersten Hälfte seines 8. Lebensjahres und ersehen aus demselben, daß damals die große Fontanelle noch offen war. Dieser Umstand und das typische Caput quadratum (Fig. 161) mit seinen fast viereckigen Konturen sprechen mit Sicherheit für eine in der Kindheit abgelaufene Rachitis.

In welchem Lebensalter sich diese Krankheit abgespielt hat, ließ sich nicht feststellen. Zerebrale Erscheinungen traten erst mit $3^{1}/_{2}$ Jahren auf, und zwar Krämpfe, die nur acht Tage anhielten. Sie sind später niemals mehr aufgetreten, in der Folge stellte sich aber eine Abnahme der Sehkraft ein, die allmählich zugenommen zu haben scheint. Dann ist ein Stillstand für mehrere Jahre eingetreten, und erst im 7. Lebensjahre des Knaben ist ein Nachschub, eine akute Exazerbation des Leidens erfolgt, ein Zustand von Benommenheit, der allmählich zu einer tiefen Bewußtlosigkeit von dreiwöchentlicher Dauer führte. Krämpfe blieben aus, ebenso motorische und sensible Lähmungserscheinungen an den Extremitäten. Als aber der Knabe wieder zu sich kam, war die Sehkraft noch mehr vermindert als früher, und das rechte Auge war nahezu erblindet. Allmählich trat in der Folge das rechte Auge in Divergenzstellung. Als Ursache dieser hochgradigen Sehstörung wurde eine beiderseitige Sehnervenatrophie festgestellt. Zugleich waren die Kniephänomene erloschen.

Seitdem ist der Zustand des Kranken bis heute, also nahezu 17 Jahre lang, offenbar stationär geblieben; nur ist es auf psychischem Gebiet zu einer Imbezillität mittleren Grades gekommen. Die beiderseitige Optikusatrophie ist, wie erwähnt, eine regelmäßige Folge im Verlaufe des Hydrocephalus; sie erklärt sich aus einer direkten Kompression des Chiasmas durch den infolge der enormen intrazerebralen Drucksteigerung blasig ausgestülpten Boden des dritten Ventrikels, unter dem unmittelbar das Chiasma liegt.

Auch das Erlöschen der Kniephänomene kommt mitunter infolge des Hydrocephalus zur Beobachtung, ebenso auch bei den Hirngeschwülsten und namentlich bei den Tumoren der hinteren Schädelgrube und des Kleinhirns. Nach neueren Untersuchungen scheint es dadurch zustande zu kommen, daß sich die intrazerebrale Drucksteigerung durch den vierten Ventrikel und das Foramen Magendii auch dem Liquor spinalis in dem Wirbelkanal mitteilt und so eine seröse Durchtränkung und Kompression der hinteren Wurzeln und der Hinterstränge des Rückenmarks ausübt. Hierdurch wird der sensible, zentripetale Schenkel des Reflexbogens, dessen Intaktheit die Vorbedingung für das Auftreten des Kniephänomens ist, unterbrochen werden.

Bei einem anderen Kranken hat unsere Diagnose lange Zeit zwischen Tumor cerebri und Hydrocephalus geschwankt, und erst neuerdings neigen wir mehr zu der Ansicht hin, daß es sich um einen akquirierten chronischen Hydrocephalus handeln könnte. Der Kranke hat in seinem 51. Lebensjahre einen Unfall erlitten. Er ist von einem schweren Lastfuhrwerk überfahren worden und hat sich dabei eine Fraktur der Synchondrosis sacro-iliaca sinistra und — wie es in der Unfallsmeldung heißt — „eine unbedeutende Kontusion des rechten Scheitelbeins und eine 1 cm große, bis auf den Knochen vordringende Wunde in der Mitte des Hinterkopfes" zugezogen. Die Fraktur des Beckens ist ohne nachweisliche Difformität geheilt; am Schädel des Kranken aber ist noch heute eine tiefe Impression über dem rechten Scheitelbein deutlich vorhanden.

Nur in den ersten Monaten nach dem Unfall sind nach Angabe des Kranken in Zwischenräumen von etwa 14 Tagen bis 4 Wochen eigenartige Anfälle von Blutandrang nach dem Kopfe und heftigem Schwindel aufgetreten, die indessen niemals mit einer Trübung des Bewußtseins oder mit Krämpfen verbunden gewesen sind; in späterer Zeit scheinen sie immer seltener geworden zu sein.

Erst vier Jahre nach dem Unfall ist dem Kranken eine Abnahme seines Sehvermögens aufgefallen; er legte zunächst keinen Wert darauf, weil er sie für eine in seinen Jahren nicht ungewöhnliche Erscheinung hielt. Als er aber merkte, daß die Sehkraft rapid abnahm, wandte er sich an einen Augenarzt, und dieser konstatierte eine beiderseitige Stauungspapille, die im Verlaufe von wenigen Wochen in eine Optikusatrophie überging. Während der zweijährigen Verpflegung des Kranken im Siechenhause ist nur einmal ein Anfall aufgetreten, den wir beobachten konnten: die Haut des Kranken war schweißbedeckt, der Rumpf und die Extremitäten fühlten sich kühl an, das Gesicht war gerötet, die Atmung oberflächlich, der Puls klein, aber regelmäßig; seine Frequenz schwankte während des Anfalls zwischen 120 und 130 Schlägen in der Minute, während die Körpertemperatur normal blieb. Weitere objektive Veränderungen waren nicht nachzuweisen. Der Kranke klagte über Schwindel und Hämmern im Kopf und war ängstlich erregt. Der Anfall dauerte eine Stunde; darauf traten Ruhe und große Mattigkeit ein. Später sind derartige Anfälle nicht mehr zur Beobachtung gekommen und nach Aussage des Kranken auch nicht mehr aufgetreten, wenigstens nicht in der früheren Heftigkeit.

Mit dieser Schilderung ist nun das Krankheitsbild, das der Patient bietet, beinahe vollständig erschöpft. Wir finden bei ihm außerdem bei genauester Untersuchung und längerer Beobachtung auf somatischem Gebiet: lebhafte Sehnenreflexe an den Beinen, aber keinen Fußklonus und kein Babinskisches Phänomen; sowie einen geringen, kleinschlägigen Tremor der Hände; auf psychischem Gebiet nur ein moroses Wesen, das durch die äußere Lage des Patienten vollständig erklärt wird, aber keine Störungen des Bewußtseins und der Intelligenz.

Irgend welche anderen Krankheitserscheinungen — zerebrale Herdsymptome oder andere Allgemeinerscheinungen — sind nicht vorhanden und waren es auch niemals. Trotzdem kann es keinem Zweifel unterliegen, daß hier ein zerebrales Leiden besteht, und zwar ein Leiden, das zu einer Steigerung des intrazerebralen Druckes geführt hat, als deren Folge die Stauungspapille bezw. Optikusatrophie in die Erscheinung getreten ist.

Welcher Art ist nun dieses Leiden? Wir dachten zunächst an einen Tumor cerebri; und in diesem Sinne haben wir kurz nach der Aufnahme des Kranken auch ein Gutachten für die Berufsgenossenschaft abgegeben; allerdings mit einer gewissen Reserve, weil zwei der häufigsten und nächst der Stauungspapille konstantesten Symptome des Hirntumors fehlten: die heftigen Kopfschmerzen und die Pulsverlangsamung. Die Pulsfrequenz schwankte vielmehr zwischen 70 und 80 Schlägen in der Minute. Auch Übelkeit und Erbrechen sind niemals beobachtet worden. Wir glaubten aber damals, unter Berücksichtigung des akuten Verlaufs der Papillitis, die in wenigen Wochen zu einer totalen Amaurose geführt hat, es handele sich um ein in rascher, fortschreitender Entwickelung begriffenes Gehirnleiden, und mußten in Betracht ziehen, daß eine Reihe der charakteristischen Tumorsymptome in dem Stadium der ersten Entwickelung des Leidens gewöhnlich zu fehlen pflegt. Ich halte es deshalb auch heute noch für berechtigt, daß wir damals in erster Linie an einen Tumor dachten, und möchte selbst heute noch diese Annahme nicht ganz von der Hand weisen. Aber seit jener Zeit sind nahezu zwei Jahre verflossen, in denen das Leiden keine erkennbaren Fortschritte gemacht hat. Kein neues Tumorsymptom ist hinzugetreten, und von den damals vorhandenen Krankheitserscheinungen sind die Anfälle, die uns der Patient geschildert hat, sogar in den beiden letzten Jahren nicht mehr aufgetreten. Es ist also zu einem Stillstand bezw. zu einer jetzt zweijährigen Remission des Leidens gekommen. Damit gewinnt die Annahme eines akquirierten chronischen Hydrocephalus zweifellos an Wahrscheinlichkeit; ein Tumor ist aber auch damit durchaus nicht mit Sicherheit auszuschließen. Denn es können auch bei den Hirntumoren langjährige Remissionen und Intermissionen vorkommen, die man wohl auf regressive Prozesse oder auf einen Stillstand im Wachstum der Geschwülste zurückführen muß.

Auf ein Symptom, das unser Patient bietet, und das auf den ersten Blick recht unwesentlich scheint, möchte ich aber nicht versäumen, besonders hinzuweisen. Es ist der schnellschlägige Tremor der Hände. Oppenheim macht darauf aufmerksam, daß er dieses Symptom bei dem erworbenen chronischen Hydrocephalus der Erwachsenen niemals vermißt hat. Allerdings ist der schnellschlägige Tremor der Hände auch bei Tumoren der hinteren Schädelgrube, speziell des Kleinhirns, nicht selten, und so läßt uns auch dieses Symptom in differentialdiagnostischer Hinsicht im Stich.

Nach übereinstimmender Ansicht aller Autoren ist eine Differentialdiagnose zwischen Tumor cerebri und erworbenem Hydrocephalus bei Erwachsenen mit

Sicherheit überhaupt nicht möglich, und so kann auch in unserem Falle die Annahme eines Hydrocephalus nur eine Wahrscheinlichkeitsdiagnose sein.

Wir hatten uns nun auch gutachtlich darüber zu äußern, ob ein Zusammenhang zwischen dem jetzigen Leiden des Kranken und dem erlittenen Unfall anzunehmen sei oder nicht. Wir gingen damals bei der Erörterung dieser Frage von
der Annahme eines Hirntumors aus; die gleichen Erwägungen sind aber auch bei
der Annahme eines Hydrocephalus berechtigt.

Zweifellos ist die Frage nach den Beziehungen von Verletzungen und zwar
von Kopfverletzungen zu der Entstehung von Hirngeschwülsten in gleichem Maße
theoretisch interessant, wie praktisch wichtig. Deshalb sei der Erörterung dieser
Frage in unserem Falle eine Besprechung derselben im allgemeinen vorausgeschickt. „Fast alle Autoren erkennen an, daß Hirngeschwülste nach Kopftraumen
entstehen können, oft ziemlich rasch, oft erst lange Zeit, Jahre hinterher, und
schon verhältnismäßig alte Publikationen haben entsprechende Beobachtungen beigebracht. Jedenfalls ist nicht zu bezweifeln, daß die Symptome eines Tumors
häufig direkt im Anschluß an ein Trauma zutage treten" (Bruns). So sehen wir
z. B. ein Gliom im Stirnhirn nach einem Sturz auf den Kopf vom Pferde, ein
Gumma oder einen Tuberkel im Pons nach einer Hufschlagverletzung des Schädels,
ein Kleinhirnsarkom nach einem Fall auf den Hinterkopf entstehen. Derartige
Beobachtungen berechtigen uns aber noch nicht zu der Annahme, daß in diesen
Fällen die Entwickelung der Geschwulst wirklich die Folge des erlittenen Unfalls
sei. Wir müssen vielmehr an verschiedene Möglichkeiten denken, die zum Teil
auch in den anatomischen Befunden ihre Stütze finden.

Nehmen wir zunächst einen Fall an, dessen Auffassung keine besonderen
Schwierigkeiten machen wird: es entwickelt sich ein Gumma oder ein Tuberkel
im Hirn im Anschluß an ein Trauma. Hier ist die syphilitische oder tuberkulöse
Infektion die Grundursache der Geschwulst, und nicht das Trauma. Die
Kopfverletzung kann höchstens für die Lokalisation der Geschwulst im Gehirn bestimmend gewesen sein; denn aus vielfachen Erfahrungen, z. B. aus der
Ätiologie der Knochen- und Gelenktuberkulose wissen wir, daß Infektionsträger,
die im Blute kreisen, sich an einer traumatisch geschwächten Stelle mit Vorliebe
ansiedeln.

Nehmen Sie einen anderen Fall: In einem gefäßreichen Gliom, das schon
lange Zeit latent bestanden hat, ohne erkennbare Symptome gemacht zu haben,
tritt infolge eines Traumas eine Blutung ein, und nun manifestieren sich mit einem
Schlage die Erscheinungen eines schweren, progredienten Gehirnleidens. — Oder
durch die Verletzung ist in der Umgebung des Tumors ein Locus minoris resi-
stentiae geschaffen worden, der ein rapides Wachstum der Geschwulst in die Umgebung begünstigt. — Oder es ist dem Tumor, wie man annimmt, durch das
Trauma eine „gesteigerte Vitalität" verliehen worden. — In diesen Fällen hat das
Trauma die Entstehung des Tumors nicht bedingt, sondern nur das Auftreten der
Krankheitserscheinungen begünstigt.

In einem dritten Falle wird der latente Tumor, z. B. durch die Auslösung eines Schwindelanfalls, die Ursache der Verletzung sein, die ihn hervorgerufen zu haben scheint.

Es ließen sich noch viele weitere Beispiele anführen, und schließlich müssen wir auch wohl zugeben, daß in seltenen Fällen das Trauma die einzige Ursache eines Hirntumors sein kann.

Welche Möglichkeit im Einzelfalle vorliegen wird, werden wir am Krankenbette kaum jemals mit Sicherheit zu entscheiden imstande sein, und deshalb sind uns die Direktiven klar vorgezeichnet, wenn wir in der Unfallspraxis vor die Frage gestellt werden, ob eine nachgewiesene Hirngeschwulst in einem Zusammenhang mit einem erlittenen Trauma gestanden habe oder wenigstens gestanden haben könne. Zunächst kommt hier wohl nur ein Schädeltrauma in Betracht. Selbst bei den ätiologisch so klaren syphilitischen und tuberkulösen Hirngeschwülsten werden wir oft nicht umhin können, unser Gutachten dahin abzugeben, daß der Verletzte ohne das Trauma vielleicht nie, wenigstens ein Hirngumma oder einen Hirntuberkel bekommen haben würde (Bruns, Die Geschwülste des Nervensystems. 2. Aufl. 1908, S. 66).

In unserem Falle ist eine Kopfverletzung mit Bestimmtheit vorhanden gewesen; die Unfallsmeldung spricht ja ausdrücklich von einer Kontusion des rechten Scheitelbeins und von einer bis auf den Knochen vordringenden Wunde in der Mitte des Hinterkopfes. Wir mußten uns also gutachtlich dahin äußern, daß die Möglichkeit des Zusammenhangs zwischen dem Unfall und dem supponierten Hirntumor vorhanden sei. Freilich konnten wir einen unanfechtbaren Beweis für diesen Zusammenhang nicht erbringen. Dies wird aber überhaupt nur in den allerseltensten Fällen möglich sein. Andererseits waren wir uns sehr wohl der Unmöglichkeit bewußt, einen strikten Gegenbeweis zu führen, nämlich den Beweis, daß ein Zusammenhang zwischen Tumor und Trauma nicht besteht.

84. Allgemeine Symptomatologie der Hirntumoren.

In der Symptomatologie der Hirntumoren sind bekanntlich die zerebralen Allgemeinerscheinungen und die Herdsymptome in diagnostischer Hinsicht von gleicher Wichtigkeit, aber von verschiedener Bedeutung. Aus den Allgemeinerscheinungen diagnostizieren wir das Vorhandensein eines Tumors überhaupt, aus den Herdsymptomen stellen wir die Lokaldiagnose. Das Auftreten der Herderscheinungen ist natürlich von dem Sitz der Geschwulst abhängig, und da dieselbe unter Umständen an einer Stelle lokalisiert sein kann, deren Reizung, Kompression oder Zerstörung erkennbare klinische Erscheinungen nicht hervorruft, wie z. B. im Stirnhirn, im rechten Schläfenlappen usw., so ist es begreiflich, daß nur in einem Teile aller Fälle von Hirntumoren Herderscheinungen überhaupt vorhanden sind.

Anders ist es mit den zerebralen Allgemeinsymptomen; hauptsächlich Folge der Raumbeengung in der Schädelhöhle und des gesteigerten intrazerebralen bezw. intrakraniellen Drucks, sind sie meist unabhängig von dem Sitz des Tumors und werden auch dann auftreten müssen, wenn die Geschwulst an einer indifferenten Stelle lokalisiert ist.

Zerebrale Allgemeinerscheinungen sind also regelmäßigere und häufigere Symptome eines Hirntumors als Herderscheinungen, und in vielen Fällen sind sie auch da vorhanden, wo Herdsymptome vollständig fehlen.

Es kann aber auch gerade umgekehrt sein. Das Auftreten zerebraler Allgemeinerscheinungen und ihre Heftigkeit ist vor allem abhängig von dem Grade der Raumbeengung in der Schädelhöhle und von der Intensität der intrakraniellen Drucksteigerung. Man kann also wohl sagen, daß zerebrale Allgemeinsymptome erst dann in die Erscheinung treten werden, wenn die Geschwulst eine gewisse Größe erreicht haben wird, und daß sie — ceteris paribus — um so stärker sein werden, je größer die Geschwulst ist.

Dies erklärt uns die Tatsache, daß unter Umständen ein Tumor früher zu Herderscheinungen führt als zu Allgemeinsymptomen. Es wird dies eben dann der Fall sein, wenn ein kleiner Tumor, der noch keine nennenswerte Raumbeengung in der Schädelhöhle darstellt und keine erhebliche Drucksteigerung in derselben zur Folge hat, sich an einer Stelle des Zentralorgans entwickelt, deren Läsion erkennbare Herdsymptome erzeugt.

Aber das Auftreten von zerebralen Allgemeinerscheinungen und ihre Intensität ist nicht allein von der Größe der Geschwulst abhängig, sondern auch von der Schnelligkeit ihres Wachstums, von der Schnelligkeit, mit der eine Drucksteigerung in der Schädelhöhle zustande kommt, und schließlich in gewissem Sinne doch auch von dem Sitze der Geschwulst.

Diese letzte Behauptung, die mit den seitherigen Ausführungen im Widerspruch zu stehen scheint, bedarf einer kurzen Motivierung. Ich sagte vorhin, daß erst mit einer gewissen Größe des Tumors überhaupt zerebrale Allgemeinsymptome auftreten werden. Nun nehmen Sie aber einmal an, daß sich ein Tumor am Boden des Aquädukts oder im Cerebellum entwickelt. Dieser Tumor, z. B. ein Gumma oder ein Tuberkel, ist noch so klein, daß er noch nicht zu einer nennenswerten Raumbeengung in der Schädelhöhle geführt hat; er komprimiert aber den Aquädukt oder verlegt das Foramen Magendii. Alsbald wird die Kommunikation des zerebralen Ventrikelsystems mit dem Wirbelkanal gesperrt sein; infolgedessen wird es zu einer Stauung der Zerebrospinalflüssigkeit im III. und IV. Ventrikel, bald auch in den beiden Seitenventrikeln kommen, zum Hydrocephalus internus, und nun treten zerebrale Allgemeinerscheinungen auf, trotzdem der Tumor, wie wir annahmen, noch ganz klein ist.

Auch die Schnelligkeit, mit der ein Tumor wächst und zu einer intrakraniellen Drucksteigerung führt, ist, wie gesagt, von Einfluß auf das Auftreten der zerebralen Allgemeinerscheinungen. Sie werden sich um so rascher entwickeln, je plötzlicher es zu einer Raumbeengung kommt. Ich führe als Beispiel hierfür noch einmal die Blutung aus der A. meningea media an, die wir neulich zum Ausgangspunkt unserer Betrachtungen über den Hirndruck gewählt haben. Wächst der Tumor dagegen langsam, so hat das subtile Zentralorgan offenbar Zeit, sich an die ganz allmählich eintretende Raumbeengung zu gewöhnen; es werden alsdann einige der charakteristischsten Hirndrucksymptome während der ganzen Dauer des Leidens fehlen, z. B. die Pulsverlangsamung, die Übelkeit und das Erbrechen; und andere werden in geringerer Intensität vorhanden sein, als es bei einem raschen Wachstum der Geschwulst der Fall ist, z. B. die Kopfschmerzen.

Bezüglich der Kopfschmerzen sei darauf hingewiesen, daß wir bei den intrakraniellen Tumoren sehr wohl in der Lage sind, zwei Arten von Kopfschmerzen zu unterscheiden. Bei der einen Art handelt es sich offenbar um sehr intensive und vom Kranken scharf lokalisierte, brennende und bohrende Schmerzen, die sich aufs äußerste steigern können, ohne daß das Sensorium des Patienten im mindesten getrübt ist. Diese Art von Schmerzen müssen wir auf die Läsion einer umschriebenen Stelle der Hirnhäute, besonders der Dura mater oder selbst des Schädelknochens beziehen. In ganz anderer Weise äußern sich die charakteristischen Tumorschmerzen. Sie werden von den Kranken meist weniger als Schmerz, sondern als allgemeiner, tiefer, dumpfer Druck im Schädelinnern, im ganzen Kopfe empfunden, und in der Mehrzahl der Fälle kommt es frühzeitig zu einer wohltätigen Benommenheit, bevor die Schmerzen einen stärkeren Grad erreichen. Nur diese Art von Kopfschmerz sind wir berechtigt, als zerebrale Allgemeinerscheinung anzusprechen.

85. Stauungspapille.

Das wichtigste Allgemeinsymptom der Hirngeschwulst ist aber unbestreitbar die Stauungspapille. Sie ist jedenfalls eins der konstantesten Symptome und fehlt fast niemals während des ganzen Verlaufs der Krankheit. Vor allem aber spricht die Stauungspapille mit Sicherheit für die organische Natur des Leidens, während alle übrigen zerebralen Allgemeinsymptome in bunter Mannigfaltigkeit schließlich auch bei funktionellen Erkrankungen auftreten können.

Die Stauungspapille ist gewiß häufig die Folge des starken Drucks, unter dem die Zerebrospinalflüssigkeit beim Tumor cerebri steht, und kommt dadurch zustande, daß die intrakranielle Drucksteigerung sich auch in den Supravaginalraum des Optikus fortpflanzt (Fig. 286). Die Optikusscheide „ist als ein direkter Abkömmling der Hirnhäute zu betrachten, und zwar ist an ihrer Bildung ebenso die harte, wie die weiche Hirnhaut beteiligt. Die Dura mater bildet, verstärkt durch periostale Fasern, vom Canalis opticus an die derbe äußere Scheide des Optikus, deren Bindegewebsbündel am Sehnerveneintritt in die Sklera des Bulbus einstrahlen. In diese äußere Optikusscheide bohren sich etwa 10—15 mm hinter dem Bulbus eine kleine Arterie und Vene ein, die der Achse des Sehnerven zustreben und als A. und V. centralis retinae zum Auge verlaufen. Die innere feine Scheide des Sehnerven gehört der Leptomeninx an, und zwar überzieht ihr pialer Anteil die Oberfläche des Nerven, während das arachnoideale Blatt die Innenseite der Durascheide als dünne Tapete bekleidet. Zwischen beiden bleibt als „supravaginaler Raum" ein

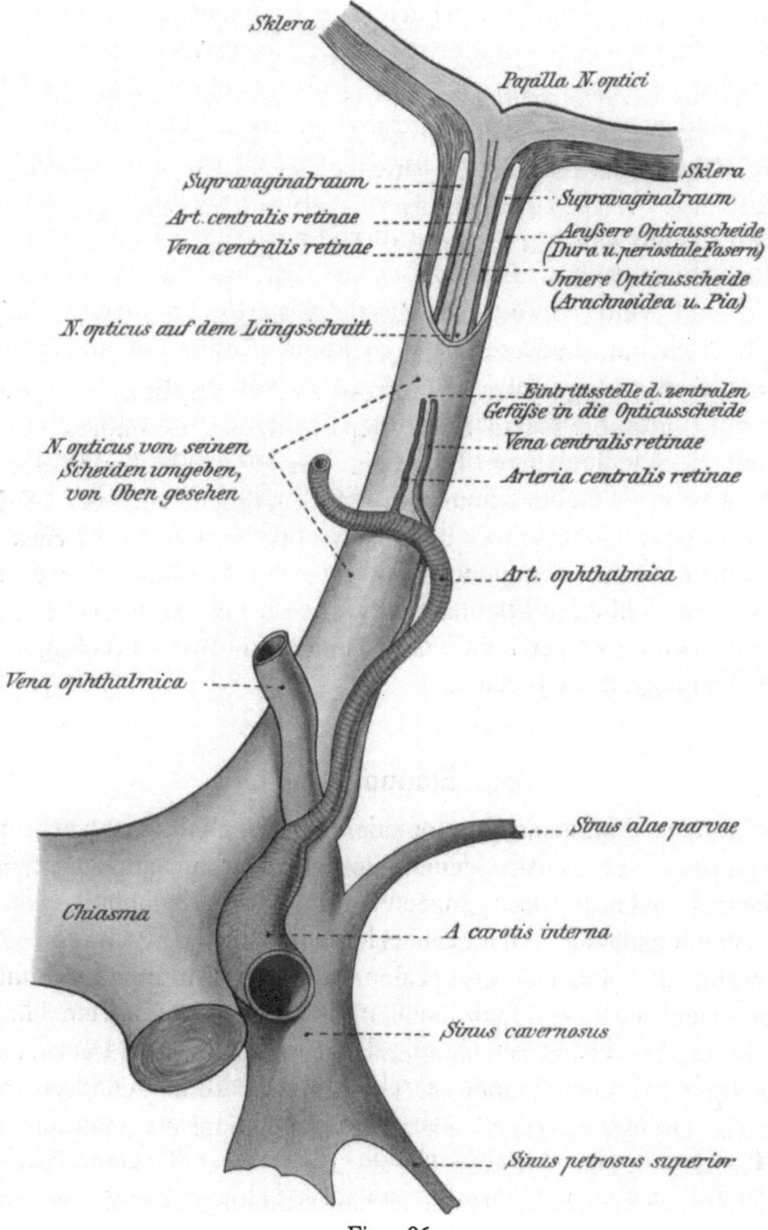

Fig. 286.

Der Sehnerv mit seinen Scheiden und mit den zentralen Gefäßen. Schematisch. (Der vordere Teil des Sehnerven von seinen Scheiden entblößt, auf dem Längsschnitt getroffen.)

Spalt offen, der direkt mit der Cisterna magna an der Gehirnbasis in Verbindung steht und wie diese vom Liquor cerebrospinalis erfüllt ist" (Hermann, Topographische Anatomie). Unter „Cisterna magna" versteht man den großen lakunären

Raum, der sich von dem Eintritt des verlängerten Markes in die Schädelhöhle bis an das Chiasma nach vorne erstreckt, und der sich um die Medulla oblongata herum direkt in die zwischen letzterer und der Unterfläche des Kleinhirns gelegene Cisterna posterior fortsetzt. Durch die untere und obere Apertur des IV. Ventrikels, durch das Foramen Magendii und den Aquädukt, kommuniziert dieser große lakunäre Raum an der Schädelbasis mit dem zerebralen Ventrikelsystem (Fig. 283).

Eine Drucksteigerung in dem letzteren wird sich also auch in der Supravaginalscheide des Optikus geltend machen; sie wird zunächst die Hüllen des Sehnerven ampullenartig erweitern (Fig. 287), dann aber auch zu einer Stauung in den Lymphgefäßen und in den Venen des Optikus führen. Dadurch entsteht eine Schwellung und ein Ödem des Sehnervenkopfes, eine Überfüllung und Schlängelung seiner Venen und der Venen der Retina, die unter Umständen auch zu Blutextravasaten führt; schließlich kommt es zur Degeneration der Sehnervenfasern, also zur **sekundären** Atrophie der beiden Optici.

Die Theorie der Entstehung der Stauungspapille auf rein mechanischem Wege erklärt uns auch, weshalb wir dieses differentialdiagnostisch so äußerst wertvolle Symptom manchmal vermissen, trotzdem ein Hirntumor vorhanden ist. Liegt nämlich ein Fall vor, wie ich ihn vorhin geschildert habe, hat sich die Hirngeschwulst am Boden des IV. Ventrikels oder des Aquädukts entwickelt und zu einer Verlegung desselben und des Foramen Magendii geführt, so wird sich der erhöhte Druck im zerebralen Ventrikelsystem nicht auf die Cisterna posterior und magna und also auch nicht auf den Supravaginalraum der Optici fortpflanzen können, und deshalb wird in diesem Falle die Stauungspapille fehlen. Wohl aber wird es in solchen Fällen zu einer **primären** Atrophie der Optici kommen, und zwar durch direkte Kompression des Chiasmas. Bei einem Verschluß des Aquädukts oder des Foramen Magendii durch den Tumor wird ja infolge der enormen Drucksteigerung im III. Ventrikel und in den beiden Seitenventrikeln der Boden des III. Ventrikels blasig ausgestülpt, und durch diese Vorstülpung wird das Chiasma direkt gegen die knöcherne Unterlage gepreßt.

Man könnte nun meinen, daß hierdurch ebensowohl zunächst eine Stauungspapille zustande kommen müßte wie bei einer Kompression des Sehnerven infolge eines erhöhten Drucks des Liquor cerebrospinalis in der Optikusscheide. Dies ist jedoch nicht der Fall, und zwar aus Gründen, die uns die topographische Anatomie an die Hand gibt.

Eine Drucksteigerung im Supravaginalraum des Optikus, der bis zur Sklera reicht, trifft den Sehnerven vor der Eintrittsstelle der zentralen Gefäße in den-

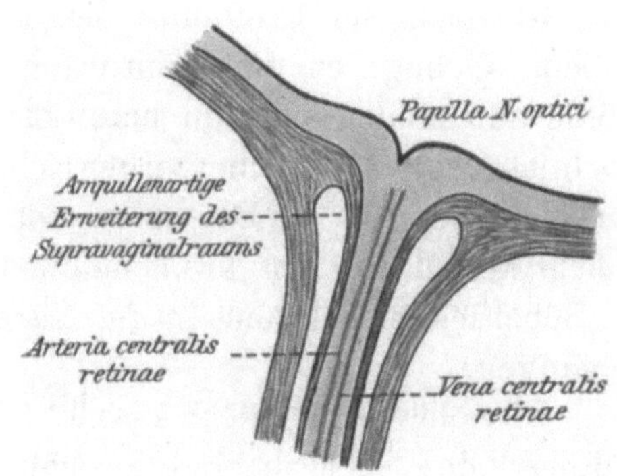

Fig. 287.

Stauungspapille. Schematisch. Ampullenartige Erweiterung des Supravaginalraums.

selben: sie wird also zu einer Kompression der V. centralis retinae und somit zu einer venösen Stauung im Sehnerven und in der Papille desselben führen. Dagegen führt der Druck, den der blasig vorgestülpte Boden des III. Ventrikels auf das Chiasma ausübt, zur Kompression einer Stelle, die weit hinter der Eintrittsstelle der zentralen Gefäße in die Optikusscheide liegt und also den venösen Abfluß aus dem Sehnerven und aus der Papille desselben nicht im mindesten beeinträchtigen kann. Deshalb kommt es auch nicht zur venösen Stauung und zur Stauungspapille. Wohl aber führt die Kompression des Chiasmas zu einer direkten Druckatrophie des Sehnerven, wie sie bei dem jungen Menschen mit Schädelrachitis und mit akquiriertem chronischem Hydrocephalus bestand, den Sie früher gesehen haben (Fig. 161).

Diese Theorie der mechanischen Stauung erklärt uns auch eine Beobachtung, die wir nach der Eröffnung der Schädelhöhle sehr oft zu machen Gelegenheit haben. Gelingt es dem Chirurgen nicht, einen Hirntumor an der supponierten Stelle aufzufinden oder ihn auszuschälen, weil die Geschwulst zu groß ist, so pflegt doch fast regelmäßig eine vorher sicher nachgewiesene Stauungspapille sich rasch zurückzubilden. In diesen Fällen hat eben die angestaute Zerebrospinalflüssigkeit freien Abfluß aus der Trepanationsöffnung gefunden, und damit ist die Stauung im Subarachnoidealraum, in der Cisterna magna und in der Optikusscheide zurückgegangen.

Obwohl diese mechanische Theorie die topographisch-anatomischen Verhältnisse des Subarachnoidealraums und seiner Ausbuchtungen aufs sorgfältigste berücksichtigt und die Entstehung und das eventuelle Zurückgehen der Stauungspapille in völlig befriedigender Weise erklärt, ist sie in neuerer Zeit von verschiedenen Seiten angefochten worden. Zahlreiche Ophthalmologen erklären die Stauungspapille für die Folge einer echten Entzündung des Sehnerven, die durch Toxine des Tumors hervorgerufen sei. Sie vermeiden deshalb grundsätzlich den Ausdruck „Stauungspapille" und ersetzen ihn durch die Bezeichnung „Neuritis optica" und „Papillitis". Ihrer Ansicht haben sich auch einige der hervorragendsten Neurologen angeschlossen. Wie mir aber scheint, ist diese Theorie — wenigstens zurzeit — noch nicht genügend fundiert. Wir wissen heute von dem Stoffwechsel der Tumoren und von ihrer Toxinbildung noch viel zu wenig, und selbst die anatomisch-histologischen Kennzeichen einer echten Neuritis sind noch viel zu unsicher, als daß wir ohne weiteres die alte Theorie gänzlich verlassen möchten, die alle klinischen Beobachtungen bei Hirngeschwülsten in völlig befriedigender Weise erklärt.

86. Ein Fall von Tumor der vorderen Schädelgrube.

Wir haben als letzte der zerebralen Allgemeinsymptome der Hirngeschwülste noch die Anomalien zu besprechen, die uns in dem seelischen Leben der Patienten entgegentreten. Nur selten fehlen psychische Alterationen ganz; es kann dies sein, so lange die Geschwulst noch klein ist, oder auch, wenn sie sich an bestimmten Stellen des Gehirns entwickelt, z. B. an der Basis desselben, namentlich bei den Tumoren der mittleren Schädelgrube. Gewöhnlich stellt sich mit zunehmendem Wachstum der Geschwulst eine mehr oder weniger deutliche Benommenheit ein. Sie ist zuerst nur gering und wird deshalb im Anfang oft übersehen oder von den Angehörigen des Kranken und von dem Arzte falsch gedeutet. Auch zu demonstrieren ist dieses Symptom nicht leicht. Ich will es aber versuchen bei einer Patientin, deren Leiden wir bald vier Jahre lang im Siechenhause beobachten.

Es ist eine 60 jährige Frau, deren Intelligenz schon hochgradig geschwächt ist. Versuchen wir eine Unterhaltung mit ihr anzuknüpfen, so wird es der Kranken offenbar schwer, dem Gespräch zu folgen; häufig erhält man erst auf mehrfache Wiederholung der Frage eine Antwort. Läßt man die Kranke einige Zeit in Ruhe, so dämmert sie vor sich hin, und man muß sie immer aufs neue aus ihrer Schlafsucht aufrütteln, wenn man irgendwelche Auskunft von ihr haben will. Gelegentlich passiert es, daß die Patientin in ihrer Benommenheit Stuhl und Urin unter sich läßt oder auch während des Essens einschläft. Sie behält dann den Bissen im Munde, ohne ihn hinunterzuschlucken, und könnte bei mangelnder Achtsamkeit des Pflegepersonals leicht in Erstickungsgefahr geraten. Zu anderen Zeiten sind wir dagegen erstaunt darüber, daß uns die Kranke ziemlich klare Antworten gibt, wenn wir sie aus ihrem Schlafzustand aufgerüttelt haben. Es ist eben offenbar die Intensität der Benommenheit zu verschiedenen Zeiten eine verschiedene, und manchmal ist sie mit einer ausgesprochenen Verwirrtheit und Desorientiertheit verbunden. So haben wir Perioden beobachtet, in denen die Kranke im Hause sich nicht zurechtfand, indem sie die Stockwerke und die einzelnen Zimmer verwechselte; sie legt sich zuweilen anstatt in ihr eigenes Bett in das Bett einer anderen Kranken, ja zu einer anderen Patientin, ohne es selbst zu merken. Auch über die Tageszeiten ist sie nicht immer orientiert; eine Zeitlang hat sie sich wiederholt bei Tage ausgezogen, um zu Bett zu gehen, weil sie meinte, daß es Abend sei. Diese Desorientiertheit ist auch den Angehörigen der Kranken vor 4 ½ Jahren als erstes Symptom des Leidens aufgefallen.

Nächst der Benommenheit, der erheblichen Abnahme der Intelligenz und der nur zeitweise auftretenden Verwirrtheit ist bei der Kranken noch ein anderes psychisches Phänomen vorhanden. Die Patientin hat nämlich die eigentümliche Neigung, Witze und Wortspiele zu machen, zu reimen, sich selbst zu ironisieren und dergl. Dies erscheint um so auffälliger, als es in einem merkwürdigen Kontraste zu der bedauernswerten Lage der Kranken steht. Die Patientin ist dabei keineswegs in euphorisch-gehobener Stimmung; sie ist vielmehr apathisch, ja zuweilen hypochondrisch deprimiert; hypochondrische Vorstellungen, wie „sie leide an Zungenkrebs" und dergl. beschäftigen sie oft tagelang. Wir haben es also hier mit einem besonderen psychischen Phänomen zu tun, das uns an den sogenannten „Galgenhumor" der Gesunden erinnert. Dieses Phänomen wird keineswegs selten bei den Hirntumoren beobachtet; ja, es soll sogar besonders häufig bei den Geschwülsten des Stirnhirns vorkommen, worauf Jastrowitz zuerst hingewiesen hat. Oppenheim hat das Symptom mit dem bezeichnenden Namen „Witzelsucht" belegt; eine lokaldiagnostische Bedeutung kommt ihm aber nach der Ansicht von Bruns und E. Müller nicht zu.

Zeitweilig wird nun das psychische Verhalten, das die Kranke bietet, unterbrochen durch Zustände vollkommener Bewußtlosigkeit, verbunden mit allgemeinen tonischen und klonischen Krämpfen. Diese Anfälle unterscheiden sich in nichts von dem klassischen epileptischen Insult. Sie sind erst mit Beginn des jetzigen Leidens eingetreten und haben allmählich an Häufigkeit und Stärke zugenommen. Anfallsweise auftretende Konvulsionen gehören bekanntlich zu den häufigsten Tumorsymptomen; oftmals tragen sie die Charaktere der Jacksonschen Rindenepilepsie, die ich Ihnen bereits zu schildern Gelegenheit hatte. Die Krampfanfälle dieser Art, bei denen das Bewußtsein erhalten oder erloschen sein kann, zeichnen sich dadurch aus, daß sie in der Art ihres Einsetzens und ihrer Ausbreitung nach ganz bestimmten Gesetzen verlaufen. Sie gehören zu den prägnantesten Herdsymptomen, welche die sicherste Lokaldiagnose gestatten. Zu den Allgemeinsymptomen der Hirntumoren müssen wir dagegen diejenigen Anfälle rechnen, die, wie es bei unserer Patientin der Fall ist, unter dem typischen Bilde des allgemeinen epileptischen Insults verlaufen. Diese Anfälle häufen sich mitunter derart, daß ein sogenannter „Status epilepticus" zustande kommt. So haben wir auch bei unserer Patientin wiederholt im Verlaufe von wenigen Stunden eine ganze Reihe, sieben bis zehn Anfälle, beobachtet.

Wir müssen nun, um ein vollständiges Bild des Krankheitszustandes der Patientin zu gewinnen, auch die vorhandenen somatischen Symptome und den Verlauf des Leidens in Betracht ziehen, soweit wir denselben selbst beobachtet haben. Bei der Aufnahme der Kranken im Siechenhaus war ihr Sehvermögen noch ganz normal; die Pupillen reagierten prompt auf Lichteinfall und bei der Akkommodation, und Störungen in der Beweglichkeit der Bulbi waren nicht vorhanden. Wohl aber bestand damals schon auf dem linken Auge eine ausgebildete Stauungspapille, während am rechten Auge der erste Beginn einer solchen nachzuweisen war. Erst ein Jahr später fiel uns am Gang und am Benehmen der Kranken auf, daß ihre Sehkraft abgenommen haben müsse, und auf Befragen gab sie uns auch an, daß sie „von Tag zu Tag" schlechter sähe. Eine wiederholte Untersuchung in der damaligen Zeit ergab auch, daß im Verlauf der nächsten Monate die Stauungspapille in eine Sehnervenatrophie auf beiden Augen überging. Jetzt besteht eine totale Amaurose; die Pupillen sind über mittelweit und gleich; sie reagieren auf Licht und Akkommodation nicht mehr. Augenmuskellähmungen sind nicht eingetreten; wohl aber besteht ein deutlicher Nystagmus.

Auch das Geruchsvermögen der Kranken war bei der Aufnahme vollkommen normal; jetzt hat die Patientin keine Geruchswahrnehmung mehr, weder rechts, noch links. Seit vielen Jahren besteht eine geringe Schwerhörigkeit.

Störungen von seiten der übrigen Hirnnerven sind nicht vorhanden, ebensowenig Störungen der Sprache.

Selten klagt die Kranke spontan über Kopfschmerzen; auf Befragen gibt sie aber an, daß sie ständig einen dumpfen Druck im ganzen Kopf, „im Hirn", verspürt, den sie nicht genauer zu lokalisieren vermag. Bei der Perkussion des Schädels scheint eine besondere Klopfempfindlichkeit etwa zwei Finger breit nach außen vom rechten Tuber frontale vorhanden zu sein. Wenigstens werden die Schmerzäußerungen der Patientin beim Beklopfen dieser Stelle gewöhnlich etwas lebhafter, und oft schreit sie auch unwillig auf: „Hören Sie doch auf, Sie tun mir weh!"

Am Rumpf und an der Wirbelsäule sind keine Anomalien nachzuweisen. Der Puls ist nicht verlangsamt; seine Frequenz beträgt 72. Auch an den oberen Extremitäten sind keine motorischen oder sensiblen Lähmungserscheinungen vorhanden. Nur die Reflexe sind sämtlich lebhaft.

Das gleiche gilt für die Beine. Die Kniephänomene sind beiderseits sehr lebhaft; die Achillessehnenreflexe sind in normaler Weise vorhanden; Fußklonus ist nicht auszulösen, ebensowenig das Babinskische Phänomen. Der Gang ist langsam, bedächtig und etwas unsicher, wie es der Blindheit und der Ortsunkenntnis der Kranken entspricht; Störungen der Koordination und das Rombergsche Phänomen fehlen.

Auch Lähmungszustände von seiten der Blase und des Mastdarmes sind nicht vorhanden. Die zeitweilig auftretende Unreinlichkeit der Kranken ist auf ihre Schlafsucht und ihre Demenz zurückzuführen.

Das Gesamtergebnis unserer Untersuchung ist also ein recht spärliches. Nur von seiten einiger Hirnnerven bezw. der höheren Sinnesorgane sind greitbare Krankheitserscheinungen vorhanden: der Verlust des Geruchsvermögens, von dem wir nicht einmal wissen, ob er nicht etwa durch die Demenz und Konzentrationsunfähigkeit der Kranken vorgetäuscht wird, oder ob er wirklich vorhanden ist, und die Optikusatrophie, die aus einer Stauungspapille hervorgegangen ist. Außerdem sind vorhanden: ein dumpfer allgemeiner Kopfschmerz und Schwindel, wie es scheint, nicht mehr hochgradig, eine Klopfempfindlichkeit in der Gegend der rechten Schläfe, epileptische Krampfanfälle und auf psychischem Gebiete: Benommenheit und fortschreitende Demenz, zeitweilig Verwirrtheit und Witzelsucht.

Diese Symptome genügen aber, um eine sichere Diagnose zu stellen, die das vorhandene schwere Krankheitsbild vollauf erklärt.

Wenn wir zunächst einmal von dem Erloschensein des Geruchsvermögens absehen, erkennen wir in allen übrigen Krankheitserscheinungen eine Reihe der typischen zerebralen Allgemeinsymptome, die für den Hirntumor charakteristisch sind. Vor allem die sekundäre Optikusatrophie, die aus einer Stauungspapille hervorgegangen ist.

Einzelne Allgemeinsymptome fehlen allerdings: die Pulsverlangsamung und das Erbrechen. Wir wissen aber, daß gerade diese Symptome bei einer ganz allmählichen Entwickelung des Leidens und bei einem protrahierten Verlauf desselben dauernd oder wenigstens sehr lange Zeit fehlen können; und deshalb darf es uns nicht erstaunen, daß wir sie hier vermissen.

Die Diagnose: „Tumor cerebri" ist also sicher. Eine Lokalisationsdiagnose werden wir aber wohl kaum stellen können, höchstens eine Wahrscheinlichkeitsdiagnose. Es fehlen ja in dem Krankheitsbilde die Herdsymptome des Tumors vollständig. Dies ist aber für die Lokalisation der supponierten Geschwulst keineswegs ohne Belang; wir können vielmehr aus dem Fehlen der Herdsymptome mit Sicherheit einen Schluß ziehen, in welchen Gegenden des Gehirns der Tumor nicht sitzen kann, nämlich in allen denjenigen Hirngebieten, deren Läsion eben Herdsymptome machen würde. Ausschließen können wir mit Sicherheit die motorischen Rindenfelder, die Sprachregion und den Okzipitallappen nebst ihrer Stabkranzfaserung, die zentralen Ganglien und die Vierhügel, sowie die Basis der mittleren und hinteren Schädelgrube, Hirnschenkel, Brücke, Medulla oblongata und Kleinhirn.

Nach Ausschluß dieser Hirngebiete bleiben uns übrig: die vorderen Partien des Stirnhirns, der Lobus parietalis beider Hemisphären und der rechte Schläfenlappen nebst dem Centrum semiovale, soweit es nicht dem motorischen Stabkranz angehört, und schließlich der Balken. Eine sichere Lokaldiagnose bei Tumoren dieser Gebiete ist oft unmöglich; am ersten ist sie wohl noch bei Tumoren des Stirnhirns zu stellen, aber auch dann nur, wenn sie in den hinteren Partien desselben zur Entwickelung kommen. Bruns hat zuerst im Jahre 1892 darauf aufmerksam gemacht, daß in diesen Fällen eine eigenartige Gleichgewichtsstörung beim Stehen und Gehen beobachtet wird, und hat ihr den Namen „frontale Ataxie" beigelegt. Bruns führt dieses Symptom auf eine Parese der für die Bewegungen des Rumpfes in Betracht kommenden Muskeln zurück, deren kortikale Zentren ja im Fuße der ersten Stirnwindung angenommen werden. Es ist wohl nicht zu bestreiten, daß eine solche Parese wohl imstande ist, das Gehen und Stehen in erheblicher Weise durch Hin- und Herschwanken des Rumpfes und die damit verbundene Unmöglichkeit der Erhaltung des Gleichgewichts zu stören. Tatsächlich ist denn auch die frontale Ataxie wiederholt bei Tumoren des Stirnhirns beobachtet worden.

Fehlt dieses Symptom, so ist damit allerdings eine Geschwulst dieser Gegend auch nicht ausgeschlossen; höchstens wird es unwahrscheinlich, daß sie die Rindengebiete für die Muskulatur des Rumpfes erreicht.

Wenn wir nun in unserem Falle wenigstens versuchen wollen, uns eine Vorstellung über den Sitz der Geschwulst zu bilden, so sind nur wenige der beobachteten Symptome hierzu geeignet: die Klopfempfindlichkeit zwei Finger breit außerhalb des Tuber frontale der rechten Seite, die Witzelsucht und die allerdings zweifelhafte Anosmie. Diese drei Symptome weisen uns auf das Stirnhirn hin und zwar auf die vorderen Partien desselben und auf die rechte Hemisphäre. Wir vermuten also wohl, daß hier ein Tumor im rechten Frontallappen vorliegt; aber wir sind nicht imstande, eine sichere Lokaldiagnose zu stellen.

Schließlich noch ein Wort über die mutmaßliche anatomische Natur des supponierten Tumors. Man kann die Hirngeschwülste im allgemeinen in vier

Gruppen einteilen: 1. die eigentlichen Neoplasmen im engeren Sinne, die meist primär in der Schädelhöhle entstehen oder in selteneren Fällen als Metastasen von Geschwülsten anderer Organe ausgehen; 2. die infektiösen Granulome: den Solitärtuberkel und das Gumma; 3. die parasitären Geschwülste, bedingt durch die Finne der beim Menschen vorkommenden *Taenia solium*, den *Cysticercus cellulosae*, oder durch die Finne des Hundebandwurms, den *Echinococcus unilocularis*, und 4. die Aneurysmen der basalen Hirnarterien und das umschriebene Hämatom der Dura mater.

Am häufigsten sind die Tumoren der ersten Gruppe, namentlich das primäre Sarkom und Gliom und die Karzinom- oder Sarkom-Metastase. Sie übertreffen alle anderen Geschwülste des Gehirns derart an Häufigkeit, daß wir mit Fug und Recht die letzteren außer acht lassen dürfen, wenn uns nicht besondere Momente, eine vorausgegangene syphilitische Infektion, eine hereditäre tuberkulöse Belastung usf., auf die Möglichkeit ihres Vorhandenseins hinweisen. Metastatische Tumoren anzunehmen, sind wir natürlich nur dann berechtigt, wenn wir in einem anderen Organ die primäre Geschwulst nachgewiesen haben.

Ist dies nicht der Fall, so müssen wir in erster Linie an das primäre Sarkom oder Gliom denken. Der Verlauf beider gestaltet sich insofern verschieden, als die Gliome meist wesentlich langsamer verlaufen als die Sarkome und infiltrierend wachsen, wobei sie die nervösen Gewebe auseinanderschieben, zunächst ohne sie zu zerstören. Aber ein sicherer Anhaltspunkt für die Diagnose der Natur des Tumors ist aus dem Verlauf des Leidens nicht zu gewinnen, weil besonders gefäßreiche Gliome und die Angiosarkome der hinteren Schädelgrube infolge profuser Blutungen in die Geschwulst sehr rasch zum Tode führen, und andererseits namentlich die derben Fibrosarkome im Durchschnitt noch langsamer zu verlaufen pflegen als die Gliome.

So bereitet uns die Artdiagnose der Hirngeschwülste fast in jedem Fall große und oft unüberwindliche Schwierigkeiten. Und wenn uns auch bei sorgfältiger Untersuchung, namentlich bei häufiger Untersuchung des Augenhintergrunds, in den meisten Fällen das Vorhandensein eines Hirntumors nicht entgehen wird, so werden wir bezüglich der anatomischen Natur der Geschwulst gewöhnlich nur eine Wahrscheinlichkeitsdiagnose stellen können, und nur bei einer gewissen Anzahl von Fällen wird uns eine sichere Lokaldiagnose gelingen.

87. Ein Fall von Tumor der mittleren Schädelgrube.

Der Kranke, ein 55 jähriger Kaufmann, hat im Alter von sechs Jahren einen Fall auf den Kopf erlitten, an den sich keine zerebralen Symptome angeschlossen haben sollen. Doch macht uns der Kranke, der in hohem Grade schwerhörig ist, die präzise Angabe, daß er seit der Kindheit an rechtsseitigem Ohrensausen leidet. Er war gesund bis zum Winter 1888/89; damals — also in seinem 35. Lebensjahre — will er plötzlich in der rechten Seite des Kopfes einen Schmerz verspürt haben, auf den ein heftiger Schwindelanfall folgte, und seit jener Zeit ist er nicht

mehr schmerzfrei gewesen. Der Kranke lokalisiert den Schmerz an eine ziemlich zirkumskripte Stelle, in die Gegend der rechten Schläfe, nach dem rechten
Auge, nach dem Scheitel und dem Hinterhaupt zu ausstrahlend. Der Schmerz ist
ein anhaltender und, wie es scheint, sehr hochgradig. Seit 1894 treten nun noch
anfallsweise äußerst heftige Exazerbationen dieses Schmerzes auf; anfangs nur alle
paar Monate, später alle paar Wochen, seit sechs Jahren fast täglich, bald vier- bis
fünfmal am Tage, bald viel öfter. Der Patient bezeichnet diese Exazerbationen als
„krampfartige Schmerzanfälle", in denen es ihm zu Mute sei, als wenn sein Gehirn
aus dem Schädel herausgepreßt werde. Diese Schmerzattacken treten mitunter
ohne jeden erkennbaren Grund und scheinbar ohne äußeren Anlaß ein; anderer-

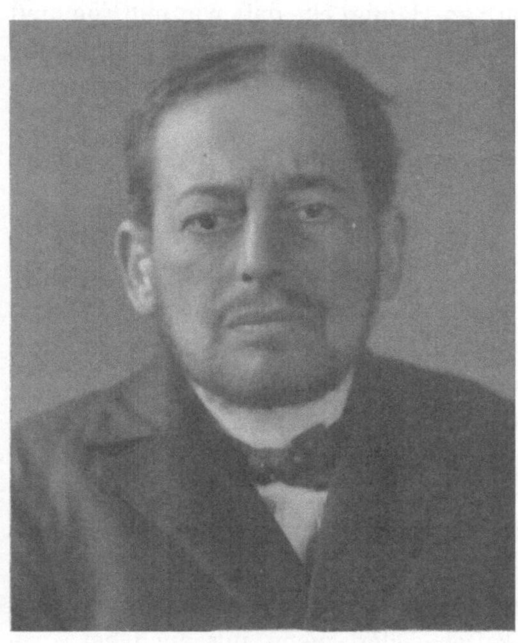

Fig. 288.
Protrusion des rechten Bulbus in einem Falle
von Tumor des rechten Keilbeinflügels.
Eigene Beobachtung.

seits aber hat der Kranke — und wie
ich glaube, ganz richtig — beobachtet,
daß die Schmerzanfälle ausgelöst werden,
wenn er sich bückt, wenn er bei der Stuhlentleerung stark pressen muß und auch
wenn sein Kopf oder Nacken stark ab-
gekühlt wird. Er hat sich deshalb gewöhnt, ein Käppchen zu tragen, wie er
überhaupt ein äußerst großes Wärme-
bedürfnis zu haben scheint.

Von diesen Schmerzen, die der
intelligente Kranke in das Innere des
Schädels verlegt, unterscheidet er eine
andere Art von Schmerzen über
dem rechten Auge und in der rechten
Wangengegend, ausstrahlend in die
Zahnreihen des Ober- und Unterkiefers
und nach dem Kinn zu. Sie sind nicht
anhaltend, sondern treten anfallsweise auf,
ganz nach Art einer Neuralgie des
N. trigeminus, auf dessen Gebiet sie
sich auch beschränken. Ist die Intensität
dieser Schmerzen eine besonders große, so kommt es reflektorisch zu einem
Tic convulsif, vorwiegend in der rechtsseitigen Gesichtsmuskulatur, aber auch links.
Das erste Auftreten dieser neuralgiformen Schmerzen liegt bereits 13—14 Jahre
zurück. Lange Zeit hindurch waren diese Schmerzen die einzigen Krankheitssymptome. Erst vor zehn Jahren bemerkte der Kranke eine Abnahme seines
Sehvermögens, und zwar zunächst auf dem rechten, seit 1900 auch auf dem
linken Auge. Langsam und ganz allmählich hat seine Sehkraft seitdem weiter
abgenommen; im Oktober 1901 bestand rechts bereits eine totale Amaurose,
und links sieht der Patient heute nur noch Handbewegungen. Außerdem ist aber
im Laufe des letzten Jahrzehnts das rechte Auge mehr und mehr aus der Orbita
hervorgetreten (Fig. 288), und zwar soll diese Protrusio bulbi nach Aussage des

Patienten Schwankungen unterliegen. Sie soll zur Zeit der heftigen Kopfschmerz-
anfälle stärker sein, während in der anfallsfreien Zeit das Auge wieder etwas zurückzutreten scheint. Außerdem soll im Jahre 1889 im Anschluß an eine Influenza
— während der damaligen ersten, großen Influenzaepidemie — eine passagere
rechtsseitige Ptosis bestanden haben, die bei einer elektrischen Behandlung rasch
zurückgegangen ist. Begreiflicherweise ist der Schlaf des Patienten durch die
intensiven Schmerzen derart gestört, daß er zu narkotischen Mitteln greifen muß.
Störungen des Bewußtseins, Übelkeit und Erbrechen, Konvulsionen und Krämpfe
sind niemals vorhanden gewesen, auch keine psychischen Alterationen, und noch
heute ist die Intelligenz des Kranken
völlig intakt.

Objektiv lassen sich nur wenig
Krankheitsanzeichen nachweisen, zunächst die Sehstörung des Kranken.
Sie besteht in einer temporalen
Hemianopie auf dem linken Auge
mit hemianopischer Pupillenreaktion bei totaler Amaurose
des rechten Auges (Fig. 289). Das
eigenartige Pupillenphänomen weist uns
darauf hin, daß eine Läsion des rechten
Tractus opticus oder des Chiasmas vorliegt (S. 230). Der Gesichtsfelddefekt
läßt sich wenigstens in grober Weise
leicht demonstrieren. Wenn ich mich
dem Patienten gegenüberstelle, ihn
mein Auge fixieren lasse und ihn auf-
fordere, anzugeben, ob er meine Hand

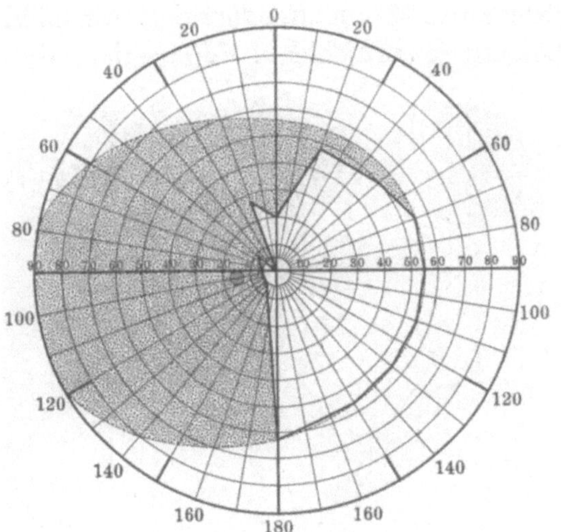

Fig. 289.

Temporale Hemianopie auf dem linken Auge in
einem Falle von Tumor des rechten Keilbeinflügels
(Amaurose des rechten Auges).
Eigene Beobachtung.

sieht, die ich von außen her in sein Gesichtsfeld hineinbewege, so wird er in dem
Augenblicke „Jetzt" sagen, in dem meine Hand die vertikale Mittellinie seines Gesichtsfeldes überschreitet. In der temporalen Hälfte desselben ist also sein Sehvermögen
erloschen. Deshalb bezeichnen wir die Störung als „temporale Hemianopie". Wie
sie zustande kam, ist nicht mehr festzustellen, weil ihre Entstehung nicht beobachtet
worden ist. Es liegen hier drei Möglichkeiten vor (Fig. 290); erstens kann zu einer
bitemporalen eine linksseitige homonyme bilaterale Hemianopie hinzugetreten sein
oder umgekehrt (A). Die Störung wäre in diesem Fall bedingt durch eine Läsion
unmittelbar vor oder hinter dem Chiasma als Ursache der bitemporalen und einer
gleichzeitigen Läsion des rechten Traktus als Ursache der linksseitigen homonymen bilateralen Hemianopie. Die zweite Möglichkeit wäre die, daß zu einer
Läsion des Chiasmas als Ursache der bitemporalen Hemianopie eine Affektion des
rechten Sehnerven hinzugetreten ist, die zu völliger Erblindung des rechten Auges
geführt hat (B). Und die dritte Möglichkeit schließlich wäre, daß die zur Amaurose
führende rechtsseitige Optikusatrophie sich zu einer linksseitigen homonymen bila-

teralen Hemianopie hinzugesellt hat, als Folge einer Läsion des rechten Traktus (C). Die ophthalmoskopische Untersuchung ergibt nun tatsächlich auf dem rechten Auge eine totale Optikusatrophie, so daß wir wohl berechtigt sind, eine der beiden letzten Möglichkeiten als Ursache des bestehenden Gesichtsfelddefektes anzunehmen.   Auch am linken Auge ist seit Jahren eine vorgeschrittene Optikusatrophie vorhanden, die indessen noch nicht zur Amaurose geführt hat.   Ob am rechten Auge Augenmuskellähmungen vorhanden sind und welche, ist bei der Beweglichkeitsbehinderung des Bulbus infolge der bestehenden Protrusion schwer zu beurteilen.   Zweifellos ist ein leichter Abduktionsdefekt vorhanden, vielleicht auch eine Parese des M. rectus superior.   Am linken Auge dagegen scheinen Augenmuskellähmungen zu fehlen.   Von seiten der übrigen Hirnnerven ist nur der rechte

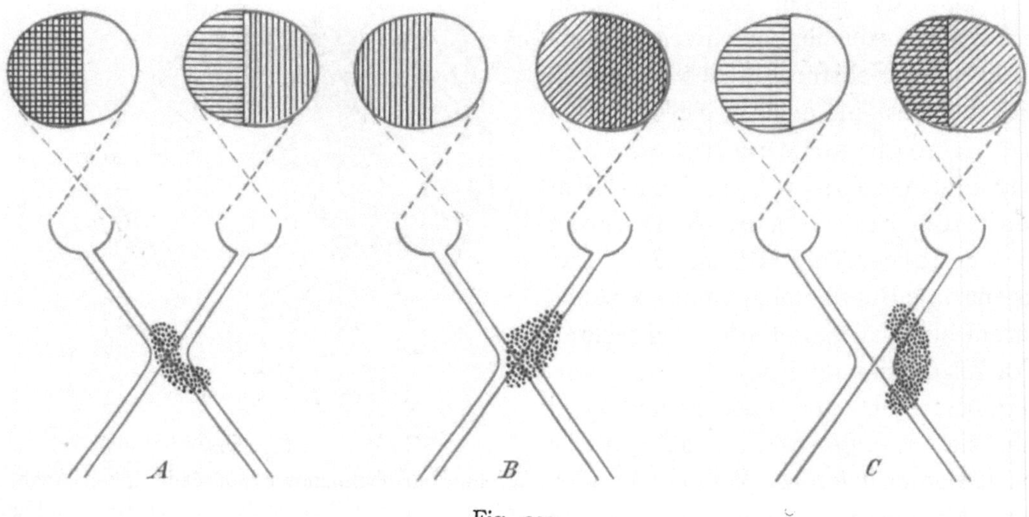

Fig. 290.

Temporale Hemianopie auf dem linken Auge bei Amaurose des rechten Auges.   Verschiedene
Möglichkeiten ihrer Entstehung.

A Bitemporale und linksseitige homonyme bilaterale Hemianopie, B Bitemporale Hemianopie und Atrophie des rechten Sehnerven, C Linksseitige homonyme bilaterale Hemianopie und Atrophie des rechten Sehnerven.

N. trigeminus in den Krankheitsprozeß einbezogen; im ganzen Gebiet desselben ist eine geringe Herabsetzung der verschiedenen Qualitäten der Sensibilität unverkennbar; auch sind die Austrittsstellen der drei Äste des Nerven äußerst druckempfindlich.   Im Gebiet des Fazialis besteht, rein reflektorisch ausgelöst, ein Tic convulsif.

Am Schädel ist im Bereich der Stelle, an die der Kranke seine eigentlichen Kopfschmerzen verlegt, eine deutliche perkutorische Empfindlichkeit vorhanden, also etwa handbreit über dem rechten äußeren Gehörgang und etwas weiter nach vorn.   Äußerst druckschmerzhaft sind ferner die Austrittsstelle des rechten N. occipitalis major und auch die Querfortsätze der Halswirbelsäule, besonders rechts. Am Rumpfe und an den Extremitäten sind keine sensiblen und motorischen Lähmungs- oder Reizerscheinungen nachzuweisen; die Reflexe sind normal, und auch Störungen der Sphinkteren sind nicht vorhanden.

Zerebrale Herderscheinungen, wie wir sie beim Hirntumor zu treffen pflegen, fehlen also in dem Krankheitsbilde vollständig, und auch allgemeine Tumorsymptome, wie Übelkeit, Erbrechen, Bewußtseinstrübung und Pulsverlangsamung, sind niemals vorhanden gewesen; die Pulsfrequenz beträgt durchweg etwa 72 in der Minute. Vielleicht könnten die Kopfschmerzen als zerebrale All-

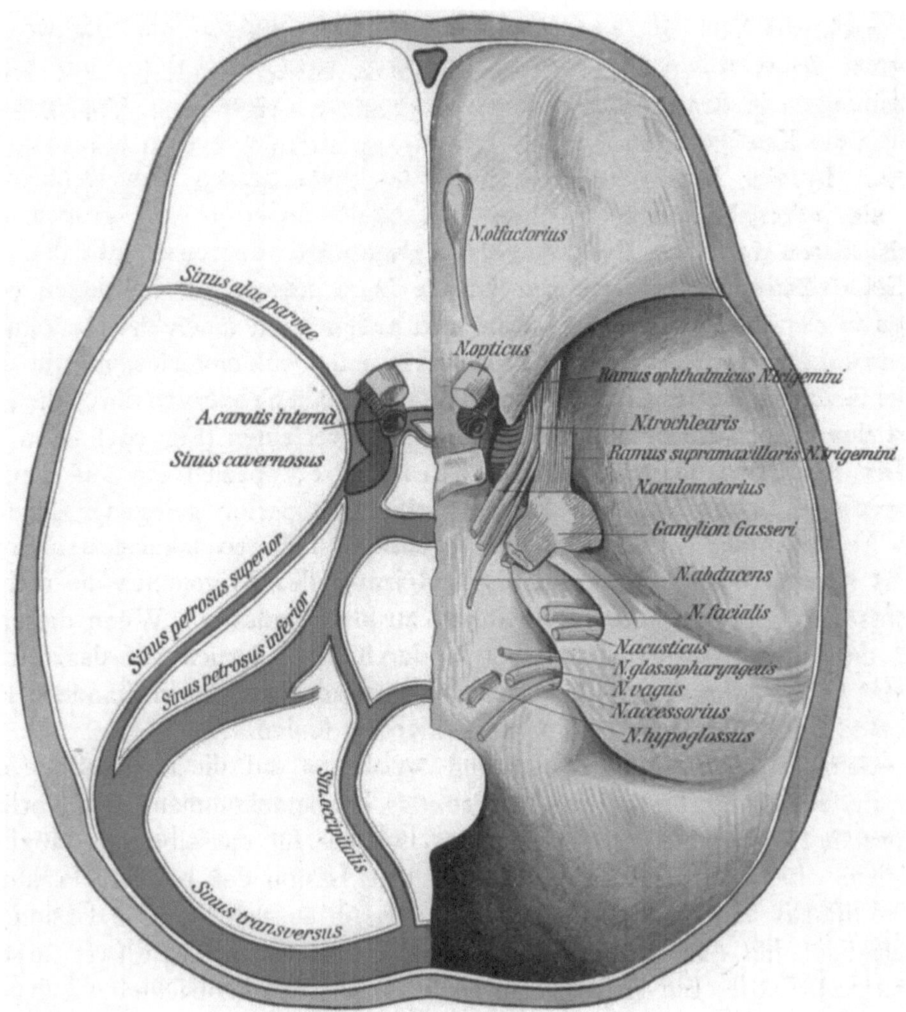

Fig. 291.

Schädelbasis mit den Sinus der harten Hirnhaut und mit den Hirnnerven.

gemeinerscheinungen gedeutet werden; aber ihre Einseitigkeit und die präzise zirkumskripte Lokalisation derselben weisen uns auf eine ganz bestimmte Stelle auf der rechten Schädelseite hin, und auch ihre Eigenart muß es uns fraglich erscheinen lassen, ob wir es hier mit einer zerebralen Allgemeinerscheinung zu tun haben. Es handelt sich ja offenbar nicht um den allgemeinen, tiefen und dumpfen Schmerz und Druck, wie er sonst wohl für den Tumor cerebri charakteristisch ist, sondern um sehr heftige, brennende und bohrende Schmerzen, die der Patient

scharf zu lokalisieren vermag. Diese Eigenart der Schmerzen weist uns direkt
auf die äußerst empfindlichen Hirnhäute, speziell auf die Dura mater, und auf die
Knochen des Schädels hin. Wir beobachten sie besonders bei Geschwülsten,
die in der Dura oder im Knochen sitzen, am konstantesten bei Tumoren der
Schädelbasis.

Auf die Schädelbasis, und zwar auf die rechte Seite derselben, weist uns aber
auch noch ein Teil der anderen Krankheitserscheinungen hin, die wir bei dem
Patienten festgestellt haben: die Sehstörung, sowie die Reiz- und Lähmungserscheinungen in den sensiblen Fasern des rechten Trigeminus. Vergegenwärtigen
Sie sich die Konfiguration der Schädelbasis, speziell der beiden mittleren Schädelgruben. In der Mitte derselben liegt die Sella turcica des Keilbeins, vorn
wird sie jederseits durch die Fissura orbitalis superior des großen Keilbeinflügels, hinten durch die Pyramide des Felsenbeines begrenzt. Mit den Knochen
der Schädelbasis fest verwachsen ist die Dura mater; auf ihr liegen von Hirnnerven in der mittleren Schädelgrube von außen nach innen der Trigeminus, die
Augenmuskelnerven: Abduzens, Trochlearis und Okulomotorius, und in der Mitte
auf der Sella turcica das Chiasma, von dem die beiden Sehnerven durch die Foramina
optica des kleinen Keilbeinflügels in die Orbita verlaufen (Fig. 291). Ein Tumor
in der rechten mittleren Schädelgrube, speziell ein auf dem großen
Keilbeinflügel in der Nähe der Fissura orbitalis superior gelegener Tumor, wird
durch Einbeziehung der Dura mater die äußerst heftigen lokalisierten Schmerzen
auf der rechten Schädelseite und durch Reizung des Trigeminus die rechtsseitige
Gesichtsneuralgie bei unserem Kranken auslösen müssen. Wenn dieser Tumor
durch die Fissura orbitalis superior hindurch einen Druck auf das retrobulbäre
Gewebe der rechten Augenhöhle ausübt, so wird auch die vorhandene Protrusio
bulbi eine vollkommen befriedigende Erklärung finden.

Auch die beobachtete Sehstörung weist uns auf die rechte Seite der mittleren Schädelgrube hin. Die Analyse des Zustandekommens der vorhandenen
temporalen Hemianopie am linken Auge ließ uns für dasselbe drei Möglichkeiten
erkennen. In jedem Falle mußten wir eine Läsion des rechten Traktus oder
Nervus opticus annehmen; fraglich blieb nur, ob es sich um eine Läsion beider
handelt oder um eine Läsion eines derselben in Gemeinschaft mit einer
Chiasmaläsion. Ein sicherer Entscheid ist aus der beobachteten Störung überhaupt nicht zu treffen. Aber eine gleichzeitige Affektion des rechten Nervus und
Traktus läßt sich sehr wohl mit der Annahme eines Tumors an der bezeichneten
Stelle in Einklang bringen; wir haben alsdann die Läsion als direkte Druck-
wirkung des Tumors aufzufassen. Das Fehlen von rechtsseitigen Augenmuskellähmungen spricht nicht gegen diese Annahme. Allerdings verlaufen Abduzens,
Trochlearis und Okulomotorius an der Schädelbasis zwischen Trigeminus und
Chiasma, und man könnte vielleicht a priori erwarten, daß ein Tumor, der Trigeminus und Traktus schädigt, auch sie in Mitleidenschaft ziehen und zur Ophthalmo-
plegie führen müßte. Diese Nerven sind aber an der inkriminierten Stelle
durch ihren Verlauf im Sinus cavernosus geschützt (Fig. 292). Lateral von der

Carotis interna liegt, vom Sinusblut umspült, der Abduzens; der Okulomotorius springt nicht selten in den vorderen Partien des Sinus cavernosus frei in dessen Lumen vor, und der Trochlearis ist in die laterale Kante des Sinus eingelassen. Hier können diese Augenmuskelnerven einem andrängenden Druck ausweichen, was dem Tractus opticus und dem Trigeminus nicht möglich ist.

Nun werden Sie aber wohl den Einwand erheben, daß bei dem Patienten auch eine linksseitige Sehnervenatrophie vorhanden ist, und daß diese Störung wohl kaum durch einen Tumor in der rechten mittleren Schädelgrube zu erklären sein dürfte. Diese linksseitige Optikusatrophie ist als direkte Folge der rechtsseitigen Traktusläsion aufzufassen. In welcher Weise sie zustande kommt, ist früher (S. 236—238) ausführlich erörtert worden.

So ist also im vorliegenden Falle die Diagnose eines intrakraniellen Tumors sicher, und es ist auch eine recht befriedigende Lokalisationsdiagnose möglich. Wie steht es nun mit der Artdiagnose der Geschwulst? Wir wollen sie

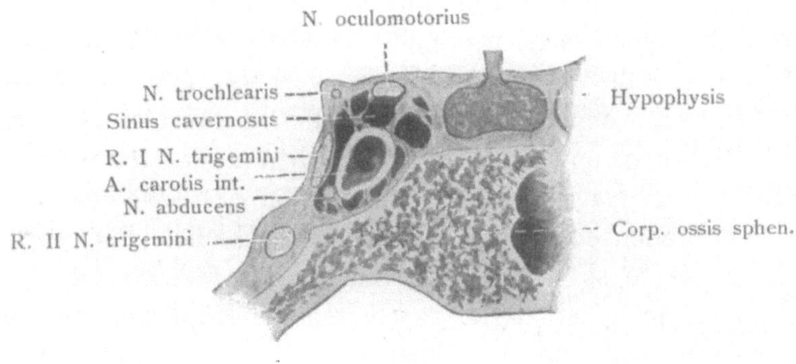

Fig. 292.

Frontalschnitt durch den Sinus cavernosus. (Etwas vergrößert.) Nach Hermann.

per exclusionem zu stellen versuchen. Von vornherein können wir bei dem langjährigen Verlauf des Leidens einen primären malignen Tumor ausschließen, also ein Karzinom, Sarkom und Osteosarkom; ferner auf Grund der Anamnese und des negativen Befundes einer genauen Untersuchung des ganzen Körpers unseres Patienten: ein Gumma und einen Tuberkel. Die Einseitigkeit der Erscheinungen verbietet uns die Annahme eines Tumors der Hypophysis cerebri, ganz abgesehen davon, daß bei Tumoren des Hirnanhangs erfahrungsgemäß häufig das eigenartige Krankheitsbild der Akromegalie zur Beobachtung kommt. Da es sich zweifellos um einen extrazerebralen Tumor handelt, können wir auch ohne weiteres ein Gliom ausschließen.

So bleiben also schließlich nur die äußerst seltenen Tumoren der Schädelbasis übrig: die Psammome und Cholesteatome, die Zystizerken und Echinococcusblasen, die Osteome und Enchondrome, die geradezu als „Rara et curiosa" bezeichnet werden, und endlich die multiplen Fibrome der Dura und die basalen Aneurysmen des Karotisgebietes. Bei der Seltenheit der erstgenannten Geschwülste und der multiplen Durafibrome liegt es am nächsten, an das Aneurysma zu denken.

Wir haben vor fünf Jahren im Siechenhause bei einem alten Tabiker einen Fall von Aneurysma der A. carotis interna beobachtet, dessen Bersten zum Exitus geführt hat. Die klinischen Erscheinungen dieses Falles waren fast die gleichen, wie wir sie heute gesehen und besprochen haben: streng lokalisierte, heftige, zeitweise exazerbierende Kopfschmerzen auf einer Schädelseite und eine hartnäckige Supraorbitalneuralgie; der Exophthalmus fehlte. Eine stereoskopische Aufnahme dieses äußerst instruktiven Gehirnpräparats zeigt die Basis cerebri mit Blut überströmt, das Stirnhirn nach dem Beschauer gerichtet, das Cerebellum und die abgeschnittene M. oblongata oben. Auf der rechten Seite ist das klaffende Lumen der normalen Carotis interna, auf der linken Seite das geplatzte Aneurysma sichtbar (Fig. 293 u. 294).

Auch in dem heutigen Fall habe ich zunächst ein Aneurysma im Gebiet der A. carotis interna angenommen. Ich war mir dabei sehr wohl bewußt, daß es sich nur um eine Wahrscheinlichkeitsdiagnose handeln konnte. Denn ein sicheres Kriterium für das intrakranielle Aneurysma gibt es nicht. Wohl wird in einzelnen Fällen ein dem Pulse synchrones arterielles Geräusch gehört; aber dieses Geräusch wird in den meisten Fällen von Aneurysma vermißt, und es ist auch nicht unbedingt charakteristisch, denn es kann bei allen gefäßreichen Tumoren in der Schädelhöhle vorkommen, und auch bei Anämischen wird mitunter eine Fortleitung der Gefäßgeräusche am Halse bei der Auskultation des Schädels wahrgenommen.

Für das Vorhandensein eines Aneurysmas schienen mir aber in unserem Falle mehrere Punkte zu sprechen: das Sausen im rechten Ohre, an dem der Patient von Kindheit an leidet, das Exazerbieren der Kopfschmerzen beim Bücken, beim starken Pressen während der Defäkation, kurz bei Anlässen, die zu einem Blutandrang nach dem Kopfe führen, und die wechselnde Intensität des rechtsseitigen Exophthalmus, die wohl nur auf Schwankungen des Blutdrucks und der Blutfülle zurückgeführt werden kann.

Und schließlich gab uns die bei dem Kranken seit Jahren beobachtete Okzipitalneuralgie einen weiteren Anhaltspunkt für die Diagnose. Wir können diese Krankheitserscheinung selbstverständlich nicht auf einen Tumor in der mittleren Schädelgrube beziehen; denn der N. occipitalis major ist der hintere Ast des II. Cervikalnerven. Wohl aber liegt es sicherlich am nächsten, die beobachtete Okzipitalneuralgie auf dieselbe Krankheitsursache zurückzuführen wie die Neuralgie im Trigeminusgebiet, d. h. auf eine Aneurysmenbildung. Es ist ja eine Eigentümlichkeit der Aneurysmen, daß sie multipel auftreten, und so war ich der Ansicht, daß ein Aneurysma im Gebiet der rechten A. vertebralis durch Druck auf den N. occipitalis major die beobachtete Neuralgie verursacht.

In dem letzten Jahre ist indessen bei unserem Kranken eine Schwellung der Lymphdrüsen auf der rechten Seite des Halses hervorgetreten. Dieser Umstand hat mich an der Richtigkeit der Diagnose einer multiplen Aneurysmenbildung im Gebiet der A. carotis interna und der A. vertebralis der rechten Seite wieder zweifeln lassen; ebenso wie die deutliche Auftreibung an der rechten Ohrgegend durch den wachsenden Tumor, die wir in den letzten Monaten beobachten. Aneu-

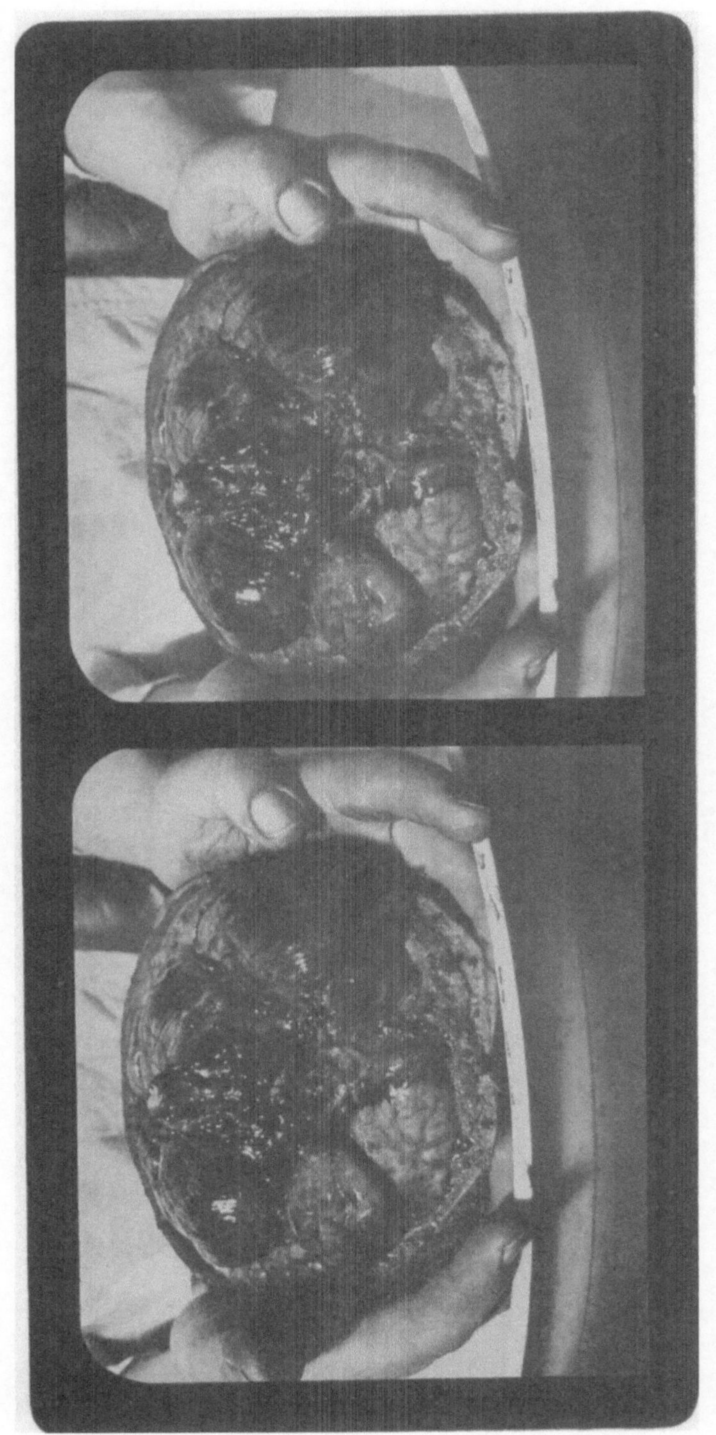

Fig. 293.

Geborstenes Aneurysma der A. carotis interna sinistra. Stereoskopaufnahme. Eigene Beobachtung.

rysmen können selbstverständlich nicht zu einer Schwellung der regionären
Lymphdrüsen führen. Wenn wir aber diese Erscheinung — wie es das Nächst-
liegende ist — auf das Grundleiden des Kranken zurückführen wollen, müssen
wir schließlich doch einen malignen Tumor annehmen, und so kommen wir auf
das Durafibrom zurück, das bekanntlich jahre- und jahrzehntelang als solches
bestehen kann und schließlich doch zum malignen Sarkom wird. Trifft diese Annahme für unseren Fall zu, so wäre damit auch die Schwellung der regionären
Lymphdrüsen erklärt, und wir hätten nicht multiple Aneurysmen, sondern multiple
Fibrome bezw. Fibrosarkome als Ursache des beobachteten Krankheitsbildes anzunehmen. Eine gewisse Neigung zur Geschwulstbildung kommt in unserem

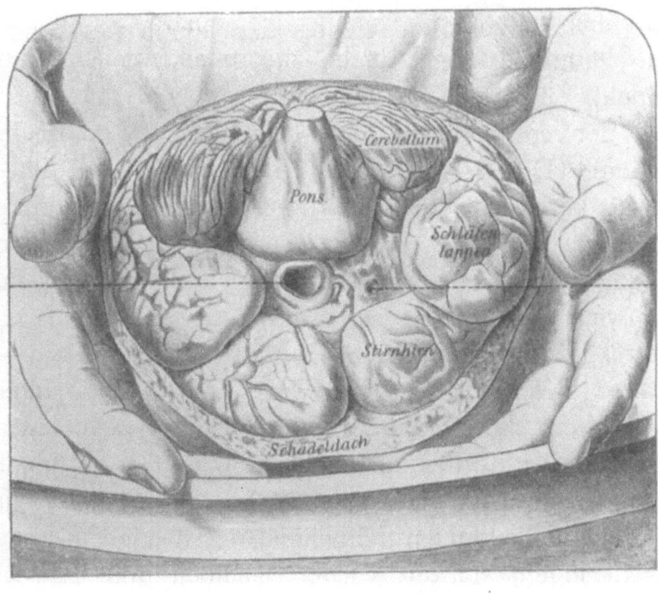

Fig. 294.
Geborstenes Aneurysma der A. carotis interna sinistra.

Falle auch in einem großen Fibrom an der linken Schulter des Patienten zum
Ausdruck, und gerade das Fibrom zeigt bekanntlich die Tendenz zur Multiplizität.

Eine sichere Diagnose würde sich vielleicht auf Grund der histologischen
Untersuchung einer exstirpierten Lymphdrüse stellen lassen; leider aber kann sich
der Kranke nicht zu der unbedeutenden Operation entschließen. So müssen wir
uns vorläufig mit der topischen Diagnose eines intrakraniellen Tumors am rechten
Keilbein begnügen und darauf verzichten, eine sichere Artdiagnose der Geschwulst
zu stellen.

88. Ein Fall von Tumor der hinteren Schädelgrube.

Eine gewisse Ähnlichkeit mit dem geschilderten Falle von Stirnhirntumor besitzt ein anderer, der eine 50jährige verheiratete Frau betrifft, die bereits im achten

Jahre im Siechenhause verpflegt wird. Sie hat neun Kinder geboren, von denen sieben am Leben sind; zwei sind gestorben; außerdem sind zwischen den Geburten zweimal Aborte vorgekommen. Irgend ein Anhaltspunkt für eine frühere luetische Infektion ist weder aus der Anamnese, noch aus unserer seitherigen Beobachtung und aus dem gegenwärtigen Status zu gewinnen. Zweimal jedoch hat die Kranke in ihrem Leben kleinere Unfälle erlitten; vor etwa fünfzehn Jahren ist sie von ihrem Manne mißhandelt worden; er hat ihr ein Glas an den Kopf geworfen und ihr dadurch eine blutende Wunde am Hinterkopf zugefügt. Ein andermal, vor sieben Jahren, ist sie von einer Leiter herunter gefallen, wieder auf den Hinterkopf, jedoch ohne sich eine äußere Verletzung zuzuziehen. Beide Male sind irgend welche zerebrale Erscheinungen nicht beobachtet worden.

Ihr jetziges Leiden begann zu Anfang des Jahres 1900 mit Kopfschmerzen, die allmählich an Heftigkeit immer mehr zunahmen, und mit anfallsweise auf-tretendem Schwindel. Zu Ostern desselben Jahres bemerkte die Kranke zuerst eine Abnahme des Sehvermögens auf dem linken Auge, im Frühjahr 1901 auch auf dem rechten Auge. Die Sehkraft nahm immer mehr ab, und innerhalb der nächsten $^3/_4$ Jahre ist die Kranke unter unserer Beobachtung vollständig erblindet.

Bei der Aufnahme, im Juni 1901, gab sie uns an, daß sie mit Beginn des Leidens stark abgemagert sei und etwa 20 Pfund an Körpergewicht abgenommen habe. Tatsächlich war die Kranke sehr anämisch und ihr Ernährungszustand dermaßen reduziert, daß man durch die schlaffen Bauchdecken die pulsierende Aorta deutlich fühlte. Die Kopfschmerzen waren zeitweise so intensiv, daß sich die Kranke kaum aufrecht halten konnte. Sie war aber nicht imstande, dieselben an eine bestimmte Stelle des Kopfes zu lokalisieren, und bezeichnete sie als äußerst heftige, tiefe, dumpfe Schmerzen im ganzen Innern des Kopfes. Außerdem klagte die Kranke damals über anhaltenden Schwindel, der bei jedem Lagewechsel, beim Aufrichten und Niederlegen, stärker wurde. Übelkeit und Erbrechen waren im ganzen Verlauf des Leidens nicht aufgetreten, ebensowenig Anfälle von Bewußt-losigkeit, Konvulsionen und dergl. Die Pulsfrequenz schwankte zwischen 70 und 80 Schlägen in der Minute.

Im wesentlichen bot also die Kranke bei der Aufnahme das Bild eines hochgradigen Erschöpfungszustandes und einer schweren Anämie, bei der ja Kopfschmerzen und Schwindel etwas ganz gewöhnliches sind. Immerhin legte die auffällige Herabsetzung des Sehvermögens, die damals schon vorhanden war, den Verdacht auf eine organische Zerebralerkrankung nahe und forderte uns direkt auf, eine Augenspiegeluntersuchung vorzunehmen. Bei derselben konnten wir auf beiden Augen eine unverkennbare Stauungspapille feststellen, zugleich aber auch eine beginnende Optikusatrophie, und zwar war die letztere auf dem rechten Auge schon etwas weiter vorgeschritten als auf dem linken.

Wir sind gewohnt, die Stauungspapille als eine der wichtigsten und charak-teristischsten Allgemeinerscheinungen der Hirntumoren aufzufassen, deren Vor-handensein in 90% aller Fälle die Diagnose sichert. Deshalb ist es wohl ange-zeigt, gerade an der Hand dieses Falles darauf hinzuweisen, daß auch bei schwerer

Anämie die Stauungspapille vorkommen kann, und zwar, wie uns die Erfahrungen der neueren Zeit gelehrt haben, infolge des Auftretens autochthoner Thrombosen der Sinus, besonders bei einem Sitz des Thrombus im Sinus cavernosus. In diesen Fällen von schwerer Anämie werden aber die den Allgemeinsymptomen des Tumors äußerst ähnlichen zerebralen Krankheitserscheinungen, wie Kopfschmerzen, Schwindel, Stauungspapille — auch Übelkeit und Erbrechen werden oft genug beobachtet — bei Bettruhe, guter Ernährung und geeigneter medikamentöser Behandlung allmählich zurückgehen.

In unserem Falle aber konnten wir durch die weitere Untersuchung das Vorhandensein einer Anämie allein sofort ausschließen. Zunächst fielen uns motorische Lähmungs- und Reizungserscheinungen im linken Fazialis auf: die linke Oberlippe wurde nahezu anhaltend, oft stundenlang, durch rasch aufeinanderfolgende Zuckungen in die Höhe gezogen; dabei blieb die ganze Muskulatur der linken Gesichtshälfte bei mimischen Bewegungen erheblich hinter der rechten zurück, wenn auch in der Ruhe die beiden Mundwinkel gleich hoch standen und eine Differenz der Nasolabialfalten nicht erkennbar war. Im Laufe der letzten Jahre hat sich an diesem Befunde nichts Wesentliches geändert; die Zuckungen in der Muskulatur der linken Oberlippe sind seltener geworden; aber sie werden zeitweise immer noch beobachtet. Dagegen sind die Lähmungserscheinungen im linken Fazialis etwas deutlicher geworden; der linke Mundwinkel steht jetzt auch in der Ruhe etwas tiefer als der rechte; eine Differenz in der Lage der beiden Nasenflügel zum Septum und in der Weite der beiden Nasenlöcher ist unverkennbar; und auch der linke Stirnast ist jetzt deutlich an der Parese beteiligt. Wenn die Kranke aufgefordert wird, die beiden Augen zu schließen, so bleibt zwischen dem Ober- und Unterlid des linken Auges ein schmaler Spalt offen, in dem die Sklera des Bulbus durchscheint. Außerdem steht auch der linke Gaumenbogen etwas tiefer als der rechte, und die Uvula weicht nach links ab. Wir haben es hier also offenbar mit einer deutlichen, wenn auch leichten Parese beider Äste des linken Fazialis zu tun.

Bei der Prüfung der Augenbewegungen ist ein starker horizontaler Nystagmus, der bei allen Stellungen der Bulbi vorhanden ist, die auffälligste Erscheinung. Bei der Konvergenz der Bulbi tritt eine deutliche sekundäre Deviation des linken Auges ein. Eine Lähmung des Rectus medialis besteht aber nicht, denn das linke Auge kann in normaler Weise nach innen bewegt werden. Wohl aber ist die Auswärtsbewegung des linken Auges keine vollständige; der Bulbus bleibt merklich, wenn auch in geringem Maße, zurück: es besteht also eine leichte Parese des linken Abduzens.

Auch bei der Blickrichtung nach oben sind Bewegungsdefekte vorhanden, und zwar sowohl rechts wie links. Beide Bulbi bleiben in geringem Maße hinter der normalen Exkursionsgrenze zurück. Wir müssen also eine leichte Schwäche im M. rectus superior und wohl auch im M. obliquus inferior annehmen, also eine geringe Parese einzelner Äste beider Nn. oculomotorii. Weitere Augenmuskellähmungen sind nicht vorhanden; die Pupillen sind selbstverständlich starr und reaktionslos, lediglich infolge der beiderseitigen totalen Sehnervenatrophie.

Außerdem sind aber bei unserer Patientin auch noch Anomalien von seiten der übrigen Hirnnerven vorhanden. Beginnen wir in systematischer Weise mit dem N. olfactorius: Schon im Juni 1901 hat sich gezeigt, daß das Geruchsvermögen der Kranken sehr erheblich vermindert war; jetzt ist es nahezu vollständig erloschen. Einerlei, welche stark riechende Substanz ihr vor die Nase gehalten wird, sie erkennt die Geruchsqualität nicht, wenn sie auch wohl noch eine vage Geruchsempfindung hat, und zwar ist diese Anosmie sowohl auf der rechten wie auf der linken Seite vorhanden. Schließen wir hieran gleich die Prüfung des Trigeminusgeruchs an; auch Ammoniak wird nicht erkannt; es riecht ja bekanntlich so stark, daß jeder Gesunde sofort mit einer Abwehrbewegung reagiert, während unsere Patientin sich völlig indolent verhält. Es ist also hier nicht nur der Olfaktorius-, sondern auch der Trigeminusgeruch ganz aufgehoben oder wenigstens hochgradig herabgesetzt.

Ähnlich ist es mit dem Geschmackssinn der Kranken. Wie die Prüfung, die wir in der früher geschilderten Weise (S. 295) ausgeführt haben, ergibt, ist unsere Patientin nicht imstande, auf der vorderen Zungenhälfte Salz und Essig zu unterscheiden, und zwar weder rechts noch links; und auch auf der hinteren Zungenhälfte unterscheidet sie wenigstens links Zucker und Chinin nicht. Rechts hinten dagegen ist das Geschmacksvermögen anscheinend nicht gestört. Es ist also links der Glossopharyngeus-Geschmack und auf beiden Seiten der Trigeminus-Geschmack aufgehoben.

Sensible und motorische Lähmungserscheinungen im Trigeminusgebiet sind, wenigstens auf der äußeren Haut, nicht vorhanden; auch neuralgische Schmerzen im Gesicht fehlen vollständig. Wohl aber besteht eine sehr hochgradige Druckschmerzhaftigkeit an den Austrittsstellen sämtlicher Trigeminusäste, sowohl auf der rechten wie auf der linken Seite. Und an der Kornea des linken Auges ist die taktile Sensibilität entschieden etwas herabgesetzt; es erfolgt der Kornealreflex langsamer und weniger intensiv als am rechten Auge.

Auf dem linken Ohr ist die Kranke fast ganz taub, und diese hochgradige, einseitige Schwerhörigkeit ist durch eine Läsion des linken N. acusticus bedingt. Flüstersprache wird rechts 6 m weit gehört; links wird sie nicht verstanden. Die Luftleitung überdauert die Knochenleitung rechts um 20 Sekunden (Rinnescher Versuch positiv); links fehlt die Luftleitung für Stimmgabeln mittlerer Tonhöhe (a_1 = 433 Doppelschwingungen) vollständig, während die Knochenleitung erhalten ist (Rinnescher Versuch — ∞). Die Knochenleitung vom Scheitel aus ist gegen die Norm verkürzt (11 : 15 Sekunden). Die tiefste Tongrenze liegt rechts bei F_2, links bei g, die oberste Tongrenze rechts bei 0,2, links bei 5,8 mm der Galtonpfeife. Außerdem ist eine geringe gleichmäßige Trübung beider Trommelfelle vorhanden.

Störungen von seiten der übrigen Hirnnerven, also der Vagusgruppe und des Hypoglossus, fehlen vollständig.

Auch eine Klopfempfindlichkeit des Schädels ist an keiner Stelle vorhanden. Sehr auffällig ist es, daß diejenigen zerebralen Symptome, die im Beginn des Leidens im Vordergrund des Krankheitsbildes gestanden haben — die intensiven Kopfschmerzen und das Schwindelgefühl — nach und nach ganz geschwunden sind. In den ersten Wochen nach der Aufnahme ist die Kranke eben wegen der Kopfschmerzen und des Schwindels kaum imstande gewesen, außer Bett zu sein. Im weiteren Verlaufe des Leidens hat der Schwindel an Intensität noch sehr erheblich zugenommen. Die Kranke konnte nicht mehr aufrecht stehen; sie schwankte hin und her, und bei jedem Schritte taumelte sie wie eine Betrunkene, so daß sie beim Gehen gehalten werden mußte, um ein Hinstürzen zu vermeiden. Ganz allmählich nun wurde diese hochgradige Gleichgewichtsstörung geringer, und zwar in gleichem Maße, wie sich das Schwindelgefühl und die Kopfschmerzen besserten. Jetzt gibt uns die Kranke mit aller Bestimmtheit an, daß sie gar kein Kopfweh und keinen Schwindel mehr hat.

Auch beim Gehen und Stehen ist jetzt ein eigentliches Schwanken und Taumeln nicht mehr zu beobachten, sondern nur noch eine Ängstlichkeit und Unsicherheit, die hauptsächlich durch die Amaurose bedingt sein dürfte. Wohl aber verliert die Kranke beim Gehen die Richtung und weicht stets nach der rechten Seite aus.

Am Rumpfe und an den Extremitäten fehlen Sensibilitätsstörungen vollständig, und auch auf motorischem Gebiete sind grobe Lähmungserscheinungen nicht vorhanden. Die Patientin empfindet aber selbst, daß sie auf der linken Seite, im Arm und im Bein, nicht so kräftig ist, wie rechts. Ein Nachschleifen des linken Beines beim Gehen ließ sich freilich nicht beobachten; auch die Motilität der Beine ist eine vollkommen normale; wohl aber ist die Kraft in den Flexoren des linken Unterschenkels etwas herabgesetzt. Die Kniephänomene sind beiderseits gesteigert, links sogar noch mehr als rechts; auch die Achillessehnenreflexe sind beiderseits sehr lebhaft. Fußklonus läßt sich aber nicht auslösen und ebensowenig das Babinskische Großzehenphänomen.

Auch eine Ataxie ist nicht vorhanden; den sogen. Kniehackenversuch führt die Kranke vollkommen korrekt aus.

An den oberen Extremitäten liegen die Verhältnisse ganz ähnlich; beim Versuch, beide Arme zu erheben, bleibt auch wieder der linke Arm etwas zurück, und auch eine leichte Differenz in der Stärke des Händedrucks läßt sich nachweisen. Rechts zeigt das Dynamometer einen Ausschlag von 28 kg, links dagegen nur von 20 kg. Offenbar ist also bei der Patientin eine ganz leichte motorische Schwäche der linksseitigen Extremitäten vorhanden.

Lassen wir die Kranke mit dem Zeigefinger der linken oder rechten Hand die Nasenspitze berühren oder die beiden Zeigefingerspitzen einander nähern, so tritt bei diesen Bewegungen zweifellos eine Unsicherheit zutage, die uns bis zu einem gewissen Grade an den Intentionstremor bei multipler Sklerose, aber auch an die Ataxie bei Tabes erinnert. Es ist wohl keins von beiden; es ist ein Phänomen ganz eigener Art. Noch deutlicher wird diese Bewegungsstörung bei einem anderen Versuche: Wenn wir die Kranke irgend eine einfache Bewegung ausführen lassen, z. B. die Pronation und Supination der Hand, so kann sie dies vollkommen korrekt tun. Dagegen ist sie unfähig, dieselben Bewegungen sukzessive und rasch aufeinanderfolgend in korrekter Weise auszuführen. Es zeigt sich bei diesem Versuche schon an der rechten Hand eine merkliche Ungeschicklichkeit; noch deutlicher wird dieselbe bei den entsprechenden Bewegungen der linken Hand. Die Bewegungen werden dabei ganz ungeordnet, „ataktisch", wenn Sie wollen. Babinski hat zuerst auf dieses Phänomen hingewiesen und hat ihm eine diagnostische Bedeutung beigelegt, auf die ich nachher zu sprechen kommen werde.

Störungen von seiten der Blase und des Mastdarms sind nicht vorhanden.

Auch auf psychischem Gebiete sind besondere Anomalien während der seitherigen Beobachtung der Kranken im Siechenhause nicht in die Erscheinung getreten. Die Kranke ist meist munter, vielleicht etwas euphorisch; aber diese Stimmungslage steht im Einklang mit ihrem subjektiven Befinden während der letzten Monate, in welchen die heftigen Kopfschmerzen und die Schwindelanfälle von früher ganz geschwunden sind. Zustände von Benommenheit, oder Verwirrtheit, Schlafsucht u. dergl., wie wir sie bei der letzten Patientin beobachtet haben, sind niemals vorhanden gewesen; eine fortschreitende Demenz läßt sich nicht nachweisen; und auch Anfälle von Bewußtlosigkeit und Konvulsionen sind niemals zur Beobachtung gekommen.

Das Ergebnis unserer heutigen Untersuchung und unserer seitherigen Beobachtung ist also, kurz zusammengefaßt, folgendes: Beginn des Leidens mit heftigen Kopfschmerzen und mit Schwindel, Stauungspapille, später Optikusatrophie; in den nächsten Monaten erhebliche Steigerung der Intensität des Schwindels; Gleichgewichtsstörung — Schwanken beim Stehen, taumelnder Gang — Erscheinungen, die allmählich gänzlich geschwunden sind. Keine gröbere Alteration der Psyche; und auf somatischem Gebiet, außer der Optikusatrophie: beiderseitige Anosmie, Nystagmus, beiderseitige Parese in einzelnen Ästen des Okulomotorius; beiderseitige Reizungs- und Lähmungserscheinungen im Trigeminus (Hypästhesie der linken Kornea, Druckschmerzhaftigkeit der Nervenaustrittsstellen, Aufhebung des Trigeminus-Geruchs und -Geschmacks); sowie linksseitige Lähmungserscheinungen des Abduzens, Fazialis, Akustikus und Glossopharyngeus. An den Extremitäten eine leichte linksseitige Parese, und außerdem an den Armen eine ataktische Unsicherheit, die namentlich bei rasch aufeinanderfolgenden willkürlichen Bewegungen in die Erscheinung tritt.

Es fragt sich nun, welcher pathologische Prozeß hat zu diesem eigenartigen Verlaufe der Krankheit und zu dem jetzt vorhandenen Symptomenkomplex geführt? Den Beginn des Leidens: die heftigen, dumpfen, tiefen Schmerzen im Innern des Kopfes, die Schwindelanfälle und vor allem die Stauungspapille, die wir unter unseren Augen in eine totale Optikusatrophie übergehen sahen, mußten wir als die Allgemeinsymptome einer intrakraniellen Drucksteigerung auffassen, bedingt durch einen Tumor, der sich im Gehirn bereits zu einer ansehnlichen Größe entwickelt hatte, bevor die Kranke in unsere Beobachtung trat. An dieser Diagnose glaubten wir festhalten zu müssen, trotzdem einige der charakteristischen Tumorsymptome fehlten: die Pulsverlangsamung, die Übelkeit und das Erbrechen, sowie psychische Alterationen und Krämpfe.

Das Fehlen der beiden letztgenannten Tumorsymptome konnte am wenigsten gegen die Wahrscheinlichkeit unserer Diagnose sprechen; es gab uns vielmehr die Möglichkeit, eine Geschwulst des Stirnhirns mit ziemlicher Sicherheit und eine Geschwulst der Großhirnhemisphären überhaupt mit einiger Wahrscheinlichkeit auszuschließen. Zudem wies uns schon bei der ersten Untersuchung die Beteiligung einer Anzahl von Hirnnerven auf die Basis cerebri, und zwar auf den Hirnstamm, also auf die mittlere und hintere Schädelgrube hin.

Wollten wir die Symptome von seiten der Hirnnerven für die Lokaldiagnose des supponierten Tumors verwerten, so mußten wir uns darüber klar werden, inwieweit wir sie als Herdsymptome im engeren Sinne auffassen durften, oder wie wir sie sonst zu deuten hatten. Wir mußten zu diesem Zwecke die doppelseitigen Hirnnervenläsionen des Olfaktorius, Optikus, Okulomotorius und Trigeminus von den einseitigen des Abduzens, Fazialis, Akustikus und Glossopharyngeus trennen, und jede Gruppe gesondert betrachten. Die einseitigen Lähmungserscheinungen der letztgenannten Hirnnerven, des VI, VII, VIII und IX, wiesen uns auf eine ganz bestimmte Stelle des Hirnstammes hin, an die Stelle ihres Austritts am hinteren Ende des Pons und am Übergang desselben in die Medulla oblongata (Fig. 295). Gerade hier verlassen Abduzens, Fazialis, Akustikus und Glossopharyngeus dicht nebeneinander das Zentralorgan; ein Tumor, der sich linksseitig an dieser Stelle der Basis cerebri entwickelt, mußte zu den linksseitigen Lähmungserscheinungen von seiten der genannten Hirnnerven führen, und sofern er auch die linke Seite der Medulla oblongata unterhalb der Pyramidenkreuzung irgendwie in Mitleidenschaft zieht, auch zu der leichten linksseitigen Extremitätenlähmung, die wir in unserem Falle festgestellt haben. Es konnte sich aber nur um eine relativ leichte Kompression der einzelnen Hirnnerven und der Pyramidenbahn handeln, nicht um eine vollständige Zerstörung derselben, denn eine solche hätte ja zu einer kompletten Lähmung führen müssen, während nur eine leichte Parese vorhanden ist. Dabei mußte zunächst die Frage offen bleiben, ob die Kompression der linksseitigen Hirnnerven und der Pyramide zustande gekommen sei durch ein Wachstum der Geschwulst von der Schädelbasis aus nach Pons, Medulla oblongata und Kleinhirn zu, etwa durch ein Aneurysma der linken A. vertebralis, oder durch ein Wachstum der Geschwulst in umgekehrter Richtung von dem Zentralorgan aus nach der Schädelbasis zu.

In jedem Falle ließen uns diese Erwägungen klar und deutlich erkennen, daß die beobachteten linksseitigen Erscheinungen nicht direkt auf den Krankheitsherd selbst hinwiesen, sondern nur auf die Nachbarschaft desselben. Wir waren uns also klar darüber, daß wir es nicht mit direkten Herderscheinungen sondern mit sogen. „Nachbarschaftssymptomen" des Tumors zu tun hatten.

Wie waren nun die doppelseitigen Erscheinungen von seiten der übrigen Hirnnerven zu erklären, des Olfaktorius, Optikus, Okulomotorius und Trigeminus? Die Optikusatrophie, deren Entwickelung aus einer Stauungspapille wir selbst beobachtet hatten, mußte natürlich als Allgemeinsymptom des durch den Tumor bedingten Hirndrucks aufgefaßt werden. Ähnlich dürfen wir uns wenigstens in gewissen Fällen die Anosmie erklären; sie wird ziemlich oft bei den Hirngeschwülsten beobachtet, und zwar namentlich bei den Tumoren des Stirnhirns und des Cerebellums. Tritt sie doppelseitig auf, so ist sie bei einer Geschwulst des Stirnhirns als ein Herd- bezw. Nachbarschaftssymptom des Tumors aufzufassen, bei einer Kleinhirngeschwulst dagegen als eine Folge des Hydrops ventriculorum;

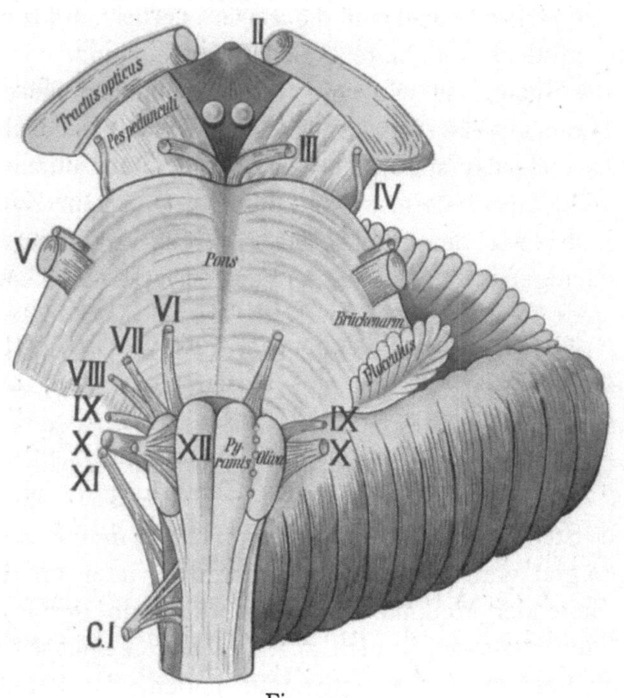

Fig. 295.

Medulla oblongata, Pons, Cerebellum und Hirnschenkel von vorn, zur Demonstration des Ursprungs der Hirnnerven II bis XII und des I. Cervikalnerven. Nach Edinger.

denn der von innen nach außen wirkende Druck, unter dem die Zerebrospinalflüssigkeit steht, preßt die beiden Olfactorii an der Basis des Gehirns gegen die unnachgiebigen Schädelknochen und führt zu einer Abplattung und Druckatrophie derselben, die in dem klinischen Bilde als Anosmie in die Erscheinung tritt. In einem Falle von Kleinhirngeschwulst kommt also der Anosmie lediglich die Bedeutung eines Fernsymptoms zu.

Dasselbe Moment des Drucks der Zerebrospinalflüssigkeit von innen nach außen gegen die Basis cranii ist auch für die übrigen Hirnnerven nicht ohne Bedeutung, namentlich für diejenigen unter ihnen, die einen langen Weg an der Schädelbasis zurückzulegen haben, also namentlich für die Augenmuskelnerven und den Trigeminus. Doppelseitige Erscheinungen von seiten des III. bis IV. Hirnnervenpaares sind also auch lediglich Folgezustände des Hydrocephalus internus; trotzdem aber dürfen wir sie nicht als Allgemeinsymptome des Hirndrucks auffassen, denn die allseitige Erfahrung hat uns gelehrt, daß sie nicht bei jedem Sitze des Tumors beobachtet werden, sondern lediglich bei Tumoren, die sich in dem engen Raume unterhalb des Tentorium cerebelli entwickeln, also in der hinteren Schädelgrube. Diesen doppelseitigen Hirnnervenerscheinungen kommt also, ebenso wie den einseitigen, die Bedeutung von Nachbarschaftssymptomen zu. Während wir

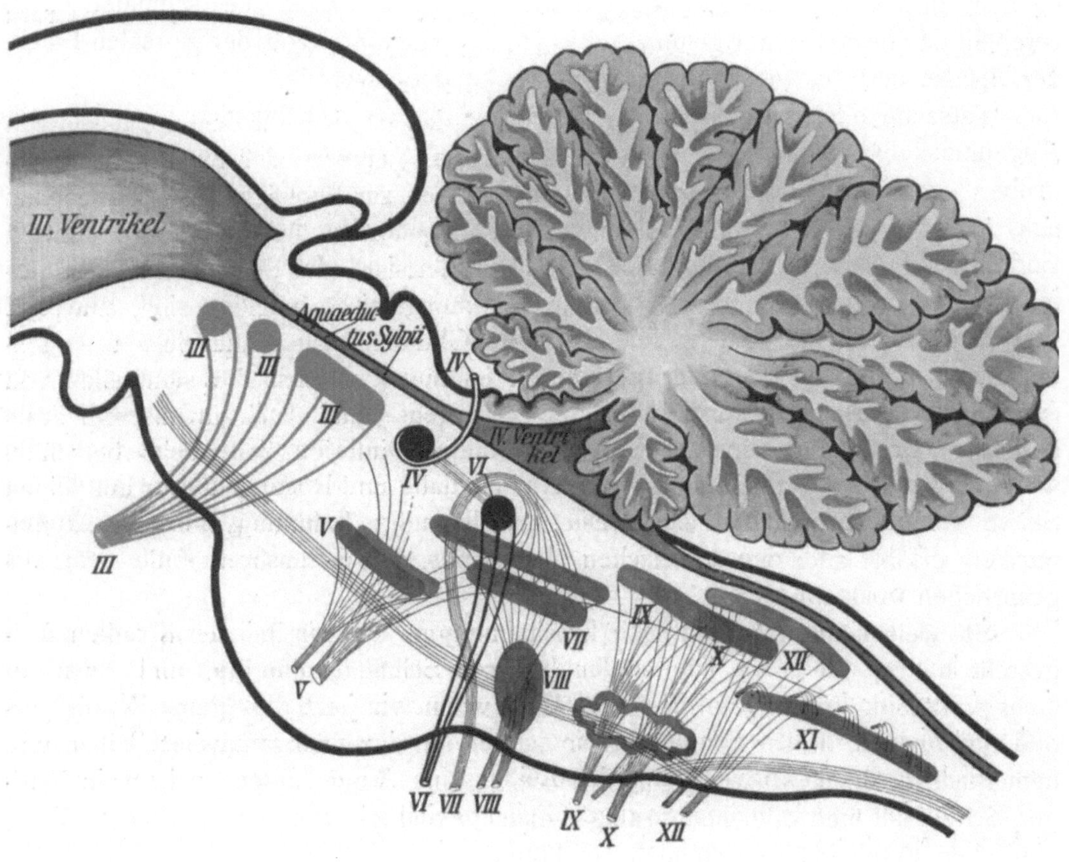

Fig. 296.
Kerne des III. bis XII. Hirnnerven.

Die Kerne des N. oculomotorius rot, der Nn. trochlearis und abducens schwarz, die übrigen Hirnnervenkerne schraffiert.

aber aus den doppelseitigen Erscheinungen nur einen Schluß auf den Sitz des Tumors in der hinteren Schädelgrube überhaupt ziehen können, ermöglichen uns die einseitigen Nachbarschaftssymptome eine Differentialdiagnose zwischen der rechten und linken Hälfte des Zentralorgans.

Doppelseitige Hirnnervenlähmungen können aber auch noch durch ein anderes Moment zustande kommen als durch den Druck der Nerven gegen die Schädelknochen; sie können auch die Folgen des direkten Drucks der angestauten Zerebrospinalflüssigkeit auf die Hirnnervenkerne sein, und zwar kommen hier vor allen Dingen die Kerne der Augenmuskelnerven, besonders des Okulomotorius in

Betracht. Aus Figur 296 erkennen Sie, daß gerade die Kerne des Okulomotorius unmittelbar unter dem Boden des Aquädukts liegen, und zwar vorwiegend der hintere längliche Kern für die äußeren Augenmuskeln. Die beiden vorderen, rundlich gezeichneten Kerne sind die Kerne für die Akkommodationsfasern und für den Sphincter iridis. Eine Drucksteigerung im Aquädukt wird also hauptsächlich zu einer Schädigung des hinteren Okulomotoriuskernes führen, während die übrigen mehr nach hinten liegenden Hirnnervenkerne dadurch vor einer Läsion bewahrt bleiben, daß durch eine Drucksteigerung im IV. Ventrikel die schmalen Crura cerebelli ad corpora quadrigemina mitsamt dem Kleinhirn von der dorsalen Fläche der Brücke und des verlängerten Marks abgehoben werden.

Tatsächlich lehrt denn auch die Erfahrung, daß es sich bei den doppelseitigen Augenmuskellähmungen, die vorwiegend bei den Tumoren der hinteren Schädelgrube — wiederum als Nachbarschaftssymptome — zur Beobachtung kommen, um eine Atrophie der Kerne im Höhlengrau des Aquädukts handelt. Auch klinisch sind sie als nukleäre Lähmungen dadurch charakterisiert, daß der Akkommodationsmuskel und der Sphincter iridis an der Lähmung nicht beteiligt sind, und daß sich dieselbe nur auf einen Teil der vom Okulomotorius innervierten Augenmuskeln beschränkt. Bei einer peripheren Lähmung müßten die sämtlichen von den Nerven versorgten Muskeln in toto betroffen sein. Auch in unserem Falle sind nur der Rectus superior und der Obliquus interior beiderseits betroffen, während der Levator palpebrae, der Rectus medialis und Rectus inferior auf beiden Seiten verschont geblieben sind. Die unvollständige Lähmung einzelner Augenmuskeln erklärt auch den paretischen Nystagmus, der in unserem Falle sehr ausgesprochen vorhanden ist.

So weisen uns also sämtliche Erscheinungen, die wir bei der Kranken festgestellt haben, auf einen Tumor der hinteren Schädelgrube hin, und zwar auf einen linksseitig lokalisierten Tumor. Und wenn wir jetzt das ganze Krankheitsbild überblicken, dessen Symptome wir seither im einzelnen analysiert haben, und namentlich auch die Entwickelung des Leidens ins Auge fassen, in dem ein heftiger Schwindel und eine hochgradige Gleichgewichtsstörung im Vordergrund der klinischen Erscheinungen standen, so können wir wohl kaum daran zweifeln, daß hier ein Tumor des Kleinhirns vorliegt. Gerade bei den Geschwülsten des Kleinhirns pflegen ja psychische Anomalien, vor allem die Benommenheit bis zum letzten Stadium des Leidens, und epileptiforme Krampfanfälle und Konvulsionen gänzlich zu fehlen; gerade bei den Tumoren des Kleinhirns wird am häufigsten als Fernsymptom eine doppelseitige Anosmie beobachtet, und auch die Nachbarschaftssymptome, die wir in unserem Falle festgestellt haben, sind ohne Ausnahme charakteristisch für einen Kleinhirntumor. Sie sind zum Teil wie die Anosmie bedingt durch einen Druck der Hirnnerven wider die Knochen der Schädelbasis, so bezüglich der beiden Trigemini und der linksseitigen Abduzens, Fazialis, Akustikus und Glossopharyngeus; z. T. durch einen Druck des gestauten Liquor cerebrospinalis im Aquädukt auf die hinteren Kerne der beiden Oculomotorii. Schließlich dürfen wir auch die deutlich vorhandene Koordinationsstörung an den oberen Extremitäten der Kranken als eine zerebellare Ataxie auffassen. Besonders auffällig ist die Unfähigkeit der Kranken, die Pronation und Supination der Hand rasch aufeinanderfolgend in korrekter Weise auszuführen. Babinski hat zuerst auf diese Störung, die er als „Adiadokokinesis" bezeichnet, bei einer Reihe von Kranken aufmerksam gemacht, die seiner Ansicht nach zweifellos an Kleinhirnläsionen litten, und hat sie in differentialdiagnostischer Hinsicht als charakteristisch für die Erkrankungen des Kleinhirns bezeichnet. So dürfen wir wohl das Vorhandensein dieses eigenartigen Bewegungsphänomens als eine weitere Stütze für die Richtigkeit unserer Diagnose eines Kleinhirntumors ansprechen.

XII. Athyreosis, Hypophysistumor und Akromegalie.

89. Durch Athyreosis bedingter Zwergwuchs.

Fig. 297 zeigt einen jungen Mann von 16½ Jahren, den Herr Dr. Herzog in Mainz im März 1906 bei einer Zusammenkunft hiesiger und auswärtiger Neurologen im städtischen Siechenhause vorgestellt hat. Bis zu seinem siebenten Lebensjahre hat sich der Kranke körperlich und geistig normal entwickelt; damals, im Sommer 1896, erlitt er beim Spiel mit anderen Knaben einen Sturz mit dem Kopf auf das Straßenpflaster, der von wiederholtem Erbrechen gefolgt gewesen ist. Ein halbes Jahr später fiel den intelligenten Eltern auf, daß der Junge im Wachstum und in der Schule hinter seinen Altersgenossen mehr und mehr zurückblieb; und tatsächlich hat der Kranke die Stufe körperlicher und geistiger Entwickelung, die er zur Zeit des Unfalls erreicht hatte, kaum mehr überschritten. Ohne andere Krankheitserscheinungen von seiten des Zentralnervensystems als eine leichte Imbezillität zu bieten, mißt er bei wohlproportioniertem Körperbau 126 cm; die zweite Dentition ist noch weit zurück; die Stimme hat noch nicht mutiert, der Haarwuchs in den Achselhöhlen und in der Schamgegend ist gänzlich ausgeblieben, die Genitalien sind infantil und, wie eine Durchleuchtung mit Röntgenstrahlen

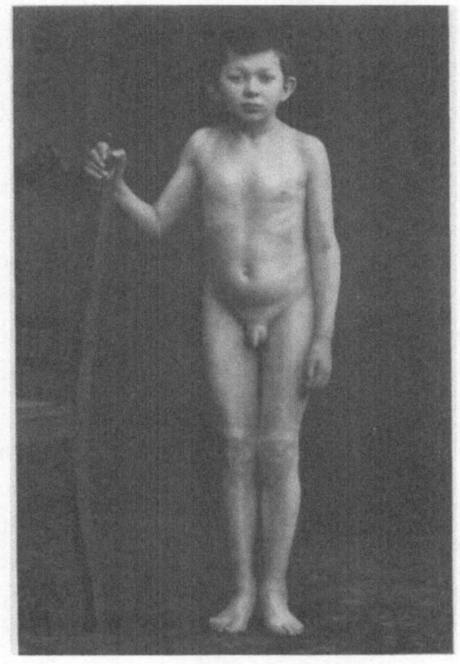

Fig. 297.
Athyreosis nach Trauma, Zwergwuchs
(Alter 16½ Jahre, Größe 126 cm).
Eigene Beobachtung.

erwiesen hat, ist auch das ganze Skelettsystem auf einer kindlichen Stufe der Entwickelung stehen geblieben. Sehr deutlich sind im Skiagramm der linken Ober-

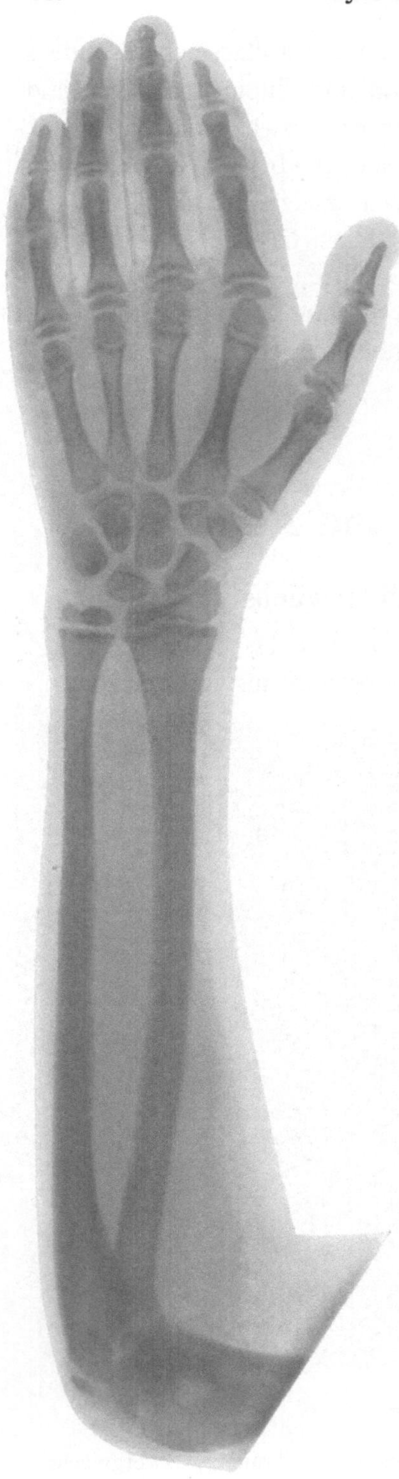

Fig. 298.
Linker Unterarm und Hand in einem
Falle von Zwergwuchs (Athyreosis
nach Trauma). Eigene Beobachtung.
Beschreibung im Text.

extremität (Fig. 298) an den distalen Enden des Radius und der Ulna schmale, helle Zonen sichtbar, die den noch nicht verknöcherten Epiphysenknorpeln entsprechen. Wohl sind sämtliche Handwurzelknochen schon vorhanden [1]); ihre Schatten sind aber infolge der Persistenz größerer Knorpelreste noch durch weite Zwischenräume voneinander getrennt. Neben dem Metakarpophalangealgelenk des Daumens ist der Schatten des Sesambeins, der meist im 12. bis 13. Lebensjahre erscheint, noch nicht sichtbar. Die distalen Epiphysen der Mittelhandknochen des 2. bis 5. Fingers, sowie die proximalen Scheiben an dem Metacarpus pollicis und an den einzelnen Phalangen der sämtlichen Finger sind noch vollkommen von ihren Diaphysen getrennt, und auch der Knochenkern des Olekranons ist noch isoliert sichtbar. Diese unvollständige Verknöcherung der Epiphysenknorpel läßt darauf schließen, daß der Kranke erst die Stufe der Skelettentwickelung eines 10—11jährigen Kindes erreicht hat; zugleich ist aber mit der Persistenz der Knorpelfugen zwischen Epi- und Diaphysen, die das Röntgenbild zeigt, wenigstens die Möglichkeit gegeben, daß das Knochenwachstum des Kranken allmählich doch noch fortschreitet. Hat man doch wiederholt bei Zwergen selbst noch in einem vorgeschrittenen Lebensalter ein erneutes Wachstum beobachtet [2]).

Auch in seiner intellektuellen Entwickelung ist der Kranke weit hinter seinen Altersgenossen zurückgeblieben. In der Realschule hat er es nur bis zur Quarta gebracht, und da seine kindlichen Körperkräfte zu schwerer Arbeit nicht ausreichen, hat ihn sein Vater für den Beruf eines Pikkolo bestimmt, den er in einem größeren Hotel zur vollen Zufriedenheit des Wirtes und der Gäste ausfüllt.

---

[1]) Der Schatten des Os pisiforme wird durch den Schatten des Os triquetrum überlagert.

[2]) Joachimsthal, „Über Zwergwuchs und verwandte Wachstumsstörungen." Deutsche med. Wochenschrift, XXV. Jahrg., 1899, pg. 269.

Bei der sorgfältigsten Untersuchung des Kranken läßt sich eine Schilddrüse nicht nachweisen, und so dürfen wir diesen Fall von Zwergwuchs wohl auf einen im siebenten Lebensjahre eingetretenen Schwund der Schilddrüse (Athyreosis) zurückführen, der durch das Trauma (möglicherweise durch eine Blutung in das Drüsengewebe) bedingt ist.

Diese Auffassung hat Herrn Kollegen Herzog veranlaßt, eine Behandlung mit Thyreoidinpräparaten einzuleiten, und wirklich ist der Junge im Jahre 1905 um 3 cm gewachsen, während seine Körpergröße in den Jahren vorher die gleiche geblieben war.

90. Ein Fall von Tumor der Hypophysisgegend mit den Erscheinungen des myxödematösen Infantilismus.

Tritt der Untergang des Drüsengewebes in der Glandula thyreoidea im jugendlichen Alter, aber doch erst zu einer Zeit ein, zu der die Verknöcherung der Epiphysenknorpel bereits stattgefunden hat und das Knochenwachstum des Körpers nahezu vollendet ist, so kann die Störung natürlich nicht mehr zum Zwergwuchs führen; wohl aber behält der ganze Habitus des Kranken einen juvenilen Charakter. Treten nur geringe Erscheinungen des Myxödems hinzu, so resultiert hieraus ein Zustandsbild, das man als myxödematösen Infantilismus zu bezeichnen pflegt.

Fig. 299 zeigt einen derartigen Kranken; er steht im 27. Lebensjahre

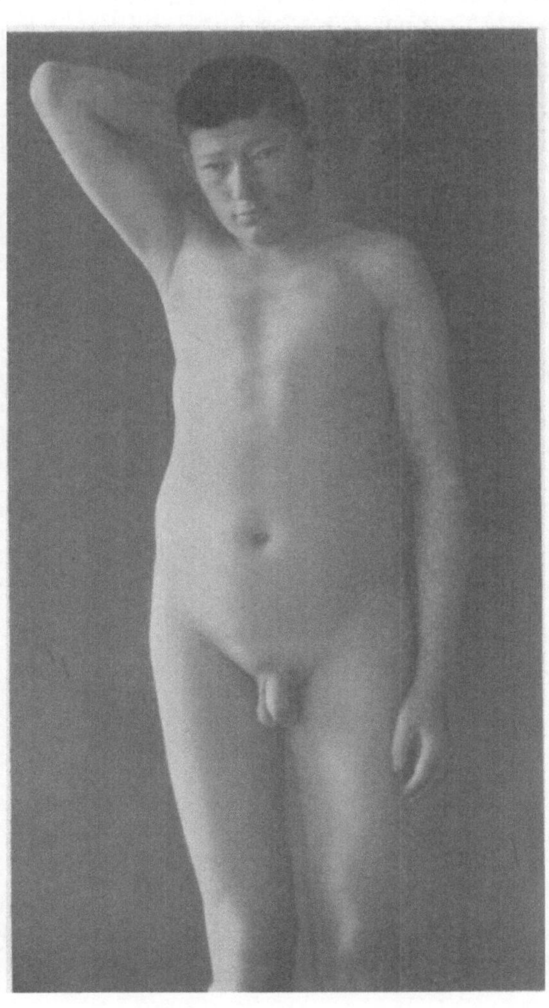

Fig. 299.

Myxödematöser Infantilismus (Athyreosis und Tumor der Hypophysis cerebri) bei einem 27 jährigen Manne. Eigene Beobachtung.

und hat eine Körpergröße von 167 cm erreicht. Nach seiner Angabe hat sich der Kranke in der Kindheit und Jugend normal entwickelt; zur Zeit der Pubertät stellte sich der Haarwuchs in den Achselhöhlen und in der Schamgegend und auch ein Anflug von Schnurrbart ein. Mit dem 20. Lebensjahre erfolgte indessen ein allmählicher Haarausfall, der nur das Kopfhaar und die Cilien unberührt gelassen hat. Heute ist der Kranke am Rumpfe ganz haarlos; unter das dichte, dunkelbraune

Kopfhaar sind zahlreiche weiße Haare gemischt; die Augenbrauen sind sehr
spärlich und von hellbrauner Farbe; an der Oberlippe sind nur einzelne Flaum-
haare vorhanden. Die Arme und Oberschenkel sind ganz haarlos; die Unterschenkel nur äußerst spärlich behaart. Die vollen, weichen Formen des Rumpfes
und der Extremitäten des Kranken sind knabenhaft und von besonderer Anmut.
Penis und Hoden sind klein, wie etwa bei einem 15jährigen Jungen. Die Libido
sexualis ist vollständig erloschen, und seit Jahren sind keine Errektionen und
Pollutionen mehr aufgetreten. Das Knochenwachstum ist abgeschlossen; die
Röntgendurchleuchtung zeigt eine dem Lebensalter des Kranken entsprechende

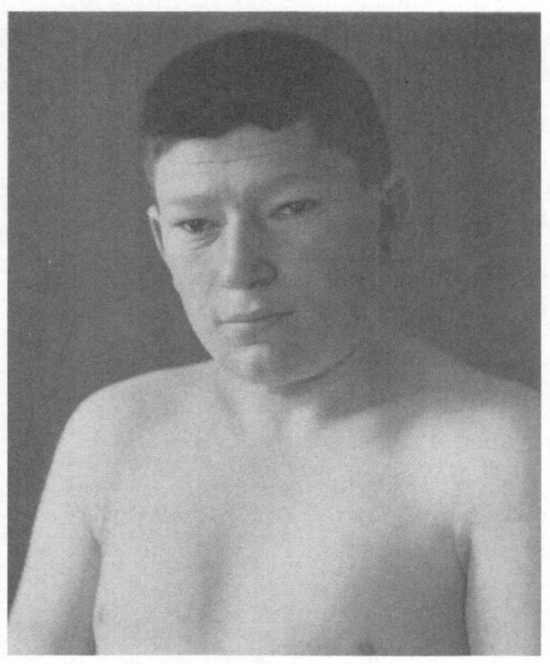

Fig. 300.
Myxödematöser Infantilismus (Athyreosis und Tumor der Hypophysis cerebri) bei einem 27jährigen
Manne. Eigene Beobachtung.

Ossifikation der Epiphysenknorpel, deren Reste nur noch durch etwas lichtere
Schatten im Skiagramm erkennbar sind.

Nur der Kopf des Kranken steht in einem auffälligen Kontrast zu dem puerilen
Habitus seines übrigen Körpers (Fig. 300). Der Hals ist kurz und plump; seine
Haut durch fettartige Wülste gefaltet. Der Kopf ist ziemlich klein und scheint
den Schultern unmittelbar aufzusitzen. Von der Schilddrüse oder einer persisten-
ten Thymus ist weder durch Inspektion und Palpation, noch durch die Röntgendurchleuchtung eine Spur nachzuweisen. Beide Augen liegen tief in den Höhlen;
die oberen und unteren Lider sind gedunsen, die Lidspalten infolgedessen eng.
Auch die Oberlippe ist leicht gewulstet. Die Farbe der äußeren Haut des ganzen
Körpers und der sichtbaren Schleimhäute ist auffallend blaß; eine stärkere Anämie

ist jedoch nicht vorhanden. Das Blut zeigt einen Hämoglobingehalt von 90%, die Zählung der roten (5¼ Mill.) und weißen (12000) Blutkörperchen und die histologische Untersuchung des Blutes ergeben normale Verhältnisse. Ödeme und andere myxödematöse Veränderungen der Haut als die aufgeführten sind nicht vorhanden. Der Kranke transpiriert seit einigen Jahren nicht mehr in der früheren Weise.

Auf dem rechten Auge ist der Patient seit etwa Jahresfrist vollständig erblindet infolge einer zunehmenden Optikusatrophie (Fig. 301), die unter unserer Beobachtung entstanden ist, ohne daß die Erscheinungen der Stauungspapille vorausgegangen wären. Links ist das Sehvermögen bei gleicher, aber weniger intensiver Erkrankung des N. opticus in geringerem Maße herabgesetzt. Infolge

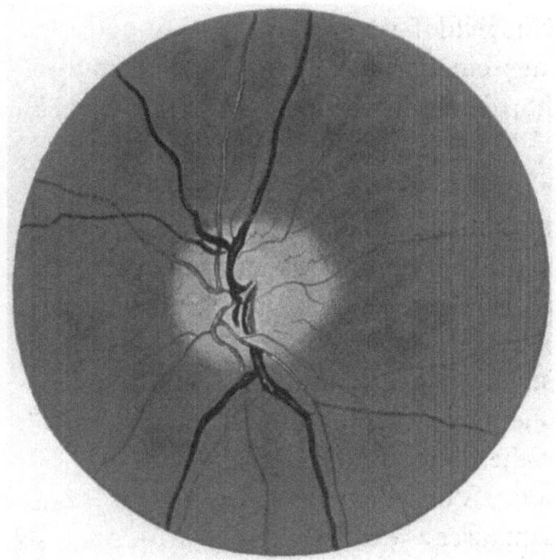

Fig. 301.

Atrophia n. optici dextri in einem Falle von Tumor der Hypophysis cerebri. Eigene Beobachtung.

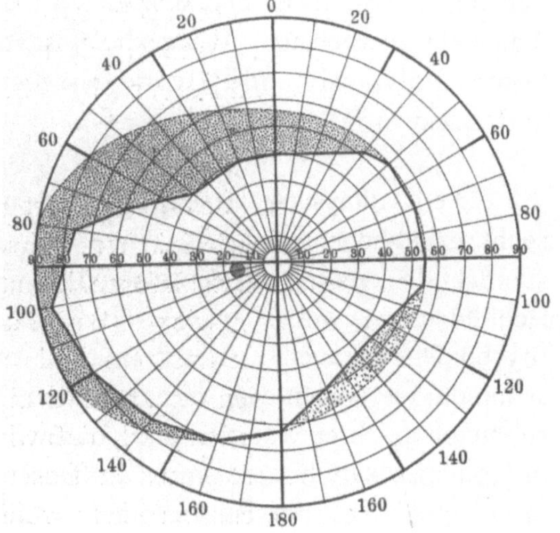

Fig. 302.

Unregelmäßige periphere Einengung des Gesichtsfelds auf dem linken Auge bei beginnender Sehnervenatrophie in einem Falle von Tumor der Hypophysis cerebri (Amaurose des rechten Auges). Eigene Beobachtung.

der Amaurose ist das rechte Auge allmählich in eine leichte Divergenzstellung getreten. Das Gesichtsfeld des Kranken ist nur noch am linken Auge zu prüfen; schon bei oberflächlicher Untersuchung zeigt sich indessen, daß ein hemianopischer Defekt nicht vorliegt. Die perimetrische Aufnahme des Gesichtsfeldes ergibt am linken Auge eine unregelmäßige periphere Einengung, die durch die beginnende Optikusatrophie bedingt ist (Fig. 302). Das Verhalten der Pupillen entspricht dem ophthalmoskopischen Befunde. Beide Pupillen sind weit, die rechte ist weiter als die linke. Bei normalen Konvergenzbewegungen ist die rechte Pupille bei direkter Belichtung starr, während sie sich konsensuell träge und unvollständig verengt; die linke Pupille zeigt das umgekehrte Verhalten. Paresen der Augenmuskeln und Nystagmus sind nicht vorhanden.

Auch im Gebiet der Fazialismuskulatur, am Rumpfe und an den Extremitäten sind Lähmungserscheinungen nicht nachzuweisen; alle Reflexe sind normal; die Sensibilität ist ungestört. Wohl aber klagt der Kranke über linksseitigen Kopfdruck in der Gegend der Schläfe und des Hinterhauptes, der sich zeitweise zu intensivem Kopfschmerz steigert, und über Schmerzen im linken Auge und auf der linken Seite des Nackens, die nach Art einer Neuralgie im Gebiet der Nn. supraorbitalis und occipitalis major anfallsweise auftreten. Störungen von seiten der übrigen Hirnnerven sind nicht vorhanden. Gehör, Geruch und Geschmacksvermögen sind intakt.

Der Kranke ist dauernd in einer ernsten, mürrischen Stimmung, indolent und ohne Initiative. Seine Intelligenz ist nicht sonderlich groß; doch ist eine auffällige Abnahme derselben im Laufe der letzten $^3/_4$ Jahre, seitdem der Kranke in der Anstalt verpflegt wird, nicht beobachtet worden. Sein Schlaf ist unruhig; der Appetit andauernd nur gering. Wiederholt ist tagelang ein hartnäckiges Erbrechen aufgetreten; Polydipsie und Polyurie bestehen nicht; der Urin ist ständig frei von Eiweiß und Zucker.

Die Auffassung des geschilderten Symptomenkomplexes stieß anfangs auf recht erhebliche Schwierigkeiten. Zweifellos gleicht er in hohem Maße dem Zustandsbilde des myxödematösen Infantilismus, bedingt durch einen Schwund des Schilddrüsengewebes, wie es Brissaud u. a. entworfen haben. Die Glandula thyreoidea ist auch in unserem Falle nicht nachweisbar. Immerhin sind aber Erscheinungen vorhanden, die zwar dem Myxödem nicht völlig fremd, aber doch so selten beobachtet worden sind, daß wir sie nicht ohne weiteres als Symptome des myxödematösen Infantilismus auffassen dürfen. Vor allem die beiderseitige Optikusatrophie, die bereits zu einer völligen Amaurose des rechten Auges geführt hat. Nur ausnahmsweise sind beim Myxödem ophthalmoskopische Veränderungen (Atrophia n. optici, Neuritis optica) nachgewiesen worden (Wadsworth)[1], und es ist mir unbekannt, ob sie von einer gänzlichen Erblindung gefolgt gewesen sind. So müssen wir uns die Frage vorlegen, ob nicht andere Erkrankungen zu ähnlichen Zustandsbildern wie das beobachtete führen können. Hier kommen allein der Tumor der Hypophysis cerebri und die Akromegalie in Betracht. Gerade bei den Hypophysisgeschwülsten sind wiederholt eine myxödematöse Beschaffenheit der Haut (Fröhlich, Fuchs), Ausfall der Haare, Hypoplasie der Genitalien (Babinski, Raymond) und Störungen der Sexualfunktion — bei Frauen Amenorrhöe (Axenfeld) — beobachtet worden[2]. Auch hochgradige Sehstörungen gehören zu den regelmäßigen Erscheinungen des Leidens; sie äußern sich in verschiedener Weise, je nachdem das Chiasma oder die Sehnerven durch die wachsende Hypophysis in Mitleidenschaft gezogen werden[3]. Im

---

[1] Oppenheim, Lehrbuch der Nervenkrankheiten, 5. Auflage 1908, II. Bd., pg. 1573.

[2] Oppenheim, ebenda pg. 1039.

[3] Die Topographie der Hypophysis und des Chiasmas ist aus Fig. 260 auf Seite 474 ersichtlich. (Hypertrophie der Hypophysis in einem Falle von Mikrocephalie).

ersteren Fall tritt eine bitemporale Hemianopie ein, indem nur die im Chiasma gekreuzt verlaufenden Sehfasern eine Schädigung erfahren; im anderen Falle kommt es zu ein- oder doppelseitiger Amblyopie bezw. Amaurose. Meistens sind jedoch Chiasma und Sehnerven gleichzeitig in den Krankheitsprozeß einbezogen, und in diesen Fällen läßt sich mitunter bei einseitiger Amaurose eine Hemianopie des anderen Auges nachweisen. Der ophthalmoskopische Befund, den wir bei unserem Kranken erhoben haben — beiderseitige, verschieden weit vorgeschrittene Optikusatrophie: links Amblyopie, rechts Amaurose — läßt sich also sehr wohl durch die Annahme eines Tumors der Hypophysis cerebri erklären. Um diese Annahme zu stützen, war es indessen notwendig, weitere für das Leiden charakteristische Anzeichen aufzusuchen.

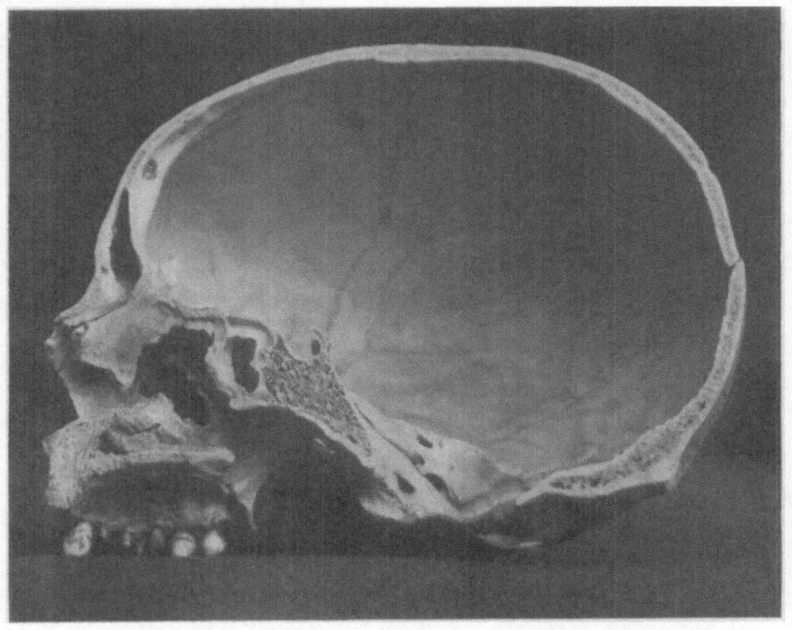

Fig. 303.

Sagittalschnitt durch den Schädel eines 35jährigen Mannes[1]), zur Demonstration der Sella turcica.

Solche Anzeichen, und zwar beweisende, hat uns die Durchleuchtung des Kopfes unseres Patienten erbracht. Bekanntlich ist es Oppenheim im Jahre 1899 zum ersten Male gelungen, den Hypophysistumor beim lebenden Menschen durch das Röntgenbild nachzuweisen, und zwar durch eine auffällige Vertiefung und Ausbuchtung der Sella turcica des Keilbeins, auf der die Hypophyse aufliegt (Fig. 303). Wir haben nun auch in unserem Falle, in dem die Analyse der klinischen Krankheitsanzeichen den begründeten Verdacht des Hypophysistumors wachgerufen hat, eine Reihe von Schädelaufnahmen gemacht, welche die Sella turcica in genügender Klarheit erkennen lassen. Sie zeigt eine deutliche Verbreiterung

---

[1]) Schädel des hingerichteten Raubmörders Philipp Klein, vulgo „Husarenphilipp". (Siehe Lucae „Zur Architektur des Menschenschädels etc." Tabelle I, Nr. 15. Frankfurt a. M. 1857.)

gegenüber dem Bilde des normalen Schädels. Zugleich ist es aber auch gelungen, den Tumor selbst mit wunderbarer Schärfe zur Anschauung zu bringen (Fig. 304). Bei stereoskopischer Betrachtung entsprechender Aufnahmen sieht man in der Mitte des Schädels die Geschwulst wie eine etwas weniger durchsichtige Kugel

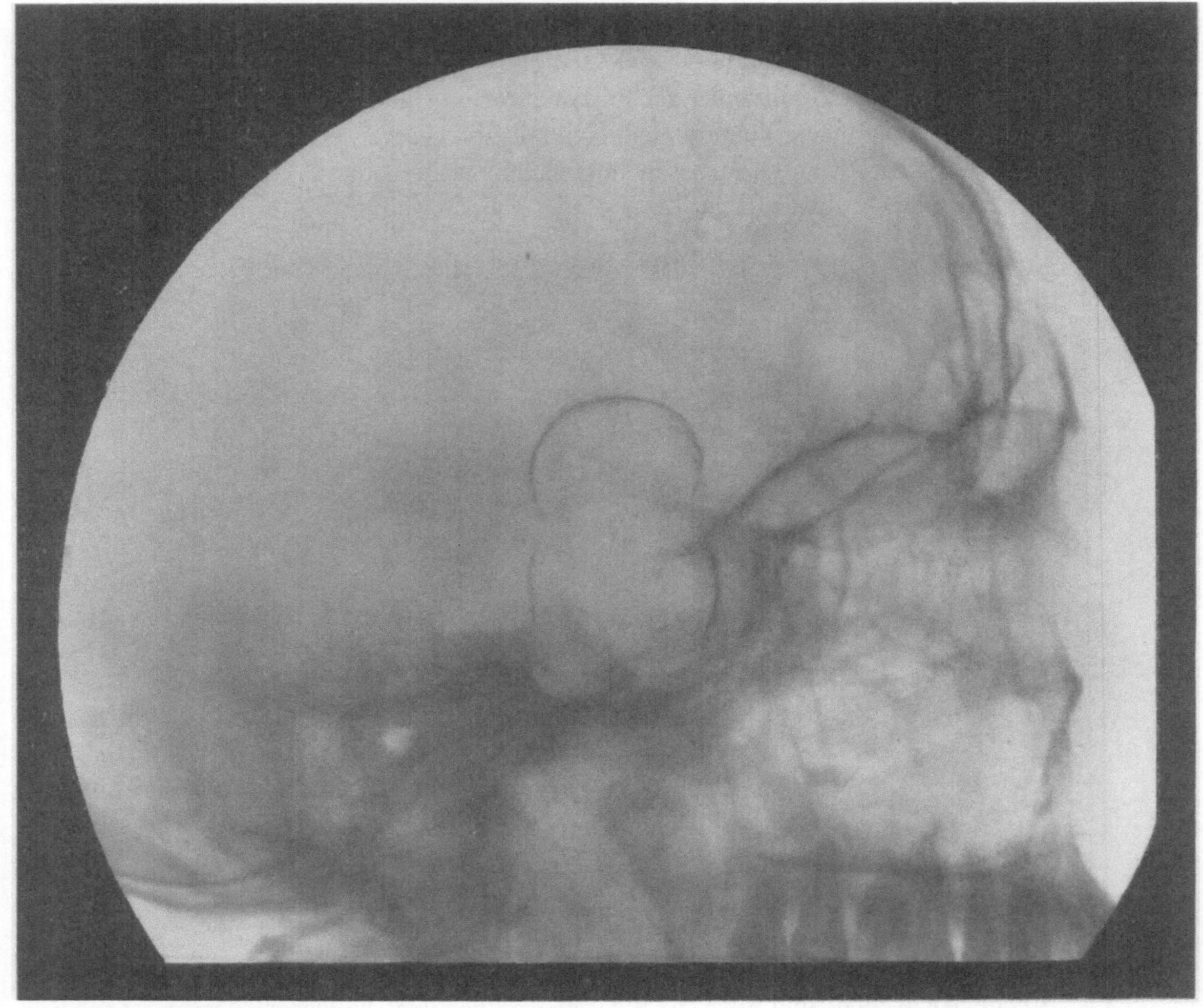

Fig. 304.

Blendenaufnahme des Schädels in Seitenlage in einem Falle von Tumor der Hypophysis cerebri. Starke Ausbuchtung der Sella turcica; die obere halbkreisförmige Kontur des Tumors ist gut erkennbar. Eigene Beobachtung.

frei im Gehirn schweben, resp. dem Türkensattel aufliegen. Ihre Konturen heben sich, offenbar infolge von Inkrustierung, scharf von der umgebenden durchsichtigen Gehirnmasse ab. So ist also unsere klinische Diagnose durch die Autopsie, die uns die Röntgendurchleuchtung des Lebenden ermöglicht, bestätigt worden.

Geschwülste der Hypophysis sind häufig mit krankhaften Veränderungen der Schilddrüse verbunden, sei es, daß es zum Schwund oder zur kropfigen

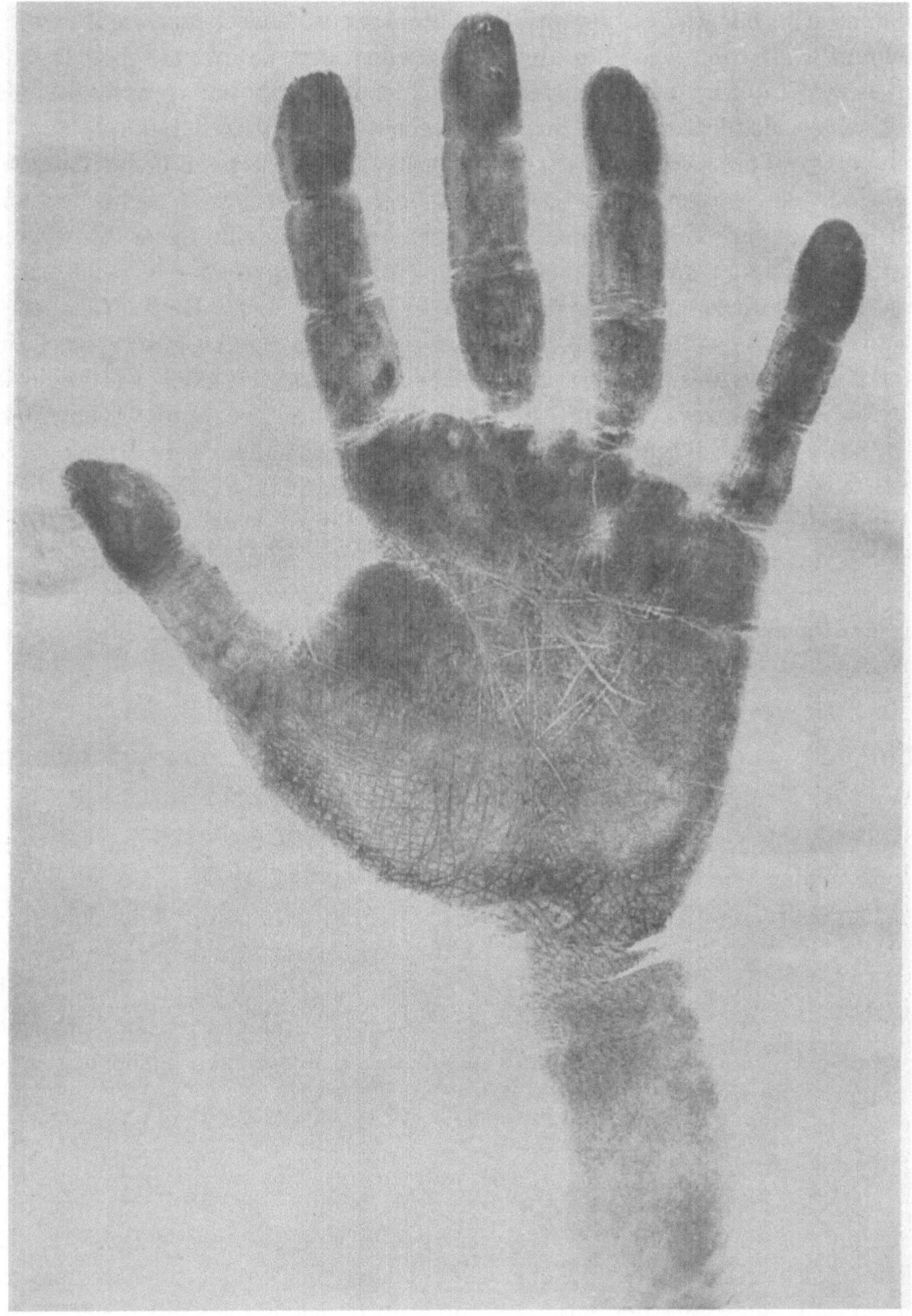

Fig. 305.
Abdruck der rechten Hand in einem Falle von Tumor der Hypophysis cerebri zur Feststellung des Hautleistensystems der Handfläche.

Entartung derselben kommt. In unserem Falle ist eine Athyreosis vorhanden, kombiniert mit den Erscheinungen des myxödematösen Infantilismus. Nicht selten beobachten wir bei den Hypophysistumoren aber auch akromegalische Veränderungen am Skelett und an den Weichteilen der Kranken. Sie lassen sich bei unserem Kranken nicht feststellen. Inspektion und radiographische Untersuchung seiner Hände und Füße ergeben keinen verwertbaren Befund; auch eine ungleichmäßige Verdickung der Schädelknochen, eine Vertiefung des Sinus frontalis, die bei der Akromegalie häufig gefunden werden, sind nicht vorhanden. Freilich sind die akromegalischen Veränderungen im Beginn ihrer Entwickelung stets so geringfügig, daß sie leicht übersehen werden können, wenn man den früheren Befund nicht ganz genau in der Erinnerung hat. Deshalb haben wir, um für die Zukunft exakte Vergleichsobjekte zu besitzen, Gipsabgüsse vom Gesicht, von Hand und Fuß des Kranken angefertigt und auch ein Verfahren angewandt, das in der Kriminalwissenschaft schon längst eine hervorragende Bedeutung gewonnen hat, die „Daktyloskopie" (Fig. 305). Wir haben den Kranken beide Hände in Ruß eintauchen und auf weißes Papier abdrücken lassen und haben auf diese Weise Abdrücke gewonnen, die uns die einzelnen Papillarlinien der Fingerspitzen und das Hautleistensystem der Handfläche mit meßbarer Exaktheit wiedergeben. Wir werden dies Verfahren auch weiterhin anwenden und mit seiner Hilfe festzustellen suchen, ob bei unserem Kranken vielleicht allmählich ein akromegalisches Wachstum der Hände in die Erscheinung tritt.

91. Ein Fall von Tumor der Hypophysisgegend mit den Erscheinungen der Basedowschen Krankheit.

Wie bei Geschwülsten der Hypophysis, die mit einem Schwund der Schilddrüse verbunden sind, myxödematöse Veränderungen beobachtet werden, so können in anderen Fällen, die zu einer kropfigen Entartung der Glandula thyreoidea führen, Erscheinungen auftreten, die an das Zustandsbild der Basedowschen Krankheit erinnern. So ist es bei einem jungen Mädchen von 18 Jahren (Frieda M.), das erst seit kurzem im Siechenhause verpflegt wird, bei dem jedoch die Diagnose eines Hypophysistumors nicht mit der gleichen Sicherheit gestellt werden kann wie in dem vorigen Fall.

Die Kranke war von Geburt an normal und kräftig entwickelt und ist bis zu Anfang des Jahres 1907 niemals ernstlich krank gewesen. Im Alter von 15 Jahren stellten sich bei ihr die Menses zum ersten Male ein, und seitdem sind sie bis zum Beginn des jetzigen Leidens regelmäßig alle vier Wochen aufgetreten. Seitdem haben sie zessiert. Zu gleicher Zeit traten Schwindel und dumpfe Kopfschmerzen auf, die von der Kranken im Innern des Kopfes lokalisiert werden. Es gesellte sich ein häufiges, nicht etwa durch ein Magenleiden erklärbares Erbrechen hinzu, und bald bemerkte die Patientin auch eine Abnahme ihres Sehvermögens, zunächst auf dem rechten, später auch auf dem linken Auge. In den nächsten Monaten fing die Kranke an, „auffallend dick" zu werden. In ihrem ganzen Wesen trat eine Änderung gegen früher ein; sie wurde leicht erregbar, jähzornig, aufbrausend; zu anderen Zeiten war sie apathisch, schlafsüchtig und machte einen „duseligen Eindruck". Gelegentlich wurden in der Nacken- und Schultermuskulatur tic-artige Zuckungen beobachtet. Es trat Polyurie ein, und die Patientin transpirierte stärker als in früherer Zeit. Schon ³/₄ Jahre nach dem Auftreten der ersten Krankheitsanzeichen war das Sehvermögen erheblich herabgesetzt (Fingerzählen rechts bis ¹/₃ m, links bis 3 m). Ophthalmoskopisch wurde an beiden Augen eine Neuritis optica mit Übergang in Atrophie festgestellt. Leider sind damals die Gesichtsfelder nicht perimetrisch aufgenommen worden.

Inzwischen ist die Patientin infolge der fortschreitenden Sehnervenatrophie auf dem rechten Auge fast ganz erblindet, auf dem linken hochgradig amblyopisch. Trotzdem haben wir es an besonders hellen Tagen vermocht, beide Gesichts-

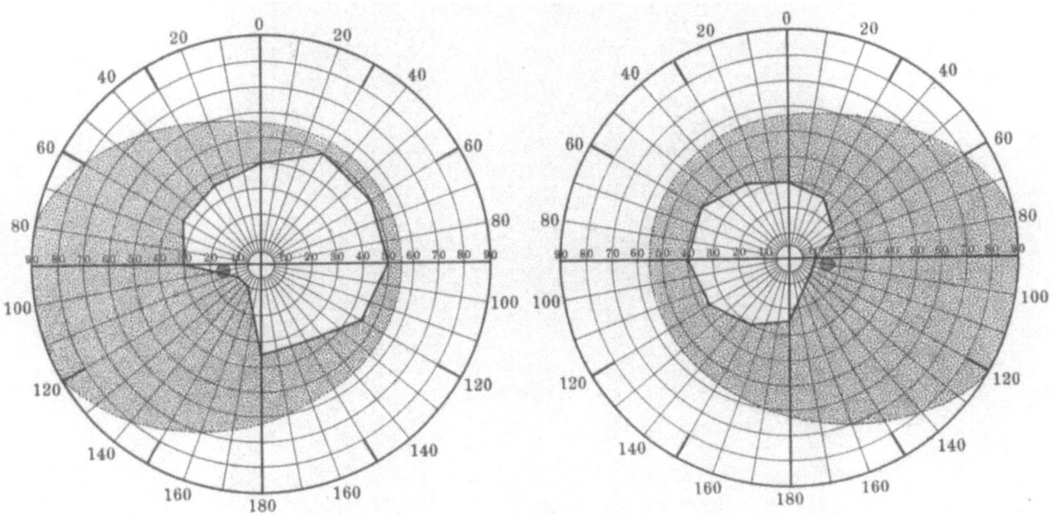

Fig. 306.

Vorwiegend temporale Einengung der Gesichtsfelder in einem Falle von Tumor der Hypophysisgegend. Eigene Beobachtung.

felder, wenigstens für weiß, mit dem Perimeter aufzuzeichnen, und haben dabei stets übereinstimmende Resultate bekommen. An beiden Augen ist eine beträchtliche Einengung des Gesichtsfeldes vorhanden, rechts mehr als links, und zwar ist sie auf der temporalen Seite wesentlich stärker als auf der nasalen Seite (Fig. 306). Der Optikusatrophie entsprechend sind die Pupillen stark erweitert, jedoch nicht different. Ihre Lichtreaktion ist noch immer erhalten, wenn auch in unvollkommenem Maße. Dieser Umstand hat es uns ermöglicht, zu versuchen, ob sich vielleicht die hemianopische Pupillenreaktion nachweisen ließe, und wirklich ist dies mit Hilfe des Hessschen Photometers (S. 233) gelungen. Auf beiden Augen tritt bei Belichtung der temporalen Netzhauthälfte die reflektorische Verengerung der Pupille prompt und ausgiebig ein; wird indessen der Lichtreiz auf die nasale Hälfte der Netzhaut gelenkt, so bleibt beiderseits die ·Pupille unverändert weit. Bei Konvergenzbewegungen der Bulbi verengern sich die

Pupillen in normaler Weise. Augenmuskellähmungen und Nystagmus sind nicht vorhanden.

Auffallend ist tatsächlich die Korpulenz des jungen Mädchens. Es wiegt 72,3 kg bei einer Körpergröße von 163,5 cm. Außer dem Panniculus adiposus ist auch der Knochenbau der Patientin besonders kräftig, im Gegensatz zu dem ihrer grazilen, nur wenig jüngeren Schwester. Er ist jedoch von ebenmäßiger Entwickelung; akromegalische Veränderungen des Hand- und Fußskeletts läßt das Röntgenbild nicht erkennen. An beiden Augen ist ein mäßiger Exophthalmus,

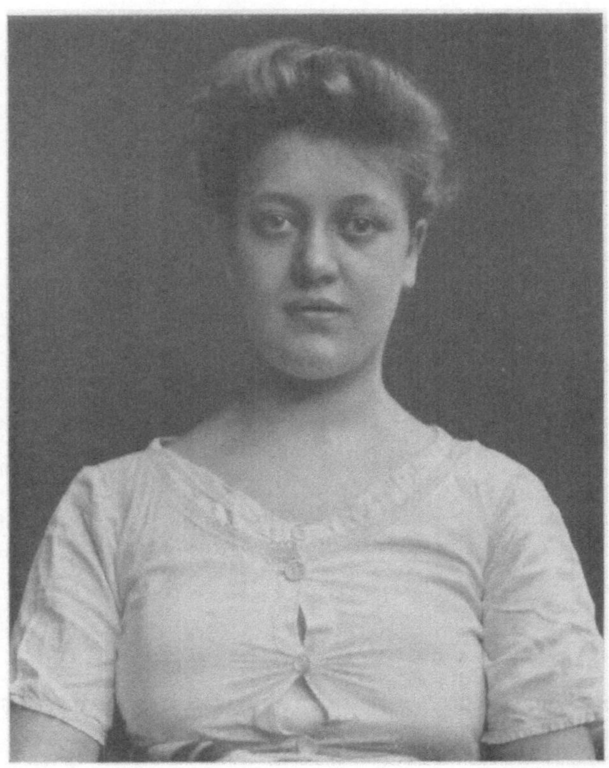

Fig. 307.

Tumor der Hypophysisgegend. Exophthalmus und Struma. Eigene Beobachtung.

an dem breiten, fleischigen Halse eine geringe Struma vorhanden, wodurch eine gewisse Ähnlichkeit mit dem Zustandsbild der Basedowschen Krankheit hervorgerufen wird (Fig. 307).

Das Möbiussche und das Graefesche Symptom sind nicht nachweisbar; der Lidschlag erfolgt langsam, durchschnittlich etwa dreimal in der Minute. Die Haut der Patientin fühlt sich feucht und warm an; der elektrische Hautwiderstand ist normal. Beide Hände sind gerötet und, wie auch das Gesicht, zeitweilig etwas gedunsen. Die Behaarung des Kopfes, der Achselhöhle und der Schamgegend bietet keine Auffälligkeiten.

Störungen von seiten der übrigen Hirnnerven fehlen vollständig; das Geruchsvermögen ist gut ausgeprägt. Auch andere nervöse Krankheitsanzeichen, Zittern der Hände u. dergl., sind nicht vorhanden. Der Gang der Patientin ist langsam und bedächtig, wie stets bei Erblindenden; er zeigt indessen keine Gleich-

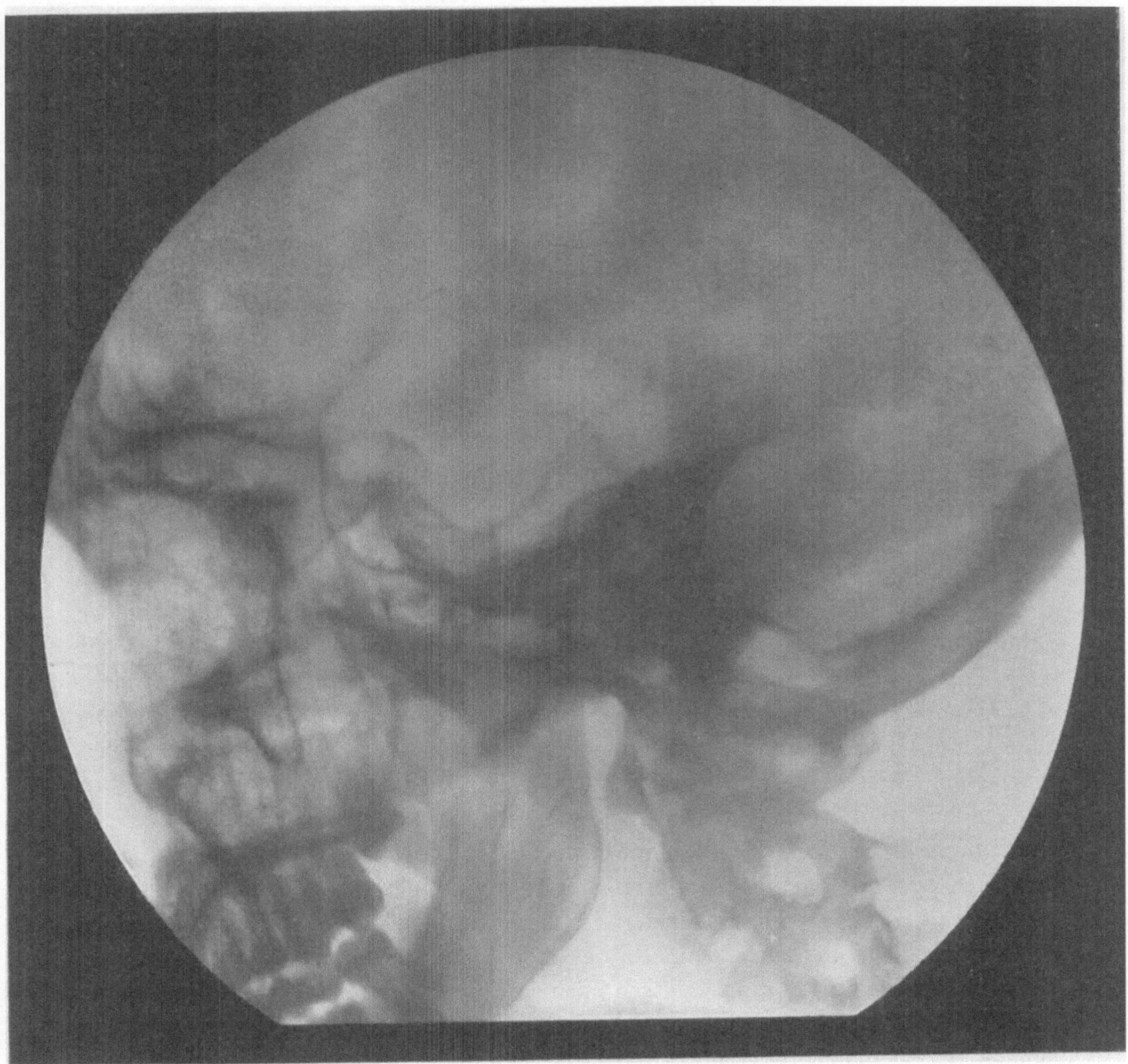

Fig. 308.

Blendenaufnahme des Schädels in Seitenlage in einem Falle von Tumor der Hypophysisgegend. Starke Ausbuchtung der Sella turcica. Eigene Beobachtung.

gewichtsstörung. Auch beim Stehen mit geschlossenen Füßen tritt kein Taumeln ein. Alle Sehnen-, Periost- und Hautreflexe sind lebhaft. Auffällige psychische Anomalien sind seit der Aufnahme der Kranken nicht beobachtet worden; die Intelligenz ist intakt geblieben. Überhaupt fühlt sich die Patientin, wie wir es häufig sehen, in der Einförmigkeit und Ruhe des Anstaltslebens anscheinend wohler als vorher und ist auch weniger von Schwindel und Kopfschmerz geplagt. Erbrechen ist nur noch vereinzelte Male und Polyurie nicht mehr aufgetreten. Der Harn ist bei regelmäßiger Untersuchung frei von Zucker und Eiweiß befunden worden; auch eine alimentäre Glykosurie ließ sich nicht nachweisen. Einmal, und zwar in unmittelbarem Anschluß an eine Röntgendurchleuchtung des Kopfes, haben sich nach ⁵/₄jähriger Pause die Menses wieder eingestellt. Polydipsie besteht nicht; wohl aber ist ein gewisser Heißhunger unverkennbar, der in den ersten drei Wochen der Anstaltspflege zu einer Gewichtszunahme von 2,8 kg geführt hat.

Die Herztätigkeit ist regelmäßig; über Herzklopfen wird nicht geklagt. Die Pulsfrequenz beträgt im Mittel 100, bei normaler Körperwärme, der Blutdruck (G ä r t n e r) 90 mm. Krankhafte Veränderungen an den Lungen und an den Unterleibsorganen — namentlich auch an den Genitalien, die die bestehende Amenorrhöe erklären würden — lassen sich nicht nachweisen.

Die wiederholte Röntgendurchleuchtung des Schädels hat die Situation nicht weiter geklärt. Wohl erscheint die A u s b u c h t u n g d e r S e l l a t u r c i c a i m S k i a g r a m m w e s e n t l i c h g e s t r e c k t e r u n d t i e f e r a l s n o r m a l (Fig. 308), so daß dieser Befund als pathologisch gedeutet werden muß. Ein Tumor ist aber nicht zu erkennen, wie es in dem anderen Falle möglich ist.

Wie ist nun dieses eigenartige Krankheitsbild zu deuten? Kopfschmerz, Schwindel und Erbrechen, Schlafsucht und Benommenheit, mit denen die Erkrankung des kräftigen, jungen Mädchens begonnen hat, sind zerebrale Allgemeinerscheinungen, die auf eine H i r n g e s c h w u l s t hinweisen, auch wenn andere allgemeine Tumorsymptome, wie Pulsverlangsamung und Stauungspapille, fehlen. Sie lassen freilich eine örtliche Diagnose der Geschwulst nicht zu; im Verlauf des Leidens sind aber sehr bald weitere Erscheinungen hinzugetreten, die als Herdsymptome gedeutet werden müssen: die Sehstörungen. Und ihre Analyse, der Nachweis der bitemporalen hemianopischen Pupillenreaktion in Gemeinschaft mit der erheblich stärkeren Einengung der Gesichtsfelder auf ihrer temporalen Seite, ermöglicht uns auch, den Sitz des Herdes zu bestimmen. Er liegt in der G e g e n d d e s C h i a s m a s, dessen sich kreuzende Fasern in den Krankheitsprozeß einbezogen sind. Infolgedessen ist es zu einer Licht- und Reflexunempfindlichkeit der medialen Netzhauthälften, zur bitemporalen hemianopischen Pupillenreaktion, gekommen. Eine Läsion des Chiasmas erklärt auch das Ausbleiben der Stauungspapille und das frühe Auftreten der Neuritis optica, die inzwischen zu einer Atrophie beider Sehnerven geführt hat.

Erfahrungsgemäß können außer den Hirngeschwülsten auch andere Krankheitsprozesse zu einer Läsion des Chiasmas führen. Vor allem kommen die luetische und die tuberkulöse basale Meningitis in Betracht. Meist pflegen diese Prozesse aber von größerer Flächenausdehnung an der Gehirnbasis zu sein und nicht nur das Chiasma, bezw. die Traktus und Nn. optici, sondern auch andere

Hirnnerven, namentlich die Augenmuskelnerven, in ihr Bereich einzubeziehen. In unserem Falle hat die Affektion das Chiasma isoliert betroffen. Wir dürfen deshalb wohl, und unter Berücksichtigung der langen Dauer des Leidens, sowie des Vorhandenseins unzweideutiger, allgemeiner Tumorsymptome, die luetische und tuberkulöse Basalmeningitis ausschließen, zumal irgendwelche Anzeichen von Syphilis und Tuberkulose bei dem jungen Mädchen nicht nachzuweisen sind.

So bleibt schließlich die Annahme eines Tumors der Hypophysengegend, bezw. unter Würdigung der im Röntgenbild erkennbaren, auffälligen Ausbuchtung der Sella turcica, einer Geschwulst der Hypophyse selbst das Wahrscheinlichste, und mit dieser Annahme, lassen sich auch die übrigen Krankheitserscheinungen, die wir bei der Patientin festgestellt haben, in Einklang bringen: die Störungen der Sexualfunktion, die mit Beginn des Leidens aufgetreten sind, und die strumöse Entartung der Schilddrüse mit ihren Folgeerscheinungen. Sie gehören größtenteils dem Zustandsbild der Basedowschen Krankheit an (Exophthalmus, Hyperidrosis, Polyurie, Heißhunger), erinnern andererseits aber auch in gewisser Hinsicht an die Symptomenkomplexe der Akromegalie (Knochenbau) und des Myxödems (Adipositas, Schwellung der Hände etc.)[1].

Nachtrag. Im weiteren Verlauf des Leidens ist das Zustandsbild, abgesehen von einer allmählich fortschreitenden Abnahme des Sehvermögens, im wesentlichen das gleiche geblieben. Neue Krankheitserscheinungen sind nicht hinzugetreten. Namentlich auf dem rechten Auge nahm die Sehkraft derart ab, daß ein Erkennen von Handbewegungen nur noch in allernächster Nähe möglich war, eine Herabsetzung des Visus, die praktisch als Erblindung angesprochen werden mußte, und in deren Folge das rechte Auge allmählich in Divergenzstellung getreten ist. Am besseren linken Auge betrug die Sehschärfe am 4. Dezember 1908 noch $^1/_{35}$. Ophthalmoskopisch fand sich rechts eine totale, links eine nur wenig geringere Optikusatrophie. Das Gesichtsfeld des linken Auges, das schließlich noch allein aufgenommen werden konnte, ließ eine hochgradige Einengung erkennen, die jetzt auch im nasalen, unteren Quadranten bis auf 5^0 von dem Fixierpunkt einsprang. Der bitemporal-hemianopische Charakter des Defekts war nicht mehr deutlich. Die Mydriasis blieb unverändert; die Pupillen reagierten, entsprechend der stark verminderten Leitungsfähigkeit der Nn. optici, äußerst langsam und weniger ausgiebig als normal.

Sollte der jugendlichen Patientin das restierende, geringe Sehvermögen erhalten bleiben, so blieb als letztes Mittel die palliative Trepanation, resp. der Versuch einer operativen Entfernung der supponierten Hirngeschwulst, welche die Kranke und ihre alleinstehende Mutter dringend wünschten.

---

[1] Die Patientin ist zusammen mit dem im vorigen Kapitel geschilderten Fall von meinem Sekundärarzt Dr. Ewald am 2. Juni 1908 in der Wissenschaftlichen Vereinigung am städtischen Krankenhaus vorgestellt worden. Siehe deren Sitzungsberichte, 1908, pg. 36: Ewald „Klinische Vorstellung von Hypophysistumoren nebst Bemerkungen über die biologische Bedeutung der Hypophyse."

War auch die Diagnose eines Tumors der Hypophysis selbst nicht mit voller Sicherheit zu stellen, so wiesen doch die geschilderten Herdsymptome und namentlich die enorme Vergrößerung der Sella turcica unzweideutig auf eine Geschwulst der Hypophysengegend hin, die offenbar den linken Traktus und N. opticus weniger in Mitleidenschaft gezogen hatte als den rechten Traktus und N. opticus. Ja, es ließ sich wohl auch aus der Form des restierenden Gesichtsfeldes mit einer gewissen Wahrscheinlichkeit schließen, daß der rechte Traktus am stärksten geschädigt sei, wenn freilich auch der Gesichtsfelddefekt nicht strikte beweisend für die Lokalisation der schädigenden Ursache ist. Das klinische Bild legte die Vermutung nahe, daß auch die Hypophyse selbst in den Krankheitsprozeß einbezogen war. Aus der starken Ausbuchtung der Sella turcica, die das Röntgenbild bei wiederholten Aufnahmen in gleicher Weise erkennen ließ, durfte auf einen großen Tumor geschlossen werden, dessen Exstirpation auf nasalem Weg nach der von Schloffer (Wiener klin. Wochenschrift, 20. Band, 1907, Nr. 21) empfohlenen Methode nicht möglich erschien. Deshalb hielt ich es für angezeigt, den von Caton und Paul angegebenen temporalen Weg (British Medical Journal, 1893, II., pg. 1421), auf dem Horsley mehrere Operationen ausgeführt hat, oder die temporäre Resektion des Stirnbeins nach Fedor Krause[1]) in Vorschlag zu bringen, und zwar auf der rechten Seite des Schädels, weil die angenommene stärkere Schädigung des rechten Traktus auf einen mehr rechtsseitig lokalisierten Tumor hinzuweisen schien.

Fedor Krause, der die Operation zweizeitig am 6. und 13. Dezember 1908 ausgeführt hat, hat die von ihm empfohlene Methode gewählt. Nachdem zunächst über der rechten vorderen Partie des Schädels Haut und Periost in einem großen, sphärischen Viereck durch die Heidenhainschen Umstechungen umzogen waren, wurde ein osteoplastischer Lappen ausgeschnitten und seine Basis nach oben verlegt. Die Breite der Trepanationsöffnung betrug an der Basis des Lappens 68, oberhalb des Supraorbitalrandes 80 mm, seine Höhe vorn 78, hinten 65 mm. Nach Heraufbrechen der Klappe zeigte sich die Dura aufs äußerste gespannt und am unteren Rande der Knochenlücke in etwa $^3/_4$ cm langer Ausdehnung eingerissen. Das Gehirn preßte sich stark vor und ließ keine Pulsation erkennen. Der Hautknochenlappen wurde am Ende der Operation ohne Drainage eingenäht. Nach dem Eingriff, der nur mit einem minimalen Blutverlust verbunden gewesen ist, trat eine mehrstündige, tiefe Bewußtlosigkeit ein; tags darauf war das Sensorium der Kranken indessen wieder vollkommen frei. Eine geringe Steigerung der Temperatur auf 38,0° und der Pulsfrequenz auf 128 (Fig. 309) war nur am ersten Tage nach der Operation vorhanden, an dem auch wiederholt Singultus beobachtet worden ist. Die Kopfschmerzen waren von wechselnder Intensität, jedoch nach Aussage der Patientin nicht heftiger als vorher. In den folgenden Tagen stellte sich eine mäßige Schwellung der Nasenwurzelgegend und der Augenlider ein. Das Allgemeinbefinden blieb gut.

---

[1]) „Chirurgie des Gehirns und Rückenmarks nach eigenen Erfahrungen." 1. Bd., 1907, pg. 74 ff.

Acht Tage später wurde der zweite Akt der Operation vorgenommen. Nach Zurückschlagen des Trepanationslappens zeigte sich aus dem kleinen basalen Durariß nur eine geringe Menge zerfallener Hirnmasse prolabiert. Ohne Rücksicht auf diesen Riß wurde zunächst extradural vorgegangen und die harte Hirnhaut von der Oberfläche des Orbitaldaches stumpf abgelöst, was sich leicht bis zum hinteren Rande des kleinen Keilbeinflügels bewerkstelligen ließ. Der Sinus longitudinalis wurde an der medialen Wundseite sichtbar. Nun ließ sich der von der prall gespannten Dura bedeckte Stirnlappen genügend weit emporheben, so daß die Dura vor dem hinteren Rande des kleinen Keilbeinflügels in dessen ganzer Länge quer eröffnet werden konnte. Nach Emporheben des Stirnhirns und Zurückdrängen des vorderen Schläfenlappenpols wurden in der Tiefe der

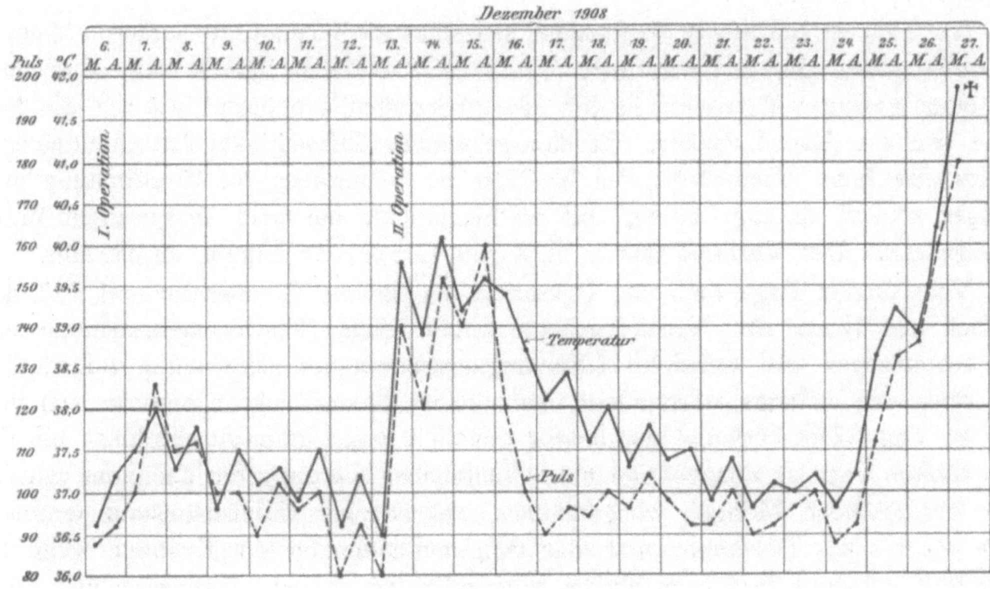

Fig. 309.

Temperatur- und Pulskurve in einem Falle von Tumor der Hypophysisgegend nach zweizeitiger Operation an der Schädelbasis (Bloßlegung des Chiasmas). Eigene Beobachtung.

Wundhöhle der rechte N. und Tractus opticus und das Diaphragma des Türkensattels sichtbar, so daß sie von Krause den Anwesenden demonstriert werden konnten. Eine Geschwulst ließ sich indessen nicht erkennen und war auch durch den vorsichtig palpierenden Zeigefinger nicht nachweisbar. Infolge der Verletzung eines kleinen Gefäßes trat eine geringe arterielle Blutung auf, die sich durch sofortiges Tamponieren leicht beherrschen ließ.

Nachdem das Stirnhirn in seine natürliche Lage zurückgebracht war, wurde am unteren und lateralen Rand der Trepanationsöffnung die Dura gespalten und über die Konvexität zurückgeschlagen. Trotz wiederholter Hirnpunktionen wurde indessen auch von hier aus ein Tumor nicht gefunden. Hierauf wurde die Wunde durch die Naht geschlossen; die ungeheure Tiefe der Wundhöhle machte jedoch eine doppelte Drainage an den beiden unteren Ecken der Trepanationsöffnung notwendig.

Obwohl die Operation außerordentlich eingreifend war, erholte sich die Patientin bald soweit, daß das Bewußtsein wiederkehrte, wenn auch noch bis zum Abend eine leichte Somnolenz bestehen blieb. Es war eine motorische Lähmung der linken Gesichtshälfte und der linksseitigen Extremitäten, mit Babinskischem Phänomen am linken Fuße, eingetreten, und der Kopf hing schlaff nach der rechten Seite zu. Wiederholt wurden Zuckungen in der linken Hand beobachtet. Eine Störung in der Beweglichkeit des linken Auges war nicht vorhanden (das rechte Auge war von dem Verband bedeckt). Auch die Sensibilität erschien — soweit sich dies bei dem benommenen Zustande der Kranken beurteilen ließ — auf der linken Körperseite stark herabgesetzt. Wenige Stunden nach Beendigung der Operation trat hohes Fieber ($39,8^0$) ein; der Puls war klein, flatternd und sehr frequent (140), (Fig. 309).

Nach einem unruhigen Nachtschlaf erwachte die Kranke am anderen Morgen mit vollkommen klarem Sensorium. Temperatur und Puls hielten sich, abgesehen von einer geringen Remission in den Morgenstunden, annähernd auf der gleichen Höhe wie am Abend vorher. In den gelähmten linksseitigen Extremitäten war bereits eine leise Wiederkehr der Motilität zu bemerken; die Kopfhaltung war weniger schlaff als tags zuvor, und die Sensibilität nur noch in geringem Maße herabgesetzt. Der Verband war in mäßigem Grade von Liquor durchtränkt.

Vom dritten Tage nach der Operation an sanken Temperatur und Puls allmählich zur Norm ab. Vorübergehend traten leichte Verwirrtheitszustände ein. Die motorischen und sensiblen Lähmungserscheinungen schwanden vollständig, und auch die anfangs vorhandene, bedrohliche Herzschwäche besserte sich von Tag zu Tag. Der Verband war immer reichlich von Liquor durchtränkt; bei der vom fünften Tage an vorgenommenen, allmählichen Kürzung der Tampons wurden stets beträchtliche Mengen vorgefallener, nekrotischer Gehirnsubstanz entfernt. Vom 21. bis 24. Dezember war das Allgemeinbefinden der Kranken recht befriedigend, obwohl in diesen Tagen eine auffällige Blässe eingetreten war. Am Weihnachtstag stieg indessen die Temperatur ohne erkennbare Ursache von neuem auf $39,2^0$ an, am Abend des 26. Dezember auf $40,2^0$, und unter schwindendem Bewußtsein, weiterem Ansteigen der Temperatur zu der extremen Höhe von $41,8^0$ und schnell zunehmender Herzinsuffizienz (Puls 180) erfolgte in der frühen Morgenstunde des 27. Dezember, 14 Tage nach der zweiten Operation, der Tod des jungen Mädchens.

Die Sektion der Leiche ist drei Stunden post mortem durch das Dr. Senckenbergische pathologische Institut (Obduzent: Oberarzt Dr. Betke) ausgeführt worden. Über den Befund äußert sich das Sektionsprotokoll:

Nach Abnahme des Kopfverbandes zeigt sich 3 cm oberhalb des rechten Orbitalrandes eine horizontal verlaufende, 9,5 cm lange, durch Naht geschlossene Narbe. An das vordere, sowie an das oberhalb des rechten Ohres gelegene, laterale Ende der Narbe schließen sich etwa bohnenbis zehnpfennigstückgroße Hautdefekte an, in denen gelblich-graurotes, feuchtes, weiches Gewebe vorliegt. Von dem vorderen Wundwinkel führt, der Sagittalnaht entlang, eine 9 cm, von dem hinteren Winkel eine 7,5 cm lange, glatte Narbe nach der Scheitelhöhe. Auch diese Narben sind gut geschlossen, die Nahtkanäle noch erkennbar, an einzelnen Stellen mit kleinen Borken leicht bedeckt. Das unter der von den Nähten umschriebenen Stelle gelegene Knochenstück ist auf leichten Druck deutlich verschieblich. Nach Zurückschlagen der Kopfschwarte zeigt sich, daß die in den offenen Nahtwinkeln vorgelegenen Massen dem Gehirn angehören. Das Schädeldach ist unter der Kopf-schwarte auf der rechten Seite, namentlich in der hinteren Umgebung der Wunde, von teils dunkel-schwarz-, teils hellerroten, flächenhaften Blutungen bedeckt. Das losgelöste Knochenstück ist in seiner unteren Partie durch sulzig verdicktes Periost fixiert und an seinen Rändern mit dem Schädel durch flache, weißliche Gewebsspangen, die eine starke Vaskularisation zeigen, verbunden. Das Schädeldach ist, namentlich in der Hinterhauptsgegend, ziemlich fest mit der Dura mater verwachsen. Bei seiner Abnahme wird das dem Gehirn aufsitzende, resezierte Knochenstück zunächst in situ

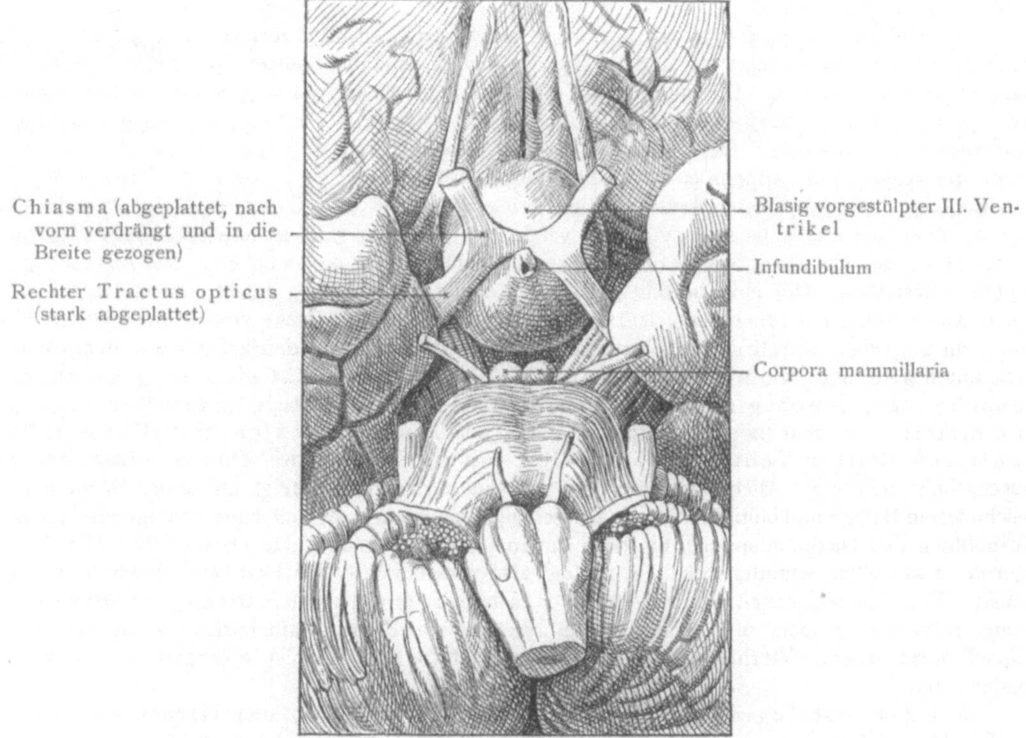

Fig. 310.

Blasige Vorstülpung des III. Ventrikels in einem Falle von großzelligem Gliom, vom Dach des Ventrikels ausgehend. Eigene Beobachtung.

belassen. Die Dura ist prall gespannt; das darunter liegende Gehirn fühlt sich weich und schwap-pend an. Bei dem Abziehen der Dura von der Konvexität des Gehirns und bei dessen Heraus-nahme aus der Schädelhöhle fließt reichlich Liquor cerebrospinalis ab.

In der Gegend des Chiasmas wölbt sich ein walnußgroßes, anscheinend mit Flüssigkeit gefülltes Gebilde von graurötlicher Farbe vor, das bei vorsich-tiger Betastung eine deutliche Fluktuation erkennen läßt (Fig. 310). Dieses Ge-bilde — der blasig vorgestülpte Boden des dritten Ventrikels — nimmt in der Breite fast den ganzen Raum zwischen den medialen Rändern der beiden Schläfen-lappen ein, verdeckt zum Teil die Hirnschenkel und reicht hinten bis nahe an den vorderen Rand der Brücke heran. Die Nn. optici sind mit dem Chiasma nach vorn und unten gedrängt und ebenso wie der rechte Traktus stark abge-plattet.

An der Stelle der Operation tritt das Gehirngewebe um gut 1 cm über das Niveau der er-öffneten Dura hervor; die Gehirnsubstanz ist in der Ausdehnung der vorgenommenen Operation schmierig-gelblich getrübt, der rechte Stirnpol in ziemlich großer Ausdehnung in eine Zerfallsmasse umgewandelt. Die weichen Hirnhäute sind in der unmittelbaren Umgebung der Gehirnwunde vollkommen klar und zart.

Das Schädeldach ist an den dicksten Stellen 7, an den dünnsten 2 mm dick. Die Impressiones digitatae sind auffällig tief; an der Basis zeigt sich in beiden Schädelgruben ein mannigfaltiges regelloses, scharfkantiges Knochengebälk, bei ziemlich tiefen Impressionen der Gyri. In der rechten vorderen Schädelgrube ist die Dura von einem spärlichen, gelblich-grauen Belag überzogen. Auffallend ist die Weichheit der Schädelknochen; der scharfe Rand des Orbitalteils des großen Keilbeinflügels ist abgesprengt. Die Sella turcica ist stark ausgebuchtet; ihre Tiefe beträgt 18 mm, der Abstand zwischen Sattellehne und -wulst 20 mm. Die Sattellehne ist auffällig schmal und dünn. Die Hypophyse erscheint etwas vergrößert und flach, wie abgeplattet.

Das Gehirn wird nach Härtung in Formol durch Frontalschnitte zerlegt. Der linke Seitenventrikel reicht sehr weit nach vorn und ist stark erweitert, mit mazerierter, von gelblich-grauen Belägen bedeckter Wandung. Die unmittelbare Umgebung des Ventrikels zeigt in der weißen Substanz etwa in 1 cm Breite gleichmäßig ringförmige, hellrote Blutpunkte und eine leicht-graubräunliche Verfärbung des Gewebes. Dort, wo das Corpus callosum beginnt, weist die laterale und untere Partie des rechten Stirnlappens einen starken Substanzverlust auf. Je weiter nach hinten die Frontalschnitte geführt werden, desto stärker wird die Erweiterung des Ventrikels. Das Septum pellucidum ist weit über die Medianlinie nach rechts verdrängt, der linke Nucleus caudatus stark abgeflacht. In der Höhe des Chiasmas erscheint das Septum pellucidum spitzwinkelig in den rechten Seitenventrikel getrieben. Derselbe besteht in dieser Gegend aus einem 3 cm breiten und 2 cm hohen Spalt, während der linke Seitenventrikel auf demselben Schnitt eine Breite von 4,5 cm und eine Höhe von 3 cm aufweist. Durch diese Höhenausdehnung wird der dritte Ventrikel mitsamt dem Chiasma nach unten gedrängt. Vom Dach des dritten Ventrikels wölbt sich ein grau-speckig aussehender, feuchtglänzender Tumor von ovaler Gestalt in den Ventrikel vor und nimmt — in dem fixierten Präparat — bis auf einen schmalen, mit Blut erfüllten Spalt den dritten Ventrikel fast völlig ein. Die Größe des Tumors beträgt auf dem Durchschnitt 2 : 1 cm. Auch das Unterhorn des linken Ventrikels zeigt an seiner Wandung die geschilderten Beläge und blutig imbibierte Umgebung; seine starke Erweiterung bedingt eine mächtige Aushöhlung des Okzipitallappens, die nach hinten bis dicht an die Rinde heranreicht. Die Capsula interna ist auf allen Schnitten erhalten, stellenweise verschmälert, der Thalamus opticus etwas verdrängt. Von den zerfallenen Gehirnmassen der rechten Seite sieht man in der Gegend des Chiasmas breite, rote, von grauen, bröckeligen Massen durchsetzte Züge kontinuierlich bis an die Innere Kapsel heranziehen. Vierhügel, Hirnschenkel, Kleinhirn und Medulla oblongata sind ohne Besonderheiten.

Bei der histologischen Untersuchung erweist sich der Hirntumor als ein großzelliges Gliom; die Hypophysis zeigt eine mäßige Hyperämie und geringgradige parenchymatöse Hyperplasie.

In den von den gelblichen Auflagerungen an der Operationsstelle gemachten Ausstrichen finden sich reichliche Lymphozyten und homogene, fettreiche Massen, keine Bakterien. In den Ausstrichpräparaten, die von den schmierigen, graugelben Belägen der Ventrikelwand gemacht werden, sind ganz vereinzelte Pneumokokken nachweisbar.

Das Sektionsprotokoll berichtet weiter von dem starken Hervortreten beider Bulbi (Exophthalmus links etwas stärker als rechts), der Struma und von hochgradiger Adipositas universalis. Das Herz ist reichlich von Fett überlagert; die Herzmuskulatur blaß und sehr stark mit Fett durchsetzt; der rechte Ventrikel beträchtlich dilatiert. Außerdem ist ein Status lymphaticus vorhanden Persistenz der Thymus, Hyperplasie der Zungenfollikel, der Tonsillen, der Milzfollikel, des follikulären Apparates des Darms und der mesenterialen Lymphdrüsen. Beide Ovarien sind etwas vergrößert, mit einzelnen zystisch entarteten Follikeln. Die Lungen sind saft- und blutreich; nur der unterste Teil des linken Unterlappens ist luftleer.

Aus dem Befund der Obduktion erhellt, daß der schwere operative Eingriff an der Basis cerebri zu einer fortschreitenden Erweichung des rechten Stirnhirns geführt hat, und aus dem klinischen Verlauf des Leidens ist zu schließen, daß diese Erweichung in Schüben erfolgt ist. Zunächst schloß sich an die Nekrose der bei der zweiten Operation prolabierten Gehirnpartien eine ödematöse Erweichung der Umgebung an, und das nekrotische Gewebe stieß sich unter reichlichem Liquorabfluß mit der Kürzung der Tampons allmählich ab. Die sechstägige, fieberfreie Periode, die auf die ersten Tage nach der Operation gefolgt ist, und in der sich das Allgemeinbefinden der Patientin unter völligem Rückgang der anfangs aufgetretenen motorischen und sensiblen Lähmungserscheinungen zusehends gebessert hat, scheint anzuzeigen, daß dieser Vorgang der Erweichung zunächst keine größere Ausdehnung genommen hat. Erst am zwölften Tage stiegen Puls und Temperatur bei aseptischem Wundverlauf plötzlich von neuem an, als Ausdruck einer erneuten enzephalitischen Erweichung und Entzündung. Unter dem Einfluß des extrem hohen Fiebers erwies sich das infolge der Fettauflagerung und Fettdurchsetzung seiner Muskulatur an sich schwache Herz der Kranken insuffizient, und der Tod erfolgte, als ausgesprochener Herztod, zu einer Zeit, zu der gerade die ersten, klinisch noch nicht nachweisbaren pneumonischen Erscheinungen aufgetreten waren.

Wäre die traumatische Erweichung auf das anfangs betroffene Gebiet beschränkt und die Patientin am Leben geblieben, so würde die Operation, trotzdem der Tumor nicht gefunden worden ist, vielleicht als druckentlastende Trepanation gewirkt und das Fortschreiten der drohenden Erblindung des jungen Mädchens noch eine Zeitlang aufgehalten haben.

Die topische Diagnose eines Tumors der Hypophysengegend hat sich bei der Obduktion als richtig erwiesen. Trotzdem ist die Geschwulst während der Operation weder von Krause gefühlt, noch von ihm und mir gesehen worden, obwohl wir bis zur Sella turcica vorgedrungen waren. Der Sektionsbefund gibt eine ausreichende Erklärung hierfür: Der Tumor selbst, ein großzelliges Gliom, das sich in seiner Konsistenz nicht von der Konsistenz des umgebenden Gehirns unterschied, war überhaupt nicht palpabel, und die starke Flüssigkeitsansammlung in dem ausgebuchteten dritten Ventrikel konnte dem palpierenden Finger nicht erkennbar werden, weil die angestaute Flüssigkeit bei jedem Druck von außen in die Seitenventrikel ausweichen konnte. Auch war die blasige Vorwölbung des dritten Ventrikels, die bei der Obduktion sofort in die Augen fiel, während der Operation nicht zu sehen, weil mit dem Hochheben des Stirnhirns und dem Zurückdrängen des vorderen Schläfenlappenpols der angestaute Liquor von dem dritten Ventrikel in die Seitenventrikel gedrängt worden ist. Vielleicht war auch der Hydrocephalus internus zur Zeit der Operation noch nicht so stark, wie er bei der Obduktion gefunden worden ist; vielleicht hat er erst infolge der traumatisch-operativen Encephalitis diesen hohen Grad erreicht. Letzteres erscheint mir indessen weniger wahrscheinlich, besonders im Hinblick auf den Verlauf des Leidens, in dessen Beginn bereits die Erscheinungen der Kompression des Chiasmas zur Beobachtung kamen. Die Diagnose eines Tumors der Hypophysis selbst hat sich dagegen als irrig erwiesen. Dennoch war es in einem sicheren Fall von Hirngeschwulst in der Gegend des Chiasmas berechtigt, diese W a h r s c h e i n l i c h k e i t s d i a g n o s e aus der im Röntgenbild erkennbaren, starken Ausbuchtung der Sella turcica zu stellen. Der kleine Tumor, der sich vom Dach des dritten Ventrikels in diesen vorgewölbt hat, konnte ja an sich überhaupt keine eindeutigen, klinischen Erscheinungen hervorrufen; vielmehr war das Zustandsbild durch den enormen H y d r o c e p h a l u s i n t e r n u s bedingt, der, bei Kompression des Aquaeductus Sylvii durch die Geschwulst, zu einer besonders hochgradigen Vorstülpung des dritten Ventrikels geführt hat. So lehrt uns die vorgetragene Krankengeschichte, daß nicht nur Tumoren der Hypophyse, sondern auch Geschwülste an anderen Stellen des Gehirns eine hochgradige Verbreiterung und Vertiefung der Sella turcica zur Folge haben können, sofern der begleitende Hydrocephalus internus eine so enorme Füllung des dritten Ventrikels bedingt wie in unserem Falle.

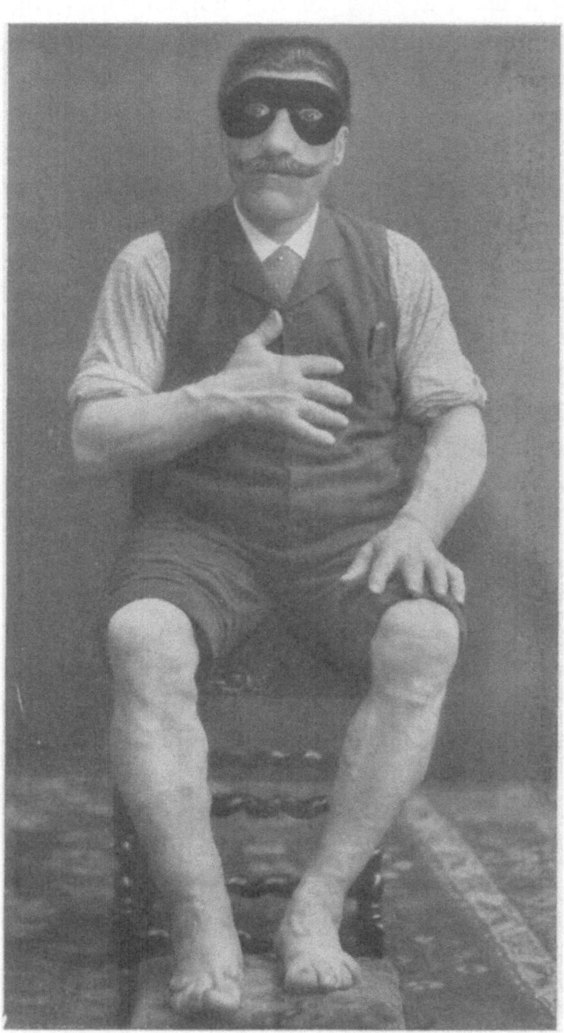

Fig. 311.
Akromegalie. Eigene Beobachtung.

92. Akromegalie.

Bekanntlich gehört die Hypertrophie oder geschwulstige Entartung der Hypophyse zu den konstantesten anatomischen Befunden jener eigenartigen, mit einer Vergrößerung der Hände und Füße und einer Verdickung der Nase, der Lippen, des Unterkiefers usw. einhergehenden Krankheit, die P i e r r e M a r i e 1886 zuerst genauer geschildert und mit dem Namen A k r o m e g a l i e bezeichnet hat. Dementsprechend ist das Zustandsbild des Leidens häufig durch die Symptome des basalen Hirntumors kompliziert, die wir in den beiden vorausgegangenen Fällen geschildert haben. Als zerebrale Allgemeinerscheinungen werden bei der Akromegalie gelegentlich Kopfschmerz und psychische Anomalien — moroses Wesen, Apathie, Schlafsucht, Energielosigkeit — beobachtet, als direkte Herdsymptome die Erscheinungen der Läsion des Chiasmas, der Traktus und Sehnerven, also ein- oder doppelseitige Amblyopie resp. Amaurose, bitemporale oder homonyme Hemianopie, Neuritis optica und Sehnervenatrophie. In anderen Fällen des Leidens fehlen Erscheinungen des Hirntumors gänzlich; wohl aber läßt das Röntgenbild eine Ausbuchtung und Verbreiterung der Sella turcica erkennen, auf der die hypertrophische Hypophyse aufliegt.

Einen solchen Fall von Akromegalie möchte ich Ihnen heute noch vorstellen, freilich nur oberflächlich, da mir der Patient keine Gelegenheit zu genauerer Untersuchung geben will. Es ist ein 52jähriger Herr, der sich übrigens gar nicht für krank hält und in seinem großen Geschäft tüchtig mitarbeitet. Zwei Brüder seines Vaters — der eine ist verstorben, der andere ist gegenwärtig 84 Jahre alt — sollen ebenfalls an Akromegalie leiden, resp. gelitten haben. Auch sein Sohn hat angeblich auffallend große Hände und Füße. Vor etwa 25 bis 30 Jahren sind

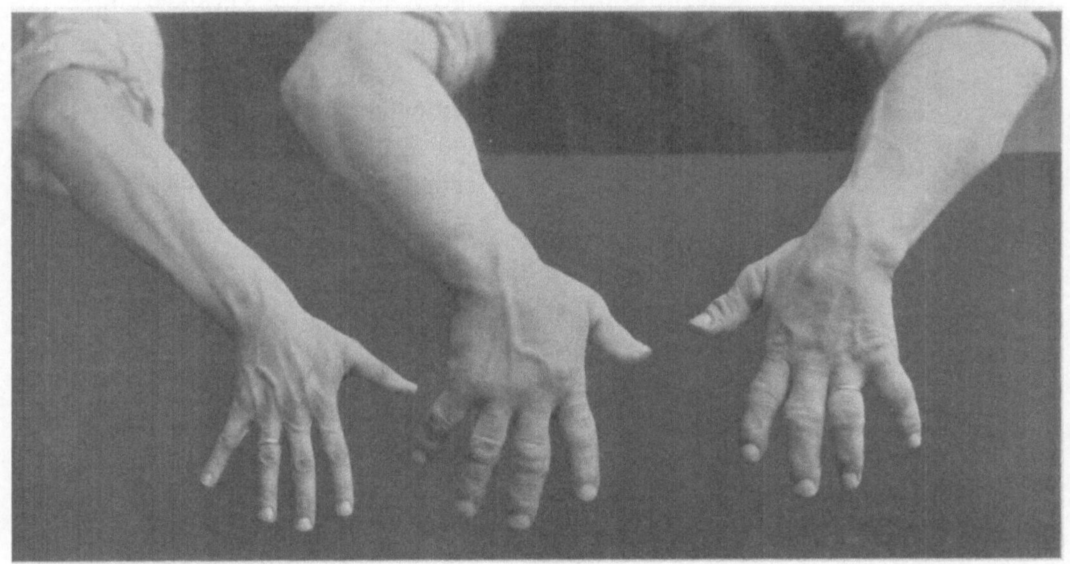

Fig. 312.
Die Hände eines Akromegalie-Kranken im Vergleich zu einer normalen Hand.
Eigene Beobachtung

bei dem Kranken die akromegalischen Veränderungen am Kopf und an den Extremitäten so allmählich eingetreten, daß er selbst und seine Umgebung es jahrelang überhaupt nicht bemerkt haben. Schwere Störungen des Allgemeinbefindens und der Psyche sind ausgeblieben; auch die Sehkraft hat durch das Leiden keine merkliche Einbuße erlitten. Erst neuerdings sind die Erscheinungen der Zuckerharnruhr hinzugetreten, wie es häufig in Fällen von Akromegalie beobachtet wird.

Am auffälligsten ist die abnorme Größe der Hände und Füße, namentlich der Finger und Zehen des Kranken im Verhältnis zu seinem allgemeinen Körperbau (Fig. 311). Ein Vergleich meiner Hand mit den Händen des Patienten zeigt am besten die riesenwuchsartige Entwickelung der letzteren (Fig. 312). Die Hände sind im ganzen tatzenartig verbreitert und verdickt; die Finger sind unförmig und plump, besonders der Daumen der linken Hand. Einzelne Interphalangealgelenke sind stärker aufgetrieben. An den abnorm großen Füßen sind wiederum die Großzehen förmlich riesenhaft gebildet. Schädel und Gesicht zeigen die gleichen Veränderungen. Die Nase ist groß und plump; der Unterkiefer und das Kinn springen unverhältnismäßig stark vor. Die Zunge ist breit und unförmig. Ober- und Unterlippe zeigen indessen keine Anomalie.

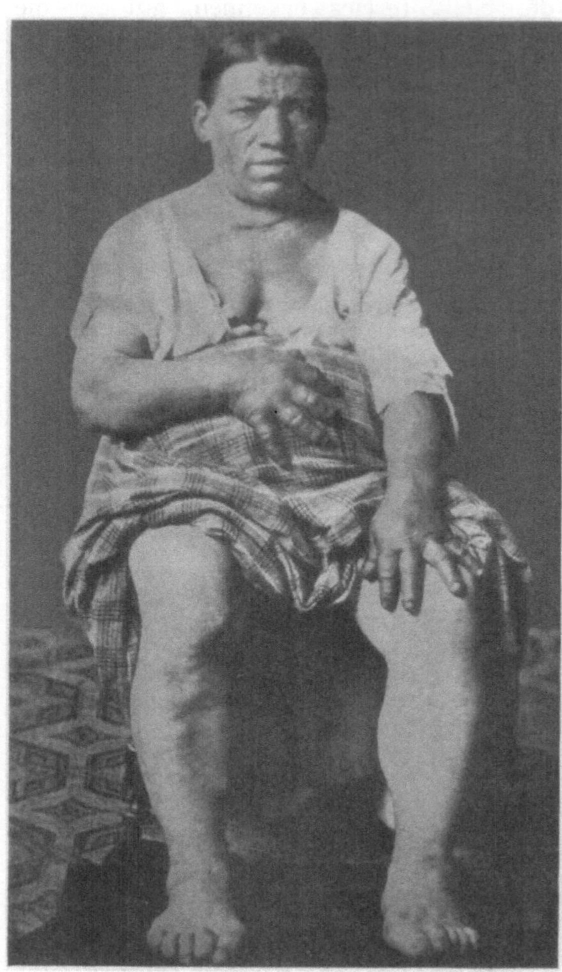

Fig. 313.
Akromegalie. Nach Erb.

Die riesige Vergrößerung der Endteile der Extremitäten und des Gesichts ist bei der Akromegalie nicht nur durch Veränderungen des Skeletts bedingt; auch die Weichteile sind hypertrophisch. Bei unserem Patienten ist die Haut der Hände und Füße, sowie des rechten Unterschenkels gedunsen, teigig und wulstig; das Unterhautzellgewebe ist verdickt, und auch im Gesicht sind die gleichen Anomalien an den Weichteilen vorhanden. Die akromegalischen Veränderungen des Skeletts zeigt das Röntgenbild mit einer Deutlichkeit, wie es vordem nur die anatomische Untersuchung vermocht hat: am Schädel außer der Verbreiterung und Ausbuchtung des Türkensattels eine ungleichmäßige Verdickung der Schädelknochen, namentlich am Hinterhauptsbein, eine Vertiefung des Sinus frontalis und Vergrößerung der Keilbeinhöhlen; am Gesicht die Hypertrophie des Unterkiefers, und an Händen und Füßen eine Auftreibung der Phalangen und der Interphalangealgelenke, sowie zahlreiche kleine Exostosen am Endglied des linken Daumens und an anderen Fingergliedern beider Hände.

In vielen Fällen ist das Gesicht wesentlich stärker beteiligt als bei unserem Kranken, indem auch die Jochbögen auffallend vorspringen und die Lippen, namentlich die Unterlippe, wulstig verdickt sind (Fig. 313).

Störungen der Motilität werden bei der Akromegalie in der Regel nicht beobachtet; ebensowenig Anomalien der Sensibilität und der Reflexerregbarkeit. Auf das häufige Zusammentreffen des Leidens mit Atrophie oder kropfiger Entartung der Schilddrüse wurde bereits hingewiesen. Gelegentlich ist auch eine Persistenz oder Hyperplasie der Thymus gefunden worden. Eine Erklärung dieser auffälligen Befunde ist indessen noch nicht möglich, und auch die interessante Frage, ob und in welchen Wechselbeziehungen Akromegalie und Tumoren der Hypophysis zueinander stehen, ist noch nicht endgültig gelöst.

Hysterie und Epilepsie.

93. Der Krampfanfall.

Meine Herren! Unser letztes Zusammensein möchte ich auf eine kurze Besprechung der Hysterie und Epilepsie verwenden; freilich sind mir bei diesem Vorhaben durch die Kürze der Zeit, die mir noch zur Verfügung steht, enge Schranken gezogen; ich muß mich deshalb darauf beschränken, einzelne Kapitel aus der Lehre der beiden weitverbreiteten Neurosen herauszugreifen, und werde auch darauf verzichten, die akut verlaufenden psychischen Störungen, die hysterischen und epileptischen Dämmerzustände, in den Kreis der Betrachtung einzubeziehen.

Unsere Anstalt besitzt keinen Krampfsaal wie die Salpêtrière, in dem jede Hysterische sofort einen großen Anfall bekam, sobald sie vor Charcots Zuhörer gebracht wurde. Ich werde also nicht in der Lage sein, Ihnen Hysterische und ebensowenig Epileptiker im Krampfanfall zu zeigen, und doch möchte ich mit einer kurzen Besprechung des Anfalls beginnen; denn gerade seine Beurteilung stellt den Arzt in differentialdiagnostischer Hinsicht vor die schwierigste Frage. Das wesentlichste klinische Merkmal der Epilepsie ist der Anfall; bei der Hysterie dagegen werden Anfälle nur in einem kleinen Bruchteil aller Fälle beobachtet. Bei der Mehrzahl der Hysterischen stehen somatische und psychische Störungen bald in buntem Wechsel, bald als konstante Stigmata der Krankheit im Mittelpunkt des jeweiligen Zustandsbildes, und Krampfanfälle können während des ganzen Verlaufs des Leidens fehlen. So wird nur ein kleiner Bruchteil von Hysterischen in Frage kommen, wenn es sich darum handelt, ihre Anfälle in differentialdiagnostischer Hinsicht zu beurteilen; bei der Epilepsie dagegen wird fast in jedem Einzelfall die Differentialdiagnose zu erledigen sein. Zu Beginn des vorigen Jahrhunderts schien dies viel einfacher zu sein als heute: wurde ein männliches Individuum von einem Krampfanfall befallen, so wurde die Hysterie von vornherein ausgeschlossen; denn nach der damals herrschenden Ansicht war sie eine Krankheit, die ohne Ausnahme das weibliche Geschlecht befiel. Die alten Ärzte waren also vor die Notwendigkeit der Differentialdiagnose nur dann gestellt, wenn es sich um ein Weib im Krampfanfall gehandelt hat. So hat man schon in alter Zeit nach Merkmalen gesucht, durch die sich beide Arten von Anfällen mit Sicherheit unterscheiden lassen sollten, und man glaubte, solche charakteristischen Anzeichen des epileptischen Anfalls u. a. in dem Zungenbiß, dem Schaum vor dem Munde, dem unfreiwilligen Abgang von Urin und Fäkalien und in der aufgehobenen Pupillenreaktion aufgefunden zu haben. Mehr und mehr hat sich aber die Erkenntnis Bahn gebrochen, daß die aufgeführten Symptome für den epileptischen Anfall gewiß Anzeichen von großem Wert, aber nicht von absolut beweisender Kraft sind. Alle diese Erscheinungen können auch im hysterischen Anfall zur Beobachtung kommen; sie können im epileptischen fehlen. Am längsten galt noch als ein absolut sicheres Kennzeichen der Epilepsie die Aufhebung des Lichtreflexes der Pupille, die im hysterischen Anfall niemals beobachtet werden sollte. Erst zu Ende des vorigen Jahrzehnts wurden mit einem Male Zweifel laut an der Richtigkeit dieser zum Dogma erhobenen Lehre. Demgegenüber möchte ich daran erinnern, daß ich schon vor 20 Jahren in der Berliner klinischen Wochenschrift vom 11. März 1889[1]) in Gemeinschaft mit Oberstabsarzt Dr. Andrée einen klassischen Fall von Hysterie beschrieben habe, bei dem im großen Anfall die Pupillen „vollkommen reaktionslos gegen Lichteinfall" waren und zwar einerlei, ob der Anfall spontan eintrat oder künstlich hervorgerufen wurde. Vorher hatte schon Féré auf das gleiche Verhalten der Pupillen aufmerksam gemacht. Aber seine Mitteilung, die mir übrigens damals unbekannt war, ist ebenso wie die meine unbeachtet geblieben, und auch Charcot, der meinen Fall in seinen „Leçons du mardi" am 19. März 1889 eingehend besprochen hat, scheint meine Mitteilung über das temporäre Erlöschen des Lichtreflexes der Pupille im hysterischen Anfall übersehen zu haben.

So sind wir seit einigen Jahren zu der Erkenntnis gelangt, daß es kein Kriterium gibt, auf Grund dessen im Anfall selbst der epileptische oder hysterische Charakter desselben mit absoluter Sicherheit erkannt werden könnte.

Um so wertvollere Anhaltspunkte für die Differentialdiagnose gibt uns dagegen die Untersuchung der Krampfkranken in der anfallsfreien Zeit, die Anamnese und der Verlauf des Leidens. Namentlich in denjenigen Fällen, in denen die Patienten kurze Zeit nach dem Manifestwerden der ersten Krankheitsanzeichen in unsere Beobachtung treten, so daß es uns gelingt, die Gelegenheitsursache zum Ausbruch der Krankheit unzweifelhaft festzustellen, können wir unter Umständen wichtige Anhaltspunkte für den Charakter des Leidens aus der Anamnese gewinnen. Bei der Hysterie werden oft, bei der Epilepsie niemals die krankhaften Erscheinungen durch Vorstellungen verursacht auf Grund der gesteigerten Einbildungskraft, die der Psyche der Hysterischen eigen ist. Z. B.: wenn der Gesunde einer plötzlichen Gefahr glücklich entronnen, wenn er „mit dem Schrecken davongekommen" ist, wie der Volksmund sagt, tritt als normale Reaktion auf das

---

[1]) „Über einen Fall von Hystero-Epilepsie bei einem Manne."

Erlebte ein Aufatmen, das Gefühl der Erleichterung ein, an das sich andersartige Vorstellungen nicht anreihen. Bei dem hysterisch veranlagten Individuum dagegen führt die zunächst berechtigte Vorstellung, daß ein Unglück geschehen könne, sofort und unvermittelt zu der weiteren Vorstellung, daß das drohende Unglück nun auch geschehen müsse und am Ende schon geschehen sei. Als unmittelbare Folge dieser krankhaften Vorstellungsreihe, die in einem einzigen Momente ausgelöst wird, tritt der hysterische Anfall, die hysterische Geistesstörung, die sensible und motorische hysterische Lähmung in die Erscheinung.

Ein junges Mädchen begleitet seinen Bräutigam zum Bahnhof; sie verspäten sich beim Abschiednehmen; der Zug setzt sich in Bewegung; im Fahren springt der Bräutigam noch eilig auf das Trittbrett; er gleitet aus und fällt zwischen die Räder; der Zug braust über ihn weg. Wie durch ein Wunder bleibt er unverletzt; aber noch bevor die Braut die Situation übersehen kann, stürzt sie im hysterischen Anfall zusammen! Ein Fall, den ich vor einer Reihe von Jahren erlebt habe.

94. Traumatische Hysterie.

Ein Maurer ist damit beschäftigt, schwere Quadersteine an einem Neubau in die Höhe zu winden; er steht, mit dem linken Fuß voran, auf dem Erdboden, während der Stein in der Höhe des dritten Stockwerks schwebt. Plötzlich reißt das Seil, mit dem der Stein umschlungen war; er stürzt in die Tiefe und fällt unmittelbar vor die Füße des Mannes, genau an die Stelle, auf der sein linkes Bein gestanden haben würde, wenn er es nicht unbewußt zur rechten Zeit zurückgezogen hätte. Der Stein hat den Fuß des Mannes gar nicht berührt, und doch ist momentan eine Lähmung seines linken Beines eingetreten. Dies ist die Anamnese des Mannes, den Sie vor sich sehen. Der Unfall hat sich vor 21 Jahren ereignet; die motorische Lähmung ist damals ziemlich rasch und nahezu vollständig zurückgegangen; geblieben ist aber bis auf den heutigen Tag eine Anästhesie an dem paretischen Bein. Seit dem 21. Januar 1895 wird der Kranke in unserer Anstalt verpflegt; es ist ein Pole, der weder Lesen noch Schreiben gelernt hat. In seinem Befinden hat sich in den letzten 10 Jahren im wesentlichen nichts geändert. Die Motilität des linken Beines ist vollständig erhalten; der Kranke knickt aber beim Gehen im linken Kniegelenk etwas ein und bezieht diese Störung auf eine Schwäche desselben. Offenbar mit Recht; denn die grobe Kraft des linken Beines ist deutlich herabgesetzt. Während die Sensibilität am ganzen übrigen Körper intakt ist, besteht am linken Unterschenkel eine komplette Anästhesie für alle Qualitäten der Empfindung (Fig. 314). Die obere Grenze des anästhetischen Gebietes verläuft auf der Haut des Patienten ringförmig gerade über der Mitte der Patella. Unterhalb dieser Linie ist die taktile und faradokutane Sensibilität, die Schmerzempfindung, der Temperatursinn und auch das Vibrationsgefühl der Haut und der Knochen vollkommen aufgehoben.

Auf die Störung des Vibrationsgefühls wollen wir etwas näher eingehen und gleichzeitig auch seine Prüfung durch die Stimmgabelmethode besprechen. Nach-

dem bereits 1897 Treitel Stimmgabeln zur Untersuchung des Vibrationsgefühls
der Haut verwandt hatte, hat im Jahre 1899 Max Egger diese Prüfungsmethode
auf die Erforschung der Skelettsensibilität übertragen, indem er die Vibrationen
der schwingenden Stimmgabel auf die Knochen überzuleiten suchte. Egger
empfiehlt hierzu eine massive, etwa 500 g schwere Stimmgabel von 128 Schwingungen mit einem drehrunden Fuß von 6 mm Durchmesser. Wir haben eine
derartige Stimmgabel genau nach Eggers Vorschrift anfertigen lassen, weil
offenbar Form, Gewicht und Tonhöhe des Instruments nicht ohne wesentlichen Ein-

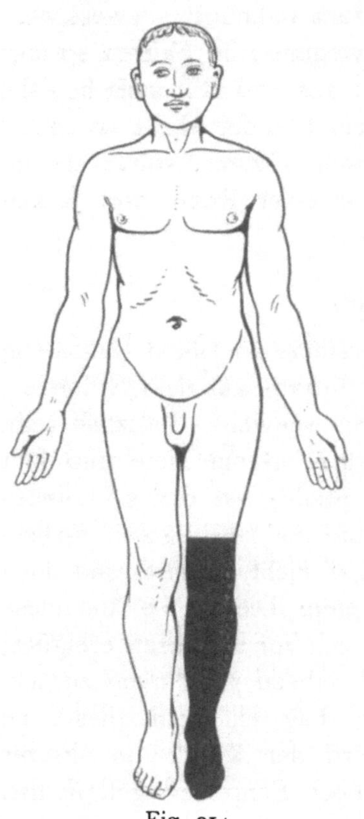

Fig. 314.

Anästhesie am linken Unterschenkel
in einem Falle von traumatischer
Hysterie. Eigene Beobachtung.

fluß auf die Ergebnisse der Untersuchung sind. Die
empfohlene Stimmgabel ist nach den interessanten
Versuchen Bings offenbar die zweckmäßigste, um
das bei der Prüfung der Knochensensibilität unvermeidliche Vibrationsgefühl der Haut und der Muskulatur tunlichst auszuschalten. Denn solange wir
nicht das Instrument direkt auf den bloßgelegten
Knochen aufsetzen können, müssen wir damit
rechnen, daß die Empfindungen, die die schwingende Stimmgabel in der Haut und in den Muskeln
hervorruft, das Urteil des Exploranden hinsichtlich
der Skelettsensibilität beeinflußt. Die Vibrations-
empfindlichkeit ist nämlich nicht die gleiche an der
Haut, an den subkutanen Weichteilen und an den
Knochen, und überdies kann sie unter pathologischen
Verhältnissen an der Oberfläche erhalten, in der
Tiefe gestört sein und umgekehrt. Wir müssen
also bei unseren Untersuchungen der Stimmgabel
eine Form geben, die es uns ermöglicht, Haut, Muskulatur und Knochen möglichst isoliert zu prüfen.
Deshalb der schmale, drehrunde Fuß des Egger-
schen Instruments, der unter Verdrängung der
Weichteile ein Eindringen in die Tiefe zuläßt und
molekulare Erschütterungen des Knochens ohne
ein stärkeres Vibrationsgefühl in der Haut hervorruft.

Man kann sich selbst sehr leicht von der verschiedenen Vibrationsempfind-
lichkeit der einzelnen Teile überzeugen. Drückt man zunächst einmal mit dem
senkrecht aufgesetzten Fuß der schwingenden Stimmgabel eine abgehobene Hautfalte, z. B. des Handrückens, wider eine feste Unterlage, so wird man nur ein ganz
gelindes Schwirren oder Surren empfinden. Natürlich darf man sich bei diesem
Versuche nicht durch die gleichzeitige akustische Wahrnehmung irre machen
lassen. Setzt man sich alsdann die Stimmgabel bei abduziertem Daumen auf die
Haut- und Muskelmasse des ersten Intermetakarpalraumes auf, so wird man eine
deutlich stärkere, wenn auch immer noch gelinde Vibrationsempfindung haben.

Und wenn man schließlich das Instrument auf ein Metakarpophalangealgelenk aufdrückt, wird man ein viel intensiveres Surren und Schwirren empfinden. Es ist
also unter normalen Verhältnissen das Vibrationsgefühl am Knochen viel stärker
als an den Weichteilen, und am schwächsten ist es an der Haut.

Der Gang der Untersuchung des Kranken ist nun ganz der gleiche: wir
prüfen zunächst die Vibrationsempfindung der Weichteile, indem wir die schwingende
Stimmgabel unter Vermeidung jeden Drucks senkrecht auf die zu untersuchende
Körperstelle oder noch besser auf eine abgehobene Hautfalte aufsetzen, und prüfen
alsdann die Skelettsensibilität, indem wir das Instrument senkrecht zur Oberfläche
des Knochens möglichst fest gegen diesen andrücken. Durch einen kurzen An-
schlag mit dem Perkussionshammer haben wir vorher jedesmal die Stimmgabel
in kräftige Schwingungen versetzt.

Bei unserem Patienten ist am ganzen Körper mit Ausnahme des linken
Unterschenkels das Vibrationsgefühl vollständig normal. Im ganzen Gebiet der
kutanen Sensibilitätsstörung ist es aber gänzlich erloschen und zwar nicht nur an
der Haut, sondern auch an der Muskulatur und an den Knochen des Unterschenkels
und des Fußes. Von besonderem Interesse ist hierbei das Verhalten der Patella.
Die obere Grenze des anästhetischen Bezirks der Haut verläuft in unserem
Fall gerade über die Mitte der Kniescheibe, und exakt bis zu dieser Linie
ist auch das Vibrationsgefühl des Knochens aufgehoben. Setzen wir die
schwingende Stimmgabel senkrecht auf die Haut des Knies über der oberen Hälfte
der Patella auf, so verspürt der Kranke sehr deutlich das Schwirren, das durch
die Oszillationen der Stimmgabel im Knochen hervorgerufen wird. Diese Feststellung ist gewiß sehr merkwürdig; es wird ja selbstverständlich nicht nur diejenige Stelle der Patella in molekulare Schwingungen versetzt, auf die wir das
Instrument aufdrücken, sondern die ganze Patella; nach physikalischen Gesetzen
müssen sich die Schwingungen wellenförmig nach allen Richtungen hin fortpflanzen.
Wenn wir z. B. eine Stimmgabel auf eine Tischplatte aufsetzen, verspüren wir
das Vibrieren derselben beim Anfassen sehr deutlich, auch wenn wir die Hand
ziemlich weit von dem Instrument entfernt auf den Tisch auflegen; ebenso fühlen
wir das Vibrieren eines Röhrenknochens, über dessen Mitte das Instrument aufgesetzt ist, auch beim Berühren des proximalen oder distalen Endes des Knochens.
Wenn wir also hier die angeschlagene Stimmgabel auf die anästhetische untere .
Hälfte der Kniescheibe aufdrücken, gerät nicht nur diese, sondern auch die normal-
empfindliche obere Hälfte derselben in Oszillation, und doch verspürt der Kranke
nichts hiervon. Es rufen also die im Knochen fortgeleiteten Schwingungen bei
bei ihm kein Gefühl hervor. Dies ist nun nicht etwa eine hysterische Erscheinung,
sondern es ist das normale Verhalten der Skelettsensibilität, wie aus zahlreichen
klinischen Erfahrungen anderer und aus unseren eigenen Beobachtungen unzweideutig hervorgeht. Nach Bings Ansicht findet diese Tatsache ihre Erklärung
darin, daß nur die senkrecht zum Periost eindringenden Schwingungen empfunden
werden, die im Knochen fortgeleiteten Longitudinalschwingungen dagegen nicht.

Von unserem Patienten möchte ich Ihnen nur noch eine Gesichtsfeldaufnahme des rechten Auges aus den letzten Tagen zeigen. Es handelt sich um eine hochgradige konzentrische Gesichtsfeldeinengung (Fig. 315); der linke Bulbus ist enukleiert. Aus der Krankengeschichte sei schließlich noch erwähnt, daß Krampfanfälle bei unserem Patienten niemals aufgetreten sind. Am Abend des 9. November 1902 klagte er plötzlich über Beschwerden beim Schlingen und konnte nur mit großer Mühe sein Nachtessen herunterbringen; am folgenden Tage bestanden die Beschwerden fort, so daß wir eine Ösophagusstenose annehmen mußten. Bei dem Einführen einer dicken Schlundsonde stießen wir denn auch etwa in der Gegend der Kardia auf ein unüberwindliches Hindernis, und nur eine dünne Sonde konnte in den Magen eingeführt werden. Am zweiten Tage wurde wegen heftiger Schmerzen 0,01 Morphinum hydrochloricum gegeben; und darauf ließen nicht nur

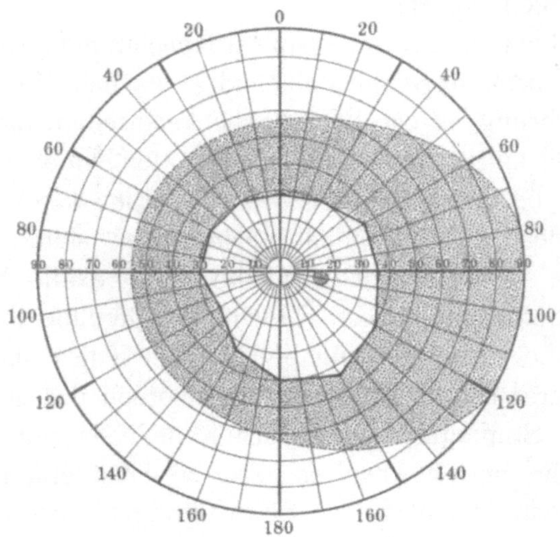

Fig. 315.

Konzentrische Gesichtsfeldeinengung auf dem rechten Auge in einem Falle von traumatischer Hysterie (Enukleation des linken Bulbus). Eigene Beobachtung.

die Schmerzen in kurzer Zeit nach, sondern es gelang auch ohne weitere Mühe, die dicke Schlundsonde einzuführen. Die Stenose war beseitigt und ist bis jetzt auch nicht mehr wiedergekehrt. Offenbar hat es sich damals um einen hysterischen Krampfzustand der Ösophagusmuskulatur gehandelt (Rosenbachs Ösophagospasmus).

95. Sensible und sensorielle Störungen bei Hysterie.

Bei einer zweiten Patientin stehen ebenfalls Störungen der Sensibilität im Mittelpunkt des Krankheitsbildes. Es ist eine 67jährige Witwe, die bereits seit 11 Jahren in unserer Anstalt verpflegt wird. Schon in der Kindheit „nervös", erlitt sie im Alter von 21 Jahren — sie war damals als Dienstmädchen in Stellung — den ersten Krampfanfall; es ist uns nicht gelungen, Authentisches über die näheren Umstände, die ihn ausgelöst haben, in Erfahrung zu bringen; wir wissen nur, daß derartige Anfälle, in denen die Kranke zu Boden fiel und allgemeine Krämpfe bekam, bis zu ihrem 36. Lebensjahre sich häufig wiederholten. Die Anfälle waren manchmal von Bewußtlosigkeit begleitet; meistens war das Bewußtsein nicht völlig erloschen, die Kranke hörte wohl, was in ihrer Umgebung vor sich ging, sie war aber außerstande, darauf zu reagieren. Zu dieser Zeit sollen auch häufig Wein- und Lachkrämpfe, gelegentlich auch Aufregungszustände aufgetreten sein.

Nachdem sich die Patientin verheiratet hatte, blieben diese Anfälle aus, selbst als sie ein blühendes Töchterchen im Alter von 14 Jahren durch den Tod verlor. Sie ist also jetzt seit länger als 30 Jahren anfallsfrei und fühlt sich, abgesehen von den geringen Beschwerden, die ihr zunehmendes Alter mit sich bringt, vollkommen wohl. Sie weiß aber sehr wohl, daß sie seit ihren Mädchenjahren auf der ganzen rechten Körperseite nahezu gefühllos ist (Fig. 316).

Diese Störung der Sensibilität ist auch schon bei der Aufnahme der Kranken am 26. November 1897 festgestellt worden; sie besteht heute noch in der gleichen Ausdehnung und Intensität wie damals. An der rechten Körperseite der Kranken ist die Haut vollkommen anästhetisch für alle Qualitäten der Empfindung: für taktile, schmerzhafte und thermische Reize, für den faradischen Strom und die Stimmgabelvibration; und zwar ist das anästhetische Gebiet haarscharf durch die Medianlinie begrenzt. Und haarscharf auf der rechten Körperseite — am Kopf, am Rumpf und an den Extremitäten — ist auch die Vibrationsempfindung der Knochen gänzlich erloschen. So spürt die Kranke nichts von der schwingenden Stimmgabel, wenn wir sie auf die unempfindliche rechte Seite ihres Schädels aufsetzen. Selbst dicht an der Medianlinie tritt kein Vibrationsgefühl auf, obwohl die normal empfindende linke Schädelseite deutlich mitschwingt, wie Sie sich durch Auflegen der Hand selbst überzeugen können. Sobald wir aber den Fuß der angeschlagenen Stimmgabel auf die linke Seite

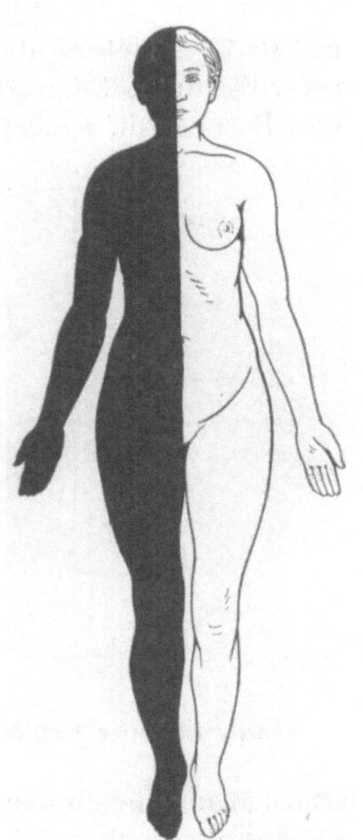

Fig. 316.
Rechtsseitige Hemianästhesie in einem Falle von Hysterie. Eigene Beobachtung.

des Schädels unmittelbar neben der Mittellinie aufdrücken, spürt sie das Schwirren und Surren sehr lebhaft, oft sogar als schmerzhafte Empfindung.

Und gerade so ist es mit dem Vibrationsgefühl über dem Brustbein. Es ist genau das gleiche Verhalten, das wir vorhin an der Kniescheibe des anderen Kranken festgestellt haben.

Noch ein anderes Experiment, zu dem sich die Kranke wegen ihrer rechtsseitigen Anästhesie sehr gut eignet, ist recht interessant. Wenn wir die schwingende Stimmgabel auf ihre rechte Ulna aufsetzen, verspürt sie gar nichts; sie nimmt

aber sofort die Vibrationen wahr, in die der Knochen versetzt worden ist, sobald
sie ihre normalempfindende linke Hand fest auf den rechten Unterarm auflegt.

Bei unserer Patientin sind aber nicht nur äußere Haut, Muskulatur und
Knochen auf der rechten Körperseite unempfindlich; die Störung erstreckt sich
auch mehr oder weniger auf die Schleimhäute und auf die höheren Sinne. Auch
die rechte Seite der Lippen-, Wangen- und Nasenschleimhaut ist zum mindesten
hypästhetisch; ebenso die rechte Seite der Zunge und die rechte Kornea; und
außerdem ist der Geruchs- und Geschmackssinn rechts aufgehoben und das Gehör sehr stark herabgesetzt. Freilich ist jetzt beiderseits eine starke Einziehung
und streifige Trübung des Trommelfells vorhanden, aber auf der linken Seite ist
außer diesen Erscheinungen der Alterssklerose auch eine atrophische Narbe hinter
dem Hammergriff sichtbar, offenbar die Folge einer früher überstandenen Otitis

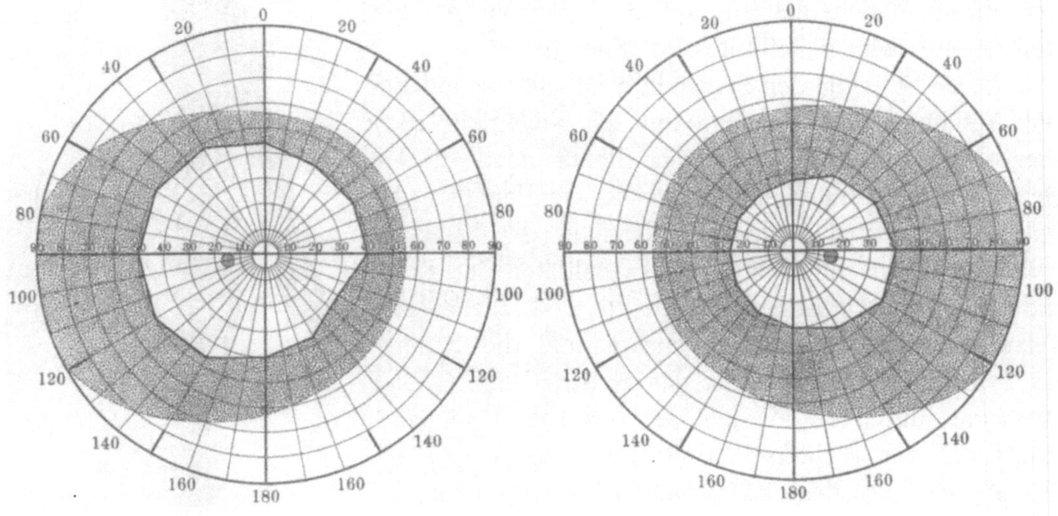

Fig. 317.
Konzentrische Gesichtsfeldeinengung in einem Falle von Hysterie. Eigene Beobachtung.

media. Man sollte also annehmen, daß die Patientin auf dem linken Ohre weniger
gut hören wird als auf dem rechten. Aber gerade das Umgekehrte ist der Fall.
Links hört sie Flüstersprache auf 1 m; ziemlich laute Konversationssprache auf
6 m und mehr; rechts dagegen die letztere nur auf 0,3 m und Flüstersprache gar
nicht. Der Ton einer schwingenden Stimmgabel — a^1 mit 870 Schwingungen —
wird auf dem Wege der Luftleitung links perzipiert, rechts nicht. Es ist also auf
der Seite der Anästhesie eine hochgradige Herabsetzung des Hörvermögens
vorhanden.

Und ebenso ist es mit dem Geruchs- und Geschmackssinn. Mit der rechten
Nasenhälfte riecht die Patientin überhaupt nicht; weder Eau de Cologne und
Nelkenöl, Substanzen, die wir zur Prüfung der Olfaktoriusfunktion zu benützen
pflegen, noch Essigsäure und Ammoniak, die uns Aufschluß über den Trigeminusgeruch geben. Am auffälligsten ist das Verhalten der Patientin dem stark-
wirkenden Ammoniak gegenüber. Während sie rechts gar keine Empfindung

hat und deshalb auch keine Abwehrbewegung macht, wenn ihr das Fläschchen vor das rechte Nasenloch gehalten wird, sucht sie links mit dem Kopfe auszuweichen, sobald sie die Substanz wahrnimmt.

Das Geschmacksvermögen hat die Kranke auf der rechten Seite der Zunge vollständig verloren, sowohl auf dem vorderen Teil derselben, im Gebiet des N. trigeminus, den Geschmack für saure und salzige Flüssigkeiten (verdünnte Essigsäure und Kochsalzlösung), wie auf dem hinteren Teil der Zunge, im Gebiet der N. glossopharyngeus, den Geschmack für bittere und süße Substanzen (Chinin und Zucker). Auf der linken Seite dagegen erkennt sie die Qualität der Lösung, mit der wir die Geschmacksempfindung prüfen, sehr wohl. Zu den geschilderten halbseitigen Störungen der Sinnesorgane tritt nun noch eine Einengung der Gesichtsfelder auf beiden Augen hinzu, und zwar handelt es sich um eine konzentrische Gesichtsfeldeinengung für Weiß, die auf der rechten Seite, also auf der Seite der sensiblen und sensoriellen Anästhesie, erheblich stärker ist als links (Fig. 317). Die gleichzeitig bestehende Einengung der Gesichtsfelder für Blau, Rot und Grün ist nicht hochgradig und beiderseits gleich stark. Eine abnorme Verschiebung der Farbengesichtsfelder gegeneinander — oder eine Dyschromatopsie — ist indessen nicht vorhanden.

Wir stellen also bei der heutigen Untersuchung der Patientin fest: eine rechtsseitige Hemianästhesie für alle Qualitäten der Empfindung einschließlich der Knochensensibilität, rechtsseitige Anosmie und Ageusie, hochgradige Herabsetzung des Hörvermögens auf dem rechten Ohre und eine konzentrische Gesichtsfeldeinengung auf beiden Augen, jedoch stärker auf der Seite der Hemianästhesie.

Sind wir nun auf Grund dieses Untersuchungsbefundes allein und ohne Berücksichtigung der Anamnese und des Verlaufs imstande, eine sichere Differential-

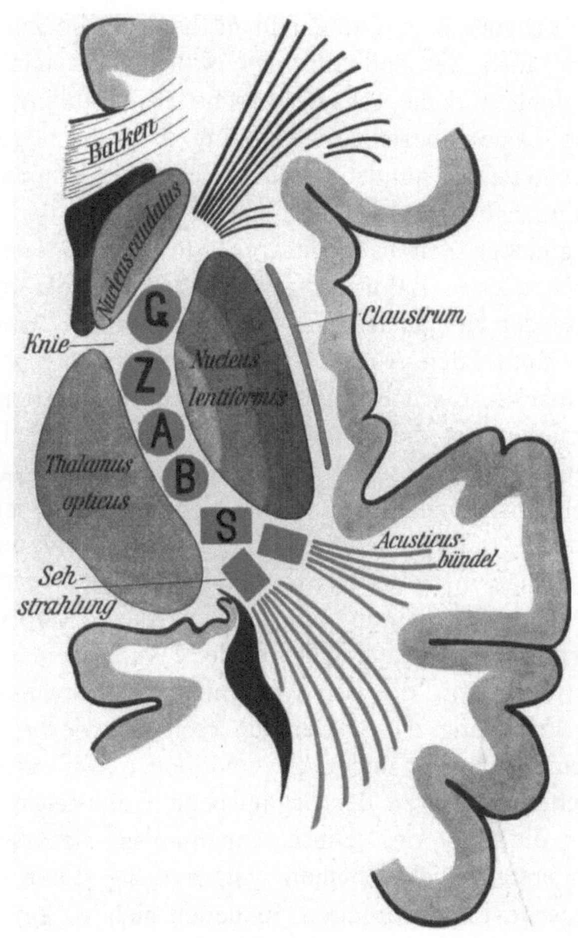

Fig. 318.

Innere Kapsel. Horizontalschnitt durch die rechte Großhirnhemisphäre in der Höhe der Mitte des Balkenknies und des Pulvinars. Nach Hermann.

Rot motorische Bahnen: Gesicht (G), Zunge (Z), Arm (A) und Bein (B), Blau sensorische Bahn (S), Sehstrahlung und Akustikusbündel.

diagnose zwischen einer organischen Gehirnläsion und Hysterie zu stellen? Charcot, der größte Kenner der Hysterie, hat diese Frage stets verneint. Nach seiner Ansicht kann die Läsion des hintersten Abschnitts der Inneren Kapsel ganz genau zu dem gleichen Zustandsbilde führen wie die Hysterie, und wie wir es in unserem Falle heute festgestellt haben. Gerade den hintersten Abschnitt der Inneren Kapsel, den „Carrefour sensitif" (Fig. 318), durchziehen alle sensiblen und sensorischen Bahnen in nächster Nähe nebeneinander liegend; von hier aus zieht auch die Endbahn des N. acusticus nach der Rinde der oberen Schläfenwindung und die Gratioletsche Sehstrahlung nach dem Pol des Okzipitalhirns. Eine Läsion dieser Stelle könnte theoretisch gedacht allerdings nicht zu dem beobachteten Zustandsbild führen; sie würde wohl die Hemianästhesie und die halbseitige Störung des Geschmacks, Geruchs und Gehörs erklären; aber sie müßte zu gleicher Zeit nach unseren gut begründeten Anschauungen über den Verlauf der optischen Bahn (Fig. 238) auch eine homonyme bilaterale Hemianopie auf der Seite der Hemianästhesie zur Folge haben. Über diese Auffassung herrscht Einigkeit unter den Autoren. Wenn wir also neben der halbseitigen Gefühls-, Geschmacks-, Geruchs- und Gehörsstörung auch noch die entsprechende Hemianopie feststellen, ist die Diagnose einer organischen Läsion und zwar im hintersten Abschnitt der Inneren Kapsel unter allen Umständen gesichert. Diese Fälle sind aber anscheinend ungeheuer selten. Meist ist bei isolierten Kapselherden die optische Bahn nicht direkt betroffen; es fehlt infolgedessen die für die organische Gehirnläsion charakteristische Hemianopie, aber statt ihrer kann die konzentrische Gesichtsfeldeinengung und die gekreuzte Amblyopie gefunden werden, in gleicher Form und Intensität wie bei der Hysterie. Hier liegt die differentialdiagnostische Schwierigkeit, die sich wohl niemals überwinden lassen wird. Freilich ist auch die Erklärung dieser Befunde recht schwierig; sie ist aus der organischen Läsion allein überhaupt nicht gut möglich. Wir müssen vielmehr annehmen, daß in solchen Fällen zu der organischen Gehirnerkrankung eine rein funktionelle hinzutritt, die Hysterie. Diese Annahme ist nicht so fernliegend, wie es vielleicht auf den ersten Blick scheinen will, und sie stützt sich auf außerordentlich zahlreiche klinische Beobachtungen, in denen sich zu einer organischen Erkrankung des Gehirns oder Rückenmarks die Hysterie hinzugesellt. Besonders bei Hirnherden, bei multipler Sklerose, bei Tabes etc. und schließlich — was besonders hervorgehoben zu werden verdient — auch bei der Epilepsie ist eine komplizierende Hysterie gar nichts Seltenes. Sie haben ja neulich einen solchen Fall gesehen, den jungen Mann mit der Schußverletzung des Gehirns, bei dem wir die beobachtete Hemihypästhesie als eine hysterische auffassen mußten (S. 447).

Könnten wir also nach diesen Ausführungen in unserem heutigen Fall in Zweifel sein, ob schließlich doch vielleicht eine organische Hirnerkrankung dem gegenwärtigen Zustandsbild zu grunde liegt, so spricht die Anamnese und der ganze Verlauf des Leidens mit Entschiedenheit gegen diese Annahme. Die Kranke hat vom 21.—36. Lebensjahre Anfälle von Bewußtseinstrübung mit Konvulsionen, Aufregungszustände, Lach- und Weinkrämpfe gehabt und weiß, daß sie schon als junges Mädchen auf der rechten Seite kein richtiges Gefühl gehabt hat. Die sensible und sensorielle Störung besteht also schon viele Jahrzehnte lang; sie bestand schon zu jener Zeit, in der periodische Krampfanfälle auftraten; sie überdauerte die letzteren und besteht heute noch ganz genau in der gleichen Art wie vor zehn Jahren, als ich die Kranke zuerst zu untersuchen Gelegenheit hatte. Das ist der typische Verlauf der Hysterie, und nichts spricht in dem ganzen Krankheitsbilde für eine zerebrale Herderkrankung.

Es sei nun noch auf das interessante Verhalten der Sensibilitätsstörungen hingewiesen, die wir in den beiden heutigen Fällen beobachtet haben. Wir haben allen Grund anzunehmen, daß sie bei dem Manne, dessen Krankheit wir als „traumatische Hysterie" bezeichnen müssen, seit 21 Jahren und bei der Frau seit etwa 40 bis 45 Jahren vorhanden sind. Die kutanen und sensoriellen Anästhesien sind eben „Stigmata" der Hysterie, die im bunten Wechsel der übrigen somatischen und psychischen Krankheitserscheinungen meist unveränderlich fortdauern, bis ins hohe Greisenalter hinein, in dem die anderen hysterischen Symptome mehr und mehr zurücktreten oder völlig erlöschen. Charcot pflegte seinen Zuhörern eine alte Pensionärin der Salpêtrière vorzuführen, die er länger als 30 Jahre kannte, und die im Alter von 75 Jahren, nachdem alle anderen Erscheinungen der Hysterie verschwunden waren, noch ihre sensibel-sensorielle Hemianästhesie behalten hatte. So wird es auch bei der Kranken sein, die Sie heute gesehen haben.

96. Gesichtsfeldeinengung bei Hysterie.

Die beiden Fälle von Hysterie, die Sie eben gesehen haben, tragen das Gemeinsame an sich, daß bei ihnen Krampfanfälle nicht vorhanden sind. Bei dem Maurer, dem vor langen Jahren ein schwerer Quaderstein aus beträchtlicher Höhe unmittelbar vor den linken Fuß gefallen ist, sind niemals Anfälle aufgetreten; bei der älteren Frau waren nur in jungen Jahren Krämpfe vorhanden, in den letzten 31 Jahren ist sie vollständig anfallsfrei geblieben. Bei diesen Patienten sind aber als dauernde Stigmata der Hysterie ausgebreitete Störungen der Sensibilität nachzuweisen, bei dem Manne eine komplette strumpfförmige Anästhesie am linken Unterschenkel, bei der Frau eine rechtsseitige Hemianästhesie mit Einbeziehung sämtlicher Sinnesorgane. Bei beiden Patienten besteht schließlich eine konzentrische Gesichtsfeldeinengung. Diesen beiden Fällen möchte ich zwei weitere anschließen, die lediglich unter Krampfanfällen verlaufen und bei denen Störungen der kutanen und der Knochensensibilität vollständig fehlen. An solchen Hysterischen ist natürlich in der anfallsfreien Zeit nicht viel zu demonstrieren; immerhin wird die ganze Art und Weise, wie sich z. B. die erste Patientin bei der Vorstellung gibt, ihr Gesichtsausdruck, Mienenspiel und Haltung dem erfahrenen Kenner der Hysterie den rechten Weg zur Diagnose weisen. Es ist eine junge Frau von 38 Jahren, die seit längerer Zeit nervös und blutarm, erst seit 1901 an Krämpfen leidet. Eigenartig ist dabei, daß der Anfall ohne jede

Aura beginnt. Bei irgend welcher geringfügigen Erregung oder, wenn andere Kranke auf demselben Saale Krämpfe bekommen — namentlich zur Zeit der Menses —, verliert die Patientin momentan das Bewußtsein, unter allgemeinen tonischen und klonischen Konvulsionen tritt eine hochgradige Zyanose ein, manchmal beißt sich die Kranke auf die Zunge, andere Male nicht; die Pupillen sind weit und reagieren meistens, jedoch nicht immer, auf Lichteinfall. Im weiteren Verlauf der Attacke scheinen Halluzinationen aufzutreten, wie aus dem Mienenspiele und den Gebärden der Kranken sowie aus ihren sprachlichen Äußerungen drohenden oder ängstlichen Inhalts während des Paroxysmus zu schließen ist. Nach Ablauf des Anfalls besteht vollständige Amnesie für das Vorgefallene.

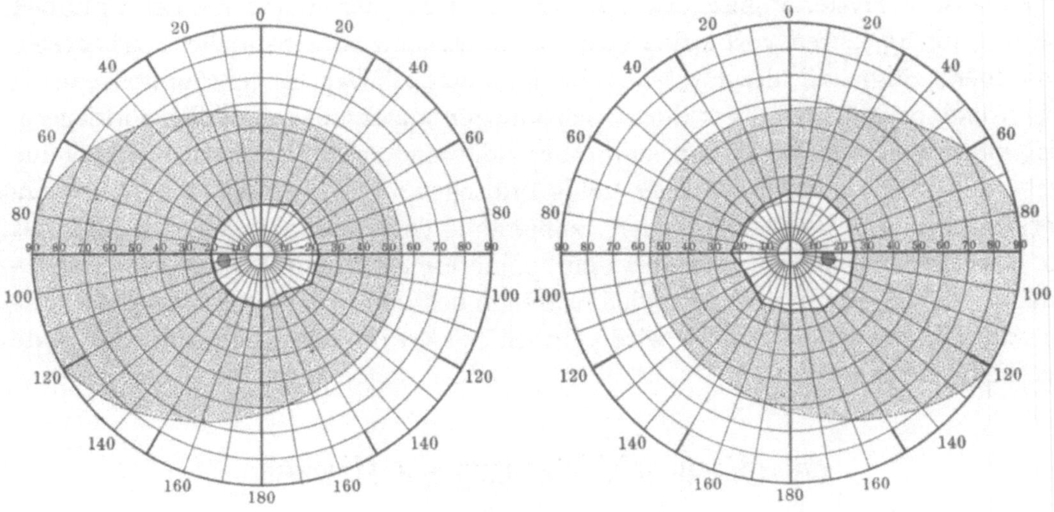

Fig. 319.

Hochgradige konzentrische Gesichtsfeldeinengung in einem Falle von Hysterie.   Eigene Beobachtung.

Die wiederholte eingehendste Untersuchung der Kranken in der anfallsfreien Zeit hat ergeben, daß Sensibilitätsstörungen irgend welcher Art vollständig fehlen. Der einzige somatische Befund, der sich erheben läßt, ist eine hochgradige Einengung des Gesichtsfeldes, die auf beiden Seiten annähernd gleich stark ist (Fig. 319).

97. Hystero-Epilepsie oder „Grande Hystérie".

Bevor ich Ihnen nun den zweiten Patienten vorstelle, einen jungen Epileptiker, dessen Krankheit durch eine gleichzeitig bestehende Hysterie kompliziert ist, möchte ich kurz diejenige Form des Anfalls besprechen, die unter besonders komplizierten Bewegungsphänomenen verläuft, und die die französische Schule früher als Hystero-Epilepsie bezeichnet hat. C h a r c o t hat sie auch „Grande Hystérie" genannt. Bei ihr zerfällt der Anfall in einzelne Phasen, die eine gewisse Gesetzmäßigkeit der Reihenfolge und der Erscheinungen erkennen lassen und zwar nicht nur bei den verschiedenen Anfällen ein- und desselben Individuums, vielmehr auch bei den einzelnen Anfällen verschiedener Kranken. Die Grande Hystérie ist bei uns offenbar nicht häufig, und nur wenige Ärzte werden einen „großen hysterischen Anfall" in vollkommenster Ausbildung gesehen haben. Einen solchen Fall zu beobachten, hatte ich 1888 Gelegenheit; ich habe ihn s. Zt. in Gemeinschaft mit dem damaligen Chefarzt des Kgl. Garnisonlazaretts in Karlsruhe, Oberstabsarzt Dr. A n d r é e, in der Berliner klinischen Wochenschrift beschrieben.

Der Kranke war ein 23jähriger Grenadier, aus Lothringen gebürtig, der im ersten Jahre diente und in den ersten vier Monaten nach seiner Einstellung keinerlei Krankheitsanzeichen geboten hatte. Er war zur Wache an der Bahre des verstorbenen Prinzen L u d w i g v o n B a d e n kommandiert worden und nahm am folgenden Tage, nachdem er die Nacht in der Kirche neben der aufgebahrten Leiche des Prinzen durchwacht hatte, an der Trauerparade teil, während der die Truppen lange Zeit bei strenger Kälte unter präsentiertem Gewehr stehen mußten. Die psychischen Eindrücke während der Totenwache mögen in Gemeinschaft mit den großen körperlichen Anstrengungen die Gelegenheitsursache zum Ausbruch des ersten hysterischen Anfalls gewesen sein.

Bei diesem Grenadier wurden die Anfälle stets durch die gleiche schmerzhafte Auraempfindung eingeleitet, die von der rechten Brustwarze ausging, nach dem Halse und Kopfe zu aufstieg und schließlich als „Starrwerden der Augen" von dem Patienten selbst noch empfunden wurde. Mit dieser letzten Empfindung verlor der Kranke das Bewußtsein. Jeder einzelne Anfall setzte sich regelmäßig und in typischer Weise aus drei Phasen zusammen. Die erste kürzeste Phase des Anfalls begann mit einer Periode allgemeiner tonischer Muskelkontraktion von kurzer Dauer, auf die heftige klonische Krämpfe der gesamten Körpermuskulatur folgten, während die Pupillen ad maximum dilatiert und vollkommen r e a k t i o n s l o s gegen Lichteinfall waren. Diese „epileptische" Phase des großen hysterischen Anfalls unterscheidet sich in der Form buchstäblich durch nichts von dem echten epileptischen Anfall, und doch besteht häufig ein charakteristischer Unterschied. Wenn man den Patienten heftig anruft oder auf bestimmte Körperstellen einen Druck ausübt, so wird der Anfall unter Umständen sofort unterbrochen, was bei der echten Epilepsie niemals gelingen wird. So war es auch in unserem Falle; ein kräftiger Druck auf einen der beiden Testikel genügte, um den Anfall vorübergehend zu kupieren; durch ein sanftes Streicheln der Haut vom Halse nach der rechten Brustwarze zu konnte man ihn gänzlich zum Aufhören bringen. Eine Momentaufnahme aus dieser ersten Phase des Anfalls zeigt Ihnen die völlige Übereinstimmung mit dem epileptischen Insult (Fig. 320)[1].

Nach einem kurzen Erschlaffen des Muskeltonus (Fig. 321) beginnt die zweite Phase des Anfalls, die „Periode der großen Bewegungen und Verdrehungen", die C h a r c o t auch als die Periode des „Clownismus" bezeichnet hat. Sie wird durch acht z. T. vortrefflich gelungene Momentaufnahmen illustriert. Das erste Bild zeigt eine kraftvolle Extension beider Arme (Fig. 322), das zweite die klassische Gruß-

---

[1] Figg. 320—329, 335—340 und 343 sind Reproduktionen von Momentphotographien, die am 9. April 1888 während eines Anfalls von 13 $^{1}/_{6}$ Minuten Dauer aufgenommen worden sind.

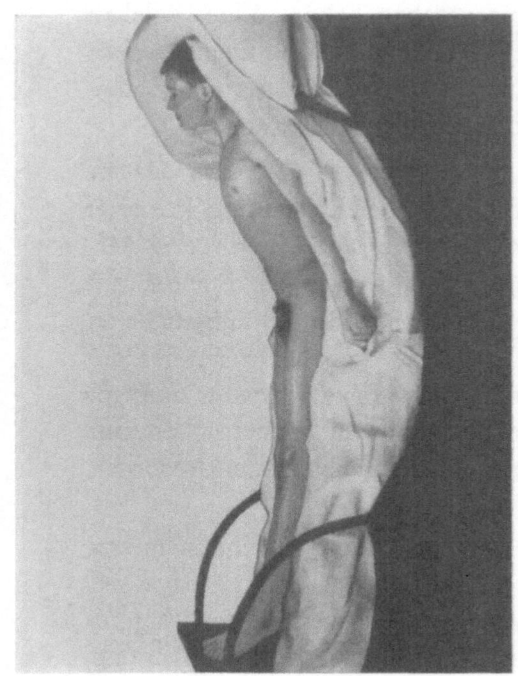

Fig. 321.
Erschlaffen des Muskeltonus zwischen der ersten und zweiten
Periode des großen hysterischen Anfalls. Eigene Beobachtung.

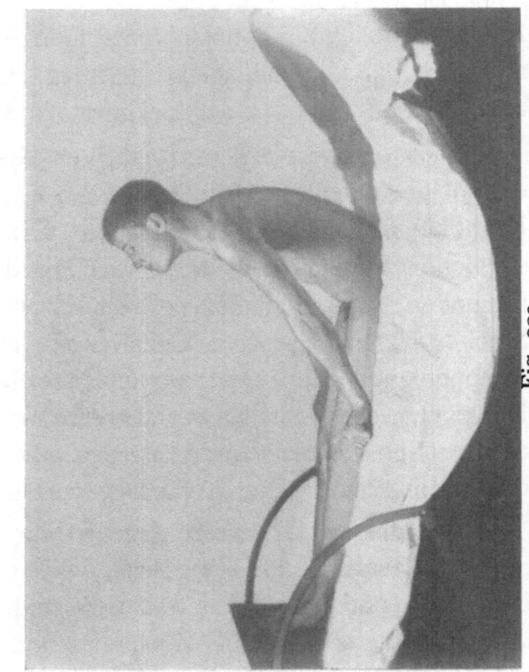

Fig. 323.
„Mouvement de salutation." Eigene Beobachtung.

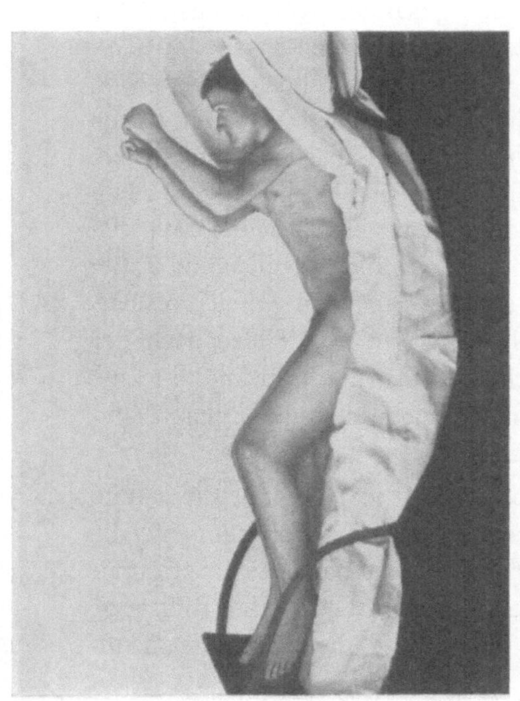

Fig. 320.
Epileptiforme Periode des großen hysterischen Anfalls.
Eigene Beobachtung.

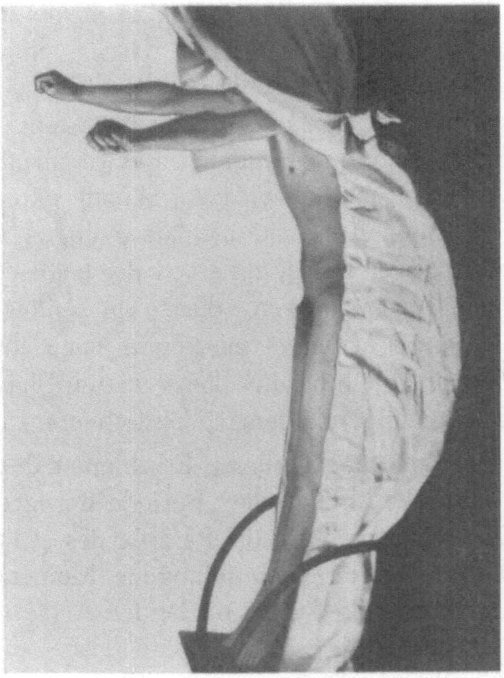

Fig. 322.
Aus der „Periode der großen Bewegungen und Verdrehungen".
Eigene Beobachtung.

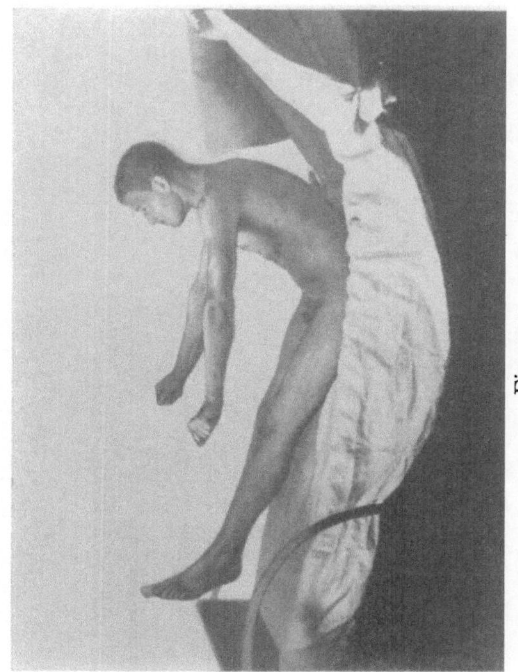

Fig. 325.
Übergang der „Grußbewegung“ in den „Arc de cercle“.
Eigene Beobachtung.

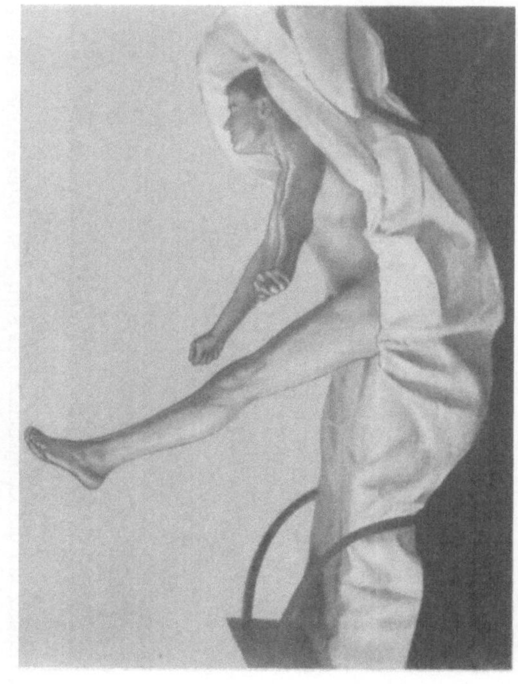

Fig. 327.
Abklingen des Emprosthotonus. Eigene Beobachtung.

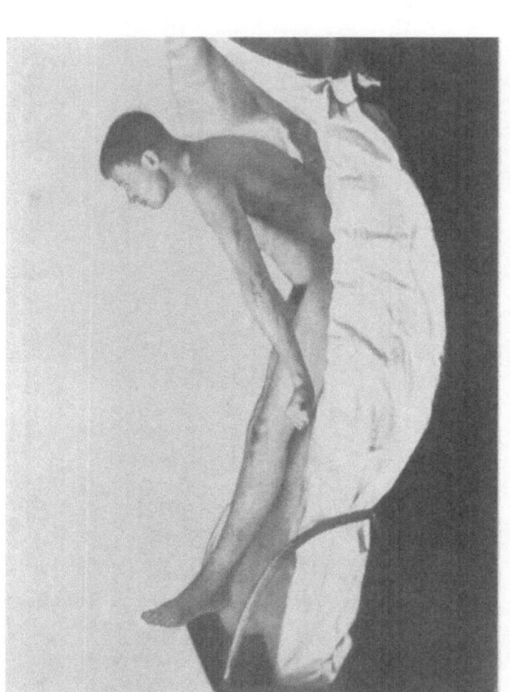

Fig. 324.
Übergang der „Grußbewegung“ in den „Arc de cercle“.
Eigene Beobachtung.

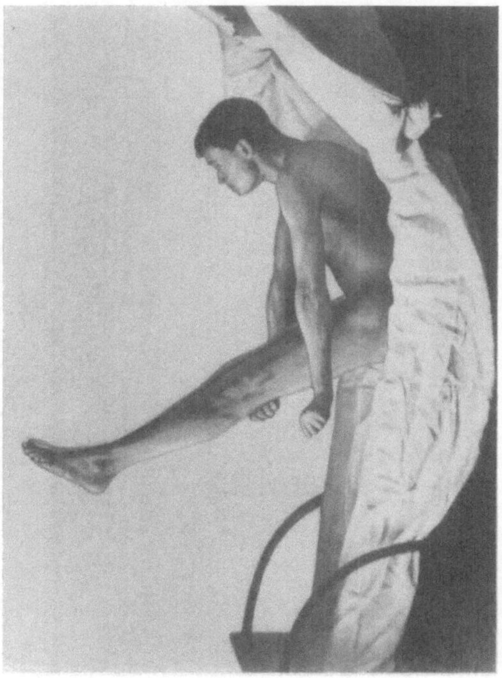

Fig. 326.
„Arc de cercle en avant“. Emprosthotonus. Eigene Beobachtung.

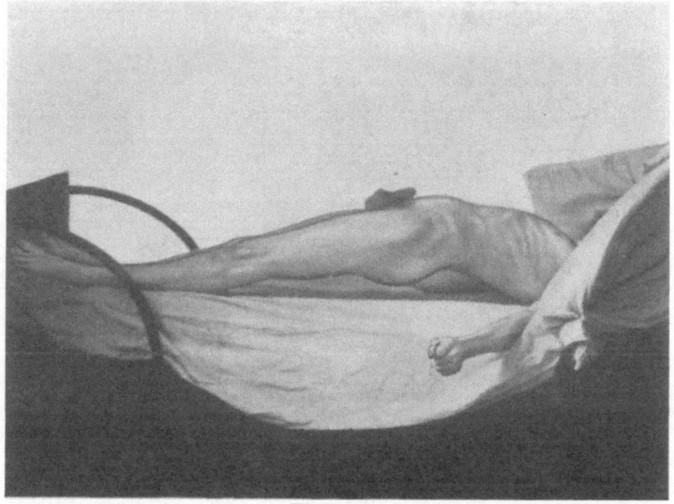

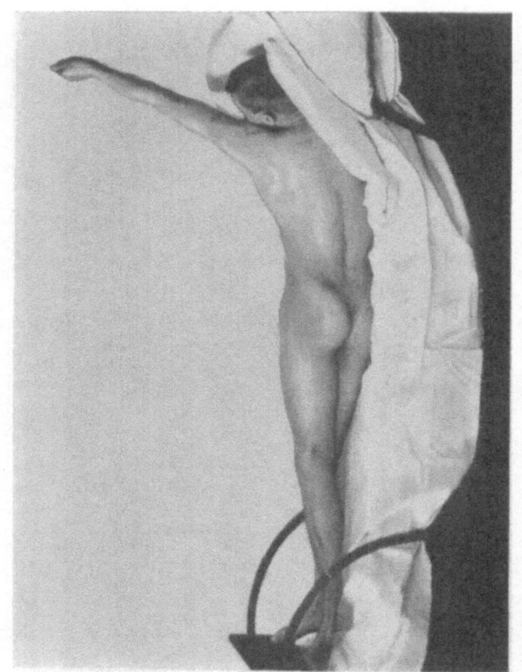

Fig. 329.

„Arc de cercle en arrière." Opisthotonus. Eigene Beobachtung.

Drehung um die Längsachse des Körpers. Eigene Beobachtung.

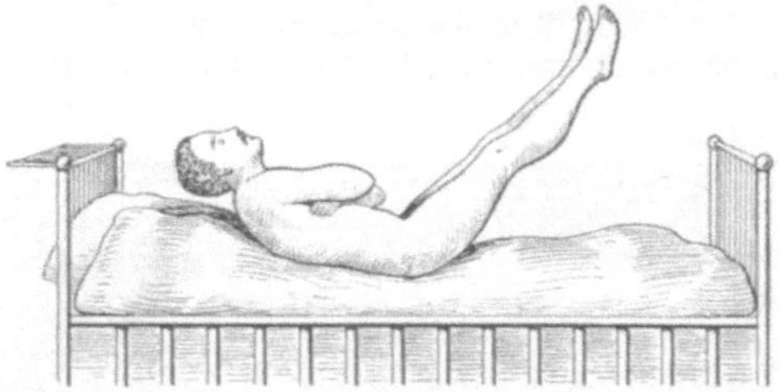

Fig. 328.

„Arc de cercle en arrière." Opisthotonus. Eigene Beobachtung.

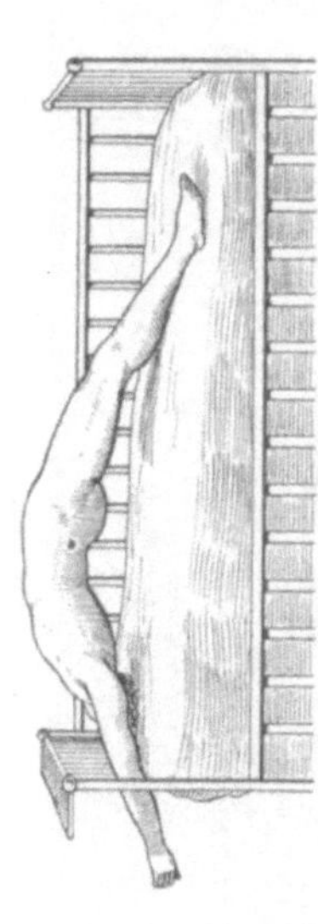

Fig. 331.

„Arc de cercle en arrière. Opisthotonus. Nach Charcot.

Fig. 330.

„Arc de cercle en avant." Emprosthotonus. Nach Charcot.

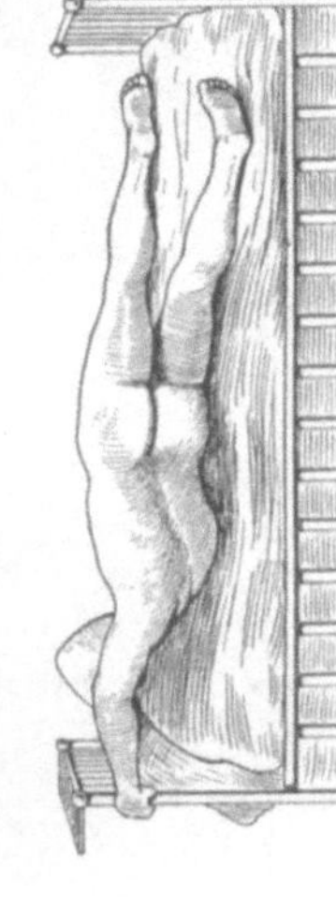

Fig. 332.

„Arc de cercle de côté — en arrière." Drehung um die Längsachse. Nach Charcot.

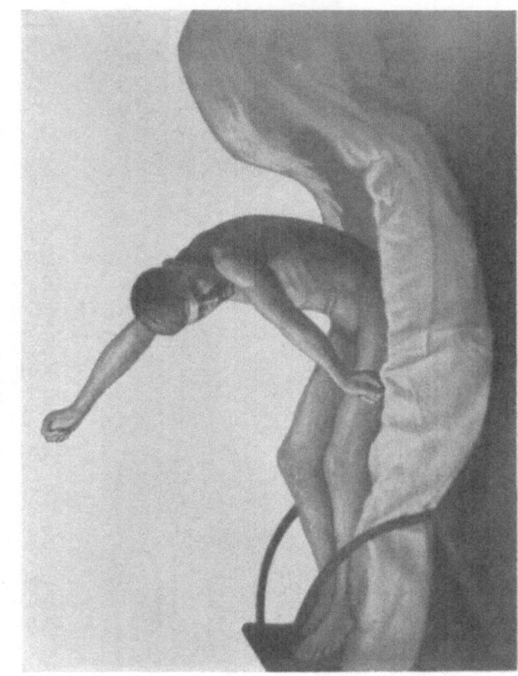

Fig. 336.
Aus der Periode der Halluzinationen des großen hysterischen Anfalls. Eigene Beobachtung.

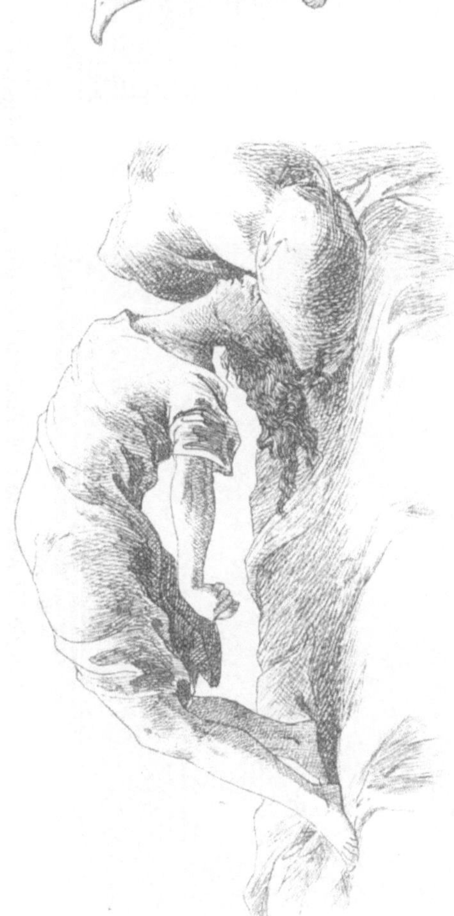

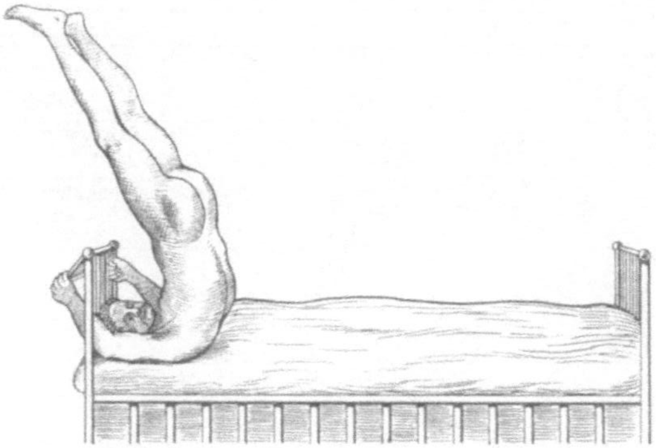

Fig. 334.
„Clownismus. Attitude illogique.“ Nach Charcot.

Fig. 333.
„Arc de cercle en arrière.“ Opisthotonus. Nach Richer.

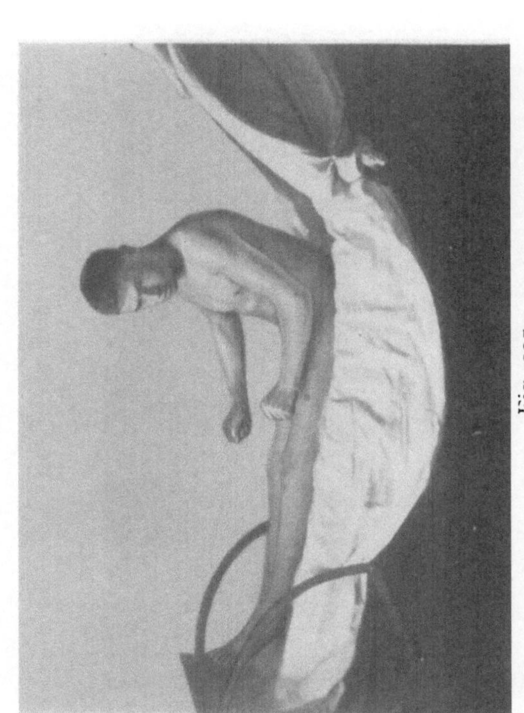

Fig. 335.
Aus der Periode der Halluzinationen des großen hysterischen Anfalls. Eigene Beobachtung.

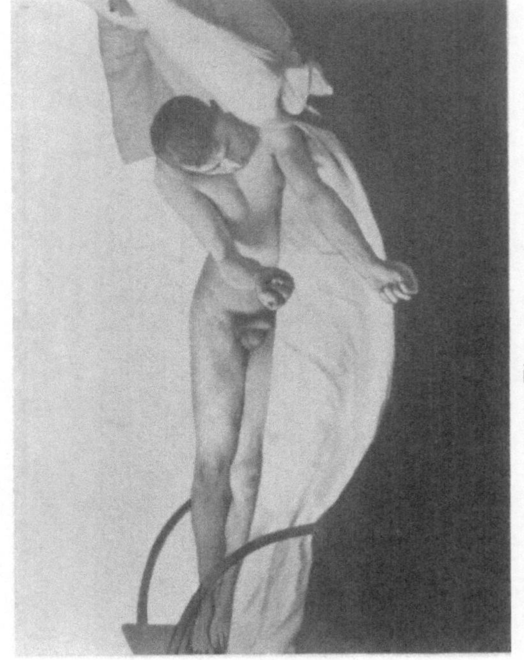

Fig. 337.

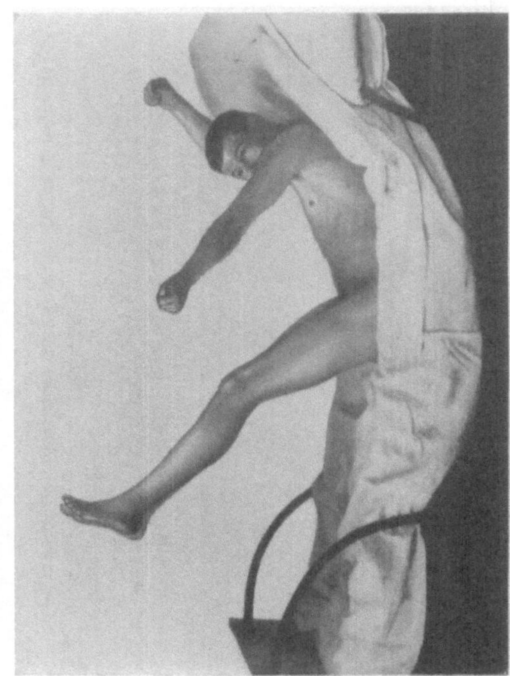

Fig. 338.

Aus der Periode der Halluzinationen des großen hysterischen Anfalls. Eigene Beobachtung.

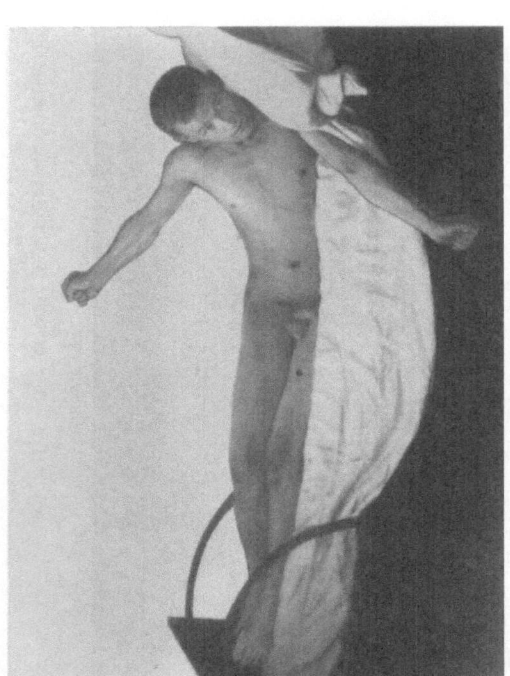

Fig. 339.

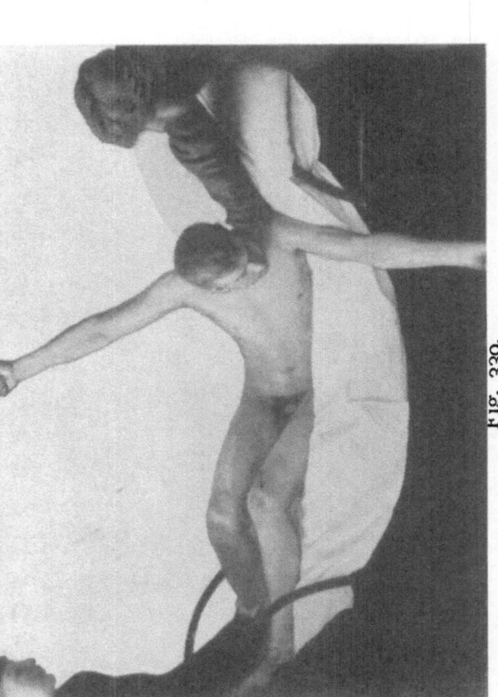

Fig. 340.

Aus der Periode der Halluzinationen des großen hysterischen Anfalls. Eigene Beobachtung.

bewegung, „Mouvement de salutation“, wie Charcot sie nannte (Fig. 323). Sie wird fast bei jedem einzelnen Patienten im großen hysterischen Anfall beobachtet. Die beiden weiteren Bilder (Fig. 324 u. 325) stellen den allmählichen Übergang der Grußbewegung zum Emprosthotonus dar, den das nächste Bild (Fig. 326) in voller Entwickelung und das folgende (Fig. 327) im Abklingen zeigt. Aus dieser Serie von Aufnahmen mögen Sie erkennen, daß diese „großen Bewegungen“ sich ziemlich langsam abspielen. Nun folgt der Opisthotonus (Fig. 328) und auf ihn die graziösen, ästhetisch schönen Drehungen um die Längsachse des Körpers (Fig. 329).

Es ist charakteristisch für den großen hysterischen Anfall, daß sich diese Stellungen der zweiten Phase fast in jedem Einzelfall wiederholen. Nicht nur die Grußbewegung, sondern auch die übrigen Stellungen und

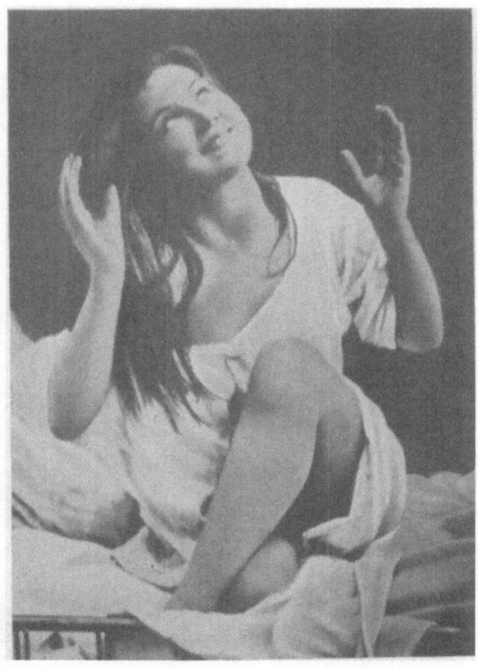

Fig. 341.
„Ekstase“. Nach Bourneville u. Regnard.

Kontorsionen. In Charcots „Neue Vorlesungen über die Krankheiten des Nervensystems, insbesondere über Hysterie“ 1886, Fig. 222/224, ist eine Reihe von Moment-

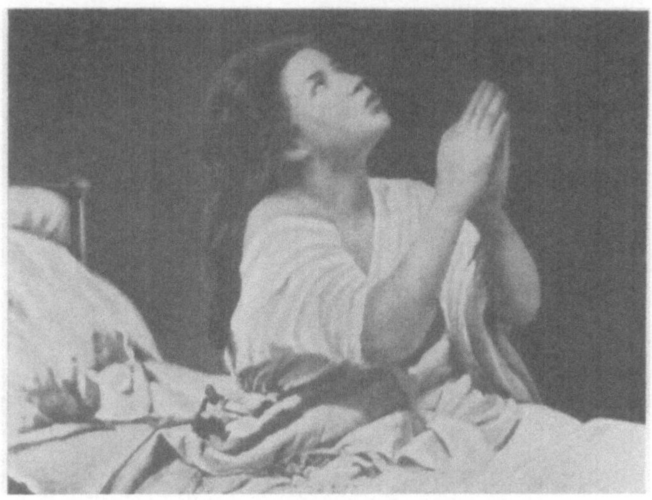

Fig. 342.
„Liebesflehen“. Nach Bourneville und Regnard.

aufnahmen des großen Anfalls abgebildet. Sie finden darunter ganz genau die gleichen Stellungen wieder, wie sie meine Photographien zeigen, den Emprosthotonus (Fig. 330) und Opisthotonus (Fig. 331), die Drehungen um die Längsachse

(Fig. 332) und unter Richers vorzüglichen Zeichnungen ist eine Abbildung
(Fig. 333), die den Opisthotonus in noch höherem Maße darstellt als Charcots
und meine Aufnahmen, und die die Bezeichnung für diese Stellung „Arc de
cercle", Kreisbogenstellung, verständlich macht. Charcot bildet einen Kranken

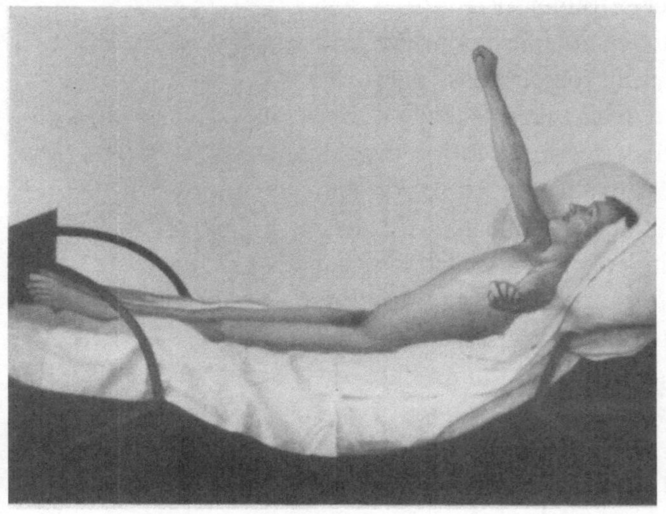

Fig. 343.
„Crucifiement". Eigene Beobachtung.

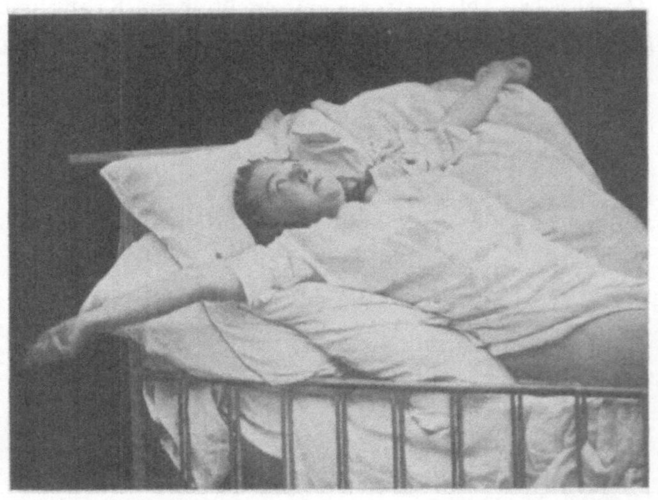

Fig. 344.
„Crucifiement". Nach Bourneville und Regnard.

im Emprosthotonus ab, der nur mit dem Kopf und den Schultern auf den Kissen
aufliegt, während er sich mit den Händen krampfhaft an der Bettstelle festhält
(Fig. 334). Derartige Stellungen der zweiten Phase des großen hysterischen Anfalls
rechtfertigen vollauf die von Charcot vorgeschlagene Bezeichnung „Clownismus". Während nun die „großen Bewegungen und Kontorsionen" dieser zweiten

Phase in allen Fällen eine gewisse Stereotypie zeigen, sind in der dritten Phase des Anfalls, der Phase der „attitudes passionelles" Gesichtsausdruck, Mienenspiel und Haltung des Kranken verschieden, je nach dem wechselnden lnhalt der Halluzinationen, die ihn beschäftigen. Diese ausdrucksvollen „leidenschaftlichen Stellungen und Geberden" zeigen Ihnen die nächsten sechs Photographïen (Fig. 335—340). Sie ermöglichen es uns, gewisse Schlüsse auf den Inhalt der Halluzinationen zu ziehen, der in unserem Fall der soldatischen Anschauungsweise des Patienten entsprochen zu haben scheint und offenbar recht düsteren Charakters gewesen ist. Fig. 341 und 342 zeigen die „Attitudes passionelles" in anderen Fällen von Hysterie, „Ektase" und „Liebesflehen" nach Bourneville und P. Regnard (Iconographie photographique de la Salpêtrière).

In der ersten „epileptischen Phase" des großen hysterischen Anfalls sind die Pupillen, wie erwähnt, lichtstarr; die Grande Hystérie ahmt also auch in dieser Hinsicht den epileptischen Anfall täuschend nach; in der Phase der grands mouvements dagegen verengern sich die Pupillen prompt auf Lichtreize, und in der Phase der attitudes passionelles auch bei Konvergenzbewegungen der Bulbi. In diesen Phasen sind die Augen des Kranken meist weit geöffnet, und so können wir bequem das Verhalten der Pupillen beobachten. Während der großen Bewegungen ist das Auge des Patienten starr in die Ferne gerichtet, und die Pupillen sind dementsprechend weit. Mit dem Eintritt der Halluzinationen dagegen beginnt ein außerordentlich lebhaftes Spiel der Irisbewegung: bald verengert sich die Pupille, bald wird sie weiter, je nach der Entfernung, in der der Patient die Objekte seiner Halluzinationen sieht. Er läßt sie nicht aus dem Auge; und wenn seine Halluzinationen aus der Ferne näher rücken und auf ihn eindringen, so verengern sich mit der eintretenden Konvergenzbewegung die Pupillen genau so, wie im normalen Zustande. Féré hat meines Wissens zuerst auf dieses interessante Verhalten der Pupillen im großen hysterischen Anfall aufmerksam gemacht.

Bei unserem Grenadier bildete den Schluß des Anfalls fast regelmäßig die klassisch schöne Stellung des Gekreuzigten, die das letzte Bild zeigt (Fig. 343), und die Charcot als „crucifiement" bezeichnet hat (Fig. 344).

98. Kombination von Hysterie und Epilepsie.

Ich möchte Ihnen nun einen Patienten vorstellen, bei dem sich zu einer seit den Kinderjahren bestehenden Epilepsie neuerdings eine Hysterie hinzugesellt hat. Wie so manche Epileptiker — viel häufiger als Hysterische — Stigmata degenerationis an sich tragen, zeigt auch er neben anderen Degenerationszeichen eine abnorme Konfiguration des Schädels, die auf eine zerebrale Entwickelungsanomalie als Ursache seiner Epilepsie hinweist. Gesichtsskelett und Schädel unseres Kranken machen unverkennbar einen pithekoiden Eindruck (Fig. 345).

Auf den ersten Blick fällt die starke Prognathie auf, die breiten Jochbeine und die verhältnismäßig mächtige Entwickelung des Gesichtsskeletts im Vergleich zum kleinen Kranium. Dementsprechend ist bei dem Patienten auch eine recht beträchtliche Imbezillität vorhanden, die es ihm zusammen mit schweren epileptischen Insulten unmöglich macht, sich dauernd außerhalb der Anstalt zu halten. So ist er schon oft kürzere oder längere Zeit im Siechenhause und in verschiedenen Irrenanstalten verpflegt worden. Im Jahre 1901 sahen wir ihn zuerst; er bot damals das typische Bild des Epileptikers mit gehäuften Insulten und epileptischen Dämmerzuständen und war so schwierig zu behandeln, daß wir ihn wegen Mangels ausreichender Überwachung nach der Irrenanstalt überführen lassen mußten. Im November 1901 wurde der Kranke eines Abends in einem Klosett des Hauptbahnhofs in hellen Flammen stehend gefunden; er hatte sich in einem epileptischen Dämmerzustand Benzin über die Kleider gegossen und angezündet.

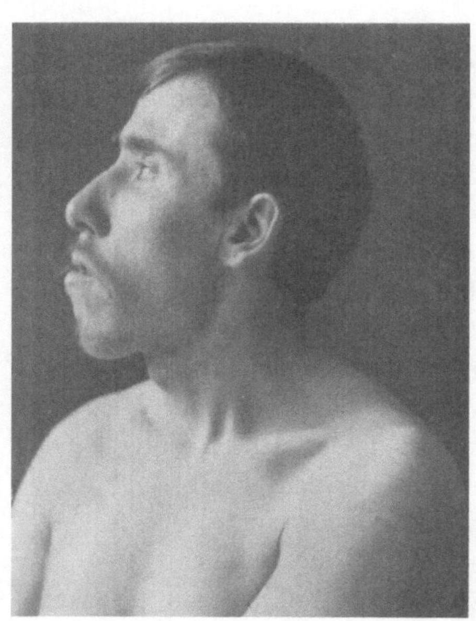

Fig. 345.
Epileptiker mit pithekoidem Gesichtsskelett.
Eigene Beobachtung.

Im Herbst 1904 wurde der Patient wieder bei uns aufgenommen; er gab an, seit $2^{1}/_{2}$ Jahren keine Krampfanfälle mehr gehabt zu haben, aber seit etwa einem halben Jahre bekomme er anfallsweise häufig Zustände von Herzklopfen und Engigkeit, Angst, Schwindel und Kopfdruck, und zwar in sehr verschiedenen Zwischenräumen, manchmal nur alle paar Wochen, dann wieder drei- bis viermal an einem Tage. Außerdem leide er an „Bluthusten" und „Erbrechen" und sei deshalb das letzte Vierteljahr mit Magenausspülungen behandelt worden. Tatsächlich erbrach dann der Patient in den ersten Tagen nach seiner Aufnahme anhaltend, aber immer nur, wenn Arzt oder Schwester in der Nähe waren und ihn überwachten; das Erbrechen hörte sehr bald auf, als der Kranke merkte, daß keine besonderen Maßnahmen getroffen wurden, es zu bekämpfen. Nun trat ein hochgradiger Meteorismus ein, der allein darauf zurückzuführen war, daß der Patient große Mengen Luft verschluckte, und je sorgfältiger er beobachtet wurde, um so deutlicher wurden unverkennbar hysterische Züge, die zu dem früheren Krankheitsbilde der Epilepsie hinzugetreten waren. Der Kranke fing an, zu fabulieren; er erzählte von einem Unfall, den er erlitten haben wollte; er sei von einem Transmissionsriemen erfaßt und $4^{1}/_{2}$ m weit geschleudert worden, er habe eine schwere Operation durchgemacht u. dergl.; kurz und gut lauter Dinge, die rein erfunden waren, wie wir durch Recherchen bei den Angehörigen feststellen konnten, und die der Patient offenbar nur vorbrachte, um sich interessant zu machen.

So hat er an seinen auswärtigen Bruder eine Reihe von Briefen und Karten geschrieben, die für sein Verhalten sehr charakteristisch sind; am 30. November 1905 schrieb er: „Mache Dir die traurige Mitteilung, daß ich nach der Operation von der Klinik nach dem Siechenhaus verbracht worden bin. Wenn es Dir möglich, so besuche mich am Sonntag morgen. Ich habe große Schmerzen, hohes Fieber, auch kann ich nichts essen", und am 4. Dezember 1905: „Heute habe ich auf der einen Seite die Fäden herausgezogen bekommen, unter großen Schmerzen." Als sein Bruder zu Besuch kam, war der Kranke — wie überhaupt die ganze Zeit seit seiner Aufnahme — außer Bett; er schwindelte seinem Bruder vor, er habe zum ersten Male nach der Operation aufstehen dürfen, und tags darauf schrieb er ihm: „Ich habe für mein gestriges längeres Aufbleiben heute büßen müssen; denn gestern abend habe ich nahezu 40⁰ gemessen, und heute muß ich

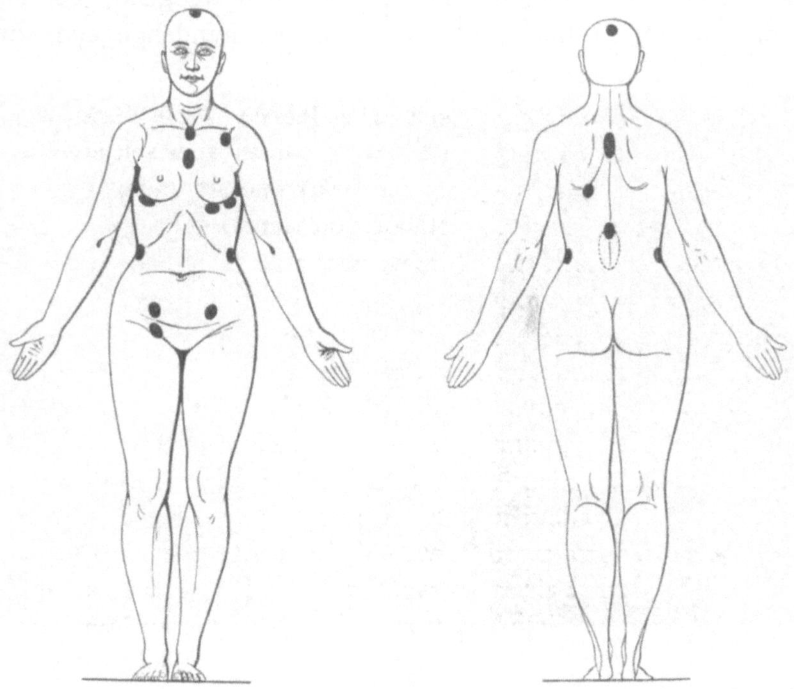

Fig. 346.
Hysterogene Zonen. Nach Charcot.

deshalb wieder im Bett bleiben." Dabei sind seine Temperaturen dauernd normal; es ist niemals eine Fiebersteigerung vorhanden gewesen.

Eine sorgfältige Untersuchung des Nervensystems ergibt bei dem Kranken nichts Besonderes. Kniephänomene und Achillessehnenreflexe sind beiderseits sehr lebhaft; manchmal läßt sich auch Fußklonus auslösen; für gewöhnlich aber nicht. Auf taktile Reize der Fußsohle erfolgt die normale Plantarflexion sämtlicher Zehen. Auch gröbere Sensibilitätsstörungen, wie wir sie so häufig, aber keineswegs immer, bei der Hysterie finden, sind niemals beobachtet worden.

Wohl aber sind bei dem Kranken andere objektive Erscheinungen vorhanden, die für Hysterie charakteristisch sind, nämlich hysterogene Zonen (Fig. 346). Auf diese eigenartigen Stigmata der Hysterie hat zuerst Charcot aufmerksam gemacht. Im Jahre 1873 beschrieb er die ovariale Hyperästhesie der Hysterischen und zeigte,

daß bei manchen Kranken ein auf die Ovarialgegend ausgeübter Druck den Ausbruch eines Krampfanfalls hervorrufen kann, und daß sehr oft auch die hysterischen
Konvulsionen durch einen plötzlichen Druck auf die hyperästhetische Ovarialgegend
zu kupieren sind. Einige Jahre später zeigte Charcot, daß diese Stelle nicht
die einzige des Körpers ist, deren Erregung die hysterischen Anfälle auslösen
oder beenden kann; auch von anderen Körpergegenden aus vermochte er dasselbe
zu erreichen. Derartige „hysterogene Zonen" finden sich bei zahlreichen Kranken
mit einer großen Regelmäßigkeit an den gleichen Stellen des Rumpfes, namentlich
über dem Brustbein, unterhalb der Klavikula, bei Frauen an der unteren und seitlichen Zirkumferenz der Mamma und in der Ovarialgegend, bei Männern am
Skrotum oder an den Testikeln, und ferner in der Lendengegend, zwischen den

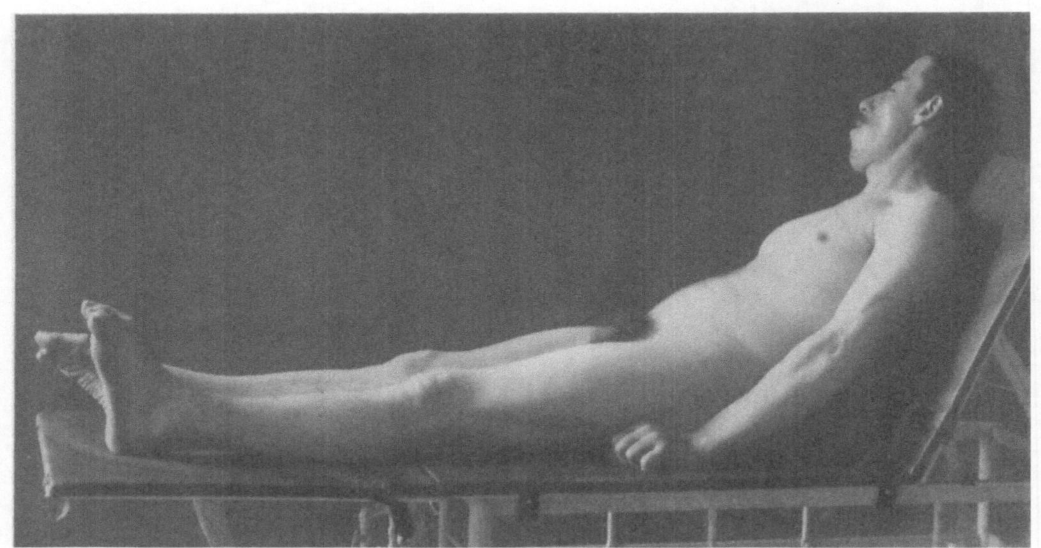

Fig. 347.
Hysterischer Anfall bei einem Epileptiker. Eigene Beobachtung.

Schulterblättern, über dem Schulterblattwinkel und längs der Wirbelsäule. Auch
am Kopfe und an den Extremitäten sind hysterogene Zonen beobachtet worden.
Sehr auffällig ist, daß auch beim Manne unter Umständen von der der Ovarialgegend des Weibes entsprechenden Stelle aus der Anfall ausgelöst werden kann.

Solche hysterogene Zonen sind nun bei unserem Patienten an beiden Testikeln
vorhanden. Ein mäßiger Druck auf dieselben genügt um einen mehrere Minuten
anhaltenden Krampfzustand in beiden Beinen hervorzurufen. Zunächst tritt offenbar
unter schmerzhaften Sensationen eine krampfhafte Beugung sämtlicher Zehen in
die Erscheinung, bald auch eine Plantarflexion des ganzen Fußes und schließlich
werden die Beuger des Unter- und Oberschenkels in den Krampf einbezogen
(Fig. 347). Das Bewußtsein des Patienten ist dabei nicht erloschen; aber offenbar
doch leicht getrübt, wie aus seinem ganzen Verhalten während des Anfalls erkenntlich ist.

Durch stärkeren Druck auf die Testikel gelingt es nicht, den künstlich hervorgerufenen Anfall zu kupieren; vielmehr tritt der lokale Krampf der Unter-extremitäten in erneuter Heftigkeit auf, und wir müssen befürchten, einen schweren allgemeinen Anfall auszulösen, wenn wir den Reiz der hysterogenen Zonen noch länger fortsetzen wollten. Es handelt sich also hier offenbar lediglich um spas-mogene Zonen, deren Erregung nicht auch zugleich krampfhemmend oder hypnogen wirkt.

Auf den gleichen Reiz folgt bei unserem Patienten mit größter Gesetzmäßig-keit der gleiche Krampfzustand, so daß wir wiederholt in der Lage gewesen sind, den Kranken in dem willkürlich hervorgerufenen Krampf zu photographieren.

99. Hysterische Simulation.

Es sei nun noch einmal auf das eigentümliche psychische Verhalten des Kranken hingewiesen, das vorhin kurz geschildert wurde, auf die Lust zu fabu-lieren, zu schwindeln und seine Angehörigen, die Ärzte und Schwestern nach Möglichkeit zu täuschen. Dieser Zug ist ja charakteristisch für das hysterische Temperament, und zwar beziehen sich die Schwindeleien der Patienten gewöhnlich auf ihren eigenen Körper, auf ihre Krankheit und deren Symptome. Die Mehr-zahl der Hysterischen neigt zur Aggravation und Simulation, und viele von ihnen haben es hierin zu einer solchen Virtuosität gebracht, daß gar manchmal der Arzt zum Opfer ihrer raffinierten Schwindeleien wird. Die verschiedenartigsten Krank-heitserscheinungen versteht der Hysterische meisterhaft zu produzieren, z. B. Bluthusten, Erbrechen, Urinverhaltung und Fieber; die mannigfachsten Zustands-bilder weiß er naturgetreu zu kopieren, besonders häufig die Hüft- und Knie-gelenksentzündung, das Ulcus ventriculi und andere Erkrankungen des Intestinal-traktus. Einem solchen Patienten gegenüber ist der Arzt tatsächlich in einer äußerst schwierigen, mitunter verzweifelten Lage; denn selbstverständlich kann jeder Hysterische an einer der genannten Affektionen auch einmal wirklich er-kranken. Hier gilt es, den Patienten aufs sorgfältigste zu beobachten und zu überwachen, sowie die Anamnese und die erhobenen Befunde kritisch zu prüfen, ehe man sich voreilig zu einem therapeutischen Eingriff entschließt, der sich am Ende als zwecklos oder gar schädlich erweist.

Fig. 348 zeigt Ihnen die Temperatur- und Pulskurve einer 20jährigen Hysteri-schen, die ich im Jahre 1894 längere Zeit hindurch zu beobachten Gelegenheit hatte. Die Kranke wurde mit den Erscheinungen der Koxitis aufgenommen, mit heftigen Schmerzen und Beweglichkeitsbeschränkung in der linken Hüfte. Am vierten Tage stellte sich eine leichte Temperaturerhöhung ein (37,7° Abendtemperatur); in den folgenden Tagen trat abends hohes Fieber auf bis zu 40°, mit einem Abfall in der Nacht zur Norm (37,0°); also ein typisches hektisches Fieber, das einer tuber-kulösen Koxitis vollkommen entsprochen haben würde; aber während die Patientin an dem gleichen Tage mittags bei 38,1° 80 Pulse hatte, war bei einer Abend-temperatur von 40,1° die Pulsfrequenz nur 78; und ein ähnliches Mißverhältnis

zwischen Temperatur und Puls bestand auch weiterhin, wenn auch von dem Augenblick an, wo auf ihr „Fieber" kein Gewicht mehr gelegt wurde, nicht mehr in
dem Maße wie früher. Diese Patientin hat es meisterhaft verstanden, das Quecksilber des Thermometers willkürlich in die Höhe zu treiben, ohne daß ich mit
Sicherheit angeben könnte, wie sie es gemacht hat.

Bald waren die Erscheinungen der Koxitis abgelaufen, und nun traten plötzlich
die Symptome eines Ulcus ventriculi auf, an dem die Patientin schon früher gelitten haben wollte. Sie war angeblich damals wochenlang mit Nährklistieren am
Leben erhalten worden, weil sie andauernd Blut erbrochen hatte. Die sorgfältige
Beobachtung und Überwachung ergab indessen, daß die Kranke nur die ihr von
der Wärterin verabreichte Kost erbrach, sich dagegen heimlich Brot und andere
Speisen zu verschaffen wußte, die sie offenbar gut vertragen hat, denn ihr Körper-

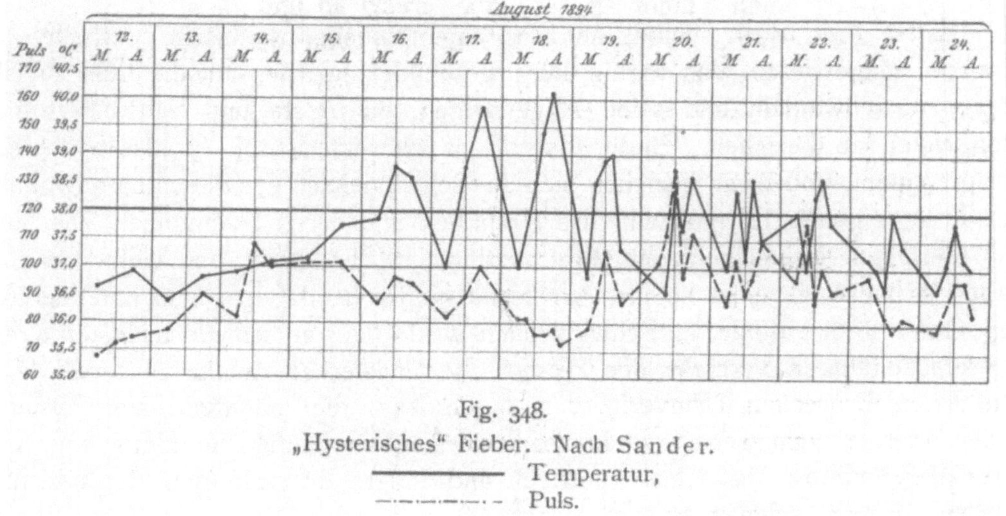

Fig. 348.
„Hysterisches" Fieber. Nach Sander.
——————— Temperatur,
— · — · — · — Puls.

gewicht — sie wurde jeden zweiten Tag gewogen — hielt sich wochenlang annähernd auf der gleichen Höhe.

Dieselbe Kranke, die an typischen hysterischen Krämpfen litt, und bei der
eine rechtsseitige Hemihypästhesie bestand, wurde in den folgenden Jahren viermal
laparotomiert: am 24. September 1897 wegen Perityphlitis: der vermeintliche Tumor
in der Ileocökalgegend erwies sich als die nach rechts verlagerte, stark gefüllte
Blase; am 8. Oktober 1897 noch einmal von dem gleichen Arzte: Befund völlig
negativ; am 3. August 1898 wegen Perforationsperitonitis und am 19. September
desselben Jahres wegen chronischer Appendicitis. Glücklicherweise sind alle vier
Operationen glatt verlaufen. Über die weiteren Lebensschicksale dieses Mädchens
ist mir nur bekannt, daß sie neun Tage nach der vierten Laparotomie in eine
Irrenanstalt überführt worden ist. Diese letzte Maßregel war zweifellos die zweckmäßigste und weit eher indiziert als jeder operative Eingriff.

100. Vortäuschung eines Hirntumors durch hysterische Symptome.

Die geschilderte Vortäuschung schwerer organischer Erkrankungen des Intestinaltraktus, die bis zu einem gewissen Grade eine beabsichtigte ist, ist nicht der einzige Anlaß zur Vornahme von chirurgischen Operationen bei Hysterischen. Wichtiger, von größerem differentialdiagnostischem Interesse und weit gefährlicher im Hinblick auf die möglichen Folgen eines operativen Eingriffs sind diejenigen Fälle der Krankheit, in denen die Hysterie an sich — ohne bewußtes und beabsichtigtes Zutun des Kranken — das Zustandsbild einer organischen Gehirnerkrankung vortäuscht, die ihrerseits das Eingreifen des Chirurgen indizieren würde, z. B. das Bild des Rindentumors der motorischen Region, der Jacksonschen Epilepsie.

Nehmen wir einen Tumor an der Falx cerebri an und zwar in der Gegend des Lobus paracentralis. Ein solcher Tumor, der von der Seite seines Sitzes nach der anderen Seite hinüberwächst, wird zunächst einen Reiz auf die Beinregion beider Hemisphären ausüben und zu tonischen Krämpfen in beiden Unterextremitäten führen können, ganz genau von der gleichen Art, wie wir sie vorhin bei dem Hysterischen durch Druck auf die Testikel künstlich hervorgerufen haben.

Ein junges Mädchen — Sie haben die Kranke früher bereits gesehen (S. 380) — leidet seit einiger Zeit an Krampfanfällen, die in kurzen Intervallen zur Beobachtung kommen und stets den gleichen Typus zeigen. Der Krampf ist anfangs auf den rechten Arm beschränkt und erfolgt ohne Bewußtseinsverlust. Es geht ihm aber eine deutliche Aura voraus, ein schmerzhaftes Formikationsgefühl im rechten Arm. Alsdann zeigen sich zuerst einzelne konvulsivische Bewegungen in den Fingern und in der Hand, dann auch im rechten Unter- und Oberarm und in der Schulter. Hierauf treten Zuckungen im Fazialisgebiet und im linken Arm auf; die Kranke verliert das Bewußtsein, und alsbald brechen allgemeine Konvulsionen aus. Nach wenigen Minuten kommt die Kranke wieder zu sich und behält für zwei bis drei Tage eine stärkere Parese des rechten Arms.

Dies ist das Bild der Jacksonschen Rindenepilepsie, wie es durch einen Herd im mittleren Drittel der linken vorderen Zentralwindung, in der Armregion, sehr wohl ausgelöst werden könnte. In der Regel würde freilich bei einem derart lokalisierten Herd die Reihenfolge der ins Zucken geratenden Extremitäten eine andere sein, entsprechend der Lage der verschiedenen Foci in der motorischen Region. Zunächst würden auf den Krampf des rechten Arms Zuckungen im gleichseitigen Fazialisgebiet und im rechten Bein folgen, ehe die linke Seite von den Konvulsionen befallen wird. Mitunter beobachtet man aber auch dieses Verhalten. Es folgt alsdann auf den einseitigen Krampf der einen Extremität ein Krampf im nämlichen Glied der anderen Seite, bevor das Fazialisgebiet und die andere Extremität der erstbefallenen Seite in Konvulsionen geraten.

Man hat auch tatsächlich in diesem Falle eine Jacksonsche Epilepsie angenommen, bedingt durch einen zirkumskripten Rindenherd in der linken vorderen

Zentralwindung. Die oberflächliche und dem operativen Eingriff leicht zugängige Lage des supponierten Tumors und die günstigen Aussichten einer Heilung des Leidens nach Exstirpation der Geschwulst ermunterten zur Operation, und man schritt zur Eröffnung der Schädelhöhle und Bloßlegung der linken vorderen Zentralwindung. Mit welchem Effekt sehen Sie (Fig. 349): Über dem linken Ohr der Patientin ist eine fast kreisrunde Narbe von etwa 9 cm Durchmesser, im Umfang derselben prominiert über das Niveau des Kraniums ein etwa gleich großes Knochenstück, das an seinem vorderen und oberen Rand vom Schädel in einer mehr als 1 cm hohen Stufe absteht. Hier findet sich also eine Lücke in der knöchernen Schädelkapsel, und in dieser Lücke sehen Sie ganz deutlich pulsatorische Bewegungen, synchron mit dem Arterienpulse. Es sind die Pulsationen der mächtigen basalen Gefäße, die sich dem Gehirn mitteilen (Fig. 207 u. 208). Die Narbe rührt von der am 6. August 1900 vorgenommenen Trepanation her. Bei der Spaltung der Dura kam es bedauerlicherweise zu einem Prolapsus cerebri, der die Anheilung des resezierten Knochenlappens in normaler Lage verhindert und zu äußerst deletären Folgen geführt hat. Der supponierte Tumor fand sich nicht. Es trat im Anschluß an den operativen Eingriff eine komplette rechtsseitige Hemiplegie und eine rein motorische Aphasie auf; und im Verlauf der nächsten Monate stellten sich in den gelähmten Extremitäten Spasmen von außergewöhnlicher Intensität ein, die noch heute unverändert fortbestehen. Die Sprachstörung hat sich dagegen fast ganz zurückgebildet.

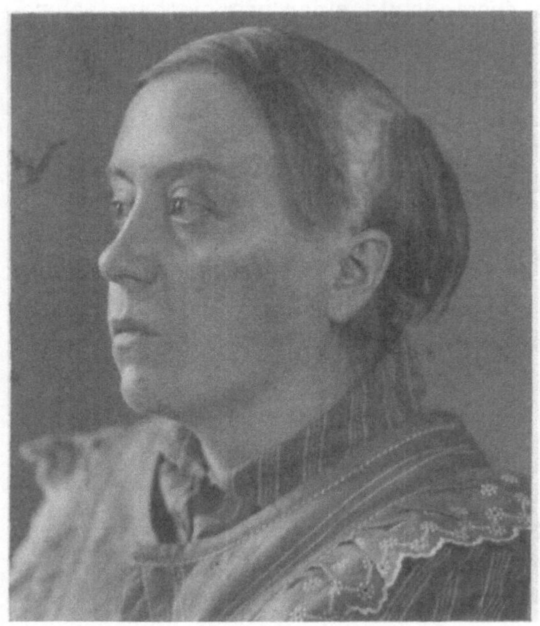

Fig. 349.
Hirnprolaps (Trepanation in einem Falle von Hysterie, in dem die Anfälle unter dem Bilde der Jacksonschen Rindenepilepsie verliefen).
Eigene Beobachtung.

Außerdem ist eine rechtsseitige Hypästhesie vorhanden (Fig. 350). Wir fassen diese Sensibilitätsstörung als eine hysterische auf und würden uns nicht wundern, wenn sie erst nach der Operation in die Erscheinung getreten wäre, als Begleitsymptom einer durch den Eingriff hervorgerufenen traumatischen Hysterie. Wir wissen aber aus der Krankengeschichte, daß diese rechtsseitige Hyperästhesie schon jahrelang vor der Operation bestanden hat. Schon als Kind hat die Patientin zeitweise ein Schwächegefühl in der rechten Hand verspürt; es hat sie indessen nicht daran gehindert, in der Schule fließend schreiben zu lernen, Klavier zu spielen und feine Handarbeiten zu machen. Später gesellten sich zu diesem nur periodisch auftretenden Schwächegefühl auch Parästhesien in der rechten Hand und allmählich auch eine Schwäche in der Arm- und Schultermuskulatur hinzu. Im 21. Lebensjahre der Kranken stellten sich dann die ersten Krampfanfälle ein, die durch ihre Ähnlichkeit mit der Jacksonschen Epilepsie zu dem verhängnisvollen diagnostischen Irrtum geführt haben.

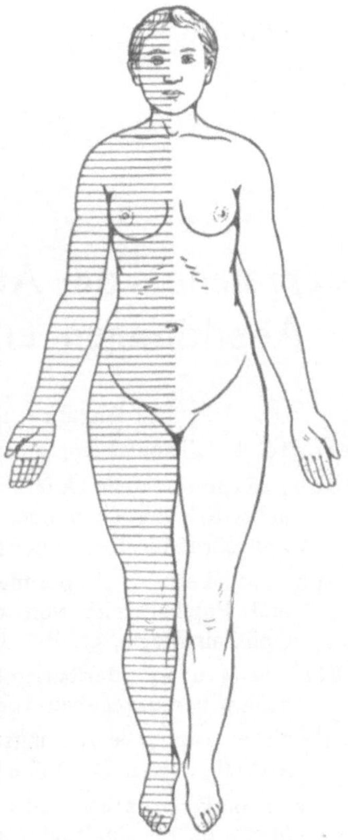

Die Patientin wird seit sechs Jahren im Siechenhause verpflegt; irgend welche allgemeinen Tumorerscheinungen, wie Übelkeit und Erbrechen, Schwindel, Pulsverlangsamung, Stauungspapille u. dergl., sind in dieser langen Zeit nicht beobachtet worden. Wir sind darum zu der Annahme berechtigt, daß ein Tumor nicht vorhanden ist. Es handelt sich vielmehr um eine reine Hysterie. Für diese Annahme sprechen der ganze Verlauf und die lange Dauer des Leidens, das in die Kindheit der Kranken zurückreicht, und vor allem die Konstanz der Symptome: Schwächegefühl und Parästhesien in der rechten Hand und im Arm, die in wechselnder Intensität fast zwei Jahrzehnte lang bestanden, und die rechtsseitige Hemihypästhesie, die bereits vor der Gehirnoperation nachgewiesen war. Wir kennen schließlich die Mutter der Kranken und wissen, daß sie an einer schweren Hysterie leidet. Sie hat unmittelbar, bevor bei unserer Patientin die ersten großen Krampfanfälle auftraten, eine schwere, über zwei Jahre dauernde hysterische Psychose durchgemacht.

Wir haben also hier einen jener besonders instruktiven Fälle vor uns, in denen die Hysterie das Bild einer schweren organischen Erkrankung des Gehirns, der Jacksonschen Rindenepilepsie, so naturgetreu kopiert, daß der Chirurg zum operativen Eingriff schreitet.

Fig. 350.
Rechtsseitige Hemihypästhesie in einem Falle von Hysterie. Eigene Beobachtung.

Verzeichnis der Autoren, aus deren Werken und Arbeiten Abbildungen entnommen bezw. nachgebildet sind.

Die Angaben in ( ) beziehen sich auf die Figuren dieses Werkes.

Arnold, F., „Tabulae anatomicae." Fasc. I, Tab. II, Fig. 1a. Zürich 1838. (Fig. 27.)

Bach, „Experimentelle Untersuchungen und Studien über den Verlauf der Pupillar- und Sehfasern nebst Erläuterungen über die Physiologie und Pathologie der Pupillarbewegung." Deutsche Zeitschrift für Nervenheilkunde, 17. Bd., Taf. VIII. Leipzig 1900. (Fig. 156.)

Bach und Meyer, „Experimentelle Untersuchungen über die Abhängigkeit der Pupillenreaktion und Pupillenweite von der Medulla oblongata und spinalis." v. Graefes Archiv für Ophthalmologie, 55. Bd., Fig. 1. Leipzig 1903. (Fig. 157.)

Bälz und Miura, „Beriberi oder Kakke (Polyneuritis endemica)." Handbuch der Tropenkrankheiten, herausgegeben von Mense, 2. Bd., Taf. VIII und IX. Leipzig 1905. (Fig. 50 und 51.)

v. Bechterew, „Die Leitungsbahnen im Gehirn und Rückenmark." Deutsch von Weinberg, 2. Aufl., Fig. 14 D. Leipzig 1899. (Fig. 59.)

Beevor und Horsley, „An experimental investigation into the arrangement of the excitable fibres of the Internal Capsule of the Bonnet Monkey (*Macacus sinicus*)." Philosophical Transactions of the Royal Society, Vol. 181 B. London 1891. (Die Abbildung ist entnommen aus Ferrier, „Vorlesungen über Hirnlokalisation". Deutsch von Weiß, Fig. 4. Leipzig u. Wien 1892.) (Fig. 222.)

Bernheimer, „Die Reflexbahn der Pupillarreaktion." v. Graefes Archiv für Ophthalmologie, 47. Bd., Fig. im Text. Leipzig 1899. (Fig. 145 [155].)

v. Bischoff, „Anatomische Beschreibung eines mikrocephalen 8jährigen Mädchens Helene Becker aus Offenbach." Abhandlungen der Mathematisch-Physikalischen Klasse der Königlich Bayerischen Akademie der Wissenschaften, 11. Bd., Fig. 2, 3, 6 und 1. München 1874. (Fig. 259, 260, 261 und 264.)

Bourneville et Regnard, „Iconographie photographique de la Salpêtrière." Vol. II, Pl. 23, 20 und 25. Paris 1878. (Fig. 341, 342 und 344.)

Brissaud, „Leçons sur les maladies nerveuses." 1. Série, Fig. 86 u. 87, 104 u. 105, 108 und 18, Paris 1895. (Fig. 114, 141, 165 und 181.)

— Desgl., 2. Série, Fig. 10 u. 11. Paris 1899. (Fig. 2.)

Charcot, „Oeuvres complètes." Tome II, Fig. 9. Paris 1894. (Fig. 37.)

— Desgl., Tome III, Fig. 51, 49, 53, 50 und 14 u. 15. Paris 1890. (Fig. 330, 331, 332, 334 und 346.)

— Desgl., Tome IV, Fig. 88, 89, 11 und 85. Paris 1893. (Fig. 54, 55, 232 und 234.)

— „Leçons du Mardi." 1. Année, 20. leçon, Fig. 62. Paris 1888. (Fig. 195.)

— Desgl., 2. Année, 9. leçon, Fig. 39. Paris 1888. (Fig. 127.)

Curschmann, Heinr., „Klinische Abbildungen." Taf. VIII u. IX, Fig. 4—6, 8 u. 9. Berlin 1894. (Fig. 68.)

Edinger „Vorlesungen über den Bau der nervösen Zentralorgane des Menschen und der Tiere." 5. Aufl., Fig. 214. Leipzig 1896. (Fig. 15.)
— Desgl., 7. Aufl., 1. Bd., Fig. 44, 79, 129 und 101. Leipzig 1904. (Fig. 17, 144, 205 und 217 [295].)

Erb, „Handbuch der Elektrotherapie." 2. Aufl., Fig. 20. Leipzig 1886. (Fig. 20.)
— „Handbuch der Krankheiten des Nervensystems I." Handbuch der speziellen Pathologie und Therapie, herausgegeben von v. Ziemssen, 12. Bd., 1. Abt., Fig. 2 und 2. Abt., Fig. 18. Leipzig 1876. (Fig. 34 und 200.)
— „Die Thomsensche Krankheit (Myotonia congenita)." Taf. I, Fig. 3. Leipzig 1886. (Fig. 87.)
— „Über Akromegalie (krankhaften Riesenwuchs)." Deutsches Archiv für klinische Medizin, 42 Bd., Taf. V u. VI, Fig. 1. Leipzig 1888. (Fig. 313.)

Flesch, „Anatomische Untersuchung eines mikrocephalen Knaben." Festschrift zur 3. Säkularfeier der Alma Julia Maximiliana, 2. Bd., Taf. IV, Fig. 1 und 2. Würzburg 1882. (Fig. 262 und 263.)

Gegenbaur, „Lehrbuch der Anatomie des Menschen." 4. Aufl., Fig. 19 u. 20. Leipzig 1890. (Fig. 89.)

Gowers, „A manual of diseases of the nervous system." London 1892. Deutsch von Grube. 1. Bd., Fig. 57. Bonn 1892. (Fig. 129.)

Hasse, „Handatlas der Hirn- und Rückenmarksnerven in ihren sensiblen und motorischen Gebieten." 2. Aufl., Taf. III, IV, IX—XI, XIV u. XV. Wiesbaden 1900. (Fig. 4.)

Helferich, „Atlas und Grundriß der traumatischen Frakturen und Luxationen." 7. Aufl. Lehmanns medizinische Handatlanten, 8. Bd., Taf. XX, Fig. 2 b u. a und 1 b u. a. München 1906. (Fig. 136 und 137.)

Hermann, „Lehrbuch der topographischen Anatomie." 1. Bd., Fig. 57, 56, 55, 35, 73, 17, 18 und 20 Leipzig 1901. (Fig. 214 [221 u. 318], 220, 230, 243, 276, 277, 278 und 292.)

Hess „Untersuchungen zur Physiologie und Pathologie des Pupillenspiels." Archiv für Augenheilkunde, 60. Bd., Fig. 3. Wiesbaden 1908. (Fig. 148.)

His, W. „Zur Geschichte des menschlichen Rückenmarks und der Nervenwurzeln." Abhandlungen der Mathematisch-Physischen Klasse der Königlich Sächsischen Gesellschaft der Wissenschaften 13. Bd., Fig. 7. Leipzig 1887. (Fig. 92.)

Hoche, „Über sekundäre Degeneration, speziell des Gowersschen Bündels, nebst Bemerkungen über das Verhalten der Reflexe bei Kompression des Rückenmarks." Archiv für Psychiatrie, 28. Bd. Berlin 1896. (Die Abbildung ist entnommen aus Edinger, „Vorlesungen über den Bau der nervösen Zentralorgane des Menschen und der Tiere." 7. Aufl., 1. Bd., Fig. 68. Leipzig 1904.) (Fig. 133.)

Hoffmann, J., „Zur Lehre von der Syringomyelie." Deutsche Zeitschrift für Nervenheilkunde, 3. Bd., Fig. 1, 2 und 2a. Leipzig 1892. (Fig. 96 und 96 I.)

Honigmann, „Über Organtherapie." Jahrbücher des Nassauischen Vereins für Naturkunde, 54. Jahrg., Taf. I, Fig. 1 a und b und 2 a und b. Wiesbaden 1901. (Fig. 270, 271, 274 und 275.)

Joffroy, „De la pachyméningite cervicale hypertrophique (d'origine spontanée)." Fig. 2. Paris 1873. (Fig. 126.)

(Kempner): Friedländer und Kempner, „Beitrag zur Kenntnis der hemianopischen Pupillenstarre." Neurologisches Zentralblatt, 23. Jahrg., Fig. 1 u. 2. Leipzig 1904. (Fig. 147.)

Key und Retzius, „Studien in der Anatomie des Nervensystems und des Bindegewebes." 1. Hälfte, Taf. VII, Fig. 1. Stockholm 1875. (Fig. 283.)

Kocher, „Die Verletzungen der Wirbelsäule, zugleich als Beitrag zur Physiologie des menschlichen Rückenmarks." Mitteilungen aus den Grenzgebieten der Medizin und Chirurgie, 1. Bd., Taf. VI, Fig. 1 u. 2 und Taf. VIII. Jena 1896. (Fig. 5 und 36.)

Krause, F., „Hirnchirurgie." Deutsche Klinik am Eingang des 20. Jahrhunderts, herausgegeben von v. Leyden und Klemperer, 8. Bd., Fig. 185. Berlin u. Wien 1905. (Fig. 32 [198].)

v. Kupffer, „Die Morphogenie des Zentralnervensystems." Handbuch der vergleichenden und experimentellen Entwickelungslehre der Wirbeltiere, herausgegeben von O. Hertwig, 2. Bd., 3. Teil, Fig. 295 u. 296. Jena 1906. (Fig. 116.)

Laquer, L., „Über Höhlenbildung im Rückenmark." Zeitschrift für praktische Ärzte, 9. Jahrg. Fig. 2. München 1900. (Fig. 98.)

Lichtheim, „Über Aphasie." Deutsches Archiv für klinische Medizin, 36. Bd., Fig. 2. Leipzig 1885. (Fig. 213.)

(Mannkopf): v. Bärensprung, „Fernere Beiträge zur Kenntnis des Zoster." Annalen des Charité-Krankenhauses etc., 10. Bd., 1. Heft, Taf. I, Fig. 1 u. 2. Berlin 1862. (Die Abbildung ist entnommen aus Brissaud, „Leçons sur les maladies nerveuses." 2 Série, Fig. 31. Paris 1899; die Originalarbeit ist daselbst falsch zitiert.) (Fig. 13.)

v. Monakow, „Gehirnpathologie." 2. Aufl., Fig. 312 und 316. Wien 1905. (Fig 223 und 224.)

Obersteiner, „Anleitung beim Studium des Baues der nervösen Zentralorgane im gesunden und kranken Zustand." 4. Aufl, Fig. 132. Leipzig u. Wien 1901. (Fig. 16.)

Parhon und Goldstein, „Die spinalen motorischen Lokalisationen und die Theorie der Metameren." Neurologisches Zentralblatt, 20. Jahrg., Fig. 4, 5 und 6. Leipzig 1901. (Fig. 41, 42 und 43.)

Raymond, „Sur les affections de la queue de cheval à propos de deux cas de ces affections." Nouvelle iconographie de la Salpêtrière, Tome VIII, Fig. 9. Paris 1895. (Fig. 28.)

Richer, „Etudes cliniques sur la grande hystérie ou hystéro-épilepsie." Tab. III, Fig. 2. Paris 1885. (Fig. 333.)

Sahli, „Lehrbuch der klinischen Untersuchungsmethoden." 4. Aufl, Fig. 253. Leipzig u. Wien 1905. (Fig. 211.)

Sander, „Chirurgische Eingriffe bei Hysterie." Deutsche medizinische Wochenschrift, 25. Jahrg., Fig. 113. Leipzig 1899. (Fig. 348.)

Schmaus, „Vorlesungen über die pathologische Anatomie des Rückenmarks." Fig. 6. Wiesbaden 1901. (Fig. 40.)

Schmidt, M., „Die Krankheiten der oberen Luftwege." 4. Aufl., herausgegeben von Ed. Meyer Taf. I, Fig. 3 und 1. Berlin 1909. (Fig. 175 und 176.)

Schroeder, „Der schwangere und kreißende Uterus. Beiträge zur Anatomie und Physiologie der Geburtskunde." Atlas, Taf. III. Bonn 1886. (Fig. 280.)

Seiffer, „Das spinale Sensibilitätsschema." Archiv für Psychiatrie, 34. Bd., Fig. 14 u. 15. Berlin 1901. (Fig. 6.)

Sherrington und Grünbaum, „Observations on the physiology of the cerebral cortex of some of the higher apes." Proceedings of the Royal Society, Vol. 69, Pl. 4. London 1902. (Fig. 31.)

v. Strümpell, „Die primäre Seitenstrangsklerose (spastische Spinalparalyse)." Deutsche Zeitschrift für Nervenheilkunde, 27. Bd., Taf. III, Fig. II 1, Taf. IV, Fig. II 2 und II 5. Leipzig 1904. (Fig. 60.)

Virchow, „Die beiden Azteken." Verhandlungen der Berliner Gesellschaft für Anthropologie, Ethnologie und Urgeschichte (Sitzung vom 20. Juli 1901), Jahrg. 1901, Fig. im Text. Berlin 1901. (Fig. 257)

Register.